Teil 2

Prüfvorschriften für Drogen

Stichwort-register

Band 2

Apothekengerechte Prüfvorschriften

Prüfung von Arzneistoffen, Chemikalien, Drogen und Zubereitungen

Gesamtwerk
mit 25. Aktualisierungslieferung, 2022

Band 2

Begründet von
Peter Rohdewald †
Gerhard Rücker †
Karl-Werner Glombitza †

Bearbeitet von
**Jörg Breitkreutz, Düsseldorf
Marcus A. Hubert, Bonn
Angelika Koch, Hamburg**

Deutscher Apotheker Verlag

Zuschriften an
lektorat@dav-medien.de

Anschriften der Autoren

Prof. Dr. Jörg Breitkreutz
Institut für Pharmazeutische Technologie und Biopharmazie
Heinrich-Heine-Universität
Universitätsstraße 1
40225 Düsseldorf
Tel. (02 11) 8 11 42 20
joerg.breitkreutz@uni-duesseldorf.de

Dr. Marcus A. Hubert
Pharmazeutisches Institut
Rheinische Friedrich-Wilhelms-Universität
An der Immenburg 4
53121 Bonn
Tel. (02 28) 73 28 45
hubert@uni-bonn.de

Dr. Angelika Koch
Frohme-Apotheke
Frohmestraße 14
22457 Hamburg
koch@frohme-apotheke.de

Alle Angaben in diesem Werk wurden sorgfältig geprüft. Dennoch können die Autoren und der Verlag keine Gewähr für deren Richtigkeit übernehmen.

Ein Markenzeichen kann markenrechtlich geschützt sein, auch wenn ein Hinweis auf etwa bestehende Schutzrechte fehlt.

Bibliografische Information der Deutschen Nationalbibliothek
Die Deutsche Nationalbibliothek verzeichnet diese Publikation in der Deutschen Nationalbibliografie; detaillierte bibliografische Daten sind im Internet unter https://portal.dnb.de abrufbar.

Jede Verwertung des Werkes außerhalb der Grenzen des Urheberrechtsgesetzes ist unzulässig und strafbar. Das gilt insbesondere für Übersetzungen, Nachdrucke, Mikroverfilmungen oder vergleichbare Verfahren sowie für die Speicherung in Datenverarbeitungsanlagen.

ISBN 978-3-7692-8041-8   25. Aktualisierungslieferung, 2022
ISBN 978-3-7692-8042-5   Gesamtwerk mit 25. Aktualisierungslieferung, 2022

© 2022 Deutscher Apotheker Verlag, Germany
Birkenwaldstraße 44, 70191 Stuttgart
www.deutscher-apotheker-verlag.de

Printed in Poland
Satz: primustype Hurler GmbH, Notzingen
Druck und Verarbeitung: Drukarnia Paper & Tinta, Marki, PL
Umschlaggestaltung: Wessinger und Peng, Stuttgart

Apothekengerechte Prüfvorschriften

Prüfung von Arzneistoffen, Chemikalien, Drogen und Zubereitungen

Gesamtwerk
mit 26. Aktualisierungslieferung, 2024

Band 2

Begründet von
Peter Rohdewald †
Gerhard Rücker †
Karl-Werner Glombitza †

Bearbeitet von
Jörg Breitkreutz, Düsseldorf
Marcus A. Hubert, Bonn
Angelika Koch, Hamburg

Deutscher Apotheker Verlag

Zuschriften an
lektorat@dav-medien.de

Anschriften der Autoren

Prof. Dr. Jörg Breitkreutz
Institut für Pharmazeutische Technologie und Biopharmazie
Heinrich-Heine-Universität
Universitätsstraße 1
40225 Düsseldorf
Tel. (02 11) 8 11 42 20
joerg.breitkreutz@uni-duesseldorf.de

Dr. Marcus A. Hubert
Pharmazeutisches Institut
Rheinische Friedrich-Wilhelms-Universität
An der Immenburg 4
53121 Bonn
Tel. (02 28) 73 28 45
hubert@uni-bonn.de

Dr. Angelika Koch
Frohme-Apotheke
Frohmestraße 14
22457 Hamburg
koch@frohme-apotheke.de

Alle Angaben in diesem Werk wurden sorgfältig geprüft. Dennoch können die Autoren und der Verlag keine Gewähr für deren Richtigkeit übernehmen.

Ein Markenzeichen kann markenrechtlich geschützt sein, auch wenn ein Hinweis auf etwa bestehende Schutzrechte fehlt.

Bibliografische Information der Deutschen Nationalbibliothek
Die Deutsche Nationalbibliothek verzeichnet diese Publikation in der Deutschen Nationalbibliografie; detaillierte bibliografische Daten sind im Internet unter https://portal.dnb.de abrufbar.

Jede Verwertung des Werkes außerhalb der Grenzen des Urheberrechtsgesetzes ist unzulässig und strafbar. Das gilt insbesondere für Übersetzungen, Nachdrucke, Mikroverfilmungen oder vergleichbare Verfahren sowie für die Speicherung in Datenverarbeitungsanlagen.

ISBN 978-3-7692-8307-5   26. Aktualisierungslieferung 2024
ISBN 978-3-7692-8308-2   Gesamtwerk mit 26. Aktualisierungslieferung, 2024

© 2024 Deutscher Apotheker Verlag, Germany
Birkenwaldstraße 44, 70191 Stuttgart
www.deutscher-apotheker-verlag.de

Printed in Poland
Satz: primustype Hurler GmbH, Notzingen
Druck und Verarbeitung: Drukarnia Paper & Tinta, Marki, PL
Umschlaggestaltung: Wessinger und Peng, Stuttgart

Vorwort zur 26. Aktualisierungslieferung

Mit der vorliegenden 26. Aktualisierungslieferung wurden zahlreiche Monographien auf den Stand von Winter 2023/2024 gebracht. Band 1 enthält 4 neue und 18 überarbeitete Monographien. Insgesamt umfasst die 26. Aktualisierungslieferung also 22 Monographien. Die Monographien basieren, wenn möglich, auf dem Europäischen Arzneibuch und dem Deutschen Arzneimittel-Codex. In einigen Fällen wurden Monographien anderer Pharmakopöen (wie z. B. der USP) herangezogen.

Seit Juni 2012 ist die neue Apothekenbetriebsordnung in Kraft. § 4 Abs. 8 wurde dahingehend geändert, dass keine konkreten Vorschriften über Geräte und Prüfmittel, die in der Apotheke vorhanden sein müssen, mehr gemacht werden. Die früher zu diesem Absatz gehörende Anlage 1 wurde gestrichen. Daher kann nicht mehr scharf zwischen Prüfungen, die in der Apotheke durchgeführt werden können, und solchen, bei denen dies nicht möglich ist, unterschieden werden. Da sich die tatsächlich in den Apotheken vorhandene analytische Einrichtung erst im Laufe der Zeit der neuen Apothekenbetriebsordnung anpassen wird, haben wir die alte Einteilung zunächst beibehalten und führen Prüfungen, die nicht mit der Einrichtung gem. alter ApBetrO durchführbar sind, wie bisher unter „Weitere Prüfungen" auf. Nach Möglichkeit wurden diese Prüfungen durch Verfahren anderer Herkunft ersetzt. Daher wurden auch Prüfvorschriften des DAC (Band IV) so weit möglich in der 26. Aktualisierungslieferung berücksichtigt, z. T. auch Prüfungen anderer oder älterer Arzneibücher. Wegen eventuell dort zugelassener unterschiedlicher bzw. höherer Grenzwerte bei Reinheitsprüfungen bzw. Gehaltsbestimmungen muss in diesen Fällen wie immer auf das Zertifikat des Herstellers verwiesen werden.

Mit der Ausgabe des Jahres 2013 wurden die „Alternativen Identifizierungen" des DAC von Band III in den neuen Band IV verschoben. Deshalb verweisen wir seit der 18. Aktualisierungslieferung nicht mehr auf Band III, sondern durch die Abkürzung AI auf diesen Teil des DAC. Um die Zahl der Überarbeitungen und damit den Umfang der Aktualisierungslieferung in einem vernünftigen Rahmen zu halten, haben wir auf die Anpassung von Monographien, in denen sich keine weiteren inhaltlichen Änderungen ergeben haben, verzichtet. Wenn in älteren Monographien also auf den „DAC, Bd. III" verwiesen wird, ist damit der Teil mit den Alternativen Identifizierungen gemeint.

Um die Einordnung der Arzneistoffe zu erleichtern, haben wir mit der 25. Aktualisierungslieferung bei chemisch definierten Substanzen den neuen Abschnitt „Charakterisierung" eingeführt. Die „Charakterisierung" enthält grundlegende Angaben zum jeweiligen Arzneistoff wie z. B. die Bezeichnung gemäß den Nomenklaturregeln der IUPAC, die Strukturformel, die Summenformel und die relative Molekülmasse. Auch hier sind wir bemüht, die Aktualisierungslieferungen nicht unnötig zu vergrößern und werden diesen Abschnitt daher nur bei Monographien, die neu aufgenommen oder anderweitig überarbeitet werden müssen, ergänzen.

Durch die Gestaltung der Prüfvorschriften als Arbeitsvorschriften mit Kurzkommentar soll die Prüftätigkeit im Apothekenlabor erleichtert werden. Die zu erzielenden Prüfergebnisse sind klar herausgestellt. Jedoch bitten wir um Nachsicht, wenn sich einige der aufgeführten Prüfmethoden nicht als ganz „apothekenrelevant" erweisen. Auf die Arzneibücher, die in jeder Apotheke vorhanden sind, und ihre Kommentare sei ausdrücklich als zusätzliche Literatur hingewiesen.

Wir hoffen mit der vorliegenden 26. Lieferung für die Untersuchungen im Apothekenlabor eine aktualisierte Sammlung von Prüfvorschriften vorzulegen. Wir sind daher dankbar für die Mitteilung von Fehlern und bitten um Kritik und insbesondere um Verbesserungsvorschläge aus der Praxis, die für uns sehr wertvoll sind. Besonders freuen wir uns über Vorschläge für Monographien, die bei den nächsten Aktualisierungslieferungen neu in die Apothekengerechten Prüfvorschriften aufgenommen werden sollten.

Bonn, im Winter 2023/2024   J. Breitkreutz
M. A. Hubert
A. Koch

Inhaltsverzeichnis

Band 1

Vorwort	III	Abkürzungen	XIX
Hinweise zur Prüfung von Arzneistoffen, Chemikalien und Zubereitungen	XV	Aktueller Stand der Prüfvorschriften	XXI
		Reagenzienverzeichnis	1–12
Hinweise zur Dünnschichtchromatographie von Drogen	XVII		

Teil 1: Prüfvorschriften für Arzneistoffe, Chemikalien und Zubereitungen

Aceton
Acetylsalicylsäure
Aciclovir
Acriflaviniummonochlorid
Agaricinsäure-Sesquihydrat
Alfatradiol
Alginsäure
Allantoin
Aloe-Vera-Gel 1:1
Aluminiumacetattartrat-Lösung
Aluminiumchlorid, Wasserfreies
Aluminiumchlorid-Hexahydrat
Aluminiumkaliumsulfat
Ameisensäure 98 %
Ameisensäure 85 %
Ameisensäure 25 %
Ameisenspiritus
p-Aminosalicylsäure
Ammoniak-Lösung, Konzentrierte
Ammoniak-Lösung 10 %
Ammoniumbituminosulfonat
Ammoniumbromid
Ammoniumcarbonat
Ammoniumchlorid
Amobarbital
Apomorphinhydrochlorid-Hemihydrat
Aprikosenkernöl, Raffiniertes
Arnikatinktur
Ascorbinsäure
Atropinsulfat

Avocadoöl, Raffiniertes
Baldrianfluidextrakt
Baldriantinktur
Barbital
Bariumsulfat
Basiscreme
Basiscreme, Hydrophobe
Basisgel, Hydrophobes
Beclometasondipropionat
Beclometasondipropionat-Monohydrat
Belladonnablättertrockenextrakt, Eingestellter
Belladonnatinktur, Eingestellte
Benzaldehydcyanhydrin
Benzalkoniumchlorid
Benzalkoniumchlorid-Lösung
Benzin
Benzocain
Benzoesäure
Benzoeschmalz
Benzoylperoxid, Wasserhaltiges
Benzylalkohol
Benzylbenzoat
Benzylnicotinat
Betacarotin
Betadex
Betainhydrochlorid
Betamethasondipropionat
Betamethasonvalerat
Bifonazol

α-Bisabolol (Racemat) mind. 85 %
Bismutgallat, Basisches
Bismutnitrat, Schweres basisches
Bittermandelwasser
Blaugel, Silikagel
Blutegel
Brennnesselkrauttinktur
Brustelixier
Budesonid
Bufexamac
Calciumcarbonat
Calciumgluconat
Calciumlactat-Pentahydrat
Calciumlactat-Trihydrat
Calciumpantothenat
Calicumphosphinat
Campher, Racemischer
Campherspiritus
Capsaicin
Carbomere
Carbomergel, 2-Propanolhaltiges
Carbomergel, Wasserhaltiges
Carmellose-Natrium
Cetylalkohol
Cetylpalmitat
Cetylstearylalkohol, Emulgierender (Typ A)
Cetylstearylalkohol, Emulgierender (Typ B)
Chinatinktur, Zusammengesetzte
Chinidinsulfat
Chinin
Chininhydrochlorid
Chininsulfat
Chloralhydrat
Chloramphenicol
Chlorhexidindiacetat
Chlorhexidindigluconat-Lösung
Chloroform
Chlorophyllin, wasserlöslich (Pulver)
Chlortetracyclinhydrochlorid
Cholesterol
Ciclopirox-Olamin
Ciclosporin
Citronensäure, Wasserfreie
Citronensäure-Monohydrat
Clioquinol
Clobetasolpropionat
Clotrimazol
Cocainhydrochlorid
Codeinphosphat-Hemihydrat
Codeinphosphat-Sesquihydrat
Coffein

Coffein-Monohydrat
Collodium
Creme, Anionische hydrophile
Cumarin
Dexamethason
Dexpanthenol
Diclofenac-Natrium
Digitoxin
Diltiazemhydrochlorid
Dimethylsulfoxid
Diphenhydraminhydrochlorid
Dithranol
Dronabinol
Econazol
Econazolnitrat
Eibischsirup
Eisen(III)-chlorid-Hexahydrat
Emser Salz, Künstliches
Ephedrinhydrochlorid
Epinephrinhydrogentartrat
Erdnussöl, Raffiniertes
Erythromycin
Essigsäure 99 %
Essigsäure 96 %
Essigsäure 30 %
Estradiolbenzoat
Estradiol-Hemihydrat
Estriol
Ethacridinlactat-Monohydrat
Ethanol, Wasserfreies
Ethanol 96 %
Ethanol 90 %
Ethanol 70 %
Ether
Ether zur Narkose
Etherweingeist
Ethylacetat
Ethylmorphinhydrochlorid
Fluocinolonacetonid
Fluorescein-Natrium
Folsäure
Formaldehyd-Lösung 35 %
Franzbranntwein
Franzbranntwein mit Campher
Franzbranntwein mit Fichtennadelöl
Fructose
Fuchsin N
Fumarsäure
Gelatine
Gentamicinsulfat
Glucose

Inhaltsverzeichnis

Glucose-Monohydrat
Glucose-Sirup
Glucose-Sirup, Sprühgetrockneter
Glutaminsäure
Glycerol
Glycerol 85 %
Glycerolmonostearat „selbstemulgierend"
Guaifenesin
Hamamelisrindenwasser
Harnstoff
Hartfett
Hartparaffin
Hefe-Trockenextrakt
Hexachlorophen
Himbeersirup
Hirtentäscheltinktur &anf;Rademacher&abf;
Holzteer
Hydrochinon
Hydrocortison
Hydrocortisonacetat
Hydroxyethylcellulose
Hydroxypropylcellulose
Hypromellose
Iod
Iod-Lösung, Ethanolhaltige
Iodoform
Ipecacuanhatinktur, Eingestellte
Isoconazol
Johanniskrauttinktur 1:5 (70 %)
Johannisöl
Jojobawachs, Natives
Jojobawachs, Raffiniertes
Kakaobutter
Kaliseife
Kaliumbromid
Kaliumcarbonat
Kaliumchlorid
Kaliumhydroxid
Kaliumiodid
Kaliumnitrat
Kaliumpermanganat
Kaliumsulfat
Karlsbader Salz, Künstliches
Karmelitergeist
Keratinhydrolysat
Ketoconazol
Khellin
Kieselerde, Gereinigte
Kohle, Medizinische
Krauseminzwasser
Kühlcreme

Kürbiskernöl
Kupfer(II)-sulfat-Pentahydrat
Lachsöl vom Zuchtlachs
Lactose, Wasserfreie
Lactose-Monohydrat
Lanolin
Lauromacrogol 400
Lebertran Typ A oder B
Leinöl, Natives
Lidocain
Macrogol 300
Macrogol 400
Macrogol 1500
Macrogol 3350
Macrogol 4000
Macrogol 6000
Macrogolstearate
Magnesiumcarbonat, Leichtes basisches
Magnesiumcarbonat, Schweres basisches
Magnesiumoxid, Leichtes
Magnesiumperoxid
Magnesiumsulfat
Magnesiumsulfat, Getrocknetes
Majoransalbe
Maltodextrin
Mandelöl, Raffiniertes
Mannitol
Mannitol zur Füllmittelherstellung
Melatonin
Menthol (Levomenthol)
Menthol, Racemisches
Metamizol-Natrium-Monohydrat
Methadonhydrochlorid
Methanol
Methoxsalen
Methylcellulose
Methyl-4-hydroxybenzoat
Methylnicotinat
Methylsalicylat
Metronidazol
Miconazol
Miconazolnitrat
Midazolam
Milchsäure
Minoxidil
Momentasonfuroat
Morphinhydrochlorid
Myrrhentinktur
Natriumalginat
Natriumbromid
Natriumcarbonat

Natriumcarbonat-Decahydrat
Natriumchlorid
Natriumcitrat
Natriumcyclamat
Natriumfluorid
Natriumhydrogencarbonat
Natriumhydroxid
Natriumhypochlorit-Lösung, 12,5 % Chlor
Natriumhypochlorit-Lösung, 1 % Chlor
Natriumiodid
Natriumphosphinat-Monohydrat
Natriumsulfat, Wasserfreies
Natriumsulfat, Wasserfreies, rohes
Natriumsulfat-Decahydrat
Natriumtetraborat
Natriumthiosulfat
Natronwasserglas-Lösung
Neomycinsulfat
Neostigminbromid
Nystatin
Octenidindihydrochlorid
Octyldodecanol
Oleyloleat
Olivenöl, Natives
Olivenöl, Raffiniertes
Opiumtinktur, Eingestellte
Orangen-Aroma
Orangen-Trockenaroma
Oxalsäure (Oxalsäure-Dihydrat)
Oxeladinhydrogencitrat
Oxytetracyclin-Dihydrat
Pankreas-Pulver
Papaverinhydrochlorid
Paracetamol
Paraffin, Dickflüssiges
Paraffin, Dünnflüssiges
Pepsin
Petroleum
Pfefferminzplätzchen
Pfefferminzwasser
Phenazon
Phenobarbital
Phenol
Phenol, Verflüssigtes
Phenylbutazon
Phenytoin
Pilocarpinhydrochlorid
Piperazin-Hexahydrat
Polidocanol 𝔭 siehe Lauromacrogol 400
Polihexanid-Lösung 20 %
Polysorbat 20

Polysorbat 60
Polysorbat 80
Pomeranzenblütenwasser
Pomeranzentinktur
Povidon-Iod
Prednicarbat
Prednisolon
Prednisolonacetat
Prednison
Procainhydrochlorid
Progesteron
2-Propanol
2-Propanol 70 % (V/V)
Propolis-Tinktur
Propolis-Trockenextrakt
Propylenglycol
Propyl-4-hydroxybenzoat
Quecksilberoxycyanid
Quecksilberpräzipitatsalbe
Quecksilbersulfid, Rotes
Rademachersche Stechkörnertinktur
Ratanhiatinktur
Resorcin
Ribavirin
Riboflavin
Ringelblumenöl, Fettes
Ringelblumentinktur
Rizinusöl, Natives
Rizinusöl, Raffiniertes
Rosenwasser
Rüböl
Saccharin-Natrium
Saccharose
Salbe, Hydrophile
Salbe, Weiche
Salbutamol
Salicylamid
Salicylsäure
Salicylsäure-Verreibung 50 Prozent
Salicylsalbe 10 %
Salpetersäure
Salpetersäure, Rohe
Salpetersäure 25 %
Salzsäure 36 %
Salzsäure, Rohe
Salzsäure 25 %
Salzsäure 10 %
Schwefel
Schwefel, Sublimierter
Schwefelbänder auf Papier
Schwefelleber

Schweineschmalz
Scopolaminhydrobromid
Seife, Medizinische
Seifenspiritus
Sesamöl, Raffiniertes
Silbereiweiß
Silbereiweiß-Acetyltannat, Boraxfreies
Silbernitrat
Siliciumdioxid, Hochdisperses
Sojalecithin
Sonnenblumenöl, Raffiniertes
Sorbitanmonostearat
Sorbitol
Sorbitol-Lösung 70 % (kristallisierend)
Sorbitol-Lösung 70 % (nicht kristallisierend)
Spironolacton
Steinkohlenteer
Steinkohlenteer-Lösung
Streukügelchen
Strychninnitrat
Sulfadiazin
Talkum
Tannin
Testosteronpropionat
Tetracainhydrochlorid
Tetracyclinhydrochlorid
Theophyllin
Theriak
Thiaminchloridhydrochlorid
Thiomersal
Thymol
Tinktur, Bittere
RRR-α-Tocopherol
RRR-α-Tocopherolacetat
Ton, Weißer
Tormentilltinktur
Traubenkernöl, Raffiniertes
Tretinoin
Triamcinolonacetonid

Trichloressigsäure
Trichlorethylen
Triclosan
Triglyceride, Mittelkettige
Triglyceroldiisostearat
Tyrothricin
Vaselin, Gelbes
Vaselin, Weißes
Vaselin für Augensalben
Wachs, Gebleichtes
Wachs, Gelbes
Walnussöl
Wasser, Gereinigtes
Wasser für Injektionszwecke
Wasserstoffperoxid-Lösung 30 %
Wasserstoffperoxid-Lösung 3 %
Weinsäure
Weizenkeimöl, Natives
Weizenkeimöl, Raffiniertes
Wollwachs
Wollwachs, Wasserhaltiges
Wollwachsalkoholcreme
Wollwachsalkohole
Wollwachsalkoholsalbe
Xylol
Xylometazolinhydrochlorid
Zinkacetat-Dihydrat
Zinkoxid
Zinkoxid, Rohes
Zinkoxidöl
Zinkoxid mit Talkum 1 + 1,
   Zinkoxyd-Talkumpuder 50 %, weiß
Zinkoxidschüttelmixtur
Zinkpaste
Zinkpaste, Weiche
Zinksalbe
Zinksulfat-Heptahydrat
Zuckerplätzchen

Stichwortregister

Band 2

Vorwort	III	Abkürzungen	XVII
Hinweise zur Prüfung von Arzneistoffen, Chemikalien und Zubereitungen	XIII	Aktueller Stand der Prüfvorschriften	XIX
Hinweise zur Dünnschichtchromatographie von Drogen	XV	Reagenzienverzeichnis	1–12

Teil 2: Prüfvorschriften für Drogen (inklusive ätherische Öle)

Allylsenföl, Allylisothiocyanat
Aloe
Andornkraut
Angelikawurzel
Anis
Anisöl
Apfelsinenschalenöl
Arnikablüten
Artischockenblätter
Augentrostkraut
Bärentraubenblätter
Bärlappsporen
Bärlauchkraut
Baldrianwurzel
Basilikumkraut
Beifußkraut
Benediktenkraut
Birkenblätter
Bitterfenchelöl
Bitterkleeblätter
Bitterorangenblüten
Bitterorangenschale, Pomeranzenschale
Bockshornsamen
Bohnenhülsen, Bohnenschalen
Boldoblätter
Brennnesselblätter, Brennnesselkraut
Brennnesselwurzel
Brombeerblätter
Bruchkraut
Buchweizenkraut
Cannabisblüten
Cascararinde
Cedernholzöl
Chinarinde
Cimicifugawurzelstock
Citronellöl
Citronenöl
Curcumawurzelstock
Dostenkraut
Efeublätter
Ehrenpreiskraut
Eibischblätter
Eibischwurzel
Eichenrinde
Eisenkraut
Enzianwurzel
Ephedrakraut
Erdbeerblätter
Erdrauchkraut
Eschenblätter
Eucalyptusblätter
Eucalyptusöl
Färberdistelblüten
Faulbaumrinde
Fenchel, Bitterer
Flohsamen
Flohsamen, Indische
Flohsamenschalen, Indische
Frauenmantelkraut
Gänsefingerkraut
Gewürznelken
Ginsengwurzel
Goldrutenkraut (Riesengoldrutenkraut)
Goldrutenkraut, Echtes
Guar
Gummi, Arabisches
Gummi, Sprühgetrocknetes Arabisches
Gundelrebenkraut
Haferstroh/Haferfrüchte
Hagebutten
Hagebuttenkerne
Hagebuttenschalen
Hamamelisrinde
Hauhechelwurzel
Heidekraut
Heidekrautblüten
Heidelbeerblätter
Heidelbeeren, Getrocknete
Hennablätter, färbend und
    Hennablätter, nicht färbend
Heublumen
Hibiscusblüten
Himbeerblätter
Hirtentäschelkraut
Holunderblüten
Hopfenzapfen
Huflattichblätter
Huflattichblüten
Ingwerwurzelstock
Ipecacuanhawurzel
Isländisches Moos, Isländische Flechte
Johanniskraut
Kalmusöl
Kalmuswurzelstock
Kamillenblüten
Kardamomenfrüchte
Kartoffelstärke
Kiefernnadelöl

Klettenwurzel
Königskerzenblüten, Wollblumen
Koriander
Kümmel
Kümmelöl
Kürbissamen
Latschenkiefernöl
Lavendelblüten
Lavendelöl
Leinsamen
Liebstöckelwurzel
Lindenblüten
Löwenzahn
Lorbeeröl
Lungenkraut
Mädesüßkraut
Maisstärke
Majoran
Malvenblätter
Malvenblüten
Mariendistelfrüchte
Melissenblätter
„Melissenöl"
Mistelkraut
Mönchspfefferfrüchte
Muskatblüte
Mutterkraut
Myrrhe
Nelkenöl
Odermennigkraut
Ölbaumblätter
Orthosiphonblätter
Passionsblumenkraut
Perubalsam
Pfeffer, Schwarzer
Pfeffer, Weißer
Pfefferminzblätter
Pfefferminzöl
Primelwurzel
Queckenwurzelstock
Ratanhiawurzel
Reisstärke
Rhabarberwurzel
Ringelblumenblüten
Römische Kamille
Rosenöl
Rosmarinblätter
Rosmarinöl

Ruhrkrautblüten
Safran
Salbei, Dreilappiger
Salbeiblätter
Salbeiöl
Sandelholz, Rotes
Schachtelhalmkraut
Schafgarbenkraut
Schlehdornblüten
Schlüsselblumenblüten, Primelblüten
Schöllkraut
Schwarze-Johannisbeere-Blätter
Schwarzkümmel
Schwarzkümmelöl
Senfsamen, Schwarze
Senfsamen, Weiße
Sennesfiederblättchen
Sennesfrüchte
Spitzwegerichblätter
Steinkleekraut
Sternanis
Sternanisöl
Stiefmütterchen mit Blüten, Wildes
Süßholzwurzel
Taigawurzel
Tang
Taubnesselblüten, Weiße
Tausendgüldenkraut
Teebaumöl
Terpentinöl
Teufelskrallenwurzel
Thymian
Thymianöl vom Thymoltyp
Tormentillwurzelstock
Vanille
Wacholderbeeren
Wacholderöl
Walnussblätter
Weidenrinde
Weidenröschenkraut und
   Schmalblättriges Weidenröschenkraut
Weißdornblätter mit Blüten
Weizenstärke
Wermutkraut
Zimtöl
Zimt(rinde)
Zitronenverbenenblätter
Zitwerwurzelstock

Stichwortregister

Aktueller Stand der Prüfvorschriften

Wenn sich eine Prüfvorschrift auf eine ältere als die derzeit gültige Ausgabe des Arzneibuchs bzw. des DAC bezieht, dann gab es in den seither erschienenen Arzneibuch-/DAC-Ausgaben keine Änderungen dieser Vorschrift, von denen in der Apotheke durchführbare Prüfungen wesentlich betroffen waren. Somit entspricht auch eine ältere Prüfvorschrift der jeweils aktuellen Arzneibuch-/DAC-Monographie.

Monographietitel	Arzneibuch- bzw. DAC-Ausgabe auf die sich die Lieferung bezieht	Lieferung, mit der die Vorschrift zuletzt aktualisiert wurde
Arzneistoffe, Chemikalien und Zubereitungen		
Aceton	Ph. Eur. 7.0	14. AL 2011
Acetylsalicylsäure	Ph. Eur. 9.0	23. AL 2019
Aciclovir	Ph. Eur. 8.0	18. AL 2014
Acriflaviniummonochlorid	Ph. Eur. 5.0	14. AL 2011
Agaricinsäure-Sesquihydrat	DAC 1986	14. AL 2011
Alfatradiol	DAC 2014	23. AL 2019
Alginsäure	Ph. Eur. 7.0	17. AL 2013
Allantoin	Ph. Eur. 9.0	21. AL 2017
Aloe-Vera-Gel 1:1	–	14. AL 2011
Aluminiumacetattartrat-Lösung	DAB 2005	14. AL 2011
Aluminiumchlorid, Wasserfreies	–	14. AL 2011
Aluminiumchlorid-Hexahydrat	Ph. Eur. 8.0	19. AL 2015
Aluminiumkaliumsulfat	Ph. Eur. 7.0	14. AL 2011
Ameisensäure 98%	Ph. Eur. 10.0	24. AL 2021
Ameisensäure 85%	DAC 2019	24. AL 2021
Ameisensäure 25%	DAC 2019	24. AL 2021
Ameisenspiritus	DAB 6	14. AL 2011
p-Aminosalicylsäure	DAB 7	14. AL 2011
Ammoniak-Lösung, Konzentrierte	Ph. Eur. 9.0	23. AL 2019
Ammoniak-Lösung 10%	DAB 1999	14. AL 2011
Ammoniumbituminosulfonat	Ph. Eur. 7.0	14. AL 2011
Ammoniumbromid	Ph. Eur. 9.0	23. AL 2019

Aktueller Stand der Prüfvorschriften

Monographietitel	Arzneibuch- bzw. DAC-Ausgabe auf die sich die Lieferung bezieht	Lieferung, mit der die Vorschrift zuletzt aktualisiert wurde
Ammoniumcarbonat	DAB 6	14. AL 2011
Ammoniumchlorid	Ph. Eur. 9.0	23. AL 2019
Amobarbital	Ph. Eur. 7.0	14. AL 2011
Apomorphinhydrochlorid-Hemihydrat	Ph. Eur. 7.5	17. AL 2013
Aprikosenkernöl, Raffiniertes	DAC 2011	18. AL 2014
Arnikatinktur	Ph. Eur. 7.1, DAB 2003	14. AL 2011
Ascorbinsäure	Ph. Eur. 9.3	22. AL 2018
Atropinsulfat	Ph. Eur. 7.0	14. AL 2011
Avocadoöl, Raffiniertes	DAC 2011	18. AL 2014
Baldrianfluidextrakt	EB 6	14. AL 2011
Baldriantinktur	Ph. Eur. 7.0	14. AL 2011
Barbital	Ph. Eur. 7.0	14. AL 2011
Bariumsulfat	Ph. Eur. 7.0	14. AL 2011
Basiscreme	DAC 2011	19. AL 2015
Basiscreme, Hydrophobe	DAC 2011, NRF S.41	21. AL 2017
Basisgel, Hydrophobes	DAC 2011	18. AL 2014
Beclometasondipropionat	Ph. Eur. 9.0	22. AL 2018
Beclometasondipropionat-Monohydrat	Ph. Eur. 7.0	16. AL 2012
Belladonnablättertrockenextrakt, Eingestellter	Ph. Eur. 7.0	14. AL 2011
Belladonnatinktur, Eingestellte	Ph. Eur. 7.0	14. AL 2011
Benzaldehydcyanhydrin	DAB 6	14. AL 2011
Benzalkoniumchlorid	Ph. Eur. 7.0	14. AL 2011
Benzalkoniumchlorid-Lösung	Ph. Eur. 7.0	14. AL 2011
Benzin	DAB 2009	14. AL 2011
Benzocain	Ph. Eur. 10.1	25. AL 2022
Benzoesäure	Ph. Eur. 7.0	14. AL 2011
Benzoeschmalz	DAB 6	14. AL 2011
Benzoylperoxid, Wasserhaltiges	Ph. Eur. 10.6	25. AL 2022
Benzylalkohol	Ph. Eur. 7.0	14. AL 2011
Benzylbenzoat	Ph. Eur. 10.0	25. AL 2022
Benzylnicotinat	DAB 2007	14. AL 2011
Betacarotin	Ph. Eur. 10.0	24. AL 2021
Betadex	Ph. Eur. 8.5	19. AL 2015
Betainhydroclorid	DAC 2020	25. AL 2022
Betamethasondipropionat	Ph. Eur. 9.3	22. AL 2018

Monographietitel	Arzneibuch- bzw. DAC-Ausgabe auf die sich die Lieferung bezieht	Lieferung, mit der die Vorschrift zuletzt aktualisiert wurde
Betamethasonvalerat	Ph. Eur. 7.0	14. AL 2011
Bifonazol	Ph. Eur. 10.0	25. AL 2022
α -Bisabolol (Racemat) mind. 85%	–	14. AL 2011
Bismutgallat, Basisches	Ph. Eur. 7.0	14. AL 2011
Bismutnitrat, Schweres basisches	Ph. Eur. 7.0	14. AL 2011
Bittermandelwasser	DAB 6	14. AL 2011
Blaugel, Silikagel	DAB 10, 3. NT	14. AL 2011
Blutegel	EB 6	14. AL 2011
Brennnesselkrauttinktur	–	14. AL 2011
Brustelixier	DAB 6	14. AL 2011
Budesonid	Ph. Eur. 10.0	25. AL 2022
Bufexamac	Ph. Eur. 7.0	14. AL 2011
Calciumcarbonat	Ph. Eur. 10.6	25. AL 2022
Calciumgluconat	Ph. Eur. 7.0	14. AL 2011
Calciumlactat-Pentahydrat	Ph. Eur. 10.4	25. AL 2022
Calciumlactat-Trihydrat	Ph. Eur. 10.4	25. AL 2022
Calciumpantothenat	Ph. Eur. 10.0	24. AL 2021
Calicumphosphinat	DAC 2003	14. AL 2011
Campher, Racemischer	Ph. Eur. 7.0	14. AL 2011
Campherspiritus	DAB 2003	14. AL 2011
Capsaicin	USP 37	19. AL 2015
Carbomere	Ph. Eur. 7.0	14. AL 2011
Carbomergel, 2-Propanolhaltiges	DAB 2008	14. AL 2011
Carbomergel, Wasserhaltiges	DAB 2008	14. AL 2011
Carmellose-Natrium	Ph. Eur. 7.0	16. AL 2012
Cetylalkohol	Ph. Eur. 7.0	14. AL 2011
Cetylpalmitat	Ph. Eur. 9.0	21. AL 2017
Cetylstearylalkohol, Emulgierender (Typ A)	Ph. Eur. 8.1	18. AL 2014
Cetylstearylalkohol, Emulgierender (Typ B)	Ph. Eur. 8.1	18. AL 2014
Chinatinktur, Zusammengesetzte	DAB 2010	14. AL 2011
Chinidinsulfat	Ph. Eur. 10.0	25. AL 2022
Chinin	DAB 7, Ph. Eur. 7.0-R	14. AL 2011
Chininhydrochlorid	Ph. Eur. 7.0	14. AL 2011
Chininsulfat	Ph. Eur. 7.0	14. AL 2011
Chloraldhydrat	Ph. Eur. 9.0	23. AL 2019

Monographietitel	Arzneibuch- bzw. DAC-Ausgabe auf die sich die Lieferung bezieht	Lieferung, mit der die Vorschrift zuletzt aktualisiert wurde
Chloramphenicol	Ph. Eur. 9.1	22. AL 2018
Chlorhexidindiacetat	Ph. Eur. 9.4	23. AL 2019
Chlorhexidindigluconat-Lösung	Ph. Eur. 9.3	22. AL 2018
Chloroform	Ph. Eur. 7.0-R	14. AL 2011
Chlorophyllin, wasserlöslich (Pulver)	–	14. AL 2011
Chlortetracyclinhydrochlorid	Ph. Eur. 11.0	26. AL 2023
Cholesterol	Ph. Eur. 8.2	19. AL 2015
Ciclopirox-Olamin	Ph. Eur. 11.0	26. AL 2023
Ciclosporin	Ph. Eur. 10.0	25. AL 2022
Citronensäure, Wasserfreie	Ph. Eur. 8.1	18. AL 2014
Citronensäure-Monohydrat	Ph. Eur. 8.1	18. AL 2014
Clioquinol	Ph. Eur. 7.0	14. AL 2011
Clobetasolpropionat	Ph. Eur. 7.0	14. AL 2011
Clotrimazol	Ph. Eur. 7.0	14. AL 2011
Cocainhydrochlorid	Ph. Eur. 11.0	26. AL 2023
Codeinphosphat-Hemihydrat	Ph. Eur. 9.5	23. AL 2019
Codeinphosphat-Sesquihydrat	Ph. Eur. 7.0	14. AL 2011
Coffein	Ph. Eur. 9.0	22. AL 2018
Coffein-Monohydrat	Ph. Eur. 7.0	14. AL 2011
Collodium	DAC 2003	14. AL 2011
Creme, Anionische hydrophile	DAB 2015	20. AL 2016
Cumarin	DAB 2005, Ph. Eur. 7.0-R	14. AL 2011
Dexamethason	Ph. Eur. 7.0	14. AL 2011
Dexpanthenol	Ph. Eur. 9.0	23. AL 2019
Diclofenac-Natrium	Ph. Eur. 7.0	16. AL 2012
Digitoxin	Ph. Eur. 7.0	14. AL 2011
Diltiazemhydrochlorid	Ph. Eur. 9.0	23. AL 2019
Dimethylsulfoxid	Ph. Eur. 7.0	16. AL 2012
Diphenhydraminhydrochlorid	Ph. Eur. 7.0	14. AL 2011
Dithranol	Ph. Eur. 7.0	14. AL 2011
Dronabinol	DAC 2021	26. AL 2023
Econazol	Ph. Eur. 10.0	24. AL 2021
Econazolnitrat	Ph. Eur. 10.0	24. AL 2021
Eibischsirup	DAC 2012	19. AL 2015
Eisen(III)-chlorid-Hexahydrat	Ph. Eur. 7.0	14. AL 2011
Emser Salz, Künstliches	AB/DDR 2	14. AL 2011

Aktueller Stand der Prüfvorschriften

Monographietitel	Arzneibuch- bzw. DAC-Ausgabe auf die sich die Lieferung bezieht	Lieferung, mit der die Vorschrift zuletzt aktualisiert wurde
Ephedrinhydrochlorid	Ph. Eur. 7.0	14. AL 2011
Epinephrinhydrogentartrat, Adrenalintartrat	Ph. Eur. 7.0	14. AL 2011
Erdnussöl, Raffiniertes	Ph. Eur. 8.4	19. AL 2015
Erythromycin	Ph. Eur. 9.0	22. AL 2018
Essigsäure 99%	Ph. Eur. 10.0	24. AL 2021
Essigsäure 96%	DAB 6	14. AL 2011
Essigsäure 30%	DAC 2004	14. AL 2011
Estradiolbenzoat	Ph. Eur. 10.0	25. AL 2022
Estradiol-Hemihydrat	Ph. Eur. 10.0	24. AL 2021
Estriol	Ph. Eur. 10.0	25. AL 2022
Ethacridinlactat-Monohydrat	Ph. Eur. 10.0	24. AL 2021
Ethanol, Wasserfreies	Ph. Eur. 7.0	14. AL 2011
Ethanol 96%	Ph. Eur. 7.0	14. AL 2011
Ethanol 90%	DAB 1999	14. AL 2011
Ethanol 70%	DAB 1999	14. AL 2011
Ether	Ph. Eur. 7.0	14. AL 2011
Ether zur Narkose	Ph. Eur. 7.0	14. AL 2011
Etherweingeist	DAC 2008	14. AL 2011
Ethylacetat	Ph. Eur. 7.0	14. AL 2011
Ethylmorphinhydrochlorid	Ph. Eur. 11.0	26. AL 2023
Fluocinolonacetonid	Ph. Eur. 9.0	23. AL 2019
Fluorescein-Natrium	Ph. Eur. 7.0	14. AL 2011
Folsäure	Ph. Eur. 7.0	14. AL 2011
Formaldehyd-Lösung 35%	Ph. Eur. 7.0	14. AL 2011
Franzbranntwein	DAC 1984	14. AL 2011
Franzbranntwein mit Campher	DAC 1979	14. AL 2011
Franzbranntwein mit Fichtennadelöl	DAC 1979	14. AL 2011
Fructose	Ph. Eur. 10.0	24. AL 2021
Fuchsin N	DAC 2013	18. AL 2014
Fumarsäure	DAC 2013	19. AL 2015
Gelatine	Ph. Eur. 8.3	19. AL 2015
Gentamicinsulfat	Ph. Eur. 7.0	14. AL 2011
Glucose	Ph. Eur. 9.1	21. AL 2017
Glucose-Monohydrat	Ph. Eur. 9.1	21. AL 2017
Glucose-Sirup	Ph. Eur. 7.0	17. AL 2013

Aktueller Stand der Prüfvorschriften

Monographietitel	Arzneibuch- bzw. DAC-Ausgabe auf die sich die Lieferung bezieht	Lieferung, mit der die Vorschrift zuletzt aktualisiert wurde
Glucose-Sirup, Sprühgetrockneter	Ph. Eur. 7.0	17. AL 2013
Glutaminsäure	Ph. Eur. 8.0	20. AL 2016
Glycerol	Ph. Eur. 10.0	24. AL 2021
Glycerol 85%	Ph. Eur. 10.0	24. AL 2021
Glycerolmonostearat „selbstemulgierend"	DAC 2004	14. AL 2011
Guaifenesin	Ph. Eur. 9.4	23. AL 2019
Hamamelisrindenwasser	EB 6	14. AL 2011
Harnstoff	Ph. Eur. 10.0	24. AL 2021
Hartfett	Ph. Eur. 9.0	21. AL 2017
Hartparaffin	Ph. Eur. 7.0	14. AL 2011
Hefe-Trockenextrakt	DAB 7	14. AL 2011
Hexachlorophen	DAC 1979	14. AL 2011
Himbeersirup	–	14. AL 2011
Hirtentäscheltinktur „Rademacher"	EB 6	14. AL 2011
Holzteer	DAB 6	14. AL 2011
Hydrochinon	DAC 2013	21. AL 2017
Hydrocortison	Ph. Eur. 7.0	14. AL 2011
Hydrocortisonacetat	Ph. Eur. 9.0	21. AL 2017
Hydroxyethylcellulose	Ph. Eur. 7.0	16. AL 2012
Hydroxypropylcellulose	Ph. Eur. 8.3	19. AL 2015
Hypromellose	Ph. Eur. 8.0	18. AL 2014
Iod	Ph. Eur. 7.0	14. AL 2011
Iod-Lösung, Ethanolhaltige	DAB 10, 2. NT	14. AL 2011
Iodoform	DAC 2013	19. AL 2015
Ipecacuanhatinktur, Eingestellte	Ph. Eur. 7.0	14. AL 2011
Isoconazol	Ph. Eur. 10.0	24. AL 2021
Johanniskrauttinktur 1:5 (70%)	–	14. AL 2011
Johannisöl	EB 6	14. AL 2011
Jojobawachs, Natives	DAC 2004	14. AL 2011
Jojobawachs, Raffiniertes	DAC 2004	14. AL 2011
Kakaobutter	DAB 2007	14. AL 2011
Kaliseife	DAC 2004	14. AL 2011
Kaliumbromid	Ph. Eur. 7.5	17. AL 2013
Kaliumcarbonat	Ph. Eur. 10.0	24. AL 2021
Kaliumchlorid	Ph. Eur. 9.0	22. AL 2018
Kaliumhydroxid	Ph. Eur. 9.0	22. AL 2018

Aktueller Stand der Prüfvorschriften

Monographietitel	Arzneibuch- bzw. DAC-Ausgabe auf die sich die Lieferung bezieht	Lieferung, mit der die Vorschrift zuletzt aktualisiert wurde
Kaliumiodid	Ph. Eur. 11.0	26. AL 2023
Kaliumnitrat	Ph. Eur. 10.0	24. AL 2021
Kaliumpermanganat	Ph. Eur. 7.0	14. AL 2011
Kaliumsulfat	Ph. Eur. 10.0	24. AL 2021
Karlsbader Salz, Künstliches	DAB 6	14. AL 2011
Karmelitergeist	DAB 6	14. AL 2011
Keratinhydrolysat	–	14. AL 2011
Ketoconazol	Ph. Eur. 8.0	18. AL 2014
Khellin	DAC 2014	20. AL 2016
Kieselerde, Gereinigte	EB 6	14. AL 2011
Kohle, Medizinische	Ph. Eur. 7.0	14. AL 2011
Krauseminzwasser	EB 6	14. AL 2011
Kühlcreme	DAB 2015	20. AL 2016
Kürbiskernöl	–	14. AL 2011
Kupfer(II)-sulfat-Pentahydrat	Ph. Eur. 10.6	14. AL 2011
Lachsöl vom Zuchtlachs	Ph. Eur. 7.5	17. AL 2013
Lactose, wasserfrei	Ph. Eur. 7.0	15. AL 2012
Lactose-Monohydrat	Ph. Eur. 7.0	15. AL 2012
Lanolin	DAB 2008	15. AL 2012
Lauromacrogol 400	Ph. Eur. 7.0	15. AL 2012
Lebertran Typ A oder B	Ph. Eur. 7.5	17. AL 2013
Leinöl, Natives	Ph. Eur. 8.2	19. AL 2015
Lidocain	Ph. Eur. 9.0	22. AL 2018
Macrogol 300	Ph. Eur. 7.7	17. AL 2013
Macrogol 400	Ph. Eur. 7.7	17. AL 2013
Macrogol 1500	Ph. Eur. 7.7	17. AL 2013
Macrogol 3350	Ph. Eur. 7.7	17. AL 2013
Macrogol 4000	Ph. Eur. 7.7	17. AL 2013
Macrogol 6000	Ph. Eur. 7.7	17. AL 2013
Macrogolstearate	Ph. Eur. 8.2	19. AL 2015
Magnesiumcarbonat, Leichtes basisches	Ph. Eur. 10.6	25. AL 2022
Magnesiumcarbonat, Schweres basisches	Ph. Eur. 10.5	25. AL 2022
Magnesiumoxid, Leichtes	Ph. Eur. 10.3	25. AL 2022
Magnesiumperoxid	Ph. Eur. 10.0	25. AL 2022
Magnesiumsulfat	Ph. Eur. 10.3	25. AL 2022
Magnesiumsulfat, Getrocknetes	DAC 2015	20. AL 2016

Monographietitel	Arzneibuch- bzw. DAC-Ausgabe auf die sich die Lieferung bezieht	Lieferung, mit der die Vorschrift zuletzt aktualisiert wurde
Majoransalbe	EB 6	15. AL 2012
Maltodextrin	Ph. Eur. 7.0	17. AL 2013
Mandelöl, Raffiniertes	Ph. Eur. 7.0	15. AL 2012
Mannitol	Ph. Eur. 9.2	21. AL 2017
Mannitol zur Füllmittelherstellung	DAC 2016/2, NRF S.38	21. AL 2017
Melatonin	DAC 2009	18. AL 2014
Menthol	Ph. Eur. 7.0	15. AL 2012
Menthol, Racemisches	Ph. Eur. 7.0	15. AL 2012
Metamizol-Natrium-Monohydrat	Ph. Eur. 7.5	17. AL 2013
Methadonhydrochlorid	Ph. Eur. 7.0	15. AL 2012
Methanol	Ph. Eur. 7.0	15. AL 2012
Methoxsalen	DAC 2004	19. AL 2015
Methylcellulose	Ph. Eur. 8.0	18. AL 2014
Methyl-4-hydroxybenzoat	Ph. Eur. 7.0	15. AL 2012
Methylnicotinat	Ph. Eur. 7.0	15. AL 2012
Methylsalicylat	Ph. Eur. 10.0	24. AL 2021
Metronidazol	Ph. Eur. 11.0	26. AL 2023
Miconazol	Ph. Eur. 9.0	23. AL 2019
Miconazolnitrat	Ph. Eur. 7.3	16. AL 2012
Midazolam	Ph. Eur. 7.0	15. AL 2012
Milchsäure	Ph. Eur. 10.0	25. AL 2022
Minoxidil	Ph. Eur. 9.0	22. AL 2018
Mometasonfuroat	Ph. Eur. 10.6	25. AL 2022
Morphinhydrochlorid	Ph. Eur. 7.0	15. AL 2012
Myrrhentinktur	Ph. Eur. 7.0	15. AL 2012
Natriumalginat	Ph. Eur. 7.0	17. AL 2013
Natriumbromid	Ph. Eur. 7.5	17. AL 2013
Natriumcarbonat	Ph. Eur. 10.6	25. AL 2022
Natriumcarbonat-Decahydrat	Ph. Eur. 10.3	25. AL 2022
Natriumchlorid	Ph. Eur. 9.0	22. AL 2018
Natriumcitrat	Ph. Eur. 9.0	22. AL 2018
Natriumcyclamat	Ph. Eur. 10.0	25. AL 2022
Natriumfluorid	Ph. Eur. 9.0	21. AL 2017
Natriumhydrogencarbonat	Ph. Eur. 10.3	25. AL 2022
Natriumhydroxid	Ph. Eur. 7.0	15. AL 2012
Natriumhypochlorit-Lösung, 12,5% Chlor	DAC 2011	19. AL 2015

Aktueller Stand der Prüfvorschriften

Monographietitel	Arzneibuch- bzw. DAC-Ausgabe auf die sich die Lieferung bezieht	Lieferung, mit der die Vorschrift zuletzt aktualisiert wurde
Natriumhypochlorit-Lösung, 1% Chlor	DAC 2005	19. AL 2015
Natriumiodid	Ph. Eur. 11.0	26. AL 2023
Natriumphosphinat-Monohydrat	DAC 2015	20. AL 2016
Natriumsulfat, Wasserfreies	Ph. Eur. 10.0	24. AL 2021
Natriumsulfat, Wasserfreies, rohes	–	15. AL 2012
Natriumsulfat-Decahydrat	Ph. Eur. 10.0	24. AL 2021
Natriumtetraborat	Ph. Eur. 10.3	25. AL 2022
Natriumthiosulfat	Ph. Eur. 10.0	25. AL 2022
Natronwasserglas-Lösung	DAB 6	15. AL 2012
Neomycinsulfat	Ph. Eur. 10.0	24. AL 2021
Neostigminbromid	Ph. Eur. 8.3	19. AL 2015
Nystatin	Ph. Eur. 10.0	25. AL 2022
Octenidindihydrochlorid	DAC 2016	23. AL 2019
Octyldodecanol	Ph. Eur. 8.0	19. AL 2015
Oleyloleat	DAB 1999	15. AL 2012
Olivenöl, Natives	Ph. Eur. 7.0	15. AL 2012
Olivenöl, Raffiniertes	Ph. Eur. 7.0	15. AL 2012
Opiumtinktur, Eingestellte	Ph. Eur. 7.0	15. AL 2012
Orangen-Aroma	–	15. AL 2012
Orangen-Trockenaroma	–	15. AL 2012
Oxalsäure	Ph. Eur. 7.0-R	15. AL 2012
Oxeladindihydrogencitrat	Ph. Eur. 7.0	15. AL 2012
Oxytetracyclin-Dihydrat	Ph. Eur. 7.0	15. AL 2012
Pankreas-Pulver	Ph. Eur. 7.0	15. AL 2012
Papaverinhydrochlorid	Ph. Eur. 7.0	15. AL 2012
Paracetamol	Ph. Eur. 9.4	23. AL 2019
Paraffin, Dickflüssiges	Ph. Eur. 7.0	15. AL 2012
Paraffin, Dünnflüssiges	Ph. Eur. 7.0	15. AL 2012
Pepsin	Ph. Eur. 5.0	15. AL 2012
Petroleum	EB 6	15. AL 2012
Pfefferminzplätzchen	EB 6	15. AL 2012
Pfefferminzwasser	DAC 1982	15. AL 2012
Phenazon	Ph. Eur. 9.0	21. AL 2017
Phenobarbital	Ph. Eur. 7.0	15. AL 2012
Phenol	Ph. Eur. 7.0	15. AL 2012

Aktueller Stand der Prüfvorschriften

Monographietitel	Arzneibuch- bzw. DAC-Ausgabe auf die sich die Lieferung bezieht	Lieferung, mit der die Vorschrift zuletzt aktualisiert wurde
Phenol, Verflüssigtes	DAC 1999	15. AL 2012
Phenylbutazon	Ph. Eur. 11.0	26. AL 2023
Phenytoin	Ph. Eur. 8.0	20. AL 2016
Pilocarpinhydrochlorid	Ph. Eur. 8.0	18. AL 2014
Piperazin-Hexahydrat	Ph. Eur. 11.0	26. AL 2023
Polihexanid-Lösung 20%	DAC 2006	20. AL 2016
Polysorbat 20	Ph. Eur. 9.0	21. AL 2017
Polysorbat 60	Ph. Eur. 9.0	21. AL 2017
Polysorbat 80	Ph. Eur. 9.2	21. AL 2017
Pomeranzenblütenwasser	EB 6	15. AL 2012
Pomeranzentinktur	DAB 10, 2. NT	15. AL 2012
Povidon-Iod	Ph. Eur. 9.0	21. AL 2017
Prednicarbat	Ph. Eur. 10.1	25. AL 2022
Prednisolon	Ph. Eur. 7.2	17. AL 2013
Prednisolonacetat	Ph. Eur. 7.0	15. AL 2012
Prednison	Ph. Eur. 7.0	15. AL 2012
Procainhydrochlorid	Ph. Eur. 11.0	26. AL 2023
Progesteron	Ph. Eur. 8.3	19. AL 2015
2-Propanol	Ph. Eur. 8.5	20. AL 2016
2-Propanol 70% (V/V)	DAC 2005	15. AL 2012
Propolis-Tinktur	–	15. AL 2012
Propolis-Trockenextrakt	–	15. AL 2012
Propylenglycol	Ph. Eur. 11.0	26. AL 2023
Propyl-4-hydroxybenzoat	Ph. Eur. 7.0	15. AL 2012
Quecksilberoxycyanid	DAB 6	15. AL 2012
Quecksilberpräzipitatsalbe	DAB 9	15. AL 2012
Quecksilbersulfid, Rotes	DAC 1986, HAB 1, 3. NT	15. AL 2012
Rademachersche Stechkörnertinktur	EB 6	15. AL 2012
Ratanhiatinktur	Ph. Eur. 7.0	15. AL 2012
Resorcin	Ph. Eur. 1997	15. AL 2012
Ribavirin	Ph. Eur. 11.0	26. AL 2023
Riboflavin	Ph. Eur. 7.0	15. AL 2012
Ringelblumenöl, Fettes	–	15. AL 2012
Ringelblumentinktur	DAC 2005	15. AL 2012
Rizinusöl, Natives	Ph. Eur. 9.0	21. AL 2017
Rizinusöl, Raffiniertes	Ph. Eur. 9.0	21. AL 2017

Aktueller Stand der Prüfvorschriften

Monographietitel	Arzneibuch- bzw. DAC-Ausgabe auf die sich die Lieferung bezieht	Lieferung, mit der die Vorschrift zuletzt aktualisiert wurde
Rosenwasser	DAB 6	15. AL 2012
Rüböl	DAC 1983	15. AL 2012
Saccharin-Natrium	Ph. Eur. 11.0	26. AL 2023
Saccharose	Ph. Eur. 9.0	21. AL 2017
Salbe, Hydrophile	DAB 2008	15. AL 2012
Salbe, Weiche	DAC 2005	15. AL 2012
Salbutamol	Ph. Eur. 8.0	18. AL 2014
Salicylamid	DAC 2005	15. AL 2012
Salicylsäure	Ph. Eur. 9.0	22. AL 2018
Salicylsäure-Verreibung 50%	DAC 2005	15. AL 2012
Salicylsalbe 10%	–	15. AL 2012
Salpetersäure	Ph. Eur. 11.0	26. AL 2023
Salpetersäure, Rohe	DAB 6	15. AL 2012
Salpetersäure 25%	DAB 6	15. AL 2012
Salzsäure 36%	Ph. Eur. 11.0	26. AL 2023
Salzsäure, Rohe	EB 6	15. AL 2012
Salzsäure 25%	DAB 10-*R*	15. AL 2012
Salzsäure 10%	Ph. Eur. 11.0	26. AL 2023
Schwefel	Ph. Eur. 10.3	25. AL 2022
Schwefel, Sublimierter	DAB 6	15. AL 2012
Schwefelbänder auf Papier	–	15. AL 2012
Schwefelleber	DAB 6, Helv. 5	15. AL 2012
Schweineschmalz	DAB 1999	15. AL 2012
Scopolaminhydrobromid	Ph. Eur. 7.0	15. AL 2012
Seife, Medizinische	DAB 6	15. AL 2012
Seifenspiritus	DAC 2005	15. AL 2012
Sesamöl, Raffiniertes	Ph. Eur. 9.1	21. AL 2017
Silbereiweiß	DAC 2005	19. AL 2015
Silbereiweiß-Acetyltannat, Boraxfreies	DAC 2017	23. AL 2019
Silbernitrat	Ph. Eur. 7.0	15. AL 2012
Siliciumoxid, Hochdisperses	Ph. Eur. 7.0	15. AL 2012
Sojalecithin	–	15. AL 2012
Sonnenblumenöl, Raffiniertes	Ph. Eur. 7.0	15. AL 2012
Sorbitanmonostearat	Ph. Eur. 9.0	22. AL 2018
Sorbitol	Ph. Eur. 7.0	15. AL 2012
Sorbitol-Lösung 70% (kristallisierend)	Ph. Eur. 8.4	19. AL 2015

Monographietitel	Arzneibuch- bzw. DAC-Ausgabe auf die sich die Lieferung bezieht	Lieferung, mit der die Vorschrift zuletzt aktualisiert wurde
Sorbitol-Lösung 70% (nicht kristallisierend)	Ph. Eur. 8.4	19. AL 2015
Spironolacton	Ph. Eur. 7.0	15. AL 2012
Steinkohlenteer	DAC 2005	19. AL 2015
Steinkohlenteer-Lösung	DAC 2008	15. AL 2012
Streukügelchen	HAB	15. AL 2012
Strychninnitrat	DAB 7	15. AL 2012
Sulfadiazin	Ph. Eur. 8.0	19. AL 2015
Talkum	Ph. Eur. 7.0	15. AL 2012
Tannin	Ph. Eur. 11.0	26. AL 2023
Testosteronpropionat	Ph. Eur. 7.0	15. AL 2012
Tetracainhydrochlorid	Ph. Eur. 11.0	26. AL 2023
Tetracyclinhydrochlorid	Ph. Eur. 11.0	26. AL 2023
Theophyllin	Ph. Eur. 11.0	26. AL 2023
Theriak	EB 6	15. AL 2012
Thiaminchloridhydrochlorid	Ph. Eur. 9.0	21. AL 2017
Thiomersal	Ph. Eur. 7.0	15. AL 2012
Thymol	Ph. Eur. 7.0	15. AL 2012
Tinktur, Bittere	DAB 6	15. AL 2012
RRR-α-Tocopherol	Ph. Eur. 7.0	15. AL 2012
RRR-α-Tocopherolacetat	Ph. Eur. 10.0	25. AL 2022
Ton, Weißer	Ph. Eur. 7.0	15. AL 2012
Tormentilltinktur	Ph. Eur. 7.0	15. AL 2012
Traubenkernöl, raffiniert	DAC 2006	15. AL 2012
Tretinoin	Ph. Eur. 11.0	26. AL 2023
Triamcinolonacetonid	Ph. Eur. 7.5	17. AL 2013
Trichloressigsäure	Ph. Eur. 7.0	15. AL 2012
Trichlorethylen	Ph. Eur. 1, Bd. III	15. AL 2012
Triclosan	DAB 2008	15. AL 2012
Triglyceride, Mittelkettige	Ph. Eur. 10.0	25. AL 2022
Triglyceroldiisostearat	Ph. Eur. 7.4	16. AL 2012
Tyrothricin	Ph. Eur. 7.0	15. AL 2012
Vaselin, Gelbes	Ph. Eur. 9.0	21. AL 2017
Vaselin, Weißes	Ph. Eur. 9.0	21. AL 2017
Vaselin für Augensalben	–	15. AL 2012
Wachs, Gebleichtes	Ph. Eur. 7.0	15. AL 2012

Monographietitel	Arzneibuch- bzw. DAC-Ausgabe auf die sich die Lieferung bezieht	Lieferung, mit der die Vorschrift zuletzt aktualisiert wurde
Wachs, Gelbes	Ph. Eur. 7.0	15. AL 2012
Walnussöl	–	15. AL 2012
Wasser für Injektionszwecke	Ph. Eur. 9.1	23. AL 2019
Wasser, Gereinigtes	Ph. Eur. 9.4	23. AL 2019
Wasserstoffperoxid-Lösung 30%	Ph. Eur. 7.6	17. AL 2013
Wasserstoffperoxid-Lösung 3%	Ph. Eur. 7.6	17. AL 2013
Weinsäure	Ph. Eur. 7.0	15. AL 2012
Weizenkeimöl, Natives	Ph. Eur. 7.0	15. AL 2012
Weizenkeimöl, Raffiniertes	Ph. Eur. 7.0	15. AL 2012
Wollwachs	Ph. Eur. 7.0	15. AL 2012
Wollwachs, Wasserhaltiges	Ph. Eur. 7.0	15. AL 2012
Wollwachsalkoholcreme	DAB 2015	20. AL 2016
Wollwachsalkohole	Ph. Eur. 7.0	15. AL 2012
Wollwachsalkoholsalbe	DAB 2008	15. AL 2012
Xylol	Ph. Eur. 7.0-R	15. AL 2012
Xylometazolinhydrochlorid	Ph. Eur. 9.0	21. AL 2017
Zinkacetat-Dihydrat	Ph. Eur. 10.6	25. AL 2022
Zinkoxid	Ph. Eur. 10.6	25. AL 2022
Zinkoxid, Rohes	DAB 6	15. AL 2012
Zinkoxidöl	DAC 2005	15. AL 2012
Zinkoxid mit Talkum 1 + 1, Zinkoxyd-Talkumpuder 50%, weiß	DAC/NRF 2007	15. AL 2012
Zinkoxidschüttelmixtur	DAC/NRF 2005	15. AL 2012
Zinkpaste	DAB 2008	15. AL 2012
Zinkpaste, Weiche	DAB 2008	15. AL 2012
Zinksalbe	DAB 2008	15. AL 2012
Zinksulfat-Heptahydrat	Ph. Eur. 7.0	15. AL 2012
Zuckerplätzchen	–	15. AL 2012
Drogen (inklusive ätherische Öle)		
Allylsenföl	DAB 7, DAC 1997	18. AL 2014
Aloe	Ph. Eur. 10.0	24. AL 2021
Andornkraut	Ph. Eur. 8.0	18. AL 2014
Angelikawurzel	Ph. Eur. 6.0	13. AL 2010
Anis	Ph. Eur. 6.0	13. AL 2010
Anisöl	Ph. Eur. 7.0	15. AL 2012
Apfelsinenschalenöl	–	15. AL 2012

Monographietitel	Arzneibuch- bzw. DAC-Ausgabe auf die sich die Lieferung bezieht	Lieferung, mit der die Vorschrift zuletzt aktualisiert wurde
Arnikablüten	Ph. Eur. 6.3	13. AL 2010
Artischockenblätter	Ph. Eur. 8.0	18. AL 2014
Augentrostkraut	DAC 2003	13. AL 2010
Bärentraubenblätter	Ph. Eur. 6.1	13. AL 2010
Bärlappsporen	DAB 7, HAB 1	13. AL 2010
Bärlauchkraut	–	14. AL 2010
Baldrianwurzel	Ph. Eur. 6.0	13. AL 2010
Basilikumkraut	DAC 2011	18. AL 2014
Beifußkraut	EB 6	13. AL 2010
Benediktenkraut	DAC 2003	13. AL 2010
Birkenblätter	Ph. Eur. 6.2	13. AL 2010
Bitterfenchelöl	Ph. Eur. 7.0	15. AL 2012
Bitterkleeblätter	Ph. Eur. 6.0	13. AL 2010
Bitterorangenblüten	Ph. Eur. 8.0	18. AL 2014
Bitterorangenschalen, Pomeranzenschale	Ph. Eur. 6.3	13. AL 2010
Bockshornsamen	Ph. Eur. 6.0	13. AL 2010
Bohnenhülsen, Bohnenschalen	DAC 2003	13. AL 2010
Boldoblätter	Ph. Eur. 8.0	18. AL 2014
Brennnesselblätter, Brennnesselkraut	Ph. Eur. 6.0, DAC 2003	13. AL 2010
Brennnesselwurzel	DAB 2009	18. AL 2014
Brombeerblätter	DAC 2003	13. AL 2010
Bruchkraut	DAC 2003	13. AL 2010
Buchweizenkraut	Ph. Eur. 7.0	14. AL 2011
Cannabisblüten	DAC 2016/1	21. AL 2017
Cascararinde	Ph. Eur. 6.0	13. AL 2010
Cedernholzöl	–	15. AL 2012
Chinarinde	Ph. Eur. 7.0	16. AL 2012
Cimicifugawurzelstock	Ph. Eur. 9.0	21. AL 2017
Citronellöl	Ph. Eur. 7.0	15. AL 2012
Citronenöl	Ph. Eur. 7.0	15. AL 2012
Curcumawurzelstock	Ph. Eur. 8.0, DAC 2012/1	18. AL 2014
Dostenkraut	Ph. Eur. 8.0	18. AL 2014
Efeublätter	Ph. Eur. 8.0	18. AL 2014
Ehrenpreiskraut	DAC 2004	18. AL 2014
Eibischblätter	Ph. Eur. 8.0	18. AL 2014
Eibischwurzel	Ph. Eur. 6.0	13. AL 2010

Aktueller Stand der Prüfvorschriften

Monographietitel	Arzneibuch- bzw. DAC-Ausgabe auf die sich die Lieferung bezieht	Lieferung, mit der die Vorschrift zuletzt aktualisiert wurde
Eichenrinde	Ph. Eur. 6.0	13. AL 2010
Eisenkraut	Ph. Eur. 8.0	18. AL 2014
Enzianwurzel	Ph. Eur. 6.0	13. AL 2010
Ephedrakraut	Ph. Eur. 8.0	18. AL 2014
Erdbeerblätter	DAC 2012/2	18. AL 2014
Erdrauchkraut	Ph. Eur. 8.0	18. AL 2014
Eschenblätter	Ph. Eur. 8.0	18. AL 2014
Eucalyptusblätter	Ph. Eur. 8.0	18. AL 2014
Eucalyptusöl	Ph. Eur. 7.0	15. AL 2012
Färberdistelblüten	Ph. Eur. 8.2	20. AL 2016
Faulbaumrinde	Ph. Eur. 7.1	16. AL 2012
Fenchel, Bitterer	Ph. Eur. 6.0	13. AL 2010
Flohsamen	Ph. Eur. 8.0	18. AL 2014
Flohsamen, Indische	Ph. Eur. 6.0	13. AL 2010
Flohsamenschalen, Indische	Ph. Eur. 8.0	18. AL 2014
Frauenmantelkraut	Ph. Eur. 6.0	13. AL 2010
Gänsefingerkraut	DAC 2004	13. AL 2010
Gewürznelken	Ph. Eur. 6.0	13. AL 2010
Ginsengwurzel	Ph. Eur. 8.0	18. AL 2014
Goldrutenkraut (Riesengoldrutenkraut)	Ph. Eur. 6.0	13. AL 2010
Goldrutenkraut, Echtes	Ph. Eur. 6.0	13. AL 2010
Guar	Ph. Eur. 7.0	14. AL 2011
Gummi, Arabisches	Ph. Eur. 7.0	15. AL 2012
Gummi, Sprühgetrocknetes Arabisches	Ph. Eur. 7.0	15. AL 2012
Gundelrebenkraut	DAC 2013/1	21. AL 2017
Haferstroh/Haferfrucht	–	24. AL 2021
Hagebutten	DAC 2004	14. AL 2011
Hagebuttenkerne	EB 6	13. AL 2010
Hagebuttenschalen	Ph. Eur. 6.0	13. AL 2010
Hamamelisrinde	DAC 2004	13. AL 2010
Hauhechelwurzel	Ph. Eur. 6.0	13. AL 2010
Heidekraut	EB 6	13. AL 2010
Heidekrautblüten	–	13. AL 2010
Heidelbeerblätter	DAC 2004	13. AL 2010
Heidelbeeren, Getrocknete	Ph. Eur. 6.0	13. AL 2010
Hennablätter, Färbend und nicht färbend	–	13. AL 2010

Monographietitel	Arzneibuch- bzw. DAC-Ausgabe auf die sich die Lieferung bezieht	Lieferung, mit der die Vorschrift zuletzt aktualisiert wurde
Heublumen	–	13. AL 2010
Hibiscusblüten	Ph. Eur. 6.1	13. AL 2010
Himbeerblätter	DAC 2004	13. AL 2010
Hirtentäschelkraut	DAC 2004	13. AL 2010
Holunderblüten	Ph. Eur. 6.0	13. AL 2010
Hopfenzapfen	Ph. Eur. 6.1	13. AL 2010
Huflattichblätter	DAB 10	13. AL 2010
Huflattichblüten	EB 6	13. AL 2010
Ingwerwurzelstock	Ph. Eur. 6.2	13. AL 2010
Ipecacuanhawurzel	Ph. Eur. 6.0	13. AL 2010
Isländisches Moos, Isländische Flechte	Ph. Eur. 6.0	13. AL 2010
Johanniskraut	Ph. Eur. 6.2	13. AL 2010
Kalmusöl	DAB 6	15. AL 2012
Kalmuswurzelstock	DAC 2004	13. AL 2010
Kamillenblüten	Ph. Eur. 6.0	13. AL 2010
Kardamomenfrüchte	DAC 2004	13. AL 2010
Kartoffelstärke	Ph. Eur. 6.0	13. AL 2010
Kiefernnadelöl	Ph. Eur. 7.0	15. AL 2012
Klettenwurzel	DAC 2008	13. AL 2010
Königskerzenblüten, Wollblumen	Ph. Eur. 6.0	13. AL 2010
Koriander	Ph. Eur. 6.0	13. AL 2010
Kümmel	Ph. Eur. 6.0	13. AL 2010
Kümmelöl	Ph. Eur. 7.0	15. AL 2012
Kürbissamen	DAB 2010	18. AL 2014
Latschenkiefernöl	Ph. Eur. 7.0	15. AL 2012
Lavendelblüten	Ph. Eur. 6.0	13. AL 2010
Lavendelöl	Ph. Eur. 7.0	15. AL 2012
Leinsamen	Ph. Eur. 6.0	13. AL 2010
Liebstöckelwurzel	Ph. Eur. 6.0	13. AL 2010
Lindenblüten	Ph. Eur. 6.0	13. AL 2010
Löwenzahn	DAC 2008	13. AL 2010
Lorbeeröl	AB/DDR 1975	15. AL 2012
Lungenkraut	DAB 2009	16. AL 2012
Mädesüßkraut	Ph. Eur. 6.0	13. AL 2010
Maisstärke	Ph. Eur. 6.3	13. AL 2010
Majoran	EB 6	13. AL 2010

Monographietitel	Arzneibuch- bzw. DAC-Ausgabe auf die sich die Lieferung bezieht	Lieferung, mit der die Vorschrift zuletzt aktualisiert wurde
Malvenblätter	Ph. Eur. 8.0	18. AL 2014
Malvenblüten	Ph. Eur. 6.0	13. AL 2010
Mariendistelfrüchte	Ph. Eur. 6.0	13. AL 2010
Melissenblätter	Ph. Eur. 6.4	13. AL 2010
„Melissenöl"	–	15. AL 2012
Mistelkraut	DAB 2009	13. AL 2010
Mönchspfefferfrüchte	Ph. Eur. 8.0	18. AL 2014
Muskatblüte	EB 6	13. AL 2010
Mutterkraut	Ph. Eur. 8.0	18. AL 2014
Myrrhe	Ph. Eur. 8.0	18. AL 2014
Nelkenöl	Ph. Eur. 7.0	15. AL 2012
Odermennigkraut	Ph. Eur. 6.0	13. AL 2010
Ölbaumblätter	Ph. Eur. 8.0	18. AL 2014
Orthosiphonblätter	Ph. Eur. 6.4	13. AL 2010
Passionsblumenkraut	Ph. Eur. 8.0	18. AL 2014
Perubalsam	Ph. Eur. 7.0	15. AL 2012
Pfeffer, Schwarzer	DAB 6	13. AL 2010
Pfeffer, Weißer	EB 6	13. AL 2010
Pfefferminzblätter	Ph. Eur. 6.0	13. AL 2010
Pfefferminzöl	Ph. Eur. 7.0	15. AL 2012
Primelwurzel	DAB 10	13. AL 2010
Queckenwurzelstock	Ph. Eur. 8.0	18. AL 2014
Ratanhiawurzel	Ph. Eur. 6.0	13. AL 2010
Reisstärke	Ph. Eur. 6.3	13. AL 2010
Rhabarberwurzel	Ph. Eur. 6.0	13. AL 2010
Ringelblumenblüten	Ph. Eur. 6.0	13. AL 2010
Römische Kamille	Ph. Eur. 6.0	13. AL 2010
Rosenöl	DAB 6	15. AL 2012
Rosmarinblätter	Ph. Eur. 6.0	13. AL 2010
Rosmarinöl	Ph. Eur. 7.0	15. AL 2012
Ruhrkrautblüten	DAC 2005	18. AL 2014
Safran	DAC 2005	13. AL 2010
Salbei, Dreilappiger	Ph. Eur. 8.2	20. AL 2016
Salbeiblätter	Ph. Eur. 6.0	13. AL 2010
Salbeiöl	Ph. Eur. 7.0	15. AL 2012
Sandelholz, Rotes	DAC 2005	13. AL 2010

Monographietitel	Arzneibuch- bzw. DAC-Ausgabe auf die sich die Lieferung bezieht	Lieferung, mit der die Vorschrift zuletzt aktualisiert wurde
Schachtelhalmkraut	Ph. Eur. 10.0	24. AL 2021
Schafgarbenkraut	Ph. Eur. 6.0	13. AL 2010
Schlehdornblüten	DAC 2005	13. AL 2010
Schlüsselblumenblüten	DAC 2005	13. AL 2010
Schöllkraut	Ph. Eur. 6.0	13. AL 2010
Schwarze-Johannisbeere-Blätter	Ph. Eur. 8.0, DAC 2004	18. AL 2014
Schwarzkümmel	–	14. AL 2011
Schwarzkümmelöl	–	15. AL 2012
Senfsamen, Schwarze	DAC 2005	13. AL 2010
Senfsamen, Weiße	DAC 2005	13. AL 2010
Sennesfiederblättchen	Ph. Eur. 10.0	24. AL 2021
Sennesfrüchte	Ph. Eur. 6.0	13. AL 2010
Spitzwegerichblätter	Ph. Eur. 6.0	13. AL 2010
Steinkleekraut	Ph. Eur. 6.0	13. AL 2010
Sternanis	Ph. Eur. 6.0	13. AL 2010
Sternanisöl	Ph. Eur. 7.0	15. AL 2012
Stiefmütterchen mit Blüten, Wildes	Ph. Eur. 6.0	13. AL 2010
Süßholzwurzel	Ph. Eur. 6.0	13. AL 2010
Taigawurzel	Ph. Eur. 8.0	18. AL 2014
Tang	Ph. Eur. 8.0	18. AL 2014
Taubnesselblüten, Weiße	DAC 2005	13. AL 2010
Tausendgüldenkraut	Ph. Eur. 6.0	13. AL 2010
Teebaumöl	Ph. Eur. 7.0	15. AL 2012
Terpentinöl	Ph. Eur. 8.2	19. AL 2015
Teufelskrallenwurzel	Ph. Eur. 6.2	13. AL 2010
Thymian	Ph. Eur. 6.4	13. AL 2010
Thymianöl vom Thymoltyp	Ph. Eur. 8.0	18. AL 2014
Tormentillwurzelstock	Ph. Eur. 6.0	13. AL 2010
Vanille	–	13. AL 2010
Wachholderbeeren	Ph. Eur. 6.0	13. AL 2010
Wacholderöl	Ph. Eur. 7.0	15. AL 2012
Walnussblätter	DAC 2005	13. AL 2010
Weidenrinde	Ph. Eur. 8.0	18. AL 2014
Weidenröschenkraut und Weidenröschenkraut, Schmalblättriges	–	14. AL 2011
Weißdornblätter mit Blüten	Ph. Eur. 6.0	13. AL 2010

Aktueller Stand der Prüfvorschriften

Monographietitel	Arzneibuch- bzw. DAC-Ausgabe auf die sich die Lieferung bezieht	Lieferung, mit der die Vorschrift zuletzt aktualisiert wurde
Weizenstärke	Ph. Eur. 6.3	13. AL 2010
Wermutkraut	Ph. Eur. 6.0	13. AL 2010
Zimtöl	Ph. Eur. 7.0	15. AL 2012
Zimt(rinde)	Ph. Eur. 6.0	13. AL 2010
Zitronenverbenenblätter	Ph. Eur. 8.0	18. AL 2014
Zitwerwurzelstock	DAC 2007	18. AL 2014

Stichwortregister

Halbfette Stichworte bezeichnen die ausführlichen Monographien

Absinthii herba, *siehe* Wermutkraut, *Bd. 2*
Acacia gummi dispersione desiccatum, *siehe* Gummi, Sprühgetrocknetes Arabisches, *Bd. 1*
Acaciae gummi, *siehe* Gummi, Arabisches, *Bd. 1*
Acacia-senegal-Gummi, *siehe* Gummi, Arabisches, *Bd. 1*
Acetic acid, Glacial, *siehe* Essigsäure 99 %, *Bd. 1*
Aceton, *Bd. 1*
Acetonum, *siehe* Aceton, *Bd. 1*
Acetylsalicylsäure, *Bd. 1*
Aciclovir, *Bd. 1*
Aciclovirum, *siehe* Aciclovir, *Bd. 1*
Acidi formicici solutio spirituosa, *siehe* Ameisenspiritus, *Bd. 1*
Acidum aceticum 30 per centum, *siehe* Essigsäure 30 %, *Bd. 1*
Acidum aceticum 96 %, *siehe* Essigsäure 96 %, *Bd. 1*
Acidum aceticum 99 %, *siehe* Essigsäure 99 %, *Bd. 1*
Acidum aceticum dilutum, *siehe* Essigsäure 30 %, *Bd. 1*
Acidum aceticum glaciale, *siehe* Essigsäure 99 %, *Bd. 1*
Acidum acetylosalicylicum, *siehe* Acetylsalicylsäure, *Bd. 1*
Acidum acetylsalicylicum, *siehe* Acetylsalicylsäure, *Bd. 1*
Acidum aethylisoamylbarbituricum, *siehe* Amobarbital, *Bd. 1*
Acidum agaricinicum sesquihydricum, *siehe* Agaricinsäure Sesquihydrat, *Bd. 1*
Acidum alginicum, *siehe* Alginsäure, *Bd. 1*
Acidum ascorbicum, *siehe* Ascorbinsäure, *Bd. 1*
Acidum ascorbinicum, *siehe* Ascorbinsäure, *Bd. 1*

Acidum benzoicum, *siehe* Benzoesäure, *Bd. 1*
Acidum benzoicum e resina, *siehe* Benzoesäure, *Bd. 1*
Acidum carbolicum, *siehe* Phenol, *Bd. 1*
Acidum carbolicum liquefactum, *siehe* Phenol, Verflüssigtes, *Bd. 1*
Acidum citricum anhydricum, *siehe* Citronensäure, Wasserfreie, *Bd. 1*
Acidum citricum monohydricum, *siehe* Citronensäure-Monohydrat, *Bd. 1*
Acidum diaethylbarbituricum, *siehe* Barbital, *Bd. 1*
Acidum folicum, *siehe* Folsäure, *Bd. 1*
Acidum formicicum, *siehe* Ameisensäure 25 %, *Bd. 1*
Acidum formicicum 25 per centum, *siehe* Ameisensäure 25 %, *Bd. 1*
Acidum formicicum 85 per centum, *siehe* Ameisensäure, Rohe, *Bd. 1*
Acidum formicicum 98 per centum, *siehe* Ameisensäure 98 %, *Bd. 1*
Acidum formicicum anhydricum, *siehe* Ameisensäure 98 %, *Bd. 1*
Acidum formicicum crudum 85 %, *siehe* Ameisensäure, Rohe, *Bd. 1*
Acidum formicicum dilutum, *siehe* Ameisensäure 25 %, *Bd. 1*
Acidum fumaricum, *siehe* Fumarsäure, *Bd. 1*
Acidum glutamicum, *siehe* Glutaminsäure, *Bd. 1*
Acidum hydrochloricum, *siehe* Salzsäure 10 %, *Bd. 1*

Acidum hydrochloricum concentratum, *siehe* Salzsäure 36 %, *Bd. 1*
Acidum hydrochloricum crudum, *siehe* Salzsäure, Rohe, *Bd. 1*
Acidum hydrochloricum dilutum, *siehe* Salzsäure 10 %, *Bd. 1*
Acidum lacticum, *siehe* Milchsäure, *Bd. 1*
Acidum nitricum, *siehe* Salpetersäure, *Bd. 1*
Acidum nitricum 25 per centum, *siehe* Salpetersäure, *Bd. 1*
Acidum nitricum crudum, *siehe* Salpetersäure, Rohe, *Bd. 1*
Acidum oxalicum, *siehe* Oxalsäure, *Bd. 1*
Acidum para-amino-salicylicum, *siehe* p-Aminosalicylsäure, *Bd. 1*
Acidum phenylaethyl-barbituricum, *siehe* Phenobarbital, *Bd. 1*
Acidum salicyclicum cum vaselino albo 50 per centum, *siehe* Salicylsäure-Verreibung 50 %, *Bd. 1*
Acidum salicylicum, *siehe* Salicylsäure, *Bd. 1*
Acidum tannicum, *siehe* Tannin, *Bd. 1*
Acidum tartaricum, *siehe* Weinsäure, *Bd. 1*
Acidum trichloaceticum, *siehe* Trichloressigsäure, *Bd. 1*
Acorus calamus (HAB 2009), *siehe* Kalmuswurzelstock, *Bd. 2*
Acorus-calamus-Wurzelöl, *siehe* Kalmusöl, *Bd. 1*
Acriflavinii chloridum, *siehe* Acriflaviniummonochlorid, *Bd. 1*

Stichwortregister

Acriflavinium chloratum, *siehe Acriflaviniummonochlorid, Bd. 1*
Acriflaviniummonochlorid, *Bd. 1*
Adeps benzoatus, *siehe Benzoeschmalz, Bd. 1*
Adeps Lanae, *siehe Wollwachs, Bd. 1*
Adeps Lanae anhydricus, *siehe Wollwachs, Bd. 1*
Adeps Lanae aquosum, *siehe Wollwachs, Wasserhaltiges, Bd. 1*
Adeps Lanae cum aqua, *siehe Wollwachs, Wasserhaltiges, Bd. 1*
Adeps solidus, *siehe Hartfett, Bd. 1*
Adeps suillus, *siehe Schweineschmalz, Bd. 1*
Adrenalinhydrogentartrat, *siehe Epinephrinhydrogentartrat, Bd. 1*
Adrenalini tartras, *siehe Epinephrinhydrogentartrat, Bd. 1*
Adrenalintartrat, *siehe Epinephrinhydrogentartrat, Bd. 1*
Adrenalinum bitartaricum, *siehe Epinephrinhydrogentartrat, Bd. 1*
Aethacridinium lacticum, *siehe Ethacridinlact-Monohydrat, Bd. 1*
Aethanolum, *siehe Ethanol 96 %, Bd. 1*
Aethanolum 70 %, *siehe Ethanol 70 % (V/V), Bd. 1*
Aethanolum 90 %, *siehe Ethanol 90 % (V/V), Bd. 1*
Aether, *siehe Ether, Bd. 1*
Aether aceticus, *siehe Ethylacetat, Bd. 1*
Aether anaestheticus, *siehe Ether zur Narkose, Bd. 1*
Aether pro narcosi, *siehe Ether zur Narkose, Bd. 1*
Aetheroleum Citronellae, *siehe Citronellöl, Bd. 2*
Aetheroleum Juniperi, *siehe Wacholderöl, Bd. 2*
Aetheroleum Rosmarini, *siehe Rosmarinöl, Bd. 2*
Aetheroleum Thymi, *siehe Thymianöl vom Thymol-Typ, Bd. 2*
Aethylis acetas, *siehe Ethylacetat, Bd. 1*

Aethylium aceticum, *siehe Ethylacetat, Bd. 1*
Aethylmorphini hydrochloridum, *siehe Ethylmorphinhydrochlorid, Bd. 1*
Aethylmorphinum hydrochloricum, *siehe Ethylmorphinhydrochlorid, Bd. 1*
Agaricin, *siehe Agaricinsäure-Sesquihydrat, Bd. 1*
Agaricinsäure, *siehe Agaricinsäure-Sesquihydrat, Bd. 1*
Agaricinsäure-Sesquihydrat, *Bd. 1*
Agni casti fructus, *siehe Mönchspfefferfrüchte, Bd. 2*
Agrimoniae herba, *siehe Odermennigkraut, Bd. 2*
Alaun, *siehe Aluminiumkaliumsulfat, Bd. 1*
Albaracka oil, *siehe Schwarzkümmelöl, Bd. 2*
Albumose-Silber, *siehe Silbereiweiß, Bd. 1*
Alchemillae herba, *siehe Frauenmantelkraut, Bd. 2*
Alcohol absolutus, *siehe Ethanol, Wasserfreies, Bd. 1*
Alcohol benzylicus, *siehe Benzylalkohol, Bd. 1*
Alcohol cetylicus, *siehe Cetylalkohol, Bd. 1*
Alcohol cetylicus et stearylicus emulsificans A, *siehe Cetylstearylalkohol (Typ A), Emulgierender, Bd. 1*
Alcohol cetylicus et stearylicus emulsificans B, *siehe Cetylstearylalkohol (Typ B), Emulgierender, Bd. 1*
Alcohol cetylstearylicus emulsificans, *siehe Cetylstearylalkohol (Typ A), Emulgierender, Bd. 1*
Alcohol isopropylicus, *siehe 2-Propanol, Bd. 1*
Alcohol isopropylicus 70 %, *siehe 2-Propanol 70 % (V/V), Bd. 1*
Alcohol methylicus, *siehe Methanol, Bd. 1*
Alcoholes adipis lanae, *siehe Wollwachsalkohole, Bd. 1*
Alcoholes Lanae, *siehe Wollwachsalkohole, Bd. 1*
Alcoholum benzylicum, *siehe Benzylalkohol, Bd. 1*
Alcoholum cetylicum, *siehe Cetylalkohol, Bd. 1*

Alcoholum isopropylicum, *siehe 2-Propanol, Bd. 1*
Alcoholum isopropylicum 70 %, *siehe 2-Propanol 70 % (V/V), Bd. 1*
Alfatradiol, *Bd. 1*
Alphatradiolum, *siehe Alfatradiol, Bd. 1*
Alginic acid, *siehe Alginsäure, Bd. 1*
Alginic acid, sodiumsalt, *siehe Natriumalginat, Bd. 1*
Alginsäure, *Bd. 1*
Alginsäure, Natriumsalz, *siehe Natriumalginat,*
Alkoholische Iodlösung, *siehe Iod-Lösung, Ethanolhaltige, Bd. 1*
Allantoin, *Bd. 1*
Allantoinum, *siehe Allantoin, Bd. 1*
Allii ursini herba, *siehe Bärlauchkraut, Bd. 2*
Allylis isothiocyanas, *siehe Allylsenföl, Bd. 2*
Allylisothiocyanat, *siehe Allylsenföl, Bd. 2*
Allylsenföl, Allylisothiocyanat, *Bd. 2*
Aloe barbadensis, *siehe Aloe, Bd. 2*
Aloe capensis, *siehe Aloe, Bd. 2*
Aloe, *Bd. 2*
Aloe-Vera-Gel 1:1, *Bd. 1*
Althaeae folium, *siehe Eibischblätter, Bd. 2*
Althaeae sirupus, *siehe Eibischsirup, Bd. 1*
Althaeae radix, *siehe Eibischwurzel, Bd. 2*
Alumen, *siehe Aluminiumkaliumsulfat, Bd. 1*
Aluminii acetatis, *siehe Aluminiumacetattartrat-Lösung, Bd. 1*
Aluminii chloridum anhydricum, *siehe Aluminiumchlorid, Wasserfreies, Bd. 1*
Aluminii chloridum hexahydricum, *siehe Aluminiumacetattartrat-Lösung, Bd. 1*
Aluminium chloratum hexahydricum, *siehe Aluminiumacetattartrat-Lösung, Bd. 1*
Aluminiumacetattartrat-Lösung, *Bd. 1*
Aluminiumchlorid-Hexahydrat, *Bd. 1*

Stichwortregister

Aluminiumchlorid, technisch, *siehe Aluminiumchlorid, Wasserfreies*, Bd. 1
Aluminiumchlorid, Wasserfreies, Bd. 1
Aluminiumkaliumsulfat, Bd. 1
Alumium chloratum anhydricum, *siehe Aluminiumchlorid, Wasserfreies*, Bd. 1
Alumuniumchlorid · 6 H$_2$O *siehe Aluminiumchlorid-Hexahydrat*, Bd. 1
Aluminiumtrichlorid-Hexahydrat, *siehe Aluminiumchlorid-Hexahydrat*, Bd. 1
Ameisensäure 25 % Bd. 1
Ameisensäure 85 % Bd. 1
Ameisensäure 98 % Bd. 1
Ameisensäure, Rohe, *siehe Ameisensäure 85 %*, Bd. 1
Ameisensäure, Verdünnte, *siehe Ameisensäure 25 %*, Bd. 1
Ameisensäure, Wasserfreie, *siehe Ameisensäure 98 %*, Bd. 1
Ameisenspiritus, Bd. 1
p-Aminosalicylsäure, Bd. 1
Ammoidin, *siehe Methoxsalen*, Bd. 1
Ammoniae solutio concentrata, *siehe Ammoniak-Lösung, Konzentrierte*, Bd. 1
Ammoniak-Lösung 10 % Bd. 1
Ammoniak-Lösung, Konzentrierte, Bd. 1
Ammonii bituminosulfonas, *siehe Ammoniumbituminosulfonat*, Bd. 1
Ammonii bromidum, *siehe Ammoniumbromid*, Bd. 1
Ammonii chloridum, *siehe Ammoniumchlorid*, Bd. 1
Ammonii hydrogenocarbonas et carbamas, *siehe Ammoniumcarbonat*, Bd. 1
Ammonii hydroxidi solutio 10 per centum, *siehe Ammoniak-Lösung 10 %*, Bd. 1
Ammonii hydroxidi solutio 25 per centum, *siehe Ammoniak-Lösung, Konzentrierte*, Bd. 1
Ammonium bituminosulfonicum, *siehe Ammoniumbituminosulfonat*, Bd. 1
Ammonium bromatum, *siehe Ammoniumbromid*, Bd. 1
Ammonium carbonicum, *siehe Ammoniumcarbonat*, Bd. 1
Ammonium chloratum, *siehe Ammoniumchlorid*, Bd. 1
Ammonium sulfoichthyolicum, *siehe Ammoniumbituminosulfonat*, Bd. 1
Ammoniumbituminosulfonat, Bd. 1
Ammoniumbromid, Bd. 1
Ammoniumcarbonat, Bd. 1
Ammoniumchlorid, Bd. 1
Amobarbital, Bd. 1
Amobarbitalum, *siehe Amobarbital*, Bd. 1
Amphiphile Creme, *siehe Basiscreme*, Bd. 1
Amygdalae oleum raffinatum, *siehe Mandelöl, Raffiniertes*, Bd. 1
Amylase-Lipase-Protein-Gemisch, *siehe Pankreas-Pulver*, Bd. 1
Amyli hydrolysati sirupus, *siehe Glucose-Sirup*, Bd. 1
Amylum Maydis, *siehe Maisstärke*, Bd. 2
Amylum Oryzae, *siehe Reisstärke*, Bd. 2
Amylum Tritici, *siehe Weizenstärke*, Bd. 2
Andornkraut, Bd. 2
Aneurinchlorid, *siehe Thiaminchloridhydrochlorid*, Bd. 1
Aneurinchloridhydrochlorid, *siehe Thiaminchloridhydrochlorid*, Bd. 1
Aneurinum hydrochloricum, *siehe Thiaminchloridhydrochlorid*, Bd. 1
Angelicae radix, *siehe Angelikawurzel*, Bd. 2
Angelikawurzel, Bd. 2
Anis, Bd. 2
Anisi aetheroleum, *siehe Anisöl*, Bd. 2
Anisi fructus, *siehe Anis*, Bd. 2
Anisi stellati aetheroleum, *siehe Sternanisöl*, Bd. 2
Anisi stellati fructus, *siehe Sternanis*, Bd. 2
Anisöl, Bd. 2
Anserinae herba, *siehe Gänsefingerkraut*, Bd. 2
Anthemidis flos, *siehe Römische Kamille*, Bd. 2
Anthralin, *siehe Dithranolum*, Bd. 1
Antipyrin, *siehe Phenozon*, Bd. 1
Apfelsinenschalenöl, Bd. 2
Apomorphinhydrochlorid-Hemihydrat, Bd. 1
Apomorphini hydrochloridum, *siehe Apomorphinhydrochlorid-Hemihydrat*, Bd. 1
Apomorphini hydrochloridum hemihydricum, *siehe Apomorphinhydrochlorid-Hemihydrat*, Bd. 1
Apomorphinum hydrochloricum, *siehe Apomorphinhydrochlorid-Hemihydrat*, Bd. 1
Apricot kernel oil, *siehe Aprikosenkernöl, Raffiniertes*, Bd. 1
Aprikosenkernöl, Raffiniertes, Bd. 1
Aqua ad iniectabilita, *siehe Wasser für Injektionszwecke*, Bd. 1
Aqua Amygdalarum amararum, *siehe Bittermandelwasser*, Bd. 1
Aqua Aurantii Floris, *siehe Pomeranzenblütenwasser*, Bd. 1
Aqua bidestillata, *siehe Wasser für Injektionszwecke*, Bd. 1
Aqua demineralisata, *siehe Wasser, Gereinigtes*, Bd. 1
Aqua Menthae crispae, *siehe Krauseminzwasser*, Bd. 1
Aqua Menthae piperitae, *siehe Pfefferminzwasser*, Bd. 1
Aqua pro injectione, *siehe Wasser für Injektionszwecke*, Bd. 1
Aqua purificata, *siehe Wasser, Gereinigtes*, Bd. 1
Aqua Rosae, *siehe Rosenwasser*, Bd. 1
Arachidis oleum raffinatum, *siehe Erdnussöl, Raffiniertes*, Bd. 1
Arachis-hypogaea-Samenöl, *siehe Erdnussöl, Raffiniertes*, Bd. 1
Arachis oil, refined, *siehe Erdnussöl, Raffiniertes*, Bd. 1
Argenti albumino-acetylotannas sine borace, *siehe Silbereiweiß-Acetyltannat, Boraxfreies*, Bd. 1
Argenti nitras, *siehe Silbernitrat*, Bd. 1
Argentum albumino-acetylotannicum, *siehe Silbereiweiß-Acetyltannat, Boraxfreies*, Bd. 1

Stichwortregister

Argentum nitricum, *siehe Silbernitrat, Bd. 1*
Argentum proteinicum, *siehe Silbereiweiß, Bd. 1*
Arnicae flos, *siehe Arnikablüten, Bd. 2*
Arnicae tinctura, *siehe Arnikatinktur, Bd. 1*
Arnikablüten, *Bd. 2*
Arnikablütentinktur, *siehe Arnikatinktur, Bd. 1*
Arnikatinktur, *Bd. 1*
Artemisiae herba, *siehe Beifußkraut, Bd. 2*
Artischockenblätter, *Bd. 2*
Ascorbinsäure, *Bd. 1*
Aspirin, *siehe Acetylsalicylsäure, Bd. 1*
Äthacridinlactat, *siehe Ethacridinlactat-Monohydrat, Bd. 1*
Äther, *siehe Ether, Bd. 1*
Äther zur Narkose, *siehe Ether zur Narkose, Bd. 1*
Äthylalkohol, *siehe Ethanol 96 %, Bd. 1*
Äthylmorphinhydrochlorid, *siehe Ethylmorphinhydrochlorid, Bd. 1*
Atropini sulfas, *siehe Atropinsulfat, Bd. 1*
Atropinsulfat, *Bd. 1*
Atropinum sulfuricum, *siehe Atropinsulfat, Bd. 1*
Ätznatron, *siehe Natriumhydroxid, Bd. 1*
Augentrostkraut, *Bd. 2*
Auranti tictura, *siehe Pomeranzentinktur, Bd. 1*
Aurantii amari epicarpium et, *siehe Bitterorangenschale, Bd. 2*
Aurantii amari flos, *siehe Bitterorangenblüten, Bd. 2*
Aurantii floris aqua, *siehe Pomeranzenblütenwasser, Bd. 1*
Aurantii pericarpium, *siehe Bitterorangenschale, Bd. 2*
Avenae fructus, *siehe Haferstroh/Haferfrüchte*
Avena sativa, *siehe Haferstroh/Haferfrüchte*
Avenae stramentum, *siehe Haferstroh/Haferfrüchte*
Avocado oleum raffinatum, *siehe Avocadoöl, Raffiniertes, Bd. 1*
Avocadobirnenöl, *siehe Avocadoöl, Raffiniertes, Bd. 1*

Avocadoöl, Raffiniertes, *Bd. 1*

Bärentraubenblätter, *Bd. 2*
Bärlappsporen, *Bd. 2*
Bärlauchkraut, *Bd. 2*
Baldriantinktur, *Bd. 1*
Baldrianwurzel, *Bd. 2*
Baldrianwurzeltinktur, *siehe Baldriantinktur, Bd. 1*
Balsamum peruvianum, *siehe Perubalsam, Bd. 1*
Barbital, *Bd. 1*
Barbitalum, *siehe Barbital, Bd. 1*
Bardanae radix, *siehe Klettenwurzel, Bd. 2*
Barii sulfas, *siehe Bariumsulfat, Bd. 1*
Barium sulfuricum, *siehe Bariumsulfat, Bd. 1*
Bariumsulfat, *Bd. 1*
Basilici herba, *siehe Basilikumkraut, Bd. 2*
Basilikumkraut, *Bd. 2*
Basiscreme, *Bd. 1*
Basiscreme, Hydrophobe, *Bd. 1*
Basisgel, Hydrophobes, *Bd. 1*
Beclometasondipropionat, *Bd. 1*
Beclometasondipropionat, Wasserfreies, *siehe Beclometasondipropionat,*
Beclometasondipropionat-Monohydrat, *Bd. 1*
Beclometasoni dipropionas, *siehe Beclometasondipropionat, Bd. 1*
Beclometasoni dipropionas monohydricus, *siehe Beclometasondipropionat-Monohydrat, Bd. 1*
Beifußkraut, *Bd. 2*
Belladonna folii tinctura normata, *siehe Belladonnatinktur, Eingestellte, Bd. 1*
Belladonnablättertrockenextrakt, Eingestellter, *Bd. 1*
Belladonnae extractum siccum normatum, *siehe Belladonnablättertrockenextrakt, Eingestellter, Bd. 1*
Belladonnae folii extractum siccum normatum, *siehe Belladonnablättertrockenextrakt, Eingestellter, Bd. 1*
Belladonnae tinctura normata, *siehe Belladonnatinktur, Eingestellte, Bd. 1*

Belladonnatinktur, Eingestellte, *Bd. 1*
Benalkonii chloridum, *siehe Benzalkoniumchlorid, Bd. 1*
Benediktenkraut, *Bd. 2*
Benzaldehydcyanhydrin, *Bd. 1*
Benzaldehydcyanhydrini solutio, *siehe Bittermandelwasser, Bd. 1*
Benzaldehydcyanhydrinum, *siehe Benzaldehydcyanhydrin, Bd. 1*
Benzalkonii chloridi solutio, *siehe Benzalkoniumchlorid-Lösung, Bd. 1*
Benzalkoniumchlorid, *Bd. 1*
Benzalkoniumchlorid-Lösung, *Bd. 1*
Benzin, *Bd. 1*
Benzinum, *siehe Benzin, Bd. 1*
Benzinum Petrolei, *siehe Benzin, Bd. 1*
Benzocain, *Bd. 1*
Benzocainum, *siehe Benzocain, Bd. 1*
Benzoesäure, *Bd. 1*
Benzoesäurebenzylester, *siehe Benzoylbenzoat, Bd. 1*
Benzoeschmalz, *Bd. 1*
Benzylalkohol, *Bd. 1*
Benzylbenzoat, *Bd. 1*
Benzoylis peroxidum cum aqua, *siehe Benzoylperoxid, Wasserhaltiges, Bd. 1*
Benzoylperoxid, Wasserhaltiges, *Bd. 1*
Benzylis benzoas, *siehe Benzylbenzoat, Bd. 1*
Benzylis nicotinas, *siehe Benzylnicotinat, Bd. 1*
Benzylium nicotinicum, *siehe Benzylnicotinat, Bd. 1*
Benzylnicotinat, *Bd. 1*
Betacaroten, *siehe Betacarotin, Bd. 1*
Betacarotenum, *siehe Betacarotin, Bd. 1*
Betacarotin, *Bd. 1*
Betadex, *Bd. 1*
Betadexum, *siehe Betadex, Bd. 1*
Betainhydrochlorid, *Bd. 1*
Betaini hydrochloridum, *siehe Betainhydrochlorid, Bd. 1*
Betamethasondipropionat, *Bd. 1*
Betamethasonvalerat, *Bd. 1*
Betametasoni dipropionas, *siehe Betamethasondipropionat, Bd. 1*

Stichwortregister

Bethamethasoni valeras, *siehe Betamethasonvalerat*, Bd. 1
Betulae folium, *siehe Birkenblätter*, Bd. 2
Bifonazol, Bd. 1
Bifonazolum, *siehe Bifonazol*, Bd. 1
Birkenblätter, Bd. 2
Bisabolol-alpha, *siehe α-Bisabolol (Racemat) mind. 85 %*, Bd. 1
α-Bisabolol (Racemat) mind. 85 % Bd. 1
Bismutgallat, Basisches, Bd. 1
Bismuthi subgallas, *siehe Bismutgallat, Basisches*, Bd. 1
Bismuthi subnitras ponderosum, *siehe Bismutnitrat, Schweres basisches*, Bd. 1
Bismutnitrat, Schweres basisches, Bd. 1
Bismutum subgallicum, *siehe Bismutgallat, Basisches*, Bd. 1
Bismutum subnitricum, *siehe Bismutnitrat, Schweres basisches*, Bd. 1
Bitterfenchelöl, Bd. 2
Bitterkleeblätter, Bd. 2
Bittermandelwasser, Bd. 1
Bitterorangenblüten, Bd. 2
Bitterorangenschale, Pomeranzenschale, Bd. 2
Bittersalz, *siehe Magnesiumsulfat*, Bd. 1
Blaubeerblätter, *siehe Heidelbeerblätter*, Bd. 2
Blaubeeren, *siehe Heidelbeeren, Getrocknete*, Bd. 2
Blaugel, Bd. 1
Blutegel, Bd. 1
Blutwurz-Wurzelstock, *siehe Tormentillwurzelstock*, Bd. 2
Bockshornsamen, Bd. 2
Bohnenhülsen, Bohnenschalen, Bd. 2
Boldi folium, *siehe Boldoblätter*, Bd. 2
Boldoblätter, Bd. 2
Bolus alba, *siehe Ton, Weißer*, Bd. 1
Borax, *siehe Natriumtetraborat*, Bd. 1
Brassica-Arten-Samenöl, *siehe Rüböl*, Bd. 1
Brennnesselblätter, Brennnesselkraut, Bd. 2
Brennnesselkrauttinktur, Bd. 1
Brennnesselwurzel, Bd. 2

Brombeerblätter, Bd. 2
Bruchkraut, Bd. 2
Brustelixier, Bd. 1
Buchweizenkraut, Bd. 2
Budesonid, Bd. 1
Budesonidum, *siehe Budesonid*, Bd. 1
Bufexamac, Bd. 1
Bufexamacum, *siehe Bufexamac*, Bd. 1
Bursae pastoris Herba, *siehe Hirtentäschelkraut*, Bd. 2
Bursae pastoris tinctura, *siehe Hirtentäscheltinktur „Rademacher"*, Bd. 1
(E-But-2-endisäure, *siehe Fumarsäure*, Bd. 1
trans-Butendisäure, *siehe Fumarsäure*, Bd. 1

Cacao oleum, *siehe Kakaobutter*, Bd. 1
Caffeine, *siehe Coffein*, Bd. 1
Calami aetheroleum, *siehe Kalmusöl*, Bd. 1
Calami rhizoma, *siehe Kalmuswurzelstock*, Bd. 2
Calcii carbonas, *siehe Calciumcarbonat*, Bd. 1
Calcii gluconas, *siehe Calciumgluconat*, Bd. 1
Calcii lactas pentahydricus, *siehe Calciumlactat-Pentahydrat*, Bd. 1
Calcii lactas trihydricus, *siehe Calciumlactat-Trihydrat*, Bd. 1
Calcii pantothenas, *siehe Calciumpantothenat*, Bd. 1
Calcinierte Soda, *siehe Wasserfreies Natriumcarbonat*, Bd. 1
Calciniertes, rohes Glaubersalz, *siehe Wasserfreies, rohes Natriumsulfat*, Bd. 1
Calcium carbonicum, *siehe Calciumcarbonat*, Bd. 1
Calcium hypophosphorosum, *siehe Calciumphosphinat*, Bd. 1
Calcium lacticum, *siehe Calciumlactat-Pentahydrat*, Bd. 1
Calcium lacticum trihydricum, *siehe Calciumlactat-Trihydrat*, Bd. 1
Calcium pantothenicum, *siehe Calciumpantothenat*, Bd. 1
Calcium phosphinas, *siehe Calciumphosphinat*, Bd. 1

Calcium phosphinatum, *siehe Calciumphosphinat*, Bd. 1
Calcium phosphinicum, *siehe Calciumphosphinat*, Bd. 1
Calciumcarbonat, Bd. 1
Calcium-D-pantothenat, *siehe Calciumpantothenat*, Bd. 1
Calciumgluconat Monohydrat, *siehe Calciumgluconat*, Bd. 1
Calciumgluconat, Bd. 1
Calciumhypophosphit, *siehe Calciumphosphinat*, Bd. 1
Calciumlactat-Pentahydrat, Bd. 1
Calciumlactat-Trihydrat, Bd. 1
Calciumpantothenat, Bd. 1
Calciumphosphinat, Bd. 1
Calendulae flos, *siehe Ringelblumenblüten*, Bd. 1
Calendulae tinctura, *siehe Ringelblumenblütentinktur*, Bd. 1
Callunae flos, *siehe Heidekrautblüten*, Bd. 2
Callunae herba, *siehe Heidekraut*, Bd. 2
Campher, Racemischer, Bd. 1
Campherspiritus, Bd. 1
Camphora racemica, *siehe Racemischer Campher*, Bd. 1
Cannabisblüten, Bd. 2
Cannabisflos, *siehe Cannabisblüten*, Bd. 2
Capsaicin, Bd. 1
Caraway Oil, *siehe Kümmelöl*, Bd. 2
Carbamid, *siehe Harnstoff*, Bd. 1
Carbamidum, *siehe Harnstoff*, Bd. 1
Carbinol, *siehe Methanol*, Bd. 1
Carbiomeri mucilago aquosa, *siehe Carbomergel, Wasserhaltiges*, Bd. 1
Carbo activatus, *siehe Kohle, Medizinische*, Bd. 1
Carbo medicinalis, *siehe Kohle, Medizinische*, Bd. 1
Carbolsäure, *siehe Phenol*, Bd. 1
Carbomera, *siehe Carbomere*, Bd. 1
Carbomere, Bd. 1
Carbomergel, 2-Propanolhaltiges, Bd. 1
Carbomergel, Wasserhaltiges, Bd. 1
Carbomeri mucilago cum 2-propanolo, *siehe Carbomergel, 2-Propanolhaltiges*, Bd. 1

Carbonicum calcinatum, *siehe Natriumcarbonat, Wasserfreies*, Bd. 1
Carboxymethylcellulose-Natrium, *siehe Carmellose-Natrium*, Bd. 1
Cardamomi fructus, *siehe Kardamomenfrüchte*, Bd. 2
Cardui mariae tinctura „Rademacher", *siehe Rademachersche Stechkörnertinktur*, Bd. 1
Carmellose sodium, *siehe Carmellose-Natrium*, Bd. 1
Carmellose-Natrium, Bd. 1
Carmellosum natricum, *siehe Carmellose-Natrium*, Bd. 1
all-trans-β-Caroten, *siehe Betacarotin*, Bd. 1
β-Caroten, *siehe Betacarotin*, Bd. 1
β-β-Caroten, *siehe Betacarotin*, Bd. 1
Carthami flos, *siehe Färberdistelblüten*, Bd. 2
Carum-carvi-Fruchtöl, *siehe Kümmelöl*, Bd. 2
Carvi aetheroleum, *siehe Kümmelöl*, Bd. 2
Carvi fructus, *siehe Kümmel*, Bd. 2
Caryophylli floris aetheroleum, *siehe Nelkenöl*, Bd. 2
Caryophylli flos, *siehe Gewürznelken*, Bd. 2
Cascararinde, Bd. 2
Cassia acutifolia, *siehe Sessesfiederblättchen*
Cassia angustifolia, *siehe Sessesfiederblättchen*
Cassia senna, *siehe Sessesfiederblättchen*
Castor oil, Refined, *siehe Rizinusöl, Raffiniertes*, Bd. 1
Castor oil, Virgin, *siehe Rizinusöl, Natives*, Bd. 1
Cedarwood oil, *siehe Cedernholzöl*, Bd. 2
Cedernholzöl, Bd. 2
Cellulosemethylether, *siehe Methylcellulose*, Bd. 1
Centaurii herba, *siehe Tausendgüldenkraut*, Bd. 2
Cera alba, *siehe Wachs, Gebleichtes*, Bd. 1
Cera flava, *siehe Wachs, Gelbes*, Bd. 1
Ceresin, *siehe Hartparaffin*, Bd. 1
Cetanol, *siehe Cetylalkohol*, Bd. 1

Cetiol, *siehe Oleyloleat*, Bd. 1
Cetrariae lichen, *siehe Isländisches Moos*, Bd. 2
Cetylalkohol, Bd. 1
Cetyli palmitas, *siehe Cetylpalmitat*, Bd. 1
Cetylpalmitat, Bd. 1
Cetylstearylalkohol, Emulgierender (Typ A) Bd. 1
Cetylstearylalkohol, Emulgierender (Typ B) Bd. 1
Ceylonzimtöl, *siehe Zimtöl*, Bd. 1
Chamomillae romanae flos, *siehe Römische Kamille*, Bd. 2
Chelidonii herba, *siehe Schöllkraut*, Bd. 2
Chinae tinctura composita, *siehe Chinatinktur, Zusammengesetzte*, Bd. 1
Chinarinde, Bd. 2
Chinatinktur, Zusammengesetzte, Bd. 1
Chinidini sulfas, *siehe Chinidinsulfat*, Bd. 1
Chinidinsulfat, Bd. 1
Chinin, Bd. 1
Chininhydrochlorid, Bd. 1
Chinini hydrochloridum, *siehe Chininhydrochlorid*, Bd. 1
Chinini sulfas, *siehe Chininsulfat*, Bd. 1
Chininsulfat, Bd. 1
Chininum, *siehe Chinin*, Bd. 1
Chininum hydrochloricum, *siehe Chininhydrochlorid*, Bd. 1
Chininum purum, *siehe Chinin*, Bd. 1
Chininum sulfuricum, *siehe Chininsulfat*, Bd. 1
Chloralhydrat, Bd. 1
Chlorali hydras, *siehe Chloralhydrat*, Bd. 1
Chloralum hydratum, *siehe Chloralhydrat*, Bd. 1
Chloramphenicol, Bd. 1
Chloramphenicolum, *siehe Chloramphenicol*, Bd. 1
Chlorhexidindiacetat, Bd. 1
Chlorhexidindigluconat-Lösung, Bd. 1
Chlorhexidini diacetas, *siehe Chlorhexidindiacetat*, Bd. 1
Chlorhexidini digluconatis solutio, *siehe Chlorhexidindigluconat-Lösung*, Bd. 1

Chlorhexidinum aceticum, *siehe Chlorhexidindiacetat*, Bd. 1
Chloroform, Bd. 1
Chloroformium, *siehe Chloroform*, Bd. 1
Chlorophyllin, wasserlöslich (Pulver) Bd. 1
Chlortetracyclinhydrochlorid, Bd. 1
Chlortetracyclini hydrochloridum, *siehe Chlortetracyclinhydrochlorid*, Bd. 1
Cholest-5-en-3β-ol, *siehe Cholesterol*, Bd. 1
Cholesterin, *siehe Cholesterol*, Bd. 1
Cholesterol, Bd. 1
Cholesterolum, *siehe Cholesterol*, Bd. 1
Ciclopirox-Olamin, Bd. 1
Ciclopirox olaminum, *siehe Ciclopirox-Olamin*, Bd. 1
Ciclosporin, Bd. 1
Ciclosporin A, *siehe Ciclosporin*, Bd. 1
Ciclosporinum, *siehe Ciclosporin*, Bd. 1
Cignolin, *siehe Dithranolum*, Bd. 1
Cimicifugae racemosae rhizoma, *siehe Cimicifugawurzelstock*, Bd. 2
Cimicifugawurzelstock, Bd. 2
Cinchonae cortex, *siehe Chinarinde*, Bd. 2
Cinchonae succirubrae cortex, *siehe Chinarinde*, Bd. 2
Cinnabaris, *siehe Quecksilbersulfid, Rotes*, Bd. 1
Cinnamomi cortex, *siehe Zimt(rinde)*, Bd. 2
Cinnamomi zeylanici cortex, *siehe Zimt(rinde)*, Bd. 2
Cinnamomi zeylanici corticis aetheroleum, *siehe Zimtöl*, Bd. 2
Cinnamomum-zeylancium-Rindenöl, *siehe Zimtöl*, Bd. 2
Cinnamon Bark Oil, Ceylon, *siehe Zimtöl*, Bd. 2
Citri aetheroleum, *siehe Citronenöl*, Bd. 2
Citronella Oil, *siehe Citronellöl*, Bd. 2
Citronellae aetheroleum, *siehe Citronellöl*, Bd. 2

Stichwortregister

Citronellöl, *Bd. 2*
Citronenöl, *Bd. 2*
Citronensäure, Wasserfreie, *Bd. 1*
Citronensäure-Monohydrat, *Bd. 1*
Citrus-limon-Fruchtschalenöl, *siehe Citronenöl, Bd. 2*
Clioquinol, *Bd. 1*
Clioquinolum, *siehe Clioquinol, Bd. 1*
Clobetasol propionas, *siehe Clobetasolpropionat, Bd. 1*
Clobetasolpropionat, *Bd. 1*
Clotrimazol, *Bd. 1*
Clotrimazolum, *siehe Clotrimazol, Bd. 1*
CMC-Na, *siehe Carmellose-Natrium, Bd. 1*
Cnici benedicti herba, *siehe Benediktenkraut, Bd. 2*
Coal Tar, *siehe Steinkohlenteer, Bd. 1*
Cocainhydrochlorid, *Bd. 1*
Cocaini hydrochloridum, *siehe Cocainhydrochlorid, Bd. 1*
Codeini phosphas hemihydricus, *siehe Clotrimazol, Bd. 1*
Codeini phosphas sesquihydricus, *siehe Codeinphosphat-Sesquihydrat, Bd. 1*
Codeinphosphat-Hemihydrat, *Bd. 1*
Codeinphosphat-Sesquihydrat, *Bd. 1*
Codeinum phosphoricum, *siehe Clotrimazol, Bd. 1*
Codeinum phosphoricum sesquihydricum, *siehe Codeinphosphat-Sesquihydrat, Bd. 1*
Coffein, *Bd. 1*
Coffein-Monohydrat, *Bd. 1*
Coffeinum, *siehe Coffein, Bd. 1*
Coffeinum monohydricum, *siehe Coffein-Monohydrat, Bd. 1*
Coffeinum purum, *siehe Coffein, Bd. 1*
Cold Cream, *siehe Kühlcreme, Bd. 1*
Collodium, *Bd. 1*
Coriandri fructus, *siehe Koriander, Bd. 2*
Cortex Cascarae sagradae, *siehe Cascararinde, Bd. 2*
Cortex Chinae, *siehe Chinarinde, Bd. 2*

Cortex Cinnamomi, *siehe Zimt-(rinde), Bd. 2*
Cortex Frangulae, *siehe Faulbaumrinde, Bd. 2*
Cortex Hamamelidis, *siehe Hamamelisrinde, Bd. 2*
Cortex Quercus, *siehe Eichenrinde, Bd. 2*
Cortex Rhamni purshianae, *siehe Cascararinde, Bd. 2*
Cortex salicis, *siehe Weidenrinde, Bd. 2*
Cortisol, *siehe Hydrocortison, Bd. 1*
Coumarin, *siehe Cumarin, Bd. 1*
Crataegi folium cum flore, *siehe Weißdornblätter mit Blüten, Bd. 2*
Creme, Anionische hydrophile, *Bd. 1*
Cremegrundlage DAC, Lipophile, *siehe Basiscreme, Hydrophobe, Bd. 1*
Cremor basalis, *siehe Basiscreme, Bd. 1*
Cremor basalis hydrophobicum, *siehe Basiscreme, Hydrophobe, Bd. 1*
Croci Stigma, *siehe Safran, Bd. 2*
Crocus, *siehe Safran, Bd. 2*
Cucurbita cultivars, *siehe Kürbiskernöl, Bd. 1*
Cucurbita pepo, *siehe Kürbiskernöl, Bd. 1*
Cucurbitae oelum, *siehe Kürbiskernöl, Bd. 1*
Cucurbitae peponis semen, *siehe Kürbissamen, Bd. 2*
Cucurbitae semen, *siehe Kürbissamen, Bd. 2*
Cumarin, *Bd. 1*
Cumarinum, *siehe Cumarin, Bd. 1*
Cupri sulfas pentahydricus, *siehe Kupfer(II)-sulfat-Pentahydrat, Bd. 1*
Cuprum sulfuricum, *siehe Kupfer(II)-sulfat-Pentahydrat, Bd. 1*
Curcumawurzelstock, *Bd. 2*
Curcumae rhizoma, *siehe Curcumawurzelstock, Bd. 2*
Cyamopsidis seminis pulvis, *siehe Guar, Bd. 2*
β-Cyclodextrin, *siehe Betadex, Bd. 1*
Cyclomaltoheptaose, *siehe Betadex, Bd. 1*

Cymbopogon-winterianus-Krautöl, *siehe Citronellöl, Bd. 2*
Cynarae folium, *siehe Artischockenblätter, Bd. 2*
Cynosbati fructus sine semine, *siehe Hagebuttenschalen, Bd. 2*
Cynosbati semen, *siehe Hagebuttenkerne, Bd. 2*

Demineralisiertes Wasser, *siehe Gereinigtes Wasser, Bd. 1*
Dexamethason, *Bd. 1*
Dexamethasonum, *siehe Dexamethason, Bd. 1*
Dexpanthenol, *Bd. 1*
Dexpanthenolum, *siehe Dexpanthenol, Bd. 1*
Dextrose, Wasserfreie, *siehe Glucose, Bd. 1*
Dextrose, Wasserhaltige, *siehe Glucose-Monohydrat, Bd. 1*
Dextrosum anhydricum, *siehe Glucose, Bd. 1*
Dextrosum monohydricum, *siehe Glucose-Monohydrat, Bd. 1*
Diäthylbarbitursäure, *siehe Barbital, Bd. 1*
Diclofenac-Natrium, *Bd. 1*
Diclofenacum natricum, *siehe Diclofenac-Natrium, Bd. 1*
Diethyläther, *siehe Ether, Bd. 1*
Digitoxin, *Bd. 1*
Digitoxinum, *siehe Digitoxin, Bd. 1*
Digitoxosid, *siehe Digitoxin, Bd. 1*
Dihydroxyanthranol, *siehe Dithranolum, Bd. 1*
Diltiazemhydrochlorid, *Bd. 1*
Diltiazemi hydrochloridum, *siehe Diltiazemhydrochlorid, Bd. 1*
Dimethylis sulfoxidum, *siehe Dimethylsulfoxid, Bd. 1*
Dimethylsulfoxid, *Bd. 1*
Diphenhydraminhydrochlorid, *Bd. 1*
Diphenhydramini hydrochloridum, *siehe Diphenhydraminhydrochlorid, Bd. 1*
Diphenhydraminium hydrochloricum, *siehe Diphenhydraminhydrochlorid, Bd. 1*
Dithranol, *Bd. 1*
Dithranolum, *siehe Dithranolum, Bd. 1*
DL-Campher, *siehe Campher, Racemischer, Bd. 1*

Stichwortregister

D-Mannit, *siehe Mannitol, Bd. 1*
Dostenkraut, *Bd. 2*
Dronabinol, *Bd. 1*
Dronabinolum, *siehe Dronabinol, Bd. 1*

Econazol, *Bd. 1*
Econazoli nitras, *siehe Econazolnitrat*
Econazolnitrat, *Bd 1*
Econazolum, *siehe Econazol*
Efeublätter, *Bd. 2*
Ehrenpreiskraut, *Bd. 2*
Eibischblätter, *Bd. 2*
Eibischsirup, *Bd. 1*
Eibischwurzel, *Bd. 2*
Eichenrinde, *Bd. 2*
Eisen(III)-chlorid-Hexahydrat, *Bd. 1*
Eisenkraut, *Bd. 2*
Eisessig, *siehe Essigsäure 99 %, Bd. 1*
Electuarium Theriaca sine Opio, *siehe Theriak, Bd. 1*
Eleutherococci radix, *siehe Taigawurzel, Bd. 2*
Elixir e Succo Liquiritiae, *siehe Brustelixier, Bd. 1*
Emser Salz, **Künstliches**, *Bd. 1*
Enzianwurzel, *Bd. 2*
Ephedrakraut, *Bd. 2*
Ephedrae herba, *siehe Ephedrakraut, Bd. 2*
Ephedrinhydrochlorid, *Bd. 1*
Ephedrini hydrochloridum, *siehe Ephedrinhydrochlorid, Bd. 1*
Ephedrinum hydrochloricum, *siehe Ephedrinhydrochlorid, Bd. 1*
Epilobii angustifolii herba, *siehe Weidenröschenkraut und Schmalblättriges Weidenröschenkraut, Bd. 2*
Epilobii herba, *siehe Weidenröschenkraut und Schmalblättriges Weidenröschenkraut, Bd. 2*
Epinephrinhydrogentartrat, *Bd. 1*
Equiseti herba, *siehe Schachtelhalmkraut, Bd. 2*
Erdbeerblätter, *Bd. 2*
Erdnussöl, **Raffiniertes**, *Bd. 1*
Erdrauchkraut, *Bd. 2*
Ericae flos, *siehe Heidekrautblüten, Bd. 2*

Ericae herba, *siehe Heidekraut, Bd. 2*
Erucae semen, *siehe Senfsamen, Weiße, Bd. 2*
Erythromycin, *Bd. 1*
Erythromycinum, *siehe Erythromycin, Bd. 1*
Eschenblätter, *Bd. 2*
Essigsäure 30 %, *Bd. 1*
Essigsäure 96 %, *Bd. 1*
Essigsäure 99 %, *Bd. 1*
Essigsäure, Verdünnte (DAB 6), *siehe Essigsäure 30 %, Bd. 1*
Essigsäureäthylester, *siehe Ethylacetat, Bd. 1*
17α-Estradiol, *siehe Alfatradiol, Bd. 1*
Estradiolbenzoat, *Bd. 1*
Estradiol-Hemihydrat, *Bd. 1*
Estradioli benzoas, *siehe Estradiolbenzoat, Bd. 1*
Estradiolum hemihydricum, *siehe Estradiol-Hemihydrat*
Estriol, *Bd. 1*
Estriolum, *siehe Estriol, Bd. 1*
Ethacridini lactas, *siehe Ethacridinlactat-Monohydrat, Bd. 1*
Ethacridinlactat-Monohydrat, *Bd. 1*
Ethanol 70 % (V/V) *Bd. 1*
Ethanol 90 % (V/V) *Bd. 1*
Ethanol 96 % *Bd. 1*
Ethanol absolut, *siehe Ethanol, Wasserfreies, Bd. 1*
Ethanol, **Wasserfreies**, *Bd. 1*
Ethanolum 96 per centum, *siehe Ethanol 96 %, Bd. 1*
Ethanolum anhydricum, *siehe Ethanol, Wasserfreies, Bd. 1*
Ether, *Bd. 1*
Ether zur Narkose, *Bd. 1*
Etherweingeist, *Bd. 1*
Ethylacetat, *Bd. 1*
Ethylalkohol, *siehe Ethanol 96 %, Bd. 1*
Ethyläther, *siehe Ether, Bd. 1*
Ethylis acetas, *siehe Ethylacetat, Bd. 1*
2-(Ethylmercurithio)-benzoesäure-Natriumsalz, *siehe Thiomersal, Bd. 1*
Ethylmorphinhydrochlorid, *Bd. 1*
Ethylmorphini hydrochloridum, *siehe Ethylmorphinhydrochlorid, Bd. 1*

Eucalypti aetheroleum, *siehe Eucalyptusöl, Bd. 2*
Eucalypti folium, *siehe Eucalyptusblätter, Bd. 2*
Eucalyptus-Arten-Blattöl, *siehe Eucalyptusöl, Bd. 2*
Eucalyptusblätter, *Bd. 2*
Eucalyptusöl, *Bd. 2*
Euphrasiae herba, *siehe Augentrostkraut, Bd. 2*
Extractum Faecis, *siehe Hefe-Trockenextrakt, Bd. 1*

Faecis extractum, *siehe Hefe-Trockenextrakt, Bd. 1*
Fagopyri herba, *siehe Buchweizenkraut, Bd. 2*
Färberdistelblüten, *Bd. 2*
Färbersaflorblüten, *siehe Färberdistelblüten, Bd. 2*
Farfarae flos, *siehe Huflattichblüten, Bd. 2*
Farfarae folium, *siehe Huflattichblätter, Bd. 2*
Faulbaumrinde, *Bd. 2*
Fenchel, **Bitterer**, *Bd. 2*
Fenchelöl, *siehe Bitterfenchelöl, Bd. 2*
Ferri chloridum hexahydricum, *siehe Eigen(III)-chlorid-Hexahydrat, Bd. 1*
Ferrum sesquichloratum cristallisatum, *siehe Eisen(III)-chlorid-Hexahydrat, Bd. 1*
Ferrum(III)-chloratum 32767, *siehe Eisen(III)-chlorid-Hexahydrat, Bd. 1,*
Flohsamen, *Bd. 2*
Flohsamen, **Indische**, *Bd. 2*
Flohsamenschalen, **Indische**, *Bd. 2*
Flores Acaciae, *siehe Schlehdornblüten, Bd. 2*
Flores Arnicae, *siehe Arnikablüten, Bd. 2*
Flores Aurantii, *siehe Bitterorangenblüten, Bd. 2*
Flores Calendulae sine calycibus, *siehe Ringelblumenblüten, Bd. 2*
Flores Callunae, *siehe Heidekrautblüten, Bd. 2*
Flores Cannabis, *siehe Cannabisblüten, Bd. 2*
Flores Carthami, *siehe Färberdistelblüten, Bd. 2*

Stichwortregister

Flores Caryophylli, *siehe Gewürznelken, Bd. 2*
Flores Chamomillae romanae, *siehe Römische Kamille, Bd. 2*
Flores Chamomillae, *siehe Kamillenblüten, Bd. 2*
Flores Ericae, *siehe Heidekrautblüten, Bd. 2*
Flores Farfarae, *siehe Huflattichblüten, Bd. 2*
Flores Gnaphalii arenarii, *siehe Ruhrkrautblüten, Bd. 2*
Flores Graminis, *siehe Heublumen, Bd. 2*
Flores Graminum, *siehe Heublumen, Bd. 2*
Flores Helichrysi, *siehe Ruhrkrautblüten, Bd. 2*
Flores Hibisci, *siehe Hibiscusblüten, Bd. 2*
Flores Lamii albi, *siehe Taubnesselblüten, Weiße, Bd. 2*
Flores Malvae, *siehe Malvenblüten, Bd. 2*
Flores Primulae cum calycibus, *siehe Schlüsselblumenblüten, Bd. 2*
Flores Pruni spinosae, *siehe Schlehdornblüten, Bd. 2*
Flores Sambuci, *siehe Holunderblüten, Bd. 2*
Flores Stoechados citrinae, *siehe Ruhrkrautblüten, Bd. 2*
Flores Tiliae, *siehe Lindenblüten, Bd. 2*
Flores Verbasci, *siehe Königskerzenblüten, Wollblumen, Bd. 2*
Fluocinolonacetonid, *Bd. 1*
Fluocinoloni acetonidum, *siehe Fluocinolonacetonid, Bd. 1*
Fluorescein-Dinatrium, *siehe Fluorescein-Natrium, Bd. 1*
Fluorescein-Natrium, *Bd. 1*
Fluoresceinum dinatricum, *siehe Fluorescein-Natrium, Bd. 1*
Fluoresceinum natricum, *siehe Fluorescein-Natrium, Bd. 1*
Foeniculi aetheroleum, *siehe Bitterfenchelöl, Bd. 2*
Foeniculi amari aetheroleum, *siehe Bitterfenchelöl, Bd. 2*
Foeniculi amari fructus aetheroleum, *siehe Bitterfenchelöl, Bd. 2*
Foeniculi amari fructus, *siehe Fenchel, Bitterer, Bd. 2*

Foeniculum-vulgare var. vulgare-Fruchtöl, *siehe Bitterfenchelöl, Bd. 2*
Foenugraeci semen, *siehe Bockshornsamen, Bd. 2*
Folia Betulae, *siehe Birkenblätter, Bd. 2*
Folia Boldo, *siehe Boldoblätter, Bd. 2*
Folia Crataegi cum floribus, *siehe Weißdornblätter mit Blüten, Bd. 2*
Folia Cynarae, *siehe Artischockenblätter, Bd. 2*
Folia Farfarae, *siehe Huflattichblätter, Bd. 2*
Folia Fragariae, *siehe Erdbeerblätter, Bd. 2*
Folia Fraxini, *siehe Eschenblätter, Bd. 2*
Folia Hederae, *siehe Efeublätter, Bd. 2*
Folia Hennae, *siehe Hennablätter, färbend und Hennablätter, nicht färbend, Bd. 2*
Folia Juglandis, *siehe Walnussblätter, Bd. 2*
Folia Malvae, *siehe Malvenblätter, Bd. 2*
Folia Melissae, *siehe Melissenblätter, Bd. 2*
Folia Menthae piperitae, *siehe Pfefferminzblätter, Bd. 2*
Folia Myrtilli, *siehe Heidelbeerblätter, Bd. 2*
Folia Oleae, *siehe Ölbaumblätter, Bd. 2*
Folia Orthosiphonis, *siehe Orthosiphonblätter, Bd. 2*
Folia Ribis nigri, *siehe Schwarze-Johannisbeere-Blätter, Bd. 2*
Folia Rosmarini, *siehe Rosmarinblätter, Bd. 2*
Folia Rubi fruticosi, *siehe Brombeerblätter, Bd. 2*
Folia Rubi idaei, *siehe Himbeerblätter, Bd. 2*
Folia Salviae, *siehe Salbeiblätter, Bd. 2*
Folia Sennae, *siehe Sennesfiederblättchen, Bd. 2*
Folia Trifolii fibrini, *siehe Bitterkleeblätter, Bd. 2*
Folia Urticae, *siehe Brennnesselblätter, Bd. 2*

Folia Uvae ursi, *siehe Bärentraubenblätter, Bd. 2*
Folia Verbenae odoratae, *siehe Zitronenverbenenblätter, Bd. 2*
Folium Salviae trilobae, *siehe Salbei, Dreilappiger, Bd. 2*
Folliculi Sennae, *siehe Sennesfrüchte, Bd. 2*
Folsäure, *Bd. 1*
Formaldehyd solutus, *siehe Formaldehyd-Lösung 35 %, Bd. 1*
Formaldehydi solutio (35 per centum), *siehe Formaldehyd-Lösung 35 %, Bd. 1*
Formaldehyd-Lösung 35 % *Bd. 1*
Formalin, *siehe Formaldehyd-Lösung 35 %, Bd. 1*
Fragariae folium, *siehe Erdbeerblätter, Bd. 2*
Frangulae cortex, *siehe Faulbaumrinde, Bd. 2*
Franzbranntwein, *Bd. 1*
Franzbranntwein mit Campher, *Bd. 1*
Franzbranntwein mit Fichtennadelöl, *Bd. 1*
Frauenmantelkraut, *Bd. 2*
Fraxini folium, *siehe Eschenblätter, Bd. 2*
Fruchtzucker, *siehe Fructose, Bd. 1*
Fructose, *Bd. 1*
Fructosum, *siehe Fructose, Bd. 1*
Fructus Agni casti, *siehe Mönchspfefferfrüchte, Bd. 2*
Fructus Anisi stellati, *siehe Sternanis, Bd. 2*
Fructus Anisi, *siehe Anis, Bd. 2*
Fructus Cardamomi, *siehe Kardamomenfrüchte, Bd. 2*
Fructus Carvi, *siehe Kümmel, Bd. 2*
Fructus Coriandri, *siehe Koriander, Bd. 2*
Fructus Cynosbati sine semine, *siehe Hagebuttenschalen, Bd. 2*
Fructus Foeniculi amari, *siehe Fenchel, Bitterer, Bd. 2*
Fructus Juniperi, *siehe Wacholderbeeren, Bd. 2*
Fructus Myrtilli, *siehe Heidelbeeren, Getrocknete, Bd. 2*
Fructus Phaseoli sine semine, *siehe Bohnenhülsen, Bohnenschalen, Bd. 2*
Fructus Piperis albi, *siehe Pfeffer, Weißer, Bd. 2*

Stichwortregister

Fructus Piperis nigri, *siehe Pfeffer, Schwarzer*, Bd. 2
Fructus Silybi marianae, *siehe Mariendistelfrüchte*, Bd. 2
Fructus Vanillae, *siehe Vanille*, Bd. 2
Fuchsin N, Bd. 1
Fuchsinum N, *siehe Fuchsin N*, Bd. 1
Fucus vel Ascophyllum, *siehe Tang*, Bd. 2
Fumariae herba, *siehe Erdrauchkraut*, Bd. 2
Fumarsäure, Bd. 1

Gallusgerbsäure, *siehe Tannin*, Bd. 1
Gänsefingerkraut, Bd. 2
Gelatin, *siehe Gelatine*, Bd. 1
Gelatina, *siehe Gelatine*, Bd. 1
Gelatina alba, *siehe Gelatine*, Bd. 1
Gelatina animalis, *siehe Gelatine*, Bd. 1
Gelatine, Bd. 1
Gelatum basalis hydrophobicum, *siehe Basisgel, Hydrophobes*, Bd. 1
Gentamicini sulfas, *siehe Gentamicinsulfat*, Bd. 1
Gentamicinsulfat, Bd. 1
Gentianae radix, *siehe Enzianwurzel*, Bd. 2
Gerbsäure, *siehe Tannin*, Bd. 1
Gewürznelken, Bd. 2
Gewürznelkenöl, *siehe Nelkenöl*, Bd. 2
Ginseng radix, *siehe Ginsengwurzel*, Bd. 2
Ginsengwurzel, Bd. 2
Glaubersalz, *siehe Natriumsulfat-Decahydrat*, Bd. 1
Glechomae herba, *siehe Gundelrebenkraut*, Bd. 2
Globuli Sacchari, *siehe Streukügelchen*, Bd. 1
Glucose, Bd. 1
Glucose liquide, *siehe Glucose-Sirup*, Bd. 1
Glucose liquide spray-dried, *siehe Glucose-Sirup, Sprühgetrockneter*, Bd. 1
Glucose-Monohydrat, Bd. 1
Glucose-Sirup, Bd. 1
Glucose-Sirup, Sprühgetrockneter, Bd. 1
Glucose, Wasserfreie, *siehe Glucose*, Bd. 1

Glucosum anhydricum, *siehe Glucose*, Bd. 1
Glucosum liquidum, *siehe Glucose-Sirup*, Bd. 1
Glucosum liquidum dispersione desiccatum, *siehe Glucose-Sirup, Sprühgetrockneter*, Bd. 1
Glucosum monohydricum, *siehe Glucose-Monohydrat*, Bd. 1
Glutaminsäure, Bd. 1
Glycerin, *siehe Glycerol 85 %*, Bd. 1
Glycerinum, *siehe Glycerol 85 %*, Bd. 1
Glycerinum anhydricum, *siehe Glycerol*, Bd. 1
Glycerol, Bd. 1
Glycerol 85 %Bd. 1
Glycerolmonostearat „selbstemulgierend"Bd. 1
Glycerolum, *siehe Glycerol*, Bd. 1
Glycerolum 85 per centum, *siehe Glycerol 85 %*, Bd. 1
Goldrutenkraut (Riesengoldrutenkraut) Bd. 2
Goldrutenkraut, Echtes, Bd. 2
Graminis flos, *siehe Heublumen*, Bd. 2
Graminis rhizoma, *siehe Queckenwurzelstock*, Bd. 2
Guaifenesin, Bd. 1
Guaifenesinum, *siehe Guaifenesin*, Bd. 1
Guar, Bd. 2
Gummi arabicum, *siehe Gummi, Arabisches*, Bd. 2
Gummi, Arabisches, Bd. 2
Gummi, Sprühgetrocknetes Arabisches, Bd. 2
Gundelrebenkraut, Bd. 2
Haferkorn, *siehe Haferstroh/Haferfrüchte*
Haferstroh/Haferfrüchte, Bd. 2
Hagebutten, Bd. 2
Hagebuttenkerne, Bd. 2
Hagebuttenschalen, Bd. 2
Hamamelidis cortex, *siehe Hamamelisrinde*, Bd. 2
Hamamelisrinde, Bd. 2
Hamamelisrindenwasser, Bd. 1
Hanfblüten, *siehe Cannabisblüten*, Bd. 2
Harnstoff, Bd. 1
Harpagophyti radix, *siehe Teufelskrallenwurzel*, Bd. 2
Hartfett, Bd. 1
Hartparaffin, Bd. 1

Hauhechelwurzel, Bd. 2
HEC, *siehe Hydroxyethylcellulose*, Bd. 1
Hederae folium, *siehe Efeublätter*, Bd. 2
Hefe-Trockenextrakt, Bd. 1
Heidekraut, Bd. 2
Heidekrautblüten, Bd. 2
Heidelbeerblätter, Bd. 2
Heidelbeeren, Getrocknete, Bd. 2
Helianthi annui oleum raffinatum, *siehe Sonnenblumenöl, Raffiniertes*, Bd. 1
Helianthus-annuus-Fruchtöl, raffiniert, *siehe Sonnenblumenöl, Raffiniertes*, Bd. 1
Hennablätter, färbend und Hennablätter, nicht färbend, Bd. 2
Hennae folium, *siehe Hennablätter, färbend und Hennablätter, nicht färbend*, Bd. 2
Hepar sulfuris, *siehe Schwefelleber*, Bd. 1
Herba Absinthii, *siehe Wermutkraut*, Bd. 2
Herba Agrimoniae, *siehe Odermennigkraut*, Bd. 2
Herba Alchemillae, *siehe Frauenmantelkraut*, Bd. 2
Herba Allii ursini, *siehe Bärlauchkraut*, Bd. 2
Herba Anserinae, *siehe Gänsefingerkraut*, Bd. 2
Herba Artemisiae, *siehe Beifußkraut*, Bd. 2
Herba Basilici, *siehe Basilikumkraut*, Bd. 2
Herba Bursae pastoris, *siehe Hirtentäschelkraut*, Bd. 2
Herba Callunae, *siehe Heidekraut*, Bd. 2
Herba Cardui benedicti, *siehe Benediktenkraut*, Bd. 2
Herba Centaurii, *siehe Tausendgüldenkraut*, Bd. 2
Herba Chelidonii, *siehe Schöllkraut*, Bd. 2
Herba Chrysanthemi parthenii, *siehe Mutterkraut*, Bd. 2
Herba Cnici benedicti, *siehe Benediktenkraut*, Bd. 2
Herba Epilobii angustifolii, *siehe Weidenröschenkraut und Schmalblättriges Weidenröschenkraut*, Bd. 2

Herba Epilobii, *siehe Weidenröschenkraut und Schmalblättriges Weidenröschenkraut, Bd. 2*
Herba Ephedrae, *siehe Ephedrakraut, Bd. 2*
Herba Equiseti, *siehe Schachtelhalmkraut, Bd. 2*
Herba Ericae, *siehe Heidekraut, Bd. 2*
Herba Euphrasiae, *siehe Augentrostkraut, Bd. 2*
Herba Fagopyri, *siehe Buchweizenkraut, Bd. 2*
Herba Fumariae, *siehe Erdrauchkraut, Bd. 2*
Herba Glechomae hederaceae, *siehe Gundelrebenkraut, Bd. 2*
Herba Hederae terrestris, *siehe Gundelrebenkraut, Bd. 2*
Herba Herniariae, *siehe Bruchkraut, Bd. 2*
Herba Hyperici, *siehe Johanniskraut, Bd. 2*
Herba Majoranae, *siehe Majoran, Bd. 2*
Herba Marrubii, *siehe Andornkraut, Bd. 2*
Herba Meliloti, *siehe Steinkleekraut, Bd. 2*
Herba Millefolii, *siehe Schafgarbenkraut, Bd. 2*
Herba Origani, *siehe Dostenkraut, Bd. 2*
Herba Parthenii, *siehe Mutterkraut, Bd. 2*
Herba Passiflorae, *siehe Passionsblumenkraut, Bd. 2*
Herba Plantaginis lanceolatae, *siehe Spitzwegerichblätter, Bd. 2*
Herba Pulmonariae, *siehe Lungenkraut, Bd. 2*
Herba solidaginis giganteae, *siehe Goldrutenkraut, Bd. 2*
Herba Solidaginis virgaureae, *siehe Goldrutenkraut, Echtes, Bd. 2*
Herba Spiraeae, *siehe Mädesüßkraut, Bd. 2*
Herba Taraxaci cum radice, *siehe Löwenzahn, Bd. 2*
Herba Thymi, *siehe Thymian, Bd. 2*
Herba Urticae, *siehe Brennnesselkraut, Bd. 2*
Herba Verbenae, *siehe Eisenkraut, Bd. 2*

Herba Veronicae, *siehe Ehrenpreiskraut, Bd. 2*
Herba Violae, *siehe Stiefmütterchen mit Blüten, Wildes, Bd. 2*
Herba Virgaureae, *siehe Goldrutenkraut, Echtes, Bd. 2*
Herba Visci albi, *siehe Mistelkraut, Bd. 2*
Herniariae herba, *siehe Bruchkraut, Bd. 2*
Heublumen, *Bd. 2*
Hexachlorophen, *Bd. 1*
Hexachlorophenum, *siehe Hexachlorophen, Bd. 1*
Hexadecanol, *siehe Cetylalkohol, Bd. 1*
Hibisci flos, *siehe Hibiscusblüten, Bd. 2*
Hibiscusblüten, *Bd. 2*
Himbeerblätter, *Bd. 2*
Himbeersirup, *Bd. 1*
Hirschhornsalz, *siehe Ammoniumcarbonat, Bd. 1*
Hirtentäschelkraut, *Bd. 2*
Hirtentäscheltinktur „Rademacher" *Bd. 1*
Hirudo, *siehe Blutegel, Bd. 1*
Hirudo medicinalis, *siehe Blutegel, Bd. 1*
Hochdisperse Kieselsäure, *siehe Siliciumdioxid, Hochdisperses, Bd. 1*
Hoffmannstropfen, *siehe Etherweingeist, Bd. 1*
Höllenstein, *siehe Silbernitrat, Bd. 1*
Holunderblüten, *Bd. 2*
Holzteer, *Bd. 1*
Hopfenzapfen, *Bd. 2*
HPC, *siehe Hydroxypropylcellulose, Bd. 1*
HPMC, *siehe Hypromellose, Bd. 1*
Huflattichblätter, *Bd. 2*
Huflattichblüten, *Bd. 2*
Hydrargyri amidochloridi unguentum, *siehe Quecksilberpräzipitatsalbe, Bd. 1*
Hydrargyri oxycyanidum, *siehe Quecksilberoxycyanid, Bd. 1*
Hydrargyri sulfidum rubrum, *siehe Quecksilbersulfid, Rotes, Bd. 1*
Hydrargyrum oxycyanatum, *siehe Quecksilberoxycyanid, Bd. 1*
Hydrargyrum subcyanatum, *siehe Quecksilberoxycyanid, Bd. 1*

Hydrargyrum sulfuratum rubrum, *siehe Quecksilbersulfid, Rotes, Bd. 1*
Hydrochinon, *Bd. 1*
Hydrochinonum, *siehe Hydrochinon, Bd. 1*
Hydrocortison, *Bd. 1*
Hydrocortisonacetat, *Bd. 1*
Hydrocortisoni acetas, *siehe Hydrocortisonacetat, Bd. 1*
Hydrocortisonum, *siehe Hydrocortison, Bd. 1*
Hydrocortisonum aceticum, *siehe Hydrocortisonacetat, Bd. 1*
Hydrogenii peroxidum 3 per centum, *siehe Wasserstoffperoxid-Lösung 3 %, Bd. 1*
Hydrogenii peroxidum 30 per centum, *siehe Wasserstoffperoxid-Lösung 30 %, Bd. 1*
Hydrogenii peroxidum dilutum, *siehe Wasserstoffperoxid-Lösung 3 %, Bd. 1*
Hydrogeniium peroxydatum solutum, *siehe Wasserstoffperoxid-Lösung 3 %, Bd. 1*
Hydrogenium peroxydatum solutum concentratum, *siehe Wasserstoffperoxid-Lösung 30 %, Bd. 1*
Hydrolyzed Keratin, *siehe Keratinhydrolysat, Bd. 1*
Hydrophobe Basiscreme, *Bd. 1*
p-Hydroxybenzoesäuremethylester, *siehe Methyl-4-hydroxybenzoat, Bd. 1*
p-Hydroxybenzoesäurepropylester, *siehe Propyl-4-hydroxybenzoat, Bd. 1*
Hydroxyethylcellulose, *Bd. 1*
Hydroxyethylcellulosum, *siehe Hydroxyethylcellulose, Bd. 1*
Hydroxypolyethoxydodecan, *siehe Lauromacrogol 400, Bd. 1*
Hydroxypropylcellulose, *Bd. 1*
Hydroxypropylcellulosum, *siehe Hydroxypropylcellulose, Bd. 1*
Hydroxypropylmethylcellulose, *siehe Hypromellose, Bd. 1*
Hyetollose, *siehe Hydroxyethylcellulose, Bd. 1*
Hyoscinhydrobromid, *siehe Scopolaminhydrobromid, Bd. 1*
Hyoscini hydrobromidum, *siehe Scopolaminhydrobromid, Bd. 1*

Hyperici herba, *siehe Johanniskraut, Bd. 2*
Hyperici oleum, *siehe Johannisöl, Bd. 1*
Hyprollose, *siehe Hydroxypropylcellulose, Bd. 1*
Hypromellose, *Bd. 1*
Hypromellosum, *siehe Hypromellose, Bd. 1*

Ichthammolum, *siehe Ammoniumbituminosulfonat, Bd. 1*
Ichthyol, *siehe Ammoniumbituminosulfonat, Bd. 1*
Iecoris aselli oleum, *siehe Lebertran (Typ A oder B), Bd. 1*
Ingwerwurzelstock, *Bd. 2*
Iod, *Bd. 1*
Iodi solutio, *siehe Ethanolhaltige Iod-Lösung, Bd. 1*
Iodi solutio ethanolica, *siehe Ethanolhaltige Iod-Lösung, Bd. 1*
Iod-Lösung, Ethanolhaltige, *Bd. 1*
Iodoform, *Bd. 1*
Iodoformium, *siehe Iodoform, Bd. 1*
Iodtinktur, *siehe Ethanolhaltige Iod-Lösung, Bd. 1*
Iodum, *siehe Iod, Bd. 1*
Ipecacuanhae radix, *siehe Ipecacuanhawurzel, Bd. 2*
Ipecacuanhae tinctura normata, *siehe Eingestellte Ipecacuanhatinktur, Bd. 1*
Ipecacuanhatinktur, Eingestellte, *Bd. 1*
Ipecacuanhawurzel, *Bd. 2*
Isländische Flechte, *siehe Isländisches Moos, Bd. 2*
Isländisches Moos, Isländische Flechte, *Bd. 2*
Isoconazol, *Bd. 1*
Isoconazolum, *siehe Isoconazol, Bd. 1*
Isopropanol, *siehe 2-Propanol, Bd. 1*
Isopropanol 70 % (V/V), *siehe 2-Propanol 70 % (V/V), Bd. 1*
Isopropylalkohol, *siehe 2-Propanol, Bd. 1*
Isopropylalkohol 70 % (V/V), *siehe 2-Propanol 70 % (V/V), Bd. 1*
Iuniperi aetheroleum, *siehe Wacholderöl, Bd. 2*

Jod, *siehe Iod, Bd. 1*
Jodkalium, *siehe Kaliumiodid, Bd. 1*
Jodnatrium, *siehe Natriumiodid, Bd. 1*
Jodoform, *siehe Iodoform, Bd. 1*
Jodum, *siehe Iod, Bd. 1*
Johannisbeere-Blätter, Schwarze-, *Bd. 2*
Johanniskraut, *Bd. 2*
Johanniskrautöl, *siehe Johannisöl, Bd. 1*
Johanniskrauttinktur 1:5 (70 %) *Bd. 1*
Johannisöl, *Bd. 1*
Jojoba Liquid Wax, *siehe Jojobawachs, Natives, Bd. 1*
Jojobaöl, *siehe Jojobawachs, Natives, Bd. 1*
Jojobawachs, Natives, *Bd. 1*
Jojobawachs, Raffiniertes, *Bd. 1*
Juglandis folium, *siehe Walnussblätter, Bd. 2*
Juniperi fructus, *siehe Wacholderbeeren, Bd. 2*
Juniperus virginiana-Holzöl, *siehe Cedernholzöl, Bd. 2*
Juniperus-communis-Beerenzapfenöl, *siehe Wacholderöl, Bd. 2*

Kakaobutter, *Bd. 1*
Kali causticum fusum, *siehe Kaliumhydroxid, Bd. 1*
Kalii bromidum, *siehe Kaliumbromid, Bd. 1*
Kalii carbonas, *siehe Kaliumcarbonat, Bd. 1*
Kalii chloridum, *siehe Kaliumchlorid, Bd. 1*
Kalii hydroxidum, *siehe Kaliumhydroxid, Bd. 1*
Kalii iodidum, *siehe Kaliumiodid, Bd. 1*
Kalii nitras, *siehe Kaliumnitrat, Bd. 1*
Kalii permanganas, *siehe Kaliumpermanganat, Bd. 1*
Kalii sulfas, *siehe Kaliumsulfat, Bd. 1*
Kalii sulfidum, *siehe Schwefelleber, Bd. 1*
Kalisalpeter, *siehe Kaliumnitrat, Bd. 1*
Kaliseife, *Bd. 1*
Kalium bromatum, *siehe Kaliumbromid, Bd. 1*
Kalium carbonicum, *siehe Kaliumcarbonat, Bd. 1*
Kalium chloratum, *siehe Kaliumchlorid, Bd. 1*
Kalium hydroxydatum, *siehe Kaliumhydroxid, Bd. 1*
Kalium jodatum, *siehe Kaliumiodid, Bd. 1*
Kalium muriaticum, *siehe Kaliumchlorid, Bd. 1*
Kalium nitricum, *siehe Kaliumnitrat, Bd. 1*
Kalium permanganicum, *siehe Kaliumpermanganat, Bd. 1*
Kalium sulfuratum, *siehe Schwefelleber, Bd. 1*
Kalium sulfuratum crudum, *siehe Schwefelleber, Bd. 1*
Kalium sulfuricum, *siehe Kaliumsulfat, Bd. 1*
Kaliumalaun, *siehe Aluminiumkaliumsulfat, Bd. 1*
Kaliumaluminiumsulfat, *siehe Aluminiumkaliumsulfat, Bd. 1*
Kaliumbromid, *Bd. 1*
Kaliumcarbonat, *Bd. 1*
Kaliumchlorid, *Bd. 1*
Kaliumhydroxid, *Bd. 1*
Kaliumiodid, *Bd. 1*
Kaliumjodid, *siehe Kaliumiodid, Bd. 1*
Kaliumnitrat, *Bd. 1*
Kaliumpermanganat, *Bd. 1*
Kaliumsulfat, *Bd. 1*
Kaliumsulfide, *siehe Schwefelleber, Bd. 1*
Kalmusöl, *Bd. 2*
Kalmuswurzelstock, *Bd. 2*
Kamillenblüten, *Bd. 2*
Kampfer, Racemischer, *siehe Campher, Racemischer, Bd. 1*
Kampferspiritus, *siehe Campherspiritus, Bd. 1*
Kaolinum ponderosum, *siehe Ton, Weißer, Bd. 1*
Kardamomenfrüchte, *Bd. 2*
Karlsbader Salz, Künstliches, *Bd. 1*
Karmelitergeist, *Bd. 1*
Kartoffelstärke, *Bd. 2*
Keratinhydrolysat, *Bd. 1*
Kerosin, *siehe Petroleum, Bd. 1*
Ketoconazol, *Bd. 1*
Ketoconazolum, *siehe Ketoconazol, Bd. 1*
Khellin, *Bd. 1*

Stichwortregister

Khellinum, *siehe Khellin, Bd. 1*
Kiefernnadelöl, *Bd. 2*
Kieselerde, Gereinigte, *Bd. 1*
Kieselgur, *siehe Kieselerde, Gereinigte, Bd. 1*
Kleesäure, *siehe Oxalsäure, Bd. 1*
Klettenwurzel, *Bd. 2*
Kochsalz, *siehe Natriumchlorid, Bd. 1*
Königskerzenblüten, Wollblumen, *Bd. 2*
Kohle, Medizinische, *Bd. 1*
Koriander, *Bd. 2*
Krauseminzwasser, *Bd. 1*
Kühlcreme, *Bd. 1*
Kühlsalbe, *siehe Kühlcreme, Bd. 1*
Kümmel, *Bd. 2*
Kümmelöl, *Bd. 2*
Kürbiskernöl, *Bd. 1*
Kürbissamen, *Bd. 2*
Kumarin, *siehe Cumarin, Bd. 1*
Kupfer(II)-sulfat, *siehe Kupfer(II)-sulfat-Pentahydrat, Bd. 1*
Kupfer(II)-sulfat-Pentahydrat, *Bd. 1*

Lachsöl vom Zuchtlachs, *Bd. 1*
Lactoflavin, *siehe Riboflavin, Bd. 1*
Lactoflavinum, *siehe Riboflavin, Bd. 1*
Lactose, Wasserfreie, *Bd. 1*
Lactose-Monohydrat, *Bd. 1*
Lactosum anhydricum, *siehe Lactose, Wasserfreie, Bd. 1*
Lactosum monohydricum, *siehe Lactose-Monohydrat, Bd. 1*
Laevulosum, *siehe Fructose, Bd. 1*
Lamii albi flos, *siehe Taubnesselblüten, Weiße, Bd. 2*
Lanae alcoholes, *siehe Wollwachsalkohole, Bd. 1*
Lanae alcoholum unguentum, *siehe Wollwachsalkoholsalbe, Bd. 1*
Lanae alcoholum unguentum aquaosum, *siehe Wollwachsalkoholcreme, Bd. 1*
Lanae cera, *siehe Wollwachs, Bd. 1*
Lanette N, *siehe Cetylstearylalkohol, Emulgierender, Bd. 1*
Lanolin, *Bd. 1*
Lanolinum, *siehe Lanolin, Bd. 1*
Laricin, *siehe Agaricinsäure-Sesquihydrat, Bd. 1*
Latschenkiefernöl, *Bd. 2*

Latschenöl, *siehe Latschenkiefernöl, Bd. 2*
Laureth-9, *siehe Lauromacrogol 400, Bd. 1*
Lauri Oleum, *siehe Lorbeeröl, Bd. 2*
Lauromacrogol 400, *Bd. 1*
Laurus nobilis, *siehe Lorbeeröl, Bd. 2*
Lavander Oil, *siehe Lavendelöl, Bd. 2*
Lavandula-angustifolia-Blüten-(stand)öl, *siehe Lavendelöl, Bd. 2*
Lavandulae aetheroleum, *siehe Lavendelöl, Bd. 2*
Lavandulae flos Flores Lavandulae Lavandula angustifolia e floribus siccatis (HAB 2009), *siehe Lavendelblüten, Bd. 2*
Lavendelblüten, *Bd. 2*
Lavendelöl, *Bd. 2*
Lävulose, *siehe Fructose, Bd. 1*
Lebertran Typ A oder B, *Bd. 1*
Lecithinum e Sojae pulv. (ca. 97 %), *siehe Sojalecithin, Bd. 1*
Leinöl, Natives, *Bd. 1*
Leinsamen, *Bd. 2*
Leuchtöl, *siehe Petroleum, Bd. 1*
Leuchtpetroleum, *siehe Petroleum, Bd. 1*
Levistici radix, *siehe Liebstöckelwurzel, Bd. 2*
Levomenthol, *siehe Menthol, Bd. 1*
Levomentholum, *siehe Menthol, Bd. 1*
Lichen islandicus, *siehe Isländisches Moos, Bd. 2*
Lidocain, *Bd. 1*
Lidocainum, *siehe Lidocain, Bd. 1*
Liebstöckelwurzel, *Bd. 2*
Lignum Santali rubri, *siehe Sandelholz, Rotes, Bd. 2*
Limonis aetheroleum, *siehe Citronenöl, Bd. 2*
Lindenblüten, *Bd. 2*
Lini oleum virginale, *siehe Natives Leinöl, Bd. 1*
Lini Semen, *siehe Leinsamen, Bd. 2*
Linium-usitatissimum-Samenöl, *siehe Leinöl, Natives, Bd. 1*
Linksdrehendes Menthol, *siehe Menthol, Bd. 1*
Linseed Oil, Virgin, *siehe Leinöl, Natives, Bd. 1*

Lipophile Cremegrundlage DAC, *siehe Basiscreme, Hydrophobe, Bd. 1*
Liquid Glucose, *siehe Glucose-Sirup, Bd. 1*
Liquiritiae radix, *siehe Süßholzwurzel, Bd. 2*
Liquiritiae radix sine cortice, *siehe Süßholzwurzel, Bd. 2*
Liquiritiae succi elixir, *siehe Brustelixier, Bd. 1*
Liquor Aluminii acetico-tartarici, *siehe Aluminiumacetattartrat-Lösung, Bd. 1*
Liquor Ammonii caustici, *siehe Ammoniak-Lösung 10 %, Bd. 1*
Liquor Ammonii caustici triplex, *siehe Ammoniak-Lösung, Konzentrierte, Bd. 1*
Liquor Carbonis detergens, *siehe Steinkohlenteerlösung, Bd. 1*
Liquor Natrii hypochlorosi 1 per centum chlorum, *siehe Natriumhypochlorit-Lösung, 1 % Chlor, Bd. 1*
Liquor Natrii hypochlorosi 12,5 per centum chlorum, *siehe Natriumhypoclorit-Lösung, 12,5 % Chlor, Bd. 1*
Liquor Natrii silicici, *siehe Natronwasserglas-Lösung, Bd. 1*
Lithanthracis picis liquor, *siehe Steinkohlenteerlösung, Bd. 1*
Lithanthracis pix, *siehe Steinkohlenteer, Bd. 1*
Löwenzahn, *Bd. 2*
Lorbeeröl, *Bd. 2*
Lotio alba aquosa, *siehe Zinkoxidschüttelmixtur, Bd. 1*
Lotio Zinci, *siehe Zinkoxidschüttelmixtur, Bd. 1*
Luminal, *siehe Phenobarbital, Bd. 1*
Lungenkraut, *Bd. 2*
Lupuli strobulus, *siehe Hopfenzapfen, Bd. 2*
Lycopodium, *siehe Bärlappsporen, Bd. 2*

Macis, *siehe Muskatblüte, Bd. 2*
Macrogol 300, *Bd. 1*
Macrogol 400, *Bd. 1*
Macrogol 1500, *Bd. 1*
Macrogol 3350, *Bd. 1*
Macrogol 4000, *Bd. 1*
Macrogol 6000, *Bd. 1*

Macrogoli stearas, *siehe Macrogolstearate, Bd. 1*
Macrogolstearate, *Bd. 1*
Mädesüßkraut, *Bd. 2*
Magnesia usta, *siehe Magnesiumoxid, Leichtes, Bd. 1*
Magnesii oxidum leve, *siehe Magnesiumoxid, Leichtes, Bd. 1*
Magnesii peroxidum, *siehe Magnesiumperoxid, Bd. 1*
Magnesii subcarbonas levis, *siehe Magnesiumcarbonat, Leichtes basisches, Bd. 1*
Magnesii subcarbonas ponderosus, *siehe Magnesiumcarbonat, Schweres basisches, Bd. 1*
Magnesii sulfas heptahydricus, *siehe Magnesiumsulfat, Bd. 1*
Magnesii sulfas siccatus, *siehe Magnesiumsulfat, Getrocknetes, Bd. 1*
Magnesium carbonicum, *siehe Magnesiumcarbonat, Schweres basisches, Bd. 1*
Magnesium carbonicum hydroxydatum, *siehe Magnesiumcarbonat, Leichtes basisches, Bd. 1*
Magnesium peroxidatum, *siehe Magnesiumperoxid, Bd. 1*
Magnesium peroxidatum 25 %, *siehe Magnesiumperoxid, Bd. 1*
Magnesium subcarbonicum leve, *siehe Magnesiumcarbonat, Leichtes basisches, Bd. 1*
Magnesium subcarbonicum ponderosum, *siehe Magnesiumcarbonat, Schweres basisches, Bd. 1*
Magnesium sulfuricum, *siehe Magnesiumsulfat, Bd. 1*
Magnesium sulfuricum siccatum, *siehe Magnesiumsulfat, Getrocknetes, Bd. 1*
Magnesiumcarbonat, Leichtes basisches, *Bd. 1*
Magnesiumcarbonat, Schweres basisches, *Bd. 1*
Magnesiumoxid, Leichtes, *Bd. 1*
Magnesiumperoxid, *Bd. 1*
Magnesiumsulfat, *Bd. 1*
Magnesiumsulfat, Getrocknetes, *Bd. 1*
Maisstärke, *Bd. 2*
Majoran, *Bd. 2*
Majoranae herba, *siehe Majoran, Bd. 2*

Majoranae unguentum, *siehe Majoransalbe, Bd. 1*
Majoranbutter, *siehe Majoransalbe, Bd. 1*
Majoransalbe, *Bd. 1*
Maltodextrin, *Bd. 1*
Maltodextrinum, *siehe Maltodextrin, Bd. 1*
Malvae folium, *siehe Malvenblätter, Bd. 2*
Malvae sylvestris flos, *siehe Malvenblüten, Bd. 2*
Malvenblätter, *Bd. 2*
Malvenblüten, *Bd. 2*
Mandelöl, Raffiniertes, *Bd. 1*
Mandelonitril, *siehe Benzaldehydcyanhydrin, Bd. 1*
Mandelsäurenitril, *siehe Benzaldehydcyanhydrin, Bd. 1*
Mannit, *siehe Mannitol, Bd. 1*
Mannitol, *Bd. 1*
β-Mannitol, *siehe Mannitol, Bd. 1*
Mannitol 35, *siehe Mannitol zur Füllmittelherstellung, Bd. 1*
Mannitol, Mikrofreines, *siehe Mannitol zur Füllmittelherstellung, Bd. 1*
Mannitol zur Füllmittelherstellung, *Bd. 1*
Mannitolum, *siehe Mannitol, Bd. 1*
Mariendistelfrüchte, *Bd. 2*
Marihuanablüten, *siehe Cannabisblüten, Bd. 2*
Marrubii herba, *siehe Andornkraut, Bd. 2*
Matricariae flos, *siehe Kamillenblüten, Bd. 2*
Maydis amylum, *siehe Maisstärke, Bd. 2*
MC, *siehe Methylcellulose, Bd. 1*
Medizinalbenzin, *siehe Benzin, Bd. 1*
Melaleucae aetheroleum, *siehe Teebaumöl, Bd. 2*
Melatonin, *Bd. 1*
Melatoninum, *siehe Melatonin, Bd. 1*
Meliloti herba, *siehe Steinkleekraut, Bd. 2*
Melissae folium, *siehe Melissenblätter, Bd. 2*
Melissae spiritus compositus, *siehe Karmelitergeist, Bd. 1*
Melissenblätter, *Bd. 2*
Melissengeist, *siehe Karmelitergeist, Bd. 1*

„Melissenöl" *Bd. 2*
Menthae crispae aqua, *siehe Krauseminzwasser, Bd. 1*
Menthae piperitae aetheroleum, *siehe Pfefferminzöl, Bd. 2*
Menthae piperitae aqua, *siehe Pfefferminzwasser, Bd. 1*
Menthae piperitae folium, *siehe Pfefferminzblätter, Bd. 2*
Menthae piperitae rotuli, *siehe Pfefferminzplätzchen, Bd. 1*
Mentha-piperita-Krautöl, *siehe Pfefferminzöl, Bd. 2*
(±)-Menthol, *siehe Menthol, Racemisches, Bd. 1*
D,L-Menthol, *siehe Menthol, Racemisches, Bd. 1*
Menthol (Levomenthol) *Bd. 1*
Menthol, Racemisches, *Bd. 1*
Mentholum, *siehe Menthol, Bd. 1*
Mentholum racemicum, *siehe Menthol, Racemisches, Bd. 1*
Menyanthidis folium, *siehe Bitterkleeblätter, Bd. 2*
Mercurothiolat, *siehe Thiomersal, Bd. 1*
mesocarpium, *siehe Bitterorangenschale, Bd. 2*
Metamizol-Natrium-Monohydrat, *Bd. 1*
Metamizolum natricum, *siehe Metamizol-Natrium-Monohydrat, Bd. 1*
Metamizolum natricum monohydricum, *siehe Metamizol-Natrium-Monohydrat, Bd. 1*
Methadonhydrochlorid, *Bd. 1*
Methadoni hydrochloricum, *siehe Methadonhydrochlorid, Bd. 1*
Methadoni hydrochloridum, *siehe Methadonhydrochlorid, Bd. 1*
Methadoniumchlorid, *siehe Methadonhydrochlorid, Bd. 1*
Methadonum hydrochloridum, *siehe Methadonhydrochlorid, Bd. 1*
Methanol, *Bd. 1*
Methanolum, *siehe Methanol, Bd. 1*
Methansäure, *siehe Ameisensäure 98 %, Bd. 1*
Methoxsalen, *Bd. 1*
Methoxsalenum, *siehe Methoxsalen, Bd. 1*
6'-Methoxycinchonin, *siehe Chinin, Bd. 1*

Stichwortregister

8 S, 9 R) 6'-Methoxychinchonan-9-ol, *siehe Chinin, Bd. 1*
8-Methoxypsoralen, *siehe Methoxsalen, Bd. 1*
Methyl-4-hydroxybenzoat, *Bd. 1*
Methylalkohol mind. 99,5 %, *siehe Methanol, Bd. 1*
Methylcellulose, *Bd. 1*
Methylcellulosum, *siehe Methylcellulose, Bd. 1*
Methylhydroxypropylcellulose, *siehe Hypromellose, Bd. 1*
Methylis nicotinas, *siehe Methylnicotinat, Bd. 1*
Methylis parahydroxybenzoas, *siehe Methyl-4-hydroxybenzoat, Bd. 1*
Methylis salicylas, *siehe Methylsalicyclat, Bd. 1*
Methylium nicotinicum, *siehe Methylnicotinat, Bd. 1*
Methylium para-oxybenzoicum, *siehe Methyl-4-hydroxybenzoat, Bd. 1*
Methylium salicylicum, *siehe Methylsalicyclat, Bd. 1*
Methylnicotinat, *Bd. 1*
Methylparaben, *siehe Methyl-4-hydroxybenzoat, Bd. 1*
Methylsalicyclat, *Bd. 1*
Metronidazol, *Bd. 1*
Metronidazolum, *siehe Metronidazol, Bd. 1*
Miconazol, *Bd. 1*
Miconazoli nitras, *siehe Miconazolnitrat, Bd. 1*
Miconazolnitrat, *Bd. 1*
Miconazolum, *siehe Miconazol, Bd. 1*
Midazolam, *Bd. 1*
Miglyol, *siehe Triglyceride, Mittelkettige, Bd. 1*
Milchsäure, *Bd. 1*
Milchsäure-Calciumsalz-3 Wasser, *siehe Calciumlactat-Trihydrat, Bd. 1*
Milchsäure-Calciumsalz-5 Wasser, *siehe Calciumlactat-Pentahydrat, Bd. 1*
Milchzucker, *siehe Lactose-Monohydrat, Bd. 1*
Millefolii herba, *siehe Schafgarbenkraut, Bd. 2*
Minoxidil, *Bd. 1*
Minoxidilum, *siehe Minoxidil, Bd. 1*
Mistelkraut, *Bd. 2*

Mometasonfuroat, *Bd. 1*
Mometasoni furoas, *siehe Mometasonfuroat, Bd. 1*
Mönchspfefferfrüchte, *Bd. 2*
8-MOP, *siehe Methoxsalen, Bd. 1*
Morphinhydrochlorid, *Bd. 1*
Morphini hydrochloridum, *siehe Morphinhydrochlorid, Bd. 1*
Morphinum hydrochloricum, *siehe Morphinhydrochlorid, Bd. 1*
Muskatblüte, *Bd. 2*
Mutterkraut, *Bd. 2*
Myristicae arillus, *siehe Muskatblüte, Bd. 2*
Myroxylon-balsamum var. pereirae-Balsam, *siehe Perubalsam, Bd. 2*
Myrrha, *siehe Myrrhe, Bd. 2*
Myrrhe, *Bd. 2*
Myrrhea tinctura, *siehe Myrrhentinktur, Bd. 2*
Myrrhentinktur, *Bd. 2*
Myrtilli folium, *siehe Heidelbeerblätter, Bd. 2*
Myrtilli fructus, *siehe Heidelbeeren, Getrocknete, Bd. 2*

Natrii alginas, *siehe Natriumalginat, Bd. 1*
Natrii bromidum, *siehe Natriumbromid, Bd. 1*
Natrii carbonas, *siehe Natriumcarbonat, Bd. 1*
Natrii carbonas decahydricus, *siehe Natriumcarbonat-Decahydrat, Bd. 1*
Natrii chloridum, *siehe Natriumchlorid, Bd. 1*
Natrii citras, *siehe Natriumcitrat, Bd. 1*
Natrii cyclamas, *siehe Natriumcitrat, Bd. 1*
Natrii fluoridum, *siehe Natriumfluorat, Bd. 1*
Natrii hydrogencarbonas, *siehe Natriumhydrogencarbonat, Bd. 1*
Natrii hydroxidum, *siehe Natriumhydroxid, Bd. 1*
Natrii hypochloritis solutio, *siehe Natriumhypoclorit-Lösung, 12,5 % Chlor, Bd. 1*
Natrii hypochloritis solutio 1 per centum chlorum, *siehe Natriumhypochlorit-Lösung, 1 % Chlor, Bd. 1*

Natrii iodidum, *siehe Natriumiodid, Bd. 1*
Natrii phosphinas monohydricus, *siehe Natriumphosphinat-Monohydrat, Bd. 1*
Natrii phosphinatum, *siehe Natriumphosphinat-Monohydrat, Bd. 1*
Natrii silicatis solutio, *siehe Natronwasserglas-Lösung, Bd. 1*
Natrii sulfas anhydricus, *siehe Natriumsulfat, Wasserfreies, Bd. 1*
Natrii sulfas crudus siccatus, *siehe Natriumsulfat, Wasserfreies, rohes, Bd. 1*
Natrii sulfas decahydricus, *siehe Natriumsulfat-Decahydrat, Bd. 1*
Natrii sulfas venalis siccatus, *siehe Natriumsulfat, Wasserfreies, rohes, Bd. 1*
Natrii tetraboras, *siehe Natriumtetraborat, Bd. 1*
Natrii thiosulfas, *siehe Natriumthiosulfat, Bd. 1*
Natrium bicarbonicum, *siehe Natriumhydrogencarbonat, Bd. 1*
Natrium boricum, *siehe Natriumtetraborat, Bd. 1*
Natrium bromatum, *siehe Natriumbromid, Bd. 1*
Natrium carbonicum, *siehe Natriumcarbonat-Decahydrat, Bd. 1*
Natrium causticum fusum, *siehe Natriumhydroxid, Bd. 1*
Natrium chloratum, *siehe Natriumchlorid, Bd. 1*
Natrium citricum, *siehe Natriumcitrat, Bd. 1*
Natrium citricum neutrale, *siehe Natriumcitrat, Bd. 1*
Natrium cyclamicum, *siehe Natriumcyclamat, Bd. 1*
Natrium fluoratum, *siehe Natriumfluorid, Bd. 1*
Natrium fluoresceinum, *siehe Fluorescein-Natrium, Bd. 1*
Natrium hydrogencarbonicum, *siehe Natriumhydrogencarbonat, Bd. 1*
Natrium hydroxydatum, *siehe Natriumhydroxid, Bd. 1*

Stichwortregister

Natrium hypophosphorosum, siehe Natriumphosphinat-Monohydrat, Bd. 1
Natrium hyposulfurosum, siehe Natriumthiosulfat, Bd. 1
Natrium jodatum, siehe Natriumiodid, Bd. 1
Natrium muriaticum, siehe Natriumchlorid, Bd. 1
Natrium phenyl-dimethylpyrazolon-methylamino-methansulfonicum, siehe Metamizol-Natrium-Monohydrat, Bd. 1
Natrium sulfuricum, siehe Natriumsulfat-Decahydrat, Bd. 1, siehe Natriumsulfat, Wasserfreies, Bd. 1
Natrium sulfuricum cristallisatum, siehe Natriumsulfat-Decahydrat, Bd. 1
Natrium sulfuricum crudum calcinatum, siehe Natriumsulfat, Wasserfreies, rohes, Bd. 1
Natrium sulfuricum siccatum, siehe Natriumsulfat, Wasserfreies, Bd. 1
Natrium sulfuricum siccum ad usum veterinarium, siehe Natriumsulfat, Wasserfreies, rohes, Bd. 1
Natrium tetraboricum, siehe Natriumtetraborat, Bd. 1
Natrium thiosulfuricum, siehe Natriumthiosulfat, Bd. 1
Natrium-2-(ethyl-mercurithio)benzoat, siehe Thiomersal, Bd. 1
Natriumalginat, Bd. 1
Natriumbicarbonat, siehe Natriumhydrogencarbonat, Bd. 1
Natriumbromid, Bd. 1
Natriumcarbonat, Bd. 1
Natriumcarbonat-Decahydrat, Bd. 1
Natriumcarbonat, Wasserfreies, siehe Natriumcarbonat, Bd. 1
Natriumchlorid, Bd. 1
Natriumcitrat, Bd. 1
Natriumcyclamat, Bd. 1
Natriumfluorid, Bd. 1
Natriumhydrogencarbonat, Bd. 1
Natriumhydroxid, Bd. 1
Natriumhypochlorit-Lösung, 1 % Chlor, Bd. 1

Natriumhypochlorit-Lösung, 12,5 % Chlor, Bd. 1
Natriumhypophosphit, siehe Natriumphosphinat-Monohydrat, Bd. 1
Natriumiodid, Bd. 1
Natriumjodid, siehe Natriumiodid, Bd. 1
Natriumphosphinat-Monohydrat, Bd. 1
Natriumsulfat-Decahydrat, Bd. 1
Natriumsulfat, Wasserfreies, Bd. 1
Natriumsulfat, Wasserfreies, rohes, Bd. 1
Natriumtetraborat, Bd. 1
Natriumthiosulfat, Bd. 1
Natron, siehe Natriumhydrogencarbonat, Bd. 1
Natronseife, siehe Seife, Medizinische, Bd. 1
Natronwasserglas-Lösung, Bd. 1
Nelkenöl, Bd. 2
Neoeserinbromid, siehe Neostigminbromid, Bd. 1
Neomycini sulfas, siehe Neomycinsulfat
Neomycinsulfat, Bd. 1
Neostigminbromid, Bd. 1
Neostigmini bromidum, siehe Neostigminbromid, Bd. 1
Neostigminium bromatum, siehe Neostigminbromid, Bd. 1
Nicotinsäurebenzylester, siehe Benzylnicotinat, Bd. 1
Nicotinsäuremethylester, siehe Methylnicotinat, Bd. 1
Nigellae sativae oleum, siehe Schwarzkümmelöl, Bd. 2
Nigellae semen, siehe Schwarzkümmel, Bd. 2
Nipagin M, siehe Methyl-4-hydroxybenzoat, Bd. 1
Nipasol, siehe Propyl-4-hydroxybenzoat, Bd. 1
Noramidopyrinmethansulfonat-Natrium, siehe Metamizol-Natrium-Monohydrat, Bd. 1
Novalgin, siehe Metamizol-Natrium-Monohydrat, Bd. 1
Novaminsulfon, siehe Metamizol-Natrium-Monohydrat, Bd. 1
Nystatin, Bd. 1
Nystatinum, siehe Nystatin, Bd. 1

Octenidindihydrochlorid, Bd. 1

Octenidini dyhydrochloridum, siehe Octenidindihydrochlorid, Bd. 1
Octyldodecanol, Bd. 1
Octyldodecanolum, siehe Octyldodecanol, Bd. 1
Odermennigkraut, Bd. 2
Ölbaumblätter, Bd. 2
Öldistelblüten, siehe Färberdistelblüten, Bd. 2
Oil of Laurel, siehe Lorbeeröl, Bd. 2
Oleae folium, siehe Ölbaumblätter, Bd. 2
Olea-europaea-Fruchtöl, siehe Olivenöl, Natives, Bd. 1, siehe Olivenöl, Raffiniertes, Bd. 1
Oleum Amygdalarum raffinatum, siehe Mandelöl, Raffiniertes, Bd. 1
Oleum Anisi, siehe Anisöl, Bd. 2
Oleum Aurantii dulcis, siehe Apfelsinenschalenöl, Bd. 2
Oleum Aurantii fructus dulcis aetherum, siehe Apfelsinenschalenöl, Bd. 2
Oleum Avocado, siehe Avocadoöl, Raffiniertes, Bd. 1
Oleum Avocado raffinatum, siehe Avocadoöl, Raffiniertes, Bd. 1
Oleum Cacao, siehe Kakaobutter, Bd. 1
Oleum Calami, siehe Kalmusöl, Bd. 2
Oleum Calendulae infusum, siehe Ringelblumenöl, Fettes, Bd. 1
Oleum Carvi, siehe Kümmelöl, Bd. 2
Oleum Caryophylli, siehe Nelkenöl, Bd. 2
Oleum Cedri ligni aether, siehe Cedernholzöl, Bd. 2
Oleum Cinnamomi, siehe Zimtöl, Bd. 2
Oleum Citri, siehe Citronenöl, Bd. 2
Oleum Citronellae, siehe Citronellöl, Bd. 2
Oleum Citronellae javanicum, siehe Citronellöl, Bd. 2
Oleum Eucalypti, siehe Eucalyptusöl, Bd. 2
Oleum Foeniculi, siehe Bitterfenchelöl, Bd. 2
Oleum Helianthi annui raffinatum, siehe Sonnenblumenöl, Raffiniertes, Bd. 1

Stichwortregister

Oleum Hyperici, *siehe Johannisöl, Bd. 1*
Oleum Jecoris aselli, *siehe Lebertran Typ A oder Typ B, Bd. 1*
Oleum Juniperi, *siehe Wacholderöl, Bd. 2*
Oleum Lauri expressum, *siehe Lorbeeröl, Bd. 2*
Oleum Lauri Unguinosum, *siehe Lorbeeröl, Bd. 2*
Oleum Laurinum, *siehe Lorbeeröl, Bd. 2*
Oleum Lavandulae, *siehe Lavendelöl, Bd. 2*
Oleum Ligni Cedri, *siehe Cedernholzöl, Bd. 2*
Oleum Lini virginale, *siehe Leinöl, Natives, Bd. 1*
Oleum Melaleucae, *siehe Teebaumöl, Bd. 2*
Oleum „Melissae" citratum, *siehe Melissenöl, Bd. 2*
Oleum Melissae indicum, *siehe Citronellöl, Bd. 2*
Oleum „Melissae" rectific, *siehe Melissenöl, Bd. 2*
Oleum Menthae piperitae, *siehe Pfefferminzöl, Bd. 2*
Oleum neutrale, *siehe Triglyceride, Mittelkettige, Bd. 1*
Oleum Olivarum, *siehe Olivenöl, Natives, Bd. 1, siehe Olivenöl, Raffiniertes, Bd. 1*
Oleum Petrae, *siehe Petroleum, Bd. 1*
Oleum Pini pumilionis, *siehe Latschenkieferöl, Bd. 2*
Oleum pini silvestris, *siehe Kiefernnadelöl, Bd. 2*
Oleum Pruni armeniacae oleum raffinatum, *siehe Aprikosenkernöl, Raffiniertes, Bd. 1*
Oleum Rapae, *siehe Rüböl, Bd. 1*
Oleum Ricini, *siehe Rizinusöl, Natives, Bd. 1*
Oleum Ricini raffinatum, *siehe Rizinusöl, Raffiniertes, Bd. 1*
Oleum Rosae, *siehe Rosenöl, Bd. 2*
Oleum Rosmarini, *siehe Rosmarinöl, Bd. 2*
Oleum Salviae, *siehe Salbeiöl, Bd. 2*
Oleum Sesami, *siehe Sesamöl, Raffiniertes, Bd. 1*
Oleum Sinapis, *siehe Allylsenföl, Bd. 2*

Oleum Terebinthinae rectificatum, *siehe Terpentinöl, Bd. 2*
Oleum Thymi, *siehe Thymianöl vom Thymol-Typ, Bd. 2*
Oleum Zinci, *siehe Zinkoxidöl, Bd. 1*
Oleyli oleas, *siehe Oleyloleat, Bd. 1*
Oleylium oleinicum, *siehe Oleyloleat, Bd. 1*
Oleyloleat, *Bd. 1*
Olivae oleum raffinatum, *siehe Olivenöl, Raffiniertes, Bd. 1*
Olivae oleum virginale, *siehe Olivenöl, Natives, Bd. 1*
Olivenöl, Natives, *Bd. 1*
Olivenöl, Raffiniertes, *Bd. 1*
Ölsäureoleylester, *siehe Oleyloleat, Bd. 1*
Ononidis radix, *siehe Hauhechelwurzel, Bd. 2*
Opii tinctura normata, *siehe Opiumtinktur, Eingestellte, Bd. 1*
Opiumtinktur, Eingestellte, *Bd. 1*
Orangen-Aroma, *Bd. 1*
Orangen-Trockenaroma, *Bd. 1*
Origani herba, *siehe Dostenkraut, Bd. 2*
Orthosiphonblätter, *Bd. 2*
Orthosiphonis folium, *siehe Orthosiphonblätter, Bd. 2*
Oryzae amylum, *siehe Reisstärke, Bd. 2*
Oxalsäure (Oxalsäure-Dihydrat) *Bd. 1*
Oxalsäure-Dihydrat, *siehe Oxalsäure, Bd. 1*
Oxeladinhydrogencitrat, *Bd. 1*
Oxytetracyclin-Dihydrat, *Bd. 1*
Oxytetracyclinum dihydricum, *siehe Oxytetracyclin-Dihydrat, Bd. 1*

Pancreatis pulvis, *siehe Pankreas-Pulver, Bd. 1*
Pancrelipase, *siehe Pankreas-Pulver, Bd. 1*
Pankreas-Pulver, *Bd. 1*
Pankreatin, *siehe Pankreas-Pulver, Bd. 1*
Papaverinhydrochlorid, *Bd. 1*
Papaverini chloridum, *siehe Papaverinhydrochlorid, Bd. 1*
Papverinum hydrochloricum, *siehe Papaverinhydrochlorid, Bd. 1*
Paracetamol, *Bd. 1*

Paracetamolum, *siehe Paracetamol, Bd. 1*
Paraffin, Dickflüssiges, *Bd. 1*
Paraffin, Dünnflüssiges, *Bd. 1*
Paraffinum durum, *siehe Hartparaffin, Bd. 1*
Paraffinum liquidum, *siehe Paraffin, Dickflüssiges, Bd. 1*
Paraffinum perliquidum, *siehe Paraffin, Dünnflüssiges, Bd. 1*
Paraffinum solidum, *siehe Hartparaffin, Bd. 1*
Paraffinum subliquidum, *siehe Paraffin, Dickflüssiges, Bd. 1*
PAS, *siehe p-Aminosalicylsäure, Bd. 1*
Passiflorae herba, *siehe Passionsblumenkraut, Bd. 2*
Passionsblumenkraut, *Bd. 2*
Pasta Zinci, *siehe Zinkpaste, Bd. 1*
Pasta Zinci mollis, *siehe Zinkpasta, Weiche, Bd. 1*
Pepsin, *Bd. 1*
Pepsini pulvis, *siehe Pepsin, Bd. 1*
Perhydrol, *siehe Wasserstoffperoxid-Lösung 30 %, Bd. 1*
Pericarpium Aurantii, *siehe Bitterorangenschale, Bd. 2*
Pericarpium Phaseoli, *siehe Bohnenhülsen, Bohnenschalen, Bd. 2*
Persea-americana-Fruchtöl, *siehe Avocadoöl, Raffiniertes, Bd. 1*
Perubalsam, *Bd. 2*
Petroleum, *Bd. 1*
Petroleumbenzin, *siehe Benzin, Bd. 1*
Pfeffer, Schwarzer, *Bd. 2*
Pfeffer, Weißer, *Bd. 2*
Pfefferminzblätter, *Bd. 2*
Pfefferminzöl, *Bd. 2*
Pfefferminzplätzchen, *Bd. 1*
Pfefferminzwasser, *Bd. 1*
Phaseoli pericarpium, *siehe Bohnenhülsen, Bohnenschalen, Bd. 2*
Phenazon, *Bd. 1*
Phenobarbital, *Bd. 1*
Phenobarbitalum, *siehe Phenobarbital, Bd. 1*
Phenol, *Bd. 1*
Phenol, Verflüssigtes, *Bd. 1*
Phenolum, *siehe Phenol, Bd. 1*
Phenolum liquefactum, *siehe Phenol, Verflüssigtes, Bd. 1*
Phenazon, *Bd. 1*

Apothekengerechte Prüfvorschriften · 26. Akt.-Lfg. 2024

Stichwortregister

Phenazonum, *siehe Phenazon, Bd. 1*
Phenylbutazon, *Bd. 1*
Phenyl butazonum, *siehe Phenylbutazon, Bd. 1*
Phenyldimethylpyrazolon, *siehe Phenazon, Bd. 1*
Phenyl-dimethyl-pyrazolonmethylamino-methansulfonsaures Natrium, *siehe Metamizol-Natrium-Monohydrat, Bd. 1*
Phenyldimethylpyrazolonum, *siehe Phenazon, Bd. 1*
Phenytoin, *Bd. 1*
Phenytoinum, *siehe Phenytoin, Bd. 1*
Philostigminbromid, *siehe Neostigminbromid, Bd. 1*
PHMB, *siehe Polihexanid-Lösung 20 %, Bd. 1*
Pilocarpinhydrochlorid, *Bd. 1*
Pilocarpini hydrochloridum, *siehe Pilocarpinhydrochlorid, Bd. 1*
Pilocarpinum hyrochloricum, *siehe Pilocarpinhydrochlorid, Bd. 1*
Pimpinella-anisum-Fruchtöl, *siehe Anisöl, Bd. 2*
Pine sylvestris oil, *siehe Kiefernnadelöl, Bd. 2*
Pini pumilionis aetheroleum, *siehe Latschenkiefernöl, Bd. 2*
Pini sylvestris aetheroleum, *siehe Kiefernnadelöl, Bd. 2*
Pinus-Arten-Terpentinöl (gereinigt), *siehe Terpentinöl, Bd. 2*
Pinus-mugo ssp. pumilio-Nadelöl, *siehe Latschenkiefernöl, Bd. 2*
Pinus-silvestris-Nadelöl, *siehe Kiefernnadelöl, Bd. 2*
Pinus-sylvetris-larix-sibirica-Holzteer, *siehe Holzteer, Bd. 1*
Pionier PLW, *siehe Basisgel, Hydrophobes, Bd. 1*
Piperazin-Hexahydrat, *Bd. 1*
Piperazini hydras, *siehe Piperazin-Hexahydrat, Bd. 1*
Piperazinum hexahydricum, *siehe Piperazin-Hexahydrat, Bd. 1*
Piperazinum hydricum, *siehe Piperazin-Hexahydrat, Bd. 1*
Piperis fructus albus, *siehe Pfeffer, Weißer, Bd. 2*
Piperis nigri fructus, *siehe Pfeffer, Schwarzer, Bd. 2*
Pix liquida, *siehe Holzteer, Bd. 1*

PL von Heyden, *siehe Basisgel, Hydrophobes, Bd. 1*
Plantaginis lanceolatae folium, *siehe Spitzwegerichblätter, Bd. 2*
Plantaginis ovatae semen, *siehe Flohsamen, Indische, Bd. 2*
Plantaginis ovatae seminis tegumentum, *siehe Flohsamenschale, Indische, Bd. 2*
Plastibase, *siehe Basisgel, Hydrophobes, Bd. 1*
Polidocanol 600, *siehe Lauromacrogol 400, Bd. 1*
Polidocanol, *siehe Lauromacrogol 400, Bd. 1*
Polidocanolum 600, *siehe Lauromacrogol 400, Bd. 1*
Polihexanid-Lösung 20 %, *Bd. 1*
Polihexanidi solutio 20 per centum, *siehe Polihexanid-Lösung 20 %, Bd. 1*
Polyäthylenglykol 1500, *siehe Macrogol 1500, Bd. 1*
Polyäthylenglykol 300, *siehe Macrogol 300, Bd. 1*
Polyäthylenglykol 3500, *siehe Macrogol 3350, Bd. 1*
Polyäthylenglykol 400, *siehe Macrogol 400, Bd. 1*
Polyäthylenglykol 4000, *siehe Macrogol 4000, Bd. 1*
Polyäthylenoxid 4000, *siehe Macrogol 4000, Bd. 1*
Polyethylene glycol 3350, *siehe Macrogol 3350, Bd. 1*
Polyethylenglykol, *siehe Macrogol 300, Bd. 1*
Polyethylenglykol 1500, *siehe Macrogol 1500, Bd. 1*
Polyethylenglykol 3500, *siehe Macrogol 3350, Bd. 1*
Polyethylenglykol 400, *siehe Macrogol 400, Bd. 1*
Polyethylenglykol 4000, *siehe Macrogol 4000, Bd. 1*
Polyethylenglykol-Monododecylether, *siehe Polidocanol, Bd. 1*
Polyglykol 4000, *siehe Macrogol 4000, Bd. 1*
Polyhexamethylenbiguanid-Lösung, *siehe Polihexanid-Lösung 20 %, Bd. 1*
Polysorbat 20, *Bd. 1*
Polysorbat 60, *Bd. 1*
Polysorbat 80, *Bd. 1*

Polysorbatum 20, *siehe Polysorbat 20, Bd. 1*
Polysorbatum 60, *siehe Polysorbat 60, Bd. 1*
Polysorbatum 80, *siehe Polysorbat 80, Bd. 1*
Polyvidon-Iod, *siehe Povidon-Iod, Bd. 1*
Pomeranzenblütenwasser, *Bd. 1*
Pomeranzenschale, *siehe Bitterorangenschale, Bd. 2*
Pomeranzentinktur, *Bd. 1*
Portugalöl, *siehe Apfelsinenschalenöl, Bd. 2*
Pottasche, *siehe Kaliumcarbonat, Bd. 1*
Povidon-Iod, *Bd. 1*
Povidonum iodinatum, *siehe Povidon-Iod, Bd. 1*
Prednicarbat, *Bd. 1*
Prednicarbatum, *siehe Prednicarbat, Bd. 1*
Prednisolon, *Bd. 1*
Prednisolonacetat, *Bd. 1*
Prednisoloni acetas, *siehe Prednisolonacetat, Bd. 1*
Prednisolonum, *siehe Prednisolon, Bd. 1*
Prednisolonum aceticum, *siehe Prednisolonacetat, Bd. 1*
Prednison, *Bd. 1*
Prednisonum, *siehe Prednison, Bd. 1*
Primelblüten, *siehe Schlüsselblumenblüten, Bd. 2*
Primelwurzel, *Bd. 2*
Primulae flos cum calyce, *siehe Schlüsselblumenblüten, Bd. 2*
Primulae radix, *siehe Primelwurzel, Bd. 2*
Procainhydrochlorid, *Bd. 1*
Procaini hydrochloridum, *siehe Procainhydrochlorid, Bd. 1*
Progesteron, *Bd. 1*
Progesteronum, *siehe Progesteron, Bd. 1*
2-Propanol, *Bd. 1*
2-Propanol 70 % (V/V), *Bd. 1*
Propan-2-ol, *siehe 2-Propanol, Bd. 1*
Propionyltestosteron, *siehe Testosteronpropionat, Bd. 1*
Propolis-Tinktur, *Bd. 1*
Propolis-Trockenextrakt, *Bd. 1*
Propylenglycolum, *siehe Propylenglycol, Bd. 1*

Stichwortregister

Propylenglycol, Bd. 1
Propyl-4-hydroxybenzoat, Bd. 1
Propylis parahydroxybenzoas, *siehe Propyl-4-hydroxybenzoat, Bd. 1*
Propylium para-oxybenzoicum, *siehe Propyl-4-hydroxybenzoat, Bd. 1*
Propylparaben, *siehe Propyl-4-hydroxybenzoat, Bd. 1*
Proteinhydrolysat, *siehe Keratinhydrolysat, Bd. 1*
Pruni armeniacae raffinatum, *siehe Aprikosenkernöl, Raffiniertes, Bd. 1*
Pruni spinosae flos, *siehe Schlehdornblüten, Bd. 2*
Prunus-dulcis var. amara-Samenöl var. dulcis-Samenöl, *siehe Mandelöl, Raffiniertes, Bd. 1*
Psyllii semen, *siehe Flohsamen, Bd. 2*
Pulmonariae herba, *siehe Lungenkraut, Bd. 2*
Pumpkin seed oil, *siehe Kürbiskernöl, Bd. 1*
Pyrazolonum phenyldimethylicum, *siehe Phenazon, Bd. 1*

Queckenwurzelstock, Bd. 2
Quecksilbercyanid, Basisches, *siehe Quecksilberoxycyanid, Bd. 1*
Quecksilber(II)-oxidzyanid, *siehe Quecksilberoxycyanid, Bd. 1*
Quecksilberoxycyanid, Bd. 1
Quecksilberpräzipitatsalbe, Bd. 1
Quecksilbersulfid, Rotes, Bd. 1
Quercus cortex, *siehe Eichenrinde, Bd. 2*

Rademachersche Mariendisteltinktur, *siehe Rademachersche Stechkörnertinktur, Bd. 1*
Rademachersche Stechkörnertinktur, Bd. 1
Radix Althaeae, *siehe Eibischwurzel, Bd. 2*
Radix Angelicae, *siehe Angelikawurzel, Bd. 2*
Radix Bardanae, *siehe Klettenwurzel, Bd. 2*
Radix Eleutherococci, *siehe Taigawurzel, Bd. 2*
Radix Gentianae, *siehe Enzianwurzel, Bd. 2*

Radix Ginseng, *siehe Ginsengwurzel, Bd. 2*
Radix Harpagophyti, *siehe Teufelskrallenwurzel, Bd. 2*
Radix Ipecacuanhae, *siehe Ipecacuanhawurzel, Bd. 2*
Radix Levistici, *siehe Liebstöckelwurzel, Bd. 2*
Radix Liquiritiae sine Cortice, *siehe Süßholzwurzel, Bd. 2*
Radix Liquiritiae, *siehe Süßholzwurzel, Bd. 2*
Radix Ononidis, *siehe Hauhechelwurzel, Bd. 2*
Radix Primulae, *siehe Primelwurzel, Bd. 2*
Radix Ratanhiae, *siehe Ratanhiawurzel, Bd. 2*
Radix Rhei, *siehe Rhabarberwurzel, Bd. 2*
Radix Taraxaci cum herba, *siehe Löwenzahn, Bd. 2*
Radix Urticae, *siehe Brennnesselwurzel, Bd. 2*
Radix Valerianae, *siehe Baldrianwurzel, Bd. 2*
Raffinose, *siehe Saccharose, Bd. 1*
Raisin seed oil, *siehe Traubenkernöl, Raffiniertes, Bd. 1*
Rapae oleum, *siehe Rüböl, Bd. 1*
Ratanhiae radix, *siehe Ratanhiawurzel, Bd. 2*
Ratanhiae tinctura, *siehe Ratanhiatinktur, Bd. 1*
Ratanhiatinktur, Bd. 1
Ratanhiawurzel, Bd. 2
Ratanhiawurzeltinktur, *siehe Ratanhiatinktur, Bd. 1*
Refined Arachis Oil, *siehe Erdnussöl, Raffiniertes, Bd. 1*
Reisstärke, Bd. 2
Resorcin, Bd. 1
Resorcinolum, *siehe Resorcin, Bd. 1*
Resorcinum, *siehe Resorcin, Bd. 1*
Rhabarberwurzel, Bd. 2
Rhamni purshianae cortex, *siehe Cascararinde, Bd. 2*
Rhei radix, *siehe Rhabarberwurzel, Bd. 2*
Rhizoma Calami, *siehe Kalmuswurzelstock, Bd. 2*
Rhizoma Cimicifugae racemosae, *siehe Cimicifugawurzelstock, Bd. 2*

Rhizoma Curcuma, *siehe Curcumawurzelstock, Bd. 2*
Rhizoma Graminis, *siehe Queckenwurzelstock, Bd. 2*
Rhizoma Rhei, *siehe Rhabarberwurzel, Bd. 2*
Rhizoma Tormentillae, *siehe Tormentillwurzelstock, Bd. 2*
Rhizoma Zedoariae, *siehe Zitwerwurzelstock, Bd. 2*
Rhizoma Zingiberis, *siehe Ingwerwurzelstock, Bd. 2*
Ribavirin, Bd. 1
Ribavirinum, *siehe Ribavirin, Bd. 1*
Ribis nigri folium, *siehe Schwarze-Johannisbeere-Blätter, Bd. 2*
Riboflavin, Bd. 1
Riboflavinum, *siehe Riboflavin, Bd. 1*
Ricini oleum raffinatum, *siehe Rizinusöl, Raffiniertes, Bd. 1*
Ricini oleum virginale, *siehe Rizinusöl, Natives, Bd. 1*
Ringelblumenblüten, Bd. 2
Ringelblumenöl, Fettes, Bd. 1
Ringelblumentinktur, Bd. 1
Rivanol, *siehe Ethacridinlactat-Monohydrat, Bd. 1*
Rizinusöl, Natives, Bd. 1
Rizinusöl, Raffiniertes, Bd. 1
Rohe Salpetersäure, 61 bis 65 %, *siehe Salpetersäure, Rohe, Bd. 1*
Rohrzucker, *siehe Saccharose, Bd. 1*
Römische Kamille, Bd. 2
Rosa-Arten-Kronblätteröl, *siehe Rosenöl, Bd. 2*
Rosae aetheroleum, *siehe Rosenöl, Bd. 2*
Rosae aqua, *siehe Rosenwasser, Bd. 1*
Rosae pseudofructus, *siehe Hagebuttenschalen, Bd. 2*
Rosenöl, Bd. 2
Rosenwasser, Bd. 1
Rosmarinblätter, Bd. 2
Rosmarini aetheroleum, *siehe Rosmarinöl, Bd. 2*
Rosmarini folium, *siehe Rosmarinblätter, Bd. 2*
Rosmarinöl, Bd. 2
Rosmarinus-officinalis-Blätteröl, *siehe Rosmarinöl, Bd. 2*
Rotuli Menthae piperitae, *siehe Pfefferminzplätzchen, Bd. 1*

Rotuli Sacchari, *siehe Zuckerplätzchen, Bd. 1*
Rubi fruticosi folium, *siehe Brombeerblätter, Bd. 2*
Rubi idaei folium, *siehe Himbeerblätter, Bd. 2*
Rubi idaei sirupus, *siehe Himbeersirup, Bd. 1*
Rüböl, *Bd. 1*
Ruhrkrautblüten, *Bd. 2*

Saccharin-Natrium, *Bd. 1*
Saccharinum natrium, *siehe Saccharin-Natrium, Bd. 1*
Saccharinum solubile, *siehe Saccharin-Natrium, Bd. 1*
Saccharose, *Bd. 1*
Saccharum, *siehe Saccharose, Bd. 1*
Saccharum lactis, *siehe Lactose-Monohydrat, Bd. 1*
Saflorblüten, *siehe Färberdistelblüten, Bd. 2*
Safran, *Bd. 2*
Safran, Falscher, *siehe Färberdistelblüten, Bd. 2*
Sal carolinum articiciale, *siehe Karlsbader Salz, Künstliches, Bd. 1*
Sal Carolinum factitium, *siehe Karlsbader Salz, Künstliches, Bd. 1*
Sal Ems artificale, *siehe Emser Salz, Künstliches, Bd. 1*
Sal Ems factitium, *siehe Emser Salz, Künstliches, Bd. 1*
Salbe, Hydrophile, *Bd. 1*
Salbe, Wasserhaltige hydrophile, *siehe Creme, Anionische hydrophile, Bd. 1,*
Salbe, Weiche, *Bd. 1*
Salbei, Dreilappiger, *Bd. 2*
Salbeiblatt, Dreilappiges, *siehe Salbei, Dreilappiger, Bd. 2*
Salbeiblätter, *Bd. 2*
Salbeiblätter, Griechische, *siehe Salbei, Dreilappiger, Bd. 2*
Salbeiöl, *Bd. 2*
Salbutamol, *Bd. 1*
Salbulamolum, *siehe Salbutamol, Bd. 1*
Salicis cortex, *siehe Weidenrinde, Bd. 2*
Salicylamid, *Bd. 1*
Salicylamidum, *siehe Salicylamid, Bd. 1*

Salicylsäure/Vaselin 1:1, *siehe Salicylsäure-Verreibung 50 Prozent, Bd. 1*
Salicylsäure, *Bd. 1*
Salicylsäureamid, *siehe Salicylamid, Bd. 1*
Salicylsäuremethylester, *siehe Methylsalicyclat, Bd. 1*
Salicylsäure-Verreibung 50 Prozent, *Bd. 1*
Salicylsalbe 10 %*Bd. 1*
Salmiakgeist, *siehe Ammoniak-Lösung 10 %, Bd. 1, siehe Ammoniak-Lösung, Konzentrierte, Bd. 1*
Salmon oil, *siehe Lachsöl, Bd. 1*
Salpetersäure, *Bd. 1*
Salpetersäure 25 %*Bd. 1*
Salpetersäure, Rohe, *Bd. 1*
Salvia-triloba-Blätter, *siehe Salbei, Dreilappiger, Bd. 2*
Salviae aetheroleum, *siehe Salbeiöl, Bd. 2*
Salviae officinalis folium, *siehe Salbeiblätter, Bd. 2*
Salviae trilobae folium, *siehe Salbei, Dreilappiger, Bd. 2*
Salvia-officinalis-Blätteröl, *siehe Salbeiöl, Bd. 2*
Salvia-triloba-Blätter, *siehe Salbei, Dreilappiger, Bd. 2*
Salzsäure 10 %*Bd. 1*
Salzsäure 35 bis 39 %, *siehe Salzsäure 36 %, Bd. 1*
Salzsäure, 25 % (m/V)*Bd. 1*
Salzsäure 36 %*Bd. 1*
Salzsäure, Rohe, *Bd. 1*
Salzsäure, Verdünnte, *siehe Salzsäure 10 %, Bd. 1*
Sambuci flos, *siehe Holunderblüten, Bd. 2*
Sandelholz, Rotes, *Bd. 2*
Santali rubri lignum, *siehe Sandelholz, Rotes, Bd. 2*
Sapo durus, *siehe Medizinische Seife, Bd. 1*
Sapo kalinus, *siehe Kaliseife, Bd. 1*
Sapo medicatus, *siehe Seife, Medizinische, Bd. 1*
Schachtelhalmkraut, *Bd. 2*
Schafgarbenkraut, *Bd. 2*
Scheidewasser (doppeltes), *siehe Salpetersäure, Rohe, Bd. 1*
Schlehdornblüten, *Bd. 2*

Schlehenblüten, *siehe Schlehdornblüten, Bd. 2*
Schlüsselblumenblüten, Primelblüten, *Bd. 2*
Schöllkraut, *Bd. 2*
Schwarze-Johannisbeere-Blätter, *Bd. 2*
Schwarzkümmel, *Bd. 2*
Schwarzkümmelöl, *Bd. 2*
Schwedisches Fichtennadelöl, *siehe Kiefernnadelöl, Bd. 2*
Schwefel, Feinverteilter, *siehe Schwefel, Bd. 1*
Schwefel, Gefällter, *siehe Schwefel, Bd. 1*
Schwefel, Sublimierter, *siehe Schwefel, Bd. 1*
Schwefel, *Bd. 1*
Schwefel zum äußerlichen Gebrauch, *siehe Schwefel, Bd. 1*
Schwefelbänder auf Papier, *Bd. 1*
Schwefelblüte, *siehe Sublimierter Schwefel, Bd. 1*
Schwefelleber, *Bd. 1*
Schweineschmalz, *Bd. 1*
Scopolaminhydrobromid, *Bd. 1*
Scopolamini hydrobromidum, *siehe Scopolaminhydrobromid, Bd. 1*
Scopolaminum hydrobromicum, *siehe Scopolaminhydrobromid, Bd. 1*
Seife, Medizinische, *Bd. 1*
Seifenspiritus, *Bd. 1*
Semen Cucurbitae, *siehe Kürbissamen, Bd. 2*
Semen Cumini nigri, *siehe Schwarzkümmel, Bd. 2*
Semen Cyamopsidis pulvis, *siehe Guar, Bd. 2*
Semen Cynosbati, *siehe Hagebuttenkerne, Bd. 2*
Semen Erucae, *siehe Senfsamen, Weiße, Bd. 2*
Semen Foenugraeci, *siehe Bockshornsamen, Bd. 2*
Semen Lini, *siehe Leinsamen, Bd. 2*
Semen Nigellae, *siehe Schwarzkümmel, Bd. 2*
Semen Plantaginis ovatae, *siehe Flohsamen, Indische, Bd. 2*
Semen Psyllii, *siehe Flohsamen, Bd. 2*

Stichwortregister

Semen Pulicariae, *siehe Flohsamen, Bd. 2*
Semen Sinapis albae, *siehe Senfsamen, Weiße, Bd. 2*
Semen Sinapis, *siehe Senfsamen, Schwarze, Bd. 2*
Senföl, *siehe Allylsenföl, Bd. 2*
Senfsamen, Schwarze, *Bd. 2*
Senfsamen, Weiße, *Bd. 2*
Sennae folium, *siehe Sennesfiederblättchen*
Sennae folium, *siehe Sennesfiederblättchen, Bd. 2*
Sennae fructus acutifoliae, *siehe Sennesfrüchte, Bd. 2*
Sennae fructus angustifoliae, *siehe Sennesfrüchte, Bd. 2*
Sennesblätter, *siehe Sennesfiederblättchen*
Sennesfiederblättchen, *Bd. 2*
Sennesfrüchte, *Bd. 2*
Sesami oleum raffinatum, *siehe Sesamöl, Raffiniertes, Bd. 1*
Sesamöl, Raffiniertes, *Bd. 1*
Sesamum-indicum-Samenöl, *siehe Sesamöl, Raffiniertes, Bd. 1*
Silbereiweiß, *Bd. 1*
Silbereiweiß-Acetyltannat, Boraxfreies, *Bd. 1*
Silbernitrat, *Bd. 1*
Silica colloidalis anhydrica, *siehe Siliciumdioxid, Hochdisperses, Bd. 1*
Siliciumdioxid, Hochdisperses, *Bd. 1*
Silikagel, *siehe Blaugel, Bd. 1*
Silybi mariani fructus, *siehe Mariendistelfrüchte, Bd. 2*
Simmondsiae cera liquida, *siehe Jojobawachs, Natives, Bd. 1*
Sinapis nigrae semen, *siehe Senfsamen, Schwarze, Bd. 2*
Sirupus Althaeae, *siehe Eibischsirup, Bd. 1*
Sirupus Rubi idaei, *siehe Himbeersirup, Bd. 1*
Soda, *siehe Natriumcarbonat-Decahydrat, Bd. 1*
Sodium alginate, *siehe Natriumalginat, Bd. 1*
Sodium hypochlorite solution, 12,5 % chlorine, *siehe Natriumhypochlorit-Lösung, 12,5 % Chlor, Bd. 1*
Sodium hypochlorite solution, 1 % chlorine, *siehe Natriumhypochlorit-Lösung, 1 % Chlor, Bd. 1*
Sojae lecithinum, *siehe Sojalecithin, Bd. 1*
Sojalecithin, *Bd. 1*
Solani amylum Amylum Solani, *siehe Kartoffelstärke, Bd. 2*
Solidaginis herba, *siehe Goldrutenkraut, Bd. 2*
Solidaginis virgaureae herba, *siehe Goldrutenkraut, Echtes, Bd. 2*
Solidago gigantea herba, *siehe Goldrutenkraut, Bd. 2*
Solutio Hydrogenii peroxydati, *siehe Wasserstoffperoxid-Lösung 3 %, Bd. 1*
Solutio Hydrogenii peroxydati concentrata, *siehe Wasserstoffperoxid-Lösung 30 %, Bd. 1*
Sonnenblumenöl, Raffiniertes, *Bd. 1*
Sorbit, *siehe Sorbitol, Bd. 1*
Sorbitani stearas, *siehe Sorbitanmonostearat, Bd. 1*
Sorbitanmonostearat, *Bd. 1*
Sorbitol, *Bd. 1*
Sorbitol, liquid (crystallising), *siehe Sorbit-Lösung 70 % (kristallisierend), Bd. 1*
Sorbitol, liquid (non-crystallising), *siehe Sorbitol-Lösung 70 % (nicht kristallisierend), Bd. 1*
Sorbitol-Lösung 70 % (kristallisierend) *Bd. 1*
Sorbitol-Lösung 70 % (nicht kristallisierend) *Bd. 1*
Sorbitolum, *siehe Sorbitol, Bd. 1*
Sorbitolum liquidum cristallisabile, *siehe Sorbitol-Lösung 70 % (kristallisierend), Bd. 1*
Sorbitolum liquidum non cristalisabile, *siehe Sorbitol-Lösung 70 % (nicht kristallisierend), Bd. 1*
Sorbitum, *siehe Sorbitol, Bd. 1*
Span 60, *siehe Sorbitanmonostearat, Bd. 1*
Spiraeae herba, *siehe Mädesüßkraut, Bd. 2*
Spiritus, *siehe Ethanol 96 %, Bd. 1*
Spiritus aetherus, *siehe Etherweingeist, Bd. 1*
Spiritus camphoratus, *siehe Campherspiritus, Bd. 1*
Spiritus ethereus, *siehe Etherweingeist, Bd. 1*
Spiritus Formicarum, *siehe Ameisenspiritus, Bd. 1*
Spiritus Melissae compositus, *siehe Karmelitergeist, Bd. 1*
Spiritus saponatus, *siehe Seifenspiritus, Bd. 1*
Spiritus vini, *siehe Ethanol 96 %, Bd. 1*
Spiritus Vini gallici cum Camphora, *siehe Franzbranntwein mit Campher, Bd. 1*
Spironolacton, *Bd. 1*
Spironolactonum, *siehe Spironolacton, Bd. 1*
Spitzwegerichblätter, *Bd. 2*
Stadimol, *siehe Hartfett, Bd. 1*
Steinkleekraut, *Bd. 2*
Steinkohlenteer, *Bd. 1*
Steinkohlenteer-Lösung, *Bd. 1*
Sternanis, *Bd. 2*
Sternanisöl, *Bd. 2*
Stiefmütterchen mit Blüten, Wildes, *Bd. 2*
Streukügelchen, *Bd. 1*
Strobuli Lupuli, *siehe Hopfenzapfen, Bd. 2*
Strong Silver Protein, *siehe Silbereiweiß, Bd. 1*
Strychnini nitras, *siehe Strychninnitrat, Bd. 1*
Strychninium nitriccum, *siehe Strychninnitrat, Bd. 1*
Strychninnitrat, *Bd. 1*
Sucrose, *siehe Saccharose, Bd. 1*
Sulfadiazin, *Bd. 1*
Sulfadiazinum, *siehe Sulfadiazin, Bd. 1*
Sulfur, *siehe Schwefel, Bd. 1*
Sulfur ad usum externum, *siehe Schwefel, Bd. 1*
Sulfur citricum-Band, *siehe Schwefelbänder auf Papier, Bd. 1*
Sulfur depuratum, *siehe Schwefel, Bd. 1*
Sulfur disperissimum, *siehe Schwefel, Bd. 1*
Sulfur in Bändern (auf Papier), *siehe Schwefelbänder auf Papier, Bd. 1*

Stichwortregister

Sulfur praecipitatum, *siehe Schwefel, Bd. 1*
Sulfur sublimatum, *siehe Schwefel, Bd. 1*
Süßes Orangenschalenöl, *siehe Apfelsinenschalenöl, Bd. 2*
Süßholzwurzel, *Bd. 2*
Syzygium aromaticum, *siehe Gewürznelken, Bd. 2*
Syzygium-aromaticum-Blütenknospenöl, *siehe Nelkenöl, Bd. 2*

Taigawurzel, *Bd. 2*
Talcum, *siehe Talkum, Bd. 1*
Talk, *siehe Talkum, Bd. 1*
Talkum, *Bd. 1*
Tanaceti parthenii herba, *siehe Mutterkraut, Bd. 2*
Tang, *Bd. 2*
Tannin, *Bd. 1*
Tanninum, *siehe Tannin, Bd. 1*
Taraxaci herba cum radice, *siehe Löwenzahn, Bd. 2*
Taraxaci radix cum herba, *siehe Löwenzahn, Bd. 2*
Targesin, *siehe Silbereiweiß-Acetyltannat, Boraxfreies, Bd. 1*
Taubnesselblüten, **Weiße**, *Bd. 2*
Tausendgüldenkraut, *Bd. 2*
Teebaumöl, *Bd. 2*
Tegumentum seminis Plantaginis ovatae, *siehe Flohsamenschale, Indische, Bd. 2*
Terebinthinae aetheroleum, *siehe Terpentinöl, Bd. 2*
Terebinthinae aetheroleum rectificatum, *siehe Terpentinöl, Bd. 2*
Terpentinöl, *Bd. 2*
Terpentinöl, Gereinigtes, *siehe Terpentinöl, Bd. 2*
Terpentinöl vom Strandkiefer-Typ, *siehe Terpentinöl, Bd. 2*
Terra silicea purificata, *siehe Kieselerde, Gereinigte, Bd. 1*
Testosteroni propianas, *siehe Testosteronpropionat, Bd. 1*
Testosteronpropionat, *Bd. 1*
Testosteronum propionicum, *siehe Testosteronpropionat, Bd. 1*
Testosteronum propionylatum, *siehe Testosteronpropionat, Bd. 1*
Tetracainhydrochlorid, *Bd. 1*
Tetracaini hydrochloridum, *siehe Tetracainhydrochlorid, Bd. 1*
Tetracyclinhydrochlorid, *Bd. 1*
Tetracyclini hydrochloridum, *siehe Tetracyclinhydrochlorid, Bd. 1*
Δ^9-Tetrahydrocannabinol, *siehe Dronabinol, Bd. 1*
Teufelskrallenwurzel, *Bd. 2*
Δ^9-TCH, *siehe Dronabinol, Bd. 1*
Theobroma-cacao-Samenfett, *siehe Kakaobutter, Bd. 1*
Theophyllin, *Bd. 1*
Theophyllinum, *siehe Theophyllin, Bd. 1*
Theriaca sine Opio, *siehe Theriak, Bd. 1*
Theriak, *Bd. 1*
Thiaminchloridhydrochlorid, *Bd. 1*
Thiaminhydrochlorid, *siehe Thiaminchloridhydrochlorid, Bd. 1*
Thiamini hydrochloridum, *siehe Thiaminchloridhydrochlorid, Bd. 1*
Thimerosal, *siehe Thiomersal, Bd. 1*
Thiomersal, *Bd. 1*
Thiomersalum, *siehe Thiomersal, Bd. 1*
Thyme Oil, *siehe Thymianöl vom Thymol-Typ, Bd. 2*
Thymi aetheroleum, *siehe Thymianöl vom Thymol-Typ, Bd. 2*
Thymi herba, *siehe Thymian, Bd. 2*
Thymi typo thymolo aetheroleum, *siehe Thymianöl vom Thymol-Typ, Bd. 2*
Thymian, *Bd. 2*
Thymianöl vom Thymol-Typ, *Bd. 2*
Thymol, *Bd. 1*
Thymolum, *siehe Thymol, Bd. 1*
Thymus vulgaris, *siehe Thymianöl vom Thymol-Typ, Bd. 2*
Thymus zygis-Blütenöl/-Blätteröl, *siehe Thymianöl vom Thymol-Typ, Bd. 2*
Tiliae flos, *siehe Lindenblüten, Bd. 2*
Tinctura amara, *siehe Tinktur, Bittere, Bd. 1*
Tinctura Arnicae, *siehe Arnikatinktur, Bd. 1*
Tinctura Aurantii, *siehe Pomeranzentinktur, Bd. 1*
Tinctura Bursae pastoris, *siehe Hirtentäscheltinktur „Rademacher", Bd. 1*
Tinctura Calendulae 1:5 (70%), *siehe Ringelblumenblütentinktur, Bd. 1*
Tinctura Cardui Mariae „Rademacher", *siehe Rademachersche Stechkörnertinktur, Bd. 1*
Tinctura Chinae composita, *siehe Chinatinktur, Zusammengesetzte, Bd. 1*
Tinctura Hyperici 1:5 (70%), *siehe Johanniskrauttinktur 1:5 (70%), Bd. 1*
Tinctura Iodi, *siehe Iod-Lösung, Ethanolhaltige, Bd. 1*
Tinctura Myrrhae, *siehe Myrrhentinktur, Bd. 1*
Tinctura Ratanhiae, *siehe Ratanhiatinktur, Bd. 1*
Tinctura Tormentillae, *siehe Tormentilltinktur, Bd. 1*
Tinctura Urticae e Foliis, *siehe Brennnesselkrauttinktur, Bd. 1*
Tinctura Urticae e Herba, *siehe Brennnesselkrauttinktur, Bd. 1*
Tinctura Valeriannae, *siehe Baldriantinktur, Bd. 1*
Tinktur, **Bittere**, *Bd. 1*
D-α-Tocopherol, *siehe RRR-α-Tocopherol, Bd. 1*
RRR-α-Tocopherol, *Bd. 1*
RRR-α-Tocopherolacetat, *Bd. 1*
RRR-α-Tocopherylis acetas, *siehe RRR-α-Tocopherolacetat, Bd. 1*
RRR-α-Tocopherolum, *siehe RRR-α-Tocopherol, Bd. 1*
Ton, **Weißer**, *Bd. 1*
Tormentillae rhizoma, *siehe Tormentillwurzelstock, Bd. 2*
Tormentillae Tinctura, *siehe Tormentilltinktur, Bd. 1*
Tormentilltinktur, *Bd. 1*
Tormentillwurzelstock, *Bd. 2*
Traubenkernöl, **Raffiniertes**, *Bd. 1*
Traubensilberkerzewurzelstock, *siehe Cimicifugawurzelstock, Bd. 2*
Tretinoin, *Bd. 1*
Tretinoinum, *siehe Tretinoin, Bd. 1*
Tri, *siehe Trichlorethylen, Bd. 1*, *siehe Trichlorethylen, technisch, Bd. 1*
Triamcinolonacetonid, *Bd. 1*

Stichwortregister

Triamcinolone acetonide, *siehe* Triamcinolonacetonid, *Bd. 1*
Triamcinoloni acetonidum, *siehe* Triamcinolonacetonid, *Bd. 1*
Trichloressigsäure, *Bd. 1*
2-Trichlorethandiol, *siehe* Chloralhydrat, *Bd. 1*
Trichlorethen, *siehe* Trichlorethylen, *Bd. 1*
1,1,2-Trichlorethylen, *siehe* Trichlorethylen, *Bd. 1*
Trichlorethylen, *Bd. 1*
Trichlorethylenum, *siehe* Trichlorethylen, *Bd. 1*
Trichlormethan, *siehe* Chloroform, *Bd. 1*
Trichloroethylen, *siehe* Trichlorethylen, *Bd. 1*
Triclosan, *Bd. 1*
Triclosanum, *siehe* Triclosan, *Bd. 1*
Trifolii fibrini folium, *siehe* Bitterkleeblätter, *Bd. 2*
Triglycerida saturata media, *siehe* Triglyceride, Mittelkettige, *Bd. 1*
Triglyceride, Mittelkettige, *Bd. 1*
Triglyceroldiisostearat, *Bd. 1*
Triglyceroli diisostearas, *siehe* Triglyceroldiisostearat, *Bd. 1*
Trigonellae foenugraeci semen, *siehe* Bockshornsamen, *Bd. 2*
Tritici aestivi oleum raffinatum, *siehe* Weizenkeimöl, Raffiniertes, *Bd. 1*
Tritici aestivi oleum virginale, *siehe* Weizenkeimöl, Natives, *Bd. 1*
Tritici amylum, *siehe* Weizenstärke, *Bd. 2*
Trockenstärkesirup, *siehe* Glucose-Sirup, Sprühgetrockneter, *Bd. 1*
Tween 20, *siehe* Polysorbat 20, *Bd. 1*
Tween 60, *siehe* Polysorbat 60, *Bd. 1*
Tween 80, *siehe* Polysorbat 80, *Bd. 1*
Tyrothricin, *Bd. 1*
Tyrothricinum, *siehe* Tyrothricin, *Bd. 1*

Unguentum Alcoholum Lanae, *siehe* Wollwachsalkoholsalbe, *Bd. 1*
Unguentum Alcoholum Lanae aquosum, *siehe* Wollwachscreme, *Bd. 1*
Unguentum emulsificans, *siehe* Salbe, Hydrophile, *Bd. 1*
Unguentum emulsificans aquosum, *siehe* Creme, Anionische hydrophile, *Bd. 1*
Unguentum hydrargyri album, *siehe* Quecksilberoxycyanid, *Bd. 1*
Unguentum leniens, *siehe* Kühlcreme, *Bd. 1*
Unguentum Majoranae, *siehe* Majoransalbe, *Bd. 1*
Unguentum molle, *siehe* Salbe, Weiche, *Bd. 1*
Unguentum salicyclicum 10 %, *siehe* Salicylsalbe, *Bd. 1*
Unguentum Zinci, *siehe* Zinksalbe, *Bd. 1*
Uraningelb, *siehe* Fluorescein-Natrium, *Bd. 1*
Urea, *siehe* Harnstoff, *Bd. 1*
Urea pura, *siehe* Harnstoff, *Bd. 1*
Ureum, *siehe* Harnstoff, *Bd. 1*
Urticae folium, *siehe* Brennnesselblätter, *Bd. 2*
Urticae herba, *siehe* Brennnesselkraut, *Bd. 2*
Urticae radix, *siehe* Brennnesselwurzel, *Bd. 2*
Urticae tinctura e Herba, *siehe* Brennnesselkrauttinktur, *Bd. 1*
Uvae ursi folium, *siehe* Bärentraubenblätter, *Bd. 2*

Valerianae radix, *siehe* Baldrianwurzel, *Bd. 2*
Valerianae tinctura, *siehe* Baldriantinktur, *Bd. 1*
Vanillae fructus, *siehe* Vanille, *Bd. 2*
Vanille, *Bd. 2*
Vaselin für Augensalben, *Bd. 1*
Vaselin, Gelbes, *Bd. 1*
Vaselin, Weißes, *Bd. 1*
Vaselinum album, *siehe* Vaselin, Weißes, *Bd. 1*
Vaselinum album ophthalmicum, *siehe* Vaselin für Augensalben, *Bd. 1*
Vaselinum flavum, *siehe* Vaselin, Gelbes, *Bd. 1*
Verbasci flos, *siehe* Königskerzenblüten, Wollblumen, *Bd. 2*
Verbenae citriodoratae folium, *siehe* Zitronenverbenenblätter, *Bd. 2*
Verbenae herba, *siehe* Eisenkraut, *Bd. 2*

Veronal, *siehe* Barbital, *Bd. 1*
Veronicae herba, *siehe* Ehrenpreiskraut, *Bd. 2*
Vini gallici spiritus, *siehe* Franzbranntwein, *Bd. 1*
Vini gallici spiritus cum Camphora, *siehe* Franzbranntwein mit Campher, *Bd. 1*
Violae herba cum flore, *siehe* Stiefmütterchen mit Blüten, Wildes, *Bd. 2*
Visci albi herba, *siehe* Mistelkraut, *Bd. 2*
Vitamin B_2 *siehe* Riboflavin, *Bd. 1*
Vitamin B_9 *siehe* Folsäure, *Bd. 1*
Vitamin C, *siehe* Ascorbinsäure, *Bd. 1*
Vitamin E, *siehe* RRR-α-Tocopherol, *Bd. 1*
Vitamin G, *siehe* Riboflavin, *Bd. 1*
Vitamin M, *siehe* Folsäure, *Bd. 1*
Vitamin-B_1-chloridhydrochlorid, *siehe* Thiaminchloridhydrochlorid, *Bd. 1*

Wacholderbeeren, *Bd. 2*
Wacholderbeeröl, *siehe* Wacholderöl, *Bd. 2*
Wacholderöl, *Bd. 2*
Wachs, Gebleichtes, *Bd. 1*
Wachs, Gelbes, *Bd. 1*
Walnussblätter, *Bd. 2*
Walnussöl, *Bd. 1*
Walrat, Künstliches, *siehe* Cetylpalmitat, *Bd. 1*
Wasser für Injektionszwecke, *Bd. 1*
Wasser, Gereinigtes, *Bd. 1*
Wasserstoffperoxid-Lösung 3 %*Bd. 1*
Wasserstoffperoxid-Lösung 30 %*Bd. 1*
Weidenrinde, *Bd. 2*
Weidenröschenkraut und Schmalblättriges Weidenröschenkraut, *Bd. 2*
Weingeist, *siehe* Ethanol 96 %, *Bd. 1*
Weinsäure, *Bd. 1*
Weintraubenkernöl, *siehe* Traubenkernöl, Raffiniertes, *Bd. 1*
Weißdornblätter mit Blüten, *Bd. 2*
Weizenkeimöl, Natives, *Bd. 1*
Weizenkeimöl, Raffiniertes, *Bd. 1*
Weizenstärke, *Bd. 2*

Wermutkraut, *Bd. 2*
White Beeswax, *siehe Wachs, Gebleichtes, Bd. 1*
White soft Paraffin, *siehe Vaselin, Weißes, Bd. 1*
Wismutgallat, Basisches, *siehe Bismutgallat, Basisches, Bd. 1*
Wismutnitrat, Schweres basisches, *siehe Bismutnitrat, Schweres basisches, Bd. 1*
Wollblumen, *siehe Königskerzenblüten, Bd. 2*
Wollfett, *siehe Wollwachs, Bd. 1*
Wollwachs, *Bd. 1*
Wollwachs, Wasserhaltiges, *Bd. 1*
Wollwachsalkoholcreme, *Bd. 1*
Wollwachsalkohole, *Bd. 1*
Wollwachsalkoholsalbe, *Bd. 1*
Wollwachsalkoholsalbe, Wasserhaltige, *siehe Wollwachsalkoholcreme, Bd. 1*
Wundbenzin, *siehe Benzin, Bd. 1*

Xanthotoxin, *siehe Methoxsalen, Bd. 1*
Xylene, *siehe Xylol, Bd. 1*
Xylol, *Bd. 1*
Xylolum, *siehe Xylol, Bd. 1*
Xylometazolinhydrochlorid, *Bd. 1*
Xylometazolini hydrochloridum, *siehe Xylometazolinhydrochlorid, Bd. 1*

Yellow Beeswax, *siehe Wachs, Gelbes, Bd. 1*
Yellow soft Paraffin, *siehe Vaselin, Gelbes, Bd. 1*

Zedernholzöl, *siehe Cedernholzöl, Bd. 2*
Zedoariae rhizoma, *siehe Zitwerwurzelstock, Bd. 2*
Zimtöl, *Bd. 2*
Zimt(rinde) *Bd. 2*
Zinkacetat-Dihydrat, *Bd. 1*
Zinci acetas dihydricus, *siehe Zinkacetat-Dihydrat, Bd. 1*
Zinci oxidi lotio, *siehe Zinkoxidschüttelmixtur, Bd. 1*
Zinci oxidi oleum, *siehe Zinkoxidöl, Bd. 1*
Zinci oxidum, *siehe Zinkoxid, Bd. 1*
Zinci oxydum, *siehe Zinkoxid, Bd. 1*
Zinci pasta, *siehe Zinkpaste, Bd. 1*
Zinci pasta mollis, *siehe Zinkpasta, Weiche, Bd. 1*
Zinci sulfas heptahydricus, *siehe Zinksulfat-Heptahydrat, Bd. 1*
Zinci unguentum, *siehe Zinksalbe, Bd. 1*
Zincum ocydatum cum Talco 1+1, *siehe Zinkoxid mit Talkum 1+1, Bd. 1*
Zincum oxydatum, *siehe Zinkoxid, Bd. 1*
Zincum oxydatum crudum, *siehe Zinkoxid, Rohes, Bd. 1*
Zincum sulfuricum, *siehe Zinksulfat-Heptahydrat, Bd. 1*
Zingiberis rhizoma, *siehe Ingwerwurzelstock, Bd. 2*
Zinköl, *siehe Zinkoxidöl, Bd. 1*
Zinkoxid, *Bd. 1*
Zinkoxid mit Talkum 1+1, Zinkoxyd-Talkumpuder 50 % weiß, *Bd. 1*
Zinkoxid, Rohes, *Bd. 1*
Zinkoxidöl, *Bd. 1*
Zinkoxidschüttelmixtur, *Bd. 1*
Zinkpaste, *Bd. 1*
Zinkpaste, Weiche, *Bd. 1*
Zinksalbe, *Bd. 1*
Zinkschüttelmixtur, *siehe Zinkoxidschüttelmixtur, Bd. 1*
Zinksulfat 7 Wasser, *siehe Zinksulfat-Heptahydrat, Bd. 1*
Zinksulfat-Heptahydrat, *Bd. 1*
Zinkvitriol, *siehe Zinksulfat-Heptahydrat, Bd. 1*
Zinkweiß, *siehe Zinkoxid, Bd. 1*
Zinnober, *siehe Quecksilbersulfid, Rotes, Bd. 1*
Zinkoxyd-Talkumpuder 50 %, weiß, *siehe Zinkoxid mit Talkum 1+1, Bd. 1*
Zintronellöl, *siehe Citronellöl, Bd. 2*
Zitronenverbenenblätter, *Bd. 2*
Zitwerwurzelstock, *Bd. 2*
Zuckerplätzchen, *Bd. 1*

Reagenzienverzeichnis

Acetylierungsgemisch
25 g Acetanhydrid in 50 ml wasserfreiem Pyridin lösen. Gut verschlossen, vor Licht geschützt, aufbewahren.

Ammoniumacetat-Lösung
150 g Ammoniumacetat werden in Wasser gelöst. Nach Zusatz von 3 ml Essigsäure (98% m/m) wird die Lösung auf 1000 ml aufgefüllt. Die Lösung ist eine Woche haltbar.

Ammonium-Lösung, Ammonium-Standardlösung (2,5 ppm NH_4)
0,741 g Ammoniumchlorid in Wasser zu 1000,0 ml lösen. Die Lösung 1 zu 100 verdünnen.

Ammonium-Lösung, Ammonium-Standardlösung (1 ppm NH_4)
2 Volumteile Ammonium-Standardlösung (2,5 ppm NH_4) (RV) mit 3 Volumteilen Wasser verdünnen.

Anilin-Glucose-Lösung (Schweppes-Reagenz)
Lösung a: 1,0 g Glucose in 10 ml Wasser lösen.
Lösung b: 1,0 ml Anilin in 9 ml Methanol lösen.
Vor Gebrauch die Lösungen a und b mischen und mit n-Butanol auf 50 ml auffüllen.

Anisaldehyd-Essigsäure-Lösung
0,5 g Anisaldehyd in Essigsäure (98% m/m) zu 10 ml lösen. Dicht verschlossen lagern.

Anisaldehyd-Lösung, Anisaldehyd-Reagenz
0,5 ml Anisaldehyd mit 10 ml Essigsäure (98% m/m), 85 ml Methanol und 5 ml Schwefelsäure (98% m/m) in der angegebenen Reihenfolge vorsichtig mischen.

Antimon(III)-chlorid-Lösung
30 g Antimon(III)-chlorid rasch zweimal mit je 15 ml ethanolfreiem Chloroform abspülen. Die Spülflüssigkeit vollständig dekantieren. Die abgespülten Kristalle sofort in 100 ml ethanolfreiem Chloroform unter schwachem Erwärmen lösen. Dicht verschlossen über einigen Gramm wasserfreiem Natriumsulfat aufbewahren.

Arsen-Lösung, Arsen-Standardlösung (10 ppm As)
1,320 g Arsen(III)-oxid in 20,0 ml verdünnter Natriumhydroxid-Lösung (8% m/V) lösen. 20,0 ml dieser Lösung mit Wasser zu 1000,0 ml auffüllen; diese Lösung 1 zu 100 verdünnen.

Arsen-Lösung (1 ppm As)
1 Volumteil Arsen-Lösung (10 ppm As) (RV) mit 9 Volumteilen Wasser mischen.

Barium-Standardlösung (2 ppm Ba)
Unmittelbar vor Gebrauch 17,8 mg Bariumchlorid · 2 H_2O in 10 ml Wasser lösen. 4 ml dieser Lösung mit Wasser zu 100 ml verdünnen.

Blei-Lösung, Blei-Standardlösung (1 ppm Pb)
1 Volumteil Blei-Lösung (2 ppm Pb) (RV) mit 1 Volumteil Wasser verdünnen.

Blei-Lösung, Blei-Standardlösung (2 ppm Pb)
1 Volumteil Blei-Lösung (10 ppm Pb) (RV) mit 4 Volumteilen Wasser verdünnen.

Blei-Lösung, Blei-Standardlösung (10 ppm Pb)
1,598 g Blei(II)-nitrat in Wasser zu 1000,0 ml lösen; 1,0 ml Lösung zu 100 ml verdünnen.

Bleilösung (100 ppm Pb)
40 mg Blei(II)-nitrat R in 25,0 ml Wasser lösen und vor Gebrauch 1:10 verdünnen.

Bleiacetat-Lösung, basische
30,0 g Blei(II)-acetat mit 10,0 g Blei(II)-oxid verreiben. Nach Zusatz von 50 ml kohlendioxidfreiem Wasser die Mischung 1 Stunde lang unter gelegentlichem Umschütteln auf dem Wasserbad erwärmen und mit kohlendioxidfreiem Wasser auf das ursprüngliche Gewicht ergänzen. Weitere 50,0 ml kohlendioxidfreies Wasser hinzufügen. Erneut auf dem Wasserbad erwärmen und wieder mit kohlendioxidfreiem Wasser auf das ursprüngliche Gewicht ergänzen. Die Mischung 15 Stunden lang in einem geschlossenen Gefäß stehen lassen und filtrieren. Dicht verschlossen aufbewahren.

Blei(II)-salz-Lösung, alkalische (DAB 7)
1,70 g Blei(II)-acetat mit 50 ml Wasser versetzen. In dieser Lösung 3,10 g Natriumcitrat und 50,0 g Kaliumhydroxid lösen. Nach dem Abkühlen auf 100 ml verdünnen.

Brom-Lösung
3 g Kaliumbromid in 10 ml Wasser lösen und in dieser Lösung unter Rühren 3 g Brom lösen (Vorsicht! Abzug).

Bromcresolgrün-Lösung
50 mg Bromcresolgrün in 0,72 ml 0,1-Natriumhydroxid-Lösung und 20 ml Ethanol 96% (V/V) lösen. Die Lösung mit Wasser zu 100 ml verdünnen. Umschlagsbereich: pH-Wert 3,6 (gelb) bis 5,2 (blau).

Bromphenolblau-Lösung
0,10 g Bromphenolblau in 1,5 ml 0,1 N-Natri-umhydroxid-Lösung und 20 ml Ethanol 96% (V/V) lösen. Die Lösung mit Wasser zu 100 ml verdünnen. Umschlagsbereich: pH-Wert 2,8 (gelb) bis 4,4 (blau).

Bromphenolblau-Lösung R1
50 mg Bromphenolblau unter leichtem Erwärmen in 3,73 ml 0,02 N-Natriumhydroxid-Lösung lösen. Mit Wasser zu 100 ml verdünnen.

Bromphenolblau-Lösung R2
0,2 g Bromphenolblau in 3 ml 0,1 N-Natriumhydroxid-Lösung und 10 ml Ethanol 96% (V/V) unter Erwärmen lösen. Nach dem Abkühlen mit Ethanol 96% (V/V) zu 100 ml verdünnen.

Bromthymolblau-Lösung R1
50 mg Bromthymolblau in 4 ml 0,02 N-Natriumhydroxid-Lösung und 20 ml Ethanol 96% (V/V) lösen. Die Lösung mit Wasser zu 100 ml verdünnen. Umschlagsbereich: pH-Wert 5,8 (gelb) bis 7,4 (blau).

Bromwasser
3 ml Brom mit 100 ml Wasser bis zur Sättigung schütteln. Die Lösung über Brom und vor Licht geschützt aufbewahren.

Calciumsulfat-Lösung
5 g Calciumsulfat-Hemihydrat 1 Stunde mit 100 ml Wasser schütteln; anschließend filtrieren.

Calcon-Indikator (Calconcarbonsäure-Verreibung)
100 mg Calconcarbonsäure mit 9,9 g wasserfreiem Natriumsulfat verreiben.

Chloralhydrat-Lösung (DAB 8)
100 g Chloralhydrat in Wasser zu 100 ml lösen.

Cloramin-T-Lösung 1%
1,00 g Chloramin-T in Wasser zu 100 ml lösen. Bei Bedarf frisch herstellen.

Chloramin-T-Lösung 2%
2,00 g Chloramin-T in Wasser zu 100 ml lösen. Bei Bedarf frisch herstellen.

Chlorid-Lösung, Chlorid-Standardlösung (5 ppm Cl)
0,824 g Natriumchlorid in Wasser zu 1000,0 ml lösen; diese Lösung 1 zu 100 verdünnen.

Chlorid-Verdünnung I
1,0 ml 0,2 M-Natriumchlorid-Lösung mit Wasser zu 100,0 ml verdünnen (71 mg Cl$^-$/1 l).

Chlorid-Verdünnung II
20,0 ml Chlorid-Verdünnung I (RV) mit Wasser zu 100,0 ml verdünnen (14,2 mg Cl$^-$/1 l).

Chlorid-Verdünnung III
1,0 ml Chlorid-Verdünnung I (RV) mit Wasser zu 100,0 ml verdünnen (0,71 mg Cl⁻/1 l).

Chromotrop-2B-Lösung
1 mg Chromotrop-2B in 20 ml Schwefelsäure (95–97%) lösen.

Chromschwefelsäure
Chrom(VI)-oxid in Schwefelsäure 96% (V/V) bis zur Sättigung lösen.

Citrat-Phosphat-Pufferlösung pH 6
50,5 ml Natriummonohydrogenphosphat-Lösung (9,0% m/V) und 49,5 ml 0,1 M-Citronensäure-Lösung mischen. Der pH-Wert muss 5,9 bis 6,1 betragen.

Cresolrot-Lösung
0,1 g Cresolrot in einer Mischung aus 2,65 ml 0,1 N-Natriumhydroxid-Lösung und 20 ml Ethanol 96% (V/V) lösen. Mit Wasser zu 100 ml verdünnen. Umschlagsbereich: pH-Wert 7,0 (gelb) bis 8,6 (purpurrot).

Cyclohexan R1
Cyclohexan, welches nach DAB 9 einer besonderen Prüfung auf minimale Fluoreszenz zu unterziehen ist.

Diazobenzolsulfonsäure-Lösung R1
0,9 g Sulfanilsäure in einer Mischung von 30 ml verdünnter Salzsäure (7,3% m/V) und 70 ml Wasser lösen. 3 ml dieser Lösung mit 3 ml einer Lösung von Natriumnitrit (5% m/V) versetzen. Die Lösung 5 Minuten in einer Eis-Wasser-Mischung kühlen, mit 12 ml Natriumnitrit-Lösung (5% m/V) versetzen und erneut kühlen. Anschließend mit Wasser zu 100 ml verdünnen und das Reagenz in einer Eis-Wasser-Mischung aufbewahren. Bei Bedarf frisch herstellen; nur 15 Minuten lang haltbar.

2,4-Dihydroxybenzaldehyd-Schwefelsäure-Reagenz
0,25 g 2,4-Dihydroxybenzaldehyd in wasserfreier Essigsäure (99% m/m) zu 50 ml lösen. Eine Mischung von 12,5 ml konz. Schwefelsäure (96% m/m) und 37,5 ml wasserfreier Essigsäure (99% m/m) hinzufügen.

Dimethylaminobenzaldehyd-Reagenz
0,25 g Dimethylaminobenzaldehyd in einer Mischung aus 50 g wasserfreier Essigsäure (99,6% m/m), 5 g konz. Phosphorsäure (85% m/m) und 45 g Wasser lösen. Bei Bedarf frisch herstellen.

Dimethylaminobenzaldehyd-Lösung R1
0,2 g Dimethylaminobenzaldehyd in 20 ml Ethanol 96% (V/V) lösen. Die Lösung mit 0,5 ml Salzsäure (36,5% m/m) versetzen, mit Aktivkohle schütteln und anschließend filtrieren. Das Filtrat muss schwächer gefärbt sein als 0,0002 N-Iod-Lösung. Bei Bedarf frisch herstellen.

Dimethylgelb-Lösung
50 mg Dimethylgelb in 100 ml Ethanol 90% (V/V) lösen.
Umschlagsbereich: pH-Wert 2,9 (rot) bis 4,0 (gelb).

Dimidiumbromid-Sulfanblau-Reagenz
0,5 g Dimidiumbromid und 0,25 g Sulfanblau getrennt jeweils in einer heißen Mischung aus 3 ml wasserfreiem Ethanol 99,5% (V/V) und 27 ml Wasser lösen. Beide Lösungen mischen und mit einer Mischung aus 6,3 ml wasserfreiem Ethanol 99,5% (V/V) und 183 ml Wasser verdünnen. 20 ml dieser Lösung mit einer Lösung von 20 ml Schwefelsäure (14% m/V) in 250 ml Wasser mischen und mit Wasser zu 500 ml verdünnen.

Dinitrophenylhydrazin-Reagenz
0,2 g Dinitrophenylhydrazin in 20 ml Methanol lösen und mit 80 ml einer Mischung von gleichen Volumteilen Salzsäure R1 (25% m/V) und Essigsäure (30% m/V) versetzen. Bei Bedarf frisch herstellen.

Diphenylcarbazon-Quecksilber(II)-chlorid-Reagenz
Lösung I: 0,1 g Diphenylcarbazon in 50 ml wasserfreiem Ethanol 99,5% (V/V) lösen. Lösung II: 1 g Quecksilber(II)-chlorid in 50 ml wasserfreiem Ethanol 99,5% (V/V) lösen. Vor Gebrauch gleiche Volumteile beider Lösungen mischen.

Dithizon-Lösung
25 mg Dithizon in 100 ml wasserfreiem Ethanol 99,5% (V/V) lösen. Bei Bedarf frisch herstellen.

Dragendorffs-Reagenz
Eine Mischung von 0,85 g basischem Bismutnitrat, 40 ml Wasser und 10 ml Essigsäure (98,0% m/m) mit einer Lösung von 8 g Ka-liumiodid in 20 ml Wasser versetzen.

Dragendorffs Reagenz R1
100 g Weinsäure in 400 ml Wasser lösen. 8,5 g basisches Bismutnitrat zufügen und 1 Stunde schütteln. Mit 200 ml Kaliumiodid-Lösung (40% m/V) versetzen, erneut schütteln und nach 24 Stunden filtrieren. Vor Licht geschützt aufbewahren.

Dragendorffs Reagenz R2
1,7 g basisches Bismutnitrat und 20 g Weinsäure in 40 ml Wasser suspendieren. 40 ml Kalium-iodid-Lösung (40% m/V) zugeben, 1 Std. lang schütteln und filtrieren. Vor Gebrauch 5 ml des Filtrats mit 15 ml Wasser mischen.

Dragendorffs Reagenz, verdünntes
5 ml Dragendorffs Reagenz R1 mit einer Lösung von 10 g Weinsäure in 50 ml Wasser mischen.

Echtblausalz-Lösung, methanolische
0,5 g Echtblausalz B in 100 ml einer Mischung aus gleichen Volumteilen Methanol und Wasser lösen.

Eisen(III)-chlorid-Lösung, methanolische
5 ml Eisen(III)-chlorid-Lösung (10,5% m/V) mit 20 ml Methanol mischen.

Eisen(III)-chlorid-Lösung, (2% m/V)
2,0 g Eisen(III)-chlorid werden in 100 ml Ethanol 96% (V/V) gelöst.

Eriochromschwarz-T-Mischindikator
1 g Eriochromschwarz T und 0,4 g Methylorange mit 100 g Natriumchlorid verreiben.

Essigsäureanhydrid-Schwefelsäure-Reagenz (Liebermann-Burchard-Reagenz)
5 ml Essigsäureanhydrid und 5 ml Schwefelsäure vorsichtig mischen und langsam zu 50 ml wasserfreiem Ethanol geben. Das Reagenz ist frisch herzustellen.

Ethanol, aldehydfreies
1200 ml Ethanol 96% (V/V) mit einer Lösung von 2 g Silbernitrat in 5 ml Wasser und einer abgekühlten Lösung von 5 g Kaliumhydroxid in 10 ml Wasser mischen und einige Tage stehen lassen. Vor Gebrauch filtrieren und destillieren.

Ether, peroxidfreier
Ether, der folgender zusätzlicher Prüfung auf Peroxide entspricht: In einem 12-ml-Glasstopfenzylinder von etwa 1,5 cm Durchmesser, 8 ml Kaliumiodid-Stärke-Lösung (RV) einfüllen und mit dem Ether bis zum Rande auffüllen. Kräftig schütteln und 30 Min. lang stehen lassen. Es darf keine Färbung auftreten.

Farbreferenzlösung B (braun)
3,0 ml Stammlösung Gelb (RV), 3,0 ml Stammlösung Rot (RV) und 2,4 ml Stammlösung Blau (RV) mischen. 1,6 ml Salzsäure (1% m/V) zufügen.

Farbreferenzlösung BG (bräunlich-gelb)
2,4 ml Stammlösung Gelb (RV), 1,0 ml Stammlösung Rot (RV) und 0,4 ml Stammlösung Blau (RV) mischen. 6,2 ml Salzsäure (1% m/V) zufügen.

Farbreferenzlösung G (gelb)
2,4 ml Stammlösung Gelb (RV) und 0,6 ml Stammlösung Rot (RV) mischen. 7,0 ml Salzsäure (1% m/V) zufügen.

Farbreferenzlösung GG (grünlich-gelb)
9,6 ml Stammlösung Gelb (RV), 0,2 ml Stammlösung Rot (RV) und 0,2 ml Stammlösung Blau (RV) mischen.

Farbreferenzlösung R (rot)
1,0 ml Stammlösung Gelb (RV) und 2,0 ml Stammlösung Rot (RV) mischen. 7,0 ml Salzsäure (1% m/V) zufügen.

Farbvergleichslösung B_2
2,00 ml Farbreferenzlösung B (RV) mit 2,00 ml Salzsäure (1% m/V) mischen.

Farbvergleichslösung B_4
1,0 ml Farbreferenzlösung B (RV) mit 3,0 ml Salzsäure (1% m/V) mischen.

Farbvergleichslösung B_5
0,50 ml Farbreferenzlösung B (RV) mit 3,50 ml Salzsäure (1% m/V) mischen.

Farbvergleichslösung B_6
0,20 ml Farbreferenzlösung B (RV) mit 3,80 ml Salzsäure (1% m/V) mischen.

Farbvergleichslösung B_7
0,10 ml Farbreferenzlösung B (RV) mit 3,90 ml Salzsäure (1% m/V) mischen.

Farbvergleichslösung B_8
0,06 ml Farbreferenzlösung B (RV) mit 3,94 ml Salzsäure (1% m/V) mischen.

Farbvergleichslösung BG_4
1,00 ml Farbreferenzlösung BG (RV) mit 3,00 ml Salzsäure (1% m/V) mischen.

Farbvergleichslösung BG_5
0,50 ml Farbreferenzlösung BG (RV) mit 3,50 ml Salzsäure (1% m/V) mischen.

Farbvergleichslösung BG_6
0,20 ml Farbreferenzlösung BG (RV) mit 3,80 ml Salzsäure (1% m/V) mischen.

Farbvergleichslösung BG_7
0,10 ml Farbreferenzlösung BG (RV) mit 3,90 ml Salzsäure (1% m/V) mischen.

Farbvergleichslösung G_3
2,00 ml Farbreferenzlösung G (RV) mit 2,00 ml Salzsäure (1% m/V) mischen.

Farbvergleichslösung G_4
1,00 ml Farbreferenzlösung G (RV) mit 3,00 ml Salzsäure (1% m/V) mischen.

Farbvergleichslösung G_5
0,50 ml Farbreferenzlösung G (RV) mit 3,50 ml Salzsäure (1% m/V) mischen.

Farbvergleichslösung G_6
0,20 ml Farbreferenzlösung G (RV) mit 3,80 ml Salzsäure (1% m/V) mischen.

Farbvergleichslösung G_7
0,10 ml Farbreferenzlösung G (RV) mit 3,90 ml Salzsäure (1% m/V) mischen.

Farbvergleichslösung GG_6
0,06 ml Farbreferenzlösung GG (RV) mit 3,94 ml Salzsäure (1% m/V) mischen.

Farbvergleichslösung GG_7
0,03 ml Farbreferenzlösung GG (RV) mit 3,97 ml Salzsäure (1% m/V) mischen.

Farbvergleichslösung R_4
1,50 ml Farbreferenzlösung R (RV) mit 2,50 ml Salzsäure (1% m/V) mischen.

Farbvergleichslösung R_5
1,00 ml Farbreferenzlösung R (RV) mit 3,00 ml Salzsäure (1% m/V) mischen.

Farbvergleichslösung R_6
1,25 ml Farbreferenzlösung R (RV) mit 8,75 ml Salzsäure (1% m/V) mischen.

Farbvergleichlösung R_7
0,50 ml Farbreferenzlösung R (RV) mit 9,50 ml Salzsäure (1% m/V) mischen.

Fehlingsche Lösung
Lösung I: 6,92 g Kupfer(II)-sulfat in Wasser zu 100 ml lösen.
Lösung II: 34,6 g Kaliumnatriumtartrat und 10 g Natriumhydroxid in 80 ml Wasser lösen. Zum Sieden erhitzen, abkühlen und mit aufgekochtem und wieder abgekühltem Wasser zu 100 ml ergänzen.
Vor Gebrauch gleiche Volumenteile Lösung I und II mischen.

Formaldehyd-Schwefelsäure
2,0 ml Formaldehyd-Lösung (36% m/V) mit Schwefelsäure (96% m/m) zu 100 ml verdünnen. Bei Bedarf frisch herstellen.

Guajak-Tinktur
20 g zerstoßenes Guajakharz in einem geschlossenen Kolben mit 100 ml Ethanol 80% (V/V) unter gelegentlichem Schütteln 10 Tage lang mazerieren und filtrieren. Begrenzt haltbar.

Hydroxylaminhydrochlorid-Lösung R2
5,0 g Hydroxylaminhydrochlorid in 95 ml Ethanol 96% (V/V) lösen. Die Lösung mit 0,5 ml Bromphenolblau-Lösung R2 (RV) versetzen und mit 0,5 N-ethanolischer Kaliumhydroxid-Lösung mit Spezialindikatorpapier auf einen pH-Wert von 3,5 einstellen. Bei Bedarf frisch herstellen.

Hydroxylaminhydrochlorid-Lösung, ethanolische

3,5 g Hydroxylaminhydrochlorid in 95 ml Ethanol 60% (V/V) lösen. Nach Zusatz von 0,5 ml einer 0,2 proz. Lösung (m/V) von Methylorange in Ethanol 60% (V/V), mit 0,5 N-Kalium-hydroxid-Lösung in Ethanol 60% (V/V) bis zur kräftigen Gelbfärbung versetzen. Die Lösung mit Ethanol 60% (V/V) zu 100 ml verdünnen.

Hypophosphit-Reagenz

10 g Natriumhypophosphit unter leichtem Erwärmen in 20 ml Wasser lösen. Die Lösung mit Salzsäure (36,5% m/m) zu 100 ml verdünnen und nach dem Absetzenlassen dekantieren oder über Glaswolle filtrieren.

Iod-Chloroform

0,50 g Iod in 100 ml Chloroform lösen. Vor Licht geschützt aufbewahren.

Iod-Lösung

2 g Iod und 4 g Kaliumiodid in 10 ml Wasser lösen und mit Wasser zu 100 ml verdünnen.

Iodplatin-Reagenz

3 ml einer Lösung von Hexachloroplatin(IV)-wasserstoffsäure (10% m/V) mit 97 ml Wasser und 100 ml einer Lösung von Kaliumiodid (6% m/V) versetzen. In braunen Glasflaschen aufbewahren.

Kaliumhexacyanoferrat(III)-Lösung (5%)

5 g Kaliumhexacyanoferrat(III) mit wenig Wasser abspülen und in Wasser zu 100 ml lösen. Bei Bedarf frisch herstellen.

Kaliumhydroxid-Lösung, ethanolische

3 g Kaliumhydroxid in 5 ml Wasser lösen. Mit aldehydfreiem Ethanol (RV) zu 100 ml verdünnen, absetzen lassen und die klare Lösung abgießen. Bei Bedarf frisch herstellen.

0,5 N-Kaliumhydroxid-Lösung, ethanolische ($0,5 \text{ mol·l}^{-1}$)

3 g Kaliumhydroxid in 5 ml Wasser lösen. Mit aldehydfreiem Ethanol (RV) zu 100,0 ml verdünnen. Danach 20,0 ml Lösung mit 1 N-Salzsäure (1 mol·l^{-1}) gegen 0,2 ml Phenolphthalein-Lösung (RV) bis zur Entfärbung titrieren. Theoretischer Verbrauch: 10,0 ml.

Kaliumhydroxid-Lösung, methanolische

10 g Kaliumhydroxid in 30 ml Wasser lösen und mit Methanol zu 100 ml verdünnen.

Kaliumiodid-Lösung, gesättigte

Soviel Kaliumiodid in aufgekochtem und wieder abgekühltem Wasser lösen, dass ein Bodensatz bleibt. Die Lösung mit dem Bodensatz vor Licht geschützt aufbewahren.

Kaliumiodid-Stärke-Lösung

0,75 g Kaliumiodid in 100 ml Wasser lösen. Die Lösung zum Sieden erhitzen und unter Umrühren mit einer Suspension von 0,5 g löslicher Stärke in 35 ml Wasser versetzen. Die Lösung 2 Min. lang zum Sieden erhitzen und erkalten lassen.

Kaliumiodid-Stärke-Papier

Filterpapierstreifen in eine Lösung von 0,1 g Kaliumiodid in 50 ml Stärke-Lösung (RV) tauchen. Nach Abtropfen im Dunkeln trocknen lassen. Vor Licht geschützt lagern.

0,01 N-Kaliumpermanganat-Lösung ($0,002 \text{ mol} \cdot \text{l}^{-1}$)

1,0 ml 0,1 N-Kaliumpermanganat-Lösung ($0,02 \text{ mol} \cdot \text{l}^{-1}$) in einen 10 ml-Messkolben pipettieren und auf 10,0 ml auffüllen.

Kaliumpermanganat-Lösung in Schwefelsäure

Vorsicht bei der Herstellung! Explosionsgefahr! Schutzbrille! 0,1 g Kaliumpermanganat vorsichtig unter Kühlung in 10 ml Schwefelsäure (96% m/m) lösen.

Kaliumpermanganat-Phosphorsäure

3 g Kaliumpermanganat in einer Mischung aus 15 ml konzentrierter Phosphorsäure (87% m/m) und 70 ml Wasser lösen. Mit Wasser zu 100 ml verdünnen.

Kaliumpermanganat-Phosphorsäure (DAC 86)

1,00 g gepulvertes Kaliumpermanganat und 10,0 g konzentrierter Phosphorsäure (87% m/m) in 50 ml Wasser lösen. Die Lösung mit Wasser zu 100,0 ml verdünnen.

Kaliumtetraiodomercurat-Lösung, alkalische

11 g Kaliumiodid und 15 g Quecksilberiodid in Wasser zu 100 ml lösen. Unmittelbar vor dem Gebrauch im Volumenverhältnis 1:1 mit Natriumhydroxid-Lösung (25% m/V) mischen.

Kobalt(II)-chlorid-Lösung

6,5 g Kobalt(II)-chlorid mit 8,0 ml verdünnter Salzsäure (7,3% m/V) versetzen und mit Wasser zu 100 ml verdünnen.

Kongorot-Fibrin

Fibrin waschen, in kleine Stücke schneiden und über Nacht in eine Lösung 2% (m/V) von Kongorot in Ethanol 90% (V/V) einlegen. Nach dem Abfiltrieren das Kongorot-Fibrin mit Wasser waschen und unter Ether lagern.

Kresolrot-Lösung

0,10 g Kresolrot in einer Mischung von 2,65 ml 0,1 N-Natriumhydroxid-Lösung und 20 ml Ethanol 96% (V/V) lösen. Die Lösung mit Wasser zu 100 ml verdünnen.
Umschlagsbereich: pH-Wert 7,2 (gelb) bis pH-Wert 8,6 (purpurrot).

Kristallviolett-Lösung

0,5 g Kristallviolett in 100 ml wasserfreier Essigsäure (99,6% m/m) lösen.

Kupfer(II)-citrat-Lösung

25 g Kupfer(II)-sulfat, 50 g Citronensäure und 144 g wasserfreies Natriumcarbonat in Wasser lösen. Die Lösung mit Wasser zu 1000 ml verdünnen.

Kupfer(II)-nitrat-Lösung, ammoniakalische

100 mg Kupfer(II)-nitrat in 9 ml Wasser und 1 ml Ammoniak-Lösung (26% m/m) lösen.

Kupfer-Lösung (10 ppm Cu)

0,393 g Kupfer(II)-sulfat-5-Wasser in Wasser zu 100,0 ml lösen. 10,0 ml dieser Lösung mit Wasser zu 1000,0 ml verdünnen.

Magnesiumuranylacetat-Lösung

3,2 g Uranylacetat, 10 g Magnesiumacetat, 2 ml Essigsäure (98% m/m) und 30 ml Wasser auf dem Wasserbad bis zur vollständigen Lösung erwärmen. Die erkaltete Lösung mit 50 ml Ethanol 96% (V/V) versetzen und mit Wasser zu 100 ml verdünnen. Nach 24 Stunden filtrieren.

Mayers Reagenz (Kaliumquecksilberiodid-Lösung)

1,35 g Quecksilber(II)-chlorid in 50 ml Wasser lösen. Die Lösung mit 5 g Kaliumiodid versetzen und mit Wasser zu 100 ml verdünnen.

Methylorange-Lösung

0,1 g Methylorange in 80 ml Wasser lösen. Die Lösung mit Ethanol 96% (V/V) zu 100 ml verdünnen.
Umschlagsbereich: pH-Wert 3,0 (rot) bis 4,4 (gelb).

Methylorange-Mischindikator-Lösung (DAB 7)

10 mg Methylorange in 10,0 ml Wasser lösen. Diese Lösung mit einer Lösung von 7,5 mg Methylenblau in 5,0 ml Wasser mischen. Bei Bedarf frisch herstellen.

Methylrot-Lösung

50 mg Methylrot in einer Mischung von 1,86 ml 0,1 N-Natriumhydroxid-Lösung und 50 ml Ethanol 96% (V/V) lösen. Die Lösung mit Wasser zu 100 ml verdünnen.
Umschlagsbereich: pH-Wert 4,4 (rot) bis 6,0 (gelb).

Methylrot-Lösung II (DAB 7)

50 mg Methylrotnatrium in 100,0 ml Wasser lösen.

Methylrot-Mischindikator-Lösung

0,10 g Methylrot und 50 mg Methylenblau in 100 ml Ethanol 96% (V/V) lösen. Umschlagsbereich: pH-Wert 5,2 (rot-violett) bis 5,6 (grün).

Methylthymolblau-Indikator

In einem Mörser 1,0 g Methylthymolblau mit 100 g Kaliumnitrat verreiben.

Millons Reagenz

3 ml Quecksilber in 27 ml rauchender Salpetersäure (95% m/m) lösen. Die Lösung mit dem gleichen Volumen Wasser verdünnen. Vor Licht geschützt lagern. 2 Monate haltbar.

Molybdänschwefelsäure R3

2,5 g Ammoniummolybdat unter Erhitzen in 20 ml Wasser lösen. Getrennt davon 28 ml Schwefelsäure (96% m/m) tropfenweise zu 50 ml Wasser geben (Vorsicht!) und abkühlen. Beide Lösungen mischen und mit Wasser zu

100 ml verdünnen. In einer Plastikflasche aufbewahren.

Molybdatophosphorsäure 10%
1,0 g Molybdatophosphorsäure in 9,0 ml Ethanol 96% (V/V) lösen.

Molybdatophosphorsäure-Lösung, ethanolische (Molybdatophosphorsäure 20%)
2,0 g Molybdatophosphorsäure in 8,0 ml Ethanol 96% (V/V) lösen.

Molybdatophosphorsäure-Schwefelsäure-Lösung
60 ml Schwefelsäure vorsichtig zu 40 ml einer abgekühlten Lösung von Molybdatophosphor-säure (10% m/V) geben. Bei Bedarf frisch herstellen.

Molybdat-Vanadat-Reagenz
4 g fein gepulvertes Ammoniummolybdat mit 25 mg fein gepulvertem Ammoniumvanadat in einem 50 ml-Becherglas mischen und 17,5 ml Wasser zugeben. Die Kristalle mit einem Glasstab zerstoßen. Zur klaren Lösung 5 ml Salpetersäure R (63–70% m/m) und 2,5 ml Wasser zusetzen.

Molybdat-Wolframat-Reagenz, verdünntes
1 Volumteil Molybdat-Wolframat-Reagenz (Folin-Ciocalteu's-(Phenol-)Reagenz) wird mit 2 Volumteilen Wasser verdünnt.

1-Naphthol-Lösung
0,10 g 1-Naphtol (a-Naphtol) in 3 ml Natriumhydroxid-Lösung (15% m/V) lösen. Die Lösung mit Wasser auf 100 ml verdünnen. Bei Bedarf frisch herstellen.

2-Naphthol-Lösung
5 g frisch aus Wasser umkristallisiertes 2-Naphthol in 40 ml verdünnter Natriumhydroxid-Lösung (8,0% m/V) lösen. Die Lösung mit Wasser zu 100 ml verdünnen. Bei Bedarf frisch herstellen.

Naphthylamin-Sulfanilsäure-Lösung
0,5 g Sulfanilsäure in 30 ml Essigsäure (30% m/V) lösen. Die Lösung mit Wasser zu 150 ml verdünnen (Lösung A). 0,15 g 1-Naphthylamin in 30 ml Essigsäure (30% m/V) lösen. Die Lösung mit Wasser zu 150 ml verdünnen und, falls erforderlich, unter Zusatz von Zinkstaub entfärben (Lösung B). Bei Bedarf gleiche Volumteile beider Lösungen mischen.

Naphthylethylendiamin-Sprühreagenz (DAC 86)
1,00 g Naphthylethylendiamindihydrochlorid in 50 ml Dimethylformamid lösen und mit verdünnter Salzsäure (7,3% m/V) zu 100,0 ml verdünnen. Bei Bedarf frisch herstellen.

Natriumchlorid-Lösung, gesättigte
Natriumchlorid mit der doppelten Menge Wasser bis zur Sättigung schütteln; die Lösung vor Gebrauch vom Bodensatz abfiltrieren.

Natriumhexanitrocobaltat(III)-Lösung
5 g Kobalt(II)-nitrat in 20 ml Wasser lösen; die Lösung mit 1,5 ml Salpetersäure (6,5% m/m) versetzen und mit Wasser zu 100 ml verdünnen. 30 g Natriumnitrit in Wasser lösen. Die Lösung mit Wasser zu 100 ml verdünnen. Beide Lösungen mischen und stehen lassen. Die klare Lösung wird verwendet. Begrenzt haltbar.

Natriumhypochlorit-Lösung (ca. 0,5% aktives Chlor)
1 ml Natriumhypochlorit-Lösung, 12,5% Chlor (s. Monographie) mit Wasser auf 25 ml verdünnen. Bei Bedarf frisch herstellen.

Natriumhypochlorit-Lösung (ca. 2,5% aktives Chlor)
5 ml Natriumhypochlorit-Lösung, 12,5% Chlor (s. Monographie) mit Wasser auf 25 ml verdünnen. Bei Bedarf frisch herstellen.

Natriumsulfid-Lösung
30 ml Wasser werden mit 87 ml Glycerol (85% m/m) gemischt. 12 g Natriumsulfid werden in 45 ml dieser Mischung unter Erwärmen gelöst. Nach dem Abkühlen wird die Lösung mit der Mischung zu 100 ml aufgefüllt. Die Lösung sollte farblos sein.

Natriumbismutiodid-Lösung
Stammlösung: Eine Mischung von 2,6 g basischem Bismutcarbonat, 7,0 g Natriumiodid und 25 ml Essigsäure (98% m/m) einige Minuten lang zum Sieden erhitzen. Nach 12 Stunden, falls erforderlich, durch einen Glassintertiegel filtrieren. 20 ml Filtrat mit 80 ml Ethylacetat versetzen.

Sprühlösung: 2 ml Stammlösung mit 20 ml Essigsäure (98% m/m) und 40 ml Ethylacetat mischen. Stamm- und Sprühlösung dicht verschlossen aufbewahren.
Die Sprühlösung wird auf das Chromato-gramm gesprüht, anschließend eine 0,4prozentige Lösung (m/V) von Schwefelsäure (96% m/m). Das zweite Besprühen erhöht die Empfindlichkeit.

0,5 N-Natriumhydroxid-Lösung (0,5 mol · l^{-1})

50,0 ml 1 N-Natriumhydroxid-Lösung (1 mol · l^{-1}) in einen 100 ml-Messkolben einpipettieren und auf 100,0 ml auffüllen. Danach 20,0 ml Lösung mit 1 N-Salzsäure (1 mol · l^{-1}) gegen 0,2 ml Phenolphthalein-Lösung (RV) bis zur Entfärbung titrieren. Theoretischer Verbrauch: 10,0 ml.

Neßlers Reagenz

11 g Kaliumiodid und 15 g Quecksilber(II)-iodid in Wasser lösen. Die Lösung mit Wasser zu 100 ml verdünnen. Bei Bedarf 1 Volumteil dieser Lösung mit 1 Volumteil einer Lösung von Natriumhydroxid (25% m/V) mischen.

Ninhydrin-Lösung

0,2 g Ninhydrin in einer Mischung aus 5 ml Essigsäure (12% m/V) und 95 ml 1-Butanol lösen.

Ninhydrin-Lösung R1

1,0 g Ninhydrin in 50 ml Ethanol 96% (m/V) lösen und mit 10 ml Essigsäure (98% m/m) versetzen.

Nitrat-Lösung, Nitrat-Standardlösung (100 ppm NO$_3$)

0,163 g Kaliumnitrat in Wasser zu 100,0 ml lösen.

Nitrat-Lösung, Nitrat-Standardlösung (2 ppm Nitrat)

0,815 g Kaliumnitrat in 500,0 ml Wasser lösen und die Lösung vor Gebrauch 1 zu 500 verdünnen.

Opaleszenz-Referenzsuspension

15,0 ml Opaleszenz-Stammsuspension (RV) mit Wasser zu 1000,0 ml verdünnen. Bei Bedarf frisch herzustellen.

Opaleszenz-Stammsuspension

0,250 g Hydrazinsulfat in 25,0 ml Wasser lösen und 6 Std. lang stehen lassen. 2,5 g Methenamin (Hexamethylentetramin) in 25,0 ml Wasser lösen. Beide Lösungen mischen und 24 Std. lang stehen lassen.
Höchstens 2 Monate in einem Erlenmeyerkolben mit Schliffstopfen aufbewahren. Vor Gebrauch schütteln.

Oxalsäure-Schwefelsäure-Lösung

0,5 g Oxalsäure in einer erkalteten Mischung aus 5 ml Wasser und 5 ml Schwefelsäure (96% m/m) lösen.

Paracetamol, 4-Aminophenol-freies

Paracetamol solange aus Wasser umkristallisieren, bis es der Prüfung des DAB 10 auf Abwesenheit von 4-Aminophenol entspricht.

Periodat-Essigsäure-Reagenz

0,446 g Natriumperiodat in 2,5 ml Schwefelsäure 25% (V/V) lösen und mit Essigsäure 98% zu 100 ml verdünnen.

Phenol, verflüssigtes (DAB 7)

10 g Phenol vorsichtig schmelzen und mit 1 ml Wasser mischen.

Phenolphthalein-Lösung

0,10 g Phenolphthalein in 80 ml Ethanol 96% (V/V) lösen. Die Lösung mit Wasser zu 100 ml verdünnen.
Umschlagsbereich: pH-Wert 8,2 (farblos) bis 10,0 (rot).

Phenolphthalein-Lösung R1

0,10 g Phenolphthalein in 10 ml Ethanol 96% (m/V) lösen.

Phenolphthalein-Lösung (DAB 8)

1,0 g Phenolphthalein in Ethanol 70% (V/V) zu 100 ml lösen.

Phenolrot-Lösung

0,10 g Phenolrot in 2,82 ml 0,1 N-Natriumhy-droxid-Lösung und 20 ml Ethanol 96% (V/V) lösen. Die Lösung mit Wasser zu 100 ml verdünnen.
Umschlagsbereich: pH-Wert 6,8 (gelb) bis 8,4 (rotviolett).

Phenolrot-Lösung R1
33 mg Phenolrot in 1,5 ml Natriumhydroxid-Lösung (8,5% m/V) lösen und mit Wasser zu 100 ml verdünnen. Vor Gebrauch 25 ml dieser Lösung mit einer Mischung aus 103 ml Natriumhydroxid-Lösung (85% m/V), 134 ml Essigsäure (12% m/V) und 238 ml Wasser mischen.

Phenolrot-Lösung (DAB 7)
50,0 mg Phenolrot unter schwachem Erwärmen in 7,05 ml 0,02 N-Natriumhydroxid-Lösung lösen. Die Lösung mit Wasser zu 100,0 ml auffüllen.

Phloroglucin-Lösung RV
0,1 g Phloroglucin in Ethanol 96% (V/V) lösen. Lösung mit 9 ml Salzsäure 36% versetzen.

Phosphat-Lösung, Phosphat-Standardlösung (5 ppm PO4)
72 mg Kaliumhydrogenphosphat in Wasser zu 100,0 ml lösen. Vor Gebrauch 1 ml dieser Lösung mit Wasser auf 100 ml verdünnen.

Phosphatpuffer-Lösung pH 8,0
0,605 g Kaliumdihydrogenphosphat in 100 ml Wasser lösen. 33 mg Natriumdihydrogenphos-phat zufügen.

Pufferlösung pH 3,5
5,0 g Ammoniumacetat in 5,0 ml Wasser und 7,6 ml Salzsäure (25% m/V) lösen. pH-Wert mit Spezial-Indikatorpapier bestimmen, falls erforderlich mit Salzsäure (7% m/V) oder Ammoniak-Lösung (10%), einstellen und die Lösung mit Wasser zu 20,0 ml verdünnen.

Pufferlösung pH 8,0
0,680 g Kaliumdihydrogenphosphat und 0,187 g Natriumhydroxid in 100 ml Wasser lösen.

Pufferlösung pH 10,9
6,75 g Ammoniumchlorid in Ammoniaklösung (17,5% m/m) zu 100,0 ml lösen.

Quecksilber(II)-acetat-Lösung
3,19 g Quecksilber(II)-acetat in wasserfreier Essigsäure (99,6% m/m) lösen und die Lösung mit dem gleichen Lösungsmittel zu 100 ml verdünnen. Vor Gebrauch die Lösung mit 0,1 N-Perchlorsäure gegen Kristallviolett-Lösung (RV) neutralisieren.

Quecksilber(II)-sulfat-Lösung
1 g Quecksilber(II)-oxid in 4 ml Schwefelsäure (96% m/m) lösen. Die Lösung mit 20 ml Wasser verdünnen.

Referenzsuspension I
5,0 ml Opaleszenz-Referenzsuspension (RV) mit 95,0 ml Wasser mischen. Bei Bedarf frisch herzustellen.

Referenzsuspension II
10,0 ml Opaleszenz-Referenzsuspension (RV) mit 90,0 ml Wasser mischen. Bei Bedarf frisch herzustellen.

Referenzsuspension III
30,0 ml Opaleszenz-Referenzsuspension (RV) mit 70,0 ml Wasser mischen. Bei Bedarf frisch herzustellen.

Referenzsuspension IV
50,0 ml Opaleszenz-Referenzsuspension (RV) mit 50,0 ml Wasser mischen. Bei Bedarf frisch herzustellen.

Salkowskis Reagenz
0,18 ml Eisen(III)-chlorid-Lösung R1 (10,5% m/V) mit 4,3 ml Perchlorsäure R (73% m/m) mischen und mit Wasser zu 100 ml verdünnen.

Salpetersäure, bleifreie
Salpetersäure (65% m/m), die zusätzlich einer Prüfung auf Blei nach DAB 9 entsprechen muss.

Salzsäure (0,1 mol·l^{-1})
100,0 ml Salzsäure (1 mol·l^{-1}) in einen 1000-ml-Messkolben einpipettieren und auf 1000,0 ml auffüllen. Danach 50,0 ml Lösung mit Natriumhydroxid-Lösung (1 mol·l^{-1}) gegen 0,2 ml Phenolphthalein-Lösung (RV) titrieren. Theoretischer Verbrauch: 5,0 ml.

0,5 N-Salzsäure (0,5 mol · l^{-1})
50,0 ml 1 N-Salzsäure (1 mol · l^{-1}) in einen 100-ml-Messkolben einpipettieren und auf 100,0 ml auffüllen. Danach 20,0 ml Lösung mit 1 N-Natriumhydroxid-Lösung (1 mol · l^{-1}) gegen 0,2 ml Phenolphthalein-Lösung (RV) titrieren. Theoretischer Verbrauch: 10,0 ml.

Salzsäure-Eisessig-Reagenz
8 ml Salzsäure (36,5% m/m) und 2 ml Essigsäure (98% m/m) mischen.

Salzsäure, methanolische (1% m/V)
1 g Salzsäure R (36% m/m) in Methanol R zu 100 ml lösen.

Schiffs Reagenz (Fuchsin-Schwefligsäure)
0,1 g Fuchsin in 60 ml Wasser lösen. Die Lösung in einer Eis-Kochsalz-Mischung abkühlen und mit einer abgekühlten Lösung von 2 g Natriumsulfit in 10 ml Wasser versetzen. 1 ml Salzsäure (36,5% m/m) langsam, unter stetem Umschütteln hinzufügen. Die Lösung mit Wasser zu 100 ml verdünnen.
Wird die Lösung trübe, ist sie vor Gebrauch zu filtrieren. Färbt sich die Lösung bei der Aufbewahrung violett, so wird sie mit Aktivkohle entfärbt.
Lösung erst 12 Stunden nach Herstellung verwenden. Vor Licht geschützt aufbewahren.

Schwefelsäure (2,5 mol·l^{-1}), ethanolische
14 ml konz. Schwefelsäure (96% m/m) vorsichtig unter Kühlung zu 60 ml wasserfreiem Ethanol geben. Nach dem Erkalten mit wasserfreiem Ethanol zu 100 ml verdünnen.

Schwefelsäure 35% (m/m), ethanolische
5 ml Schwefelsäure (96% m/m) vorsichtig unter Kühlen zu 15 ml Ethanol 96% (V/V) zutropfen und danach noch unter Kühlen 10 ml Ethanol 96% (V/V) zugeben. Unmittelbar vor der Verwendung herstellen!

Schwefelsäure (96%) mit Kaliumdichromat gesättigt
40 ml Schwefelsäure (96%) vorsichtig auf ca. 2 g Kaliumdichromat gießen (Schutzbrille!). Unter gelegentlichem Umschütteln einige Zeit stehen lassen. Wenn notwendig, weiteres Kaliumdichromat zugeben. Die mit Kaliumdichromat gesättigte Säure abgießen.

Silbernitrat-Lösung, ammoniakalische
2,5 g Silbernitrat in 80 ml Wasser lösen. Die Lösung tropfenweise mit verdünnter Ammoniak-Lösung (10% m/V) versetzen, bis sich der Niederschlag wieder gelöst hat und anschließend mit Wasser zu 100 ml verdünnen. Bei Bedarf frisch herstellen.

Stärke-Lösung
1,0 g lösliche Stärke mit 5 ml Wasser anreiben und die Mischung unter Umrühren in 100 ml siedendes Wasser geben, das 10 mg Quecksilber(II)-iodid enthält.

Stärke-Lösung, iodidfreie
Wie Stärke-Lösung (RV), aber ohne Zusatz von Quecksilber(II)-iodid. Bei Bedarf frisch herstellen.

Stärke-Lösung, konzentrierte
2,0 g lösliche Stärke mit 5 ml Wasser anreiben. Die Mischung unter Umrühren in 45 ml siedendes Wasser eingießen und 2 Min. lang zum Sieden erhitzen. Das Gemisch ist nach dem Erkalten gebrauchsfertig. Bei Bedarf frisch herstellen.

Stammlösung Blau
2,400 g Kupfer(II)-sulfat in etwa 900 ml einer Mischung von 25 ml Salzsäure (36,5% m/m) und 975 ml Wasser lösen und mit dieser Mischung zu 1000,0 ml verdünnen.

Stammlösung Gelb
46,000 g Eisen(III)-chlorid in etwa 900 ml einer Mischung von 25 ml Salzsäure (36,5% m/V) und 975 ml Wasser lösen und mit dieser Mischung zu 1000,0 ml verdünnen.

Stammlösung Rot
59,500 g Cobalt(II)-chlorid in etwa 900 ml einer Mischung von 25 ml Salzsäure (36,5% m/V) und 975 ml Wasser lösen und mit dieser Mischung zu 1000,0 ml verdünnen.

Stammlösung Rot (DAB 7) (Cobalt(II)-chlorid-Lösung)
6,50 g Cobalt(II)-chlorid mit 3,00 ml Salzsäure (22% m/V) versetzen und mit Wasser zu 100 ml auffüllen.

Sulfat-Lösung, Sulfat-Standardlösung (10 ppm SO4)
0,181 g Kaliumsulfat in Wasser zu 100,0 ml lösen. Die Lösung 1 zu 100 verdünnen.

Sulfat-Lösung, Sulfat-Standardlösung (10 ppm SO4) R1

0,181 g Kaliumsulfat in Ethanol (30% V/V) zu 100,0 ml lösen. Die Lösung mit Ethanol (30% V/V) im Verhältnis 1:100 verdünnen.

Tetrazolblau-Lösung, alkalische

20 mg Tetrazolblau in 10 ml Wasser lösen. Mit einer Lösung von 3,6 g Natriumhydroxid in 30 ml Methanol mischen. Bei Bedarf frisch herstellen.

Thioacetamid-Reagenz

0,2 ml Thioacetamid-Lösung (4% m/V) und 1 ml einer Mischung von 15 ml 1 N-Natrium-hydroxid-Lösung, 5 ml Wasser und 20 ml Glycerol (85% m/m) 20 Sekunden lang im Wasserbad erhitzen. Bei Bedarf frisch herstellen.

o-Tolidin-Sprühreagenz (DAC 79)

0,160 g o-Tolidin in 30 ml Essigsäure (30% m/V) lösen und mit Wasser zu 500 ml verdünnen. In dieser Lösung anschließend 1,0 g Kaliumiodid lösen. Bei Bedarf frisch herstellen.

Trichloressigsäure-Kaliumhexacyanoferrat-(III)-Eisen(III)-chlorid-Reagenz (TKE-Reagenz)

Lösung a: Trichloressigsäure (25% m/V) in Chloroform.
Lösung b: Kaliumhexacyanoferrat(III)-Lösung (1% m/V) und Eisen(III)-chlorid-Lösung (5% m/V) zu gleichen Teilen mischen.
Nach kräftigem Besprühen mit Lösung a wird die Platte 10 Min. lang auf 140 °C erhitzt und anschließend mit Lösung b besprüht.

Vanillin-Reagenz

0,5 g Vanillin in 50 ml Ethanol (96% V/V) lösen und vorsichtig tropfenweise mit 1 ml Schwefelsäure (96% m/m) versetzen.

Vanillin-Phosphorsäure

100 mg Vanillin in einer Mischung aus 3 ml konz. Phosphorsäure (85% m/m) und 5 ml Wasser lösen.

Vanillin-Schwefelsäure-Sprühreagenz (DAC 79)

0,50 g Vanillin in 80,0 ml Ethanol 96% (V/V) lösen. Die Lösung mit Schwefelsäure (96% m/m) zu 100,0 ml ergänzen.

Vanillin-Schwefelsäure-Sprühreagenz R-DAC

0,5 g Vanillin in 20,0 ml Ethanol 96% (V/V) lösen. Die Lösung mit Schwefelsäure (96% m/m) zu 100,0 ml ergänzen.

Van-Urk-Reagenz R-DAC

125 mg Dimethylaminobenzaldehyd in einer Mischung aus 35 ml Wasser und 65 ml konz. Schwefelsäure (96% m/m) lösen. Mit 0,1 ml Eisen(III)-chlorid-Lösung (10,5% m/V) versetzen.

Vergleichslösung A1 (Trübungsvergleich)

0,05 ml Chlorid-Verdünnung III (RV), 1 ml verdünnte Salpetersäure (12,6% m/V), 0,2 ml Silbernitrat-Lösung R2 (1,7% m/V) und 0,75 ml Wasser mischen.

Vergleichslösung A2 (Trübungsvergleich)

0,75 ml Chlorid-Verdünnung III (RV), 1,0 ml verdünnte Salpetersäure (12,6% m/V), 0,2 ml Silbernitrat-Lösung R2 (1,7% m/V) und 0,05 ml Wasser mischen.

Vergleichslösung A3 (Trübungsvergleich)

0,15 ml Chlorid-Verdünnung II (RV), 1,0 ml verdünnte Salpetersäure (12,6% m/V), 0,2 ml Silbernitrat-Lösung R2 (1,7% m/V) und 0,65 ml Wasser mischen.

Vergleichslösung B1 (Trübungsvergleich)

0,25 ml Chlorid-Verdünnung III (RV), 5,0 ml verdünnte Salpetersäure (12,6% m/V), 1,0 ml Silbernitrat-Lösung R2 (1,7% m/V) und 3,75 ml Wasser mischen.

Vergleichslösung B2 (Trübungsvergleich)

3,75 ml Chlorid-Verdünnung III (RV), 5,0 ml verdünnte Salpetersäure (12,6% m/V), 1,0 ml Silbernitrat-Lösung R2 (1,7% m/V) und 0,25 ml Wasser mischen.

Vergleichslösung B3 (Trübungsvergleich)

0,75 ml Chlorid-Verdünnung II (RV), 5,0 ml verdünnte Salpetersäure (12,6% m/V), 1,0 ml Silbernitrat-Lösung R2 (1,7% m/V) und 3,25 ml Wasser mischen.

Vergleichslösung B4 (Trübungsvergleich)

1,25 ml Chlorid-Verdünnung II (RV), 5,0 ml verdünnte Salpetersäure (12,6% m/V), 1,0 ml

Silbernitrat-Lösung R2 (1,7% m/V) und 2,75 ml Wasser mischen.

Xylenolorange-Verreibung, Xylenolorange-Indikator

1 Teil Xylenolorange mit 99 Teilen Kaliumnitrat verreiben.

Zink, aktiviertes

Zink-Plätzchen in einem Erlenmeyerkolben mit einer Lösung, die 50 ppm Hexachlor(IV)-wasserstoffsäure enthält 10 Min. lang stehen lassen, mit Wasser abspülen und sofort mit Filterpapier trocknen.

Zinkiodid-Stärke-Lösung

Eine Lösung von 2 g Zink(II)-chlorid in 10 ml Wasser mit 0,4 g löslicher Stärke versetzen und die Mischung bis zur Lösung der Stärke kochen. Nach dem Abkühlen eine farblose Lösung von 0,1 g Zink als Feile und 0,2 g Iod in 1 ml Wasser hinzufügen. Die Lösung mit Wasser zu 100 ml verdünnen und filtrieren. Vor Licht geschützt aufbewahren.

Zinkstaub-Reduktionsgemisch

100 g Bariumsulfat, 1,0 g Zinkstaub und 10,0 g Mangan(II)-sulfat verreiben.

Zinn(II)-chlorid-Lösung

20 g Zinn mit 85 ml Salzsäure (36,5% m/m) bis zum Aufhören der Wasserstoffentwicklung erwärmen, anschließend erkalten lassen. Die Lösung über einem Überschuss von Zinn und vor Luft geschützt aufbewahren.

Zirkonylnitrat-Lösung

0,1 g Zirkonylnitrat in einer Mischung aus 40 ml Wasser und 60 ml konz. Salzsäure (36,5% m/m) lösen.

Reagenzien-
verzeichnis

Allylsenföl
Allylisothiocyanat

(DAB 7, 2. AB/DDR, ÖAB 90, DAC 97, USP 33)

Allylis isothiocyanas
Oleum Sinapis
Senföl

Löslichkeit: Mischbar mit Ether, Chloroform, Ethanol; wenig mischbar mit Wasser.

Zur Prüfung erforderlich:
- Identität: 2 bis 3 Tropfen.
- Qualitätssicherung: Ca. 2 ml.

Identität

1. Organoleptik
Klare, farblose bis gelbe, sehr stark lichtbrechende Flüssigkeit; färbt sich bei längerem Stehen dunkler; penetranter Geruch, zu Tränen reizend. Auf der Haut hyperämisierend und blasenziehend.

2. Relative Dichte
1,017 bis 1,022.

3. Reaktionen
- 1 ml 0,1 N-Silbernitrat-Lösung tropfenweise mit verdünnter Ammoniak-Lösung Rl (10% G/V) versetzen, bis sich der Niederschlag wieder auflöst
- 2 bis 3 Tropfen Substanz in 1 ml Ethanol 96% (V/V) lösen und mit der obigen Lösung unter Schütteln versetzen.

Dunkelbrauner Niederschlag von Silbersulfid (Abbau des Isothiocyanats zu Sulfid).

Einige Untersuchungen zur Qualitätssicherung

1. Reinheit
A. Löslichkeit:
- 1,00 ml Substanz in 0,50 ml Ethanol 90% (V/V) lösen
- In Reagenzgläsern bei Tageslicht gegen einen dunklen Untergrund mit 1,5 ml Ethanol 90% (V/V) vergleichen (Trübungsvergleich).

Die Substanz muss sich klar lösen, andernfalls liegen Verunreinigungen vor.

B. Alkalisch oder sauer reagierende Verunreinigungen:
- 1,0 ml Lösung nach A. mit 1,0 ml Wasser verdünnen
- 0,10 ml Bromphenolblau-Lösung Rl (RV) zufügen.

Die Lösung muss sich grün färben. Rotviolett- oder Gelbfärbung zeigt alkalisch oder sauer reagierende Verunreinigungen an.

C. Phenol (USP 33):
- 1 ml Substanz mit 5 ml Ethanol mischen
- Einige Tropfen Eisen(III)-chlorid-Lösung (10,5%) zugeben.

Unmittelbar nach Zugabe darf keine blaue Färbung auftreten.

D. Fette Öle:
- 1 Tropfen Substanz auf Filterpapier auftropfen
- 24 Std. lang liegen lassen (Abzug!).

Durchscheinender oder fettartiger Fleck zeigt Verunreinigungen durch fette Öle an.

2. **Weitere Prüfungen** (DAB 7, 2. AB/DDR, ÖAB 90, DAC 97, USP 33)

In der Apotheke durchführbar: Wasserlösliche Anteile, halogenhaltige Verunreinigungen, Gehaltsbestimmung.

Des Weiteren: Brechungsindex, IR-Spektrum (USP 33).

Teil II — Aloe — 1/2

Aloe

Kap-Aloe (Ph. Eur. 6.0)
und **Curaçao-Aloe** (Ph. Eur. 6.0)
(HMPC-Monographie)

Aloe capensis
Aloe barbadensis

Kap-Aloe ist der zur Trockne eingedickte Saft der Blätter verschiedener Arten der Gattung Aloe, insbesondere von *Aloe ferox* MILLER und ihrer Hybriden.
Curaçao-Aloe ist der zur Trockne eingedickte Saft der Blätter von *Aloe barbadensis* MILLER.

Löslichkeit: In der Wärme löslich in Ethanol 96 %; teilweise löslich in siedendem Wasser.

Zur Prüfung erforderlich:
▶ Identität: Ca. 1,5 g.

Identität

1. **Organoleptik**
   Kap-Aloe-Pulver ist grünlichbraun; Curaçao-Aloe-Pulver ist braun. Beide haben einen starken, charakteristischen Geruch und einen bitteren, unangenehmen Geschmack.

2. **Dünnschichtchromatographie**
   Kieselgel HF$_{254}$. Untersuchungslösung:
   ▶ 0,50 g gepulverte Aloe mit 20 ml Methanol im Wasserbad zum Sieden erhitzen
   ▶ Einige Minuten lang schütteln
   ▶ Abdekantieren
   ▶ Baldmöglichst zur Chromatographie verwenden (Lösung instabil).
   Referenzlösung: 50 mg Aloin in 10 ml Methanol oder authentische Droge wie Untersuchungsmuster behandeln.
   Aufzutragende Menge: Je 10 μl Untersuchungs- und Referenzlösung bandförmig (20 mm × 3 mm). [Zur Verwendung von MPTLC-Platten, siehe Seite XV.]
   Fließmittel: Wasser – Methanol – Ethylacetat (10 + 13 + 77).
   Laufhöhe: 10 cm.
   Laufzeit: Ca. 40 min
   ▶ Abdunsten des Fließmittels
   ▶ Besprühen mit methanolischer Kaliumhydroxid-Lösung (10 % m/V)
   ▶ 5 min lang auf 110 °C erhitzen
   ▶ Unter der UV-Lampe (365 nm) und am Tageslicht auswerten.

   Im UV-Licht (365 nm) viele blau und einige hellgelb fluoreszierende Zonen, von denen die auffälligste gelbe Zone (Aloin) in der Höhe der Referenzsubstanz liegen muss. Bei manchen Kap-Aloe Sorten noch zwei, oft schlecht getrennte gelbe Zonen etwa halb so hoch. Bei Curaçao-Aloe eine am Tageslicht rotviolette Zone kurz unter dem Aloin, aber von dieser deutlich getrennt (7-Hydroxyaloin).

3. Reaktionen

A.
- ▶ 1 g gepulverte Droge mit 100 ml siedendem Wasser schütteln
- ▶ Nach dem Erkalten mit 1 g Talkum versetzen
- ▶ Filtrieren
- ▶ In 10 ml Filtrat unter Erwärmen 0,25 g Natriumtetraborat lösen
- ▶ 1 bis 2 ml in 20 ml Wasser gießen
- ▶ Unter der UV-Lampe (365 nm) auswerten.

Gelblichgrüne, besonders im UV-Licht starke Fluoreszenz bei beiden Aloe-Arten; Reaktion ist bei der aloinfreien Natal-Aloe negativ (Reaktion nach Schouteten).

B.
- ▶ 5 ml des unter A. erhaltenen Filtrates mit 5 ml frisch hergestelltem Bromwasser (RV) versetzen.

Bei Curaçao-Aloe gelber Niederschlag und violette überstehende Flüssigkeit, bei Kap-Aloe ist die überstehende Flüssigkeit nicht violett (Reaktion nach Rosenthaler).

4. Weitere Prüfungen (Ph. Eur. 6.0)

In der Apotheke durchführbar: Trocknungsverlust, Asche.
Des Weiteren: Spektralphotometrische Gehaltsbestimmung. Alternative Dünnschichtchromatographie (DAC, 2008, Bd. III).

Andornkraut
(Ph. Eur. 8.0, HMPC-Monographie)

Marrubii herba
Herba Marrubii

Die zur Blütezeit gesammelten, getrockneten, oberirdischen Teile von *Marrubium vulgare* L.

Zur Prüfung erforderlich:
- Identität: Ca. 2 g.
- Qualitätssicherung: 100 g (kein Verbrauch).

Identität

1. **Organoleptik** (Ph. Eur. 8.0, DAC 2013 AI)
Schwach aromatischer Geruch und bitterer, leicht scharfer Geschmack.

2. **Beschreibung der Schnittdroge** (DAC 2013 AI)

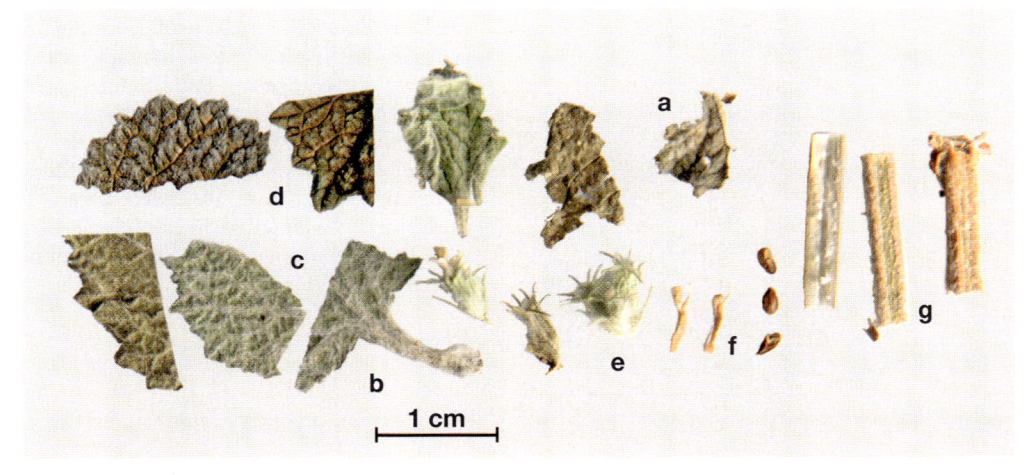

Abb. 1: Schnittdroge

Schnittdroge (Abb. 1): Knäuelig zusammenhängende, runzelige (a) Stücke der bis zu 3 cm lang gestielten (b) Blätter, besonders unterseits weißfilzig (c) behaart mit unterseits hervortretender (c), oberseits eingesenkter Netznervatur (d). Ältere Blätter oberseits dunkelgraugrün, jüngere oberseits behaart. Blattrand gekerbt bis gezähnt (d). 5 bis 7 mm lange zweilippige Blüten mit weißlicher, behaarter Blütenkrone und röhrenförmigem, behaarten Kelch (e), Kelchrand alternierend mit 5 längeren und 5 kürzeren zurückgebogenen Stacheln. Vereinzelt eiförmige, 1,5 bis 2 mm lange, stumpf dreikantige, glatte und graubraune Früchte (f), die dunkel marmoriert oder einfarbig erscheinen. Häufig der Länge nach aufgebrochene, weißgrüne, bisweilen hellbraune, wollig behaarte Stücke der vierkantigen Stängel mit weißem Mark (g).

3. Mikroskopie

- Einige Blattfragmente etwa 10 min lang in Wasser einlegen
- Wasser abdekantieren und Drogenteile mit einer Mischung aus 10 Volumteilen Ethanol (70 % V/V) und 1 Volumteil Glycerol übergießen
- Blattstück in zugespitztes, gespaltenes Styroporblöckchen klemmen und mit frischer Rasierklinge Querschnitte fertigen
- Schnitte auf Objektträger legen
- Blattstück durchschneiden und teils mit der Oberseite, teils mit der Unterseite nach oben auf Objektträger legen
- zu allen Präparaten Chloralhydrat-Lösung (RV) geben und ca. 20 s lang vorsichtig zum Sieden erhitzen

oder

- Droge pulvern, Pulver auf Objektträger streuen und mit Chloralhydrat-Lösung (RV) versetzen, Deckglas auflegen und ca. 20 s lang vorsichtig zum Sieden erhitzen.

Typische Merkmale: *Epidermiszellen mit wellig buchtigen Wänden und diacytischen Spaltöffnungsapparaten, Mesophyllzellen mit zahlreichen Nadeln und länglichen Kristallen aus Calciumoxalat. Zahlreiche ein- oder mehrzellige Deckhaare, einzeln oder als Büschelhaare. Lamiaceendrüsenschuppen mit acht sezernierenden Zellen und Drüsenhaare mit ein- oder zweizelligem Stiel und ein- bis vierzelligem Köpfchen.*

Blatt, Querschnitt (Abb. 2): Deck- und Büschelhaare auf leicht erhabenen Epidermishöckern, eine Zelle meist größer als die anderen. An den Querwänden bauchig und verdickt. Einreihiges Palisadenparenchym, mehrreihiges Schwammparenchym. Mesophyllzellen mit Calciumoxalatnadeln oder länglichen Kristallen. Ober- und unterseits Drüsenhaare mit ein- bis zweizelligem Stiel und ein- bis vierzelligem Köpfchen. Lamiaceendrüsenschuppen mit 8 sezernierenden Zellen.

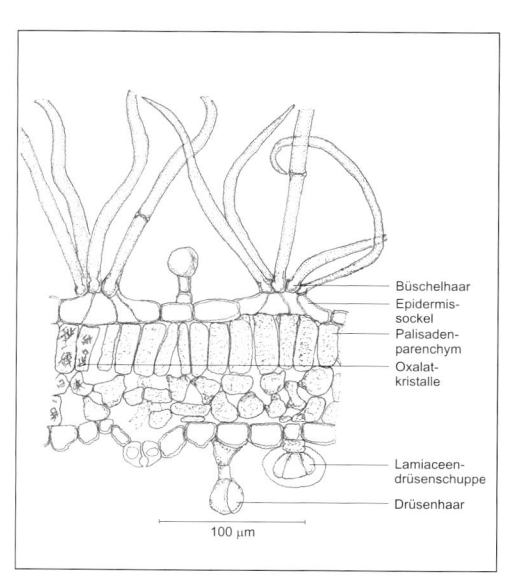

Abb. 2: Blatt, Querschnitt

Andornkraut

Epidermis, Aufsicht (Abb. 3): Wellig buchtige Epidermiszellen mit besonders an der Unterseite zahlreichen diacytischen Spaltöffnungsapparaten und Lamiaceendrüsenschuppen mit 8 sezernierenden Zellen. Blattepidermis bedeckt von stark verfilzten 100 bis 200 µm langen Deck- und Büschelhaaren.

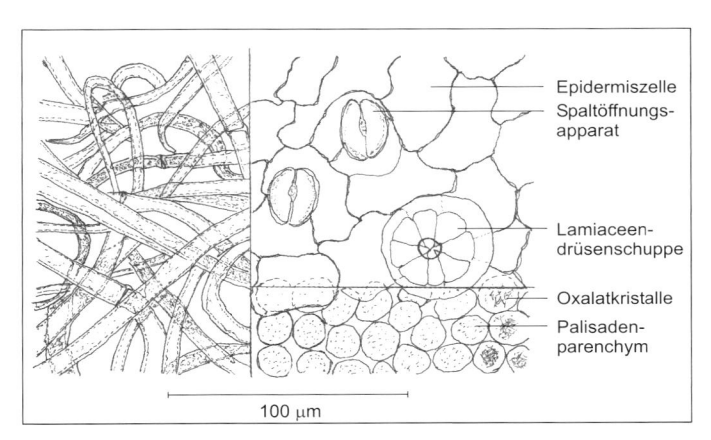

Abb. 3: Epidermis, Aufsicht

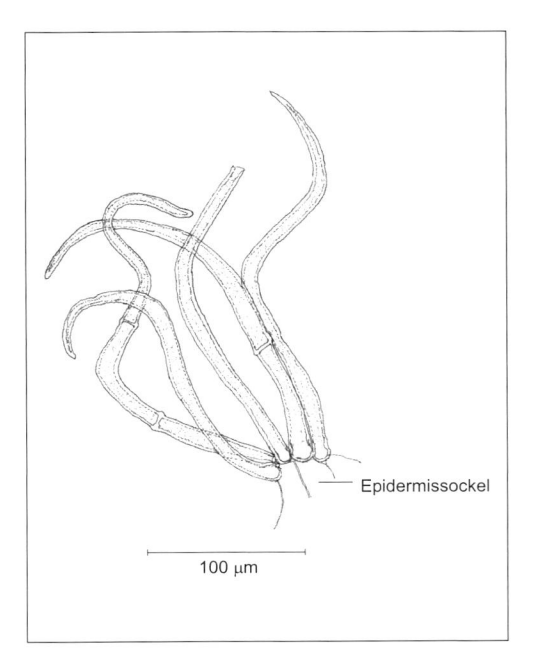

Abb. 4: Büschelhaar, Blattunterseite

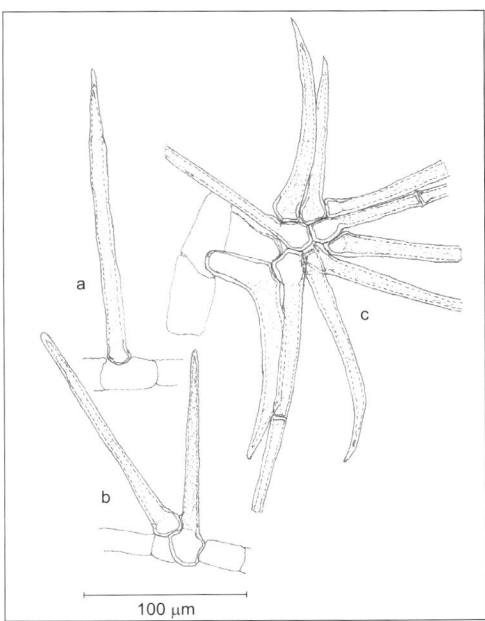

Abb. 5: Deck- und Büschelhaare

Büschelhaar, Blattunterseite (Abb. 4): Büschelhaare mit bis zu 20 ein- oder mehrzelligen Deckhaaren, die auf einem besonders an der Unterseite deutlichen Höcker dünnwandiger Epidermiszellen sitzen. Eines der Haare ist meist kräftiger und länger als die anderen.

Deck- und Büschelhaare (Abb. 5): Die sehr vielfältige Behaarung besteht aus ein- oder mehrzelligen einfachen Deckhaaren (a), aus zu wenigen (b) oder bis zu 20 Haaren bestehenden Büschelhaaren (c), die auf einer in der Epidermis eingesenkten Zelle (oder einem Höcker, Abb. 4) sitzen können. Die oberste Zelle der mehrzelligen Haare ist oft stark verlängert. Am Kelch finden sich zwei- oder dreizellige spitze Haare mit langer Endzelle, am Stängel lange stark gebogene Haare (ohne Abb.).

Endothecium, Pollenkörner (Abb. 6): Das Endothecium (a) (Faserschicht) der Pollensäcke hat unregelmäßig sternförmige Verdickungsleisten. Die 25 bis 30 µm großen Pollenkörner (b) sind rundlich, mit schwach strukturierter Oberfläche und haben 3 Keimporen.

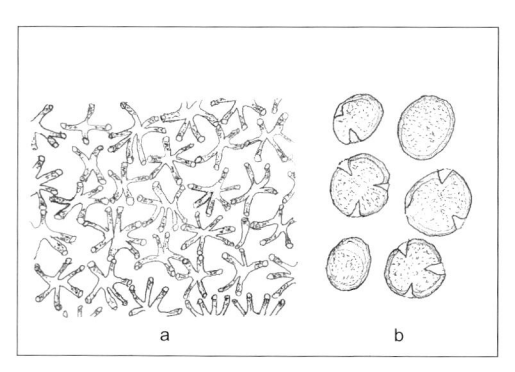

Abb. 6: Endothecium, Pollenkörner

4. Dünnschichtchromatographie (Ph. Eur. 8.0, DAC 2013 AI)
Kieselgel HF$_{254}$. **Untersuchungslösung a:**
- 1 g gepulverte Droge mit 2 ml verdünnter Salzsäure (7,3 % m/V) und 8 ml Methanol versetzen
- 30 min lang im Wasserbad von 60 °C erwärmen
- Abkühlen lassen und filtrieren.

Untersuchungslösung b:
(Die Untersuchungslösung b ist zur Identifizierung nicht zwingend erforderlich, DAC 2006, Bd. III)
- 1 g gepulverte Droge mit 10 ml Methanol versetzen
- 10 min lang im Wasserbad von 60 °C erwärmen
- Abkühlen lassen und filtrieren.
- **Referenzlösung:** 10 mg Cholesterol und 10 mg Guajazulen in 10 ml Methanol oder authentische Droge wie Untersuchungsmuster behandeln.
- **Aufzutragende Menge:** Je 20 µl Untersuchungslösung a und b und Referenzlösung bandförmig (20 mm x 3 mm). [Zur Verwendung von HPTLC-Platten siehe Seite XV.]
- **Fließmittel:** Methanol – Toluol (5 + 95)
- **Laufhöhe:** 10 cm.
- **Laufzeit:** Ca. 20 min
- Abdunsten des Fließmittels bei Raumtemperatur
- Besprühen mit einer Lösung von 0,1 g Vanillin in einer Mischung von 4 Volumteilen Ethanol (96 % V/V) und 16 Volumteilen Schwefelsäure (96 %) (Vanillin-Schwefelsäure-Sprühreagenz R-DAC, RV)
- 5 bis 10 min lang unter Beobachtung bei 130 °C erhitzen
- Sofort am Tageslicht auswerten.

Wichtige Zonen im Chromatogramm der Untersuchungslösung a: Wenig unterhalb der im oberen Drittel liegenden rotvioletten Zone des Guajazulens eine schwache, bläulich violette Zone. In Höhe der bläulich violetten Zone des Cholesterols eine intensive bläulich violette Zone (Marrubiin). Weitere bläulich oder rötlich violette Zonen können auftreten. (Abb. 7)

Unters.-Lsg. a	Vergleich	Unters.-Lsg. b
bläulich violett	rotviolett (Guajazulen)	bläulich violett
bläulich violett		bläulich violett
bläulich violett (Marrubiin)	bläulich violett (Cholesterol)	bläulich violett (schwach)
rötlich violett		rötlich violett
		rötlich violett
violett		violett
		violett

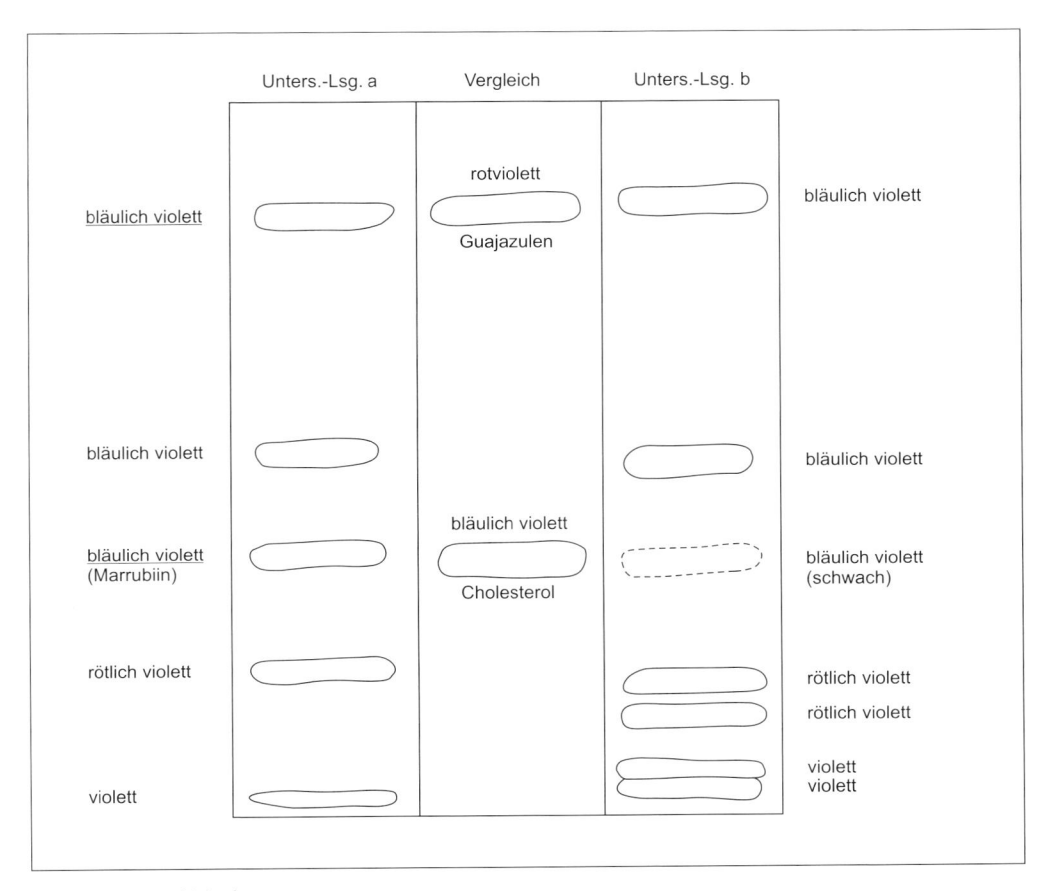

Abb. 7: Dünnschichtchromatogramm

Einige Untersuchungen zur Qualitätssicherung

1. Reinheit
Fremde Bestandteile:
▶ 100 g Droge auf fremde Bestandteile durchsehen.

Höchstens 2 g (2 %) fremde Bestandteile.

2. Weitere Prüfungen (Ph. Eur. 8.0)
In der Apotheke durchführbar: Trocknungsverlust, Asche, Salzsäureunlösliche Asche.
Des Weiteren: Spektralphotometrische Bestimmung des Gehaltes an Marrubiin nach HPLC.

Angelikawurzel
(Ph. Eur. 6.0)
(Standardzulassung 1419.99.99)

Angelicae radix
Radix Angelicae

Die sorgfältig getrockneten unterirdischen Organe (Wurzeln und Wurzelstöcke) von *Angelica archangelica* L. (*Archangelica officinalis* HAFFM.)

Zur Prüfung erforderlich:
- Identität: Ca. 3 g.
- Qualitätssicherung: 140 g (40 g Verbrauch).

Identität

1. Organoleptik
Stark aromatischer Geruch und aromatischer, scharfer, bitterer Geschmack (Ph. Eur. 6.0, DAC 2006, Bd. III).

2. Beschreibung der Schnittdroge (DAC 2006, Bd. III)

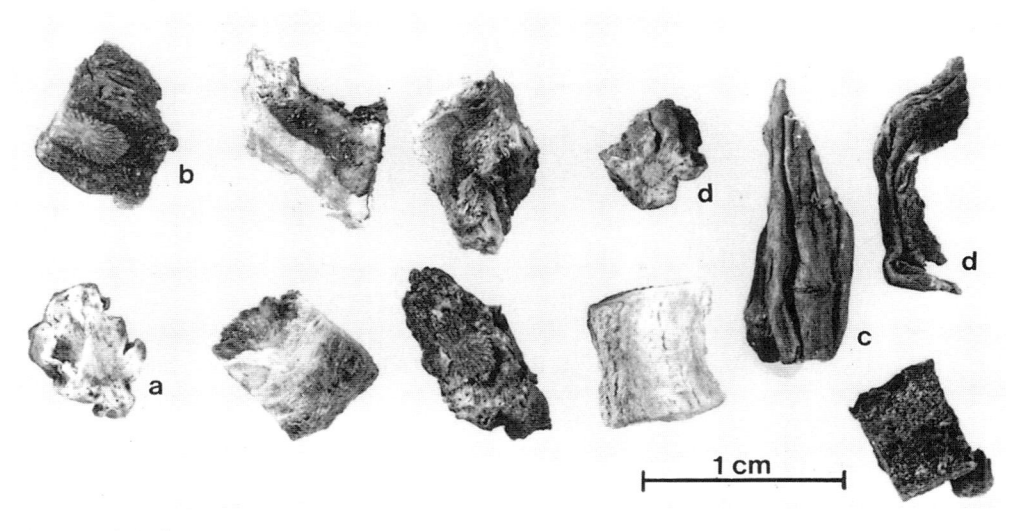

Abb. 1: Schnittdroge

Schnittdroge (Abb. 1): Unregelmäßig geschnittene, schmutzig weiße (a), braunfleckige (b) und streifige, oft an einer Seite von schwarzbraunem Kork bedeckte Rhizom- und dickere Wurzelstücke (c) und bis 5 mm dicke, längliche, tief längsfurchige, außen schwarzbraune Stücke dünnerer Wurzeln (d). Der Querschnitt zeigt die grauweiße, schwammige, deutlich strahlige Rinde, in der die Exkretgänge als braune Punkte erkennbar sind, und einen hellgelben oder graugelben Holzkörper mit strahligem Bau, der bei den Wurzelstöcken das grauweiße oder bräunlichweiße Mark umschließt.

3. Mikroskopie

- Einige dünnere Wurzelstücke 15 bis 30 min lang in kaltem Wasser quellen lassen
- In eine Mischung aus Ethanol 70 % (V/V) und Glycerol (9 + 1 V/V) überführen
- Nach etwa 10 min Wurzel mit Daumen in der Beuge des Zeigefingers festhalten und mit frischer Rasierklinge Querschnitte über die ganze Breite und aus kleineren Bereichen anfertigen
- Mehrere Schnitte auf Objektträger in Chloralhydrat-Lösung (RV) einlegen
- mit Deckglas abdecken und kurz zum Sieden erhitzen
- Einige Schnitte in Wasser einlegen.

Typische Merkmale: Derbwandiges Parenchym und „Ersatzfasern" mit kleinkörniger Stärke, Exkretgänge, dünnwandiger Kork.

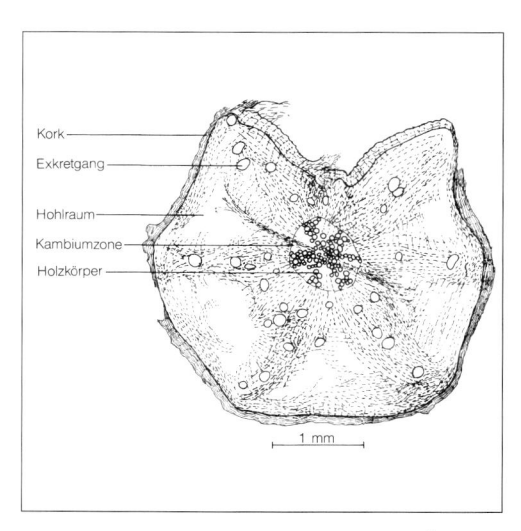

Abb. 2: Querschnitt durch dünnere Wurzel, Übersicht.

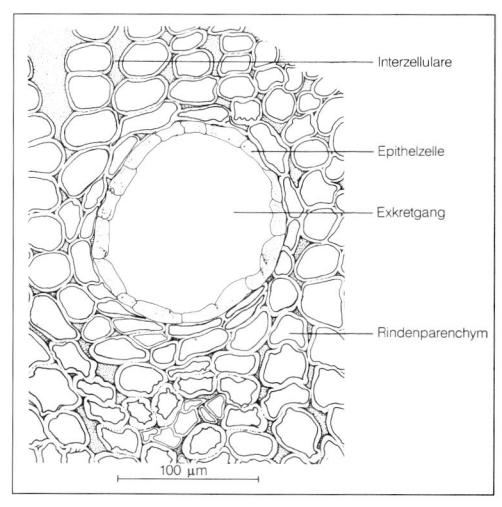

Abb. 3: Querschnitt durch den äußeren Teil der Rinde.

Dünnere Wurzel, Querschnitt, Übersicht (Abb. 2): Ein mehrlagiger, schwarzbrauner Kork umgibt eine schmutzigweiße Rinde mit großen Lücken in den äußeren Bereichen und annähernd radial angeordneten, bräunlichgelben Exkretgängen. Eine dunkelbraune Kambiumzone grenzt die Rinde gegenüber dem gelblichen, radial gestreiften Holzkörper ab.

Querschnitt durch den äußeren Teil der Rinde (Abb. 3): Unter einem mehrere Lagen hohen, dünnwandigen, unregelmäßigen Kork (in Abb. 3 nicht dargestellt) folgt ein interzellularenreiches, derbwandiges, farbloses Parenchym aus rundlichen Zellen, zwischen denen bis 200 μm weite Exkretgänge mit einem bräunlichen Epithel und oft bräunlichem Inhalt liegen.

Querschnitt aus Kambiumbereich (Abb. 4): Sekundäre Rinde und Holzkörper von zwei- bis vierreihigen Markstrahlen durchsetzt, deren Zellen sich nur wenig von dem Parenchym unterscheiden; Siebröhrengruppen nur in unmittelbarer Kambiumnähe intakt, sonst kollabiert und glasig hornartig erscheinend („Keratenchym"). Im Holzkörper, dem Exkretgänge fehlen, zahlreiche, von Parenchym umgebene bis 70 µm weite Gefäße. Rinde und Holz enthalten lang gestreckte, derb wandige, stärkehaltige Zellen („Ersatzfasern", fusiformes Parenchym), die sich im Querschnitt kaum von Parenchymzellen unterscheiden.

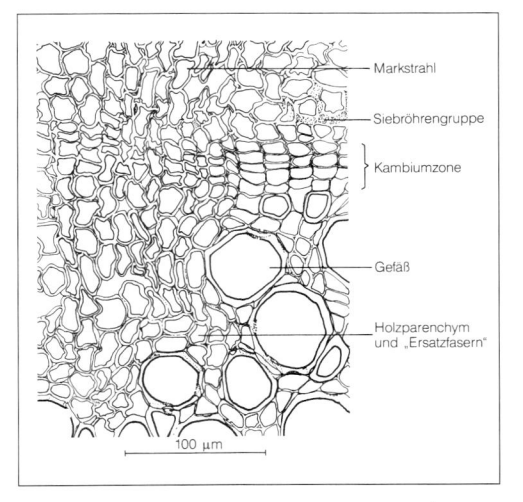

Abb. 4: Querschnitt aus dem Kambiumbereich.

Stärke aus dem Wasserpräparat (Abb. 5): Parenchymzellen der Rinde und des Holzes enthalten einzelne oder zusammengesetzte Stärke aus Körnern von 2 bis 4 µm Durchmesser.

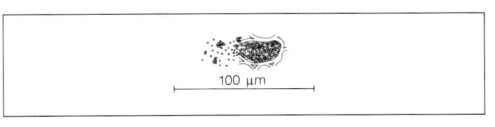

Abb. 5: Stärke

4. Dünnschichtchromatographie*:
Kieselgel HF_{254}. Untersuchungslösung:
- 1 g gepulverte Droge (Siebnummer 710) mit 10 ml Methanol versetzen
- 1 min lang in 60 °C heißem Wasserbad unter gelegentlichem Schütteln extrahieren
- Filtrieren
- Filtrat unter Nachwaschen des Filters auf 10 ml mit Methanol auffüllen.

Referenzlösung: Je 10 mg Eugenol und Scopoletin in 10 ml Methanol oder authentische Droge wie Untersuchungsmuster behandeln.

Aufzutragende Menge: Je 20 µl Untersuchungs- und Referenzlösung bandförmig (20 mm × 3 mm). [Zur Verwendung von HPTLC-Platten siehe Seite XV.]

Fließmittel: 50 ml Toluol und 50 ml Ether im Scheidetrichter mischen, mit 50 ml Essigsäure 12 % (m/V) versetzen und einige min lang schütteln. Nach dem Abstehenlassen Oberphase verwenden.

---

* Das Verfahren weicht von der Vorschrift der Ph. Eur. 6.0 ab, um Angelikawurzel und Liebstöckelwurzel besser vergleichen zu können und halogenkohlenwasserstoffhaltige Fließmittel zu vermeiden.

Dünnschichtchromatogramm

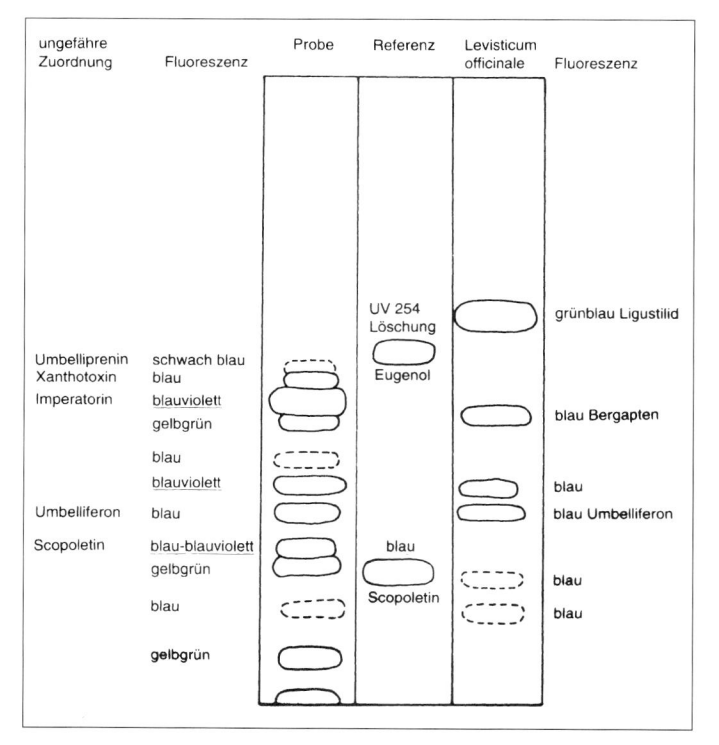

ungefähre Zuordnung	Fluoreszenz	Probe	Referenz	Levisticum officinale	Fluoreszenz
					grünblau Ligustilid
Umbelliprenin Xanthotoxin	schwach blau blau		Eugenol		
Imperatorin	blauviolett gelbgrün				blau Bergapten
	blau blauviolett				blau
Umbelliferon	blau				blau Umbelliferon
Scopoletin	blau-blauviolett gelbgrün		blau Scopoletin		blau
	blau				blau
	gelbgrün				

Abb. 6: Dünnschichtchromatogramm

Zahlreiche meist blau oder gelbgrün fluoreszierende Zonen folgender zum Teil unvollständig getrennter Cumarinderivate: Etwa auf der Höhe des Eugenols Umbelliprenin (schwach) und Xanthotoxin, darunter Imperatorin (stark), Angelicin, Umbelliferon, Scopoletin und Oxypeucedaninhydrat (Abb. 6).

Laufhöhe: 15 cm.
Laufzeit: Ca. 40 min.
▶ Abdunsten des Fließmittels im Warmluftstrom
▶ Zuerst unter der UV-Lampe (254 nm) Chromatogramm der Referenzlösung und dann unter der UV-Lampe (365 nm) Chromatogramm der Referenz- und der Untersuchungslösung auswerten.

Einige Untersuchungen zur Qualitätssicherung

1. Reinheit
Fremde Bestandteile:
▶ 100 g Droge auf fremde Bestandteile durchsehen.

Höchstens 5 g (5%) Stängelanteile oder Blattbasen, höchstens 5 g (5%) verfärbte Bestandteile und höchstens 1 g (1%) sonstige fremde Bestandteile

Wurzeln anderer Apiaceenarten insbesondere von Levisticum officinale:
Dünnschichtchromatographie: (vgl. Identität)

Andere Apiaceenarten geben ein abweichendes chromatographisches Bild. Oberhalb des Eugenols (Löschung im UV 254) darf z. B. keine intensive gelbgrüne Zone auftreten (Ligustilid von Levisticum officinale) (Abb. 6).

2. Gehaltsbestimmung
Gehalt an ätherischem Öl:
- Einwaage: 40,0 g frisch gepulverte Droge (Siebnummer 500)
- 500 ml Wasser im 2-1-Rundkolben und 10 Tropfen flüssigem Paraffin
- Vorlage: 0,50 ml Xylol
- Destillation: 4h lang bei 2 bis 3 ml in der min
- Volumen im Messrohr nach der Destillation mindestens 0,58 ml.

Entspricht einem Gehalt von 0,20 % (V/m) an ätherischem Öl.

3. Weitere Prüfungen (Ph. Eur. 6.0)
In der Apotheke durchführbar: Trocknungsverlust, Asche, salzsäurelösliche Asche. Alternative Dünnschichtchromatographie (DAC 2006, Bd. III).

Anis

(Ph. Eur. 6.0)
(Standardzulassung 8099.99.99, HMPC-Monographie)

Anisi fructus
Fructus Anisi

Die getrockneten Früchte von *Pimpinella anisum* L.

Zur Prüfung erforderlich:
- Identität: Ca. 2 g.
- Qualitätssicherung: 110 g, 10 g Verbrauch.

Identität

1. **Organoleptik** (Ph. Eur. 6.0, DAC 2006, Bd. III)
   Süßer, aromatischer Geschmack und beim Zerreiben starker, anetholartiger Geruch.

2. **Beschreibung der Ganzdroge**

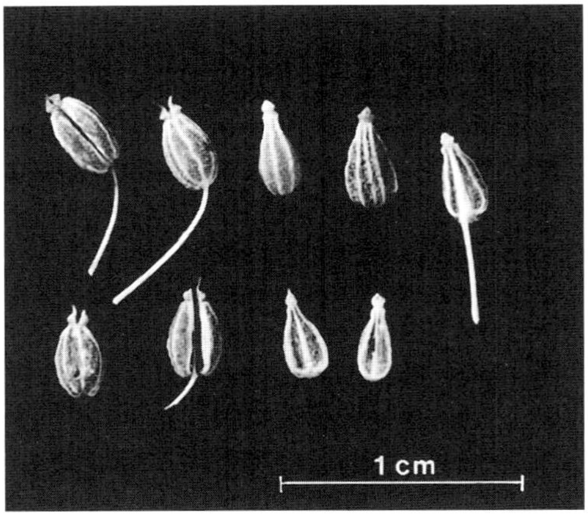

Abb. 1: Ganzdroge

Ganzdroge (Abb. 1): Die meist nicht in die Teilfrüchte zerfallenen Doppelachänen tragen oft noch ein kleines Stück des dünnen, steifen und leicht gebogenen Fruchtstieles. Sie sind eiförmig bis birnenförmig, 3 bis 5 mm lang und bis 3 mm breit, gelblichgrün oder grünlichgrau; sie tragen oben ein Griffelpolster mit zwei kurzen, umgebogenen Griffeln. Die an ihrem oberen Ende mit dem Karpopher verwachsenen Teilfrüchte sind an der Fugenfläche eben und an der Rückseite konvex. Bei Lupenbetrachtung erscheint die Rückseite durch die Behaarung rauh und zeigt fünf undeutliche, wenig hervortretende hellere Rippen, davon zwei an der Fugenfläche und drei an der Rückseite.

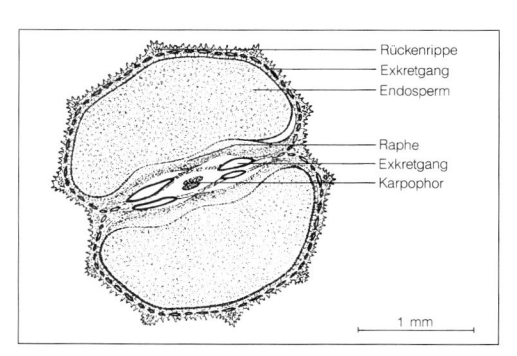

Querschnitt, Übersicht (Abb. 2):
Quer durchschnitten zeigt jede Teilfrucht einen fast elliptischen Umriss mit leicht abgeflachter oder angedeutet u-förmig eingezogener Fugenseite. Der größte Teil der Frucht wird von dem weißgrau erscheinenden Endosperm eingenommen.

Abb. 2: Querschnitt, Übersicht

3. Mikroskopie
- Einige Früchte 5 min lang in Wasser aufkochen
- 1 Teilfrucht mit Daumennagel auf der Zeigefingerkuppe festhalten und von dem vorstehenden Stück von der Rückenseite her mit frischer Rasierklinge schichtenweise Längsschnitte abheben, bis die Schnittebene im weißgrauen Endosperm verläuft
- Den gleichen Vorgang bei mehreren Früchten wiederholen
- Alle Schnitte auf Objektträger in Chloralhydrat-Lösung (RV) legen
- Mit Deckglas abdecken und kurz zum Sieden erhitzen.

Typische Merkmale: *Einzellige, warzigrauhe Haare, typische Querzellenschicht unter schmalen, gekammerten Exkretgängen, ölhaltiges Endosperm.*

Epidermis, Aufsicht (Abb. 3): Epidermiszellen geradwandig bis leicht wellig-buchtig, polygonal, von einer streifigen Kutikula bedeckt; je nach Sorte mehr oder weniger zahlreiche, 20 bis 100 µm lange, 10 bis 25 µm breite, stumpf kegelförmige, gerade oder hakenförmig gekrümmte, dickwandige, einzellige, selten zwei- oder dreizellige Haare mit längswarziger Oberfläche.

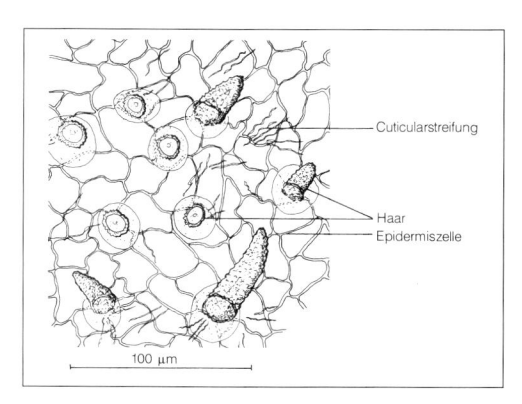

Abb. 3: Epidermis, Aufsicht

Querzellenschicht mit Exkretgang (Abb. 4):
Im Mesokarp ein wenige Lagen hohes Parenchym und dicht beieinander liegende, gelegentlich verzweigte, schmale (25 bis 100 µm) Exkretgänge mit schwer erkennbaren, braungelben, kleinen Epithelzellen. Darunter – oder je nach Lage des Stückes darüber – quer zu den Exkretgängen gestreckte, bis 140 µm lange, schmale Endokarpzellen (Querzellenschicht) mit feinwelligen Wänden. Darunter Endosperm aus derbwandigen, polyedrischen, bisweilen in Reihen angeordnet erscheinenden Zellen mit kleinen, von Resten des Aleurons umgebenen Calciumoxalatrosetten und reichlich fettem Öl (ohne Abb.).

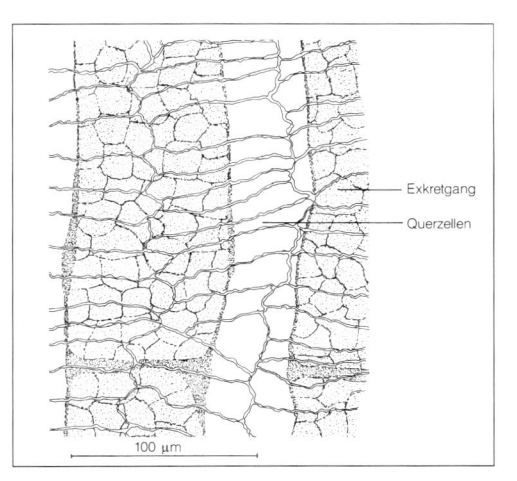

Abb. 4: Querzellenschicht mit Exkretgang

---

4. Dünnschichtchromatographie:
Kieselgel HF$_{254}$. Untersuchungslösung:
A.
▶ 0,2 ml der unter „Gehaltsbestimmung" erhaltenen Lösung des ätherischen Öles in Xylol mit 5 ml Toluol verdünnen
oder
B.
▶ 0,2 g gepulverte Droge (Siebnummer 500) mit 2 ml Dichlormethan versetzen
▶ 15 min lang schütteln
▶ Filtrieren
▶ Filtrat auf dem Wasserbad vorsichtig zur Trockne eindampfen und in 0,5 ml Toluol aufnehmen.
Referenzlösung: 3 µl Anethol und 40 µl Olivenöl in 1 ml Toluol oder authentische Droge wie Untersuchungsmuster behandeln.
Aufzutragende Menge: Je 10 µl Untersuchungs- und Referenzlösung bandförmig (20 mm × 3 mm). [Zur Verwendung von HPTLC-Platten, siehe Seite XV.]
Fließmittel: Ethylacetat – Toluol (2 + 98).
Laufhöhe: 10 cm.
Laufzeit: Ca. 20 min
▶ Abdunsten des Fließmittels
▶ Unter der UV-Lampe (254 nm) fluoreszenzmindernde Zonen markieren
▶ Besprühen mit frisch (!) bereiteter Lösung von Molybdatophosphorsäure (20% m/V) in Ethanol 90% (V/V)
▶ 5 bis 10 min lang im Trockenschrank bei etwa 120 °C erhitzen
▶ Am Tageslicht auswerten.

Wichtige Zonen: Die vor dem Besprühen unter der UV-Lampe (254 nm) fluoreszenzmindernden Zonen von Anethol, 2-Methyl-buttersäureester des 2-Hydroxy-5-methoxy-trans-propenylbenzols und Anisaldyhds. Die Zonen werden nach dem Besprühen dunkelblau (nur Anisaldehyd ist braun). Bei Verwendung des Dichlormethan-Auszuges statt des Öles treten die Zone der Triglyceride und dazu im unteren Teil des Chromatogrammes noch weitere Zonen auf (Abb. 5).

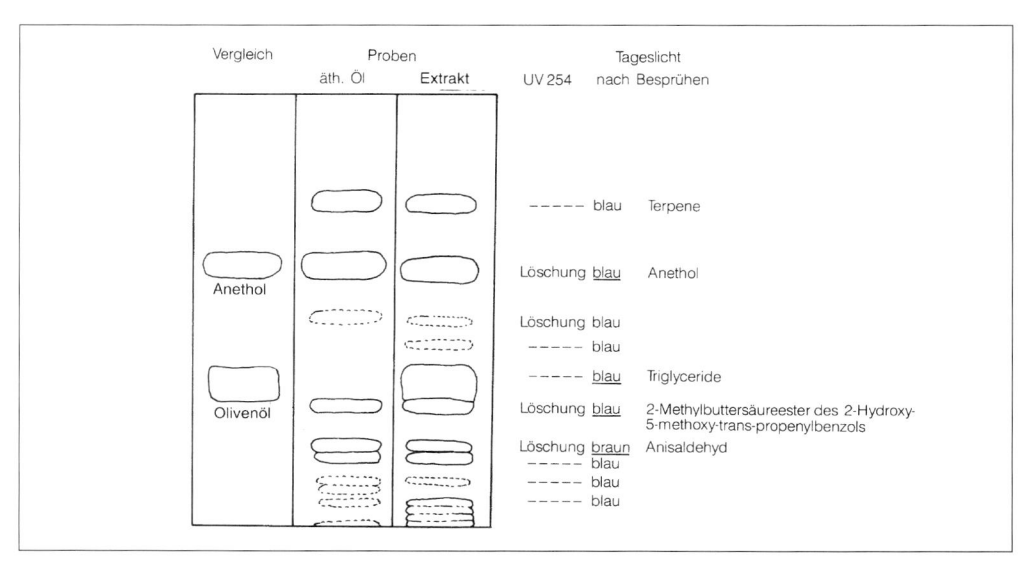

Abb. 5: Dünnschichtchromatogramm

Einige Untersuchungen zur Qualitätssicherung

1. **Reinheit**
   Fremde Bestandteile:
   ▶ 100 g Droge auf fremde Bestandteile durchsehen.

   Höchstens 2,0 g (2,0%) fremde Bestandteile.

2. **Gehaltsbestimmung**
   Gehalt an ätherischem Öl:
   ▶ Einwaage: 10,0 g unmittelbar vorher gepulverte Droge (Siebnummer 710)
   ▶ 100 ml Wasser im 250-ml-Rundkolben
   ▶ Vorlage: 0,50 ml Xylol
   ▶ Destillation: 2 h lang bei 2 bis 3 ml in der Minute
   ▶ Volumen im Messrohr nach der Destillation mindestens 0,70 ml.

   Entspricht einem Gehalt von mindestens 2,0% (V/m) ätherischem Öl.

3. **Weitere Prüfungen** (Ph. Eur. 6.0)
   In der Apotheke durchführbar: Wasser, Asche, salzsäureunlösliche Asche.

Teil II — **Anisöl** — 1/2

Anisöl
(Ph. Eur. 7.0)

Anisi aetheroleum
Oleum Anisi
Pimpinella-anisum-Fruchtöl
Anise Oil

Löslichkeit: Mischbar mit Ethanol 90 % (V/V), Ether, Toluol, Chloroform, Petrolether, flüssigen Paraffinen und fetten Ölen; praktisch nicht mischbar mit Wasser.

Zur Prüfung erforderlich:
- Identität: Ca. 1 Tropfen.
- Qualitätssicherung: Ca. 2 g (ohne Erstarrungstemperatur).

Identität

1. Organoleptik (Ph. Eur, DAC 2006, Bd. III)
Klare, farblose bis blaßgelbe Flüssigkeit, die in der Kälte erstarrt; würziger Geruch nach Anis; aromatischer, süßlicher Geschmack.

2. Relative Dichte
0,980 bis 0,990.

3. Erstarrungstemperatur
15 bis 19 °C.

4. Dünnschichtchromatographie
Kieselgel F_{254}. **Untersuchungslösung:** 20 µl Substanz in 1,0 ml Toluol.
Referenzlösung: Je 10 µl Anisaldehyd, Anethol und Linalool in je 1,0 ml Toluol.
Aufzutragende Menge: Untersuchungslösung 40 µl, Referenzlösungen je 5 µl bandförmig (15 mm x 3 mm).
Fließmittel: Toluol-Ethylacetat (98 + 2).

Fluoreszenzmindernder Fleck bei Rf ca. 0,6 (Anethol) und ca. 0,25 (Anisaldehyd). Nach Detektion mehrere Flecken, insbesondere bei Rf ca. 0,15 (blau – Linalool), und 0,6 (rot – Anethol). Das Öl von Pimpinella anisum kann zusätzlich einen braunen Fleck über dem Anisaldehyd aufweisen (Fenchon).

Apothekengerechte Prüfvorschriften · 15. Akt.-Lfg. 2012

Laufhöhe: 15 cm.
Laufzeit: 40 min
- Abdunsten des Fließmittels
- Unter der UV-Lampe (254 nm) Flecke markieren
- Besprühen mit Vanillin-Reagenz (RV)
- 10 min lang im Trockenschrank auf 100 °C bis 105 °C erhitzen

Einige Untersuchungen zur Qualitätssicherung

1. **Reinheit** (Ph. Eur. 7.0)
   A. **Fette Öle und verharzte ätherische Öle:**
   - 1 Tropfen Substanz auf Filterpapier tropfen
   - 24 Std. liegen lassen.

   Durchscheinender oder fettartiger Fleck zeigt fette Öle bzw. verharzte ätherische Öle an.

   B. **Fremde Ester:**
   - 1,0 ml Substanz in 3,0 ml einer frisch hergestellten 10prozentigen Lösung (m/V) von Kaliumhydroxid in Ethanol 96% (V/V) lösen
   - 2 min lang im siedenden Wasserbad erhitzen
   - Abkühlen und 30 min lang stehenlassen.

   Es darf sich kein kristalliner Niederschlag bilden. Andernfalls liegen Verunreinigungen durch fremde Ester vor.

2. **Gehaltsbestimmung (trans-Anethol)**
   Bestimmung der Erstarrungstemperatur* (Ph. Eur. 6.0, 2.2.18) mit 6-8 g Substanz.

   Die Erstarrungstemperatur muß zwischen +15° und +19°C liegen. Dies entspricht einem trans-Anetholgehalt von 85% bis 95%.

3. **Weitere Prüfungen** (Ph. Eur. 7.0)
   In der Apotheke durchführbar: Säurezahl (Ph. Eur. 4.0).
   Des Weiteren: Brechungsindex, Fenchon, Foeniculin, chromatographisches Profil (Gaschromatographie).

---

* Der Gehalt an toxischem cis-Anethol (höchstens 0,4 %) kann nur durch Gaschromatographie bestimmt werden (in der Apotheke nicht durchführbar).

Teil II — Apfelsinenschalenöl — 1/2

Apfelsinenschalenöl

Oleum Aurantii dulcis
Oleum Aurantii fructus
  dulcis aetherum
Süßes Orangenschalenöl
Portugalöl

Durch Kaltpressung der Schalen von Citrus sinensis (L.) Osbeck (Citrus aurantium L. var. dulcis) gewonnenes ätherisches Öl.

Mischbarkeit: 1:1 klar mischbar mit 96% Ethanol.

Zur Prüfung erforderlich:
- Identität: Ca. 0,5 ml.

Identität

1. Organoleptik
Klares, intensiv gelboranges Öl mit fruchtigem Geruch.

2. Relative Dichte
0,840 bis 0,850

3. Dünnschichtchromatographie
Kieselgel Folie 60 GF_{254}.
Untersuchungslösung: 0,1 ml Öl in 0,2 ml Toluol.
Referenzlösung: 0,5 ml authentische Referenzsubstanz in 1,25 ml Toluol.
Aufzutragende Menge: Je 1 µl.
Fließmittel: n-Hexan – Ethylacetat (18,6 + 1,4), sorgfältig mischen.
Laufhöhe: 7 cm (zweimal).

Im UV bei 254 nm können weitere Banden sichtbar sein. Nach Detektion mit Anisaldehyd treten im Chromatogramm mit steigenden Rf-Werten eine grauviolette, eine graublaue und eine orange Bande auf. Weitere unterschiedlich gefärbte oder fluoreszierende Banden sind vorhanden. Die Banden im Chromatogramm der Untersuchungslösung müssen mit denen im Chromatogramm der Referenzlösung übereinstimmen.

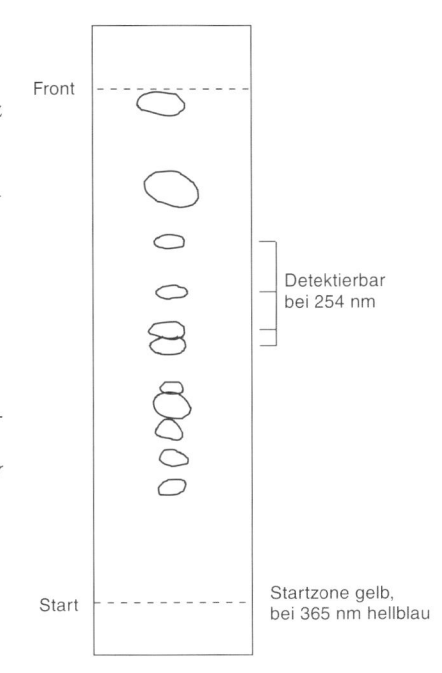

Detektierbar bei 254 nm

Startzone gelb, bei 365 nm hellblau

Apothekengerechte Prüfvorschriften · 15. Akt.-Lfg. 2012

Laufzeit: 16 min (zweimal).
- DC-Kammer mit Filterpapier auskleiden
- Kammersättigung: Fließmittel einfüllen und das Filterpapier durch Schütteln benetzen; 5 min lang warten
- Substanzen 0,5 cm vom unteren Plattenrand strichförmig auftragen
- Mit angegebenem Fließmittel über 7 cm entwickeln
- Trocknen lassen
- Vorgang wiederholen
- Im Tageslicht, bei 254 nm und 365 nm auswerten
- Mit Anisaldehyd-Reagenz (RV) besprühen und nach erneutem Trocknen solange auf einer Heizplatte oder im Trockenschrank vorsichtig auf etwa 100 °C erhitzen bis Flecken erscheinen.

4. Weitere Prüfungen
In der Apotheke durchführbar: Keine.
Des Weiteren: Brechungsindex, optische Drehung.

Arnikablüten

Arnicae flos
Flores Arnicae

(Ph. Eur. 6.3)
(Standardzulassung 8199.99.99)

Die getrockneten, ganzen oder teilweise zerfallenen Blütenstände von *Arnica montana* L.

Zur Prüfung erforderlich:
- Identität: Ca. 2 g.
- Qualitätssicherung: 100 g (kein Verbrauch).

Identität

1. Organoleptik (Ph. Eur. 6.3, DAC 2006, Bd. III)
Schwach aromatischer Geruch und leicht bitterer, etwas scharfer Geschmack.

2. Beschreibung der Schnittdroge (DAC 2006, Bd. III)

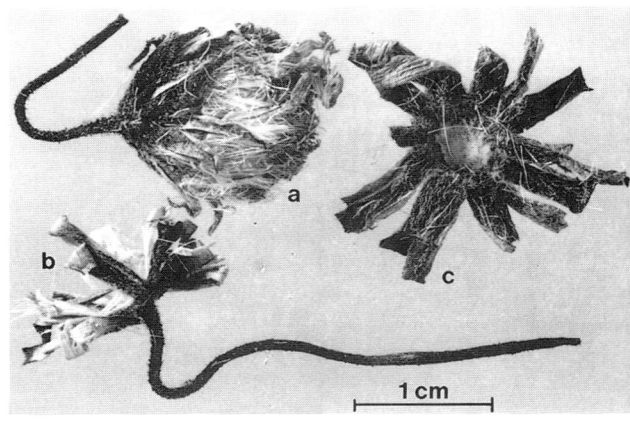

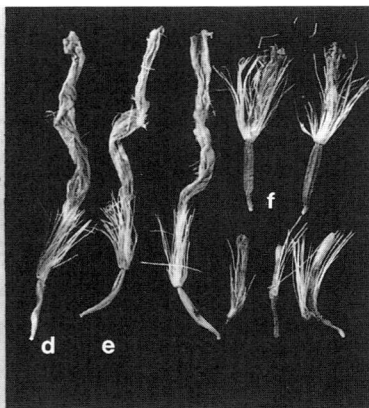

Abb. 1: Schnittdroge

Schnittdroge (Abb. 1), **Zungenblüte** (Abb. 2), **Röhrenblüte** (Abb. 3): Drogenpartikel miteinander verfilzt (1a), Stücke des leicht gewölbten, feingrubigen, 4 bis 6 mm messenden Blütenstandsbodens (1b) mit kurzen, weißen Haaren zwischen den bräunlichen Abbruchstellen der Blüten. Am Rande 18 bis 24, in meist zwei Reihen angeordnete Hüllblätter aus bis 10 mm langen, außen bräunlich grünen (1c), borstig behaarten, innen hellgrünen (1b) Hüllblättern. Blütenstandsstiel in der Regel 2 bis 3 cm lang. Am Rande des Blütenstandsbodens 12 bis 20 weibliche, blaßgelbe, ursprünglich 15 bis 25 mm lange, jedoch auf 10 bis 15 mm geschrumpfte Zungenblüten (1d) mit 4 bis 6 mm langem Fruchtknoten und 3 bis 8 mm langem schmutzig weißem, feinborstigem Pappus (1d). Beim Aufweichen entfaltet sich die Blumenkrone zu einer am oberen Ende drei-, selten zweizähnigen, sechs- bis fünfzehnnervigen Zunge, die im unteren Teil röhrig ist (2), junge Narbenschenkel zusammengelegt, ältere nach außen umgebogen. Fruchtknoten bräunlich, kantig (1e), am Grunde verschmälert und hier kahl, sonst mit dicht stehenden, aufwärtsgerichteten Haaren besetzt (2).

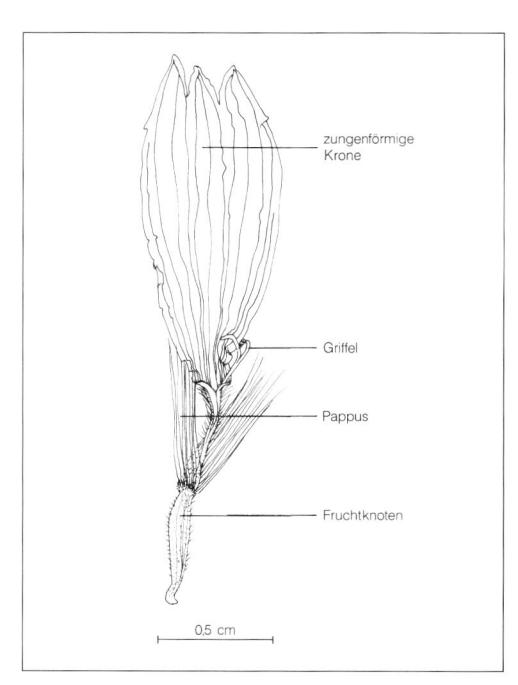

Abb. 2: Zungenblüte

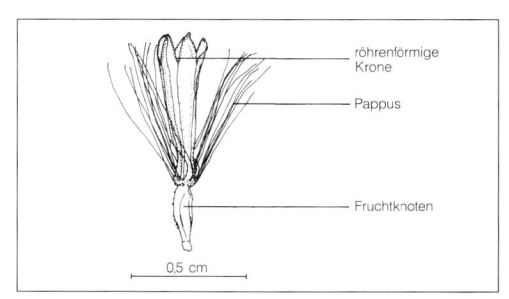

Abb. 3: Röhrenblüte

Röhrenblüten zwittrig, trocken 10 bis 15 mm lang, mit Fruchtknoten und Pappus wie die Zungenblüten (1f). Aufgeweichte Blumenkrone schmal trichterförmig (3), hellgelb, außen behaart, in einem fünfspaltigen, orangegelben Saum mit mehr oder weniger zurückgekrümmten, dreieckigen Zipfeln auslaufend. Die fünf durch die Cuticula zu einer Röhre verbundenen Antheren sind mit ihren freien Filamenten in der Mitte der Kronröhre angewachsen. Fruchtknoten, Pappus und Griffel entsprechen denen der Zungenblüten.

3. Mikroskopie
- Vom Fruchtknoten abgetrennte Zungenblüten sowie getrennt davon den Fruchtknoten und mindestens zwei Röhrenblüten auf Objektträger in Chloralhydrat-Lösung (RV) legen
- Eine Röhrenblüte im Bereich der Antheren zerquetschen oder zerschneiden
- Zwei Hüllkelchblätter abzupfen und eines mit der Innen- das andere mit der Außenseite nach oben auf Objektträger in Chloralhydrat-Lösung (RV) legen
- Mit Deckglas abdecken und vorsichtig zum Sieden erhitzen.

Typische Merkmale: *Mehrzellige Gliederhaare und Drüsenhaare, Zwillingshaare, Asteraceendrüsenschuppen, Phytomelaneinschlüsse, stachelige Pollenkörner mit drei Keimöffnungen, vielzellige Pappusborsten.*

Arnikablüten

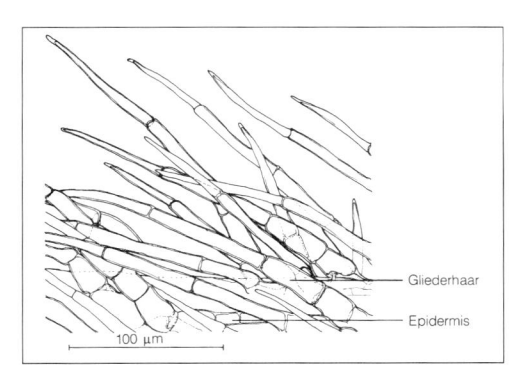

Abb. 4: Epidermis der Blüten

Epidermis der Blüten (Abb. 4): Epidermiszellen der Zungen- und der Röhrenblüten rundlich oder lang gestreckt polygonal, oft papillös. Am röhrigen Teil der Zungenblüten zahlreiche, 120 µm lange, drei- bis zehnzellige Gliederhaare mit breiter Basalzelle und lang zugespitzter Endzelle. Dazwischen auch Asteraceendrüsenschuppen.

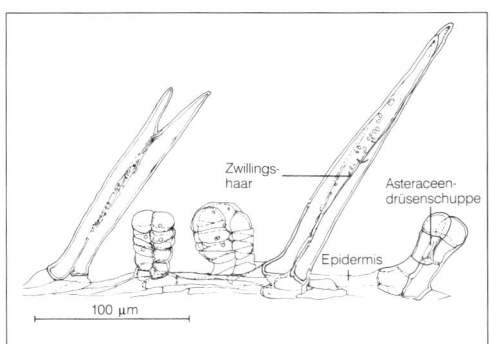

Abb. 5: Fruchtknoten, Haare

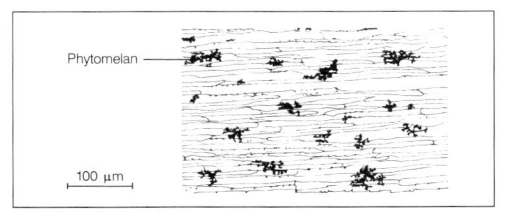

Abb. 6: Fruchtknoten, Phytomelanschicht

Fruchtknoten, Haare (Abb. 5), **Fruchtknoten, Phytomelanschicht** (Abb. 6): Lang gestreckte, polygonale Epidermiszellen, darunter unregelmäßig dunkelbraune bis schwarze Ablagerungen von Phytomelan (6). Oberfläche besetzt mit Asteraceendrüsenschuppen und 150 bis 400 µm langen, 20 bis 30 µm breiten Zwillingshaaren mit getüpfelter Zwischenwand und zwei freien, meist zugespitzten Enden (5).

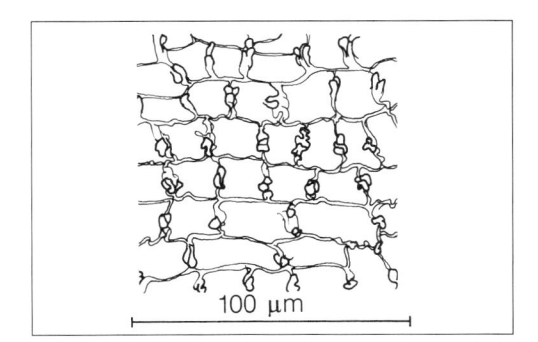

Abb. 7: Endothecium der Röhrenblüten

Endothecium der Röhrenblüten (Abb. 7): Rechteckige Endotheciumzellen mit zum Teil deutlichen bügelförmigen Wandverdickungen.

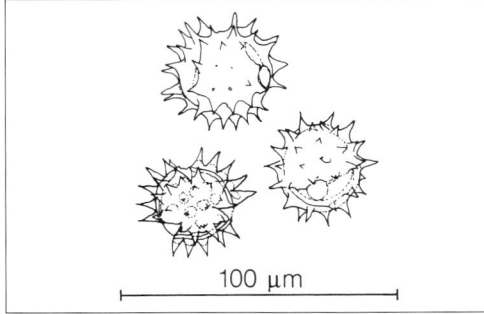

Abb. 8: Pollenkörner

Pollenkörner (Abb. 8): Die Pollenkörner sind goldgelb, abgerundet, 35 bis 40 µm groß, dreieckig bis kugelig mit grobstacheliger Exine mit drei Keimporen.

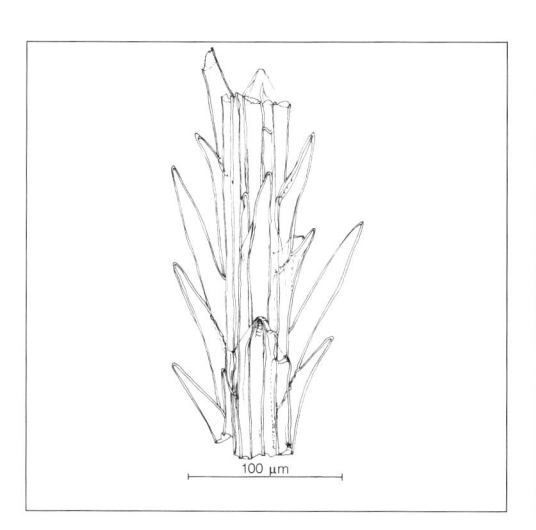

Abb. 9: Pappusborste

Pappusborste (Abb. 9): Pappusborste mit mehreren – an der Spitze nur mit zwei oder drei – Reihen von Haarzellen mit abstehenden, spitzen Enden.

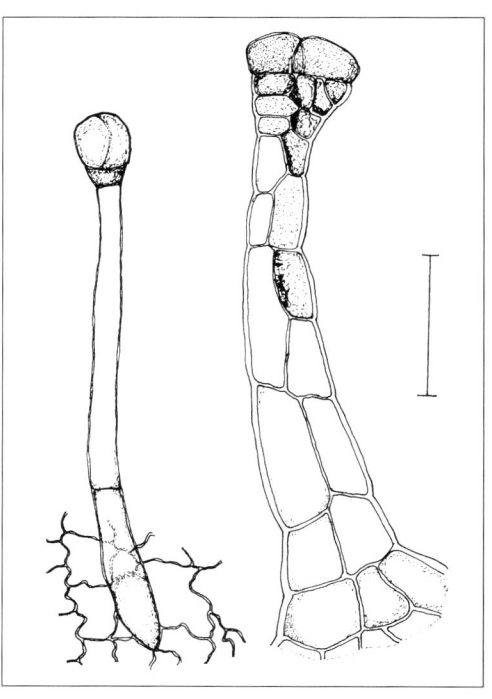

Abb. 10: Oberfläche der Hüllkelchblätter

Oberfläche der Hüllkelchblätter (Abb. 10): Einreihige, vielzellige Deckhaare (wie Abb. 4), Drüsenhaare mit zweireihigem, mehrzelligem Stiel und vielzelligem Köpfchen – auf der Außenseite bis 300 µm (rechts), auf der Innenseite bis 80 µm lang. Drüsenhaare mit einreihigem Stiel und mehrzelligem Köpfchen (links). Gelegentlich Spaltöffnungsapparate (ohne Abb.).

4. Dünnschichtchromatographie
Kieselgel HF$_{254}$. Untersuchungslösung:
- 1 g gepulverte Droge (Siebnummer 710) mit 10 ml Methanol versetzen
- 5 min lang auf dem Wasserbad bei 65 °C unter häufigem Schütteln erhitzen
- Filtrieren.

Referenzlösung: Je 2,5 mg Hyperosid* und Rutosid und je 1 mg Chlorogensäure und Kaffeesäure in 10 ml Methanol lösen oder authentische Droge wie Untersuchungsmaterial behandeln.

Wichtige Zonen: Kaffeesäure, Astragalin (Kämpferol-3-glucosid), ferner Isoquercitrin und Luteolin-7-glucosid, Chlorogensäure (Abb. 11).

---

* Die Ph. Eur. schreibt Hyperosid nicht vor.

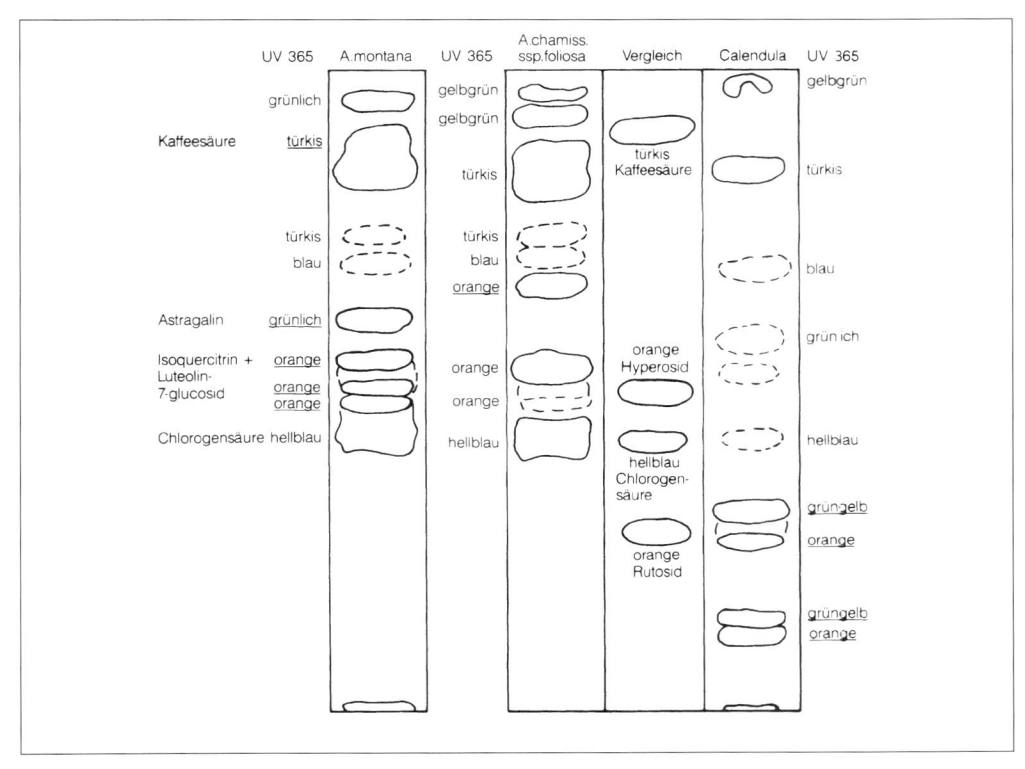

Abb. 11: Dünnschichtchromatogramm

Aufzutragende Menge: 10 µl Referenzlösung und 30 µl Untersuchungslösung bandförmig (20 mm × 3 mm). [Zur Verwendung von HPTLC-Platten siehe Seite XV.]
Fließmittel: wasserfreie Ameisensäure – Wasser – Ethylmethylketon – Ethylacetat (10 + 10 + 30 + 50).
Laufhöhe: 15 cm.
Laufzeit: Ca. 2 h.
▶ Abdunsten des Fließmittels im Warmluftstrom oder im Trockenschrank bei 100 bis 105 °C
▶ Besprühen der noch warmen Platte mit einer Lösung von Diphenylboryloxyethylamin (1 % m/V) in Methanol
▶ Nachsprühen mit einer Lösung von Macrogol 400 (Polyethylenglycol) (5 % m/V) in Methanol
▶ Etwa 5 min lang auf 100 bis 105 °C nacherhitzen
▶ Unter der UV-Lampe (365 nm) auswerten.

Einige Untersuchungen zur Qualitätssicherung

1. **Reinheit**
   A. **Fremde Bestandteile:**
   ▶ 100 g auf fremde Bestandteile durchsehen.

   Höchstens 5,0 g (5,0%) fremde Bestandteile.

   B. **Ringelblume (Calendula), Heterotheca:**
   ▶ Dünnschichtchromatographie: (vgl. Identität).

   Im Rf- Bereich zwischen Rutosid und Chlorogensäure und unterhalb des Rutosids vorkommende, gelbe oder orangegelbe Zonen zeigen Verunreinigungen mit Ringelblume (Calendula) bzw. Heterotheca-Blüten an.

2. **Weitere Untersuchungen** (Ph. Eur. 6.3)
   In der Apotheke durchführbar: Asche und Trocknungsverlust.
   Des Weiteren: Spektralphotometrische Gehaltsbestimmung der Sesquiterpenlactone.

Artischockenblätter
(Ph. Eur. 8.0)

Cynarae folium
Folia Cynarae

Die getrockneten Blätter von *Cynara cardunculus* L. (Syn. C. scolymus)

Zur Prüfung erforderlich:
- Identität: Ca. 5 g.
- Qualitätssicherung: Ca. 100 g (kein Verbrauch).

Identität

1. Organoleptik
Geschmack erst salzig, dann bitter.

2. Beschreibung der Schnittdroge

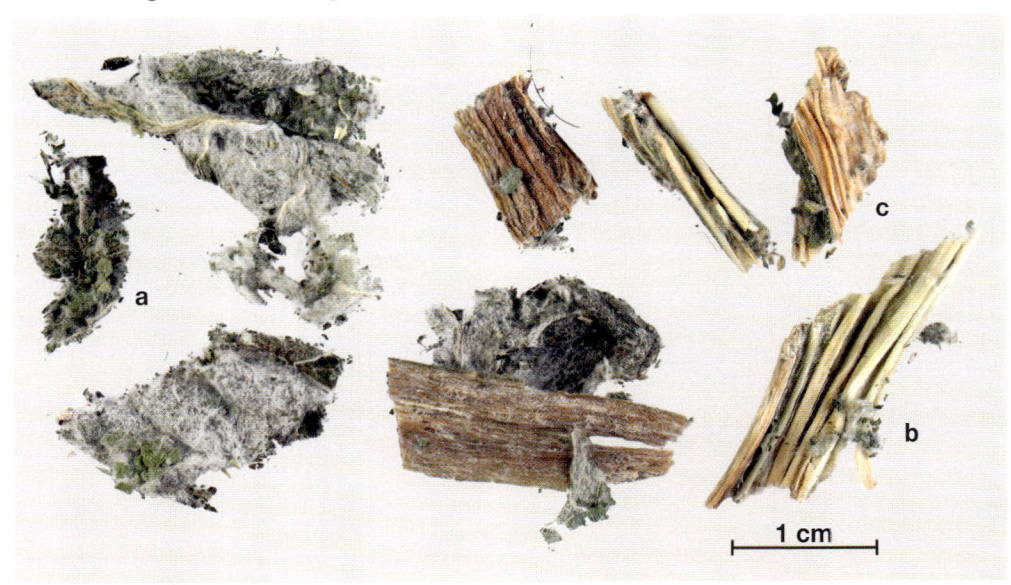

Abb. 1: Schnittdroge

Schnittdroge (Abb. 1): Mehr oder weniger verfilzte, oberseits blassgrüne, unterseits durch die starke Behaarung weißliche (a) Stücke der dünnen Blätter und Fragmente der in Längsrichtung gerillten Blattstiel- (b) und Nervaturbruchstücke (c).

3. Mikroskopie

- Etwas Droge mit siedendem Wasser übergießen
- Nach wenigen Minuten einige Fragmente auseinanderfalten
- Einige Stücke durchschneiden und teils mit der Oberseite, teils mit der Unterseite nach oben in Chloralhydrat-Lösung (RV) auf Objektträger legen
- Mit Deckglas abdecken und ca. ½ min lang vorsichtig zum Sieden erhitzen

oder:
- Droge pulvern (Siebnummer 1000)
- Etwas Pulver in Chloralhydrat-Lösung (RV) auf Objektträger geben
- Mit Deckglas abdecken und ca. ½ min lang vorsichtig zum Sieden erhitzen.

Typische Merkmale: *Polygonale Epidermis der Blattoberseite mit anomocytischen Stomata, stark verfilzte Behaarung der Blattunterseite bei kaum erkennbarer Epidermis, auf beiden Seiten Drüsenschuppen vom Asteraceen-Typ: von oben zweigeteilt erscheinend, von der Seite aus mehreren Etagen von Zellen bestehend.*

Blattfragmente (Abb. 2):
A: Polygonale Epidermiszellen der schwach behaarten Blattoberseite mit darunter liegendem zweireihigen Palisadenparenchym (Kutikularfältelung und anomocytische Stomata nicht dargestellt) und lockerem Schwammparenchym
B: Zwei Fragmente der Epidermis der Blattunterseite mit leicht wellig buchtigen Epidermiszellen (kaum zu erkennen) und mehrzelligen, verfilzten, dünnwandigen Deckhaaren
C: Fragment eines dünnwandigen Deckhaares
D: Zweireihige Drüsenschuppe vom Asteraceen-Typ in der Aufsicht (oberseits und unterseits vorkommend)
E: Blattquerschnitt mit Drüsenschuppe von der Seite mit Epidermis und zweireihigem Palisadenparenchym sowie Schwammparenchym und Teile der Behaarung der Unterseite
F: Fragment der Gefäße eines Leitbündels.

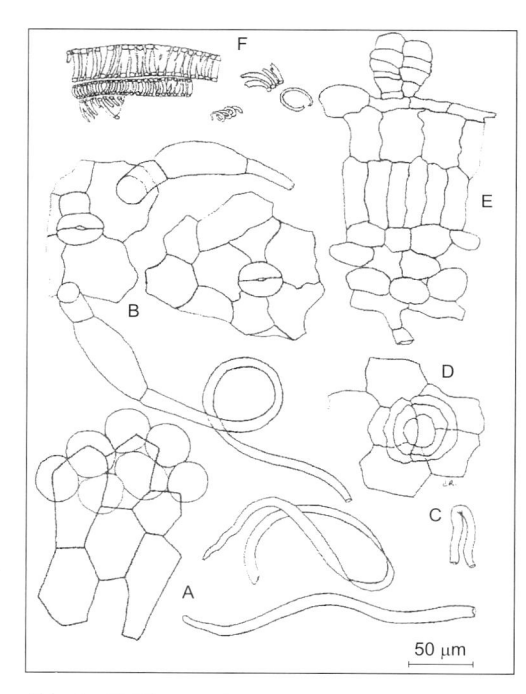

Abb. 2: Blattfragmente

4. Dünnschichtchromatographie
Kieselgel HF$_{254}$. Untersuchungslösung:
- 2 g gepulverte Droge (Siebnummer 1000) mit 20 ml Ethanol 60 % (V/V) versetzen
- 2 h lang stehen lassen
- Filtrieren.

Referenzlösung: Je 3 mg Luteolin-7-glucosid (oder Hyperosid) und Chlorogensäure in 10 ml Methanol lösen oder authentische Droge wie Untersuchungsmuster behandeln.
Aufzutragende Menge: Je 10 µl Untersuchungs- und Referenzlösung bandförmig (20 × 3 mm). [Zur Verwendung von HPTLC-Platten siehe Seite XV.]
Fließmittel: Essigsäure 99% – wasserfreie Ameisensäure – Wasser – Ethylacetat (7,5 + 7,5 + 18 + 67).
Laufhöhe: 13 cm.
Laufzeit: Ca. 75 min
- Abdunsten des Fließmittels bei 100 – 105 °C
- Besprühen der noch warmen Platte mit einer Lösung von Diphenylboryloxyethylamin (1% m/V) in Methanol
- Nachsprühen mit einer Lösung von Macrogol 400 (Polyethylenglycol) (5% m/V) in Methanol
- Etwa 5 min lang auf 100 – 105 °C erhitzen oder 30 min lang bei Raumtemperatur liegen lassen
- Unter der UV-Lampe (365 nm) auswerten.

Wichtige Zonen: *Auf der Höhe des Luteolin-7-glucosids bzw. etwas oberhalb des Hyperosids eine orangefarbene Zone. Darüber eine schwache grüne und noch höher eine hellblaue Zone. Auf der Höhe der Chlorogensäure eine intensive hellblaue Zone und darüber eine gelbe (Abb. 3).*

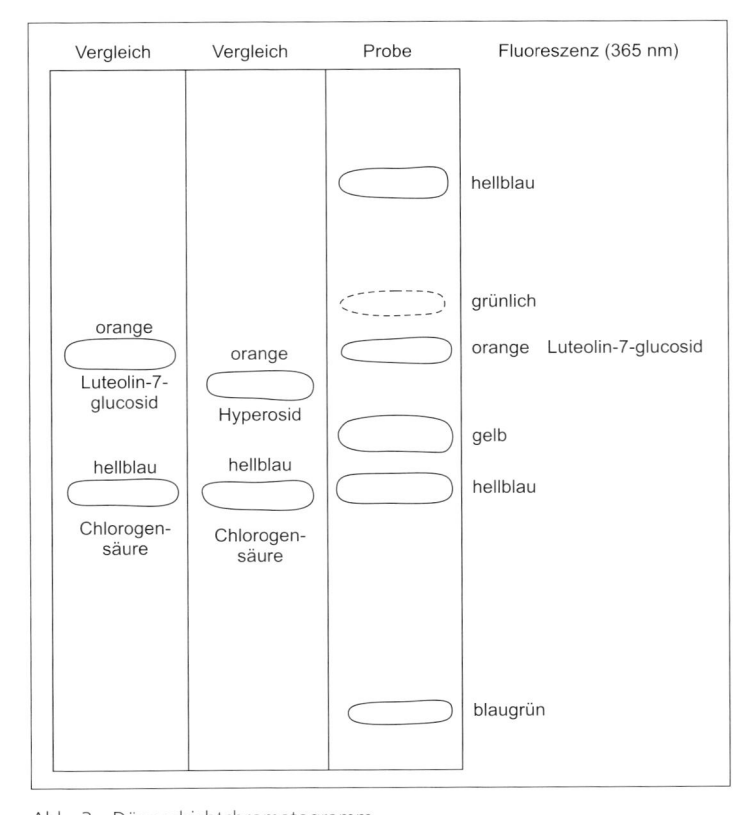

Abb. 3: Dünnschichtchromatogramm

Einige Untersuchungen zur Qualitätssicherung

1. Reinheit
Fremde Bestandteile:
▶ 100 g Droge auf fremde Bestandteile durchsehen.   *Höchstens 2 g (2%) fremde Bestandteile.*

2. Weitere Prüfungen (Ph. Eur. 8.0)
In der Apotheke durchführbar: Asche, Trocknungsverlust.
Des Weiteren: Spektralphotometrische Gehaltsbestimmung der Chlorogensäure nach Hochdruckflüssigchromatographie.

Augentrostkraut
(DAC 2003)*

Euphrasiae herba
Herba Euphrasiae

Getrocknete, oberirdische Teile blühender Pflanzen verschiedener Euphrasia-Arten, besonders der Gruppen *E. stricta* D. Wolff ex F. J. Lehm, *E. rostkoviana* Hayne (*E. officinalis* L. p. p.), deren Bastarde oder Mischungen davon.

Zur Prüfung erforderlich:
- Identität: Ca. 1 g.
- Qualitätssicherung: 100 g (kein Verbrauch).

Identität

1. Organoleptik (DAC 2003, DAC 2006, Bd. III)
Etwas bitterer, leicht würziger Geschmack.

2. Beschreibung der Schnittdroge (DAC 2006, Bd. III)

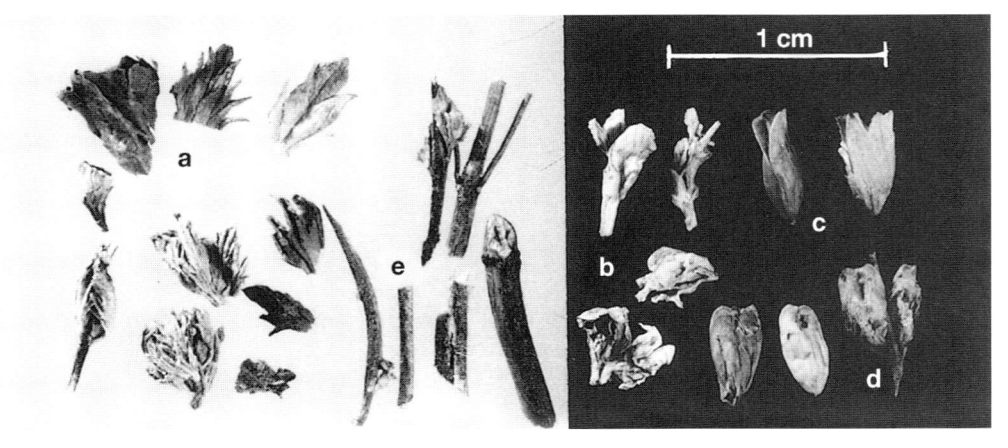

Abb. 1: Schnittdroge

Schnittdroge (Abb. 1), **Blatt** (Abb. 2), **Kelch mit Frucht** (Abb. 3), **Frucht** (Abb. 4): Oft dicht gedrängt zusammensitzende, welligrunzelige (1a) Blätter von eiförmiger Gestalt mit sieben bis zehn scharfen, langen spitzigen Blattzähnen (2); stark geschrumpfte, meist

---

* **Stellungnahme der Kommission E:**
  Da die Wirksamkeit bei den beanspruchten Anwendungsgebieten (äußerliche Verwendung zu Waschungen, Umschlägen und Augenbädern) nicht belegt ist, kann eine therapeutische Anwendung aus hygienischen Gründen nicht befürwortet werden.

bräunliche, ursprünglich blassblaue bis hell violette, 1 cm große Blüten (1b), spitz vierzähnige, röhrige Kelche (1c, 3); bis 5 mm lange, hellbraune, schmal-verkehrtherzförmige, zweifächrige Fruchtkapseln (1d, 4); dünne, runde, blauviolette, leicht behaarte Stängelteile (1e).

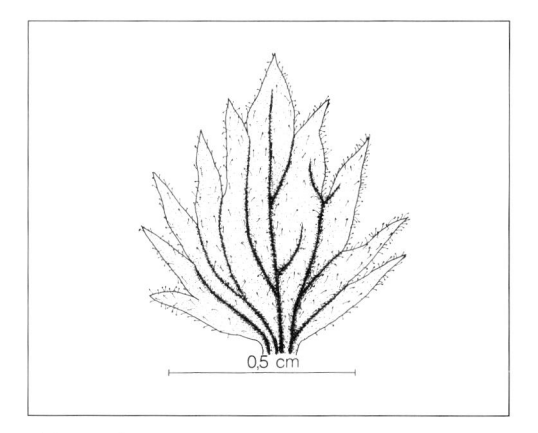

Abb. 2: Blatt

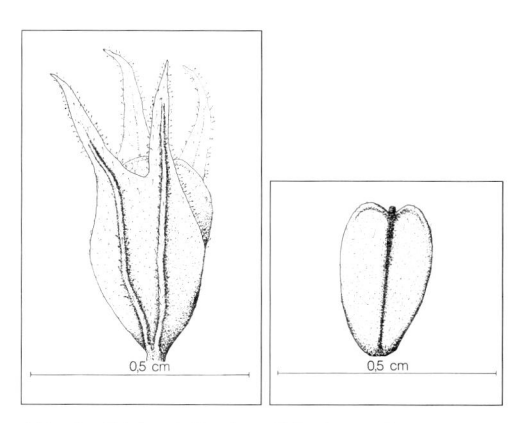

Abb. 3: Kelch mit Frucht   Abb. 4: Frucht

3. Mikroskopie
- ▶ Ein Blattstück durchbrechen und ein Stück mit der Oberseite, das andere mit der Unterseite nach oben auf Objektträger in Chloralhydrat-Lösung (RV) legen
- ▶ Mit Deckglas abdecken, ca. 1 min lang vorsichtig zum Sieden erhitzen.

Typische Merkmale: *Wellig-buchtige Epidermis mit unterschiedlich großen Drüsenhaaren mit ein- und zweizeiligem Köpfchen, langen, einzelligen, peitschenförmigen Haaren und einzelligen Eckzahnhaaren mit Blattrand.*

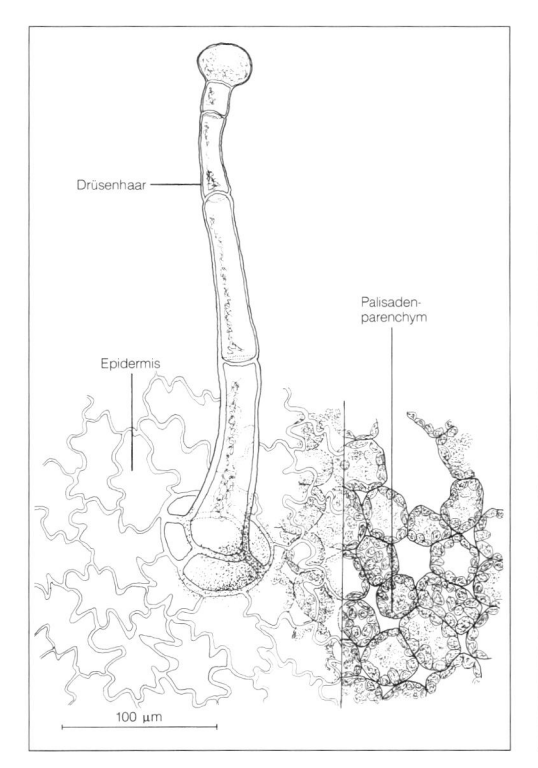

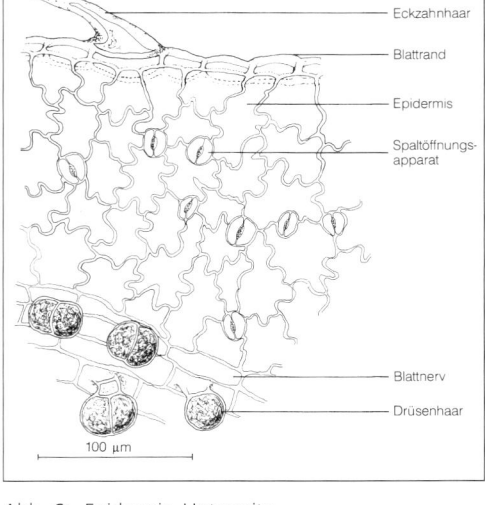

Abb. 5: Epidermis, Oberseite

Abb. 6: Epidermis, Unterseite

Epidermis, Oberseite (Abb. 5): Wellig-buchtige Epidermis mit Drüsenhaaren mit zwei- bis vierzelligem Stiel und einzelligem Köpfchen und durchschimmerndem, großzelligen, lockeren Palisadenparenchym. Daneben ein- oder zweizeilige, kutikulargekörnte, etwas gekrümmte Haare und sehr lange, einzellige, peitschenförmig gewundene Haare (ohne Abb.).

Epidermis, Unterseite (Abb. 6): Wellig-buchtige Epidermiszellen, dazwischen Spaltöffnungsapparate mit zwei bis vier Nebenzellen. Am Blattrand sehr kurze, derbe, eckzahnförmige Haare und besonders auf den Blattnerven kurze Drüsenhaare mit ein- oder zweizeiligem Köpfchen.

4. Dünnschichtchromatographie
Kieselgel HF$_{254}$. Untersuchungslösung:
- 0,5 g gepulverte Droge (Siebnummer 710) mit 5 ml Methanol versetzen
- 5 min lang im Wasserbad bei 60 °C erhitzen
- Abkühlen und filtrieren.

Referenzlösung: Je 3 mg Hyperosid und Rutosid und 1 mg Chlorogensäure in 10 ml Methanol lösen oder authentische Droge wie Untersuchungsmuster behandeln.

Aufzutragende Menge: 20 µl Untersuchungslösung und 10 µl Referenzlösung bandförmig (20 mm × 3 mm). [Zur Verwendung von HPTLC-Platten siehe Seite XV.]

Fließmittel: Essigsäure 99 % – wasserfreie Ameisensäure – Wasser – Ethylacetat (7 + 7 + 14 + 72).
Laufhöhe: 10 cm.
Laufzeit: Ca. 35 min.
- Abdunsten des Fließmittels bei 100–105 °C.
- Besprühen der noch warmen Platte mit einer Lösung von Diphenylboryloxyethylamin (1 % m/V) in Methanol
- Nachsprühen mit einer Lösung von Macrogol 400 (Polyethylenglycol) (5 % m/V) in Methanol
- Etwa 5 min lang auf 100 bis 105 °C erhitzen oder 30 min lang bei Raumtemperatur liegen lassen
- Unter der UV-Lampe (365 nm) auswerten.

Wichtige Zonen: Organgefarbene Zone in Höhe des Rutosids, orangefarbene Zone zwischen Chlorogensäure und Hyperosid, kräftige gelbgrünliche Zone geringfügig oberhalb des Hyperosids. Weitere Zonen können vorhanden sein (Abb. 7).

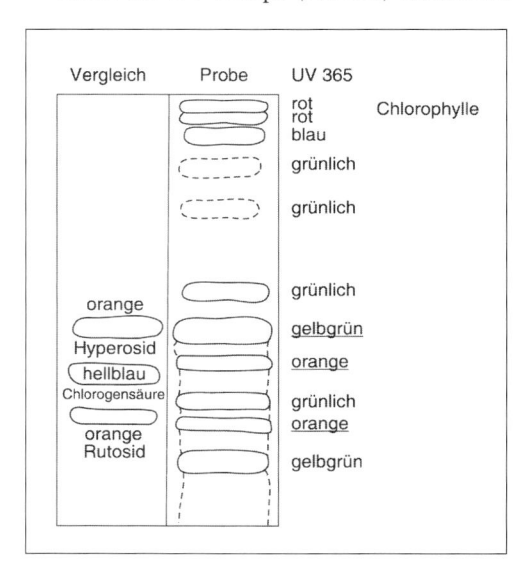

Abb. 7: Dünnschichtchromatogramm

Einige Untersuchungen zur Qualitätssicherung

1. Reinheit
Fremde Bestandteile:
- 100 g Droge auf fremde Bestandteile durchsehen.

Höchstens 2 g (2 %) fremde Bestandteile.

2. Weitere Prüfungen (DAC 2003): Trocknungsverlust, Asche.

Bärentraubenblätter

(Ph. Eur. 6.1)
(Standardzulassung 8299.99.99)

Uvae ursi folium
Folia Uvae ursi

Getrocknete Laubblätter von *Arctostaphylos uva-ursi* (L.) SPRENG.

Zur Prüfung erforderlich:
▶ Identität: Ca. 2 g.
▶ Qualitätssicherung: 100 g (kein Verbrauch).

Identität

1. **Organoleptik** (DAC 2006, Bd. III)
   Schwach eigenartiger Geruch und zusammenziehender, schwach bitterer Geschmack.

2. **Beschreibung der Ganzdroge und Schnittdroge** (Ph. Eur. 6.1, DAC 2006, Bd. III)

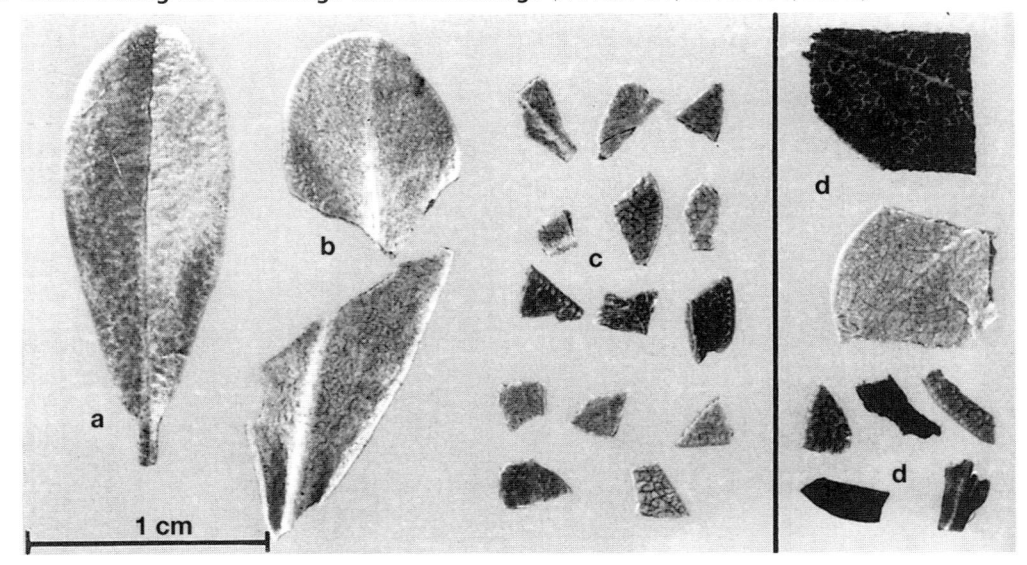

Abb. 1: Ganzdroge und Schnittdroge

Ganzdroge, Schnittdroge (Abb. 1): Blätter steif, dick und brüchig, oberseits (a) mehr oder weniger glänzend, dunkel bis gelblichgrün, unterseits (b) matt, blassgrün. Die unbehaarte, nur in jungem Zustand besonders am Rand fein behaarte, spatel- oder verkehrteiförmige (a), am oberen Rand abgerundete, oder schwach ausgerandete, 0,7 bis 2,5 cm lange Spreite ist in den 1 bis 5 mm langen Blattstiel verschmälert. Der Blattrand ist glatt, knorpelig, je nach Herkunft unterschiedlich stark zurückgebogen. Oberseits eingesenkte, unterseits erhabene, feine Netznervatur. Schnittware meist „minutim concis" (c).

3. Mikroskopie
▶ Blattstück mit Daumennagel auf der Seite des Zeigefingers festhalten und mit frischer Rasierklinge Flächenschnitte von Ober- und Unterseite anfertigen

▶ Schnitte auf Objektträger in Chloralhydrat-Lösung (RV) legen
▶ Mit Deckglas abdecken und etwa ½ min lang vorsichtig zum Sieden erhitzen.

Typische Merkmale: *Epidermiszellen geradwandig, breite, aber kurze Palisadenzellen, unterseits große, anomocytische Spaltöffnungsapparate, Kristallzellreihen an Blattnerven.*

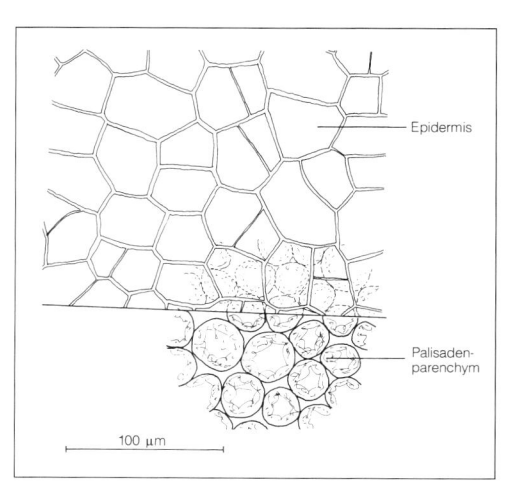

Abb. 2: Epidermis, Oberseite

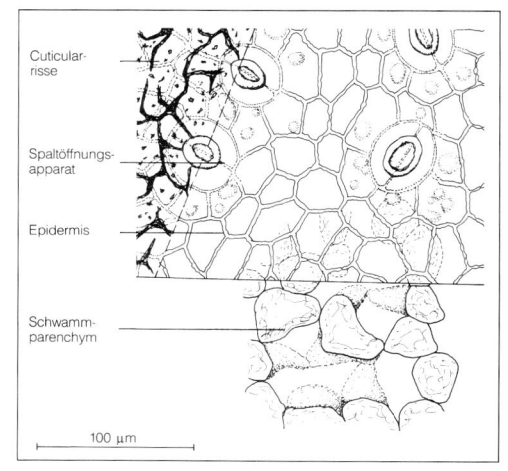

Abb. 3: Epidermis, Unterseite

Epidermis, Oberseite (Abb. 2): Polygonale, gerad- und dickwandige Epidermiszellen mit dicker Außenwand, der eine kräftige Kutikula aufliegt. Breite, aber relativ kurze Palisadenparenchymzellen in 3 oder 4 Lagen.

Epidermis, Unterseite (Abb. 3): Epidermiszellen der Unterseite ähnlich denen der Oberseite, jedoch etwas kleiner und leicht knotig verdickt. Die Cuticula der zerkleinerten Droge ist oft rissig. In Gruppen zu zwei bis fünf vorkommende, große, anomocytische Spaltöffnungsapparate mit fünf bis elf Nebenzellen und mit tiefem, ovalem Vorhof. Gelegentlich Haare oder Haarbasen.

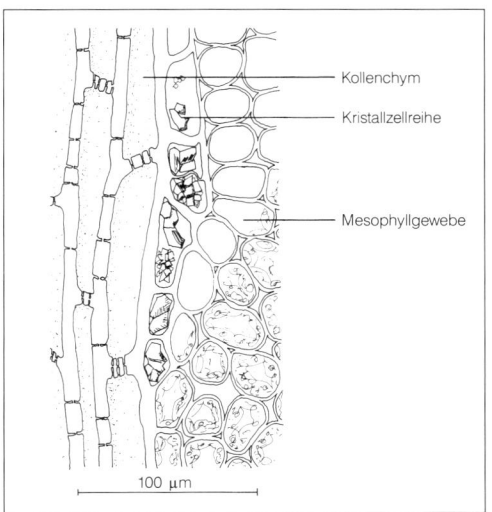

Blattnerv (Abb. 4): Leitbündel des Hauptnerven mit Kollenchymbelägen, die der Seitennerven oft von Sklerenchymfasern umgeben. Blattnerven von Kristallzellreihen mit Einzelkristallen begleitet.

Abb. 4: Blattnerv

4. Dünnschichtchromatographie
Kieselgel HF$_{254}$. Untersuchungslösung:
- 0,5 g gepulverte Droge (Siebnummer 355) mit 5 ml einer Mischung von gleichen Teilen Methanol und Wasser *(V/V)* versetzen
- 10 min lang unter Rückfluss auf dem Wasserbad erhitzen
- Heiß filtrieren und unter Nachwaschen von Filter und Kolben mit der Methanol-Wasser-Mischung auf 5 ml auffüllen.

Referenzlösung: Je 25 mg Arbutin, Gallussäure und Hydrochinon in 10 ml Methanol oder authentische Droge wie Untersuchungsmuster behandeln.

Aufzutragende Menge: Je 20 µl Untersuchungslösung und 10 µl Referenzlösung bandförmig (20 mm × 3 mm). [Zur Verwendung von HPTLC-Platten siehe Seite XV.]

Fließmittel: Wasser – wasserfreie Ameisensäure – Ethylacetat (6 + 6 + 88).

Laufhöhe: 15 cm.

Laufzeit: Ca. 65 min.
- Abdunsten des Fließmittels im Warmluftstrom oder im Trockenschrank bei 100° bis 105 °C bis zum Verschwinden des Ameisensäuregeruches
- Besprühen mit einer Lösung 1 % (m/V) von Dichlorchinonchlorimid in Methanol
- Besprühen mit einer Lösung 2 % (m/V) von wasserfreiem Natriumcarbonat
- Am Tageslicht auswerten.

Bärentraubenblätter — Teil II

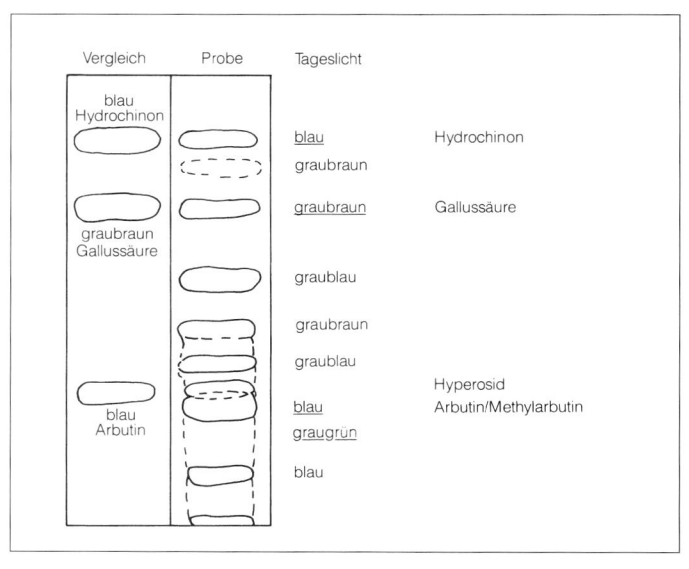

Vergleich	Probe	Tageslicht
blau Hydrochinon	blau / graubraun	Hydrochinon
graubraun Gallussäure	graubraun	Gallussäure
	graublau	
	graubraun	
	graublau	
blau Arbutin	blau / graugrün	Hyperosid Arbutin/Methylarbutin
	blau	

Wichtige Zonen: Wenig Hydrochinon, etwas Gallussäure, eine starke blaue Arbutinzone, die nur unvollständig von der Hyperosidzone getrennt wird und eventuell kurz über dem Arbutin die blaue Zone des Methyl-arbutins, sowie weitere blaue und braune bis graubraune Zonen (Abb. 5).

Abb. 5: Dünnschichtchromatogramm

Einige Untersuchungen zur Qualitätssicherung

1. Reinheit

A. Fremde Bestandteile und Stängelteile:
▶ 100 g Droge auf fremde Bestandteile und Stängelteile durchsehen.

Höchstens 3 g (3%) fremde Bestandteile und höchstens 5 g (5%) Stängelteile.

B. Blätter anderer Farbe:
▶ Beim Aussortieren der fremden Bestandteile missfarbene Blätter aussortieren.

Höchstens 10 g (10%) dunkel rotbraune bis schwärzlich verfärbte oder ausgebleichte Blattstücke (Abb. 1 d).

2. Weitere Prüfungen (Ph. Eur. 6.1)

In der Apotheke durchführbar: Trocknungsverlust und Asche.
Des Weiteren: Spektralphotometrische Gehaltsbestimmung des Arbutins nach HPLC.

Bärlappsporen

Lycopodium

(DAB 7, HAB 2009)

Die reifen Sporen verschiedener Arten der Gattung Lycopodium im weiteren Sinne, insbesondere *Lycopodium clavatum* L.
Auf Wasser gestreut schwimmt die Droge ohne benetzt zu werden, sinkt aber nach dem Aufkochen unter.

Zur Prüfung erforderlich:
▶ Identität: Ca. 0,6 g.

Identität

1. Organoleptik:
Geruch- und geschmackloses, feines, blaß gelbes, leicht bewegliches Pulver, das sich samtartig anfühlt und leicht an der Haut haftet.

2. Mikroskopie:
▶ Wenig Pulver in Chloralhydrat-Lösung (RV) einlegen und kurz aufkochen.

Bärlappsporen (Abb. 1): 25 bis 40 µm meist 30 bis 35 µm große, tetraedrische Sporen mit gewölbter Basis und drei fast flachen, selten etwas eingesunkenen Pyramidenflächen. Exospor mit netzartig angeordneten Verdickungsleisten.

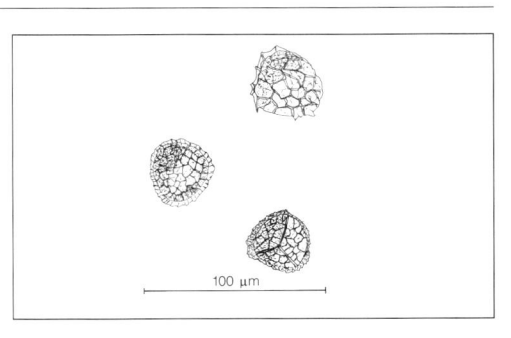

Abb. 1: Bärlappsporen

3. Dünnschichtchromatographie
Kieselgel HF$_{254}$. Untersuchungslösung:
▶ 0,5 g Droge mit 10 ml Methanol versetzen
▶ 2 bis 3 min lang zum Sieden erhitzen
▶ Abkühlen lassen
▶ Filtrieren
▶ Filtrat zur Trockne einengen
▶ Rückstand in 1 ml Methanol aufnehmen.

Referenzlösung: Je 30 mg Vanillin und Carvon sowie 10 mg Scopoletin in 10 ml Methanol lösen oder authentische Droge wie Untersuchungsmuster behandeln.
Fließmittel Essigsäure 99,9 % – Ether – Petrolether (5 + 35 + 60).
Laufhöhe: 10 cm.
Laufzeit: Ca. 25 min.
- Abdunsten des Fließmittels
- Einige Iodkristalle in eine DC-Kammer legen
- Platte in die Kammer stellen, bis braune Zonen sichtbar werden
- Überschüssiges Iod von der Platte im Kaltluftstrom entfernen
- Platte mit Stärkelösung (1 % m/V) besprühen
- Am Tageslicht auswerten.

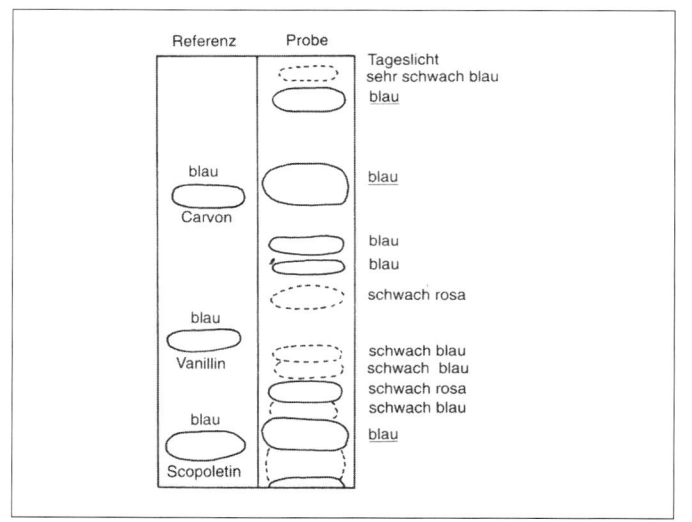

Wichtige Zonen: *Eine kräftige blaue Zone auf der Höhe des Carvons, eine schwächere zwischen dieser und der Fließmittelfront, 2 oder 3 zwischen Vanillin und Carvon, eine auf der Höhe des Scopoletins. Mehrere schlecht getrennte, schwache zwischen Scopoletin und Vanillin (Abb. 2).*

Abb. 2: Dünnschichtchromatogramm

4. Weitere Prüfungen (DAB 7, HAB 2009)
In der Apotheke durchführbar: Fremde Beimengungen, Asche.

Bärlauchkraut

Allii ursini herba
Herba Allii ursini

Die getrockneten oberirdischen Teile von *Allium ursinum* L.

Zur Prüfung erforderlich:
- Identität: ca. 1 g.
- Qualitätssicherung: 100 g.

Identität

1. Organoleptik
Würziger Geruch nach Knoblauch und knoblauchähnlicher Geschmack.

2. Beschreibung der Schnittdroge

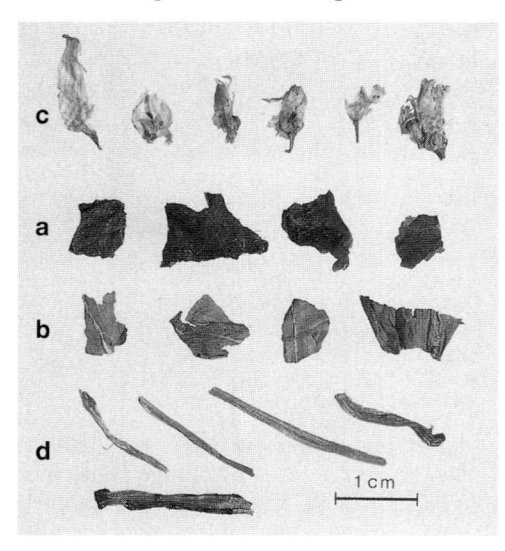

Abb. 1: Schnittdroge

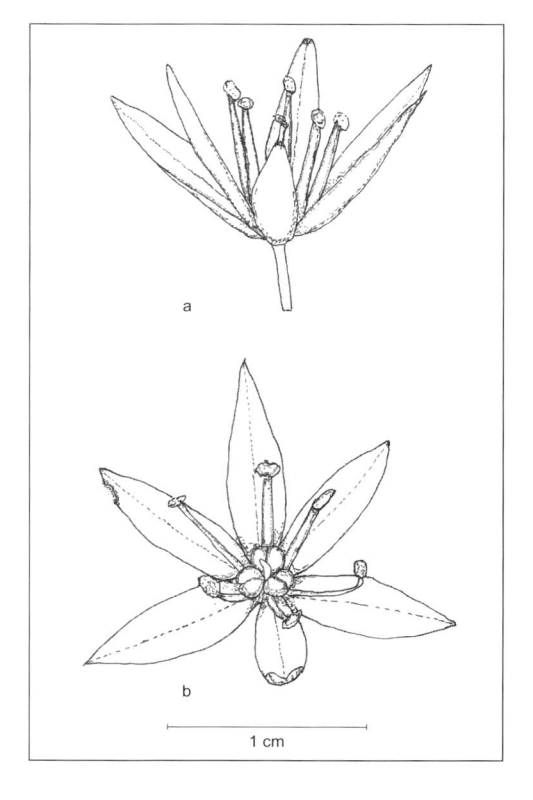

Abb. 2: Blüten

Schnittdroge (Abb. 1), **Blüten** (Abb. 2): Die oberseits (1a) dunkelgrünen, unterseits (1b) hellgrünen Blattbruchstücke zeigen parallele Nervatur, wobei der Hauptnerv auf der Unterseite stark hervortritt, während die Seitennerven nur undeutlich erkennbar sind. Nach dem Einweichen in Wasser zeigen die in trockenem Zustand hellgelben bis gelblich braunen Blüten (1c) sechs freiblättrige, längliche, vorne zugespitzte Kronblätter (Abb. 2), sechs freie Staubblätter (2a und b) und einen dreizähligen oberständigen Fruchtknoten (2b). Die Blüten sind kurz gestielt (2a). Die Früchte, kleine Kapseln, enthalten schwarze Samen (ohne Abb.), Stiele des doldigen Blütenstandes (1d) kommen vor.

3. Mikroskopie

- Einige Blattstücke durchbrechen und teils mit der Oberseite, teils mit der Unterseite nach oben auf Objektträger legen
- Blütenteile auf dem Objektträger zerdrücken
- Zu allen Präparaten einige Tropfen Chloralhydrat-Lösung (RV) geben
- Mit Deckglas abdecken und kurz vorsichtig zum Sieden erhitzen.

Typische Merkmale: Längliche annähernd parallel angeordnete, oberseits leicht, unterseits stärker wellige Epidermiszellen. Keine Differenzierung in Palisaden- und Schwammparenchym im Mesophyll, Spaltöffnungen mit vier Nebenzellen. Haare und Kristalle fehlen. Pollenkörner länglich oval oder abgerundet dreieckig.

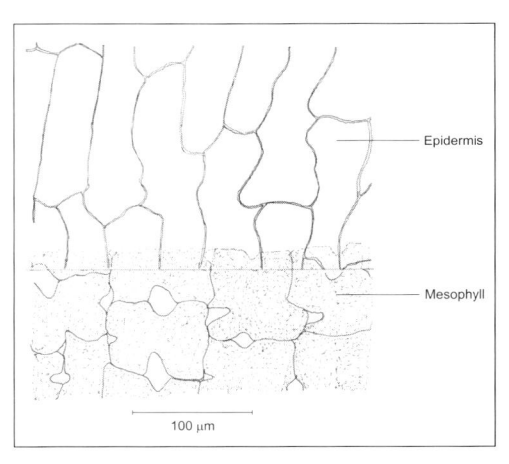

Abb. 3: Epidermis, Oberseite

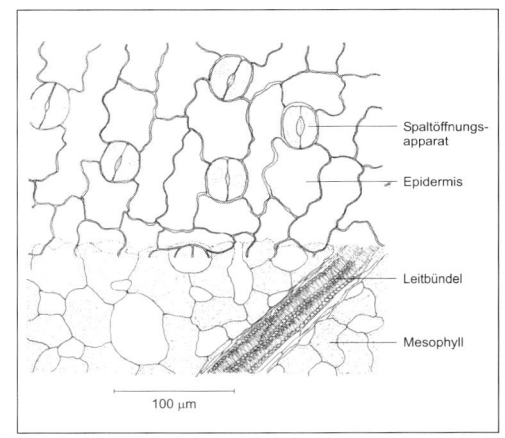

Abb. 4: Epidermis, Unterseite

Epidermis, Oberseite (Abb. 3): Langgestreckte dünnwandige . Epidermiszellen. Darunter im Umriss annähernd viereckige Mesophyllzellen.

Epidermis, Unterseite (Abb. 4): Etwas länglich gestreckte, wellig buchtige Epidermiszellen, zahlreiche Spaltöffnungsapparate von etwa 30 µm Breite und 40 µm Länge mit 4 Nebenzellen, von denen jeweils zwei an den Polen sitzen. Mesophyll mit zahlreichen, unterschiedlich großen Interzellularen.

Endothecium, Pollenkörner (Abb. 5): Meist längliche Endotheciumzellen (a) von unregelmäßigem Umriss mit quer laufender Bänderung. Pollenkörner (b) 20 bis 25 µm groß, oval mit länglicher Austrittsspalte oder halbmondförmig bis abgerundet dreieckig und mit schwach punktierter Exine.

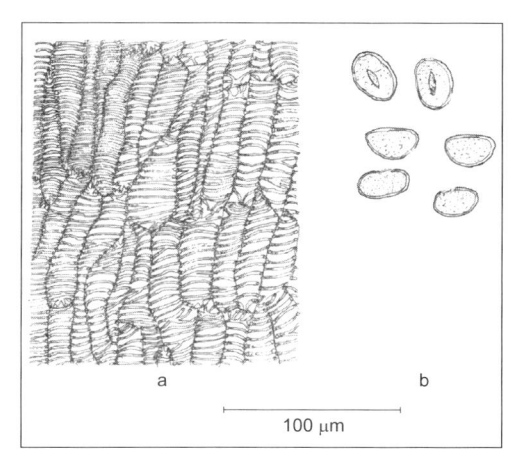

Abb. 5: Endothecium, Pollenkörner

4. Dünnschichtchromatographie
Kieselgel HF$_{254}$. Untersuchungslösung:
- 0,5 g gepulverte Droge mit 5 ml Methanol versetzen
- 5 min lang schütteln
- Filtrieren.

Referenzlösung: Je 1 mg L-Alanin und L-Phenylalanin in 1 ml Wasser lösen, mit 9 ml Methanol verdünnen.
Aufzutragende Menge: 10 µl Referenz- und 20 µl Untersuchungslösung (bandförmig 20 mm × 3 mm). [Zur Verwendung von HPTLC-Platten siehe Seite XV.]
Fließmittel: 1-Butanol – Aceton – Essigsäure 99,9% – Wasser (35 + 35 + 10 + 20)
Laufhöhe: 10 cm.
Laufzeit: ca. 75 min.
- Fließmittel abdunsten lassen
- Platte mit Ninhydrin-Lösung (RV) besprühen
- Einige min lang auf 105 °C erhitzen
- Bei Tageslicht auswerten.

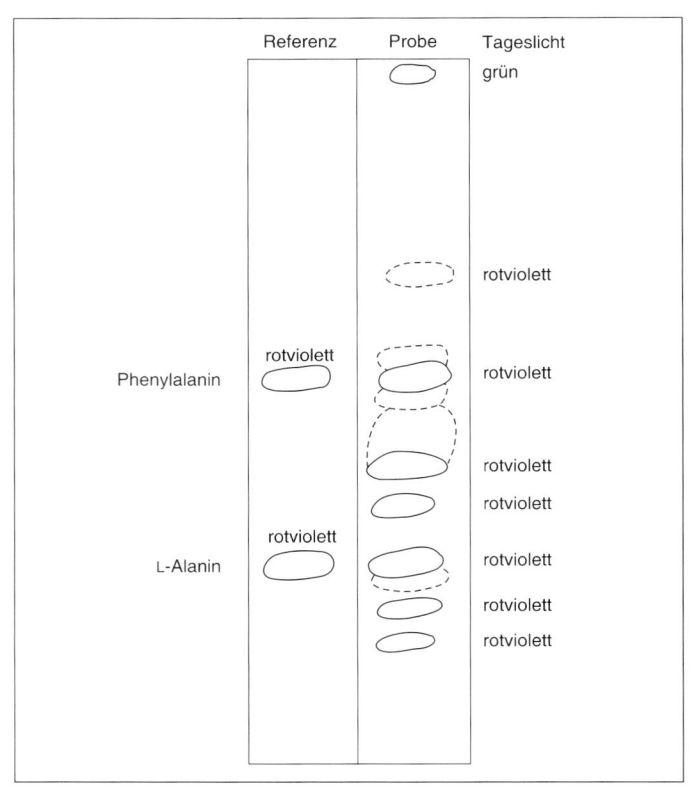

Wichtige Zonen: Das Chromatogramm der Referenzlösung zeigt im unteren Drittel die rot-violette Alanin-Zone und etwa in der Mitte die rot-violette Zone des Phenylalanins. Im Chromatogramm der Untersuchungslösung sind von der Startlinie bis zur Phenylalanin-Referenzzone mehrere rotviolette Zonen sichtbar. Die beiden intensivsten Zonen befinden sich etwa auf Höhe der Referenzsubstanzen (Abb. 6).

Abb. 6: Dünnschichtchromatogramm

Einige Untersuchungen zur Qualitätssicherung

1. Reinheit
   Fremde Bestandteile:
   ▶ 100 g Droge auf fremde Bestandteile durchsehen.

   Höchstens 2 g (2 %) fremde Bestandteile

2. Weitere Prüfungen
   In der Apotheke durchführbar: Trocknungsverlust (max. 14 %), Asche (max. 12 %).

Baldrianwurzel

(Ph. Eur. 6.0)
(Standardzulassung 6199.99.99, HMPC-Monographie)

Valerianae radix
Radix Valerianae

Die unterirdischen Organe (Wurzelstock, Wurzeln, Ausläufer) von *Valeriana officinalis* L. sensulatiore.

Zur Prüfung erforderlich:
- Identität: Ca. 0,5 g.
- Qualitätssicherung: 142 g (42 g Verbrauch).

Identität

1. **Organoleptik** (DAC 2006, Bd. III)
   Charakteristischer, durchdringender, an Isovaleriansäure und Campher erinnernder Geruch und zuerst süßlicher, später würziger und schwach bitterer Geschmack.

2. **Beschreibung der Schnittdroge** (Ph. Eur. 6.0, DAC 2006, Bd. III)

   Schnittdroge (Abb. 1): Unregelmäßig geformte, graue bis gelbbraune, außen oft dunklere Stücke der Wurzelstöcke (a). 1 bis 2 mm dicke, ebenfalls gelbbraune, stielrunde, unregelmäßig gebogene, fein längsstreifige Wurzelstücke (b).

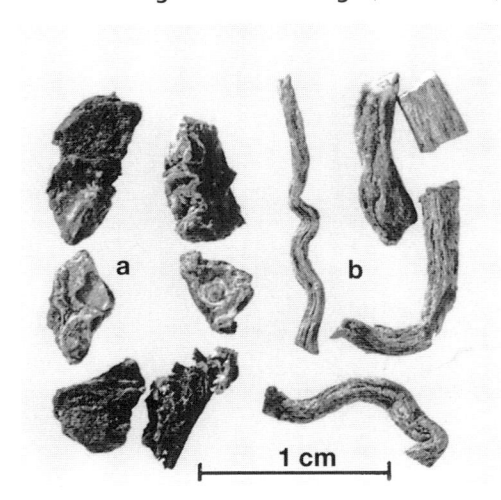

   Abb. 1: Schnittdroge

3. Mikroskopie

- Einige dünne Wurzelstücke etwa 15 bis 30 min lang in kaltem Wasser einweichen
- In Mischung aus Ethanol 70% (V/V) und Glycerol (9+1 V/V) legen und etwa 10 min lang darin belassen
- Ein Stück zwischen keilförmig zugespitzte Styroporblöckchen klemmen und mit frischer Rasierklinge Querschnitte für Übersichts- und Detailbearbeitung anfertigen
- Einen Schnitt für Wasserpräparat verwenden
- Alle anderen auf Objektträger in Chloralhydrat-Lösung (RV) legen
- Mit Deckglas abdecken und kurz zum Sieden erhitzen.

Typische Merkmale: *Die Wurzeln zeigen im Querschnitt häufig noch den primären Zustand. Parenchymzellen mit einfacher oder zwei- bis sechsfach zusammengesetzter Stärke, Zellen mit braunem, harzigem Inhalt.*

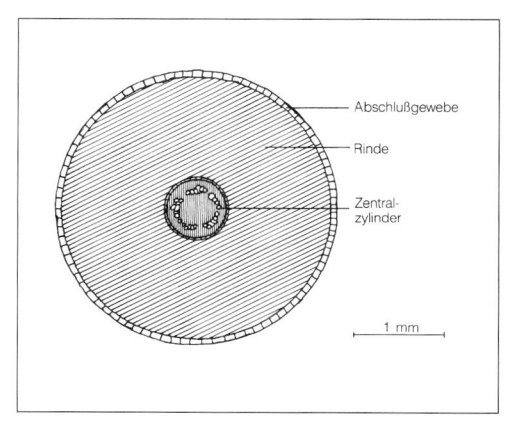

Abb. 2: Querschnitt durch eine Wurzel, schematisch

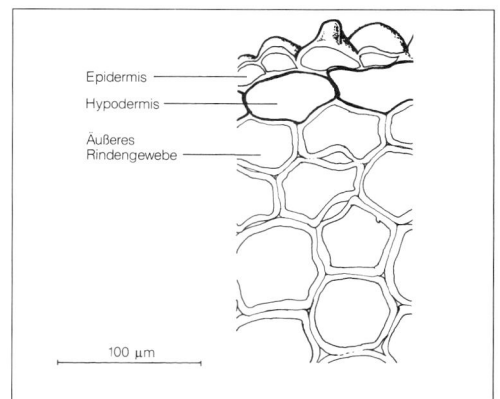

Abb. 3: Äußere Gewebe der Wurzel

Querschnitt durch eine Wurzel, schematisch (Abb. 2): Unter einer Epidermis (Rhizodermis) und Exodermis liegt eine breite, parenchymatische Rinde. Eine gut erkennbare Endodermis umgibt einen kleinen Zentralzylinder mit einem schmalen, oft unterbrochenen, ringförmigen oder undeutlich drei- bis fünfstrahligen Xylem und parenchymatischen, zentralen Grundgewebe. Manche Wurzeln haben eine schmalere Rinde und viele faserförmige Festigungselemente im Zentralzylinder (ohne Abb.).

Äußere Gewebe der Wurzel (Abb. 3): Unter einer verkorkten, papillös gewölbten, gelegentlich Saughaare tragenden Epidermis liegt eine ein oder zwei Lagen hohe Hypodermis aus verkorkten, ölführenden Zellen. Die nächsten zwei bis vier Lagen bestehen aus dünnwandigen oder kollenchymatischen, gelegentlich verkorkten Zellen mit harzartigem Inhalt.

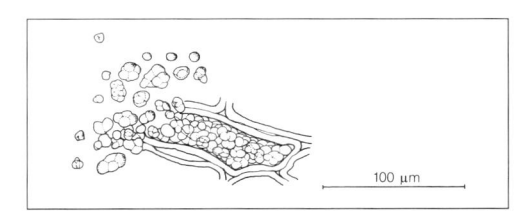

Abb. 4: Stärke im Rindenparenchym

Stärke im Rindenparenchym (Wasserpräparat, Abb. 4): 5 bis 15 µm große, rundliche, gelegentlich einen Spalt oder ein sternförmiges Zentrum zeigende und bis zu 20 µm große, aus zwei bis sechs Körnern zusammengesetzte Stärke füllt die Rindenparenchymzellen.

Innere Gewebe der Wurzel (Abb. 5): Das nach innen zu interzellularenreichere Rindengewebe wird durch eine verkorkte, aus tangential gestreckten Zellen bestehende Endodermis gegen den Zentralzylinder abgegrenzt. Innerhalb einer schmalen, Stärke führenden Schicht liegen die undeutlichen Phloemteile. Nur gelegentlich ist ein Kambium erkennbar. Die Xyleme bestehen aus kleinen Gruppen von Schrauben- und Tüpfelgefäßen, an die nach innen zu parenchymatisches Grundgewebe anschließt.

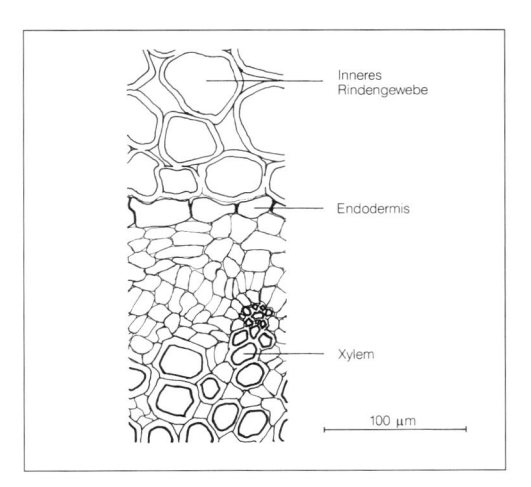

Abb. 5: Innere Gewebe der Wurzel

4. Dünnschichtchromatographie:
Kieselgel HF$_{254}$. Untersuchungslösung:
- 2 g gepulverte Droge (Siebnummer 355) mit 6 ml Methanol versetzen
- 30 min lang unter gelegentlichem Schütteln stehen lassen
- In einen Messzylinder filtrieren
- Kolben und Filterrückstand mit etwas Methanol nachwaschen, bis 5 ml Filtrat erhalten werden.

Referenzlösung: 2 mg Sudanrot G und 2 mg Dimethylaminobenzaldehyd in 5 ml Methanol lösen oder authentische Droge wie Untersuchungsmuster behandeln.

Aufzutragende Menge: 20 µl Untersuchungslösung und 10 µl Referenzlösung bandförmig (20 mm × 3 mm). [Zur Verwendung von HPTLC-Platten siehe Seite XV.]

Fließmittel: Essigsäure 99% – Ethylacetat – Cyclohexan (2 + 38 + 60).

Laufhöhe: 10 cm.

Laufzeit: Ca. 15 min.
- Abdunsten des Fließmittels bei Raumtemperatur

- Chromatogramm der Referenzlösung am Tageslicht (Sudanorange) und im UV-Licht (254 nm) (Dimethylaminobenzaldehyd) auswerten
- Unter Beobachtung 5 bis 10 min lang auf 100 bis 105 °C erhitzen
- Am Tageslicht auswerten.

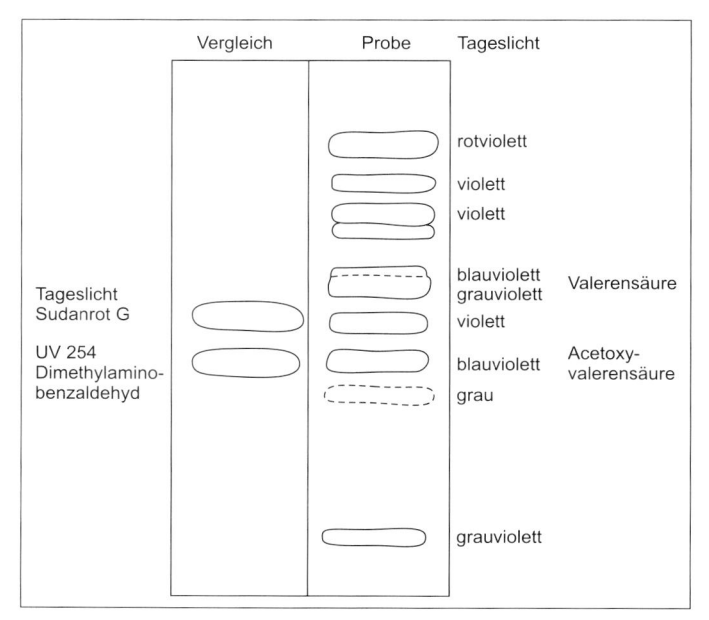

Wichtige Zonen: Eine intensive grauviolette Zone mit blauviolettem oberen Rand etwas oberhalb des Sudanrot (Valerensäure), eine blauviolette in Höhe des im UV Licht (254nm) dunklen Dimethylaminobenzaldehyds (Acetoxyvalerensäure). Weitere violette oder grauviolette Zonen können vorhanden sein (Abb. 6).

Abb. 6: Dünnschichtchromatogramm

Einige Untersuchungen zur Qualitätssicherung

1. **Reinheit**
   - 100 g Droge auf fremde Bestandteile durchsehen.

   Höchstens 5 g (5 %) Stängelanteile und höchstens 2 g (2 %) andere fremde Bestandteile.

2. **Gehaltsbestimmung**
   Gehalt an ätherischem Öl:
   - Einwaage: 40,0 g unmittelbar vorher gepulverte, geschnittene Droge (Siebnummer 500)
   - 500 ml Wasser im 2000-ml-Rundkolben
   - Vorlage: 0,5 ml Xylol
   - Destillation: 4 h lang bei 3 bis 4 ml in der min.
   - Volumen im Messrohr nach der Destillation mindestens 0,62 ml.

   Entspricht einem Gehalt von mindestens 0,3 % (V/m) ätherischem Öl.

3. Weitere Prüfungen (Ph. Eur. 6.0)
In der Apotheke durchführbar: Trocknungsverlust, Asche, salzsäureunlösliche Asche.
Des Weiteren: Spektralphotometrische Gehaltsbestimmung der Sesquiterpene nach Hochdruckflüssigchromatographie.

Basilikumkraut
(DAC 2011)

Basilici herba
Herba Basilici

Die zur Blütezeit gesammelten, getrockneten oberirdischen Teile von *Ocimum basilicum* L.
Zur Prüfung erforderlich:
- Identität: Ca 2 g.
- Qualitätssicherung: 100 g (25 g Verbrauch).

Identität

1. **Organoleptik** (DAC 2011)
   Aromatischer Geruch und Geschmack.

2. **Beschreibung der Schnittdroge**

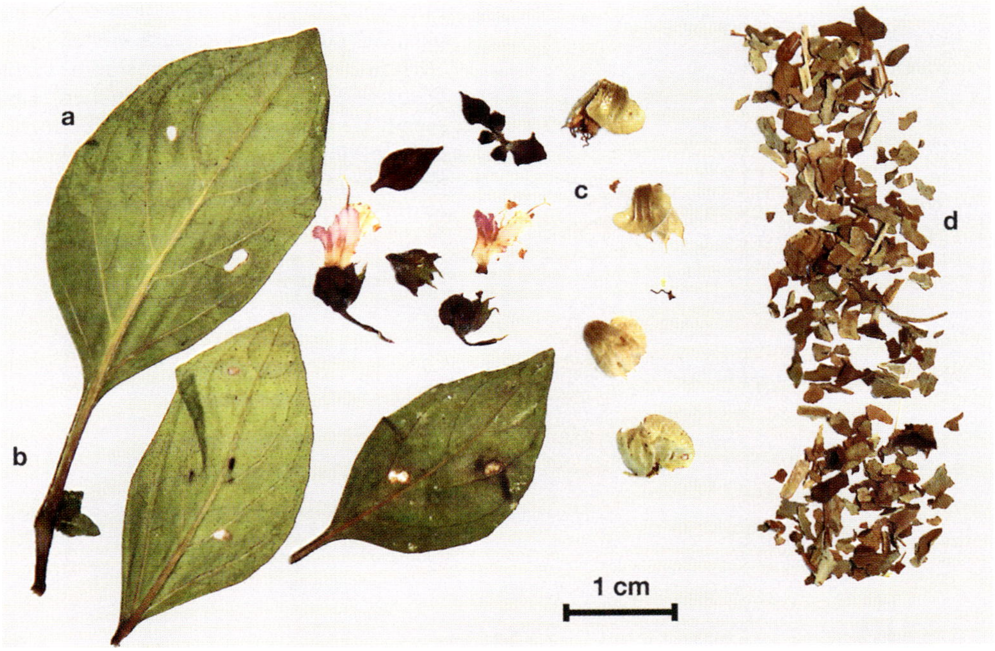

Abb. 1: Schnittdroge

Schnittdroge (Abb. 1):
Unterschiedlich große Bruchstücke der gestielten Blätter mit gezähntem oder ganzrandigem Blattrand, meist hellere, gelegentlich violett überlaufene, an der Unterseite hervortretende Blattnerven mit bogenläufigen Seitennerven (a). Bruchstücke der vierkantigen Stängel (b). Bruchstücke der Kelche und der weißen, purpurfarbenen oder auch mehrfarbigen Blüten (c), kleine, braune bis schwarze, glatte Früchte (Nüßchen bzw. Klausenfrüchte). In der Handelsware Droge meist fein geschnitten (d).

3. Mikroskopie
▶ Einige Blattstücke durchbrechen und teils mit der Oberseite, teils mit der Unterseite nach oben auf Objektträger in Chloralhydrat-Lösung (RV) legen

▶ mit Deckglas abdecken und ca. ½ min lang vorsichtig zum Sieden erhitzen.
oder
▶ Droge pulvern (Siebnummer 710) und
▶ Chloralhydratpräparat wie zuvor anfertigen.

Typische Merkmale: Epidermis beiderseits dünnwandig, stark wellig buchtig mit diacytischen Spaltöffnungsapparaten. Lamiaceendrüsenschuppen mit acht oder auch vier Drüsenzellen, Drüsenhaare mit einzelligem Stiel und einzelligem oder durch vertikale Querteilung zweizelligem Köpfchen, ein- bis dreizellige, derbwandige, leicht warzige Eckzahnhaare und drei- bis sechszellige Deckhaare. Linsenförmige bis über 50 µm große Pollenkörner mit netzartiger Exine und 6 schwer erkennbaren Keimspalten.

Epidermis, Ober- und Unterseite (Abb. 2): Epidermis mit in Aufsicht, stark wellig buchtigen Wänden. Drüsenhaare mit einzelligem Stiel und einzelligem oder durch vertikale Querteilung zweizelligem Köpfchen. Lamiaceendrüsenschuppen mit acht oder auch vier Drüsenzellen, diese auch auf Deckblättern, Kelch, Blumenkrone und Stängelteilen. Spaltöffnungsapparate diacytisch.

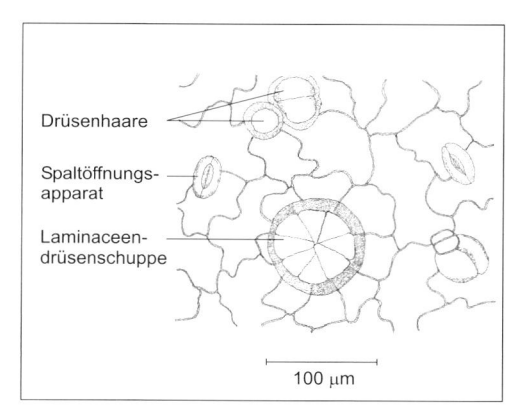

Abb. 2: Epidermis Aufsicht

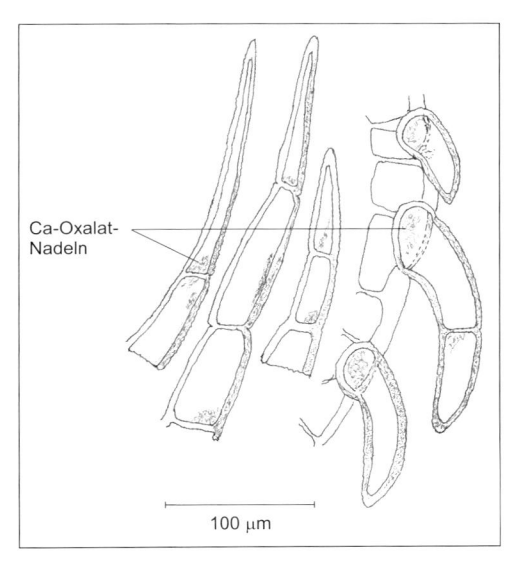

Behaarung des Blattes (Abb. 3): Am Blattrand ein- bis dreizellige, gekrümmte, derbwandige, leicht warzige Haare (Eckzahnhaare) mit großer keulenförmiger Basalzelle und spitzer Endzelle. Die Haare enthalten meist kleine Nadeln aus Calciumoxalat, die entweder im Zelllumen unregelmäßig verteilt sind oder in kleinen Gruppen jeweils in der Nähe der Querwände liegen.

Abb. 3: Behaarung des Blattes

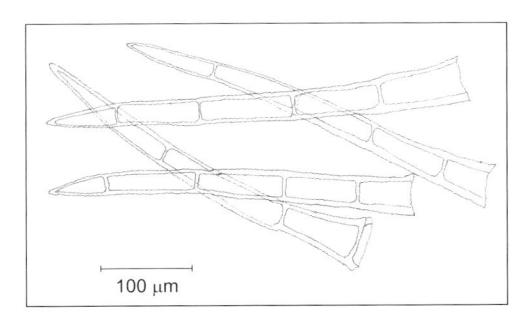

Gliederhaare (Abb. 4): Drei- bis sechszellige Deckhaare (Gliederhaare), die besonders häufig auf Kelch, Blumenkrone und Stängel vorkommen. Dort auch drei- bis achtzellige, häufig kollabierte Gliederhaare mit spitzer Endzelle (ohne Abbildung).

Abb. 4: Gliederhaare

Elemente der Blüte, Antheren (Abb. 5): Dünnwandige Epidermis der Antheren mit leicht papillös gewölbten Zellen mit feiner Kutikularstreifung, darunter sternartig verdickte Zellen des Endotheciums (Faserschicht). Bis über 50 µm große in Aufsicht kreisrunde Pollenkörner mit grob netzartig strukturierter Exine und 6 Keimspalten, in der Seitenansicht erscheinen die Pollenkörner breit und lassen meist nur 2 Keimspalten erkennen.

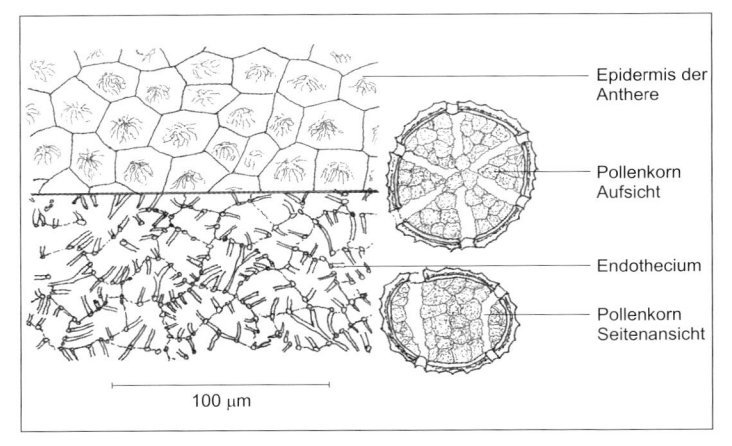

Abb. 5: Elemente der Blüte, Antheren

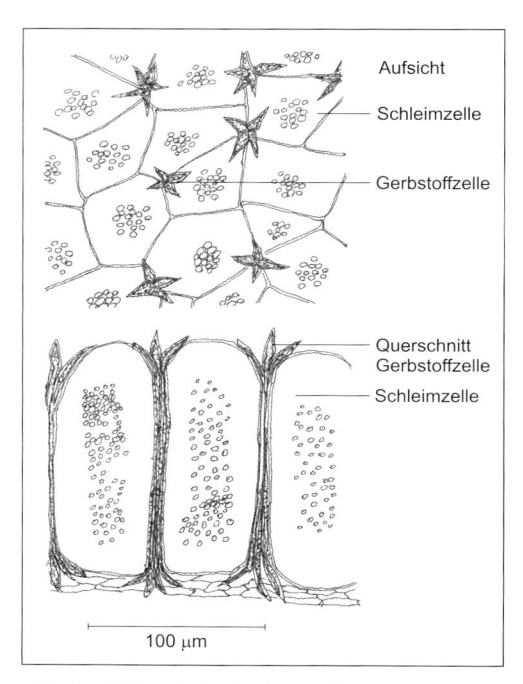

Abb. 6: Epidermis der Fruchtwand

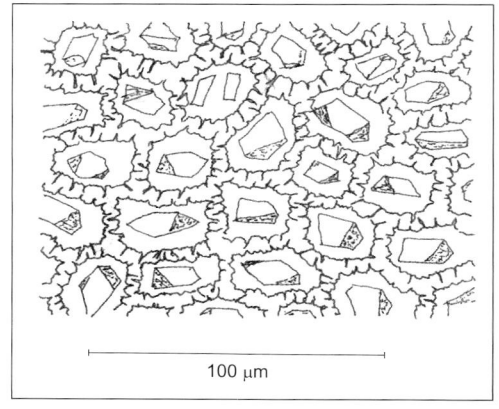

Abb. 7: Kristallzellschicht der Fruchtwand

Epidermis der Fruchtwand (Abb. 6): In Aufsicht große polygonale, Schleimzellen mit körnigem Inhalt, die in der Seitenansicht hoch zylindrisch erscheinen. In den Zwickeln der Schleimzellen langgestreckte, dunkle, spitze Gerbstoffzellen, die in Aufsicht sternförmige Gruppen ergeben.

Kristallzellschicht der Fruchtwand (Abb. 7): Auf die in Abb. 6 beschriebene Epidermis folgt zunächst eine kollabierte Parenchymschicht danach eine Pigmentzellschicht und dann eine Kristallzellschicht mit dickwandigen Zellen, die jeweils einen oder mehrere Einzelkristalle enthalten. Im Querschnitt erscheinen die Zellen dieser Schicht quadratisch bis rechteckig.

4. **Dünnschichtchromatographie** (DAC 2011 abgeändert)
   Kieselgel HF_{254}. **Untersuchungslösung:**
   ▶ 1,0 g gepulverte Droge (Siebnummer 710) mit 5 ml Dichlormethan versetzen
   ▶ 3 min lang schütteln
   ▶ Über etwa 2 g wasserfreies Natriumsulfat filtrieren
   Oder
   ▶ 0,25 ml des bei der Gehaltsbestimmung erhaltenen Öl-Xylol-Gemisches mit 5 ml Toluol versetzen.
   ▶ **Referenzlösung:** 30 µl Estragol, 20 µl Eugenol und 10 µl Linalool in 10 ml Toluol lösen oder authentische Droge wie Untersuchungsmuster behandeln.
   ▶ **Aufzutragende Menge:** Je 20 µl Untersuchungs- und Referenzlösung, bandförmig (20 mm x 3 mm). [Zur Verwendung von HPTLC-Platten siehe Seite XV.]
   ▶ **Fließmittel:** Toluol – Ethylacetat (90 + 10).

Teil II **Basilikumkraut** 5/6

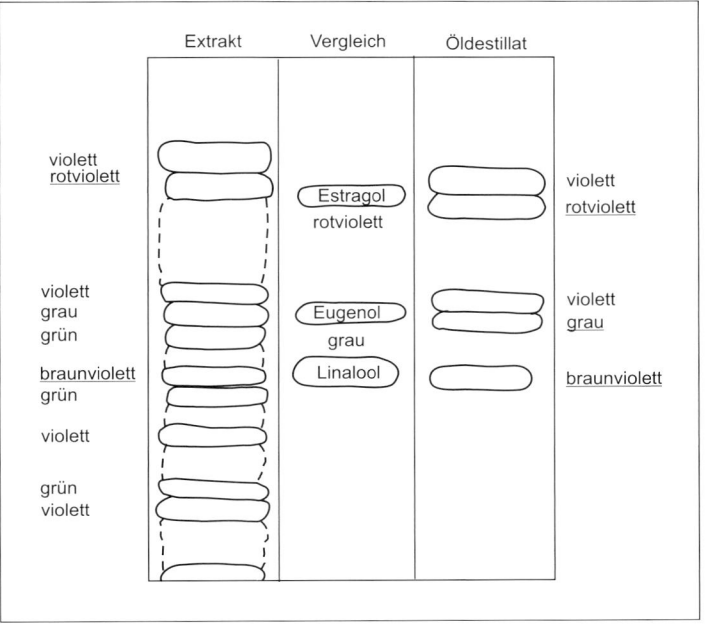

Extrakt	Vergleich	Öldestillat
violett rotviolett	Estragol rotviolett	violett rotviolett
violett grau grün	Eugenol grau	violett grau
braunviolett grün	Linalool	braunviolett
violett		
grün violett		

Wichtige Zonen: Im Chromatogramm des Öldestillats eine rotviolette Zone auf der Höhe des Estragols, darüber eine intensive violette Zone, eine graue Zone auf der Höhe des Eugenols, darüber eine violette, eine braunviolette auf der Höhe des ebenso gefärbten Linalools. Im Chromatogramm des Dichlormethanextraktes die gleichen Zonen sowie weitere grüne und violette Zonen und stark verschmierte Schwanzbildung (Abb. 8).

Abb. 8: Dünnschichtchromatogramm

- **Laufhöhe:** 10 cm.
- **Laufzeit:** Ca. 18 min
- Platte an der Luft trocknen lassen
- Mit frisch hergestellter Anisaldehyd-Lösung (RV) besprühen
- 10 min lang bei 100–105 °C erhitzen
- Am Tageslicht auswerten.

Einige Untersuchungen zur Qualitätssicherung

1. Reinheit
Fremde Bestandteile:
- 100 g Droge auf fremde Bestandteile, durchsehen.

Höchstens 2 g (2 %) fremde Bestandteile

2. Gehaltsbestimmung
Gehalt an ätherischem Öl:
- Einwaage: 25,0 g kurz vor der Bestimmung gepulverter Droge (Siebnummer 710).
- 500 ml Wasser im 1000-ml Rundkolben
- Vorlage: 0,5 ml Xylol
- Destillation 3 h lang bei 3 bis 3,5 ml in der min
- Volumen im Messrohr nach der Destillation mindestens 0,60 ml.

Entspricht einem Gehalt von mindestens 0,4 % (m/V) an ätherischem Öl.

Apothekengerechte Prüfvorschriften · 18. Akt.-Lfg. 2014

3. Weitere Prüfungen (DAC 2011)
In der Apotheke durchführbar: Trocknungsverlust, Asche.

| Teil II | Beifußkraut | 1/3 |

Beifußkraut*
(EB 6)

Artemisiae herba
Herba Artemisiae

Während der Blütezeit gesammelte, vorsichtig getrocknete Zweigspitzen von *Artemisia vulgaris* L.

Zur Prüfung erforderlich:
▶ Identität: Ca. 2 g.

Identität

1. Organoleptik
Angenehm aromatischer Geruch und würziger, schwach bitterer Geschmack.

2. Beschreibung der Schnittdroge

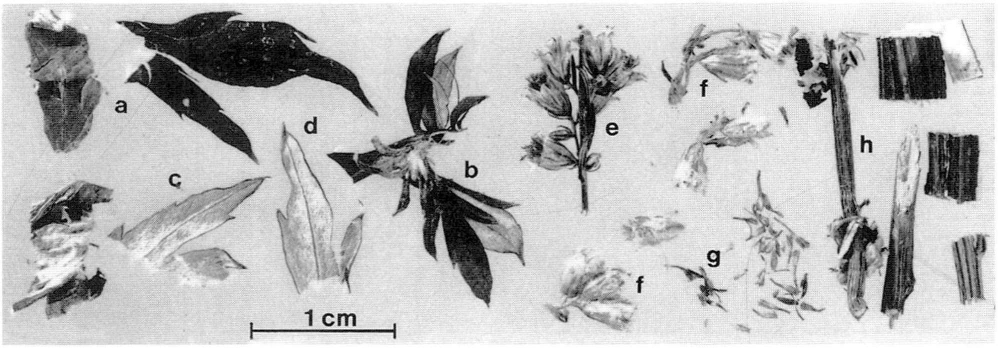

Abb. 1: Schnittdroge

Schnittdroge (Abb. 1): Bruchstücke der mehrfach oder einfach (b) fiederspaltigen Blätter mit spitzen, lanzettlichen, gesägten (c) oder ganzrandigen, etwas eingeschlagenen Zipfeln (d). Blätter oberseits dunkelgrün (a), unterseits weißfilzig (c, d). Blütenköpfchen rötlich bis braungrün, zu endständigen, meist zerbrochenen Rispen (e) angeordnet, eilänglich mit halbkugeligem, unbehaarten Blütenstandsboden und Hüllkelch mit lanzettlichen, dachziegelartig angeordneten, grauweißen, wolligbehaarten Blättern (f). Handelsware enthält in der Regel längsgerillte, außen rotviolette, innen von weißem Mark erfüllte, unterschiedlich dicke Stengelteile (h).

---

* **Stellungnahme der Kommission E:**
Da die Wirksamkeit bei den beanspruchten Anwendungsgebieten nicht belegt ist, kann eine therapeutische Verwendung nicht befürwortet werden.

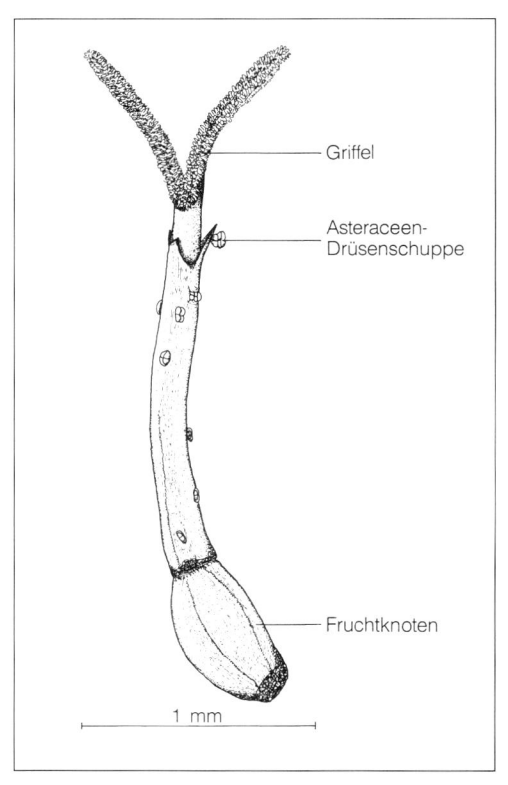

Abb. 2: Weibliche Randblüte

Abb. 3: Zwittrige Scheibenblüte

Weibliche Randblüte (Abb. 2), **zwittrige Scheibenblüte** (Abb. 3): Köpfchen mit weiblichen, fast walzenförmigen, schief-gestutzten Randblüten (2) und zwittrigen, röhrenförmigen Scheibenblüten (3 und 1 g).

3. Mikroskopie
▶ Ein Blattstück unterseits mit der Rasierklinge etwas abschaben
▶ Dieses Blattstück durchbrechen und die eine Hälfte mit der Oberseite, die andere mit der Unterseite nach oben auf Objektträger legen
▶ Einige Blüten auf Objektträger zerdrücken
▶ Zu beiden Präparaten einige Tropfen Chloralhydrat-Lösung (RV) geben
▶ Mit Deckglas abdecken und bis zu ½ min lang zum Sieden erhitzen.

Typische Merkmale: Kaum behaarte Blattoberseite, dicht von verfilzten Haaren besetzte Blattunterseite, rundliche Pollenkörner mit drei Keimöffnungen.

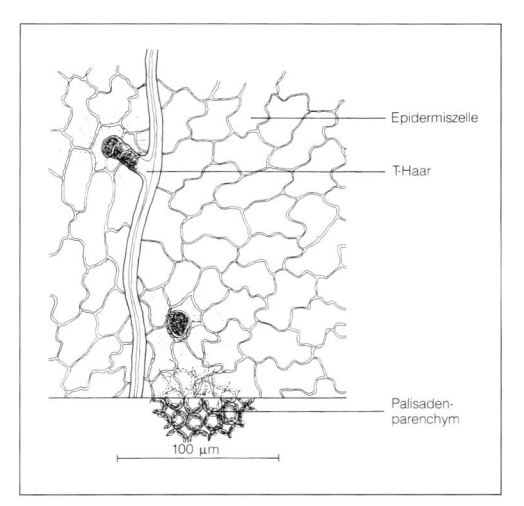

Abb. 4: Epidermis, Oberseite

Epidermis, Oberseite (Abb. 4): Wellig-buchtige Epidermiszellen, vereinzelt T-förmige Haare mit zwei- oder dreizelligem Stiel. Unter der Epidermis einlagiges Palisadenparenchym.

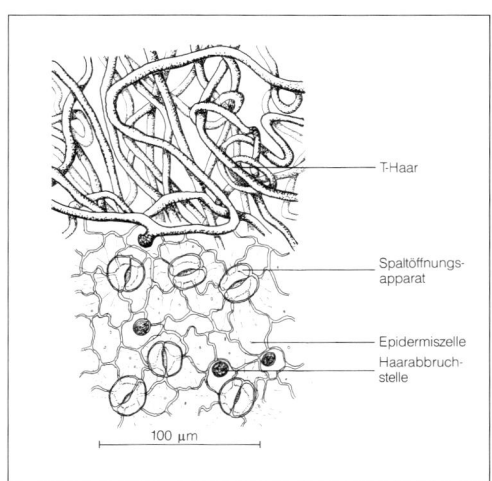

Abb. 5: Epidermis, Unterseite

Epidermis, Unterseite (Abb. 5): Miteinander verschlungene, lange, peitschenförmige Teile von T-Haaren und Haarabbruchstellen in einer wellig-buchtigen Epidermis mit großen, rundlichen Spaltöffnungsapparaten mit drei bis fünf Nebenzellen.

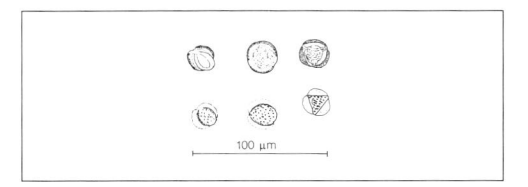

Abb. 6: Pollenkörner

Pollenkörner (Abb. 6): Rundliche, in der Exine schwach strukturierte Pollenkörner von 20 bis 25 µm Durchmesser mit drei Keimöffnungen.

---

4. Weitere Prüfungen (EB 6)
In der Apotheke durchführbar: Asche.

Benediktenkraut
(DAC 2003)

Cnici benedicti herba
Herba Cnici benedicti
Herba Cardui benedicti

Getrocknete oberirdische Teile blühender Pflanzen von *Cnicus benedictus* L.

Zur Prüfung erforderlich:
► Identität: Ca. 1 g.
► Qualitätssicherung: 102,5 g (2,5 g Verbrauch).

Identität

1. Organoleptik (DAC 2003, DAC 2007, Bd. III)
Ohne Geruch und mit schwach bitterem Geschmack.

2. Beschreibung der Schnittdroge

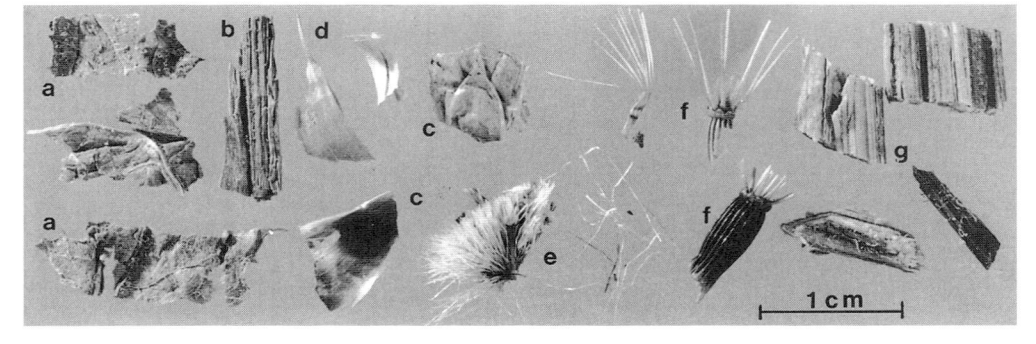

Abb. 1: Schnittdroge

Schnittdroge (Abb. 1), **Blattrand** (Abb. 2), **Hüllkelchblatt** (Abb. 3), **Frucht** (Abb. 4): Zerknitterte Blattstücke (1a) der schrotsägezähnigen oder fiederspaltigen Laubblätter mit rechtwinklig abstehenden, dornig gezähnten Abschnitten oder stachelspitzig gezähntem Rand (2). Getrocknete Blätter beiderseits hellgrün und spinnwebig zottig behaart. Größere Blattnerven stark geschrumpft (1b). Hüllkelchblätter der Blütenköpfchen derb, gelblich bräunlich, auf der Innenseite stark glänzend (1c), die äußersten eiförmig-lanzettlich und in einen einfachen Stachel (1d), die innersten länglich, in einen langen, fiederförmigen, nach außen umgebogenen Stachel auslaufend (3), zum Teil spinnwebig behaart. Der flache, markige Blütenstandsboden ist mit langen, borstenartigen, seidig-glänzenden Spreublättern besetzt (1e). Gelbliche lange Röhrenblüten (ohne Abb.). Häufig werden Fruchtknoten oder zylindrische, etwas gekrümmte, gelbbraune Früchte gefunden, die 6 bis 8 mm lang sind, etwa 20 Längsrippen haben und am unteren Ende seitlich eine Abbruchteile

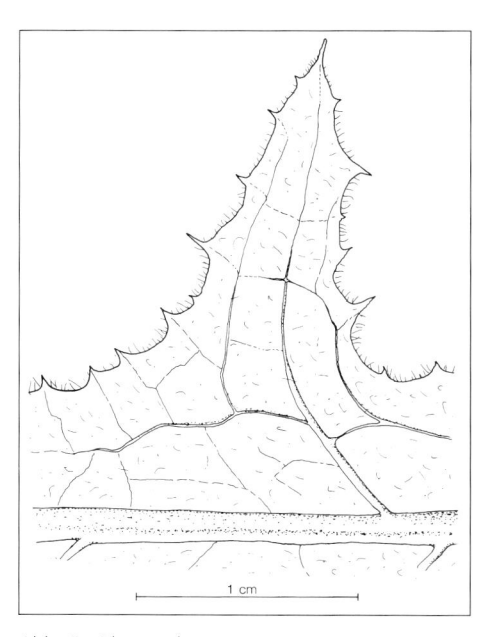

Abb. 2: Blattrand 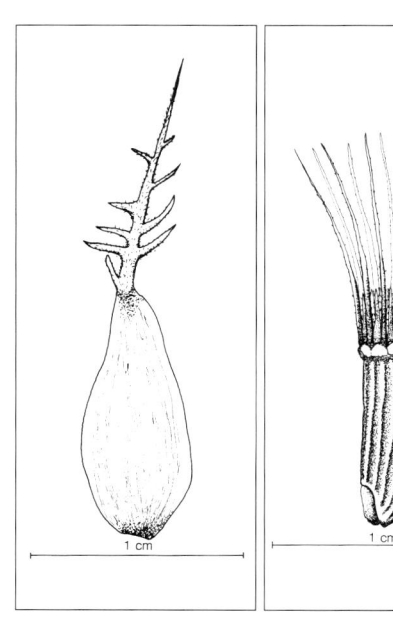   Abb. 3: Hüllkelchblatt   Abb. 4: Frucht

(4), am oberen einen niedrigen Kranz von zehn Zähnen und einen zweireihigen Pappus tragen, dessen äußere Borsten bis 10 mm und dessen innere bis 3 mm lang sind (1f, 4). Bruchstücke der markigen oder auch teilweise hohlen, kantigen Stängel mit fünf bis acht rotviolett überlaufenen Rippen, die weiß spinnwebig behaart sind (1g).

3. Mikroskopie
- ▶ Blattstück auf Objektträger in Chloralhydrat-Lösung (RV) legen
- ▶ Hüllkelchblatt durchbrechen und mit Außen- oder Innenseite nach oben auf Objektträger in Chloralhydrat-Lösung (RV) legen
- ▶ Spreuhaare auf Objektträger in Chloralhydrat-Lösung (RV) legen
- ▶ Alle Präparate mit Deckglas abdecken und ca. 1 min lang vorsichtig zum Sieden erhitzen.

Typische Merkmale: *Gliederhaare, zum Teil mit peitschenförmiger Endzelle, Drüsenhaare auf Blättern, Stängeln und Hüllkelchblättern; Blätter oben- und unterseits mit wellig-buchtiger Epidermis und Spaltöffnungsapparaten; innere Hüllkelchblätter außen mit kurz gestreckten, innen mit lang gestreckten Epidermiszellen und Kristallen.*

Abb. 5: Epidermis, Oberseite

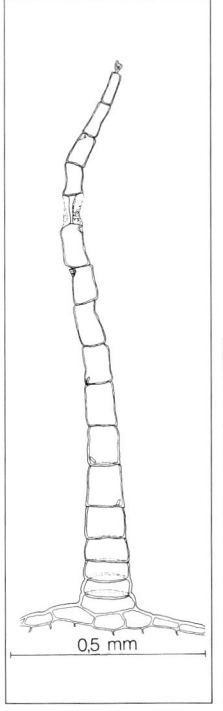

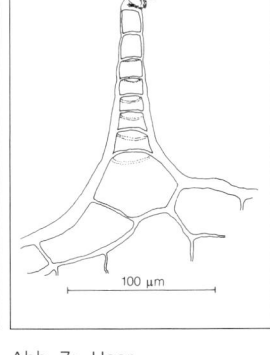

Abb. 6: Haar

Abb. 7: Haar

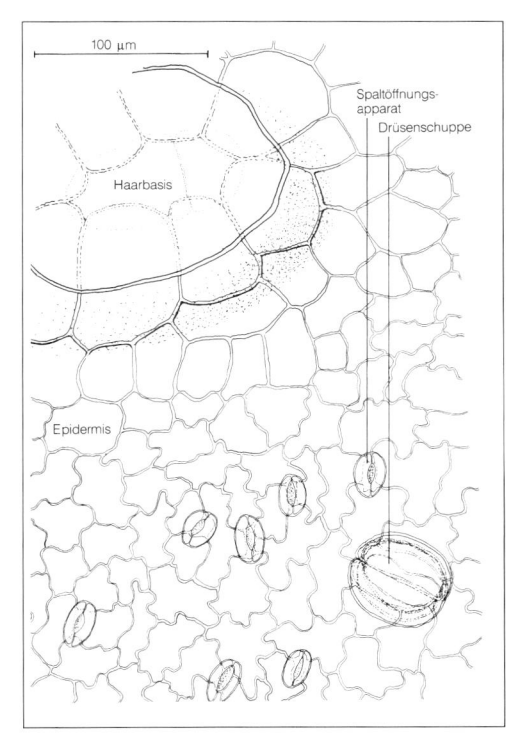

Epidermis, Oberseite (Abb. 5): Epidermiszellen (beiderseits) wellig bis stark wellig-buchtig mit anomocytischen Spaltöffnungsapparaten mit drei oder vier Nebenzellen; breite Asteraceendrüsenschuppen und große Haarbasiszellen.

Haare (Abb. 6, 7): Einreihige, 6- bis 25-zellige, mehrere Millimeter lange Gliederhaare mit 100 bis 170 µm breiter Basis und zum Teil sehr langer, peitschenförmiger Endzelle (in Abb. 6 nicht dargestellt). Kurze, unter 30 bis 40 µm weite und derbwandige, mehrzellige Gliederhaare (Abb. 7.)

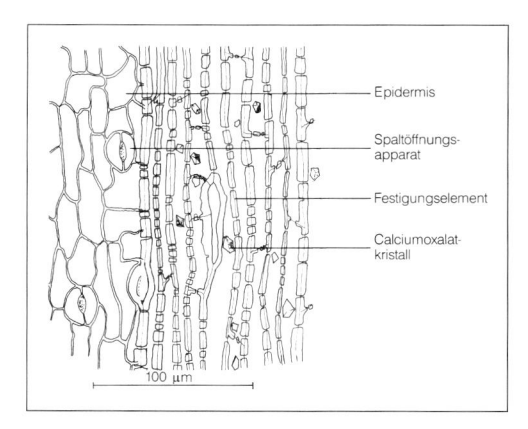

Abb. 8: Hüllkelchblatt, Außenseite

Hüllkelchblatt, Außenseite (Abb. 8): Außen kurz gestreckte, polygonale Epidermiszellen mit Spaltöffnungsapparaten, darunter lang gestreckte, getüpfelte, verdickte Zellen mit Caliumoxalatkristallen.

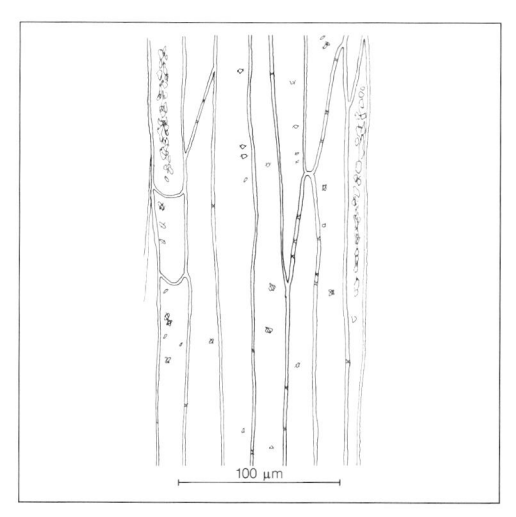

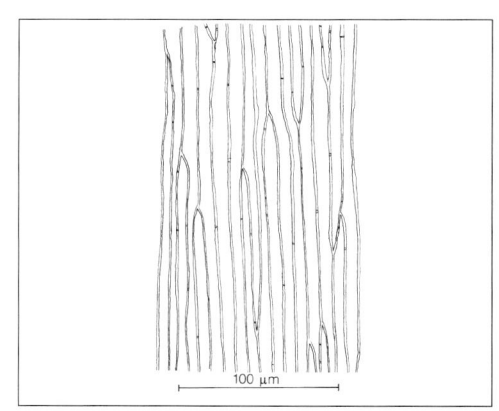

Abb. 9: Hüllkelchblatt, Innenseite

Hüllkelchblatt, Innenseite (Abb. 9): Innenseitige Epidermis der Hüllkelchblätter mit schmalen, faserartigen, sehr langen Zellen.

Abb. 10: Spreuhaar

Spreuhhaar (Abb. 10): Spreuhaar des Blütenstandsbodens aus mehreren lang gestreckten, faserartigen Zellen aufgebaut.

4. Dünnschichtchromatographie
Kieselgel HF$_{254}$. Untersuchungslösung:
- 1 g gepulverte Droge (Siebnummer 710) mit 10 ml Methanol versetzen
- 10 min lang im Wasserbad bei 60 °C erhitzen
- Abkühlen lassen
- In einen Messzylinder filtrieren
- Gefäß und Filter mit soviel Methanol (ca. 2 × 2,5 ml) nachwaschen, bis 10 ml Filtrat erhalten werden
- Filtrat unter vermindertem Druck bei etwa 60 °C zur Trockne eindampfen
- Rückstand in 2 µl Methanol aufnehmen.

Referenzlösung: 1 mg Scopoletin und je 2 mg Phenazon und Thymol in 2 ml Methanol lösen oder authentische Droge wie Untersuchungsmuster behandeln

Aufzutragende Menge: 30 µl Untersuchungslösung und 10 µl Referenzlösung bandförmig (20 mm × 3 mm). [Zur Verwendung von HPTLC-Platten siehe Seite XV.]

Fließmittel: Wasserfreie Ameisensäure – Ethylacetat (2 + 98).

Laufhöhe: 10 cm.

Laufzeit: Ca. 15 min.
- Abdunsten des Fließmittels bei Raumtemperatur
- Chromatogramme der Referenzlösungen unter der UV-Lampe (254 nm) auswerten
- Platte mit frisch hergestelltem Anisaldehyd-Reagenz (RV) besprühen
- 10 min lang bei 105 bis 110 °C erhitzen
- Am Tageslicht und unter der UV-Lampe (365 nm) auswerten.

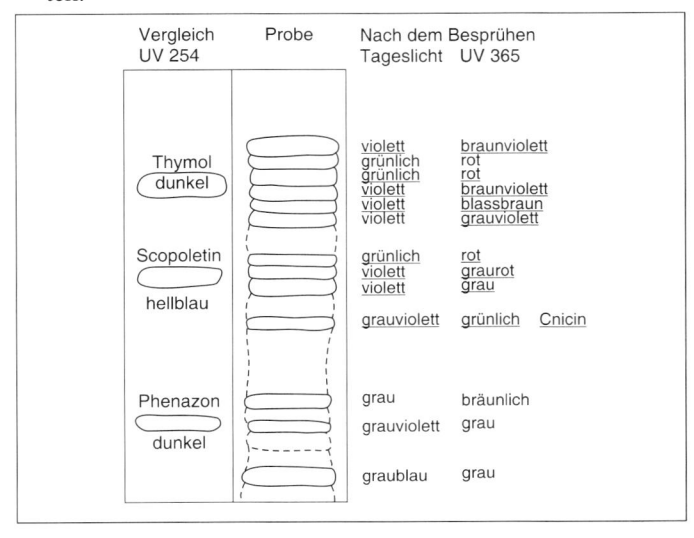

Abb. 11: Dünnschichtchromatogramm

Wichtige Zonen: Alle Referenzsubstanzen sind im UV-Licht (254 nm) erkennbar. Wichtige Zonen sind bei der Beschriftung der Abbildung unterstrichen. Die in der Mitte zwischen Phenazon und Scopoletin liegende, am Tageslicht grauviolette Zone des Cnicins erscheint im UV-Licht (365 nm) grünlich (Abb. 11).

Einige Untersuchungen zur Qualitätssicherung

1. Reinheit
Fremde Bestandteile:
▶ 100 g Droge auf fremde Bestandteile durchsehen.

Höchstens 2 g (2%) fremde Bestandteile und höchstens 2 g (2%) fremde Verunreinigungen wie kahle, weißfleckige Blätter von Silybum marianum sowie wenig behaarte, nur schwach stachelig gewimperte Blätter von Cirsium oleraceum und weißfilzig behaarte Blätter von Onopordon acanthium.

2. Weitere Prüfungen (DAC 2003)
In der Apotheke durchführbar: Trocknungsverlust, Asche.
Des Weiteren: Bitterwertbestimmung.

Birkenblätter

Betulae folium
Folia Betulae

(Ph. Eur. 6.2)
(Standardzulassung, 8399.99.99, HMPC-Monographie)

Die getrockneten Laubblätter von *Betula pendula* ROTH oder *Betula pubescens* EHRH. oder von beiden Arten oder auch von Hybriden beider Arten.

Zur Prüfung erforderlich:
- Identität: Ca. 2 g.
- Qualitätssicherung: 100 g (kein Verbrauch).

Identität

1. **Organoleptik** (DAC 2009, Bd. III)
Eigenartiger, schwach aromatischer Geruch und etwas bitterer Geschmack.

2. **Beschreibung der Schnittdroge** (DAC 2009, Bd. III)

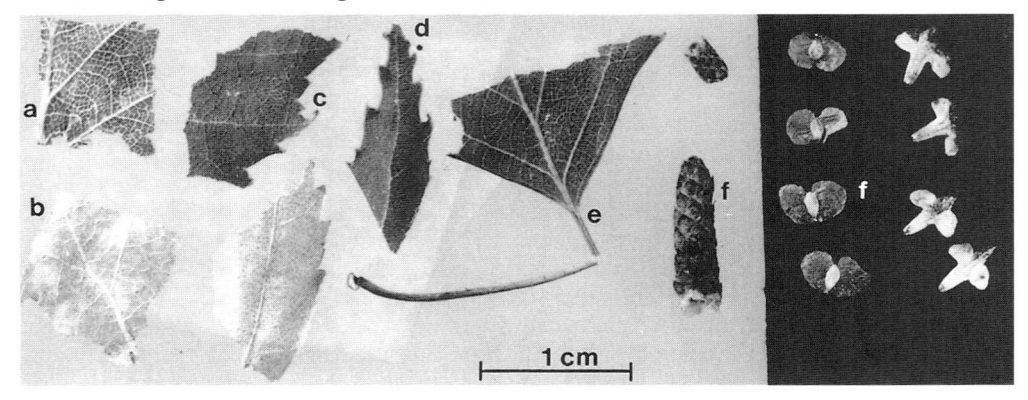

Abb. 1: Schnittdroge

Schnittdroge (Abb. 1): Meist glatte, oberseits (a) dunkelgrüne, unterseits (b) helle graugrüne Blattstücke, bei *B. pendula* mit dichter, dunkelbrauner Punktierung durch Drüsenschuppen, *B. pubescens* hat weniger Drüsenschuppen, ist beiderseits schwach behaart und hat unterseits kleine, gelblichgraue Haarbüschel in den Aderwinkeln. Nervatur fein netzadrig mit deutlich hervortretender Hauptnervatur und mit untereinander verbundenen Seitennerven. Blattrand scharf doppelt gesägt (c). Blätter am oberen Ende (d) zugespitzt und am Grunde (e) mit Resten des Blattstieles *(B. pendula)* oder regelmäßiger gesägt und am oberen Ende nicht zugespitzt *(B. pubescens)*. Geringe Anteile braungrüner Blütenkätzchen und gelbbrauner, einsamiger, geflügelter Nüsschen und Fruchtschuppen dürfen vorkommen (f, siehe Prüfung auf fremde Bestandteile).

3. Mikroskopie

▶ Blattstück durchbrechen und eine Hälfte mit der Oberseite, die andere mit der Unterseite nach oben auf Objektträger in etwas Chloralhydrat-Lösung (RV) legen

▶ Mit Deckglas abdecken und ca. 1 min lang vorsichtig zum Sieden erhitzen.

Typische Merkmale: *Geradwandige Epidermiszellen, große Drüsenschuppen, anomocytische Spaltöffnungsapparate, Oxalatdrusen.*

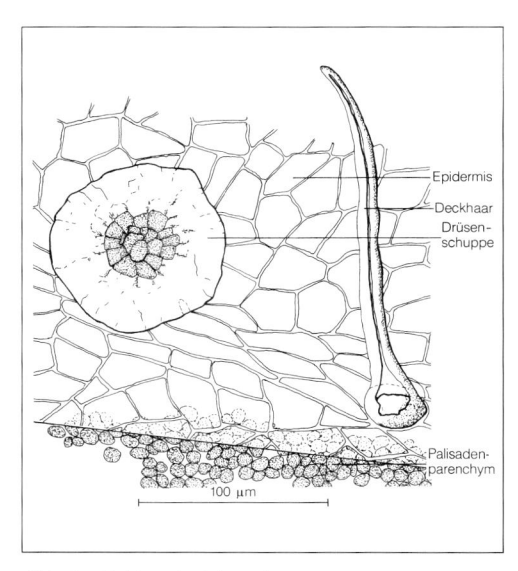

Abb. 2: Epidermis, Oberseite

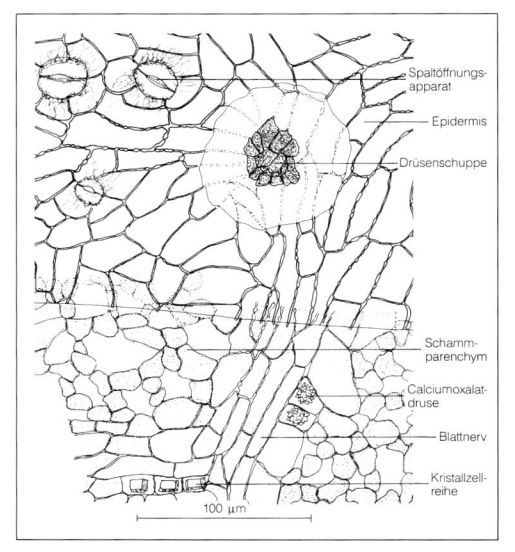

Abb. 3: Epidermis, Unterseite

Epidermis, Oberseite (Abb. 2): Epidermiszellen polygonal-geradwandig. Bei *B. pubescens* beiderseits einzellige, dickwandige, zugespitzte, häufig an der Basis umgebogene Deckhaare von 80 bis 600 μm, meist etwa 100 bis 200 μm, in den Aderwinkeln bis etwa 1000 μm Länge, zuweilen mit einer Spirallinie in der Wand. Besonders in der Nähe der Nerven bei *B. pubescens* vereinzelte, bei *B. pendula* zahlreiche, etwa 100 bis 120 μm große Drüsenschuppen, deren auffallende, verkorkte Stielzellen von einem flachen Schild schlecht erkennbarer, dünnwandiger, lang gestreckter Zellen bedeckt sind.

Epidermis, Unterseite (Abb. 3): Epidermiszellen wie oberseits, jedoch kleiner, die Spaltöffnungsapparate sind anomocytisch mit vier bis acht, meist sechs kranzartig angeordneten Epidermiszellen. Haare und Drüsenschuppen wie oberseits. 10 bis 20 μm große Oxalatdrusen im drei- bis sechslagigen, aus rundlichen (*B. pendula*) oder sternförmigen, parallel zur Oberfläche gestreckten (*B. pubescens*) Zellen bestehenden Schwammparenchym; in der Nähe der durchscheinenden Leitbündel stärkerer Blattnerven Faserbündel mit Kristallzellreihen (besonders bei *B. pendula*, seltener bei *B. pubescens*).

4. Dünnschichtchromatographie
Kieselgel HF$_{254}$. Untersuchungslösung:
- 1 g gepulverte Droge (Siebnummer 355) mit 10 ml Methanol versetzen
- 5 min lang im Wasserband bei 60 °C extrahieren
- Abkühlen lassen
- Filtrieren.

Referenzlösung: 1 mg Chlorogensäure, 2 mg Kaffeesäure und je 3 mg Hyperosid und Rutosid in 10 ml Methanol oder authentische Droge wie Untersuchungsmuster behandeln.

Aufzutragende Menge: Je 10 µl Untersuchungs- und Referenzlösung bandförmig (20 mm × 3 mm). [Zur Verwendung von HPTLC-Platten siehe Seite XV.]

Fließmittel: Wasserfreie Ameisensäure – Wasser – Ethylmethylketon – Ethylacetat (10 + 10 + 30 + 50).

Laufhöhe: 10 cm.

Laufzeit: Ca. 35 min.
- Abdunsten des Fließmittels im Warmluftstrom bzw. bei 100 bis 105 °C im Trockenschrank
- Besprühen der noch warmen Platte mit einer Lösung von Diphenylboryloxyethylamin (1 % m/V) in Methanol
- Nachsprühen mit einer Lösung von Macrogol 400 (Polyethylenglycol) (5 % m/V) in Methanol
- Etwa 5 min lang auf 100 bis 105 °C erhitzen oder 30 min lang bei Raumtemperatur liegen lassen
- Unter der UV-Lampe (365 nm) auswerten.

Wichtige Zonen: *Orangefarbene (Quercetin) oder gelbe Zone oberhalb der Kaffeesäure, zwei oder drei orangefarbene Zonen zwischen Hyperosid und Kaffeesäure, Hyperosid (zum Teil sehr schwach), Chlorogensäure, Rutosid (zum Teil sehr schwach). Die Chromatogramme von Betula pubescens und Betula pendula unterscheiden sich etwas (Abb. 4).*

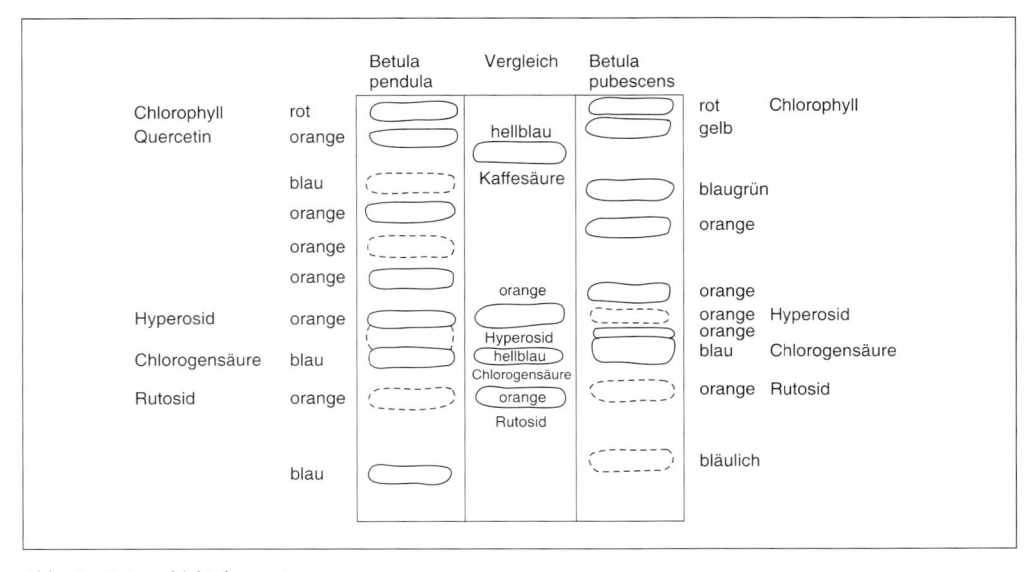

	Betula pendula	Vergleich	Betula pubescens	
Chlorophyll	rot		rot	Chlorophyll
Quercetin	orange	hellblau	gelb	
	blau	Kaffesäure	blaugrün	
	orange		orange	
	orange			
	orange	orange	orange	
Hyperosid	orange	Hyperosid	orange orange	Hyperosid
Chlorogensäure	blau	hellblau Chlorogensäure	blau	Chlorogensäure
Rutosid	orange	orange Rutosid	orange	Rutosid
	blau		bläulich	

Abb. 4: Dünnschichtchromatogramm

Einige Untersuchungen zur Qualitätssicherung

1. Reinheit
   Fremde Bestandteile:
   ▶ 100 g Droge auf Zweigstücke, weibliche Kätzchen und sonstige fremde Bestandteile durchsehen.

   Höchstens 3 g (3 %) Kätzchen und höchstens 3 g (3 %) sonstige fremde Bestandteile.

2. Weitere Prüfungen (Ph. Eur. 6.2)
   In der Apotheke durchführbar: Trocknungsverlust, Asche.
   Des Weiteren: Spektralphotometrische Gehaltsbestimmung. Alternative Dünnschichtchromatographie (DAC 2009, Bd. III).

Teil II — **Bitterfenchelöl** — **1**/2

Bitterfenchelöl
(Ph. Eur. 7.0)

Bitteres Fenchelöl
Fenchelöl
Foeniculi amari fructus
 aetheroleum
Foeniculi amari aetheroleum
Foeniculi aetheroleum
Oleum Foeniculi
Foeniculum-vulgare
 var. vulgare-Fruchtöl
Bitter-Fennel fruit oil

Löslichkeit: Mischbar mit Ethanol 90% (V/V), Ether, Toluol, sigen Paraffinen und Petrolether; nicht mischbar mit Wasser.

Zur Prüfung erforderlich:
▸ Identität: Ca. 1 Tropfen.
▸ Qualitätssicherung: Ca. 3 g (ohne Erstarrungstemperatur).

Identität

1. Organoleptik (DAC 2006, Bd. III)
Klare, farblose bis schwach gelbliche, stark lichtbrechende Flüssigkeit; charakteristischer, würziger Geruch nach Fenchel; zuerst süßer, dann bitterer campferartiger Geschmack.

2. Relative Dichte (Ph. Eur. 7.0)
0,961 bis 0,975.

3. Dünnschichtchromatographie (Ph. Eur. 7.0)
Kieselgel F_{254}.
Untersuchungslösung: 20 µl Substanz in 1,0 ml Toluol.
Referenzlösung: 80 µl Anethol und 10 µl D-Fenchon in 5,0 ml Toluol.
Aufzutragende Menge: Je 10 µl bandförmig (15 mm x 3 mm).
Fließmittel: Toluol-Ethylacetat (95 + 5).
Laufhöhe: 15 cm.
Laufzeit: Ca. 50 min.
▸ Abdunsten des Fließmittels
▸ Unter der UV-Lampe (254 nm) Flecke markieren
▸ Besprühen mit 10 ml frisch hergestellter Molybdatophosphorsäure 20% (RV)
▸ 15 min lang im Trockenschrank unter Beobachtung auf 150 °C erhitzen.

Fluoreszenzmindernde Flecke u. a. bei 0,65 (Anethol) in Höhe der Vergleichsubstanz. Nach Detektion mit Molybdatophosphorsäure mehrere Flecke u. a. bei 0,65 (blau-Anethol) und 0,48 D-Fenchon in Höhe der Vergleichssubstanzen.

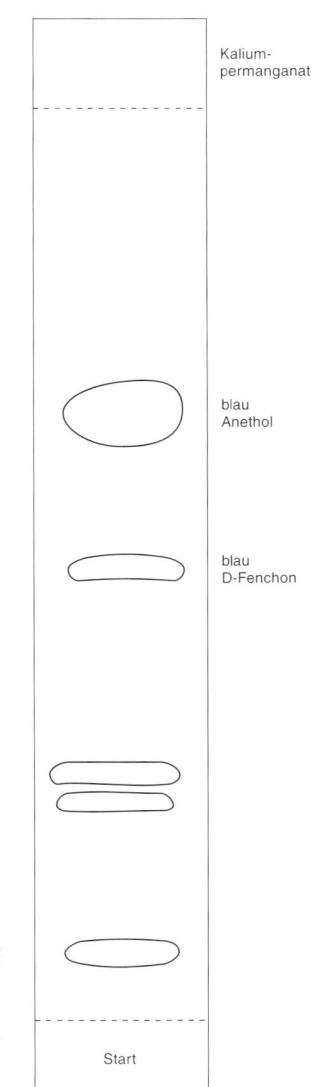

Kaliumpermanganat

blau Anethol

blau D-Fenchon

Start

Apothekengerechte Prüfvorschriften · 15. Akt.-Lfg. 2012

Einige Untersuchungen zur Qualitätssicherung

1. **Reinheit**
   A. Aussehen der Lösung (DAB 2001):
   - 2,0 g Substanz in 1,0 ml Ethanol 90% (V/V) lösen
   - In Reagenzgläsern bei Tageslicht von oben gegen einen dunklen Untergrund mit 2,0 ml Ethanol 90% (V/V) vergleichen (Trübungsvergleich).

   Die Lösung muss klar sein. Trübungen zeigen Verunreinigungen an.

   B. Fette Öle und verharzte ätherische Öle (DAB 1999):
   - 1 Tropfen Substanz auf Filterpapier tropfen
   - 24 Std. lang liegen lassen.

   Durchscheinender oder fettartiger Fleck zeigt fette Öle bzw. verharzte ätherische Öle an.

   C. Fremde Ester (DAB 1999):
   - 1,0 ml Substanz in 3,0 ml einer frisch hergestellten 10prozentigen Lösung (m/V) von Kaliumhydroxid in Ethanol 96% (V/V) lösen
   - 2 Min. lang im siedenden Wasserbad erhitzen
   - Abkühlen und 30 Min. lang stehenlassen.

   Es darf sich kein kristalliner Niederschlag bilden. Andernfalls liegen Verunreinigungen durch fremde Ester vor.

2. **Gehaltsbestimmung**
   Bestimmung der Erstarrungstemperatur (Ph. Eur. 1997; 2. 2.18) mit ca. 6-8 g Substanz.

   Die Erstarrungstemperatur muss mindestens +5 °C betragen. Dies entspricht einem trans-Anethol-Gehalt von etwas über 50%.

3. **Weitere Prüfungen** (DAB 1999, 2001, Ph. Eur. 5.0, Ph. Eur. 7.0)
   In der Apotheke durchführbar: Säurezahl, wasserlösliche Anteile.
   Des Weiteren: Brechungsindex, Optische Drehung, Chromatographisches Profil (Gaschromatographie).

Bitterkleeblätter
(Ph. Eur. 6.0)

Trifolii fibrini folium
Folia Trifolii fibrini
Menyanthidis trifoliatae folium

Die getrockneten Laubblätter von *Menyanthes trifoliata* L.

Zur Prüfung erforderlich:
- Identität: Ca. 2 g.
- Qualitätssicherung: 101 g (1 g Verbrauch).

Identität

1. **Organoleptik** (Ph. Eur. 6.0, DAC 2006, Bd. III)
   Ohne Geruch, aber mit stark bitterem Geschmack.

2. **Beschreibung der Schnittdroge** (DAC 2006, Bd. III)

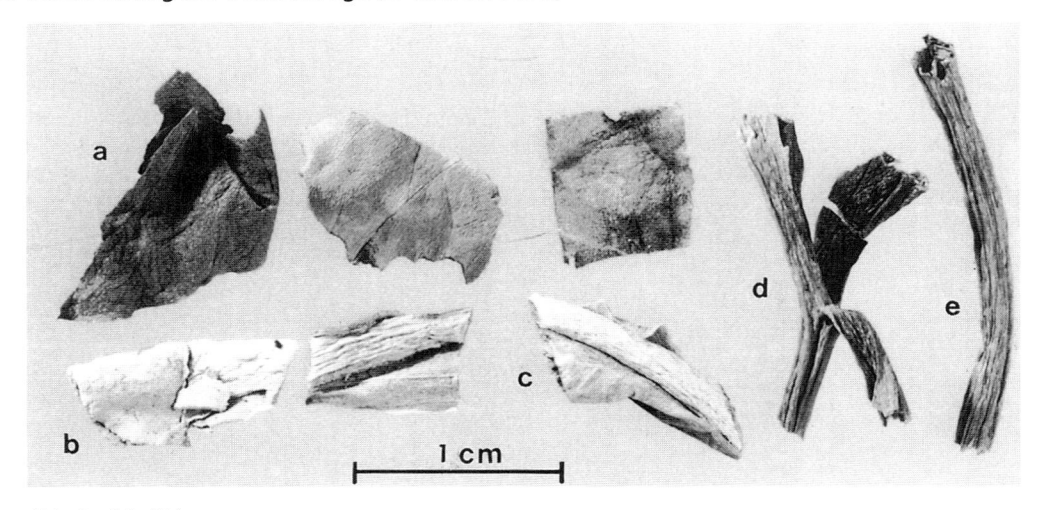

Abb. 1: Schnittdroge

Schnittdroge (Abb. 1): Brüchige, kahle, oberseits dunkelgrüne (a), unterseits heller grüne (b) Stücke von Blättern mit glattem oder unregelmäßig buchtigen Rand. Stark zusammengefallene Blattnerven besonders unterseits erkennbar (c). Stücke des stark geschrumpften, längsgefurchten Blattstieles (e), die gelegentlich Reste der dreizählig gefingert angeordneten Blätter (d) tragen.

3. Mikroskopie

▶ Blattstück durchbrechen und das eine Stück mit der Oberseite, das andere mit der Unterseite nach oben auf Objektträger in Chloralhydrat-Lösung (RV) legen

▶ Mit Deckglas abdecken und etwa 1 min lang vorsichtig zum Sieden erhitzen.

Typische Merkmale: Epidermis geradwandig bis schwach wellig-buchtig mit fein gestreifter Kutikula, anomocytische Spaltöffnungsapparate beiderseits, höchstens vereinzelt Haare und sehr selten Calciumoxalatkristalle.

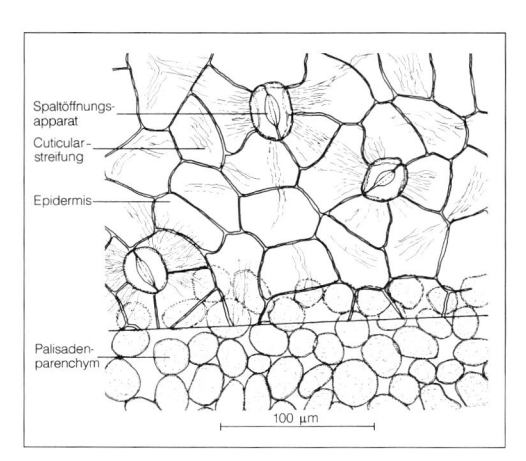

Epidermis, Oberseite (Abb. 2): Epidermiszellen polygonal, fast geradwandig mit fein gestreifter Kutikula. Anomocytische Spaltöffnungsapparate mit vier bis sechs Nebenzellen. Unter der Epidermis liegt ein lockeres, großzelliges, ein bis vier Reihen hohes Palisadenparenchym. Vereinzelt treten Haare auf den Mittelnerven und an den Blattbasen auf (ohne Abb.).

Abb. 2: Epidermis, Oberseite

Epidermis, Unterseite (Abb. 3): Epidermiszellen polygonal bis mehr oder weniger wellig-buchtig, Kutikularstreifung und Spaltöffnungsapparate wie oberseits. Das Schwammparenchym hat auffallend große Interzellularen. Im Mesophyll können kleine Calciumoxalatdrusen vorkommen.

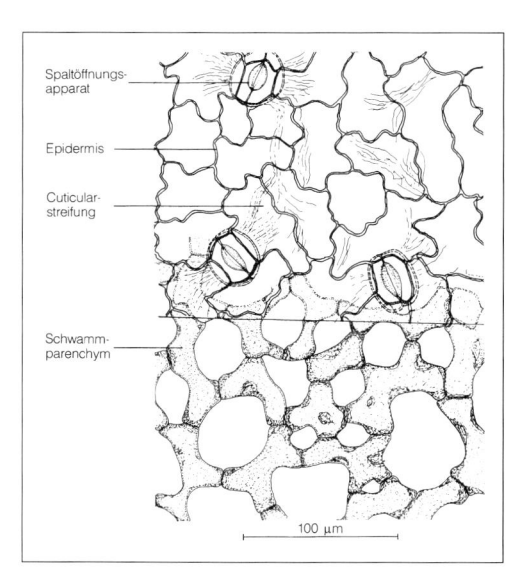

Abb. 3: Epidermis, Unterseite

4. Dünnschichtchromatographie
Kieselgel HF$_{254}$. Untersuchungslösung:
- 1 g gepulverte Droge (Siebnummer 355) mit 10 ml Methanol versetzen
- 5 min lang im Wasserbad bei 60 °C erhitzen
- Abkühlen lassen
- In einen Messzylinder filtrieren
- Gefäß und Filter mit soviel Methanol (ca. 2 × 2,5 ml) nachwaschen, bis 10 ml Filtrat erhalten werden
- Filtrat unter vermindertem Druck bei etwa 60 °C zur Trockne eindampfen
- Rückstand in 2 µl Methanol aufnehmen.

Referenzlösung: 1 mg Loganin in 3 ml Methanol oder alternativ je 1 mg Phenazon und Phenacetin in 1 ml Methanol lösen oder authentische Droge wie Untersuchungsmuster behandeln.
Aufzutragende Menge: 30 µl Untersuchungslösung und 30 µl Loganin-Referenzlösung oder 10 µl Phenazon-/Phenacetin-Referenz-lösung bandförmig (20 mm × 3 mm). [Zur Verwendung von HPTLC-Platten siehe Seite XV.]
Fließmittel: Wasser – Methanol – Ethylacetat (8 + 15 + 77).
Laufhöhe: 15 cm.
Laufzeit: Ca. 20 min.
- Abdunsten des Fließmittels bei Raumtemperatur
- Chromatogramme der Referenzlösungen unter der UV-Lampe (254 nm) auswerten
- Platte kräftig mit Vanillin-Reagenz (RV) besprühen
- 10 min lang bei 100 bis 105 °C erhitzen
- Am Tageslicht auswerten.

Wichtige Zonen: Alle Referenzsubstanzen erscheinen im UV-Licht (254 nm) dunkel. Bräunliche Zone zwischen Start und erster Referenzsubstanz, graue bis graublaue etwas unterhalb des Loganins, violette bis grauviolette auf Höhe des Loganins bzw. etwas unterhalb des Phenazons, intensiv blaue etwas unterhalb des Phenacetins und (blau)violette etwas oberhalb des Phenacetins (Abb. 4). Die Färbung der Zonen variiert sehr stark je nach den Arbeitsbedingungen.

Abb. 4: Dünnschichtchromatogramm

Einige Untersuchungen zur Qualitätssicherung

1. **Reinheit**
   Fremde Bestandteile:
   ▶ 100 g Droge auf fremde Bestandteile durchsehen.   *Höchstens 2 g (2 %) fremde Bestandteile.*

2. **Weitere Prüfungen** (Ph. Eur. 6.0)
   In der Apotheke durchführbar: Trocknungsverlust, Asche.
   Des Weiteren: Bitterwertbestimmung.

Teil II   **Bitterorangenblüten**   1/6

Bitterorangenblüten*
(Ph. Eur. 8.0)

Aurantii amari flos
Flores Aurantii

Die ganzen, getrockneten, ungeöffneten Blüten von *Citrus aurantium* L: ssp. *aurantium* (*Citrus aurantium* L.ssp. *amara* ENGL.)

Zur Prüfung erforderlich:
▶ Identität: Ca 2,5 g.
▶ Qualitätssicherung: 100 g (kein Verbrauch).

Identität

1. Organoleptik (DAC 2013 AI)
Aromatischer Geruch und würzig aromatischer, bitterer Geschmack.

2. Beschreibung der Ganzdroge (Ph. Eur. 8.0)

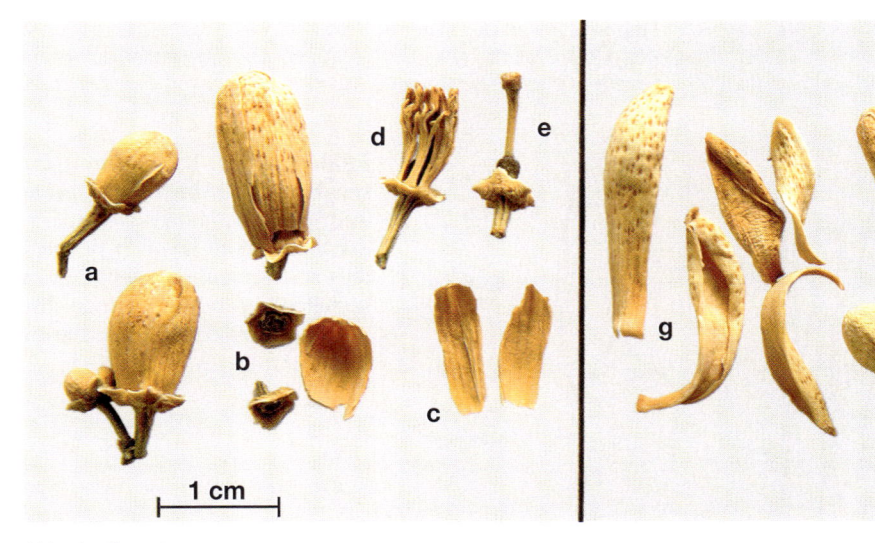

Abb. 1: Ganzdroge

---

* Stellungnahme der Kommission E: Die therapeutische Anwendung wird wegen des fehlenden Wirksamkeitsnachweises nicht befürwortet.

Ganzdroge (Abb. 1): Weiße bis gelblichweiße, rundliche oder elliptische, bis 25 mm lange, 5 bis 10 mm lang gestielte Knospen (a) mit derbem, gelblich grünen, verwachsenblättrigen Kelch mit 5 abstehenden Kelchblättern (b). Die getrenntblättrige Blütenkrone besteht aus 5 dicken, länglichen, konkaven Kronblättern (c, herauspräpariert), die zu einer geschlossenen oben etwas weiteren Haube zusammenschlagen. Sie zeigen eine unter der Lupe sichtbare, von Ölbehältern stammende Punktierung. Die Blütenknospen enthalten mindestens 20 Staubblätter mit gelben bis gelbbraunen Antheren (d, herauspräpariert). Die Filamente sind an der Basis zu Bändern von 4 bis 5 zusammengewachsen. Der oberständige bräunlich schwarze, kugelige Fruchtknoten ist am Grund von einer ringförmigen, körnigen, hypogynen Scheibe (Diskus) umgeben. Der dicke zylindrische, 1 cm lange Griffel endet in einer kopfigen Narbe (e, herauspräpariert).

In Süßorangenblüten finden sich kaum geschlossene Knospen (f) sondern fast ausschließlich isolierte Kronblätter (g).

3. Mikroskopie

- Einige Blüten etwa 10 min lang in Wasser legen
- Einige Kronblattfragmente auf Objektträger legen
- Einige Staubblätter abzupfen, auf Objektträger legen und im Bereich der Antheren zerquetschen
- Von Kelch und Kronblättern Flächenschnitte anfertigen und auf Objektträger legen

oder

- einige Blüten pulvern und Pulver auf Objektträger streuen
- Zu allen Präparaten einige Tropfen Chloralhydrat-Lösung (RV) geben und kurz zum Sieden erhitzen.

Typische Merkmale: *Längliche Epidermiszellen des unteren Bereiches der Kronblätter, im oberen Bereich besonders an der Innenseite papillös, zum Teil wellig begrenzt. Kugelige Pollenkörner mit 3 bis 5 Keimöffnungen. Bis 200 µm weite Ölbehälter. Gewebe der Kelchblätter mit Calciumoxalatkristallen und Drusen.*

Epidermis der Kronblätter, unterer Bereich (Abb. 2): Im unteren Teil der Kronblätter besonders an der Außenseite länglich gestreckte, teils spitz zulaufende teils mit quer gestellten Wänden endende dünnwandige Epidermiszellen; darunter dünnwandiges Mesophyll.

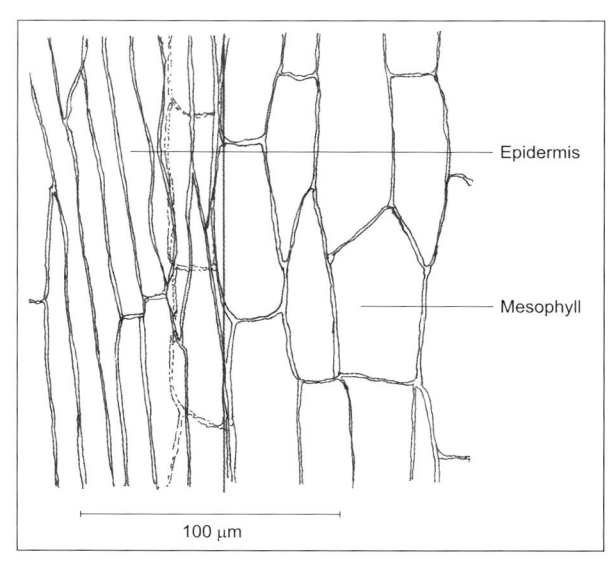

Abb. 2: Epidermis der Kronblätter, unterer Bereich

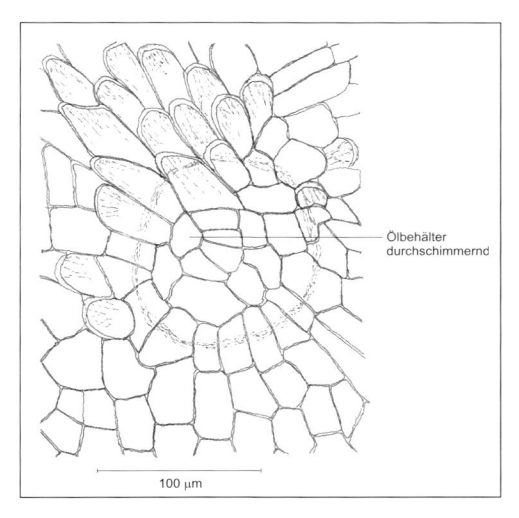

Abb. 3: Epidermis der Kronblätter, oberer Bereich

Epidermis der Kronblätter, oberer Bereich (Abb. 3): Im oberen Bereich der Kronblätter längliche bis polygonale teils, papillös gewölbte Epidermiszellen mit Kutikularstreifung. Im Mesophyll Umrisse der großen schizolysigenen Ölbehälter.

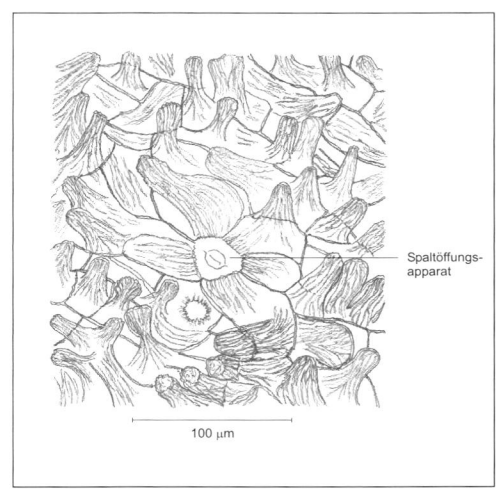

Abb. 4: Epidermis der Kronblätter von der Innenseite

Epidermis der Kronblätter von der Innenseite (Abb. 4): Zur Spitze hin sind die Epidermiszellen stärker papillös mit deutlicher Kutikularstreifung. Dazwischen eingesenkte Spaltöffnungsapparate.

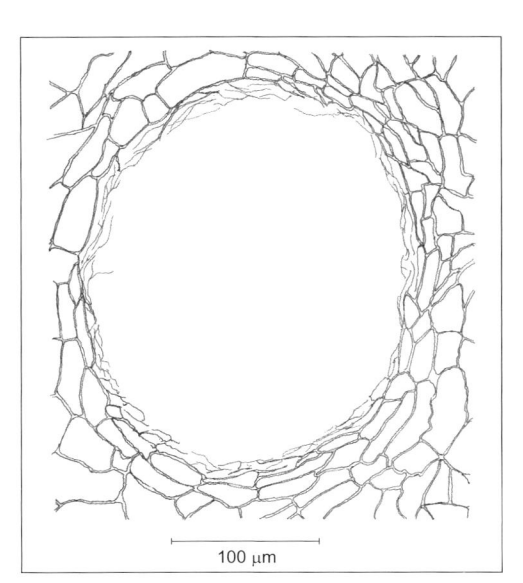

Abb. 5: Ölbehälter

Ölbehälter (Abb. 5): Im Mesophyll große Ölbehälter, schizolysigen deshalb ohne ausgeprägtes Epithel.

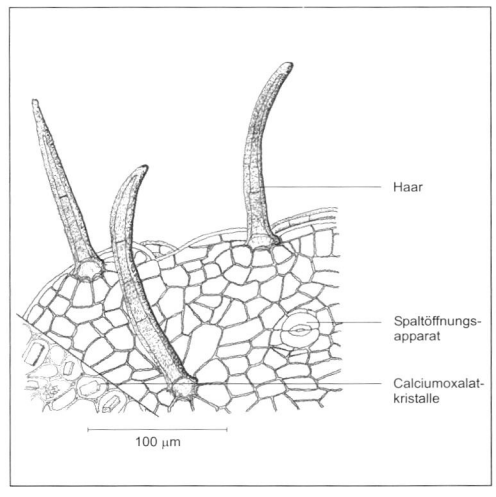

Abb. 6: Kelchblattgewebe

Kelchblattgewebe (Abb. 6): Polygonale Epidermis mit anomocytischen Stomata. Besonders am Blattrand gehäuft auftretende derbwandige Haare. Im Mesophyll Calciumoxalatkristalle und -drusen.

Endothecium, Pollenkörner (Abb. 7): Endothecium mit unregelmäßig bügelförmigen, zum Teil verwachsenen Verdickungsleisten. Pollenkörner 30 bis 45 µm groß rundlich, gelegentlich elliptisch mit meist 3 aber auch bis zu 5 Keimöffnungen und feinpunktierter Exine.

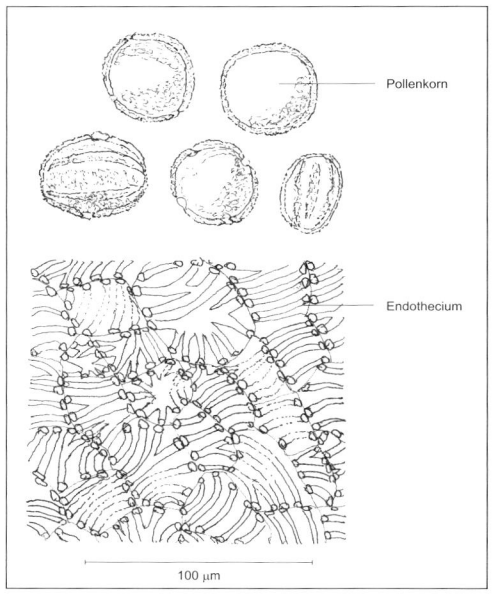

Abb. 7: Endothecium, Pollenkörner

4. **Dünnschichtchromatographie** (Ph. Eur. 8.0, DAC 2013 AI):

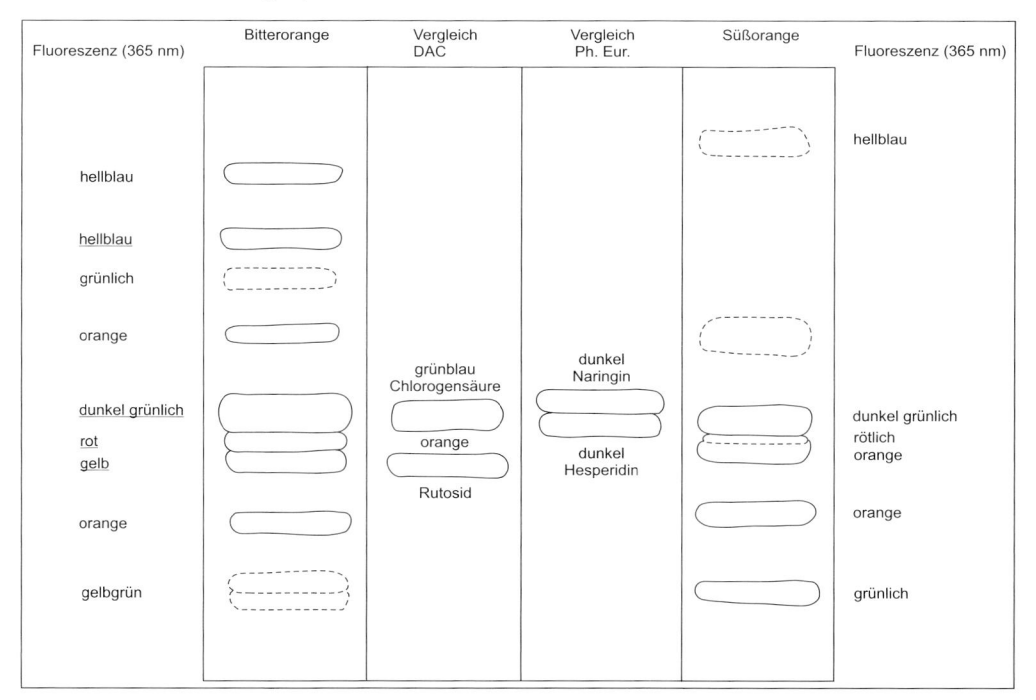

Abb. 8: DC von Bitterorangenblüten

Kieselgel HF$_{254}$. Untersuchungslösung
- 0,5 g gepulverte Droge (Siebnummer 355) mit 5 ml Methanol versetzen
- 10 min lang im Wasserbad von 40 °C unter gelegentlichem Schütteln extrahieren
- Abkühlen und filtrieren.
- **Referenzlösung:** Je 3 mg Naringin und Hesperidin (Ph.Eur. 8.0) oder 1 mg Chlorogensäure und 3 mg Rutosid (DAC 2013 AI) in 10 ml Methanol lösen oder authentische Droge wie Untersuchungsmuster behandeln.
- **Aufzutragende Menge:** Je 10 µl Untersuchungs- und Referenzlösung bandförmig (20 mm x 3 mm). [Zur Verwendung von HPTLC-Platten siehe Seite XV.]
- **Fließmittel:** Wasser – wasserfreie Ameisensäure –Ethylacetat (10 + 15 + 75).
- **Laufhöhe:** 10 cm.
- **Laufzeit:** Ca. 35 min
- Abdunsten des Fließmittels an der Luft dann 5 min lang bei 110 – 120 °C
- Besprühen der noch warmen Platte mit einer Lösung von Diphenylboryloxyethylamin (1 % m/V) in Methanol
- Nachsprühen mit einer Lösung von Macrogol 400 (Polyethylenglycol) (5 % m/V) in Methanol
- Etwa 5 min lang auf 100 bis 105 °C erhitzen oder 30 min lang bei Raumtemperatur liegen lassen.
- Unter der UV-Lampe (365 nm) auswerten.

Wichtige Zonen: Im Chromatogramm der Referenzlösung liegen im mittleren Drittel die grünblaue Zone der Chlorogensäure und darunter die orangefarbene des Rutosids (DAC 2006, Bd. III). Die kaum getrennten dunklen, grünlichen Zonen des Naringins und des Hesperidins (Ph. Eur. 7.0) liegen etwa in Höhe der Chlorogensäure. Im Chromatogramm der Bitterorangenblüten liegen oberhalb der Referenzsubstanzen mehrere blau, grünlich und gelb fluoreszierende Zonen, auf Höhe der Referenzsubstanz Chlorogensäure eine sehr intensive dunkle, grünliche Zone (Naringin und Hesperidin), darunter eine kräftige rote (Neoeriocitrin) und eine gelb fluoreszierende Zone (Diosmin und Neodiosmin). Darunter können weitere fluoreszierende Zonen liegen. (Abb. 8). Da unterschiedliche Varietäten im Anbau sind, können die DCs variieren.

Einige Untersuchungen zur Qualitätssicherung

1. Reinheit
Fremde Bestandteile:
- 100 g Droge auf fremde Bestandteile durchsehen.

Höchstens 2 g (2 %) fremde Bestandteile.

Süßorangenblüten
▶ Dünnschichtchromatographie: (vgl. Identität)

Das Chromatogramm der Süßorangenblüten zeigt in Höhe der Zone der Referenzsubstanzen eine schwache grünlich fluoreszierende und unmittelbar darunter eine schwache rötliche Zone und eine orangefarbene. Weitere schwache Zonen können vorhanden sein. Das Verfahren ist als Identitätsprüfung für Süßorangenblüten aber nicht als Reinheitsprüfung für Bitterorangenblüten geeignet (Abb. 8).

2. **Weitere Prüfungen** (Ph.Eur 8.0)
   In der Apotheke durchführbar: Trocknungsverlust, Asche.
   Des Weiteren: Spektralphotometrische Gehaltsbestimmung der Flavonoide als Naringin.

| Teil II | Bockshornsamen | 1/4 |

Bockshornsamen

(Ph. Eur. 6.0)
(Standardzulassung 2319.99.99)

Trigonellae foenugraeci semen
Foenugraeci semen
Semen Foenugraeci

Die reifen, getrockneten Samen von *Trigonella foenum-graecum* L.

Zur Prüfung erforderlich:
▶ Identität: Ca. 2 g.
▶ Qualitätssicherung: 118 g (18 g Verbrauch).

Identität

1. Organoleptik (Ph. Eur. 6.0, DAC 2008, Bd. III)
Die Samen haben einen kräftigen, charakteristischen, aromatischen Geruch, schmecken leicht salzig, schwach bitter und werden beim Kauen rasch schleimig.

2. Beschreibung der Ganzdroge (Ph. Eur. 6.0, DAC 2008, Bd. III)

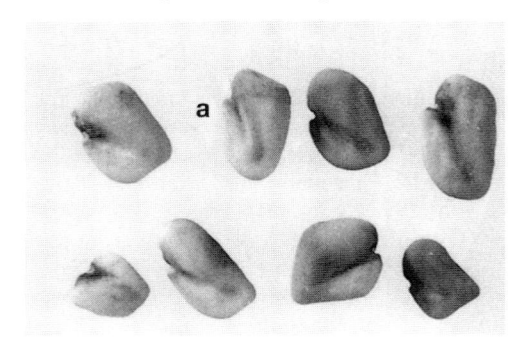

Abb. 1: Ganzdroge

Ganzdroge (Abb. 1): In der Gestalt variable, aber meist flache, rautenförmige oder rhombische bis unregelmäßig gerundete Samen von 3 bis 5 mm Länge und 2 bis 3 mm Breite und 1,5 bis 2 mm Dicke. Die Samen sind sehr hart, hellbraun, gelblichbraun bis rötlichgrau und erscheinen bei Lupenbetrachtung feinkörnig punktiert. Etwa in der Mitte der einen langen Seite findet sich der etwas vertiefte Nabel, oft noch mit Resten des Nabelstranges; (a) nahe der Spitze die Wurzel, die durch eine Furche keilförmig von dem größeren Abschnitt des Samens abgetrennt ist, der die flachkonvexen Keimblätter des hakig gekrümmten, hellgelben Keimlings birgt.

3. Mikroskopie
▶ Einen Samen mit dem Daumennagel an der Seite der Zeigefingerkuppe festklemmen und mit frischer, starrer Rasierklinge einige Flächenschnitte anfertigen
▶ Schnitte teils mit der Außen-, teils mit der Innenseite nach oben auf Objektträger in Chloralhydrat-Lösung (RV) legen

▶ Samen mit harter, scharfer Klinge (z. B. Messer) auf flacher Unterlage rechtwinklig zur Längsrichtung spalten. Ein Spaltstück mit dem Daumennagel an der Seite der Fingerkuppe festhalten und mit frischer, starrer Rasierklinge kleine Querschnittsstücke – insbesondere von den äußeren

Partien – anfertigen und ebenfalls ein Chloralhydrat-Präparat herstellen
▶ Beide Präparate mit Deckglas abdecken und wenige sec lang zum Sieden erhitzen
▶ Sollten die Samen zu schwer schneidbar sein, müssen sie vorher 5 bis 10 min lang in Wasser aufgekocht und dann 10 bis 20 min lang in einer Mischung von Ethanol (70 % V/V) und Glycerol (9 + 1 V/V) nachgehärtet werden.

Typische Merkmale: Palisadenschicht mit ungleichmäßigen Spitzen, Trägerzellschicht, Schleimendosperm.

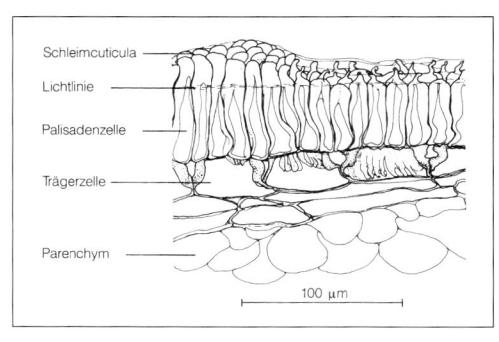

Abb. 2: Samenschale, Querschnitt

Samenschale, Querschnitt (Abb. 2): Die Epidermis besteht aus 60 bis 75 µm hohen, unregelmäßig, außen stärker als innen verdickten Palisadenzellen, die mit ihrer ungleichmäßigen Spitze in eine verschleimte Kutikula hineinragen und im oberen Drittel eine helle Linie (Lichtlinie) erkennen lassen. Darunter liegt eine Reihe unregelmäßiger, kegelstumpfformiger Trägerzellen (Hypoderm), deren Seitenwände gerippte Verdickungen tragen und deren basale Teile dicht aneinander schließen. Es folgen einige Lagen dünnwandigen Parenchyms und die (in Abb. 2 nicht dargestellte) unregelmäßig verdickte Aleuronschicht und ein Schleimendosperm mit großen, dünnwandigen Zellen.

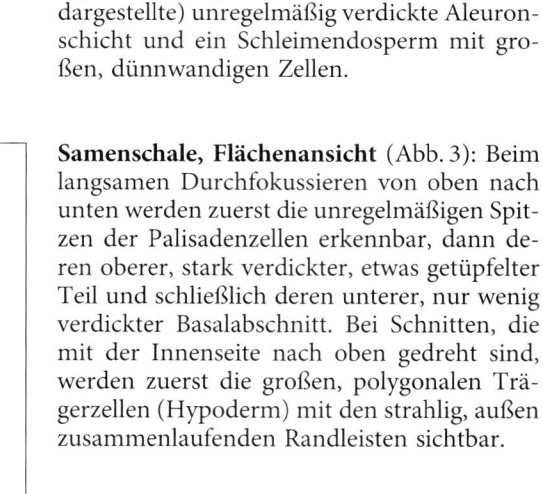

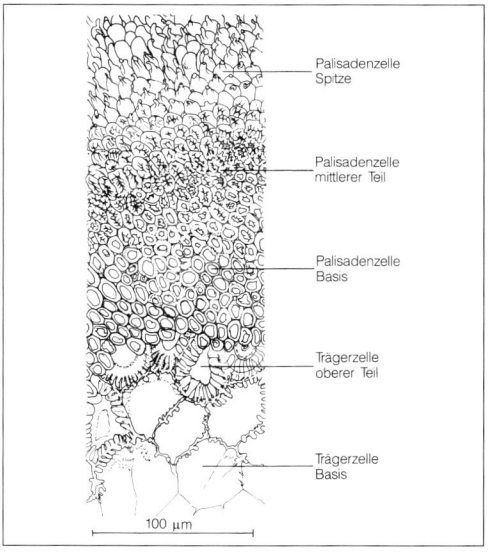

Samenschale, Flächenansicht (Abb. 3): Beim langsamen Durchfokussieren von oben nach unten werden zuerst die unregelmäßigen Spitzen der Palisadenzellen erkennbar, dann deren oberer, stark verdickter, etwas getüpfelter Teil und schließlich deren unterer, nur wenig verdickter Basalabschnitt. Bei Schnitten, die mit der Innenseite nach oben gedreht sind, werden zuerst die großen, polygonalen Trägerzellen (Hypoderm) mit den strahlig, außen zusammenlaufenden Randleisten sichtbar.

Abb. 3: Samenschale, Flächenansicht

4. Dünnschichtchromatographie
Kieselgel HF$_{254}$. Untersuchungslösung:
- 1 g gepulverte Droge (Siebnummer 710) mit 5 ml Methanol versetzen
- 5 min lang bei 60 °C auf dem Wasserbad unter gelegentlichem Schütteln erhitzen
- Erkalten lassen
- Filtrieren.

Referenzlösung: 3 mg Trigonellinhydrochlorid in 1,0 ml Methanol oder authentische Droge wie Untersuchungsmuster behandeln.
Aufzutragende Menge: 20 µl Untersuchungslösung und 10 µl Referenzlösung bandförmig (20 mm × 3 mm). [Zur Verwendung von HPTLC-Platten siehe Seite XV.]
Fließmittel: Wasser – Methanol (30 + 70).
Laufhöhe: 10 cm.
Laufzeit: Ca. 60 min.
- Abdunsten des Fließmittels bei Raumtemperatur
- Auswerten unter der UV-Lampe (254 nm)
- Besprühen mit Dragendorffs Reagenz R2
- Nachsprühen mit 0,1 N-Schwefelsäure (ist nicht zwingend erforderlich)
- Am Tageslicht auswerten.

Wichtige Zonen: Stark fluoreszenzmindernde Zonen des Trigonellins in Untersuchungs- und Referenzlösung, sowie weitere schwach fluoreszenzmindernde Zonen. Nach dem Besprühen wird die Trigonellin-Zone intensiv orange-rot, im oberen Teil des Chromatogramms treten eine gelbbraune Zone (Triglyceride) und darunter eine oder zwei gelblichweiße Zonen (Phospholipide) auf (Abb. 4).

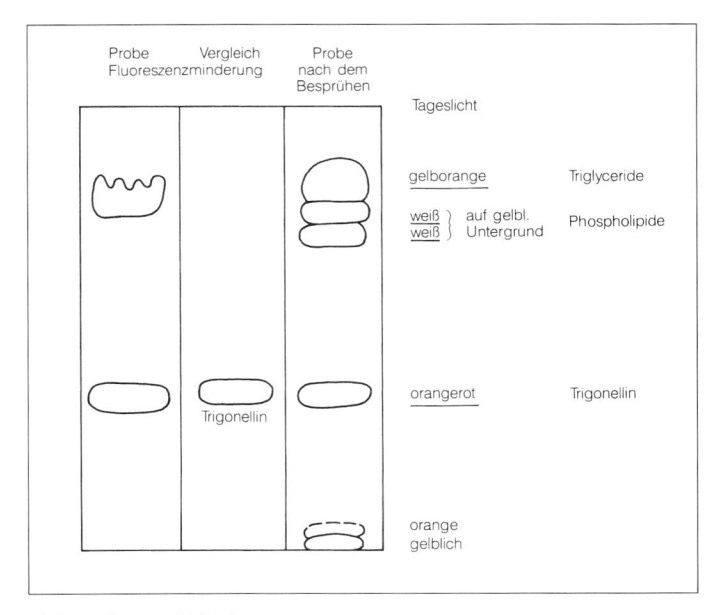

Abb. 4: Dünnschichtchromatogramm

Einige Untersuchungen zur Qualitätssicherung

1. **Reinheit**
   Fremde Bestandteile:
   ▶ 100 g Droge auf fremde Bestandteile durchsehen.

   Höchstens 2 g (2 %) fremde Bestandteile.

2. **Wertbestimmung**
   Quellungszahl:
   ▶ Drei Parallelversuche wie folgt ansetzen:
   ▶ 1,0 g gepulverte Droge (Siebnummer 710) in einem verschließbaren, in 0,5 ml unterteilten 25-ml-Messzylinder (Länge der Einteilung von 0 bis 25 ml etwa 125 mm) mit 1,0 ml Ethanol 90% (V/V) anfeuchten
   ▶ Langsam 25 ml Wasser zugeben
   ▶ 1 h lang stehen lassen und in Abständen von 10 min schütteln
   ▶ Nach einer weiteren ½ h eventuell auf der Flüssigkeitsoberfläche schwimmende Drogenpartikel oder größere Flüssigkeitsvolumina in der Drogenschicht durch Drehen und vorsichtiges Kippen des Messzylinders um die Längsachse beseitigen
   ▶ 3 h nach dem letzen Schütteln Volumen der Drogenschicht und des anhaftenden Schleimes ablesen.

   Der Durchschnitt der Dogenvolumina der drei Parallelansätze muss mindestens 6 ml betragen (Quellungszahl 6).

3. **Weitere Prüfungen** (Ph. Eur. 6.0)
   In der Apotheke durchführbar: Trocknungsverlust, Asche.

Teil II — Bohnenhülsen, Bohnenschalen — 1/2

Bohnenhülsen, Bohnenschalen
(DAC 2003)
(Standardzulassung 8499.99.99)

Phaseoli pericarpium
Fructus Phaseoli sine semine
Pericarpium Phaseoli

Die getrockneten, von den Samen befreiten Hülsen von *Phaseolus vulgaris* L.

Zur Prüfung erforderlich:
- Identität: Ca. 2 g.
- Qualitätssicherung: 100 g (kein Verbrauch).

Identität

1. Organoleptik (DAC 2003, DAC 2008, Bd. III)
Ohne Geruch und ohne Geschmack, aber etwas schleimig beim Kauen.

2. Beschreibung der Schnittdroge (DAC 2003, DAC 2008, Bd. III)

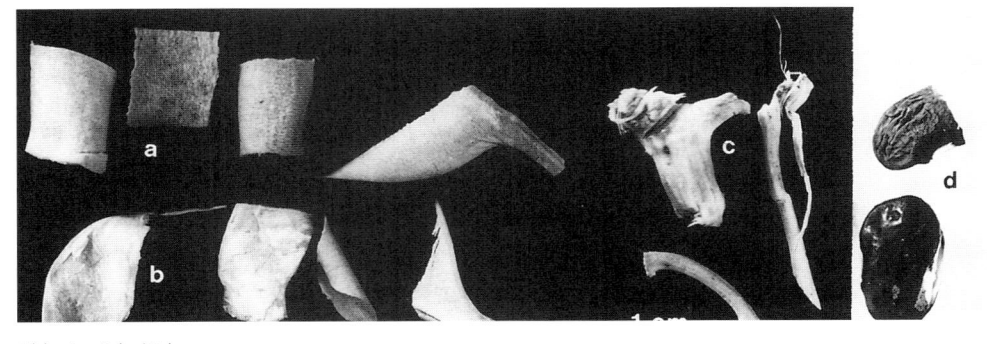

Abb. 1: Schnittdroge

Schnittdroge (Abb. 1): Meist viereckig geschnittene, schwach gerunzelte, oft etwas eingerollte, außen hellgelbe Stücke (a). Innenseite (b) von einer feinen, weißlichen, seidig glänzenden, sich leicht ablösenden Epidermis bedeckt. Strohgelbe Stückchen des Fruchtstieles können vorkommen (c). Samen sollen fehlen (d).

3. Mikroskopie
- Einige Stücke etwa 5 min lang in Wasser aufkochen
- Ein Stück mit Daumennagel an der Seite der Zeigefingerkuppe festhalten und mit frischer Rasierklinge Flächenschnitte bis in die inneren Schichten anfertigen
- Schnitte auf Objektträger in Chloralhydrat-Lösung (RV) legen
- Mit Deckglas abdecken und kurz zum Sieden erhitzen

Apothekengerechte Prüfvorschriften · 13. Akt.-Lfg. 2010

- ▶ Schleimnachweis: Von trockenem Drogenstück mit Rasierklinge oder Messer dünne Stücke oder feines Pulver abschaben
- ▶ Ein oder zwei Tropfen einer Verdünnung von Tusche in Wasser (1 + 5 bis 1 + 10 V/V) auf Objektträger geben
- ▶ Drogenpulver darüberstreuen und Deckglas auflegen
- ▶ Sofort im Mikroskop betrachten.

Typische Merkmale: *Geradlinig polygonale, kutikulargestreifte Epidermis, spindelförmige, kurze Fasern ohne Tüpfel und getüpfelte Fasern mit Kristallzellreihen, positiver Schleimnachweis.*

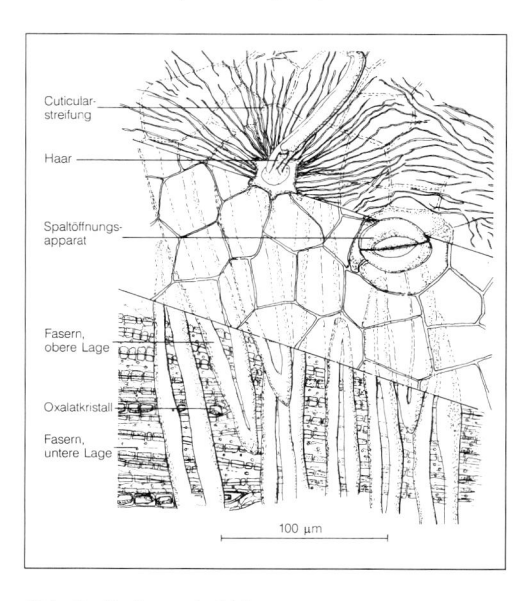

Abb. 2: Perikarp, Aufsicht

Perikarp, Aufsicht (Abb. 2): Epidermis geradwandig, polygonal mit sehr stark gerunzelter Kutikula, einzelnen rundlichen, undeutlich paracytisch erscheinenden Spaltöffnungsapparaten, mit Haaren mit kurzer, derbwandiger Basiszelle und längerer, weniger verdickter, meist in einer scharfen Biegung abgebrochener zweiter Zelle.

Direkt unter der Epidermis zwei oder drei Lagen kurzer, spindelförmiger, stark verdickter Fasern ohne Tüpfelung. Auf mehrere Lagen derbwandigen, in seinen Umrissen schwer erkennbaren, interzellularenreichen Parenchyms (in Abb. 2 nicht dargestellt) folgt eine geschlossene, drei bis fünf Zellagen hohe Schicht von langgestreckten, zugespitzten Fasern. Die oberen Lagen sind dickwandig, stark getüpfelt und haben dazwischen eingestreute Reihen von Zellen mit Calciumoxalateinzelkristallen (Kristallkammerfasern). Die tiefer liegenden Lagen sind weniger stark verdickt, kaum noch getüpfelt und gehen allmählich in ein dünnwandiges, großzelliges Parenchym über.

Im Tuschepräparat helle, rundliche, gequollene Schleimballen in dunklem Grund.

Einige Untersuchungen zur Qualitätssicherung

1. **Reinheit**
   Fremde Bestandteile:
   - ▶ 100 g Droge auf fremde Bestandteile durchsehen.

   Höchstens 4,0 g (4,0 %) Samenanteile und 2,0 g (2,0 %) sonstige fremde Bestandteile.

2. **Weitere Prüfungen** (DAC 2003)
   In der Apotheke durchführbar: Asche, Extraktgehalt.

Boldoblätter

Boldi folium
Folia Boldo

(Ph. Eur. 8.0, Standardzulassung 2329.99.99, HMPC-Monographie)

Die getrockneten Blätter von *Peumus boldus* MOLINA.

Zur Prüfung erforderlich:
- Identität: Ca 2,5 g.
- Qualitätssicherung: 110 g (10 g Verbrauch).

Identität

1. **Organoleptik** (Ph. Eur. 8.0 , DAC 2013 AI)
Besonders beim Zerreiben charakteristischer Geruch; brennend würziger, schwach bitterer Geschmack.

2. **Beschreibung der Schnittdroge** (Ph. Eur. 8.0, DAC 2013, AI)

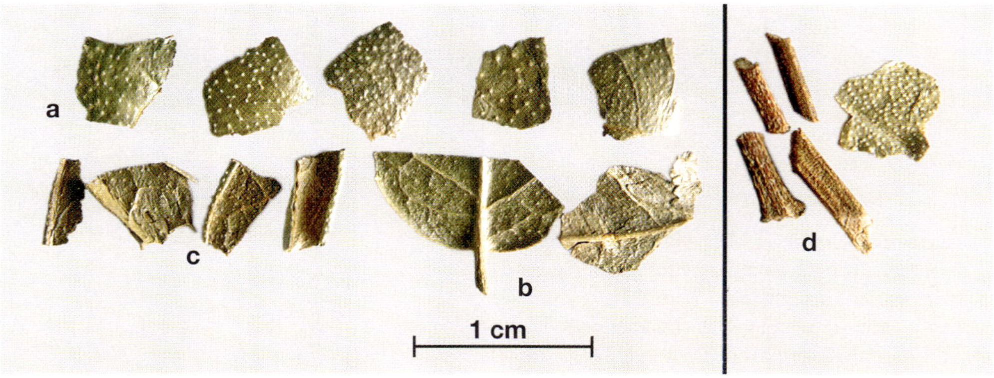

Abb. 1: Schnittdroge

Schnittdroge (Abb. 1): Graugrüne, dicke, ledrig harte, brüchige Blattstücke, deren Oberseite rau ist und zahlreiche hervortretende kleine Höckerchen (a) und eine eingesenkte Nervatur zeigt. Die fein behaarte Blattunterseite ist schwach glänzend mit stark hervortretender Nervatur (b). Der Blattrand ist glatt, leicht gewellt und meist nach unten eingerollt (c). (Zu Abb. 1 d siehe „Prüfung auf Fremde Bestandteile".)

3. Mikroskopie

- Einige Blattstücke 10 bis 15 min lang in Wasser legen
- Blattstück in gespaltenes, zugespitztes Styroporblöckchen klemmen, mit frischer Rasierklinge Querschnitte anfertigen
- Blattstück über Zeigefingerkuppen legen und mit Daumennagel festhalten und Flächenschnitte von Ober- und Unterseite anfertigen
- Alle Schnitte auf Objektträger in Chloralhydrat-Lösung (RV) legen
- Mit Deckglas abdecken und ca. ½ min lang vorsichtig zum Sieden erhitzen.

Typische Merkmale: *Schwach wellige, perlschnurartig verdickte Epidermis der Blattoberseite mit derbwandiger Hypodermis, untere Epidermis kaum wellig mit anomocytischen Stomata, allein oder zu zwei oder mehr auftretende Deckhaare und unterseits besonders häufig als Büschelhaare, im Mesophyll Oxalatnadeln und große Ölzellen.*

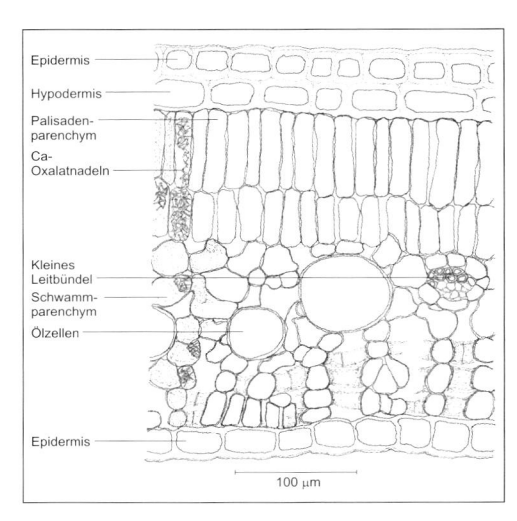

Abb. 2: Blattquerschnitt

Blattquerschnitt (Abb. 2): Epidermis der Oberseite des bifazialen Blattes derbwandig mit stark entwickelter Kutikula, unter der Epidermis eine Lage derbwandigen Hypoderms. Palisadenparenchym zweilagig, Zellen der zweiten Lage etwas kürzer als die der ersten, ausgeprägtes, stark entwickeltes Schwammparenchym. Im gesamten Mesophyll große Ölzellen und in Palisaden- und Schwammparenchym zahlreiche Oxalatnädelchen. Oberseits Deck- bzw. Büschelhaare eingesenkt in die an diesen Stellen mehrschichtige Hypodermis, dadurch auf der Oberseite Höckerchen bildend, besonders unterseits mehrzellige Büschelhaare.

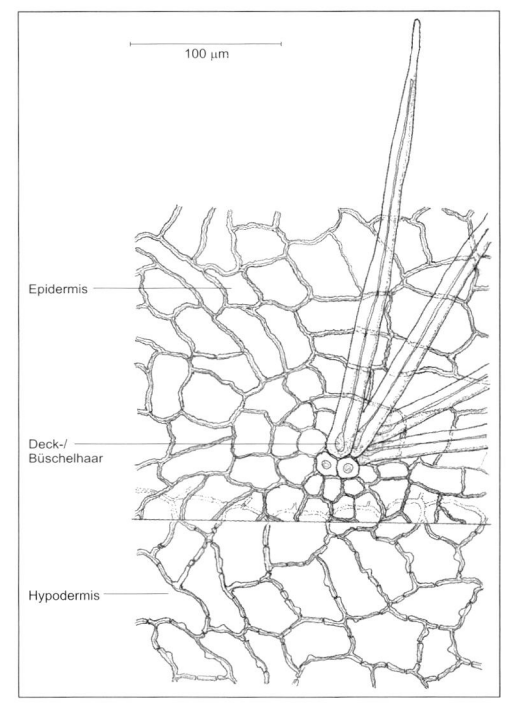

Abb. 3: Epidermis, Blattoberseite

Epidermis, Blattoberseite (Abb. 3): Schwach wellige derbwandige Epidermis mit Deck- oder Büschelhaaren. Zellen der Hypodermis etwas größer und perlschnurartig verdickt.

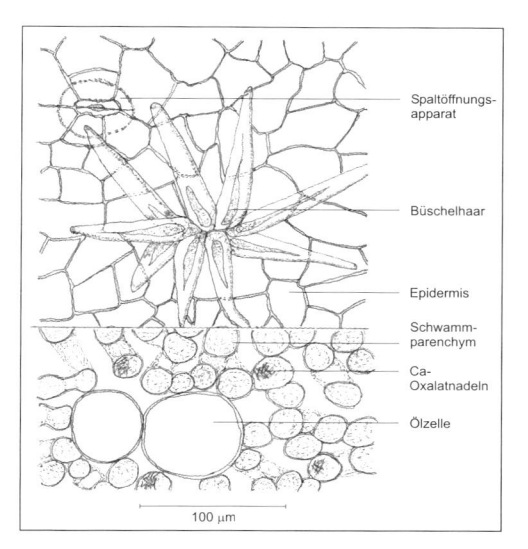

Abb. 4: Epidermis, Blattunterseite

Epidermis, Blattunterseite (Abb. 4): Zellen der Epidermis unterseits dünnwandiger als die der Oberseite mit sternförmigen Büschelhaaren. Spaltöffnungsapparate anomocytisch (5 bis 7 Nebenzellen). Lockeres Schwammparenchym mit großen Ölzellen, wie sie auch im Palisadenparenchym vorkommen können. Dickwandige Fasern und verholzte Parenchymzellen zusammen mit Leitbündelgewebe aus der Nervatur (ohne Abb.).

4. Dünnschichtchromatographie
Kieselgel HF$_{254}$. Untersuchungslösung:
- 1,5 g gepulverte Droge (Siebnummer 355) mit 5 ml Methanol versetzen
- 10 min lang unter kräftigem Schütteln extrahieren
- Filtrieren.

Referenzlösung: 2 mg Boldin (nicht zwingend erforderlich) und 10 mg Scopolaminhydrobromid in 5 ml Methanol lösen oder authentische Droge wie Untersuchungsmuster behandeln.
Aufzutragende Menge: 40 µl Untersuchungslösung und 20 µl Referenzlösung bandförmig (20 mm x 3 mm). [Zur Verwendung von HPTLC-Platten siehe Seite XV.]
Fließmittel: Diethylamin – Methanol – Toluol (10 + 10 + 80)
Laufhöhe: 15 cm.
Laufzeit: Ca. 35 min
- Platte solange an der Luft trocknen, bis kein Geruch nach Diethylamin mehr feststellbar ist (evtl. mehrere Stunden)
- Platte mit Dragendorffs Reagenz R2 (RV) besprühen, 5 min lang an der Luft trocknen lassen
- Mit frisch hergestellter Natriumnitrit-Lösung (10% m/V) nachsprühen.
- Chromatogramm des Scopolamins sofort, die übrigen Chromatogramme nach 30 min am Tageslicht auswerten.

Wichtige Zonen: Die im mittleren Drittel liegende, nach dem Besprühen mit Natriumnitritlösung violette Zone des Scopolamins bleicht schnell aus. Oberhalb der Referenzsubstanz liegen zwei gelblich braune Zonen. Darunter eine braune und eine gelbe Zone. Die darunter liegende besonders intensive braune Zone entspricht dem Boldin. Weitere braune oder gelbe Zonen können auftreten. (Abb. 5)

Boldoblätter

Teil II

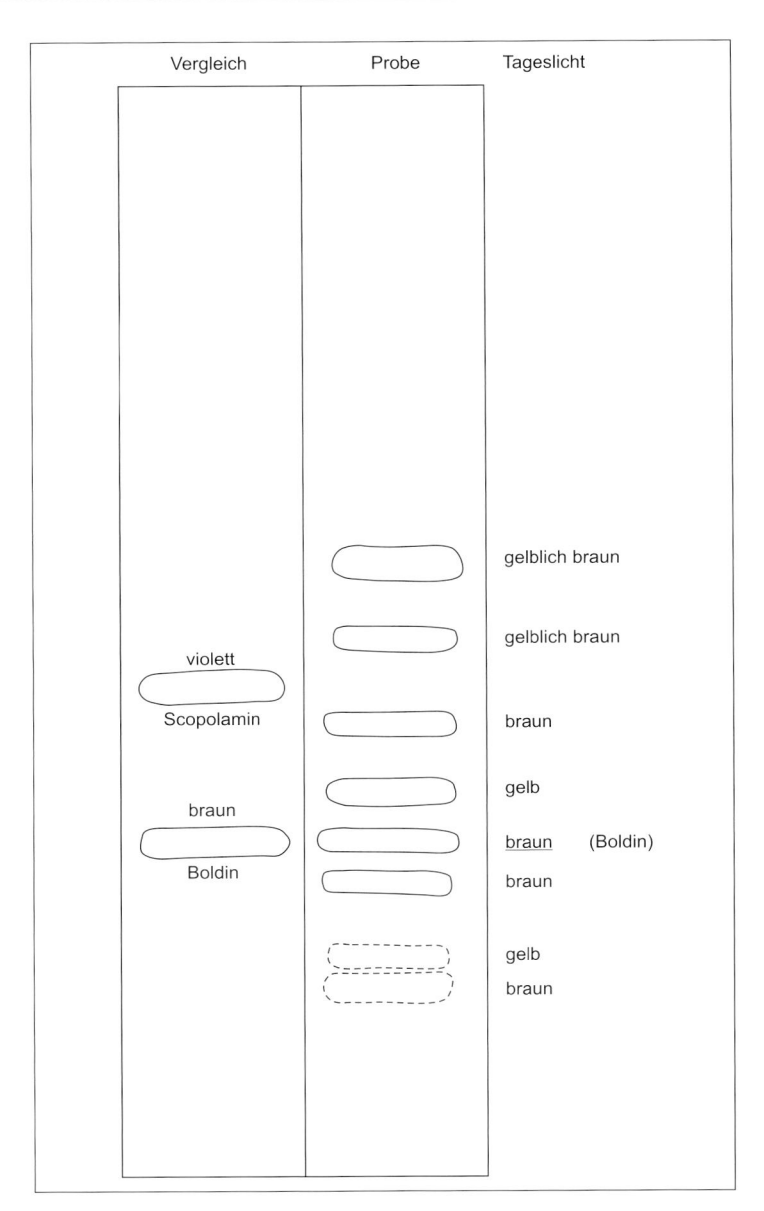

Vergleich	Probe	Tageslicht
		gelblich braun
		gelblich braun
violett — Scopolamin	braun	braun
		gelb
braun — Boldin	braun	braun (Boldin)
		braun
		gelb
		braun

Abb. 5: Dünnschichtchromatogramm

Einige Untersuchungen zur Qualitätssicherung

1. Reinheit
Fremde Bestandteile:
- 100 g Droge auf Zweigstücke und andere fremde Bestandteile durchsehen.

Höchstens 4 g (4%) Zweigstücke (Abb. 1 d) und höchstens 2 g (2%) andere fremde Bestandteile.

2. Gehaltsbestimmung
Gehalt an ätherischem Öl:
- Einwaage: 10,0 g frisch zerkleinerter Droge
- 300 ml Wasser im 1000-ml Rundkolben
- Vorlage: keine Xylolvorlage
- Destillation 2h lang bei 2 bis 3 ml in der min
- Volumen im Messrohr nach der Destillation mindestens 0,4 ml.

Entspricht einem Gehalt von mindestens 4% (m/V) an ätherischem Öl.

3. Weitere Prüfungen (Ph.Eur. 8.0)
In der Apotheke durchführbar: Wasser, Asche
Des Weiteren: Spektralphotometrische Bestimmung der Alkaloide nach HPLC.

Brennnesselblätter

(Ph. Eur. 6.0)
(Standardzulassung 2479.99.99, HMPC-Monographie)

Urticae folium
Folia Urticae

Brennnesselkraut

(DAC 2003)

Urticae herba
Herba Urticae

Die getrockneten Blätter von *Urtica dioica* L. und *Urtica urens* L., deren Hybriden oder Mischungen davon (Ph. Eur. 6.0) oder die oberirdischen Teile (DAC 2003).

Zur Prüfung erforderlich:
▶ Identität: Ca. 1 g.
▶ Qualitätssicherung: 100 g (kein Verbrauch).

Identität

1. Organoleptik (DAC 2003, DAC 2008, Bd. III)
Kaum wahrnehmbarer Geruch und schwach bitterer Geschmack.

2. Beschreibung der Schnittdroge (DAC 2006, Bd. III, Ph. Eur. 6.0)

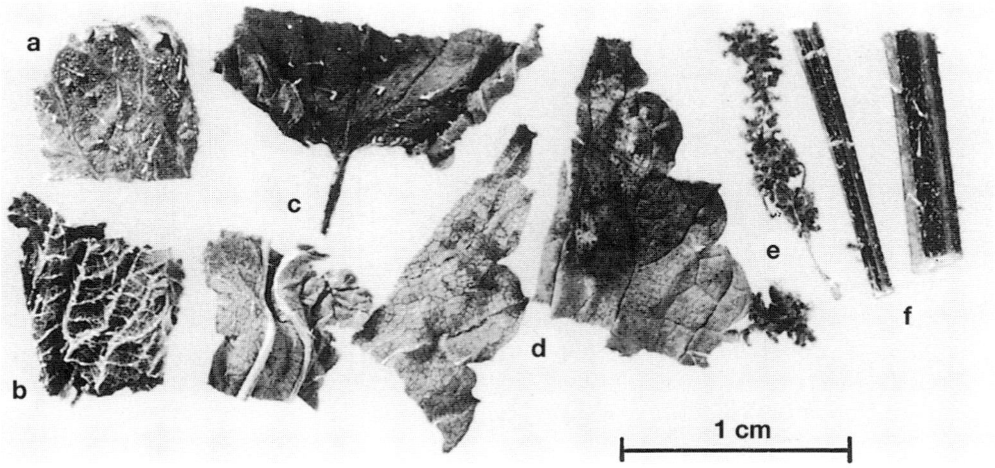

Abb. 1: Schnittdroge

Schnittdroge (Abb. 1): Die oberseits dunkelgrünen bis bräunlich grünen (a), unterseits etwas heller grünen (b) Blattstücke sind meist stark geschrumpft und knäuelig eingerollt. Die Blätter sind gestielt und am Grund herzförmig oder abgerundet (c). Der Stiel ist etwa

1 mm dick, rundlich oder flach, längsfurchig und teilweise um die Längsachse gedreht. An aufgeweichten Blattstücken ist der gekerbte (d) oder gezähnte Blattrand erkennbar. Die Netznervatur tritt unterseits deutlich hervor (b). Blätter und Blattstiele sind von langen steifen Brennhaaren und kleinen Borstenhaaren besetzt.

3. Mikroskopie
- Blattstück durchbrechen und ein Stück mit der Oberseite, das andere mit der Unterseite nach oben auf Objektträger in Chloralhydrat-Lösung (RV) legen
- Mit Deckglas abdecken und ca. ½ min lang vorsichtig zum Sieden erhitzen.

Typische Merkmale: Lange Brennhaare, wellig-buchtige Epidermis auf beiden Blattseiten, anomocytische Spaltöffnungsapparate, einzellige Deckhaare, kleine Drüsenhaare, Cystolithen.

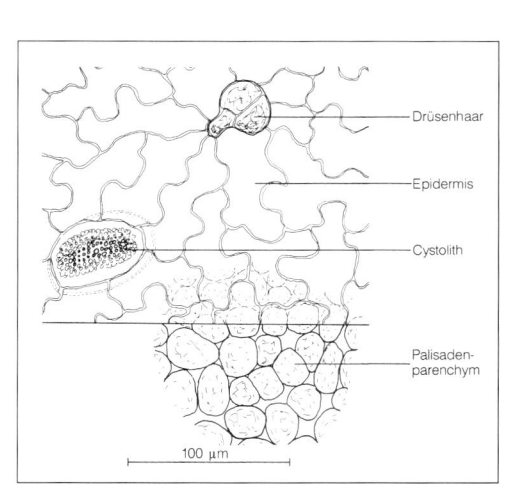

Abb. 2: Epidermis, Oberseite

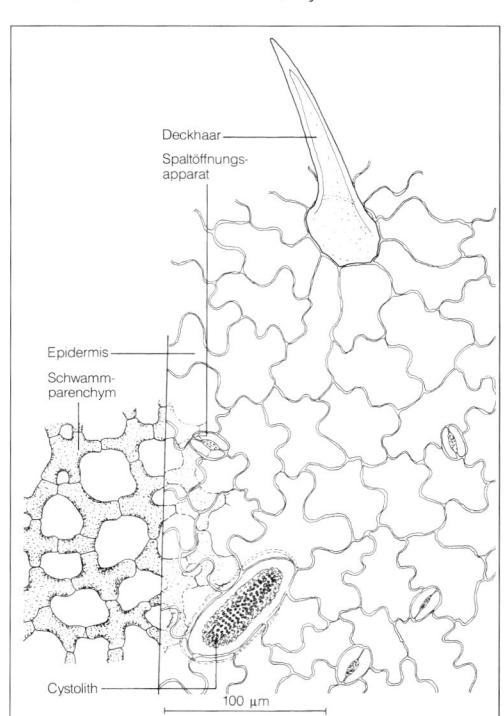

Abb. 3: Epidermis, Unterseite

Epidermis, Oberseite (Abb. 2): Polygonale bis wellig-buchtige Epidermiszellen, unter denen ein einreihiges Palisadenparenchym liegt, in das bis 70 µm große, warzig-rauhe Cystolithen hineinreichen. Gelegentlich finden sich 35 bis 60 µm lange Drüsenhaare mit einzelligem Stiel und zweizelligem Köpfchen sowie bis 700 µm lange, an der Basis verbreiterte, einzellige Deckhaare (in Abb. 2 nicht dargestellt).

Epidermis, Unterseite (Abb. 3): Stark wellig-buchtige Epidermiszellen mit kleinen, anomocytischen Spaltöffnungsapparaten mit drei bis vier, oder gelegentlich fünf Nebenzellen und Zellen mit Cystolithen. Darunter liegt ein locker gebautes, zwei- bis vierlagiges Schwammparenchym. Die Epidermis trägt ebenfalls Borstenhaare und, besonders auf den Blattnerven, Drüsenhaare (in Abb. 3 nicht dargestellt).

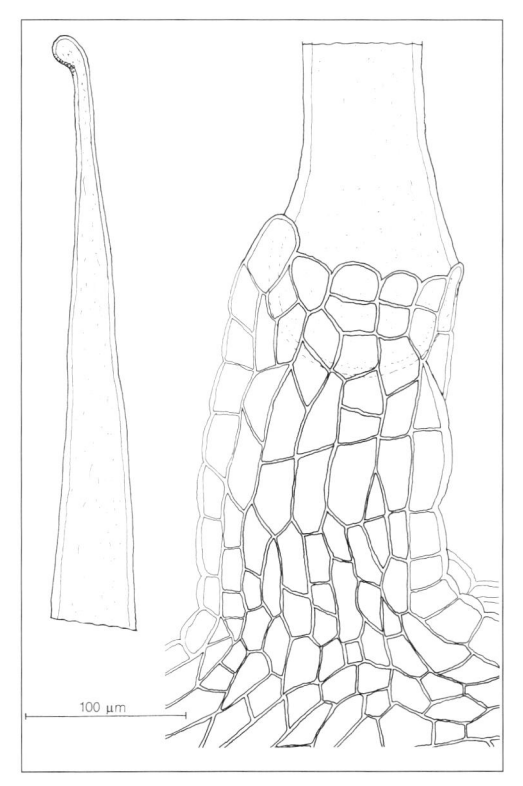

Brennhaar (Abb. 4): 1 bis 2 mm lange, einzellige, verdickte Brennhaare mit kleinem, ovalem, schief aufgesetztem Köpfchen, das abgebrochen sein kann, so dass das Haar ein kanülenspitzenähnliches Ende besitzt. Das Brennhaar sitzt in einem vielzelligen, parenchymatischen Sockel.

Abb. 4: Brennhaar

---

4. Dünnschichtchromatographie (Ph. Eur. 6.0)
Kieselgel HF$_{254}$. Untersuchungslösung:
- 1 g gepulverte Droge (Siebnummer 355) mit 10 ml Methanol versetzen
- 15 min lang im Wasserbad bei 60 °C erhitzen
- Abkühlen lassen
- In einen Messzylinder filtrieren
- Gefäß und Filter mit soviel der Lösungsmittelmischung (ca. 2 × 2,5 ml) nachwaschen, bis 10 ml Filtrat erhalten werden
- Filtrat unter vermindertem Druck bei höchstens 40 °C zur Trockne eindampfen
- Rückstand in 2 ml Methanol aufnehmen.

Referenzlösung: 1 mg Scopoletin und 2 mg Chlorogensäure in 20 ml Methanol lösen oder authentische Droge wie Untersuchungsmuster behandeln.

Aufzutragende Menge: 10 µl Untersuchungslösung und 10 µl Referenzlösung bandförmig (20 mm × 3 mm). [Zur Verwendung von HPTLC-Platten siehe Seite XV.]

Fließmittel: Wasserfreie Ameisensäure – Wasser – Methanol – Ethylacetat (4 + 7 + 7 + 82).
Laufhöhe: 8 cm.
Laufzeit: Ca. 20 min.
- Abdunsten des Fließmittels bei 100–105 °C
- Besprühen der noch warmen Platte mit einer Lösung von Diphenylboryloxyethylamin (1 % m/V) in Methanol
- Nachsprühen mit einer Lösung von Macrogol 400 (Polyethylengylcol) (5 % m/V) in Methanol
- Etwa 5 min lang bei 100 bis 105 °C erhitzen oder 30 min lang bei Raumtemperatur liegen lassen
- Unter der UV-Lampe (365 nm) auswerten.

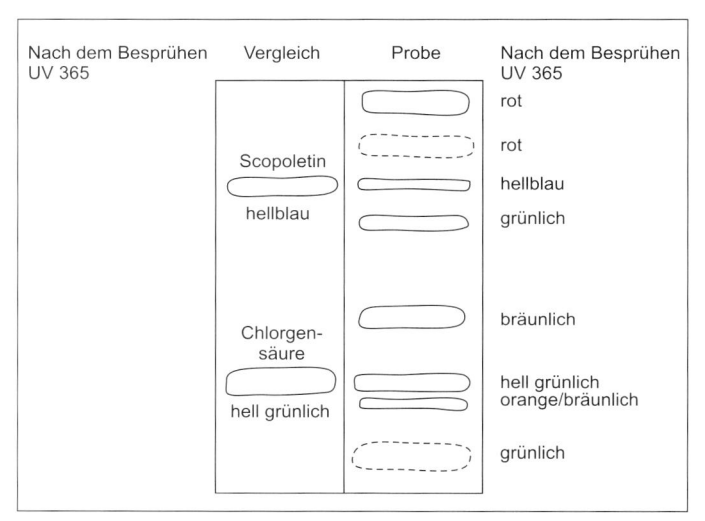

Wichtige Zonen: *Eine hellblaue Zone auf Höhe des Scopoletins, zwischen dieser und der Front 2 rote Zonen (Chlorophylle). Auf Höhe der hellgrünlichen Zone der Chlorogensäure eine ähnliche im Chromatogramm der Untersuchungslösung. Weitere Zonen können auftreten (Abb. 5).*

Abb. 5: Dünnschichtchromatogramm

Einige Untersuchungen zur Qualitätssicherung

1. Reinheit
Fremde Bestandteile:
- 100 g Droge auf Teile der Blütenstände, Stängelteile und sonstige fremde Bestandteile durchsehen.

*Höchstens 5 g (5 %) Stängelanteile und höchstens 5 g (5 %) andere fremde Bestandteile (einschließlich Blütenstände) (Ph. Eur. 6.0).
Höchstens 2 g (2 %) Blütenstände und höchstens 5 g (5 %) Stängelanteile und höchstens 5 g (5 %) sonstige fremde Bestandteile (DAC 2003).*

2. Weitere Prüfungen (Ph. Eur. 6.0 bzw. DAC 2003)

In der Apotheke durchführbar: Trocknungsverlust, Asche, salzsäureunlösliche Asche. Alternative Dünnschichtchromatographie (DAC 2006, Bd. III).

Des Weiteren: Spektralphotometrische Gehaltsbestimmung nach HPLC.

Brennnesselwurzel
(DAB 2012, HMPC-Monographie)

Urticae radix
Radix Urticae

Die getrockneten Wurzeln und Rhizome von *Urtica dioica* L und *Urtica urens* L. deren Mischungen oder Hybriden.

Zur Prüfung erforderlich:
- Identität: Ca. 2 g.
- Qualitätssicherung: Ca. 100 g (kein Verbrauch).

Identität

1. Organoleptik (DAB 2012, DAC 2013 Al)
Die Droge ist nahezu geruchlos.

2. Beschreibung der Schnittdroge

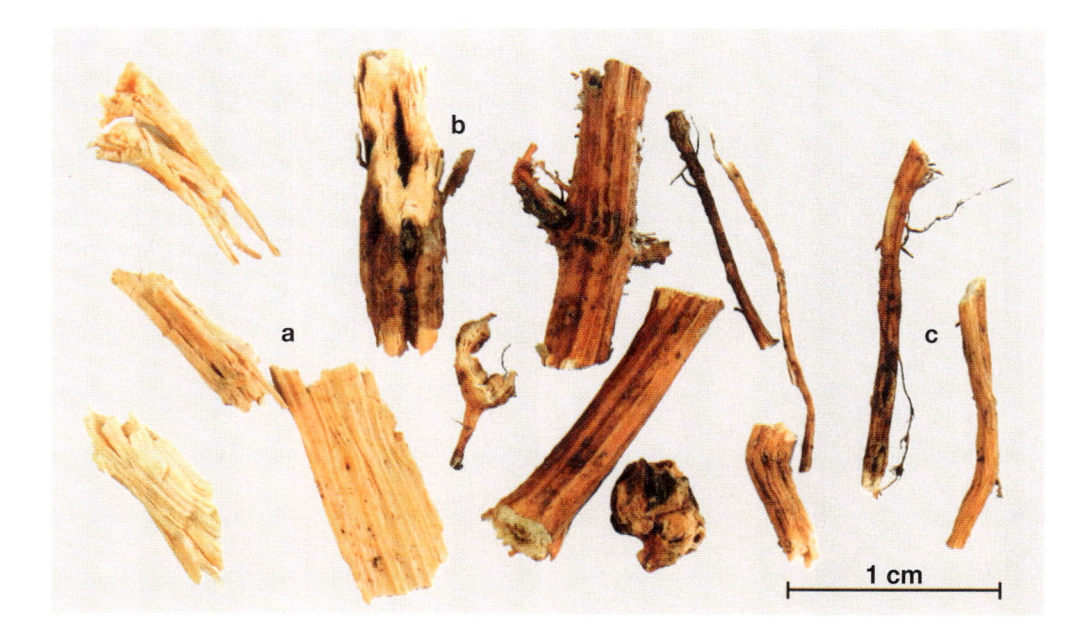

Abb. 1: Schnittdroge

Schnittdroge (Abb. 1): Rhizome (a): Unregelmäßig gebogene, 3 bis 10 mm dicke Rhizomstücke, die außen hellgraubraun und längsgefurcht sind mit knotigen Verdickungen, aus denen die Wurzeln entspringen. Der Querbruch ist hellgelblichweiß, faserig und lässt meist eine kleine Markhöhle (b) erkennen. Wurzeln (c): Die Wurzeln sind 0,5 bis 2 mm dick, außen ebenfalls hellgelbbraun und tief längs gefurcht. Der Querschnitt ist hell und nahezu reinweiß.

3. Mikroskopie
- Einige Wurzel- und Rhizomstücke 15 bis 30 min lang in Wasser einweichen
- In eine Mischung aus 9 Teilen Ethanol 70 % (V/V) und 1 Teil Glycerol überführen
- Nach etwa 10 min zwischen keilförmig zugespitztes gespaltenes Styroporblöckchen klemmen
- Mit frischer Rasierklinge Querschnitte von Rhizomteilen und Wurzeln anfertigen
- Auf Objektträger in Chloralhydrat-Lösung (RV) einlegen
- Mit Deckglas abdecken und kurz zum Sieden erhitzen
- Bei der Verwendung von Drogenpulver sind zwar die Zellelemente aber nicht der Aufbau der Gewebe und Organe erkennbar.

Typische Merkmale: *Rhizom: Aus dünnwandigen Zellen bestehender schmaler Kork, Rindenparenchym mit Oxalatdrusen, dickwandige, wenig getüpfelte Fasern in der Rinde, Netz- und Tüpfelgefäße und getüpfelte Fasern im Holzkörper. Wurzel: Dünner Kork, schmale Rinde, zahlreiche Fasern in der Rinde, Leitbündel mit Netz- und Tüpfelgefäßen und schwach getüpfelten Holzfasern und wenige Oxalatkristalle.*

Rhizom, Querschnitt, Übersicht (Abb. 2): Im Querschnitt zeigen die Rhizomteile ein schmales Phellem, ein sehr schmales Phelloderm, eine primäre Rinde und sekundäre Phloeme außerhalb des Kambiums. Innerhalb des Kambiums Bänder von sekundärem Xylem mit weitlumigen Netz- und Tüpfelgefäßen, breite Markstrahlen durchschnitten von konzentrischen Bändern aus verholzten Sklerenchymfasern. Im Zentrum Markparenchym oder Hohlraum

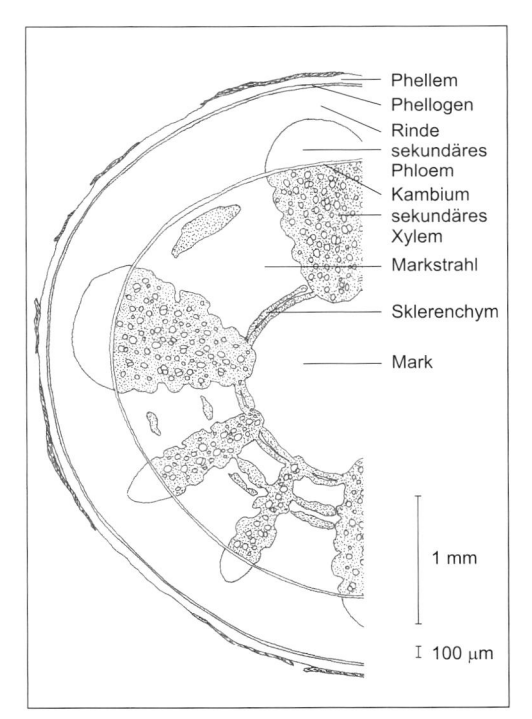

Abb. 2: Rhizom, Querschnitt, Übersicht

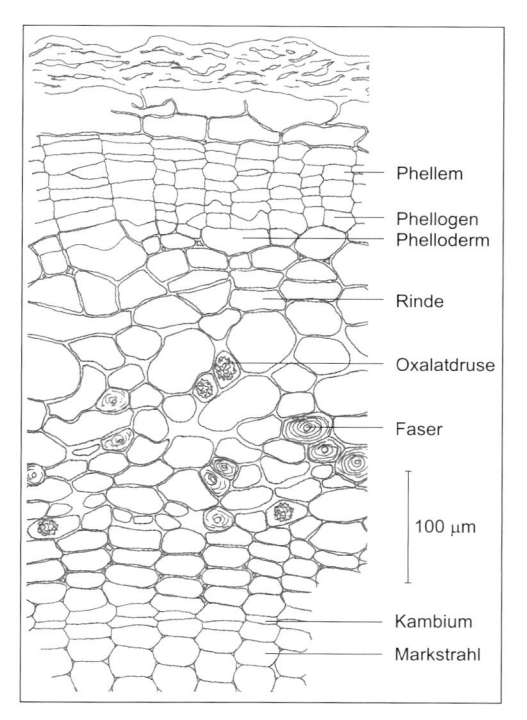

Rhizom, Querschnitt, Detail (Abb. 3): Unter Auflagerungen abgestorbener Gewebereste ohne erkennbare Zellstruktur liegt ein 4 bis 10 Reihen hohes Korkgewebe, an das sich ein undeutliches Phelloderm anschließt. Zellen der Rinde aus parenchymatischen, teilweise kollenchymatisch verdickten Zellen, die gelegentlich bis häufig Oxalatdrusen enthalten. In der Rinde einzeln oder in kleinen Gruppen dickwandige Fasern.

Abb. 3: Querschnitt, Detail

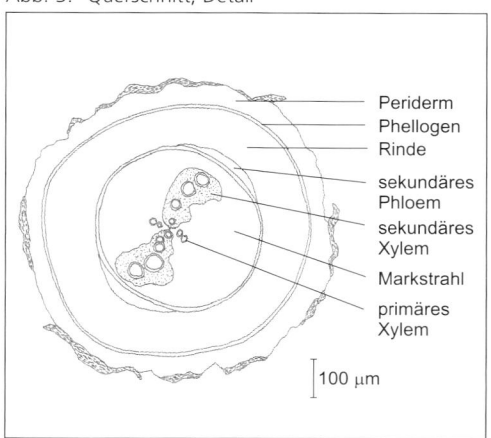

Abb. 4: Wurzel, Querschnitt, Übersicht

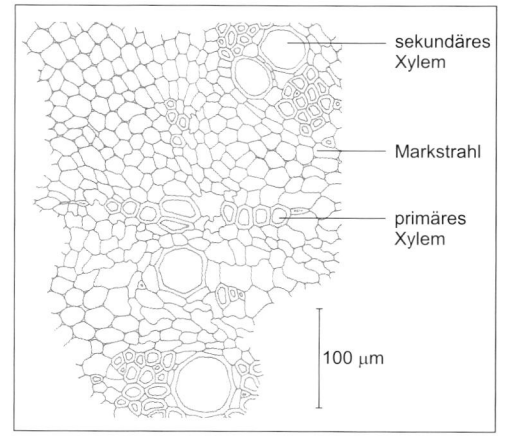

Abb. 5: Wurzel, Querschnitt, Detail

Wurzel, Querschnitt, Übersicht (Abb. 4): Der Aufbau der Wurzel ähnelt dem des Rhizoms Die Wurzeln haben zumeist eine diarche Leitbündelstruktur. Sekundär verdickte Wurzel mit in der Regel zwei sehr breiten Markstrahlen. Vor den (meist) zwei Holzkörpern schmale Zonen der Leitelemente des sekundären Phloems. Die Wurzeln haben kein zentrales Markparenchym.

Wurzel, Querschnitt, Detail (Abb. 5): Im zentralen Bereich des Wurzelquerschnittes liegen die primären Xyleme, daneben die sekundären Xyleme mit Netz- und Tüpfelgefäßen, Sklerenchymfasern und Holzparenchym eingebettet in parenchymatisches Grundgewebe.

4. Dünnschichtchromatographie
Kieselgel HF$_{254}$. Untersuchungslösung:
Lösungsmittelgemisch: Methanol – Ethylacetat – Toluol (2 + 4 + 14)
- 1 g gepulverte Droge (Siebnummer 355) in 10 ml Lösungsmittelgemisch
- 15 min lang im Wasserbad auf 60 °C erwärmen
- Abkühlen lassen
- Filtrieren
- Glasgefäße und Filter zweimal mit etwa 2 ml Lösungsmittelgemisch nachwaschen, bis 10 ml Filtrat erhalten werden
- Unter vermindertem Druck bei höchstens 40 °C zur Trockne eindampfen
- Rückstand in 2 ml Lösungsmittelgemisch lösen.

Referenzlösung: 1 mg Scopoletin und 30 mg Cholesterol in 20 ml Methanol oder authentische Droge wie Untersuchungsmuster behandeln.
Aufzutragende Menge: 20 µl Untersuchungslösung und 10 µl Referenzlösung bandförmig (20 mm × 3 mm). [Zur Verwendung von HPTLC-Platten siehe Seite XV.]
Fließmittel: Methanol – Ether (10 + 90)
Laufhöhe: 10 cm.

Wichtige Zonen: Im Chromatogramm der Referenzlösung tritt im UV-Licht von 365 nm die intensiv hellblaue Zone des Scopoletins im mittleren Drittel auf. Das Chromatogramm der Untersuchungslösung zeigt auf der gleichen Höhe eine ähnliche Zone. Nach dem Besprühen tritt im Chromatogramm der Referenzlösung im oberen Drittel die violettrote Zone des Cholesterols auf. Das Chromatogramm der Untersuchungslösung zeigt etwa in gleicher Höhe ebenfalls eine violettrote Zone (Sitosterol) und eine ähnliche im unteren Drittel (Sitosterolglucosid) (Abb. 6).

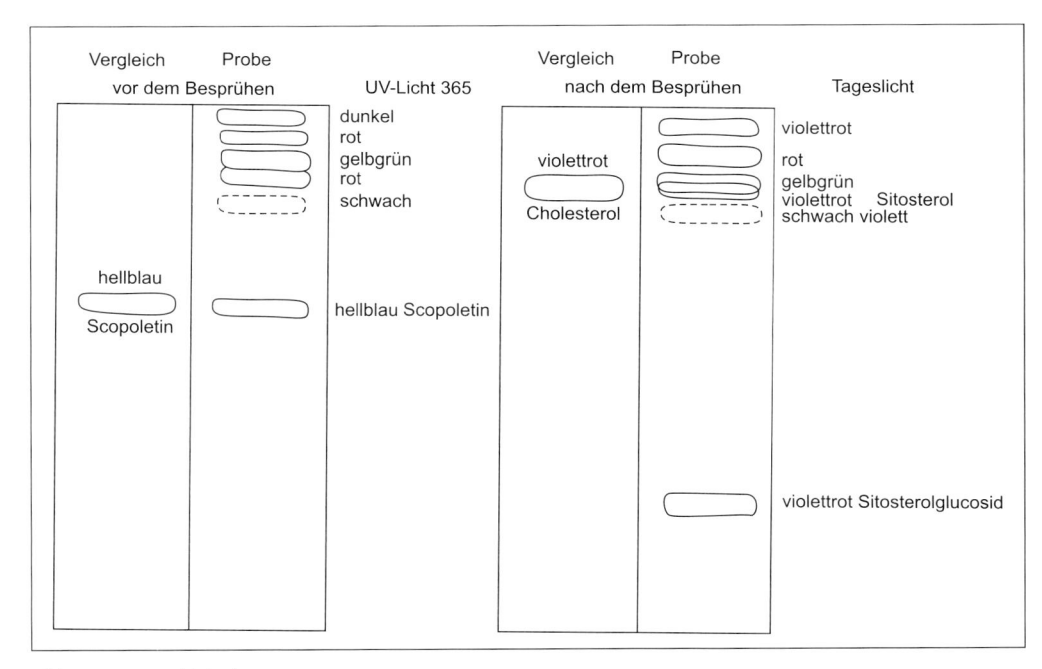

Abb. 6: Dünnschichtchromatogramm

Laufzeit: Ca. 20 min
- Fließmittel bei Raumtemperatur abdunsten
- Chromatogramme sofort im UV-Licht (365 nm) auswerten
- Chromatogramme mit Vanillin-Phosphorsäure (RV) besprühen
- 10 min lang bei 100 bis 105 °C erhitzen
- Am Tageslicht auswerten.

Einige Untersuchungen zur Qualitätssicherung

1. Reinheit
Fremde Bestandteile:
- 100 g Droge auf fremde Bestandteile durchsehen.   *Höchstens 2 g (2 %) fremde Bestandteile.*

2. Weitere Prüfungen (DAB 2012)
In der Apotheke durchführbar: Trocknungsverlust, Asche. Alternative Dünnschichtchromatographie (DAC 2013 Al).

Brombeerblätter
(DAC 2003)
(Standardzulassung)

Rubi fruticosi folium
Folia Rubi fruticosi

Die getrockneten, während der Blütezeit gesammelten Blätter von *Rubus fruticosus* L. (Sammelbezeichnung für mehrere schwach behaarte Arten und Bastarde der Gattung Rubus).

Zur Prüfung erforderlich:
- Identität: Ca. 2 g.
- Qualitätssicherung: 100 g (kein Verbrauch).

Identität

1. Organoleptik (DAC 2003, DAC 2006, Bd. III)
Schwacher, an Cumarin erinnernder, aromatischer Geruch und herber, zusammenziehender Geschmack.

2. Beschreibung der Schnittdroge (DAC 2003, DAC 2006, Bd. III)

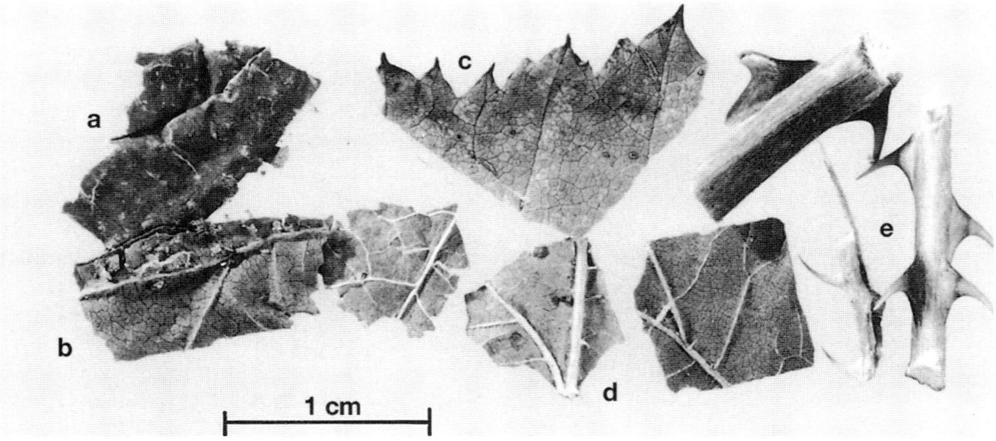

Abb. 1: Schnittdroge

Schnittdroge (Abb. 1): Weiche, meist viereckige, oberseits (a) dunkelgrüne, unterseits hellgrüne (b), beiderseits feinbehaarte oder unterseits stärker behaarte Blattstückchen mit fiedriger, unterseits hervortretender, weißlicher, oft feine, zurückgebogene, weißlichgelbe Stacheln (d) tragender Nervatur. An aufgeweichten Blattstücken kann der scharf und ungleichmäßig gesägte Rand erkannt werden (c). Gelegentlich kommen mit Stacheln besetzte Blattstiel- und Stengelteile (e) vor oder gelblichweiße bis rosafarbene Blüten (ohne Abb.).

3. Mikroskopie

- ▶ Blattstück durchbrechen und ein Stück mit der Oberseite, das andere mit der Unterseite nach oben auf Objektträger in Chloralhydrat-Lösung (RV) legen
- ▶ Mit Deckglas abdecken und etwa ½ min lang vorsichtig zum Sieden erhitzen.

Typische Merkmale: *Beidseitig wellig-buchtige Epidermis, anomocytische Spaltöffnungsapparate nur unterseits, oberseits einzellige Borstenhaare, unterseits zwei- bis siebenzellige Sternhaare und vielzellige Drüsenhaare, große Calciumoxalatdrusen im Mesophyll.*

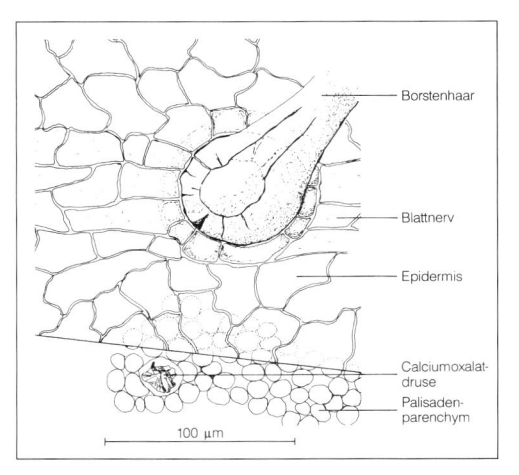

Epidermis, Oberseite (Abb. 2): Epidermis schwach wellig-buchtig mit mehr oder weniger derben, zum Teil knotig verdickt und getüpfelt erscheinenden Wänden. Darunter meist einlagiges, kleinzelliges Palisadenparenchym mit einzelnen Zellen mit großen Calciumoxalatdrusen. Besonders auf den Blattnerven Borstenhaare (siehe Abb. 4).

Abb. 2: Epidermis, Oberseite

Epidermis, Unterseite (Abb. 3): Epidermiszellen unterseits stärker wellig-buchtig, meist dünnwandig, mit anomocytischen, von drei bis fünf Nebenzellen umgebenen Spaltöffnungsapparaten. Darunter liegt ein lockeres Schwammparenchym. Auf den Blattnerven finden sich, wie oberseits, Borstenhaare. Außerdem kommen vor: zwei- bis siebenzellige, sternförmige Büschelhaare mit meist stark verdickten, verschieden langen Haarzellen, die nur an der Basis ein Lumen erkennen lassen und dünnwandige Drüsenhaare mit mehrzelligem Stiel und undeutlich abgesetztem, mehrzelligem, Köpfchen.

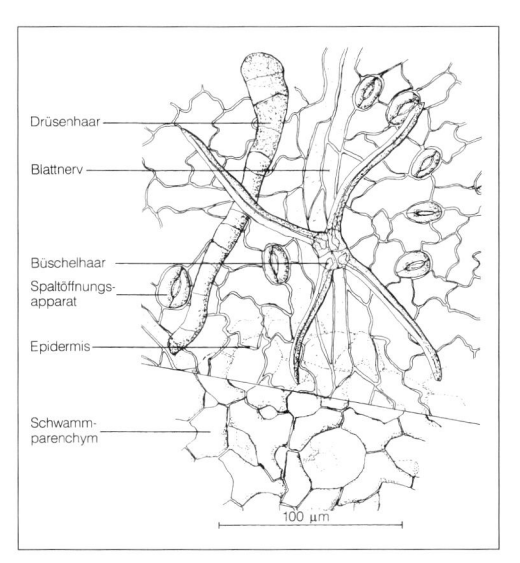

Abb. 3: Epidermis, Unterseite

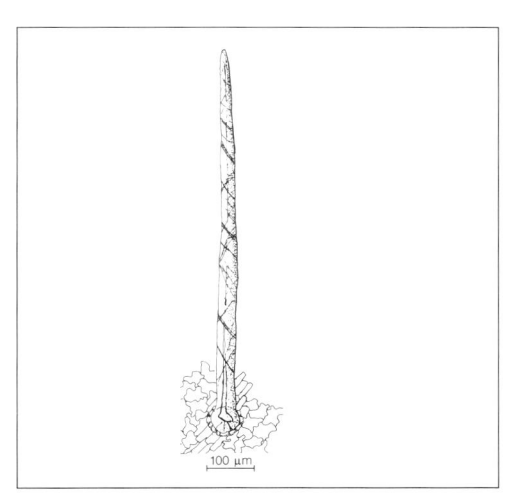

Borstenhaar (Abb. 4): Besonders an den Blattnerven kommen große, einzellige, stark verdickte Borstenhaare mit getüpfelter Basis und einer durch sich kreuzende spiralige Linien gestreift erscheinenden Wand vor.

Abb. 4: Borstenhaar

4. Dünnschichtchromatographie (DAC 2003, DAC 2006, Bd. III)
Kieselgel HF$_{254}$. Untersuchungslösung:
- 1 g gepulverte Droge (Siebnummer 710) mit 10 ml Methanol versetzen
- 10 min lang bei 60 °C auf dem Wasserbad erhitzen
- Noch warm filtrieren.

Referenzlösung: Je 1 mg Kaffeesäure und Chlorogensäure sowie 2,5 mg Hyperosid in 10 ml Methanol oder authentische Droge wie Untersuchungsmuster behandeln.

Aufzutragende Menge: 20 µl Untersuchungslösung und 10 µl Referenzlösung bandförmig (20 mm × 3 mm). [Zur Verwendung von HPTLC-Platten siehe Seite XV.]

Fließmittel: wasserfreie Ameisensäure – Wasser – Ethylacetat (8 + 12 + 80).

Laufhöhe: 15 cm.

Laufzeit: Ca. 90 min.
- Abdunsten des Fließmittels im Warmluftstrom oder im Trockenschrank bei 100 bis 105 °C
- Die noch warme Platte mit einer Lösung von Diphenylboryloxyethylamin (1 % m/V) in Methanol besprühen
- Mit einer Lösung von Macrogol (Polyethylenglycol 400) (5 % m/V) in Methanol nachsprühen
- Einige Minuten lang bei 100 bis 105 °C erhitzen oder 30 min lang bei Raumtemperatur liegen lassen
- Unter der UV-Lampe (365 nm) auswerten.

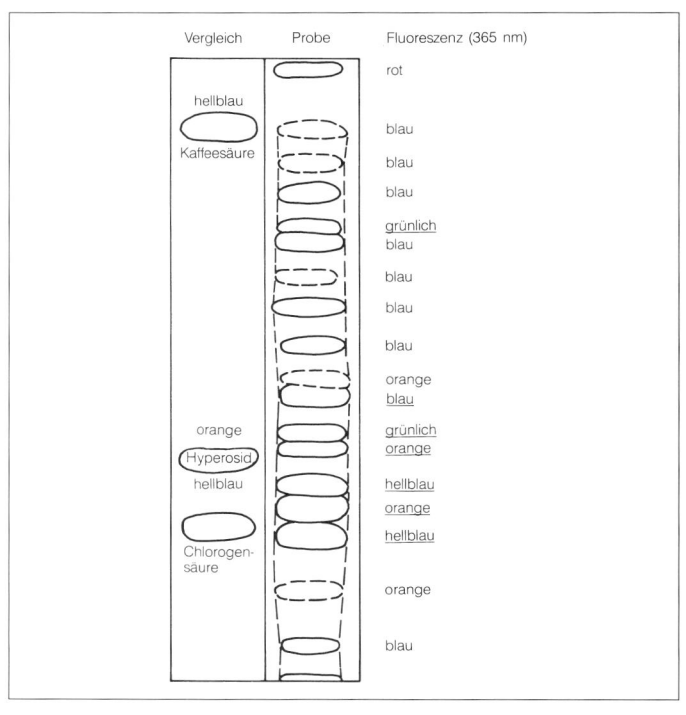

Wichtige Zonen: Mehrere hellblau, grünlich oder orange fluoreszierende Zonen. Besonders auf der Höhe der Chlorogensäure eine orangefarbene Zone, die ober- und unterhalb von je einer blau fluoreszierenden eingerahmt wird; wenig oberhalb des Hyperosids eine orangefarbene und darüber eine grüngelbe und noch etwas höher eine blau fluoreszierende Zone. Im oberen Bereich bis zur Kaffeesäure mehrere blau fluoreszierende Zonen, von denen sich eine grüngelb fluoreszierende abhebt (Abb. 5).

Abb. 5: Dünnschichtchromatogramm

Einige Untersuchungen zur Qualitätssicherung

1. Reinheit
Fremde Bestandteile:
▶ 100 g Droge auf Stängel und Blüten und sonstige fremde Bestandteile durchsehen.

Höchstens 7 g (7%) Stängel mit mehr als 2 mm Durchmesser und Blüten, höchstens 2 g (2%) sonstige fremde Bestandteile. Unterseits weißfilzige Blätter deuten auf Beimengung von Himbeere hin (Beschreibung siehe Monographie „Himbeerblätter").

2. Weitere Prüfungen (DAC 2003)
In der Apotheke durchführbar: Trocknungsverlust und Asche, salzsäureunlösliche Asche (Standardzulassung).
Des Weiteren: Spektralphotometrische Bestimmung des Gerbstoffgehaltes.

| Teil II | Bruchkraut | 1/5 |

Bruchkraut*
(DAC 2003)

Herniariae herba
Herba Herniariae

Die während der Blüte gesammelten und getrockneten oberirdischen Teile von *Herniaria glabra* L. oder *Herniaria hirsuta* L. oder Mischungen davon.

Zur Prüfung erforderlich:
- Identität: Ca. 2 g.
- Qualitätssicherung: 100 g (kein Verbrauch).

Identität

1. **Organoleptik** (DAC 2003, DAC 2006, Bd. III)
   Angenehm cumarinartiger Geruch und etwas kratzender Geschmack.

2. **Beschreibung der Schnittdroge** (DAC 2003, DAC 2006, Bd. III)

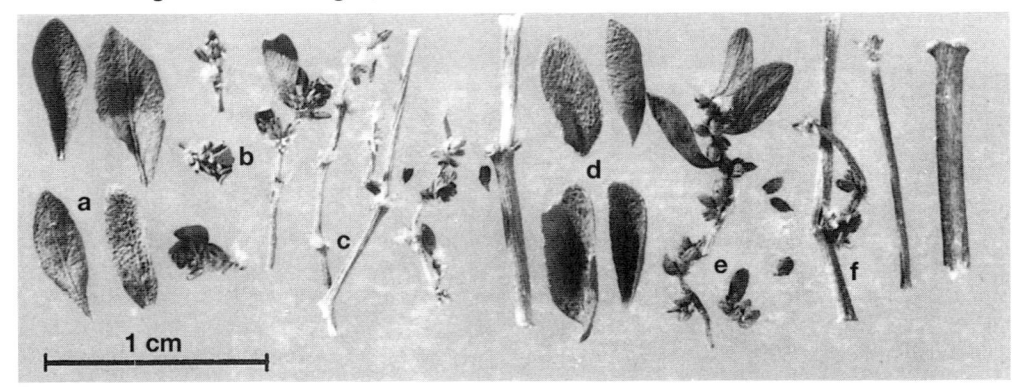

Abb. 1: Schnittdroge

Schnittdroge (Abb. 1), **Blütenstand** (Abb. 2), **Samen** (Abb. 3): Blätter (1a) von *Herniaria glabra* (linker Teil der Abb. 1) eiförmig-lanzettlich oder elliptisch, etwas zugespitzt, zum Blattgrund hin verschmälert, bis 7, selten bis 10 mm lang, undeutlich einnervig, kahl oder schwach bewimpert. Kleine, gelbliche Blüten, die mit ihrem Achsenbecher kaum länger als 0,6 mm sind und die in fünf- bis zehnblütigen, blattachsel- oder scheinbar blattgegenständigen Knäueln stehen (1b, 2). Sie sind fast ungestielt und haben zwei nebenblattähnliche,

---

* **Stellungnahme der Kommission E:**
  Da die Wirksamkeit bei den therapeutisch beanspruchten Anwendungsgebieten nicht ausreichend belegt ist, kann eine therapeutische Anwendung nicht befürwortet werden.

Abb. 2: Blütenstand

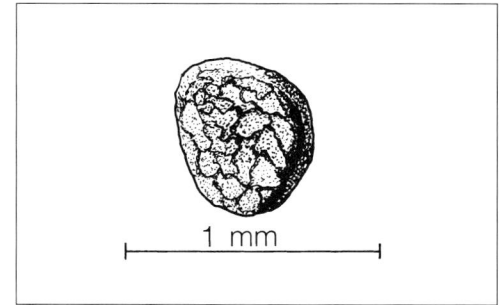

Abb. 3: Samen

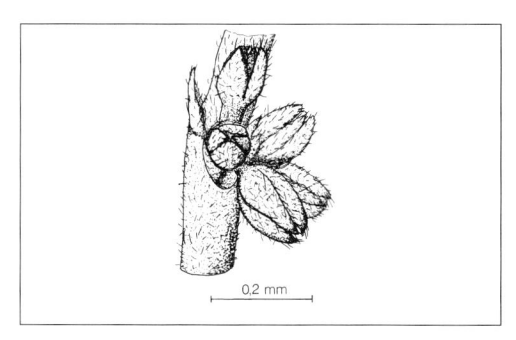

weißhäutige, gewimperte Vorblätter. Sie bestehen aus fünf elliptischen Kelchblättern, fünf borstenartigen Kronblättern, fünf Staubblättern und einem in den Achsenbecher fast eingesenkten Fruchtknoten mit zweispaltiger Narbe. Die Samen sind linsenförmig, schwarz und glänzend (3). Stängel (1c) reich verzweigt, mit kleinen, trockenhäutigen Nebenblättern an den Abbruchstellen der unten gegenständigen, oben scheinbar wechselständigen Blätter, kahl oder mit sehr kurzen Haaren.
Bei *Herniaria hirsuta* (Abb. 1, rechter Teil) sind Blätter (1d) und Stängel (1f) meist dicht abstehend steifhaarig oder borstig bewimpert. Die Blüten (1e) sind 1 bis 1,5, selten 2 mm lang. Zwei der fünf Blütenhüllblätter sind lanzettlich oder spitzlich, die übrigen eiförmig.

3. Mikroskopie
▶ Blatt durchbrechen und ein Stück mit der Oberseite, das andere mit der Unterseite nach oben auf Objektträger in Chloralhydrat-Lösung (RV) einlegen

▶ Einige Blüten auf Objektträger zerdrücken und etwas Chloralhydrat-Lösung (RV) zugeben

▶ Beide Präparate mit Deckglas abdecken und ca. ½ min lang vorsichtig zum Sieden erhitzen.

Typische Merkmale: Blätter mit wellig-buchtiger Epidermis, anisocytische bis anomocytische Spaltöffnungsapparate und dickwandige, einzellige Haare auf beiden Blattseiten, Calciumoxalatdrusen.

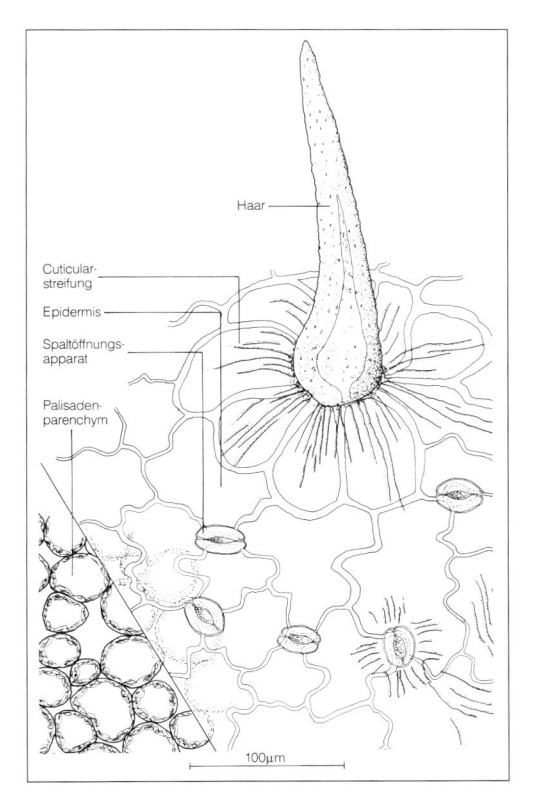

Abb. 4: Epidermis, Oberseite

Epidermis, Oberseite (Abb. 4): Epidermiszellen in Aufsicht wellig-buchtig mit gestreifter Kutikula, wenige anisocytische bis anomoytische Spaltöffnungsapparate, einzellige, kegelförmige, zugespitzte, derbwandige, 70 bis 250 µm lange Haare mit glatter oder häufiger gekörnter Kutikula (besonders zahlreich und groß bei *H. hirsuta*). Unter der Epidermis zwei oder drei Reihen mit kurzen, weiten Palisadenzellen.

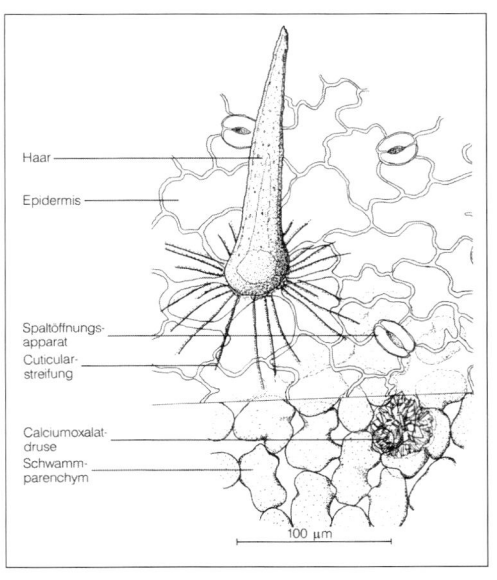

Abb. 5: Epidermis, Unterseite

Epidermis, Unterseite (Abb. 5): Epidermiszellen und Behaarung fast wie an der Oberseite, Spaltöffnungsapparate jedoch häufiger, unter der Epidermis mehrere Lagen runder bis unregelmäßig knochenförmiger Schwammparenchymzellen. Einzelne Zellen des Mesophylls enthalten 30 bis 40 µm große Calciumoxalatdrusen.

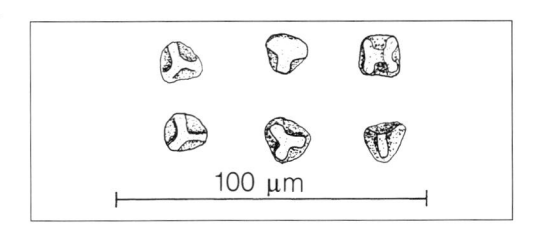

Abb. 6: Pollenkörner

Pollenkörner (Abb. 6): Die Pollenkörner sind 15 µm groß, haben drei Keimspalten und eine glatte Exine. Die Blütenhüllblätter tragen einzellige Haare (ohne Abb.).

4. Dünnschichtchromatographie
Kieselgel HF$_{254}$. Untersuchungslösung:
- 1 g gepulverte Droge (Siebnummer 355) mit 10 ml Methanol versetzen
- 10 min lang im Wasserbad bei 60 °C erhitzen
- Abkühlen lassen
- In einen Messzylinder filtrieren
- Gefäß und Filter mit soviel Methanol (ca. 2 × 2,5 ml) nachwaschen, bis 10 ml Filtrat erhalten werden
- Filtrat unter vermindertem Druck bei etwa 60 °C zur Trockne eindampfen
- Rückstand in 1 ml Methanol aufnehmen.

Referenzlösung: Je 1 mg Cumarin und Umbelliferon in 10 ml Methanol lösen oder authentische Droge wie Untersuchungsmuster behandeln.

Aufzutragende Menge: 40 µl Untersuchungslösung und 10 µl Referenzlösung bandförmig (20 mm × 3 mm). [Zur Verwendung von HPTLC-Platten siehe Seite XV.]

Fließmittel: Toluol – Ether (50 + 50), Mischung mit 20 ml verdünnter Essigsäure 12 % (m/V) schütteln, Oberphase verwenden.

Laufhöhe: 10 cm.

Laufzeit: Ca. 20 min.
- Abdunsten des Fließmittels bei Raumtemperatur
- Chromatogramme kräftig mit ethanolischer Kaliumhydroxid-Lösung (RV) besprühen
- Sofort unter der UV-Lampe (365 nm) auswerten.

Wichtige Zonen: Eventuell schwache blauviolette Zone jeweils unterhalb des Cumarins und in Höhe des Umbelliferons. Die zahlreichen zum Teil sehr intensiven roten Zonen stammen von Chlorophyllen. Sie können je nach Alter der Droge stark variieren und bleiben unberücksichtigt (Abb. 7).

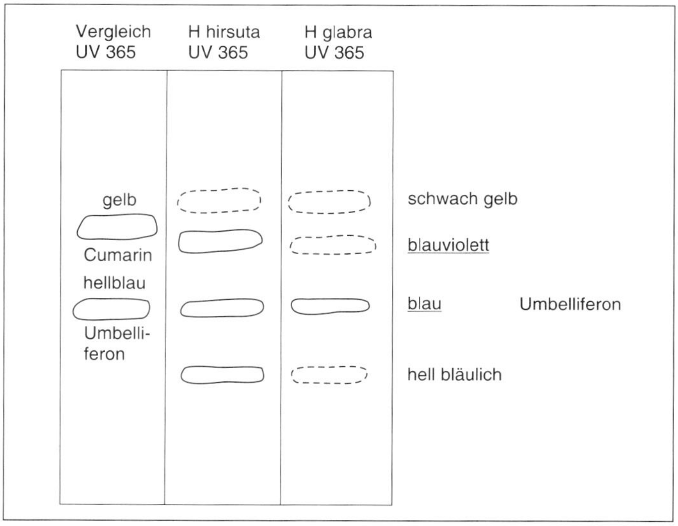

Abb. 7: Dünnschichtchromatogramm

Einige Untersuchungen zur Qualitätssicherung

1. Reinheit
Fremde Bestandteile:
▶ 100 g Droge auf fremde Bestandteile durchsehen.   *Höchstens 3 g (3 %) fremde Bestandteile.*

2. Weitere Prüfungen (DAC 2003)
In der Apotheke durchführbar: Trocknungsverlust, Asche. Alternative Dünnschichtchromatographie (DAC 2006, Bd. III).

Buchweizenkraut
(Ph. Eur. 7.0)

Fagopyri herba
Herba Fagopyri

Die in der frühen Blütezeit, vor der allgemeinen Fruchtreife gesammelten, rasch getrockneten, ganzen oder geschnittenen oberirdischen Teile von *Fagopyrum esculentum* MOENCH.

Zur Prüfung erforderlich:
- Identität: Ca. 2 g.
- Qualitätssicherung: 50 g (Verbrauch).

Identität

1. **Organoleptik** (DAC 2004, DAC 2006, Bd. III)
   Geruch schwach. Beim Kauen heuähnlicher, später nussiger Geschmack.

2. **Beschreibung der Schnittdroge** (Ph. Eur. 7.0, DAC 2006, Bd. III)

Schnittdroge (Abb. 1): Blattstücke oberseits dunkelgrün, unterseits heller, mit deutlich hervortretendem Hauptnerv (a) und Resten der besonders an den unteren Blättern langen Blattstiele (b). Blattspreite kahl mit schwach gebuchtetem Rand, umsäumt von winzigen, rötlich braunen Auswüchsen. Stängelstücke hohl, längsgerippt (c), häufig rot überlaufen mit hellem Mark und an den Blattansatzstellen mit Resten der von Nebenblättern gebildeten tütenförmigen Ochrea. Blüten bis 2 mm lang, rötlich weiß, stark geschrumpft (d). Früchte graubraun, matt oder glänzend, mehr oder weniger deutlich scharf dreikantig (e)

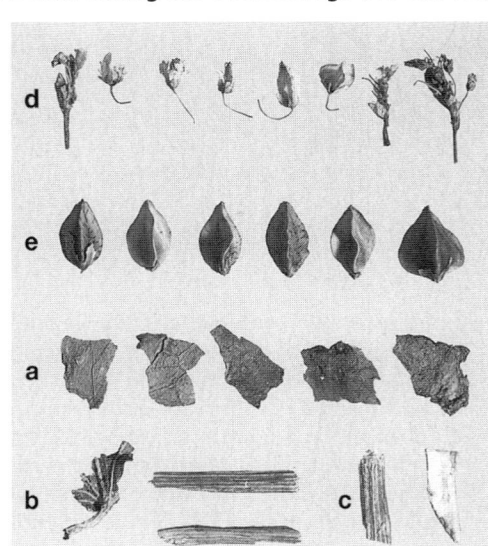

Abb. 1: Schnittdroge von Buchweizenkraut

3. Mikroskopie

- Einige Fragmente von Laubblättern und Blüten auf Objektträger legen

oder

- Droge pulvern und Pulver auf Objektträger legen
- Einige Tropfen Chloralhydrat-Lösung (RV) zugeben
- Mit Deckglas abdecken und ca. ½ min lang vorsichtig zum Sieden erhitzen
- Sollten die Epidermen der Blätter nicht erkennbar sein, einige Blattstücke ca. 30 min lang in Wasser legen
- Wasser abdekantieren und Drogenteile mit einer Mischung von 9 Teilen Ethanol 90 % (V/V) und 1 Teil Glycerol übergießen und ca. 10 min lang stehen lassen
- Einige dünne Blattstücke entnehmen und auf Objektträger in Wasser legen
- Mit Deckglas abdecken und ca. 10 s lang zum Sieden erhitzen

Typische Merkmale: *Blattepidermen beidseitig mit mehr oder weniger buchtigen antiklinen Wänden, anomocytischen Spaltöffnungsapparaten und Drüsenschuppen. Calciumoxalatdrusen und kleine prismatisch geformte Einzelkristalle im Mesophyll. Am Blattrand und auf den Nerven papillöse Epidermiszellen.*

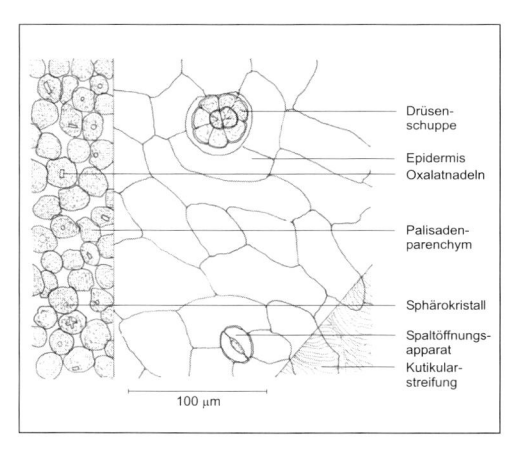

Abb. 2: Epidermis Blattoberseite

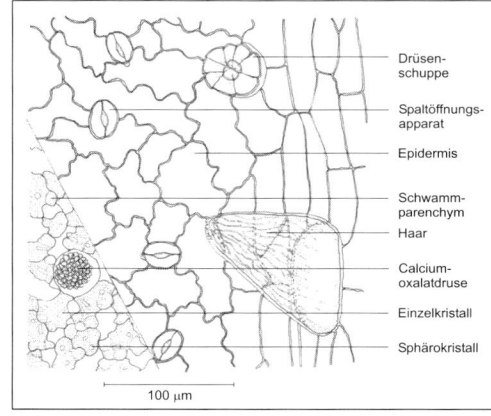

Abb. 3: Epidermis Blattunterseite

Epidermis Blattoberseite (Abb. 2): Epidermiszellen dünn- und geradwandig bis schwach wellig buchtig mit leichter Kutikularstreifung und mit anomocytischen Spaltöffnungsapparaten und Drüsenschuppen mit zweizelligem Stiel und bis zu 8 Drüsenzellen. Darunter liegendes Palisadenparenchym mit prismatischen Einzelkristallen und rundlichen Sphärokristallen und durchschimmernden großen Calciumoxalatdrusen.

Epidermis, Blattunterseite (Abb. 3): Epidermiszellen etwas derbwandiger als die der Blattoberseite, antikline Wände deutlich wellig buchtig. Spaltöffnungsapparate zahlreicher als oberseits, anomocytisch. Auf den Blattnerven oder an den Blatträndern meist einzellige, derbwandige, eiförmige bis rundliche oder papillenförmige Haare mit deutlicher Kutikularstreifung. Im Mesophyll reichlich 25 bis 100 µm große Calciumoxalatdrusen und kleine prismatische Einzelkristalle sowie rundliche Sphärokristalle. Drüsenschuppen wie an der Blattoberseite.

Behaarung an Blattrand und -nerven (Abb. 4): Meist einzellige, oft rötliche, eiförmige bis rundliche oder papillenförmige Haare mit deutlicher Kutikularstreifung.

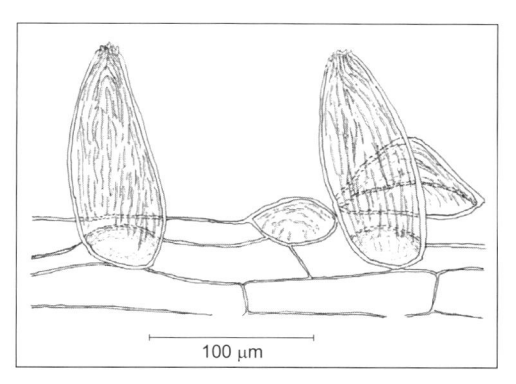

Abb. 4: Behaarung an Blattrand und -nerven

Fruchtwandgewebe (Abb. 5) Dickwandige und getüpfelte, in gekreuzten Lagen vorkommende langgestreckte Sklereiden der Fruchtwand (Pulverpräparat). Im Pulverpräparat außerdem Fragmente des Stängels als verholztes Gewebe mit Hoftüpfel- oder Netzgefäßen sowie dünnwandigen, getüpfelten Fasern und Teile des Stängelparenchyms mit Kristallen; gelegentlich Fragmente der Blütenkrone mit papillöser Epidermis und Pollenkörner mit 3 Keimöffnungen (ohne Abb.).

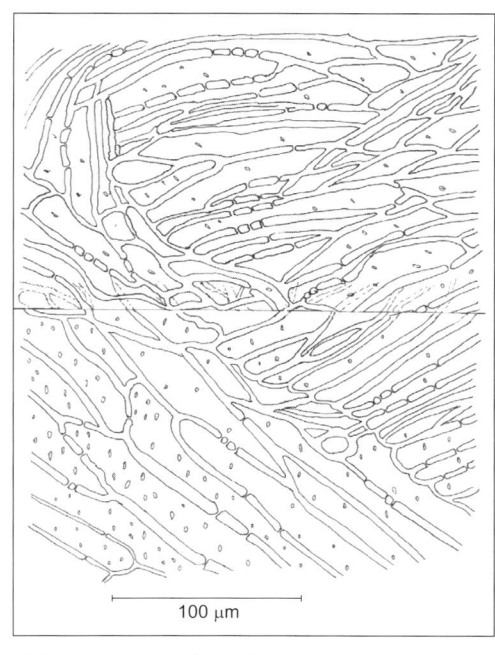

Abb. 5: Fruchtwandgewebe

4. Dünnschichtchromatographie

Kieselgel HF$_{254}$. Untersuchungslösung:
- 1 g gepulverte Droge mit 10 ml Methanol versetzen
- 10 min lang auf dem Wasserbad bei 60 °C extrahieren
- Filtrieren.

Referenzlösung: Je 10 mg Hyperosid und Rutosid in 10 ml Methanol lösen.

Aufzutragende Menge: 20 µl Untersuchungs- und 10 µl Referenzlösung, bandförmig (ca. 20 × 3 mm). [Zur Verwendung von HPTLC-Platten siehe Seite XV.]

Fließmittel: wasserfreie Ameisensäure – Wasser – Ethylacetat (10 + 10 + 80).

Laufhöhe: 10 cm.

Laufzeit: Ca. 30 min.

- Abdunsten des Fließmittels bei 100 bis 105 °C
- Besprühen der noch warmen Platte mit einer Lösung von Diphenylboryloxyethylamin (1 % m/V) in Methanol
- Nachsprühen mit einer Lösung von Macrogol 400 (Polyethylenglycol) (5 % m/V) in Methanol
- Etwa 5 min. lang auf 100 bis 105 °C erhitzen oder 30 min lang bei Raumtemperatur liegen lassen
- Unter der UV-Lampe (365 nm) auswerten.

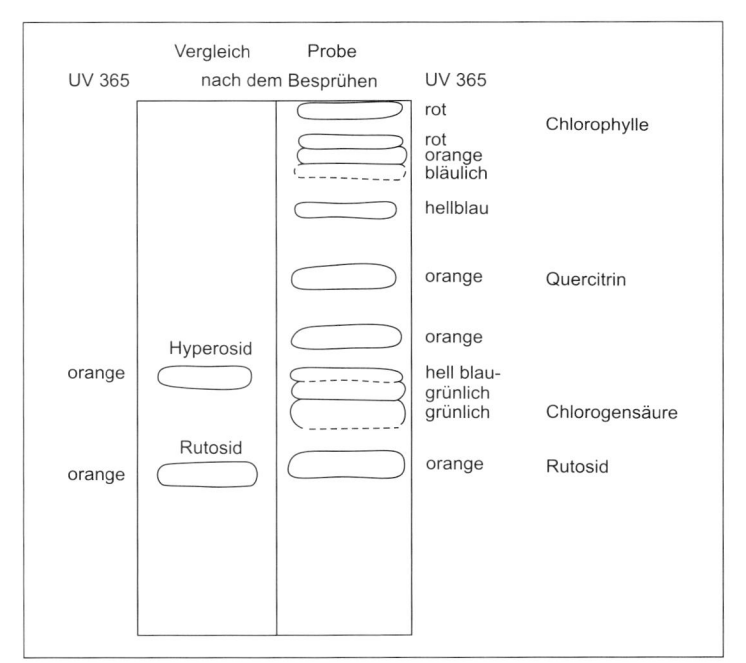

Wichtige Zonen: *Eine orangefarbene Zone in Höhe der Referenzsubstanz Rutosid. Zwischen dieser und dem Hyperosid zwei hellblaugrünliche Zonen (eine davon ist Chlorogensäure). Zwischen dieser und der Front zwei orangefarbene (Quercitrin), eine bis zwei hellblaue, eine orangefarbene und zwei rote Zonen (Abb. 6).*

Abb. 6: Dünnschichtchromatogramm

Einige Untersuchungen zur Qualitätssicherung

1. Reinheit
Fremde Bestandteile:
▶ 50 g Droge auf fremde Bestandteile durchsehen.   *Höchstens 1 g (2%) fremde Bestandteile.*

2. Weitere Prüfungen (Ph. Eur. 7.0)
In der Apotheke durchführbar: Trocknungsverlust (max. 10%), Asche (max. 15%). Alternative Dünnschichtchromatographie (DAC 2006, Bd III).
Des Weiteren: Spektralphotometrische Gehaltsbestimmung der Flavonoide nach HPLC.

Cannabisblüten
(Ph. Eur. 8.2)

Cannabis flos
Flores Cannabis
Hanfblüten
Marihuanablüten

Die getrockneten blühenden Triebspitzen weiblicher Pflanzen von Cannabis sativa L.
▶ Zur Prüfung erforderlich:
▶ Identität, eine Menge, die sich pulverisieren lässt.
▶ Qualitätssicherung ca. 0,1 g für die DC

Identität

1. Organoleptik
Charakteristischer Geruch nach Cannabis

2. Beschreibung der Ganzdroge

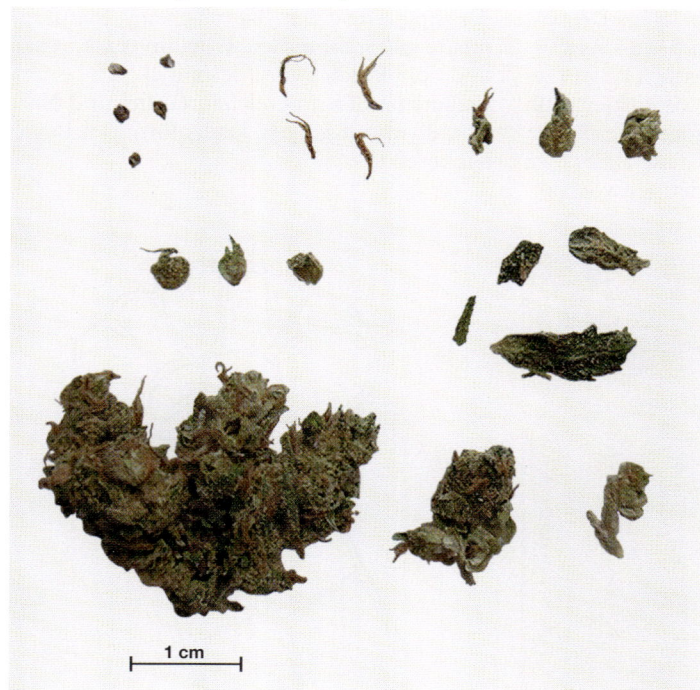

Die weiblichen Blüten liegen in einer dicht gestauchten Rispe vor oder können mehr oder weniger in ihre Einzelorgane, d. h. dunkelgrüne Hochblätter, hellgrüne Stiele und kapuzenartige Blütenhüllblätter, Einzelblüten und bräunliche Griffel mit Narben, zerfallen sein. Die Blätter und Blütenorgane außer den Griffeln und Narben sind mehr oder weniger dicht mit gelblich weißen Haaren besetzt und durch Drüsensekret klebrig.

Abb. 1a: Ganzdroge

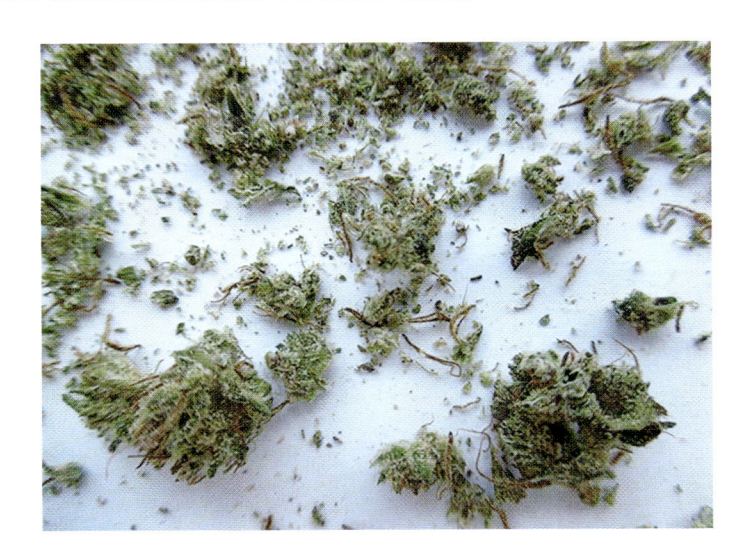

Abb. 1b: Ganzdroge

3. Mikroskopie

Ganze oder fragmentierte große Drüsenhaare mit mehrreihigem, vielzelligem Stiel und mehrzelligem Köpfchen, dessen inneren Zellen braun gefärbt sein können, kleine Drüsenhaare mit einzelligem Stiel und ein- bis vierzelligem Köpfchen, unterschiedlich lange, einzellige Deckhaare mit stark verdickter Zellwand und lang ausgezogener Spitze, manchmal mit Cystolith, alle diese Haartypen können isoliert oder auf Epidermen vorkommen. Blattfragmente mit kurzen, breiten, spitzen Cystolithenhaaren, die je einen großen, traubenförmigen Cystolithen enthalten, auf der Epidermis der Blattoberseite. Blattfragmente mit zahlreichen Calciumoxalatdrusen und Spiralgefäßen im Mesophyll.

Fragmente der bräunlichen Griffel und Narben, dicht mit langen, keulenförmigen Papillen besetzt.

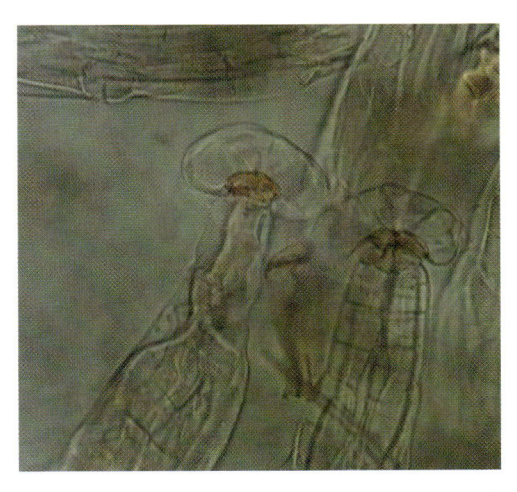

Abb. 2a: Große Drüsenhaare mit mehrreihigem Stiel und mehrzelligem Köpfchen, dessen kleinere innere Zellen braun gefärbt sein können

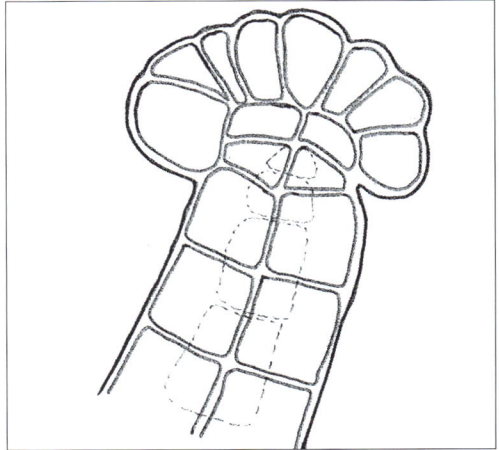

Abb. 2b: Großes Drüsenhaar

Teil II **Cannabisblüten** 3/5

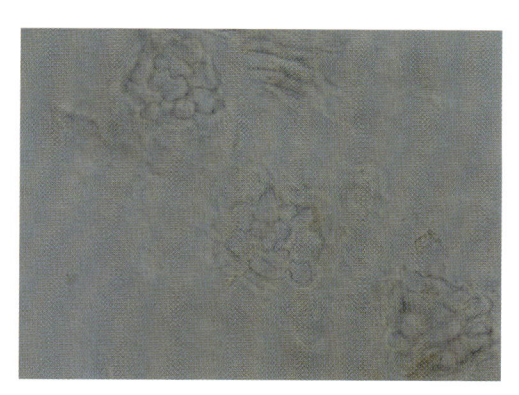

Abb. 3a: Blattfragment in Aufsicht mit Ansatzstellen der großen, vielzelligen Drüsenhaare

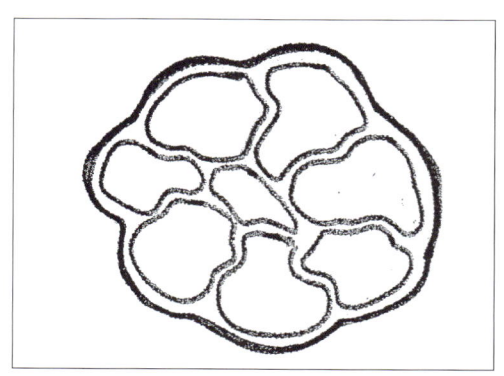

Abb. 3b: Ansatzstelle eines großen vielzelligen Drüsenhaars

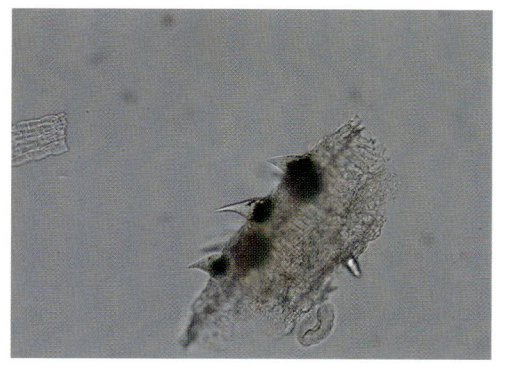

Abb. 4a: Blattfragment im Querschnitt mit kurzen, breiten Cystolithenhaaren auf der Blattoberseite

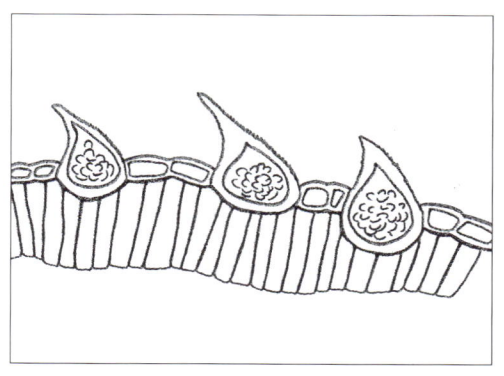

Abb. 4b: Cystolithenhaar der Blattoberseite im Querschnitt

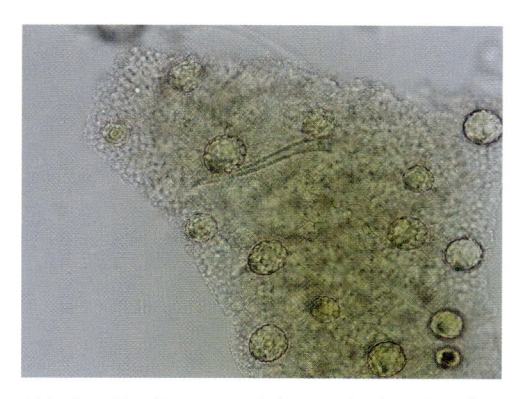

Abb. 5a: Blattfragment mit kurzen, breiten Cystolithenhaaren der Blattoberseite in Aufsicht; die Haare enthalten große, traubenförmige Cystolithen

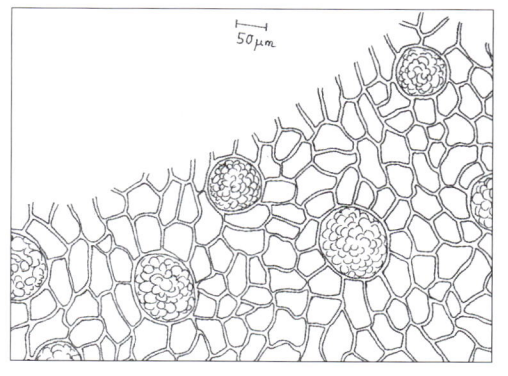

Abb. 5b: Cystolithenhaare der Blattoberseite in Aufsicht

Apothekengerechte Prüfvorschriften · 21. Akt.-Lfg. 2017

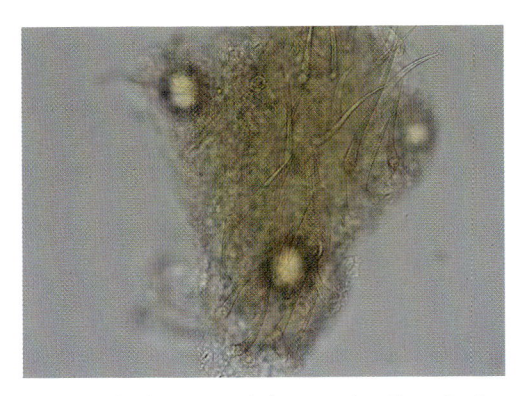

Abb. 6: Blattfragment mit langen, einzelligen Deckhaaren auf der Blattunterseite in Aufsicht; im basalen Bereich der Haare können unregelmäßig geformte Cystolithen enthalten sein. Die breiten Cystolithenhaare der Blattoberseite scheinen durch.

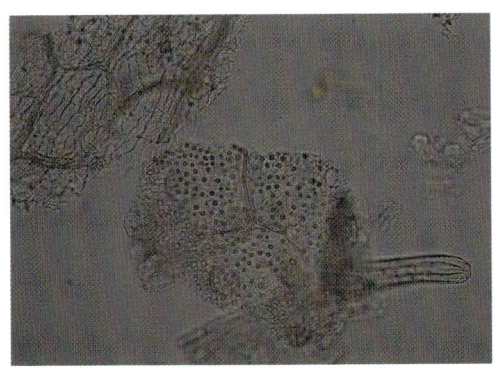

Abb. 7a: Blattfragmente mit Spiralgefäßen und Calciumoxalatdrusen im Mesophyll

4. Dünnschichtchromatographie
HPTLC Kieselgel 60 RP-18 $F_{254}S$ (2 – 10 µm)
Untersuchungslösung:
- 0,100 g Droge werden 10 min lang mit 5 ml Methanol R im Ultraschallbad extrahiert und filtriert.
- Das Filtrat wird durch ein Membranfilter (0.45 µm) in ein Probengefäß filtriert.

Referenzlösung: Je 5 mg Δ^9-Tetrahydrocannabinol, Cannabidiol, Cannabinol, Δ^9-Cannabidiolsäure und Tetrahydrocannabinolsäure werden jeweils in 5 ml Methanol gelöst.
Aufzutragende Menge: 5 µl, bandförmig 8 mm.
Fließmittel: Methanol, Wasser, Essigsäure 100 % (Eisessig) (70:15:15 V/V/V).
Laufhöhe: 6 cm.
Laufzeit: ca. 45 min.
Trocknen: im Kaltluftstrom.
Detektion: Die Platte wird mit einer Lösung von Vanillin-Schwefelsäure-Reagenz R besprüht und 10 min lang bei 100-105 °C erhitzt. Die Auswertung erfolgt im Tageslicht.
Die Zonenfolge in den Chromatogrammen der Referenzlösungen und der Untersuchungslösung ist aus den nachfolgenden Angaben ersichtlich. In den Chromatogrammen der Untersuchungslösung können weitere violette Nebenzonen auftreten.

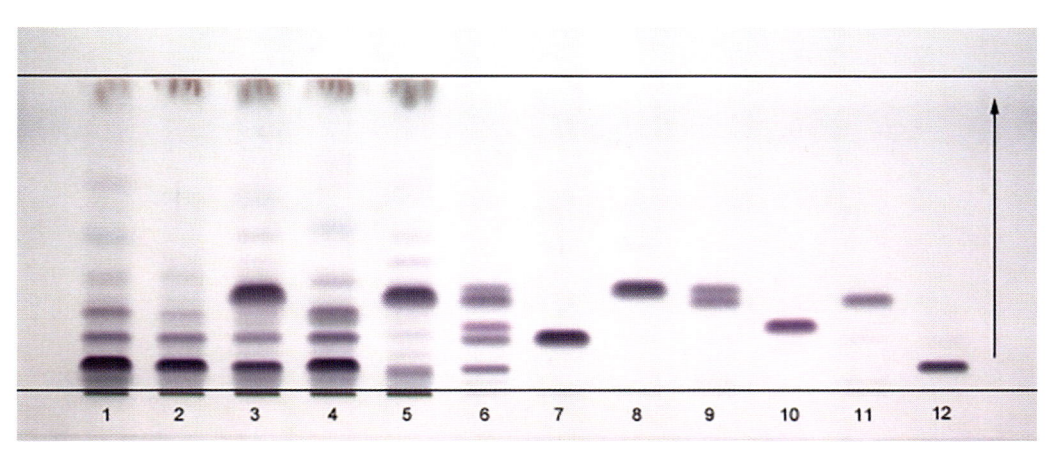

Abb. 7b: DC. 1-5) verschiedene Untersuchungslösungen; 6) Referenzlösungen 1-5; 7) Referenzlösung 1: Δ^9-Tetrahydrocannabinol (Δ^9-THC); 8) Referenzlösung 2: Cannabidiol (CBD); 9) Referenzlösungen 2 + 6: CBD + CBDA; 10) Referenzlösung 3: Cannabinol (CBN); 11) Referenzlösung 4: Cannabidiolsäure (CBDA); 12) Referenzlösung 5: Δ^9-Tetrahydrocannabinolsäure (Δ^9-THCA).

Einige Untersuchungen zu Qualitätssicherung

1. Reinheit
Fremde Bestanteile: höchstens 2 %

2. Weitere Prüfungen
In der Apotheke durchführbar: Trocknungsverlust, alternative Dünnschichtchromatographie (DAC 2016-1 AI)

Cimicifugawurzelstock
(Ph. Eur. 9.0)

Cimicifugae racemosae
 rhizoma
Rhizoma Cimicifugae
 racemosae
Traubensilberkerze-
 Wurzelstock

Das getrocknete Rhizom und die Wurzel von *Actaea racemosa* L., (Syn. *Cimicifuga racemosa* (L.) NUTT), ganz oder zerkleinert.
Zur Prüfung erforderlich:
▶ Identität ca. 2 g.
▶ DC ca 1 g (pulverisiert).

Identität

1. Organoleptik
Kein wahrnehmbarer Geruch, bitterer Geschmack.

2. Beschreibung der Schnittdroge

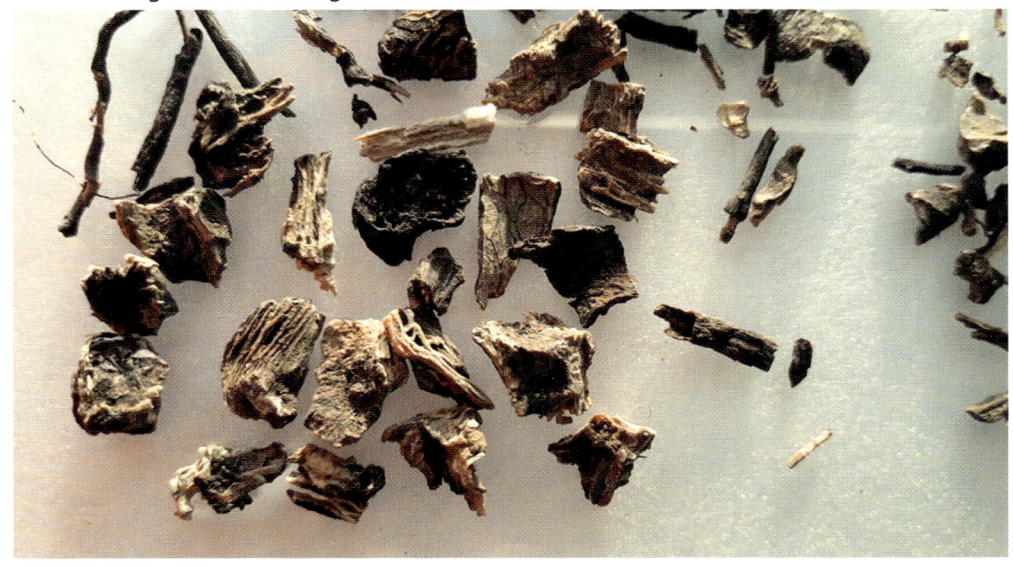

Abb. 1: Schnittdroge

Meist unregelmäßig kantige Stücke des Rhizoms (ca. 1,5-2,5 cm im Durchmesser) und zylindrische, ca. 1-5 mm dicke, meist vom Rhizom abgebrochene Stücke der Wurzeln. Die harten, hornartigen Teile des Rhizoms besitzen eine dunkelbraune Oberfläche mit mehreren hellbraunen, teils gestreiften Schnittflächen. Die dunkelbraunen Wurzelfragmente sind längs gefurcht. Der heller gefärbte Querschnitt zeigt ein deutliches Kambium, das die breite Rinde von einer dunkelbraunen zentralen Region trennt. Diese zentrale Region besteht aus 3-6 keilförmigen Strängen Leitgewebe, die im Zentrum zusammenlaufen und durch breite Markstrahlen voneinander getrennt sind.

3. Mikroskopie

Das Pulver ist hellbraun. Die Prüfung erfolgt unter dem Mikroskop, wobei Chloralhydrat-Lösung R verwendet wird. Das Pulver zeigt folgende Merkmale: zahlreiche Fragmente von Parenchym aus dünnwandigen Zellen; Gruppen kleiner, verholzter Gefäße, dicht besetzt mit Hoftüpfeln oder, weniger häufig, netzartig verdickt; verholzte, dünnwandige Fasern und Xylemparenchym; Fragmente brauner, verkorkter Zellen mit mäßig verdickten Wänden. Unter dem Mikroskop können unter Verwendung einer Mischung gleicher Volumenteile Glycerol R und Wasser im Pulver mitunter viele kugelförmige oder polygonale Stärkekörner, die einzeln vorliegen oder aus 2 bis 3, manchmal bis zu 6 Elementen zusammengesetzt sind, beobachtet werden; das einzelne Stärkekorn misst 3 bis 15 µm im Durchmesser und besitzt ein zentrales, spaltförmiges Hilum.

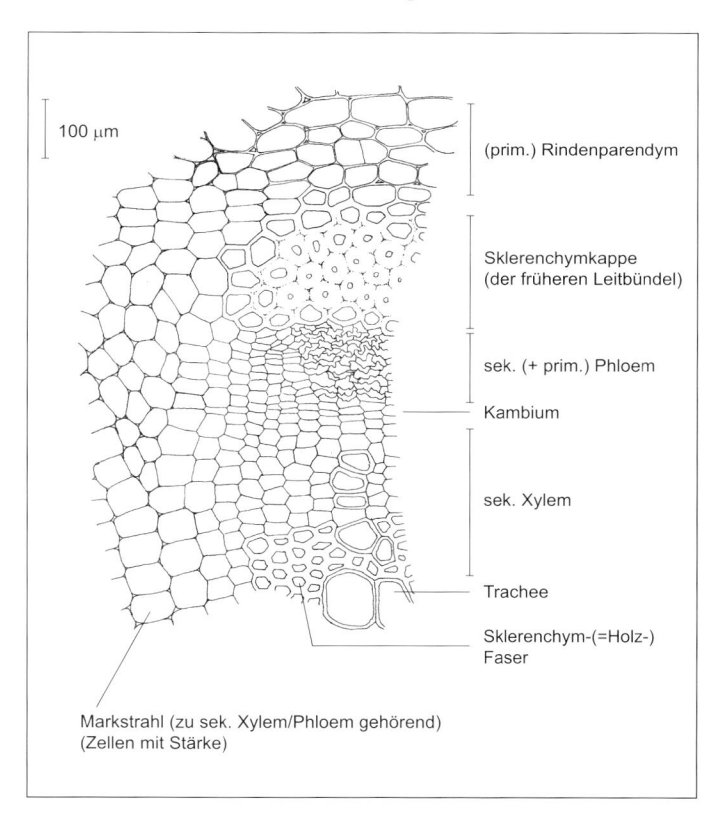

Abb. 2: Querschnitt

100 µm

(prim.) Rindenparendym

Sklerenchymkappe (der früheren Leitbündel)

sek. (+ prim.) Phloem

Kambium

sek. Xylem

Trachee

Sklerenchym-(=Holz-) Faser

Markstrahl (zu sek. Xylem/Phloem gehörend) (Zellen mit Stärke)

Cimicifugawurzelstock

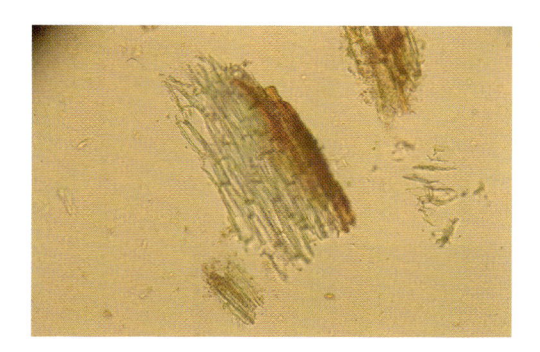

Abb. 3: Rindenparenchymstücke

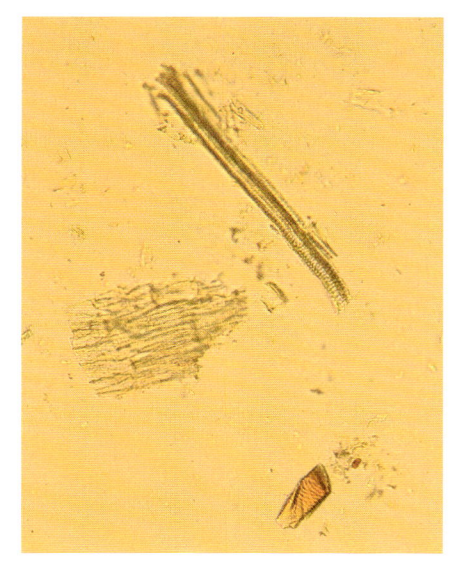

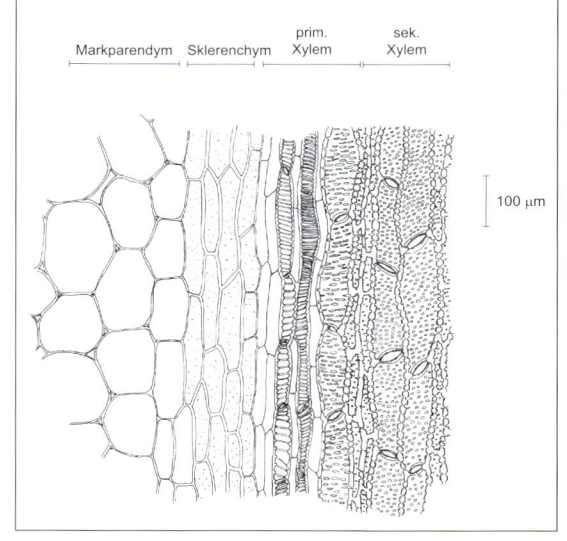

Abb. 4: Katzenaugentüpfeltrachee

Abb. 5: Längsschnitt

4. Dünnschichtchromatographie
HPTLC Kieselgel 60 F_{254}, HPTLC RP18 F_{254} Untersuchungslösung:
Methanolischer Cimicifugawurzel-Extrakt 1:10: 1 g pulverisierte Droge wird mit 10 ml Methanol unter Erwärmen auf dem Magnetrührer 15 min lang extrahiert, nach dem Abkühlen wird die Lösung abzentrifugiert oder abfiltriert. Das Filtrat wird direkt zur Chromatographie verwendet.
Referenzlösungen: Je 1 mg Kaffeesäure, Ferulasäure, Formononetin, Oleanolsäure in je 1 ml Methanol lösen.
Vorbehandlung: Platten vor Gebrauch waschen, d. h. in einem Gemisch aus Methanol und Dichlormethan entwickeln, und bei 100 °C trocknen (auf der Heizplatte oder im Trockenschrank).
Aufzutragende Menge: Probelösungen: 5-7 µl auf 5 mm, Referenzlösungen: 1-2 µl auf 5 mm.

Fließmittel: A: Ethylacetat, Methanol, Trifluoressigsäure (85:15:0,2 V/V/V); B: Methanol, Wasser, Trifluoressigsäure (80:20:0,1 V/V/V).
Laufhöhe: Fließmittel A: 4,5 cm; Fließmittel B: 4 cm.
Laufzeit: Fließmittel A: 7 min, Fließmittel B: 15 min.
Detektion: UV_{254}, UV_{366}, Naturstoff-Reagenz, Anisaldehyd-Reagenz, erwärmen auf ca. 100 °C bis zur optimalen Farbe.

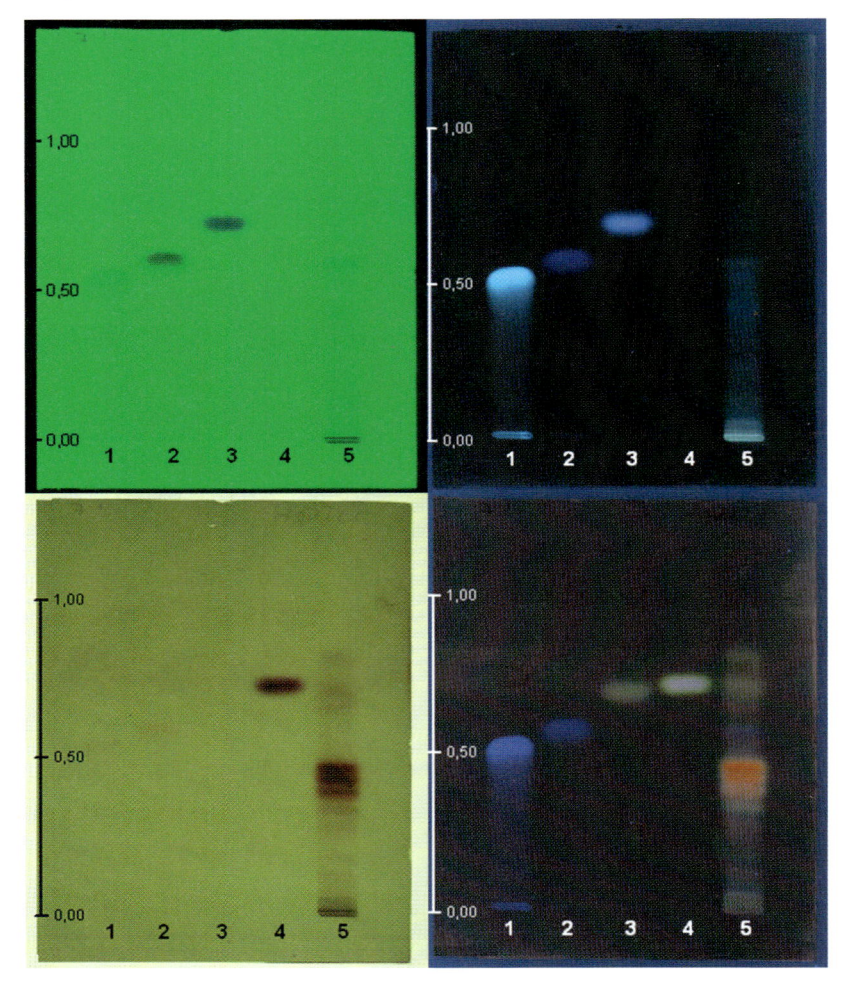

Abb. 6: DC von Cimicifuga-Wurzelstockextrakt auf einer 5 × 5 cm HPTLC Kieselgel 60 F_{254} Platte im Fließmittel A.

Obere Reihe: Betrachtung unter UV_{254} (links), nach Detektion mit dem Naturstoff-Reagenz unter UV_{366} (rechts); untere Reihe: nach Detektion mit Anisaldehyd-Reagenz im Tageslicht (links) und unter UV_{366} (rechts).
Bahn 1: Kaffeesäure (Rf 0,53), Bahn 2: Ferulasäure (Rf 0,59), Bahn 3: Formononetin (Rf 0,71), Bahn 4: Oleanolsäure Rf 0,74), Bahn 5: Cimicifuga-Wurzelstockextrakt mit den Triterpengly-

cosiden (Rf 0,40 - Rf 0,48) (z. B. Actein, 26-Desoxyactein, Cimicifugosid)
Von den aufgetragenen Vergleichen lassen sich nur Kaffesäure und Ferulasäure unter UV_{254} und UV_{366} vorsichtig im Methanolextrakt zuordnen, Formononetin kann dort jedoch ausgeschlossen werden. Die Detektion mit Anisaldehyd-Reagenz ermöglicht sowohl die Zuordnung der Oleanolsäure als auch die der Triterpenglycoside. In Ermangelung authentischer Vergleichssubstanzen wird die Zuordnung – wie oben aufgeführt- anhand der Polaritäten nur angenommen.

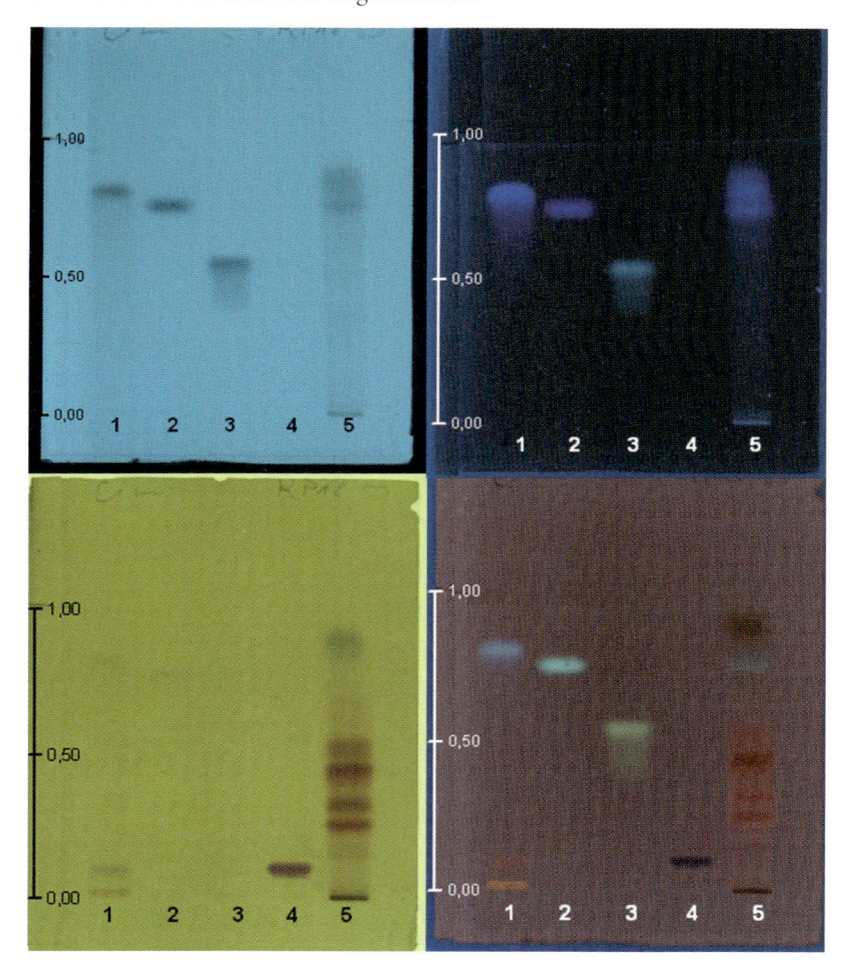

Abb. 7: DC von Cimicifuga-Wurzelstockextrakt auf einer 5 × 5 cm RP18 F_{254} HPTLC Platte im Fließmittel B.

Obere Reihe: Betrachtung unter UV254 (links), unter UV366 (rechts);untere Reihe: nach Detektion mit dem Anisaldehyd-Reagenz im Tageslicht (links) und unter UV366 (rechts).
Bahn 1: Kaffeesäure (Rf 0,81), Bahn 2: Ferulasäure (Rf 0,75), Bahn 3: Formononetin (Rf 0,55), Bahn 4: Oleanolsäure Rf 0,09),

Bahn 5: Cimicifuga-Wurzelstockextrakt (Triterpene: Rf 0,27; Rf 0,33; Rf 0,45; Rf 0,53; blaue Fluoreszenzen: Rf 0,77; Rf 0,82; Rf 0,90).
Die Verwendung von RP-Platten bestätigt wieder die Abwesenheit von Formononetin. Die Triterpenglycoside lassen sich noch deutlicher voneinander trennen, ohne Vergleichssubstanzen kann jedoch eine eindeutige Zuordnung nicht erfolgen.

Einige Untersuchungen zur Qualitätssicherung

1. **Reinheit**
Fremde Bestanteile: höchstens 2%

2. **Weitere Prüfungen**
In der Apotheke durchführbar: Asche, Salzsäureunlösliche Asche, Trocknungsverlust; DC-Analyse der hydrolysierten Extrakte.

| Teil II | Cascararinde | 1/4 |

Cascararinde
(Ph. Eur. 6.0)
(Standardzulassung 8699.99.99)

Rhamni purshianae cortex
Cortex Rhamni purshianae
Cortex Cascarae sagradae

Die getrocknete Rinde von *Rhamnus purshiana* DC (*Frangula purshiana* (D.C.) A. GRAY EX J. C. COOPER).

Zur Prüfung erforderlich:
▶ Identität: Ca. 1 g.
▶ Qualitätssicherung: 100 g (kein Verbrauch).

Identität

1. Organoleptik
Charakteristischer, aber wenig ausgeprägter Geruch und Brechreiz erregender, bitterer und anhaltender Geschmack, Gelbfärbung des Speichels.

2. Beschreibung der Schnittdroge

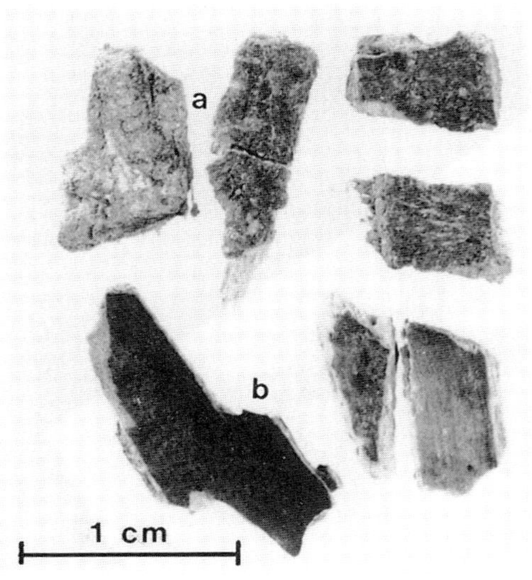

Schnittdroge (Abb. 1): Fast flache oder zur Innenseite eingebogene Stücke von 1 bis 5 mm Dicke. Außenseite (a) grau bis dunkelpurpur-braun mit wenigen, quergestellten Lenticellen und meist mit einer Schicht weißlicher Flechten oder Moose bedeckt. Innenseite (b) gelb bis rotbraun oder schwärzlich rotbraun mit feiner Längsstreifung und manchmal Querrunzelung. Mit Ammoniak-Lösung (17% m/V) wird die Innenseite tiefrot. Bruch im äußeren Teil kurz und körnig, im inneren etwas weichfaserig.

Abb. 1: Schnittdroge

Apothekengerechte Prüfvorschriften · 13. Akt.-Lfg. 2010

3. Mikroskopie

▶ Mit frischer Rasierklinge von der radialen Schmalseite feine Streifen abheben
▶ Auf Objektträger in Chloralhydrat-Lösung (RV) einlegen
▶ Mit Deckglas abdecken und ca. ½ min lang vorsichtig zum Sieden erhitzen.

Typische Merkmale: *Gelbe Färbung des Chloralhydrat-Präparates, Faserbündel mit Kristallzellreihen, Steinzellgruppen, Korkzellen.*

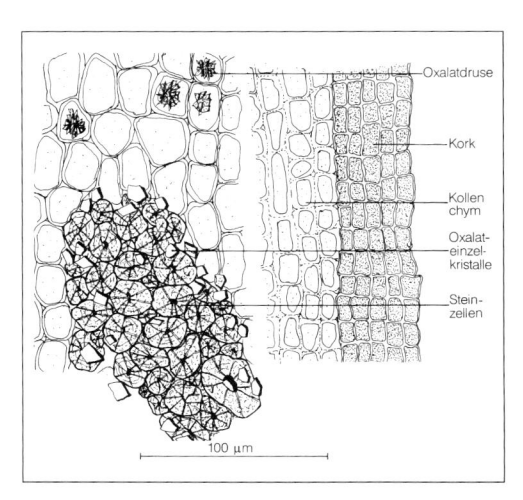

Abb. 2: Längsschnitt durch Periderm und primäre Rinde

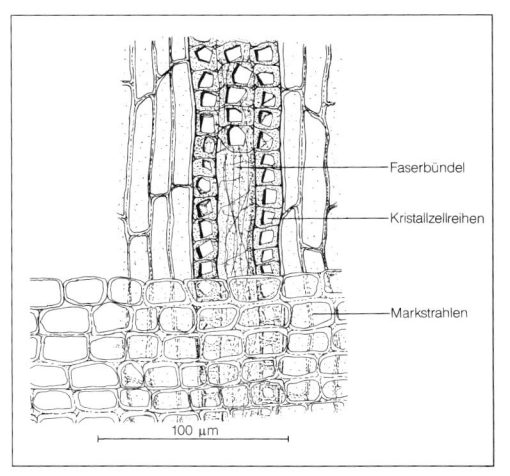

Abb. 3: Längsschnitt durch sekundäre Rinde

Längsschnitt durch Periderm und primäre Rinde (Abb. 2): Einige Lagen leicht abgeflachter, dünnwandiger Korkzellen mit braunrotem bis karminrotem Inhalt. Darunter einige Lagen kollenchymatischer Zellen, die allmählich in rundliche bis ovale, getüpfelte Parenchymzellen übergehen. In primärer (und sekundärer) Rinde eiförmige Gruppen stark verdickter, kleiner Steinzellen. Die Gruppen werden oft von Zellen mit Calciumoxalateinzelkristallen umgeben. Im Parenchym 10 bis 25 µm große Calciumoxalatdrusen. Auf dem Kork können Lebermoosblättchen mit nur einer Zellschicht dicken Lamina ohne Mittelrippe aus isodiametrischen Zellen auftreten oder Blättchen mit nur einer Zellschicht dicken Lamina, die aus gestreckten Zellen und einer mehrere Zellen dicken Mittelrippe (ohne Abb.) bestehen.

Längsschnitt durch sekundäre Rinde (Abb. 3): Langgestrecktes Parenchym, zum Teil mit gelbem Inhalt. Bündel von bis zu 30 8 bis 15 µm breiten Sklerenchymfasern (Bastfasern), umgeben von Parenchym mit prismatischen Calciumoxalatkristallen (Kristallzellreihen). Quer dazu verlaufende, ein bis fünf, meist zwei bis vier Zellen breite Markstrahlen aus leicht radial gestreckten Zellen. Im Wasserpräparat vereinzelt ca. 5 µm große Stärkekörner (ohne Abb.).

4. Dünnschichtchromatographie
Kieselgel HF$_{254}$. Untersuchungslösung:
- 0,5 g gepulverte Droge (Siebnummer 180) mit 5 ml Ethanol 70% (V/V) versetzen
- Zum Sieden erhitzen
- Nach dem Abkühlen sofort abzentrifugieren und abdekantieren
- Die Lösung muss innerhalb von 30 min zur Chromatographie verwendet werden.

Referenzlösung: 20 mg Aloin in 10 ml Ethanol 70% (V/V) oder authentische Droge wie Untersuchungsmuster behandeln.

Aufzutragende Menge: Auf die linke Hälfte der Platte je 10 µl Untersuchungslösung und Referenzlösung, auf die rechte Hälfte noch einmal 10 µl Untersuchungslösung jeweils bandförmig (20 mm × 3 mm). [Zur Verwendung von HPTLC-Platten siehe Seite XV.]

Fließmittel: Wasser – Methanol – Ethylacetat (10 + 13 + 77).
Laufhöhe: 10 cm.
Laufzeit: Ca. 30 min
- Fließmittel höchstens 5 min lang abdunsten lassen
- Linke Hälfte der Platte mit Glasplatte abdecken
- Rechte Hälfte der Platte sofort mit einer Lösung von 0,1 g Nitrotetrazolblau in 20 ml Methanol besprühen und sofort (innerhalb von 2 bis 3 min) wie unter „Reinheit, A. Anthronhaltige Rinde" beschrieben, auswerten

Wichtige Zonen: Aloin, Desoxyaloin, Cascaroside C, D und A, B (Abb. 4).

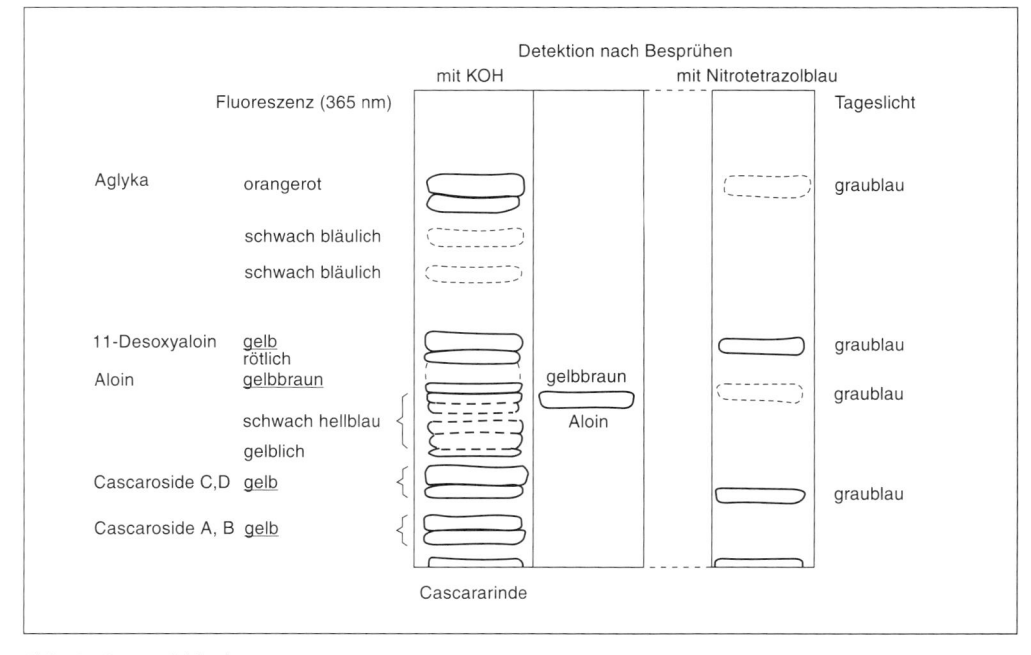

Abb. 4: Dünnschichtchromatogramm

- Rechte Hälfte abdecken
- Linke Hälfte der Platte mit einer Lösung von 1 g Kaliumhydroxid in 20 ml Ethanol 50 % (V/V) besprühen
- Linke Hälfte der Platte im Tageslicht auswerten
- Platte 15 Min. lang bei 100 ° bis 105 °C erhitzen und unter der UV-Lampe (365 nm) auswerten.

Einige Untersuchungen zur Qualitätssicherung

1. **Reinheit**
   A. **Anthronhaltige Rinde:**
   - Dünnschichtchromatographie: (vgl. Identität).

   Im Tageslicht in der rechten Hälfte des Chromatogrammes erkennbare violette oder graublaue Zonen zeigen nicht vorschriftsmäßig oxidierte, anthronhaltige Droge an. Nach längerer Lagerung können auch bei vorschriftsmäßiger Rinde graublaue Zonen auftreten (Abb. 4, rechts).

   B. **Fremde Rhamnus-Arten:**
   - Dünnschichtchromatographie: (vgl. Identität).

   In dem mit Kaliumhydroxid-Lösung besprühten Chromatogramm müssen im UV-Licht (365 nm) fehlen: Eine intensiv blau fluoreszierende Zone bei Rf 0,25 (Rhamnus catharticus) und kräftig orangerot fluoreszierende Zonen zwischen der Aloin- und Cascarosid-C, D-Zone (Glucofranguline von Rhamnus frangula).

   C. **Fremde Bestandteile:**
   - 100 g Droge auf fremde Bestandteile durchsehen.

   Höchstens 1 g (1 %) fremde Bestandteile.

2. **Weitere Prüfungen** (Ph. Eur. 6.0)
   In der Apotheke durchführbar: Identitätsprüfung durch getrennten Nachweis der „C-Glykoside" und O-Glykoside, Trocknungsverlust, Asche.
   Des Weiteren: Spektralphotometrische Gehaltsbestimmung.

Cedernholzöl

Oleum Cedri ligni aether.
Oleum Ligni Cedri
Zedernholzöl
Juniperus virginiana-Holzöl
Cedarwood oil

Löslichkeit: Verhältnismäßig schwer löslich in Ethanol. Löslich in Dichlormethan, Chloroform und Diethylether.

Zur Prüfung erforderlich:
- Identität: 10 µl.
- Qualitätssicherung: Ca. 0,3 ml.

Identität

1. Organoleptik
Hellgelbe, klare Flüssigkeit, aromatischer Geruch.
Die Substanz kann mit Kristallen durchsetzt sein (Cedrol).

2. Relative Dichte
0,940 bis 0,960.

3. Dünnschichtchromatographie
Kieselgel F_{254}.
Untersuchungslösung: 10 µl Substanz in 1 ml Toluol.
Referenzlösung: 10 µl Cedrol in 1 ml Toluol.
Aufzutragende Menge: 5 µl.
Fließmittel: Dichlormethan – Ethylacetat – Aceton (95 + 3 + 2).
Laufhöhe: 15 cm.
Laufzeit: Ca. 60 min.
- Abdunsten des Fließmittels
- Unter der UV-Lampe (254 nm) Flecke markieren
- Besprühen mit Anisaldehyd-Lösung (RV)
- 20 min lang im Trockenschrank auf 100° bis 110°C erhitzen.

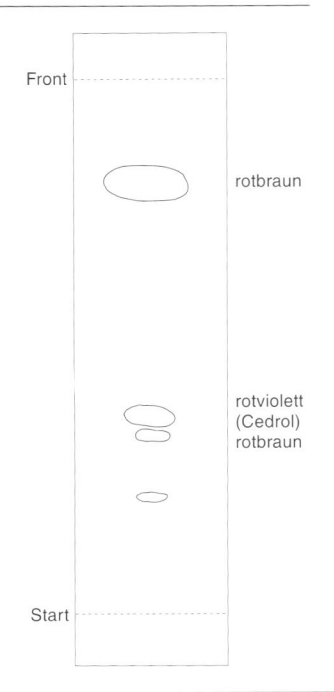

Nach Detektion mit Anisaldehyd-Lösung mehrere Flecke u. a. bei Rf ca. 0,8 (rotbraun) und Rf ca. 0,4 (rotviolett-Cedrol). Unterhalb des Cedrols ein rotbrauner Fleck (Rf ca. 0,35).

Einige Untersuchungen zur Qualitätssicherung

1. **Reinheit**
   A. Löslichkeit in Ethanol:
   ▶ 0,25 ml Substanz in 5,0 ml Ethanol 70 % (V/V) lösen.

   Die Substanz muss sich vollständig lösen.

   B. Fette Öle und verharzte ätherische Öle:
   ▶ 1 Tropfen Substanz auf Filterpapier tropfen
   ▶ 24 Std. lang liegen lassen.

   Durchscheinender oder fettartiger Fleck zeigt fette Öle bzw. verharzte ätherische Öle

2. **Weitere Prüfungen** (Hager 1994)
   In der Apotheke durchführbar: Säurezahl, Esterzahl, Esterzahl nach Acetylierung,
   Des Weiteren: Brechungsindex, Optische Drehung.

Chinarinde

(Ph. Eur. 7.0)
(Standardzulassung 1459.99.99)

Cinchonae cortex
Cinchonae succirubrae cortex
Cortex Chinae

Die getrocknete Rinde von *Cinchona pubescens* VAHL (*Cichona succirubra* PAVON) *Cinchona calisaya* WEDDEL, *Cinchona ledgeriana* (MOENS EX TRIMEN) oder deren Varietäten und Hybriden.

Zur Prüfung erforderlich:
▶ Identität: Ca. 3 g.
▶ Qualitätssicherung: 100 g (kein Verbrauch).

Identität

1. **Organoleptik** (Ph. Eur. 7.0, DAC 2009, Bd. III)
Schwacher, aber charakteristischer Geruch und intensiv bitterer, etwas zusammenziehender Geschmack.

2. **Beschreibung der Schnittdroge** (Ph. Eur. 7.0, DAC 2009, Bd. III)

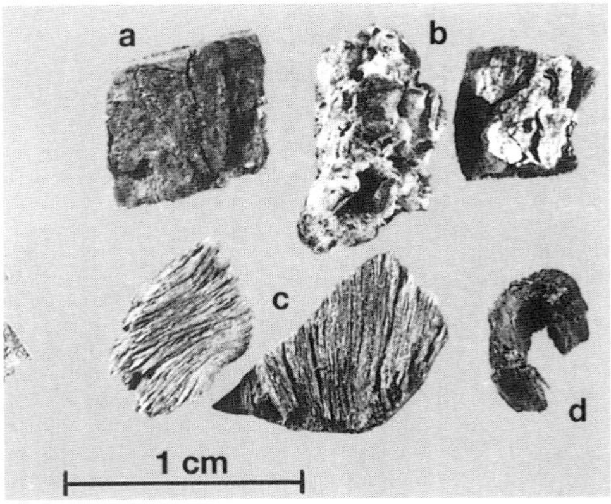

Schnittdroge (Abb. 1): Rotbraune, 2 bis 4 mm dicke, rechteckige oder unregelmäßige, manchmal rinnig nach innen gebogene (d) Rindenstücke. Oberseits mattgrauer bis schwarzbrauner Kork mit Längsrunzeln und deutlichen Querrissen (a), manchmal mit weißgrauen Flechten besetzt (b). Bei manchen Varietäten spaltet die Außenrinde leicht ab. An der Innenseite dunkel rötlichbraun, auffallend längsgestreift (c) mit aufglitzernden, weißen Punkten. Bruch innen kurzfaserig, außen glatt. Stücke der Wurzelrinde sind außen etwas schuppig, innen mehr oder weniger gestreift. Die Farbe beider Oberflächen entspricht derjenigen der Innenseite der Stammrinde.

Abb. 1: Schnittdroge

3. **Mikroskopie**
▶ Beliebiges Stück etwa 5 bis 10 Min. lang in Wasser aufkochen
▶ 10 min lang in eine Mischung aus Ethanol 70% (V/V) und Glycerol (9 + 1 V/V) legen
▶ Rechtwinklig zur längsgefaserten Innenseite mit frischer Rasierklinge Querschnitt anfertigen

- Parallel zur Innenseite radialen oder tangentialen Längsschnitt im Bereich der faserigen Zone machen
- Schnitte auf Objektträger in Chloralhydrat-Lösung (RV) legen
- Mit Deckglas abdecken und ca. 1 min lang vorsichtig zum Sieden erhitzen
- Von der Querschnittsfläche nicht aufgekochter Droge ein wenig für ein Wasserpräparat abkratzen.

Typische Merkmale: Dünnwandige Korkzellen mit rötlichbraunem Inhalt, große, auffallende, einzeln liegende, gelbliche Fasern, fast alle anderen Zellen rotbraun gefärbt, Calciumoxalatsandzellen.

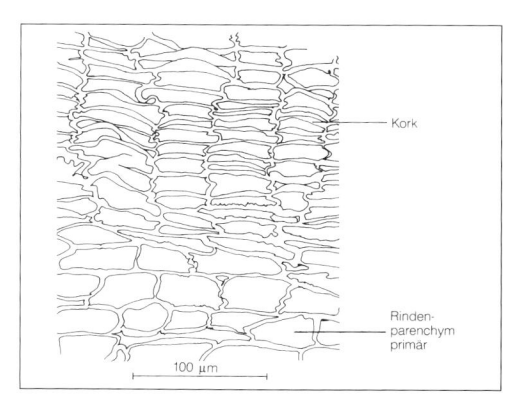

Querschnitt, äußere Zone (Abb. 2): Mehrere Lagen von verhältnismäßig dünnwandigen Korkzellen mit rötlichbraunem Inhalt und tangential gestreckte, getüpfelte Parenchymzellen mit braunen Massen oder 6 bis 10 µm großen Stärkekörnern (nur im Wasserpräparat erkennbar).

Abb. 2: Querschnitt, äußere Zone

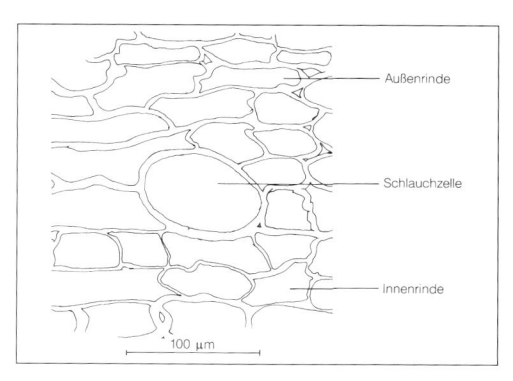

Querschnitt, mittlere Zone (Abb. 3): Am Übergang von Außen- zur Innenrinde tangential gestreckte, 100 bis 350 µm weite, leere Zellen (Schlauchzellen oder Sekretzellen). In der Wurzelrinde fehlen diese.

Abb. 3: Querschnitt, mittlere Zone

Querschnitt, innere Zone (Abb. 4): In unregelmäßigen Reihen angeordnete, englumige, 40 bis 70, selten bis 90 µm breite, spindelförmige Fasern, mit gelblicher, deutlich geschichteter, trichterförmig getüpfelter Wand. Daneben meist kollabierte Phloemgruppen und zwei oder drei Reihen breite, aus radial gestreckten, dünnwandigen Zellen bestehende Markstrahlen. Einzelne, mit grauem Inhalt gefüllte Zellen enthalten Calciumoxalatsand.

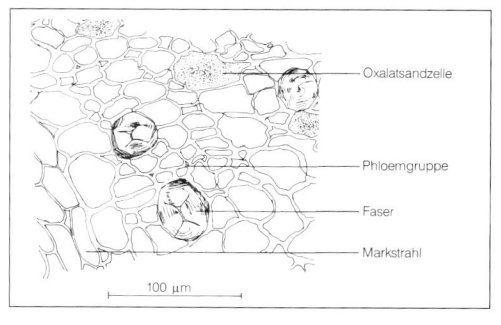

Abb. 4: Querschnitt, innere Zone

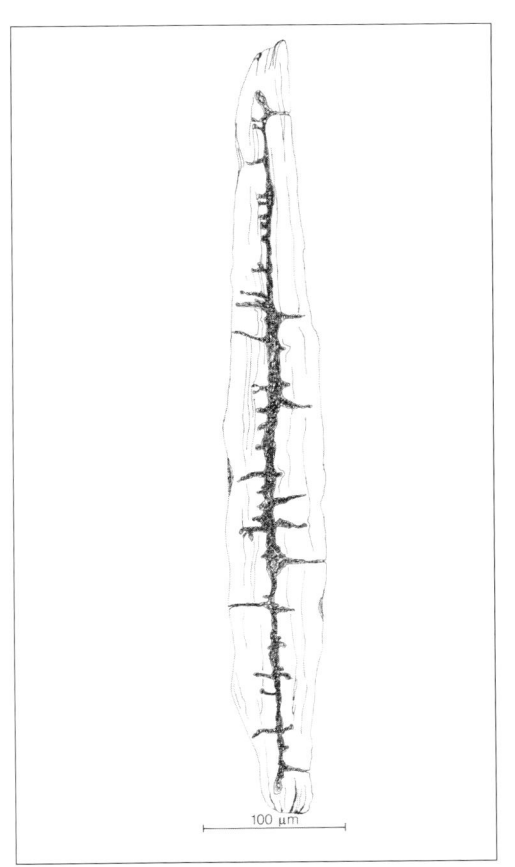

Längsschnitt (Abb. 5): 600 bis 700, manchmal bis 1300 µm lange, auffallende, meist einzeln vorkommende, spindelförmige, dickwandige, gelbliche Fasern mit gut erkennbaren, trichterförmigen Tüpfeln.

Abb. 5: Längsschnitt

4. Dünnschichtchromatographie
Kieselgel HF$_{254}$. Untersuchungslösung:
- 0,1 g gepulverte Droge (Siebnummer 180) im Reagenzglas mit 2 Tropfen konzentrierter Ammoniak-Lösung 26% (m/m) und 5 ml Chloroform versetzen
- 30 min lang unter gelegentlichem Schütteln stehenlassen
- Filtrieren
- Filtrat auf dem Wasserbad eindampfen und Rückstand in 1 ml Ethanol 90% (V/V) aufnehmen.

Referenzlösung: Je 10 mg Chinin und Chinidin in 10 ml Methanol oder gleiche Menge Salze in 10 ml Wasser lösen oder authentische Droge wie Untersuchungsmuster behandeln.
Aufzutragende Menge: Je 10 µl Untersuchungs- und Referenzlösung bandförmig (20 mm × 3 mm). [Zur Verwendung von HPTLC-Platten siehe Seite XV.]
Fließmittel: Diethylamin – Ethylactat – Toluol (10 + 20 + 70).
Laufhöhe: 15 cm, zweimal laufen lassen.

Laufzeit: Zweimal ca. 30 min.
- Platte im Warmluftstrom oder bei 100° bis 105 °C im Trockenschrank ca. 10 min lang bis zum Verschwinden des Diethylamin-Geruches trocknen
- Nach dem Erkalten mit wasserfreier Ameisensäure (98 % m/m) besprühen
- Unter der UV-Lampe (365 nm) betrachten.
- Zweite Detektion*: Platte mit Iodplatin-Reagenz RV besprühen
- Platte am Tageslicht auswerten.

Wichtige Zonen im UV 365:
Die Zonen des Chinins und Chinidins fluoreszieren blau. Im Chromatogramm der Probe treten diese und weitere Zonen auf.
Wichtige Zonen nach Detektion mit Iodplatin-Reagenz: Die Zonen der Referenzsubstanzen erscheinen blau bis violettgrau. Im Chromatogramm der Probe treten diese und weitere Zonen auf, z. B. Cinchonin und Cinchonidin. (Abb. 6).

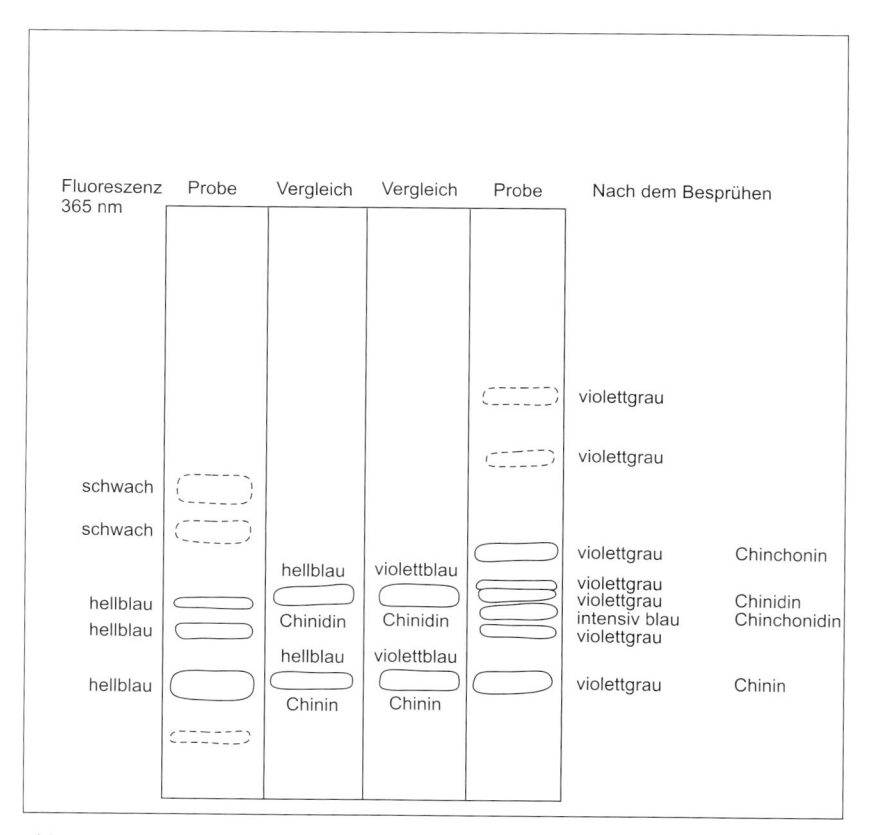

Abb. 6: Dünnschichtchromatogramm

---

* Die von der Ph. Eur. vorgeschriebene zweite Detektion ist nicht zwingend erforderlich.

Einige Untersuchungen zur Qualitätssicherung

1. **Reinheit**
   Fremde Bestandteile
   ▶ 100 g Droge auf fremde Bestandteile durchsehen.

   Höchstens 2 g (2%) fremde Bestandteile. Auf der Innenseite gelbbraune Stücke deuten auf Verfälschung mit nicht zugelassenen Chinarinden hin.

2. **Weitere Prüfungen** (Ph. Eur. 7.0)
   In der Apotheke durchführbar: Asche, Trocknungsverlust. Alternative Dünnschichtchromatographie (DAC 2009, Bd. III).
   Des Weiteren: Spektralphotometrische Gehaltsbestimmung.

# Citronellöl*

(Ph. Eur. 7.0)

Citronellae aetheroleum
Oleum Citronellae
Cymbopogon-winterianus-Krautöl
Oleum Melissae indicum
Oleum Citronellae javanicum
Zitronellöl
Aetheroleum Citronellae
Ätherisches Citronellöl
Citronella Oil

Löslichkeit: Mischbar mit wasserfreiem Ethanol 99,5 % (V/V), Ether, Chloroform, fetten Ölen, flüssigem Paraffin, Petrolether, Schwefelkohlenstoff; praktisch nicht mit Wasser mischbar. Löslich in Lösungen von Alkalisalzen verschiedener aromatischer Säuren.

Zur Prüfung erforderlich:
- Identität: Ca. 10 mg.
- Qualitätssicherung: Ca. 1,5 g.

Identität

1. Organoleptik
Klare, farblose bis blassgelbe bzw. braungelbe leicht bewegliche Flüssigkeit; Zitronenähnlicher Geruch; aromatischer, später brennender und bitterer Geschmack.

2. Relative Dichte
0,881 bis 0,895.

---

* Wird auch als „Ostindisches Melissenöl" bezeichnet.

Citronellöl — Teil II

3. **Dünnschichtchromatographie:**
   Kieselgel F_{254}.
   Untersuchungslösung: 10 mg Substanz in 1 ml Ethanol 96% (V/V) lösen.
   Referenzlösung: 2 mg Citronellöl in 1 ml Ethanol 96% (V/V) lösen.
   Aufzutragende Menge: Je 5 µl bandförmig (15 mm x 3 mm).
   Fließmittel: Toluol-Ethylacetat (9 + 1).
   Laufhöhe: 15 cm.
   Laufzeit: Ca. 50 min.
   - Abdunsten des Fließmittels
   - Unter der UV-Lampe Flecke markieren
   - Besprühen mit Anisaldehyd-Lösung (RV)
   - 10 min lang im Trockenschrank auf 100° bis 105 °C erhitzen
   - Im Tageslicht auswerten
   - Unter der UV-Lampe (365 nm) auswerten.

Fluoreszenzmindernde Flecke u. a. bei Rf ca. 0,8 und ca. 0,5. Nach Detektion mehrere Flecke, u. a. bei Rf ca. 0,7 (blau-Citronellal); Rf ca. 0,5 (blaurot); Rf ca. 0,45 (blaurot); Rf ca. 0,3 (rot); Rf ca. 0,23 (blau).

Unter der UV-Lampe (365 nm) dunkel fluoreszierender Fleck bei Rf ca. 0,7 (Citronellal); hell fluoreszierende Flecken bei Rf ca. 0,5; ca. 0,45; ca. 0,3; rot fluoreszierender Fleck bei Rf ca. 0,23.

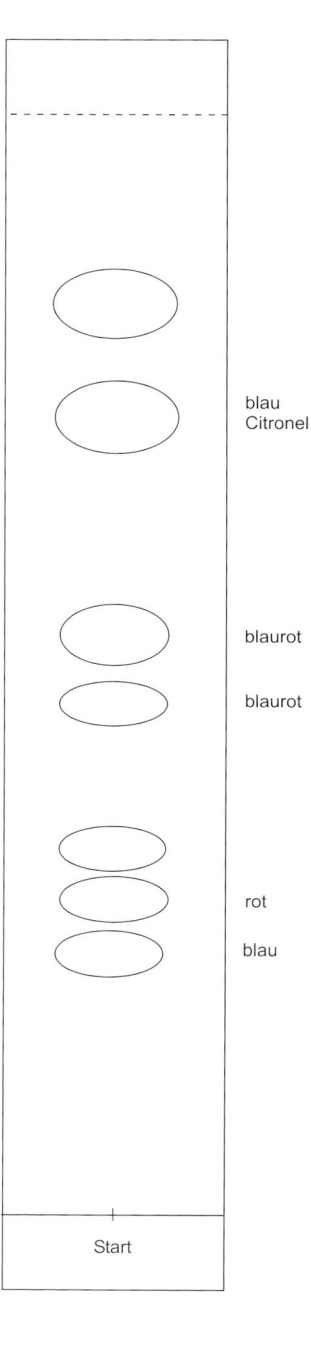

Einige Untersuchungen zur Qualitätssicherung

1. Reinheit

A. Löslichkeit in Ethanol (Helv. 8):
- 0,5 ml Substanz in 1,0 ml Ethanol 80 % (V/V) lösen
- Bei Tageslicht gegen einen dunklen Untergrund in gleicher Schichtdicke mit Ethanol 80 % (V/V) vergleichen (Trübungsvergleich)
- Zur Lösung weitere 1,5 ml Ethanol 80 % (V/V) zugeben.

Die Substanz muss sich in 1,0 ml Ethanol klar lösen. Bei weiterer Zugabe von ca. 1,5 ml Ethanol kann eine Trübung auftreten.

B. Fette Öle und verharzte ätherische Öle (Helv. 8):
- 1 Tropfen Substanz auf Filterpapier tropfen
- 24 Std. lang liegen lassen.

Durchscheinender oder fettartiger Fleck zeigt fette Öle bzw. verharzte ätherische Öle an.

C. Fremde Ester in ätherischen Ölen (Helv. 8):
- 1,0 ml Substanz in 3,0 ml einer frisch hergestellten 10prozentigen Lösung (m/V) von Kaliumhydroxid in Ethanol 96 % (V/V) lösen
- 2 min lang im siedenden Wasserbad erhitzen
- Abkühlen und 30 min lang stehen lassen.

Es darf sich kein kristalliner Niederschlag bilden. Andernfalls liegen Verunreinigungen durch fremde Ester vor.

2. Weitere Prüfungen (DAB 6; Helv. 8, Ph. Eur. 1997, Ph. Eur. 5.0, Ph Eur. 7.0)

In der Apotheke durchführbar: Kupfer (DAB 6), Gehaltsbestimmung von Geraniol (Helv. VII).

Des Weiteren: Brechungsindex, Optische Drehung, chromatographisches Profil (Gaschromatographie).

Citronenöl
(Ph. Eur. 7.0)

Limonis aetheroleum
Citri aetheroleum
Oleum Citri
Citrus-limon-Fruchtschalenöl
Lemon oil

Löslichkeit: Mischbar mit absol. Ethanol, Ether, Toluol, Chloroform und fetten Ölen.

Zur Prüfung erforderlich:
- Identität: Ca. 1 g.
- Qualitätssicherung: Ca. 1,1 g.

Identität

1. **Organoleptik** (DAC 2006, Bd. III)
   Klare, hellgelbe bis schwach grünlichgelbe Flüssigkeit; reiner, kräftiger Zitronengeruch; zuerst milder, später bitterer Geschmack. Kann bei tieferen Temperaturen trübe werden.

2. **Relative Dichte**
   0,850 bis 0,858.

3. **Dünnschichtchromatographie**
   Kieselgel F_{254}.
   Untersuchungslösung: 1 ml Substanz mit 1 ml Toluol mischen.
   Referenzlösung (a): 10 mg Citropten und 50 µl Citral in 10 ml Toluol.
   Zur Prüfung auf Verfälschungen (vgl. Qualitätssicherung A.) ist zusätzlich die Referenzlösung (b) aufzutragen.
   Referenzlösung (b): 10 mg Citropten in 100 ml Toluol lösen. 1 ml dieser Lösung mit 10 µl Citral versetzen und mit Toluol auf 100 ml verdünnen.
   *Bei 254 nm in der Untersuchungslösung mehrere Flecke z. B. Rf ca. 0,15 (dunkel, Biakangelicin), ca. 0,25 (dunkel, Psoralenderivat), 0,35 (hellblau, Citropten, in Höhe der Vergleichssubstanz), 0,43 (hellblau, 5-Geranyloxy-7-methoxycumarin), 0,47 (dunkel, Citral, in Höhe der Vergleichssubstanz), 0,50 (dunkel, Bergamotin), 0,65 (dunkel).
   Bei 365 nm mehrere fluoreszierende Flecke z. B. Rf ca. 0,15 (hell, Biakangelicin), 0,25 (gelb, Psoralenderivat), 0,35 (blau, Citropten, in Höhe der Vergleichssubstanz), 0,40 (blau, 5-Geranyloxy-7-methoxycumarin), 0,50 (gelb, Bergamotin).*

Aufzutragende Menge: Je 10 µl.
Fließmittel: Toluol-Ethylacetat (85 + 15).
Laufhöhe: 15 cm.
Laufzeit: Ca. 35 min.
- Abdunsten des Fließmittels an der Luft (ca. 20-30 min lang)
- Flecke unter der UV-Lampe (254 nm) markieren und Farbe registrieren
- Flecke unter der UV-Lampe (365 nm) markieren und Farbe registrieren.

Einige Untersuchungen zur Qualitätssicherung

1. Reinheit
A. Verfälschungen:
Dünnschichtchromatographie:
(vgl. Identität).

- Unter der UV-Lampe (254 nm) Chromatogramm der Untersuchungslösung mit Referenzlösung (b) vergleichen

Bei 254 nm dürfen dunkle Flecke in der Untersuchungslösung oberhalb des Bergamotin-Flecks (Rf ca. 0,65) oder in Höhe des Citropten-Flecks (Rf ca. 0,35) nicht stärker als der dunkle Fleck in Referenzlösung (b) sein.

- Unter der UV-Lampe (365 nm) Chromatogramm der Untersuchungslösung mit Referenzlösung (b) vergleichen

Bei 365 nm dürfen violett oder blau fluoreszierende Flecke oberhalb des Bergamotin-Flecks (Rf ca. 0,65) nicht stärker als der hellblaue Fleck in Referenzlösung (b) sein.

- Platte 1 Std. in eine Dünnschichtkammer einstellen, in der sich eine Schale mit konz. Salzsäure befindet (Abzug!)
- Platte einige min lang unter dem Abzug zur Entfernung der Salzsäure-Dämpfe liegen lassen
- Bei Tageslicht auswerten.

Nach Salzsäure-Behandlung dürfen von unten bis zur Mitte des Chromatogramms keine roten, blauen oder gelben Flecke vorliegen (im oberen Drittel dürfen solche Flecke vorliegen). Andernfalls liegen Verfälschungen durch Methylanthranilat, Menthylsalicylat oder Chalkone vor.

B. Fette Öle und verharzte ätherische Öle:
- 1 Tropfen Substanz auf Filterpapier tropfen
- 24 Std. liegen lassen.

Durchscheinender oder fettartiger Fleck zeigt fette Öle bzw. verharzte ätherische Öle an.

C. Verdampfungsrückstand:
▶ 1,0000 g Substanz, genau gewogen, 2 Std. lang auf dem Wasserbad erhitzen (Abzug!). *Der Rückstand muß 1,8 und 3,6% betragen.*

---

2. Weitere Prüfungen (Ph. Eur. 1997, Ph. Eur. 7.0)
In der Apotheke durchführbar: Gehaltsbestimmung (Ph. Eur. 1997).
Des weiteren: Brechungsindex, optische Drehung, Absorption, fremde ätherische Öle, Chromatographisches Profil (Gaschromatographie).

Curcumawurzelstock

(Ph. Eur. 8.0, DAC 2012/1)
(Standardzulassung 2339.99.99, HMPC-Monographie)

Curcumae rhizoma
Rhizoma Curcumae

Die von Wurzeln und äußerem Rindenbereich befreiten, durch siedendes Wasser oder heißen Wasserdampf abgebrühten, getrockneten Wurzelstöcke von *Curcuma longo* L. (Syn. *Curcuma domestica* VALETON).

Zur Prüfung erforderlich:
- Identität: Ca. 2 g.
- Qualitätssicherung: 112 g (12 g Verbrauch).

Identität

1. **Organoleptik** (Ph. Eur. 8.0, DAC 2012/1)
   Schwacher an Ingwer erinnernder Geruch; scharfer, brennend bitterer Geschmack. Beim Kauen wird der Speichel gelb gefärbt.

2. **Beschreibung der Schnittdroge**

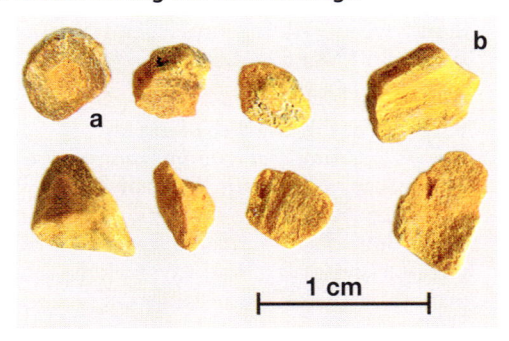

   Unregelmäßige, orangegelbe bis gelbbräunliche, leicht bestäubte Rhizomstücke mit glatter, hornartiger Bruch- oder Schnittfläche; mit mehr (a) oder weniger breiter (b) dunkler Rindenzone.

   Abb. 1: Schnittdroge

3. **Mikroskopie**
   - Einige Drogenstücke ca. 30 min lang in Wasser einweichen
   - Mit frischer Rasierklinge Quer- und Längsschnitte anfertigen
   - Mehrere Schnitte auf Objektträger in Chloralhydrat-Lösung (RV) einlegen
   - Mit Deckglas abdecken und etwa 30 s lang vorsichtig zum Sieden erhitzen

   - Von einem Drogenstück mit dem Messer oder Skalpell etwas abkratzen
   - Wasserpräparat von dem abgekratzten Material herstellen
   oder
   - Droge pulvern und Wasser- sowie Chloralhydratpräparat anfertigen.

Curcumawurzelstock — Teil II

Typische Merkmale: Gelbliches, dünnwandiges Parenchym mit orangegelben bis braunroten Exkretzellen, Fragmente des Etagenkorks, zum Teil mit darüber liegender derbwandiger, getüpfelter Epidermis, Netz und Treppengefäße.

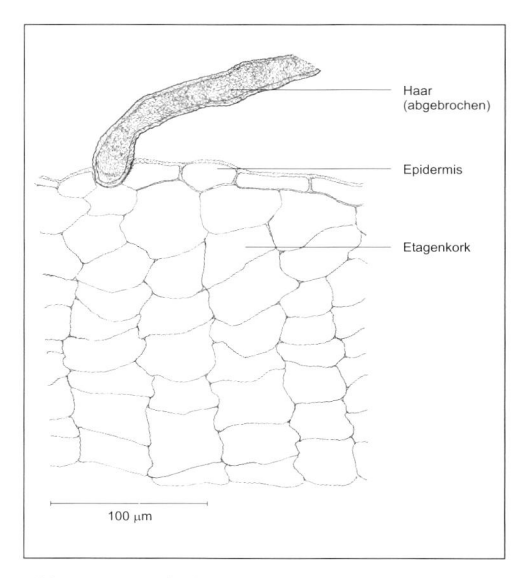

Abb. 2: Etagenkork, Querschnitt

Etagenkork, Querschnitt (Abb. 2.): Dünnwandiger Etagenkork, ohne Phellogen, evtl. mit darüber liegender Epidermis mit derben, einzelligen Haaren.

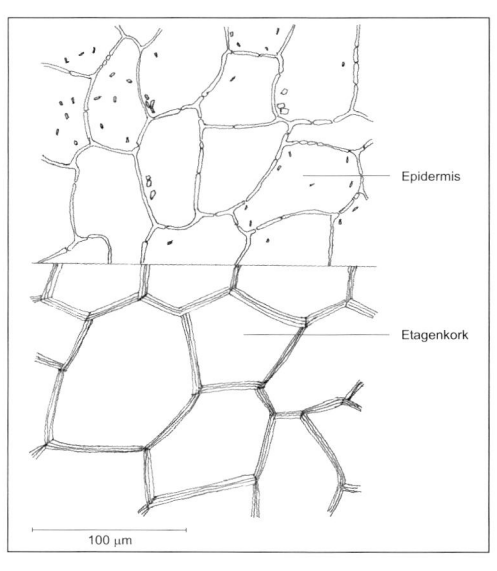

Abb. 3: Etagenkork mit Epidermis, Aufsicht

Etagenkork mit Epidermis, Aufsicht (Abb. 3): Derbwandige, etwas getüpfelte Epidermiszellen, evtl. mit einzelligen Haaren, darunter dünnwandige Korkzellen,

Parenchym mit Stärkeballen (Abb. 4):
Im Wasserpräparat dünnwandige Parenchymzellen, angefüllt mit gelben Ballen verquollener Stärke, die sich mit Iod-Lösung (RV) dunkelblau färben, gelegentlich auch unverkleisterte, farblose, exzentrische, abgeplattete, 15 bis 30 µm lange Stärkekörner. Mit orangegelbem bis bräunlichen Inhalt gefüllte Exkret- bzw. Ölzellen.

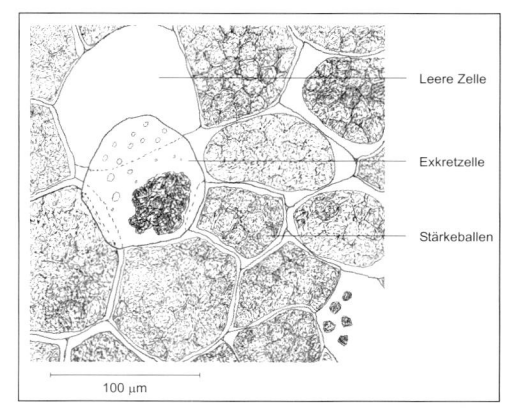

Abb. 4: Parenchym mit Stärkeballen

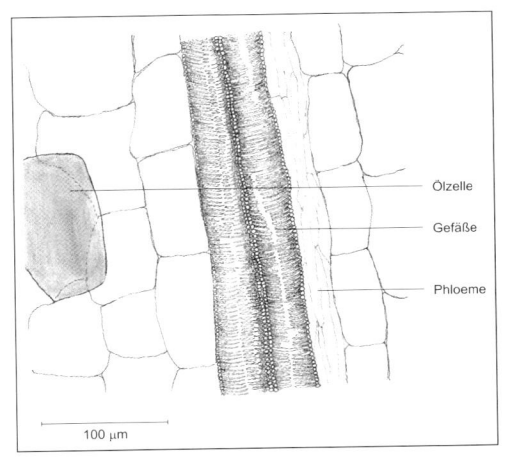

Netz- und Treppengefäße, Längsschnitt (Abb. 5): Netz-, Treppen- und Tüpfelgefäße, begleitet von Phloemelementen und dünnwandigem Parenchym mit Öl- oder Exkretzellen. Fasern fehlen.

Abb. 5: Netz- und Treppengefäße, Längsschnitt

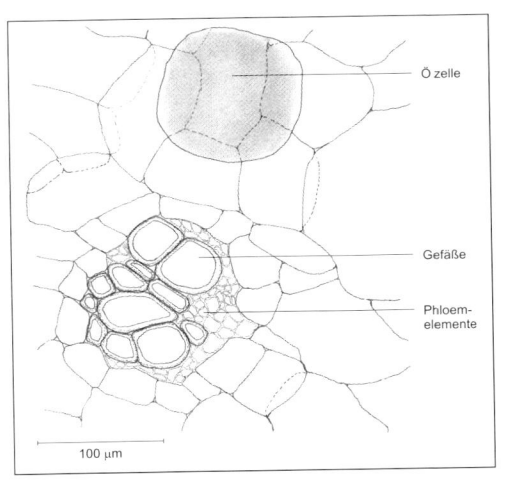

Leitbündel im Querschnitt (Abb. 6): Aus einigen großlumigen und mehr oder weniger vielen kleinlumigen Gefäßen und Phloemelementen bestehende Leitbündel, umgeben von dünnwandigem Parenchym mit Öl- oder Exkretzellen.

Abb. 6: Leitbündel im Querschnitt

4. Dünnschichtchromatographie (Ph. Eur. 8.0, DAC 2012/1, DAC 2013 Al)
Kieselgel HF$_{254}$.
Untersuchungslösung:
- 1 g gepulverte Droge (Siebnummer 710) mit 10 ml Methanol versetzen
- 30 min lang unter gelegentlichem Schütteln stehen lassen
- Filtrieren.

Referenzlösung: 5 mg Fluorescein-Natrium und je 10 mg Curcumin (nicht zwingend erforderlich, DAC 2013 Al) und Thymol in 10 ml Methanol lösen oder authentische Droge wie Untersuchungsmuster behandeln.
Aufzutragende Menge: Je 10 µl Untersuchungs- und Referenzlösung bandförmig (20 mm x 3 mm). [Zur Verwendung von HPTLC-Platten siehe Seite XV.]

Curcumawurzelstock — Teil II

Fließmittel: Essigsäure 99% - Toluol (20 + 80).
Laufhöhe: 10 cm.
Laufzeit: Ca. 15 min

- Abdunsten des Fließmittels bei Raumtemperatur
- Platte mit einer Lösung von 0,04 g Dichlorchinonchlorimid in 100 ml 2-Propanol (0,4 g · l^{-1}) besprühen
- In eine Chromatographiekammer etwa 10 min lang eine Schale mit konzentrierter Ammoniak-Lösung (32%) stellen
- DC-Platte in die Kammer stellen und so lange darin belassen, bis die Zone des Thymols blauviolett gefärbt ist
- Platte am Tageslicht auswerten.

Wichtige Zonen : Im Chromatogramm der Referenzlösung liegt zwischen der gelben Zone des Fluorescein-Natriums und der blauvioletten Zone des Thymols die gelbbräunliche Zone des Curcumins (evtl. 3 Zonen: Bisdesmethoxycurcumin, Desmethoxycurcumin, Curcumin). Im Chromatogramm der Untersuchungslösung liegen in diesem Bereich drei gelbbräunliche Zonen. (Abb. 7).

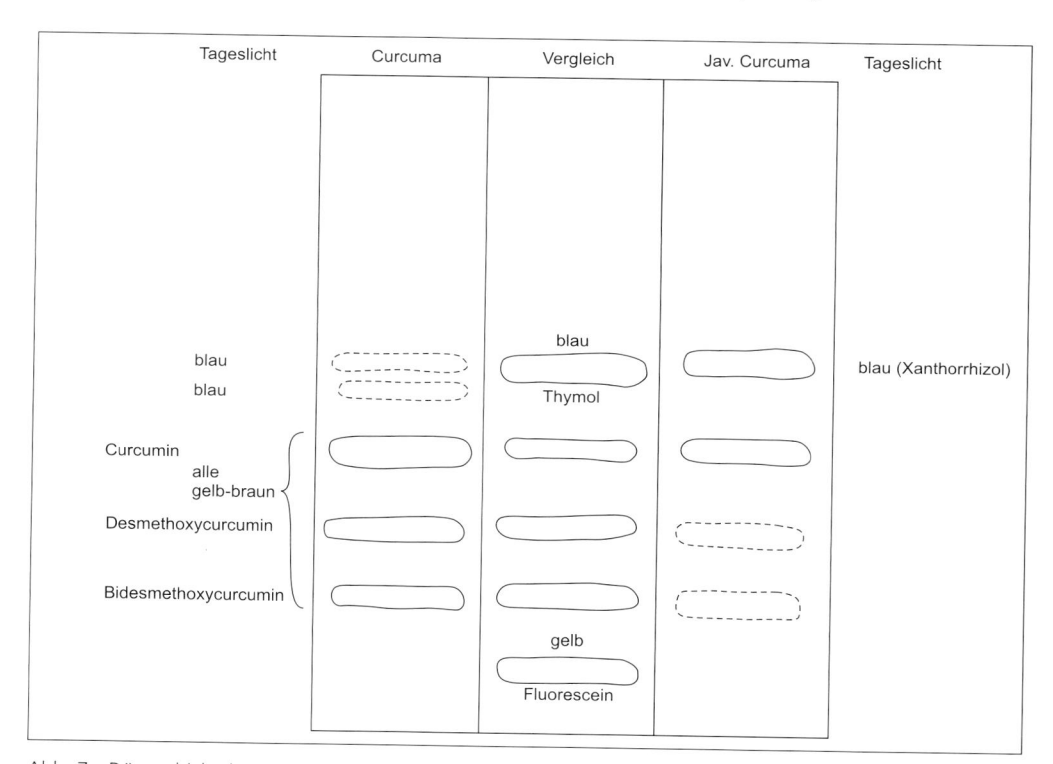

Abb. 7: Dünnschichtchromatogramm

Einige Untersuchungen zur Qualitätssicherung

1. **Reinheit**
   Fremde Bestanteile:
   ▶ 100 g Droge auf fremde Bestandteile durchsehen.
   Javanische Gelbwurz:
   ▶ Dünnschichtchromatographie: (vgl. Identität)

   Höchstens 2 g (2 %) fremde Bestandteile.

   In Höhe der Referenzsubstanz Thymol dürfen eine oder zwei höchstens sehr schwach blau gefärbte Zonen sichtbar sein (Xanthorrhizol) (Abb. 7).

2. **Gehaltsbestimmung** (DAC 2012/1)
   Gehalt an ätherischem Öl:
   ▶ Einwaage: 10,0 g gepulverte Droge (Siebnummer 710)
   ▶ 500 ml Wasser in einem 1000-ml-Rundkolben
   ▶ Vorlage: 0,50 ml Xylol
   ▶ Destillation: 90 min lang bei 2 bis 3 ml in der min
   ▶ Volumen im Messrohr nach der Destillation mindestens 0,75 ml bei Ganzdroge und 0,70 ml bei Schnittdroge.

   Entspricht einem Gehalt von 0,25 % (V/m) in der Ganzdroge und 0,20 % (V/m) in der Schnittdroge an ätherischem Öl.

3. **Weitere Prüfungen** (Ph. Eur. 8.0/DAC 2012/1)
   In der Apotheke durchführbar: Trocknungsverlust, Asche.
   Des Weiteren: Spektralphotometrische Gehaltsbestimmung der Dicinnamoylmethan-Derivate.

Dostenkraut
(Ph.Eur. 8.0)

Origani herba
Herba Origani

Die von den Stängeln getrennten, getrockneten Blätter und Blüten von *Origanum onites* L., *Origanum vulgare* L. subsp. *hirtum* (LINK) IETSW. oder einer Mischung beider Arten.
Zur Prüfung erforderlich:
- Identität: Ca. 3 g.
- Qualitätssicherung: 100 g (30 g Verbrauch).

Identität

1. Organoleptik
Aromatischer Geruch und Geschmack.

2. Beschreibung der Schnittdroge

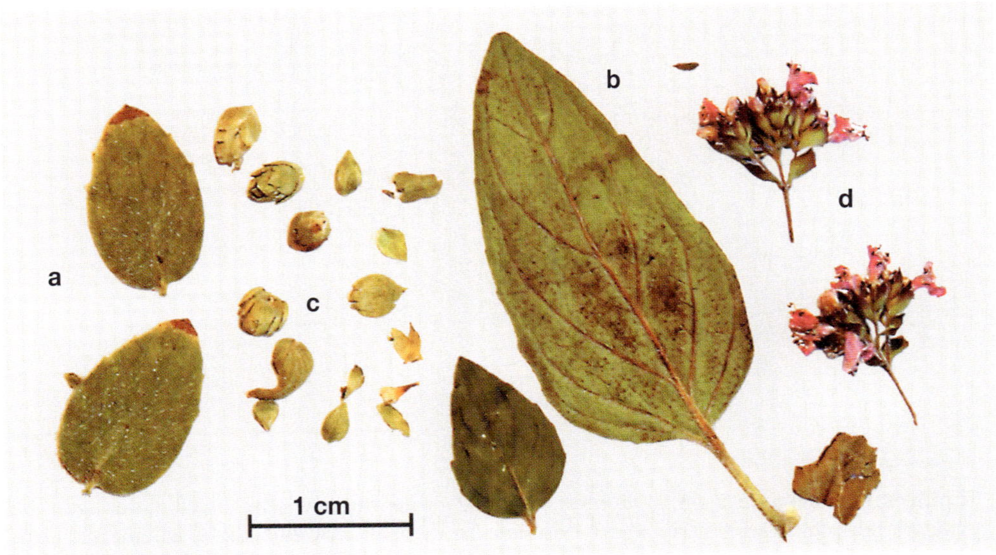

Abb. 1: Schnittdroge

Schnittdroge (Abb. 1):
Hellgrüne (*O. vulgare*, (b)) oder gelblich grüne (*O. onites*, (a)) Fragmente der eiförmigen, ganzrandigen oder entfernt gesägten oder gekerbten, unterseits dicht behaarten Blätter mit mehr oder weniger langem Stiel. Nervatur an der Oberseite deutlich sichtbar.

Bei *O. onites* stehen die Blüten in köpfchenartigen Scheinähren („Spanischer Hopfen") mit vierreihig angeordneten und dachziegelig gestellten Deckblättern (d). Die 2,5 bis 3,3 mm langen (*O. onites*, (d) oder 4 bis 5 mm langen (*O. vulgare*), eiförmigen, ganzrandigen Deckblätter tragen eine vorgezogene, stumpfe Spitze. Einzelne rundliche bis eiförmige dunkel-braune (Klausen-) Früchte (c) können vorkommen.

3. Mikroskopie

- Einige Blattstücke, Kelchblätter oder Deckblätter sowie dunkle Früchtchen auf Objektträger in Chloralhydrat-Lösung (RV) legen
- mit Deckglas abdecken und ca. ½ min lang vorsichtig zum Sieden erhitzen.

oder
- Droge pulvern (Siebnummer 710) und Chloralhydratpräparat wie zuvor anfertigen.

Typische Merkmale: *Epidermis beiderseits dünnwandig, stark wellig buchtig mit diacytischen Spaltöffnungsapparaten. Lamiaceendrüsenschuppen mit acht oder 12 oder auch mehr Drüsenzellen, Drüsenhaare mit einzelligem oder mehrzelligem Stiel, ein- bis dreizellige, derbwandige, leicht warzige Eckzahnhaare und drei- bis sechs- oder mehrzellige Deckhaare. Linsenförmige bis 50 µm große Pollenkörner mit schwach strukturierter Exine und 6 Keimspalten. Früchte mit stark wellig buchtiger Epidermis.*

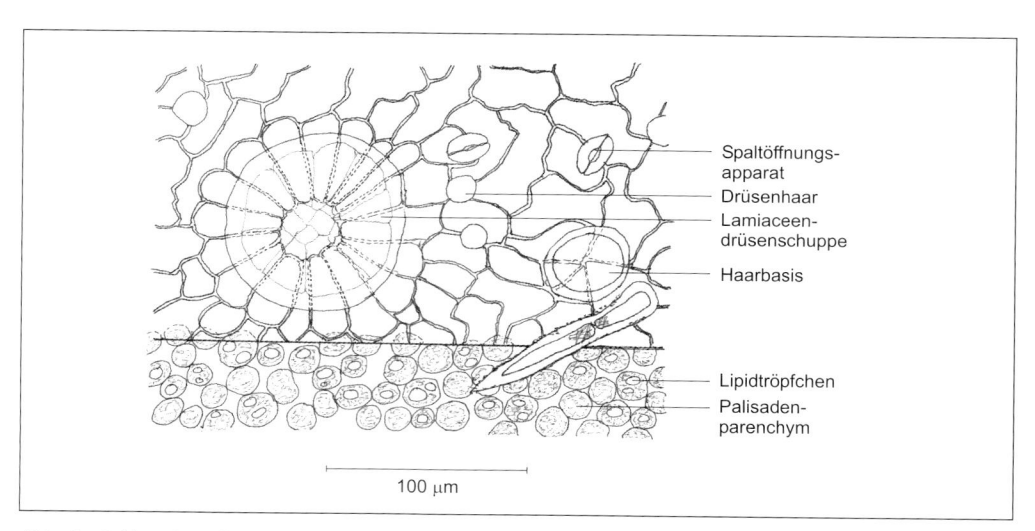

Abb. 2: Epidermis Aufsicht

Epidermis, Oberseite (Abb. 2): Epidermis von *O. onites* mit in Aufsicht welligbuchtigen (bei *O. vulgare* perlschnurartig verdickten) Wänden. In der Aufsicht einzellig erscheinende Drüsenhaare. Lamiaceendrüsenschuppen mit acht, 12 oder mehr Drüsenzellen, diese auch auf Deckblättern, Kelch und Stängelteilen. Spaltöffnungsapparate diacytisch. Runde Haarbasen der Deckhaare. Palisadenparenchym mit Lipoidtröpfchen.

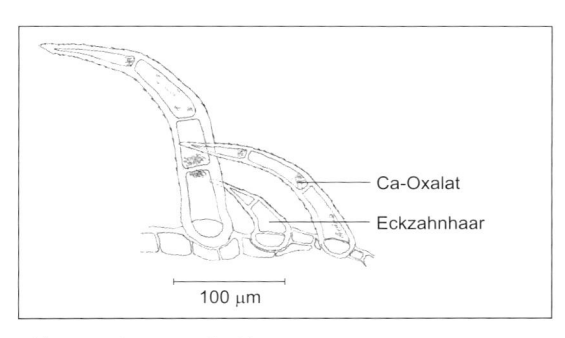

Abb. 3: Behaarung der Blätter

Behaarung der Blätter (Abb. 3): Am Blattrand ein- bis drei- oder mehrzellige, gekrümmte, derbwandige, leicht warzige Haare (Eckzahnhaare) mit großer keulenförmiger Basalzelle und spitzer Endzelle. Die Haare enthalten meist kleine Nadeln aus Calciumoxalat, die entweder im Zelllumen unregelmäßig verteilt sind oder in kleinen Gruppen jeweils in der Nähe der Querwände liegen.

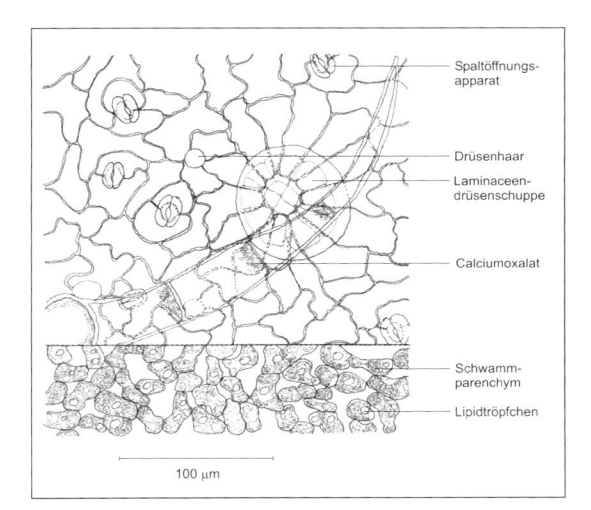

Abb. 4: Epidermis Unterseite

Epidermis Unterseite (Abb. 4): Epidermis mit in Aufsicht wellig buchtigen Wänden. In der Aufsicht einzellig erscheinende Drüsenhaare. Lamiaceendrüsenschuppen mit 8 oder 12 oder mehr Drüsenzellen. Zahlreiche diacytische Spaltöffnungsapparate. Ein- oder mehrzellige Deckhaare mit glatten Wänden (*O. onites*) und Calciumoxalatnadeln. Unter der Epidermis unregelmäßig gebuchtete oder keulenförmige Zellen des Schwammparenchyms mit Lipidtröpfchen.

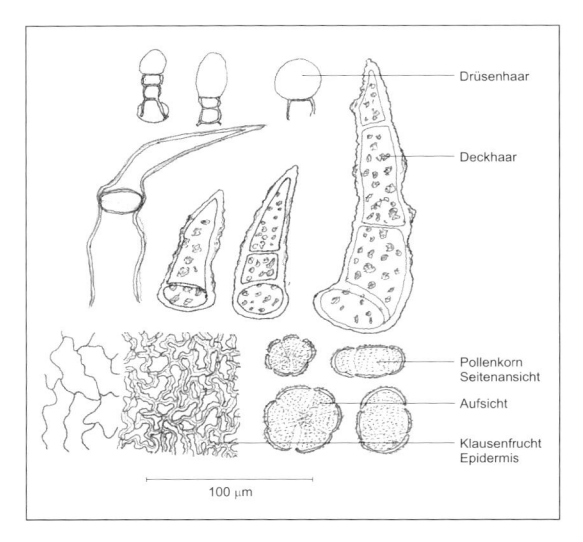

Abb. 5: Epidermis und Teile der Blüten

Behaarung und Teile der Blüten (Abb. 5): Spitze, knotige ein- oder mehrzellige Deckhaare mit rauer Oberfläche (*O. vulgare*), im unteren Bereich aufgeblasene, abgebogene Deckhaare. Drüsenhaare mit einzelligem Köpfchen und ein- oder mehrzelligem Stiel. 30 bis etwa 50 µm große in Aufsicht rundliche, in der Seitenansicht elliptische Pollenkörner mit zart punktiert erscheinender Exine und 6 spaltenförmigen Keimöffnungen (hexacolpat). Stark wellig buchtige Epidermis der Klausenfrüchte mit bei hoher Einstellung meist wenig, bei tieferer stark verdickten Wänden.
Mehrzellige, schlanke, dünnwandige Gliederhaare vom Kelch (ohne Abbildung)

4. Dünnschichtchromatographie (Ph. Eur. 8.0, abgeändert)

Kieselgel HF$_{254}$. Untersuchungslösung:
- 1,0 g gepulverte Droge (Siebnummer 355) mit 5 ml Dichlormethan versetzen
- 3 min lang schütteln
- Über 2 g wasserfreiem Natriumsulfat filtrieren

oder
- 0,1 ml des bei der Gehaltsbestimmung erhaltenen Öles mit 5 ml Dichlormethan versetzen.
- **Referenzlösung:** Je 1 mg Thymol und 10 µl Carvacrol in 10 ml Dichlormethan lösen oder authentische Droge wie Untersuchungsmuster behandeln.
- **Aufzutragende Menge:** Je 20 µl Untersuchungs- und Referenzlösung, bandförmig (20 mm x 3 mm). [Zur Verwendung von HPTLC-Platten siehe Seite XV.]
- **Fließmittel:** Dichlormethan
- **Laufhöhe:** 15 cm
- **Laufzeit:** Ca. 30 min
- Platte an der Luft trocknen lassen
- Mit frisch (!) hergestellter Anisaldehyd-Lösung (RV) besprühen
- 10 min lang bei 100 - 105 °C erhitzen
- Am Tageslicht auswerten.

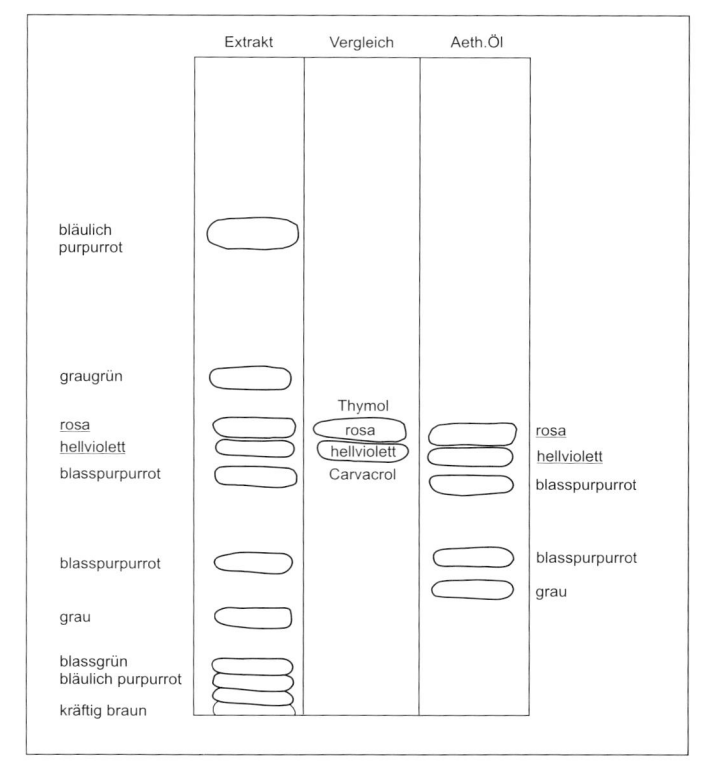

Wichtige Zonen: Etwa in der Mitte des Chromatogrammes der Referenzsubstanzen liegt die rosafarbene Zone des Thymols und kurz darunter die hellviolette des Carvacrols. Im Chromatogramm des Öldestillates liegen auf gleicher Höhe gleichartige Zonen. Unter den Zonen des Thymols und Carvacrols liegt eine blasspurpurrote, darunter eine graue Zone. Im Chromatogramm des Extraktes liegt zuoberst eine bläulich purpurrote Zone. Kurz über den Zonen des Thymols und Carvacrols liegt eine graugrüne Zone. Unter den Zonen des Thymols und Carvacrols liegt eine blasspurpurrote eine graue, eine blassgrüne, eine bläulich purpurrote und eine kräftig braunviolette Zone. Die Chromatogramme der beiden Origanumarten unterscheiden sich nur geringfügig (Abb. 6).

Abb. 6: Dünnschichtchromatogramm

Einige Untersuchungen zur Qualitätssicherung

1. Reinheit
Fremde Bestandteile:
- 100 g Droge auf fremde Bestandteile durchsehen

Höchstens 2 g (2%) fremde Bestandteile

2. Gehaltsbestimmung
Gehalt an ätherischem Öl:
- Einwaage: 30,0 g Droge
- 400 ml Wasser im 1000-ml Rundkolben
- Ohne Xylolvorlage
- Destillation 2h lang bei 2 bis 3 ml in der min.
- Volumen im Messrohr nach der Destillation mindestens 0,75 ml

Entspricht einem Gehalt von mindestens 2,5% (m/V) an ätherischem Öl.

Weitere Prüfungen (Ph. Eur. 8.0)
In der Apotheke durchführbar: Wasser, Asche, salzsäureunlösliche Asche.
Des Weiteren: Gaschromatographische Bestimmung des Anteiles an Carvacrol und Thymol im ätherischen Öl.

Efeublätter
(Ph. Eur. 8.0, HMPC-Monographie)

Hederae folium
Folia Hederae

Die im Frühjahr und Sommer geernteten, getrockneten Blätter von *Hedera helix* L.

Zur Prüfung erforderlich:
- Identität: Ca. 2 g.
- Qualitätssicherung: Ca. 100 g (kein Verbrauch).

Identität

1. Organoleptik (DAC 2006, Bd. III)
Schwacher Geruch, schleimiger, schwach bitterer, kratzender Geschmack.

2. Beschreibung der Schnittdroge (DAC 2006, Bd. III)

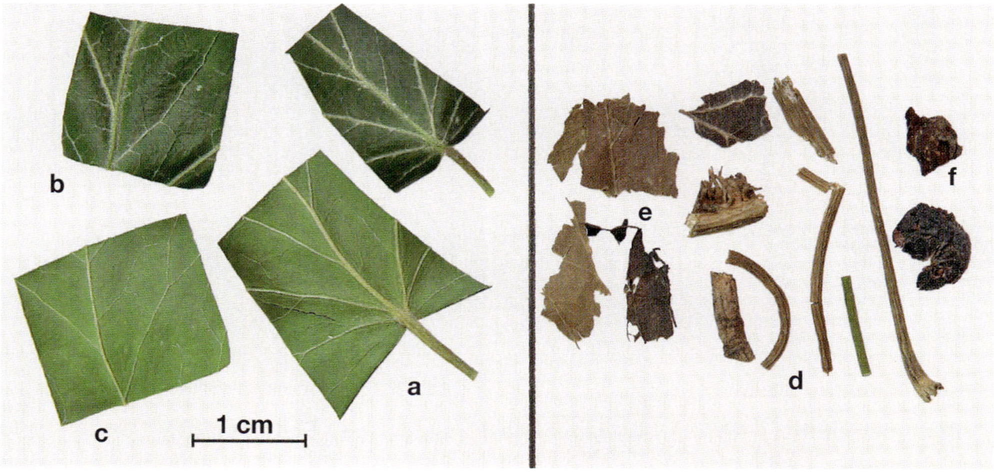

Abb. 1: Schnittdroge

Schnittdroge (Abb. 1): Ledrige, am Blattgrund herzförmige (a), glattrandige, oberseits dunkelgrüne (b), glänzende Blattstücke mit heller, in Strahlen verlaufender Blattnervatur; Blattstücke auf der Unterseite hellgrün (c) mit wenig hervortretenden Blattnerven, nur junge Blätter behaart; Teile der bis zu 2 mm dicken dunkelgrünen, runden, längs gefurchten Blattstiele (d) mit mehr oder weniger deutlicher Behaarung. (Abb. 1 d–f siehe „Reinheit").

3. Mikroskopie

- Einige Blattstücke durchbrechen, zum Teil mit der Oberseite, zum Teil mit der Unterseite nach oben auf Objektträger in Chloralhydrat-Lösung (RV) legen
- Mit Deckglas abdecken und ca. ½ min lang zum Sieden erhitzen

oder

- Droge pulvern und Chloralhydrat-Präparat anfertigen

oder

- Zur Beobachtung des Blattquerschnittes Pulver verwenden oder einige Blattstücke 10 bis 20 min lang in Wasser einlegen
- Blattstück in zugespitztes, gespaltenes Styroporblöckchen klemmen und Querschnitte anfertigen (nicht zwingend erforderlich)
- Schnitte auf Objektträger in Chloralhydrat-Lösung (RV) legen
- mit Deckglas abdecken und ca. 15 s lang zum Sieden erhitzen.

Typische Merkmale: Wellig buchtige Epidermis beiderseits, Spaltöffnungsapparate nur unterseits; in allen Teilen des Mesophylls bis zu 40 µm große Calciumoxalatdrusen.

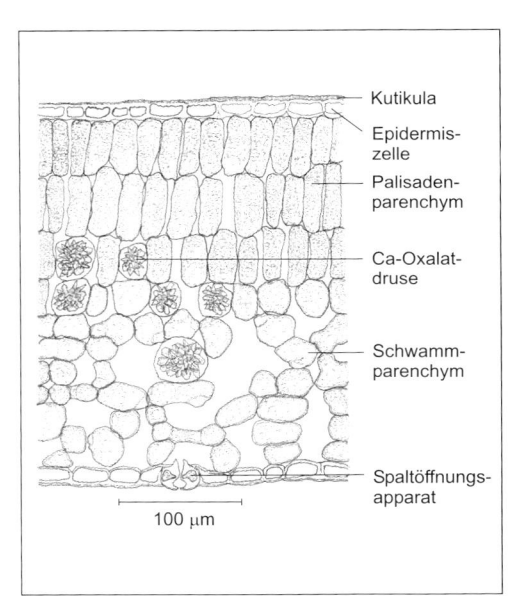

Abb. 2: Blattquerschnitt

Blattquerschnitt (Abb. 2): Blattbau bifazial mit 2 oder 3 Schichten von Palisadenparenchym aus relativ kurzen, gedrungenen Palisadenzellen; stark entwickeltes großlückiges Schwammparenchym mit großen Schleimzellen. In zahlreichen Zellen des Mesophylls bis 40 µm große Calciumoxalatdrusen. Epidermis mit kräftiger Kutikula. Hauptnerv von dickwandigen Fasern umgeben, in der Peripherie der Nerven mehrere Exkretgänge, die zum Teil gelbliches Harz enthalten (ohne Abb.).

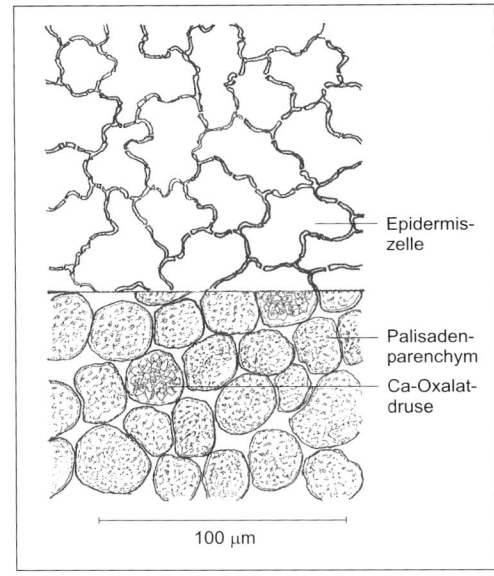

Abb. 3: Epidermis, Blattoberseite

Epidermis, Blattoberseite (Abb. 3): Epidermiszellen mit verdickten, wellig buchtigen antiklinen Wänden, darunter große Palisadenparenchymzellen, die zum Teil Calciumoxalatdrusen enthalten.

Efeublätter

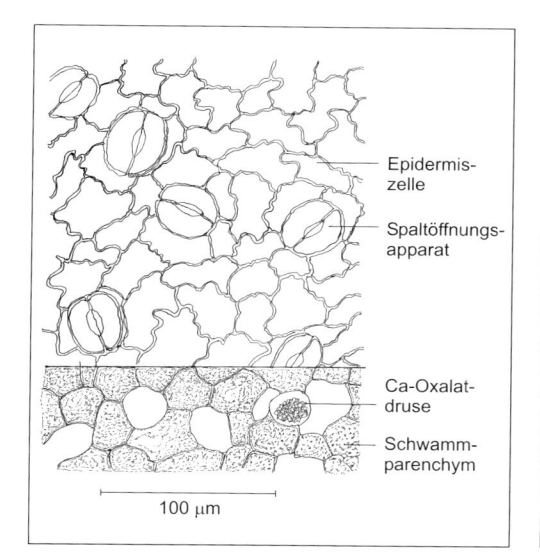

Abb. 4: Epidermis, Blattunterseite

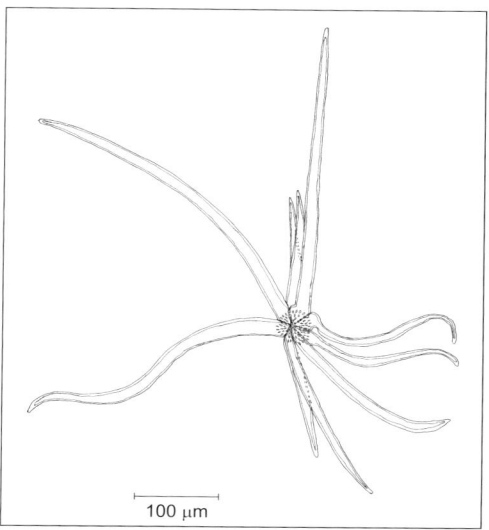

Abb. 5: Büschelhaare

Epidermis, Blattunterseite (Abb. 4): Epidermiszellen mit verdickten, wellig buchtigen, antiklinen Wänden, zahlreiche anomocytische oder gelegentlich anisocytische Spaltöffnungsapparate, in deren Nähe zum Teil zarte Kutikularstreifung. Unter der Epidermis Schwammparenchym mit Calciumoxalatdrusen.

Büschelhaare (Abb. 5): Besonders auf jungen Blättern zahlreiche aus meist 6 bis 8 (selten mehr) Strahlen aufgebaute sternförmige Büschelhaare, auf älteren Blättern selten.

4. Dünnschichtchromatographie (DAC 2013 Al)
Kieselgel HF$_{254}$. Untersuchungslösung:
- 1 g gepulverte Droge mit 10 ml Methanol versetzen
- 10 min lang im Wasserbad bei 60 °C erhitzen
- Erkalten lassen
- Filtrieren.

Referenzlösung: Je 5 mg Aescin und Arbutin in 5 ml Methanol lösen oder authentische Droge wie Untersuchungsmuster behandeln.

Aufzutragende Menge: Je 20 µl Untersuchungs- und Referenzlösung bandförmig (20 mm x 3 mm). [Zur Verwendung von HPTLC-Platten siehe Seite XV.]

Fließmittel: 1-Butanol – Essigsäure 99 % – Wasser (66 + 17 + 17)

Laufhöhe: 10 cm.

Laufzeit: 1 h und 40 min
- Platte bis zum Verschwinden des Fließmittelgeruches bei 100 bis 105 °C erhitzen
- Mit ethanolischer Schwefelsäure 35 % (m/m) (RV)(Schwefelsäure vorsichtig in Ethanol 96 % unter Kühlung tropfen) besprühen

Wichtige Zonen: Eine grüne bis gelblich braune Zone oberhalb der Referenzsubstanz Arbutin, eine schwach rotviolette in Höhe des Arbutins (α-Hederin), eine intensiv dunkelviolette auf Höhe des Aescins (Hederacosid C). Weitere Zonen können auftreten (Abb. 6).

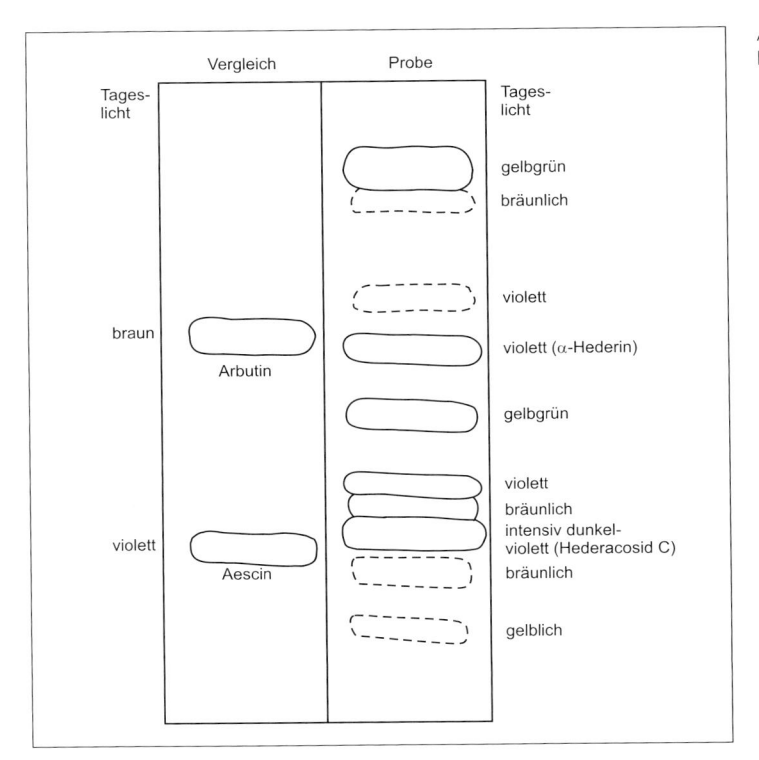

Abb. 6: Dünnschichtchromatogramm

Vergleich (Tageslicht): braun — Arbutin; violett — Aescin

Probe (Tageslicht, von oben nach unten):
- gelbgrün
- bräunlich
- violett
- violett (α-Hederin)
- gelbgrün
- violett
- bräunlich
- intensiv dunkelviolett (Hederacosid C)
- bräunlich
- gelblich

- Etwa 5 min lang bei 120 °C (!) bis zur deutlichen Farbentwicklung erhitzen
- Am Tageslicht auswerten.

Einige Untersuchungen zur Qualitätssicherung

1. Reinheit
Fremde Bestandteile:
- 100 g Droge auf fremde Bestandteile durchsehen.

Höchstens 10 g (10 % verfärbte Bestandteile (Abb. 1 e), 10 g (10 %) Stängelanteile (Abb. 1 d) und 2 g (2 %) andere fremde Bestandteile, z. B. Früchte (Abb. 1 f).

2. Weitere Prüfungen (Ph. Eur. 8.1)
In der Apotheke durchführbar: Trocknungsverlust und Asche, Dünnschichtchromatographie.
Des Weiteren: Spektralphotometrische Gehaltsbestimmung des Hederacosids C nach HPLC.

Ehrenpreiskraut*
(DAC 2004)

Veronicae herba
Herba Veronicae

Die getrockneten zur Blütezeit gesammelten oberirdischen Teile von *Veronica officinalis* L.
Zur Prüfung erforderlich:

▶ Identität: Ca. 2 g.
  Qualitätssicherung: Ca. 100 g (Kein Verbrauch).

Identität

1. **Organoleptik** (DAC 2004, DAC 2006, Bd. III)
   Schwach aromatischer Geruch und leicht bitterer etwas zusammenziehender Geschmack.

2. **Beschreibung der Schnittdroge** (DAC 2004, DAC 2006, Bd. III)

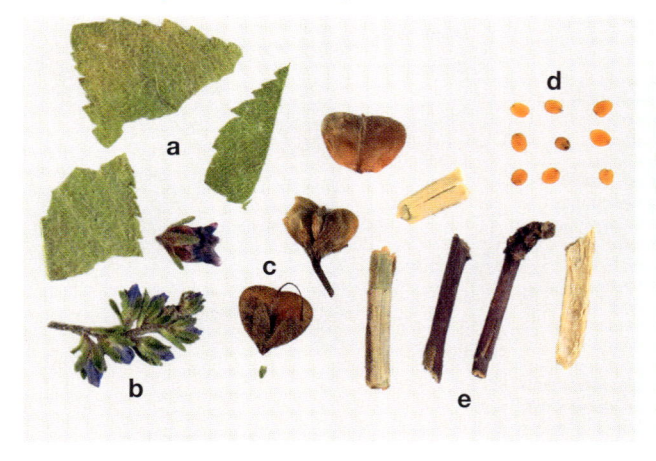

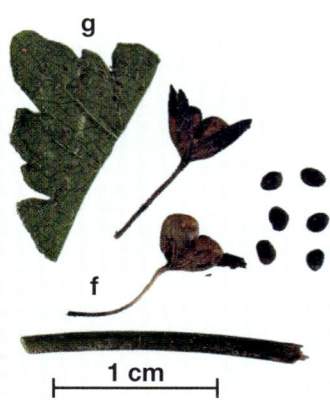

Abb. 1: Schnittdroge

Schnittdroge (Abb. 1): Spröde, matte Blattfragmente der kleinen, verkehrt eiförmigen Blätter mit fein gesägtem oder gekerbtem Rand (a) und rauer Behaarung. Bruchstücke der Blütentrauben mit Blüten (b), Fruchtkapseln mit 4 schmallanzettlichen anhaftenden Kelchblättern (c), im Umriss annähernd dreieckig, verkehrt herzförmig, hell- bis braun-

---

* **Stellungnahme der Kommission E:**
  Da die Wirksamkeit bei den beanspruchten Anwendungsgebieten nicht belegt ist, kann die therapeutische Verwendung nicht befürwortet werden.

grün, behaart, mit etwa 1 mm großen linsenförmigen, hellbräunlichen Samen (d) und behaarte meist grüne selten blauviolette Stängelstücke (e). (Rechter Teil der Abb. siehe „Fremde Bestandteile").

3. Mikroskopie

- ▶ Einige Blattstücke zerbrechen und teils mit der Oberseite, teils mit der Unterseite nach oben auf Objektträger legen
- ▶ Von einer Blüte mit einer spitzen Pinzette die Krone bzw. Teile davon auszupfen und auf einen Objektträger legen
- ▶ Zwei Kelchblätter abtrennen und das eine mit der Oberseite (Innenseite) das andere mit der Unterseite (Außenseite) nach oben auf Objektträger legen.
- ▶ Einige Früchte zwischen den Fingern zerreiben und auf Objektträger legen
- ▶ Zu allen Präparaten etwas Chloralhydrat-Lösung (RV) geben
- ▶ Alle Präparate mit Deckglas abdecken und ca ½ min lang vorsichtig zum Sieden erhitzen.
- ▶ Bei der Verwendung von Drogenpulver sind zwar die Zellelemente aber nicht der Aufbau der Gewebe und Organe erkennbar.

Typische Merkmale: Blätter mit wellig buchtigen Epidermiszellen, anomocytische Stomata, vier- bis fünfzellige Gliederhaare mit spitzer Endzelle, drei- bis fünfzellige Haare mit kopfiger Endzelle, Drüsenhaare mit einzelligem Stiel und zweizelligem Köpfchen, Pollenkörner mit drei Keimöffnungen und glatter Oberfläche.

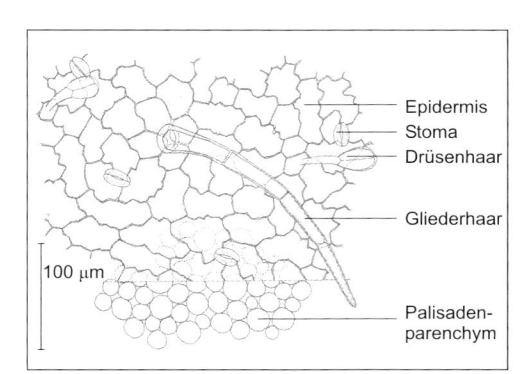

Abb. 2: Blattepidermis, Oberseite

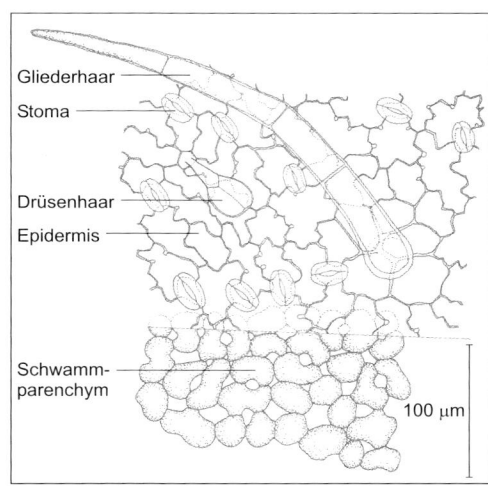

Abb. 3: Blattepidermis, Unterseite

Blattepidermis, Oberseite (Abb. 2): Wellig buchtige Epidermiszellen mit teilweise knotig verdickten Zellwänden und wenigen anomocytischen Stomata. Vier- bis fünfzellige Gliederhaare mit fein körnig streifiger Kutikula und Drüsenhaare mit einzelligem Stiel und zweizelligem Köpfchen. Unter der Epidermis Palisadenparenchym.

Blattepidermis, Unterseite (Abb. 3): Epidermiszellen stärker wellig buchtig als die der Oberseite mit teilweise knotig verdickten Wänden. Zahlreiche anomocytische Stomata, vier- bis fünfzellige Gliederhaare mit fein körnig streifiger Kutikula und Drüsenhaare mit einzelligem Stiel und zweizelligem Köpfen. Unter der Epidermis ein relativ dichtes Schwammparenchym.

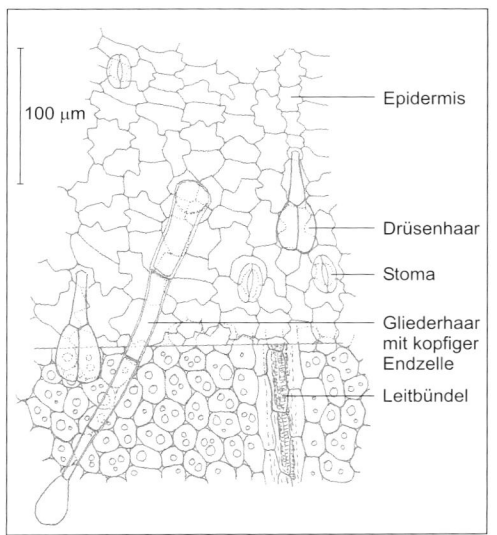

Kelch, Außenseite (Abb. 4): Epidermis der Unter- (bzw. Außen-)seite wellig buchtig mit anomocytischen Stomata. Drei- bis fünf- (bis acht-)zellige Gliederhaare mit kopfiger Endzelle und Drüsenhaare mit einzelligem Stiel und zweizelligem Köpfchen, daneben zwei- bis vierzellige Gliederhaare mit spitzer Endzelle (ohne Abb.).

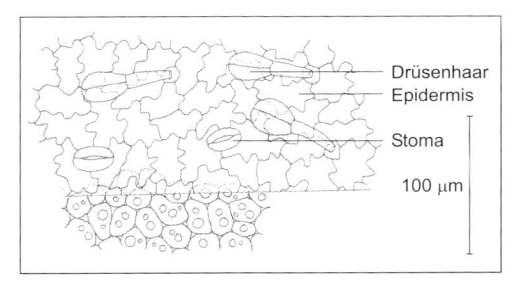

Abb. 4: Kelch, Außenseite

Kelch, Innenseite (Abb. 5): Epidermis der Ober- (bzw. Innen-)seite wellig buchtig mit anomocytischen Stomata und Drüsenhaaren mit einzelligem Stiel und zweizelligem Köpfchen.

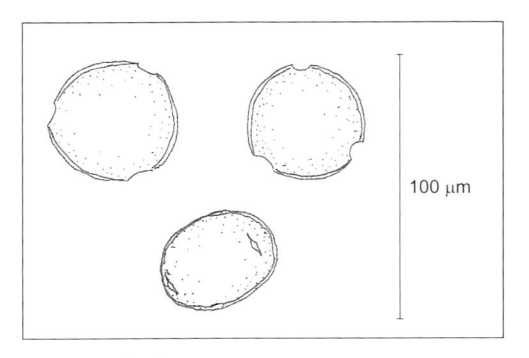

Abb. 5: Kelch, Innenseite

Pollenkörner (Abb. 6): Etwa 35 µm große, runde Pollenkörner mit nahezu glatter Oberfläche und drei rhombischen Keimporen.

Abb. 6: Pollenkörner

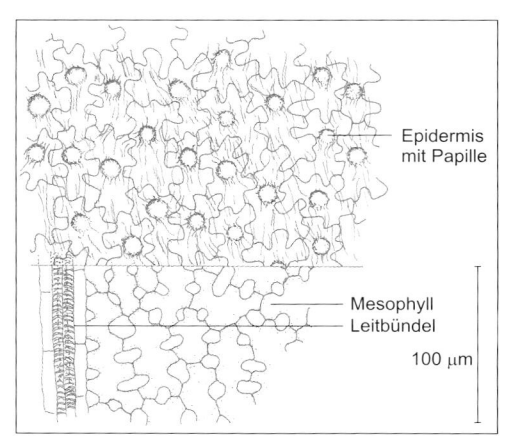

Kronblattepidermis (Abb. 7): Epidermis der Außenseite aus stark buchtig verzahnten Zellen mit hervortretenden Papillen mit deutlicher Kutikularstreifung. Unter der Epidermis einschichtiges Mesophyll aus wellig-buchtigen Zellen mit zahlreichen Interzellularen. Im basalen Teil der Krone einzellige ca. 100 µm lange, dünnwandige Haare (ohne Abb.)

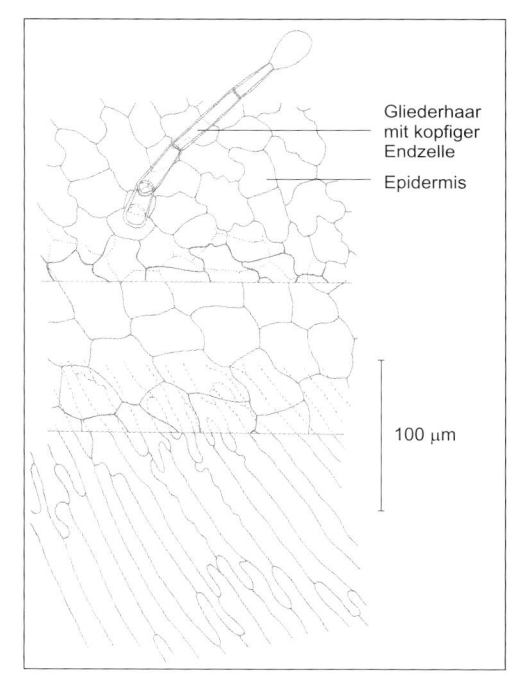

Abb. 7: Kronblattepidermis

Fruchtwand, Außenseite (Abb. 8): Epidermis aus welligbuchtigen Zellen. Auf der Außenseite häufig drei- bis fünfzellige Gliederhaare mit kopfiger Endzelle, selten anomocytische Stomata (ohne Abb.). Unterhalb der Epidermis eine Lage isodiametrischer Zellen ohne Interzellularen, darunter lang gestreckte Zellen mit ineinander verzahnten Enden.

Abb. 8: Fruchtwand, Außenseite

4. Dünnschichtchromatographie
Kieselgel HF$_{254}$. Untersuchungslösung:
▶ 0,5 g gepulverte Droge (Siebnummer 710) mit 5 ml Methanol versetzen
▶ 10 min lang im Wasserbad auf 60 °C erwärmen

Dünnschichtchromatographie

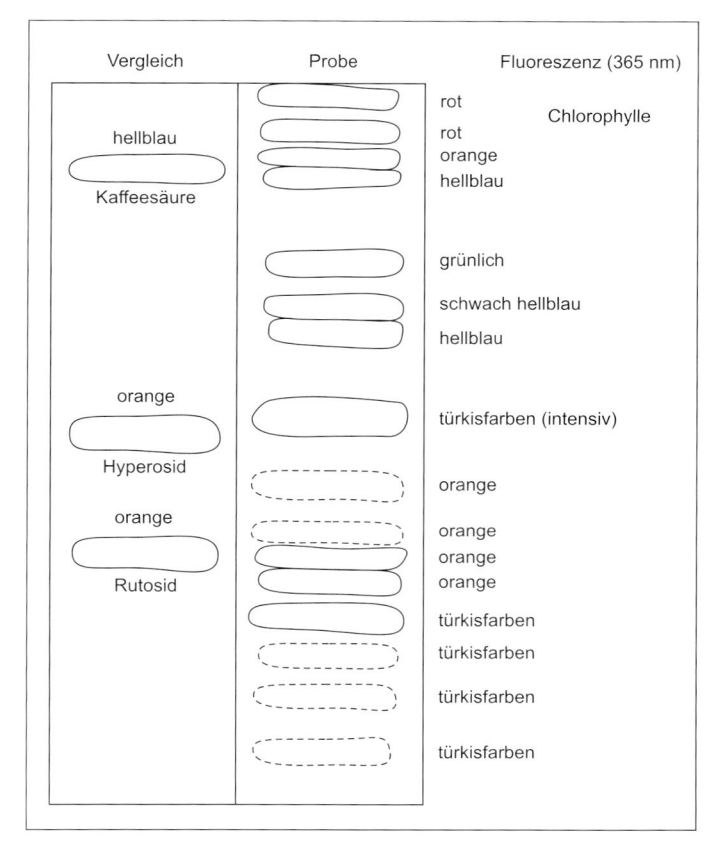

Vergleich	Probe	Fluoreszenz (365 nm)
		rot — Chlorophylle
hellblau		rot
Kaffeesäure		orange
		hellblau
		grünlich
		schwach hellblau
		hellblau
orange		türkisfarben (intensiv)
Hyperosid		orange
orange		orange
Rutosid		orange
		türkisfarben
		türkisfarben
		türkisfarben
		türkisfarben

Abb. 9: Dünnschichtchromatographie

- Abkühlen lassen
- Filtrieren.

Referenzlösung: 1 mg Kaffeesäure und je 3 mg Hyperosid und Rutosid in 10 ml Methanol oder authentische Droge wie Untersuchungsmaterial behandeln.

Aufzutragende Menge: 40 µl Untersuchungslösung und 10 µl Referenzlösung bandförmig (20 mm × 3 mm). [Zur Verwendung von HPTLC-Platten siehe Seite XV.]

Fließmittel: Essigsäure 99% – wasserfreie Ameisensäure – Wasser – Ethylacetat (7 + 7 + 14 + 72).

Laufhöhe: 10 cm.

Laufzeit: Ca. 40 min

- Abdunsten des Fließmittels bei 100 – 105 °C
- Besprühen der noch warmen Platte mit einer Lösung von Diphenylboryloxyethylamin (1% m/V) in Methanol
- Nachsprühen mit einer Lösung von Macrogol 400 (Polyethylenglycol) (5% m/V) in Methanol

Wichtige Zonen: *In Höhe der Kaffeesäure eine hellblaue, eine orangfarbene und darüber zwei rote Zonen. Etwas oberhalb des Hyperosid eine intensiv türkisfarbene, darüber mehrere bläuliche oder grünliche Zonen. Etwas unterhalb, in Höhe und etwas oberhalb des Rutosid drei zum Teil schwache orangefarbene Zonen, zwischen diesen und dem Start mehrere zum Teil schwache türkisfarbene Zonen (Abb. 9).*

- Etwa 5 min lang auf 100 bis 105 °C erhitzen oder 30 min lang bei Raumtemperatur liegen lassen
- Unter der UV-Lampe (365 nm) auswerten.

Einige Untersuchungen zur Qualitätssicherung

1. Reinheit
Fremde Bestandteile:
- 100 g Droge auf fremde Bestandteile insbesondere von Veronica chamaedrys durchsehen.

Höchstens 5 g (5 %) Teile von Veronica chamaedrys, deren Stängel nicht ringsherum behaart sind, sondern zwei parallel verlaufende Haarleisten zeigen. Die Blütenstiele sind deutlich länger als 2 mm (Abb. 1 f), die Blätter haben einen grob gekerbt gesägten Rand mit mehr als 2 mm tiefen Einschnitten (Abb. 1 g rechts). Die Blätter sind oberseits schwach, unterseits vorwiegend auf den Nerven behaart. Höchsten 2,0 g (2 %) sonstige fremde Bestandteile.

2. Weitere Prüfungen (DAC 2004)

In der Apotheke durchführbar: Trocknungsverlust, Asche. Alternative Dünnschichtchromatographie (DAC 2013 Al).

Eibischblätter

(Ph. Eur. 8.0, Standardzulassung 1489.99.99)

Althaeae folium
Folia Althaeae

Die getrockneten Blätter von *Althaea officinalis* L.

Zur Prüfung erforderlich:
- Identität: Ca 2 g.
- Qualitätssicherung: Ca 101 g (1 g Verbrauch).

Identität

1. Organoleptik

Sehr schwacher Geruch und fader, beim Kauen schleimiger Geschmack.

2. Beschreibung der Schnittdroge (DAC 2013 AI)

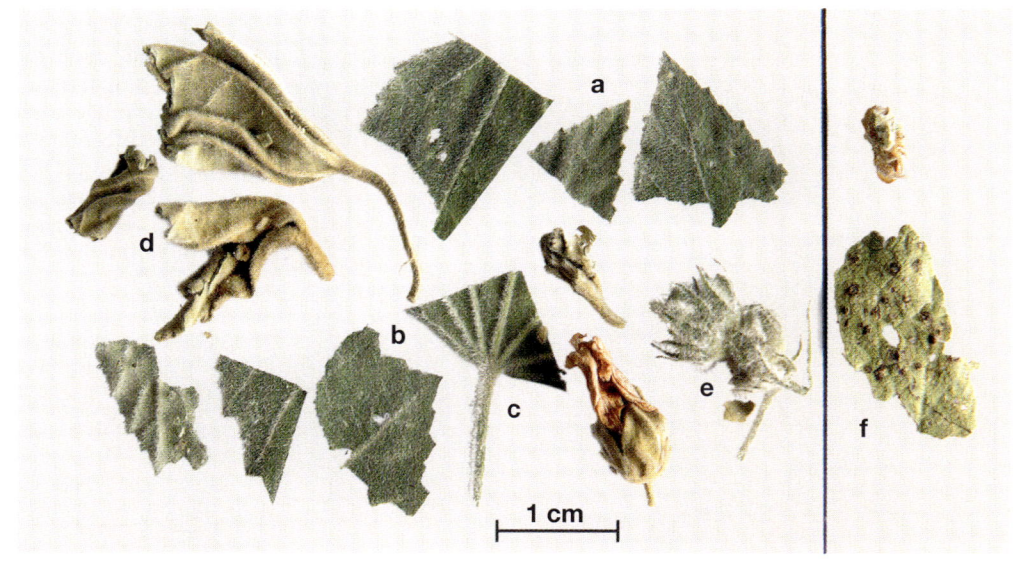

Abb. 1: Schnittdroge

Schnittdroge (Abb. 1): Graugrüne, sowohl oberseits (a) wie unterseits (b) behaarte, knäuelig geschrumpfte (d) spröde Stücke, die gelegentlich einen grob gekerbten oder gesägten Rand (a) erkennen lassen. Die Blattzähne sind relativ klein und länger als breit und enden zugespitzt. Die Leitbündel erscheinen oberseits (a) eingesenkt, unterseits stark hervortretend (c). Vereinzelt stark geschrumpfte Blüten (e). (Zu Abb. 1f siehe Prüfung auf „Fremde Bestandteile")

3. Mikroskopie

- Einige Blattstücke mit etwas siedendem Wasser übergießen und 10 min lang stehen lassen
- Wasser abdekantieren und Blattstücke mit einer Mischung von 9 Teilen Ethanol 90 % (V/V) und 1 Teil Glycerol übergießen
- Nach ca. 5 min ein Blattstück in zugespitztes gespaltenes Styroporblöckchen klemmen und mit frischer Rasierklinge Querschnitte machen
- Mehrere Schnitte auf Objektträger in Chloralhydrat-Lösung (RV) legen
- Blattstück durchschneiden und ein Stück mit der Oberseite, das andere mit der Unterseite nach oben auf Objektträger in Chloralhydrat-Lösung (RV) legen
- Alle Präparate mit Deckglas abdecken und ca. 20 s lang vorsichtig bis zum Sieden erhitzen.

Typische Merkmale: *Epidermis des bifazialen Blattes mit anisocytischen Spaltöffnungsapparaten mit je 3 oder 4 Nebenzellen und einzelligen oft büschelig zusammenstehenden derbwandigen Haaren. Oxalatkristalldrusen im Mesophyll. Drüsenhaare mit einzelliger Basis und mehrzelligem Köpfchen. Gelegentlich große stachelige Pollenkörner.*

Blattquerschnitt (Abb. 2): Bifaziales Blatt mit ein bis zweireihigem Palisadenparenchym und mehrreihigem Schwammparenchym. Lange derbwandige einzeln oder als sternförmige aus bis zu 8 Einzelhaaren bestehende Büschelhaare vorkommende, vorne spitze Haare mit getüpfelter Basis. Am Blattrand auch einzellige etwas gekrümmte Deckhaare mit kolbig verdickter Basis (ohne Abb.). Im Mesophyll besonders unter den Haaren große Oxalatdrusen. Drüsenhaare mit einzelliger Basis und mehrzelligem Köpfchen. Nach außen gestülpte Spaltöffnungsapparate. Schleimzellen in Epidermis und Mesophyll.

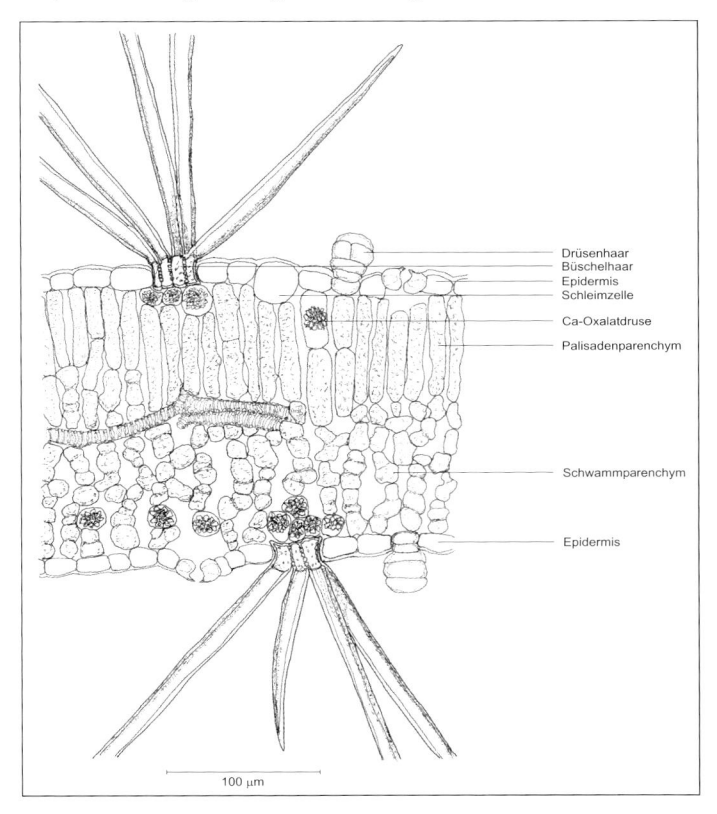

Abb. 2: Blattquerschnitt

Epidermis, Oberseite (Abb. 3): Schwach wellig buchtige Epidermiszellen. Spaltöffnungsapparate mit meist 3 oder 4 Nebenzellen vom anisocytischen oder anomocytischen gelegentlich auch paracytischen Typ mit nur 2 Nebenzellen. Drüsenhaare mit mehrzelligem Köpfchen. Derbwandige zu zwei oder büschelig zu mehr sternförmig zusammenstehende zugespitzte Haare mit getüpfelter Basis. Im Mesophyll, besonders unter den Haaren Calciumoxalatdrusen.

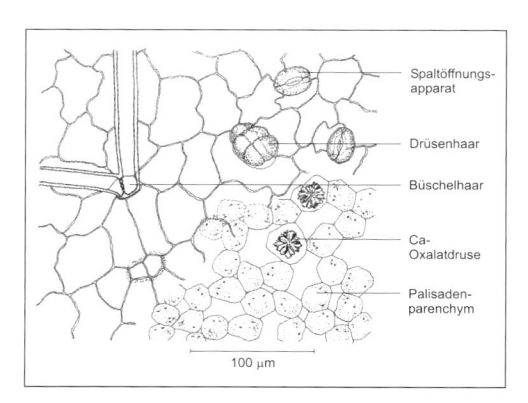

Abb. 3: Epidermis, Oberseite

Epidermis, Unterseite (Abb. 4): Epidermiszellen stärker wellig buchtig und etwas kleiner als die der Oberseite, durchschimmerndes lockeres Schwammparenchym oder längliche Mesophyllzellen über den Blattnerven. Spaltöffnungsapparate zahlreich vom gleichen Typ wie die der Oberseite. Die der Blattoberseite ähnliche Behaarung meist als sternförmige Büschelhaare. Drüsenhaare wie oberseits. In beiden Epidermen nach spezieller Anfärbung mit Rutheniumrot-Lösung erkennbare Schleimzellen.

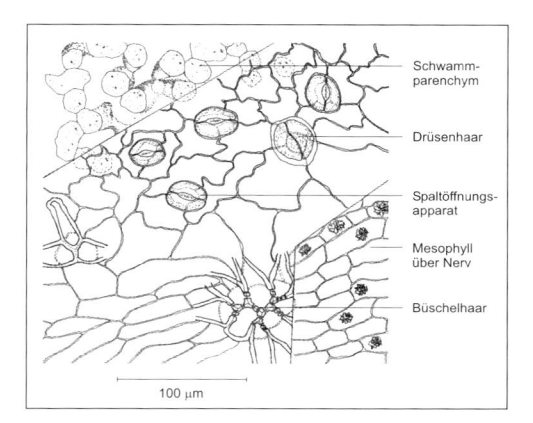

Abb. 4: Epidermis, Unterseite

Pollenkorn (Abb. 5): Bis zu 150 µm große, kugelige, grob stachelige Pollenkörner mit zahlreichen kleinen rundlichen Keimporen.

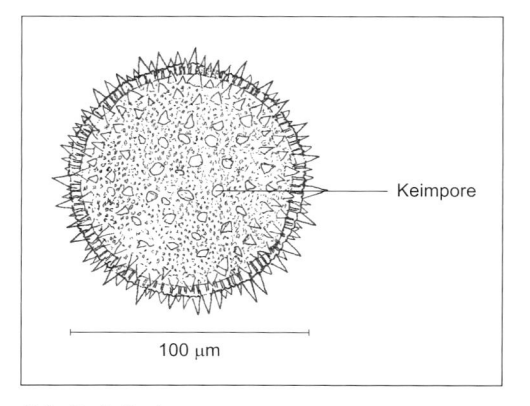

Abb. 5: Pollenkorn

4. Dünnschichtchromatographie (Ph.Eur. 8.0, DAC 2013 AI)

Kieselgel HF$_{254}$. Untersuchungslösung:
- 1 g gepulverte Droge (Siebnummer 355) mit 10 ml Methanol versetzen
- 10 min lang im Wasserbad von 60 °C unter gelegentlichem Schütteln extrahieren
- Abkühlen und in Messzylinder filtrieren
- Filtrat durch Nachwaschen der Gefäße und des Filters mit etwa 3 × 2 ml Methanol auf 10 ml auffüllen
- Filtrat im Vakuum auf etwa 2 ml eindampfen.

Referenzlösung: Je 2,5 mg Chlorogensäure und Quercitrin (Ph. Eur. 8.0) oder 1 mg Chlorogensäure und 3 mg Rutosid (DAC 2013 AI) in 10 ml Methanol lösen oder authentische Droge wie Untersuchungsmuster behandeln.

Aufzutragende Menge: Je 10 µl Untersuchungs- und Referenzlösung bandförmig (20 mm x 3 mm). [Zur Verwendung von HPTLC-Platten siehe Seite XV.]

Fließmittel: Wasserfreie Ameisensäure – Essigsäure 99 % – Wasser – Ethylacetat (7 + 7 + 14 + 72)

Laufhöhe: 15 cm.

Wichtige Zonen: Oberhalb der Referenzsubstanz Quercitrin eine Gruppe von blaugrünen, gelblich grünen, hellblauen und blaugrünen Zonen. Darüber die roten Zonen der Chlorophylle. Unterhalb des Quercitrins eine gelborangefarbene und eine grünliche Zone. In Höhe der Chlorogensäure eine blaugrüne und darunter (in Höhe des Rutosid) eine orangefarbene, darunter eine gelborangefarbene Zone (Abb. 6).

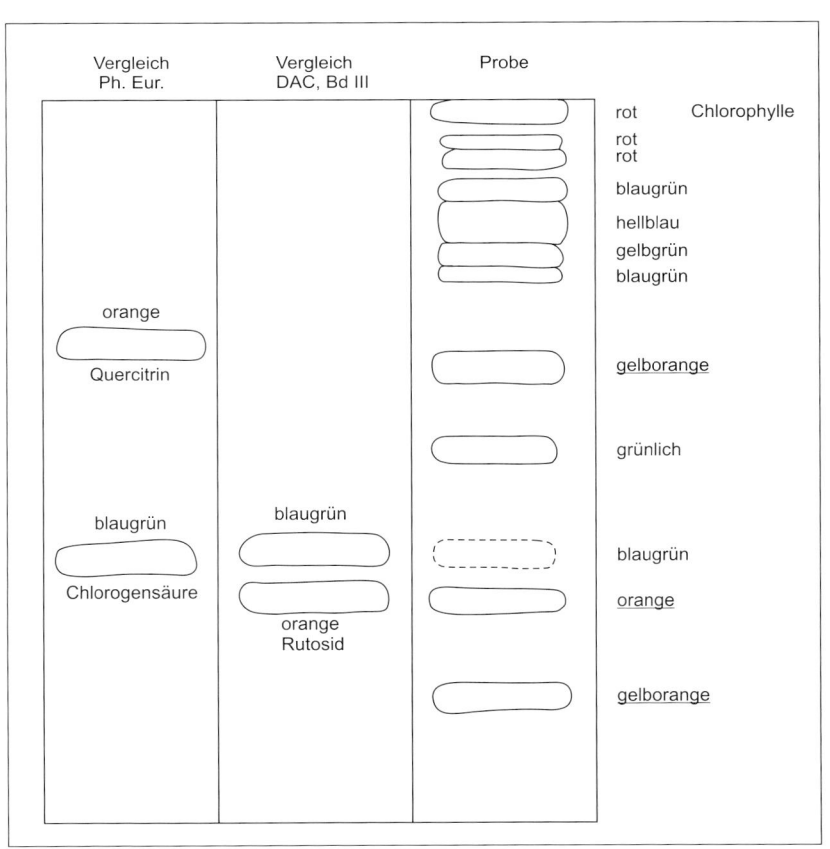

Abb. 6: Dünnschichtchromatogramm

Laufzeit: Ca. 40 min
- Abdunsten des Fließmittels bei 100 – 105 °C
- Besprühen der noch warmen Platte mit einer Lösung von Diphenylboryloxyethylamin (1 % m/V) in Methanol
- Nachsprühen mit einer Lösung von Macrogol 400 (Polyethylenglycol) (5 % m/V) in Methanol
- Etwa 5 min lang auf 100 bis 105 °C erhitzen oder 30 min lang bei Raumtemperatur liegen lassen
- Unter der UV-Lampe (365 nm) auswerten.

Einige Untersuchungen zur Qualitätssicherung

1. Reinheit
Fremde Bestandteile:
100 g Droge auf fremde Bestandteile und Blätter, die mit *Puccinia malvacearum* (Malvenrost) infiziert (Abb. 7) sind, durchsehen.

Höchstens 2 g (2 %) fremde Bestandteile und höchsten 4 g (4 %) rotbraune Flecken (Abb. 1 f) von Malvenrost zeigende Blätter (Abb. 7).

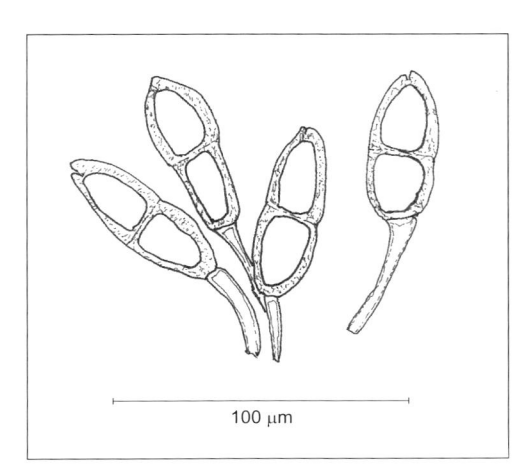

Abb. 7: Teleutosporen von *Puccinia malvacearum*

2. Quellungszahl
- Drei Parallelversuche wie folgt ansetzen
- 0,2 g gepulverte Droge (Siebnummer 355) in einem verschließbaren, in 0,5 ml unterteilten Messzylinder (Länge der Einteilung von 0 bis 25 ml etwa 125 mm) mit 1,0 ml Ethanol 90 % (V/V) anfeuchten
- Langsam 25 ml Wasser zugeben

Der Durchschnitt der Drogenvolumina der drei Parallelansätze muss mindestens 2,4 ml betragen (Quellungszahl 12).

- 1 h lang stehen lassen und in Abständen von 10 min schütteln
- Nach einer weiteren ½ h eventuell auf der Flüssigkeitsoberfläche schwimmende Drogenpartikel oder größere Flüssigkeitsvolumina in der Drogenschicht durch Drehen und vorsichtiges Kippen des Messzylinders um die Längsachse beseitigen
- 3 h nach dem letzten Schütteln Volumen der Drogenschicht und des anhaftenden Schleimes ablesen.

3. **Weitere Prüfungen** (Ph.Eur. 8.0)
   In der Apotheke durchführbar: Trocknungsverlust, Asche, in Salzsäure unlösliche Asche.

Eibischwurzel

Althaeae radix
Radix Althaeae

(Ph. Eur. 6.0)
(Standardzulassung 8899.99.99, HMPC-Monographie)

Die ungeschälten oder geschälten, getrockneten Wurzeln von *Althaea officinalis* L.

Zur Prüfung erforderlich:
- Identität: Ca. 2 g.
- Qualitätssicherung: 103 g (3 g Verbrauch).

Identität

1. **Organoleptik** (DAC 2006, Bd. III)
Schwach eigenartiger Geruch und fader, schleimiger Geschmack.

2. **Beschreibung der Schnittdroge**

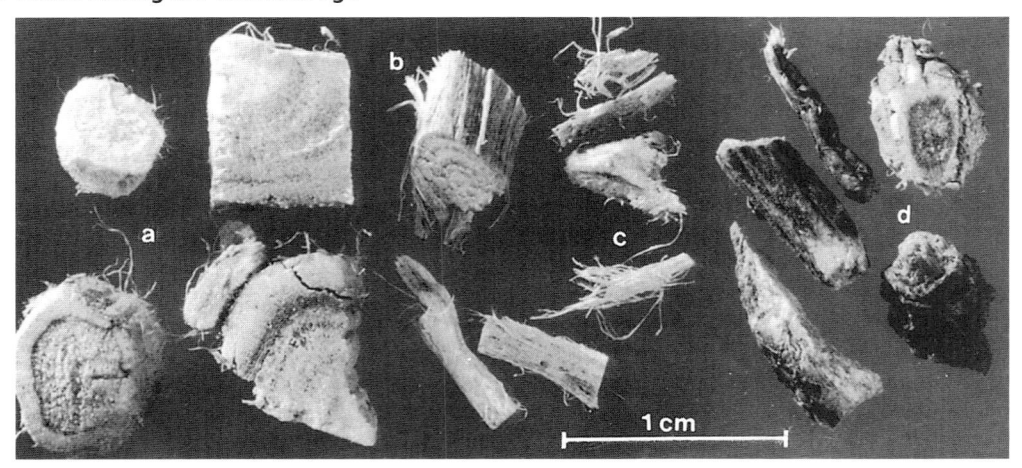

Abb. 1: Schnittdroge

Schnittdroge (Abb. 1): Unregelmäßig (c) oder würfelförmig (a) geformte, fast weiße Stücke, auf deren Querschnitt die oft etwas dunklere Kambiumlinie erkennbar ist, die die mehlige, feingeschichtet erscheinende Rinde von dem undeutlich radial gestreiften Holz trennt. An der Außenseite längsfurchig (b), stellenweise mit sich ablösenden Faserbündeln und bräunlichen Wurzelnarben.
Ungeschälte Stücke (d) sind von unregelmäßigerer Form und an der längsfurchigen Außenseite von braunem bis graubraunem Kork bedeckt. Der Bruch ist außen faserig (c), innen uneben und körnig.

3. Mikroskopie

- Möglichst gleichmäßig geschnittenes Wurzelstück auf der Querschnittfläche mit frischer Rasierklinge glätten, Stück mit dem Daumennagel an der Seite der Zeigefingerkuppe festklemmen und Querschnitte von kleinen Bereichen aus Rinde und Holz anfertigen
- Von der Außenseite eines mit Rinde bedeckten Wurzelstückes tangentiale Längsschnitte anfertigen
- Jeweils mehrere Schnitte auf Objektträger in Chloralhydrat-Lösung (RV) legen
- Ein oder zwei Schnitte für Wasserpräparat verwenden
- Alle Präparate mit Deckglas abdecken und Chloralhydrat-Präparate etwa ½ min lang vorsichtig zum Sieden erhitzen.

Typische Merkmale: Wenigzellige Bündel farbloser, unregelmäßiger Fasern, kleine Gruppen mit von Parenchymzellen umgebenen Gefäßen, Calciumoxalatdrusen, Schleimzellen, 10 bis 25 µm große Stärke in Parenchym- und Markstrahlzellen.

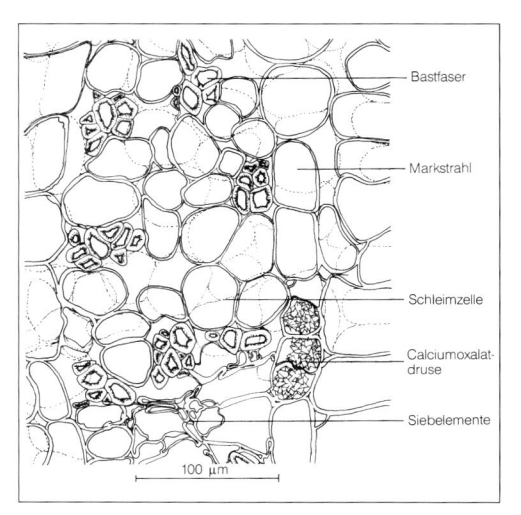

Abb. 2: Querschnitt, Rinde

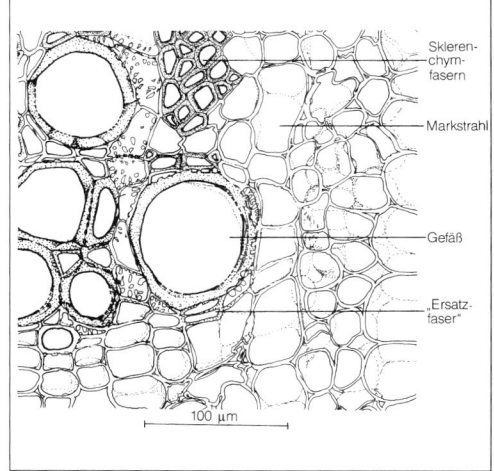

Abb. 3: Querschnitt, Holz

Querschnitt, Rinde (Abb. 2): Rundliche bis tangential gestreckte Parenchymzellen mit Resten der verquollenen Stärke, optisch leer erscheinende Schleimzellen und Parenchymzellen mit bis 35 µm großen Calciumoxalatdrusen. Markstrahlen in der Regel aus ein, selten aus drei Reihen meist radial gestreckter Zellen. Auf dem Querschnitt undeutlich ringförmig angeordnete, kleine Bündel aus farblosen, schwach getüpfelten, meist unverholzten Bastfasern. Einzelne Gruppen kleinzelliger, meist obliterierter Siebelemente.

Querschnitt, Holz (Abb. 3): Im Holzkörper relativ spärlich zu kleinen, wenigliedrigen Gruppen vereinigte Gefäße mit netz-, leisten- oder leiterförmigen Wandverdickungen, bisweilen von faserförmigen, dickwandigen Parenchymzellen („Ersatzfasern") begleitet, daneben Gruppen von Sklerenchymfasern, die denen der Rinde ähnlich sind. Parenchymzellen in der Nähe der Gefäße oft getüpfelt, Markstrahlen wie in der Rinde gestaltet.

| Teil II | Eibischwurzel | 3/4 |

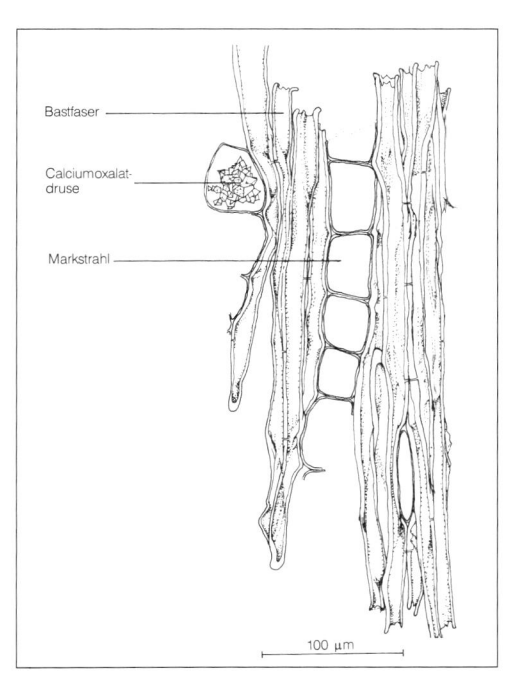

Längsschnitt, Rinde (Abb. 4): Weniggliedrige, anastomosierende Bündel von farblosen, schwach getüpfelten, unverholzten Fasern, die gewellt, an den Enden zugespitzt oder gegabelt sind.

Bildbeschriftungen: Bastfaser, Calciumoxalatdruse, Markstrahl, 100 μm

Abb. 4: Längsschnitt, Rinde

Stärke (Abb. 5): In den Parenchym- und Markstrahlzellen 10 bis 25 μm große, runde, ovale, nierenförmige oder unregelmäßige, bisweilen mit einem Längsspalt versehene Stärkekörner. Stärkekörner meist einzeln, gelegentlich zu 2 bis 4 zusammengesetzt.

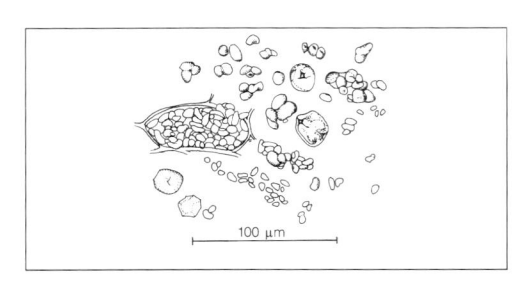

Abb. 5: Stärke

Einige Untersuchungen zur Qualitätssicherung

1. Reinheit
Fremde Bestandteile und minderwertige Droge:
▶ 100 g Droge auf nicht der Beschreibung entsprechende oder bräunliche Stücke durchsehen.

Höchstens 2 g (2 %) bräunlich verfärbte oder fremde Bestandteile. Bei geschälter Droge höchstens 2 g (2 %) Stücke mit dunkler Korkschicht.

2. Wertbestimmung
Quellungszahl:
▶ Drei Parallelversuche wie folgt ansetzen:
▶ 1,00 g gepulverte Droge (Siebnummer 710) in einem verschließbaren, in 0,2 ml unterteilten 25-ml-Messzylinder (Länge der Einteilung von 0 bis 25 ml etwa 130 mm) mit 1,0 ml Ethanol 90 % (V/V) anfeuchten
▶ Langsam 25 ml Wasser zugeben
▶ 1 h lang stehenlassen und in Abständen von 10 min schütteln
▶ Nach ½ h eventuell auf der Flüssigkeitsoberfläche schwimmende Drogenpartikel oder größere Flüssigkeitsvolumina in der Drogenschicht durch Drehen und vorsichtiges Kippen des Messzylinders um die Längsachse beseitigen
▶ 3 h nach dem letzten Schütteln Volumen der Drogenschicht und des anhaftenden Schleimes ablesen.

Der Durchschnitt der Drogenvolumina der drei Parallelansätze muss mindestens 10 ml betragen (Quellungszahl 10).

3. Weitere Prüfungen (Ph. Eur. 6.0)
In der Apotheke durchführbar: Trocknungsverlust, Asche.

Eichenrinde

Quercus cortex
Cortex Quercus

(Ph. Eur. 6.0)
(Standardzulassung 9099.99.99)

Getrocknete Rinde frischer, junger Zweige von *Quercus robur* L., *Quercus petraea* (MATTUSCHKA) LIEBL oder *Quercus pubescens* WILLD.

Zur Prüfung erforderlich:
▶ Identität: Ca. 3 g.
▶ Qualitätssicherung: 100 g (kein Verbrauch).

Identität

1. Organoleptik (DAC 2006, Bd. III)
Besonders nach dem Anfeuchten deutlich werdender loheartiger Geruch, und zusammenziehender und schwach bitterer Geschmack.

2. Beschreibung der Schnittdroge (DAC 2006, Bd. III)

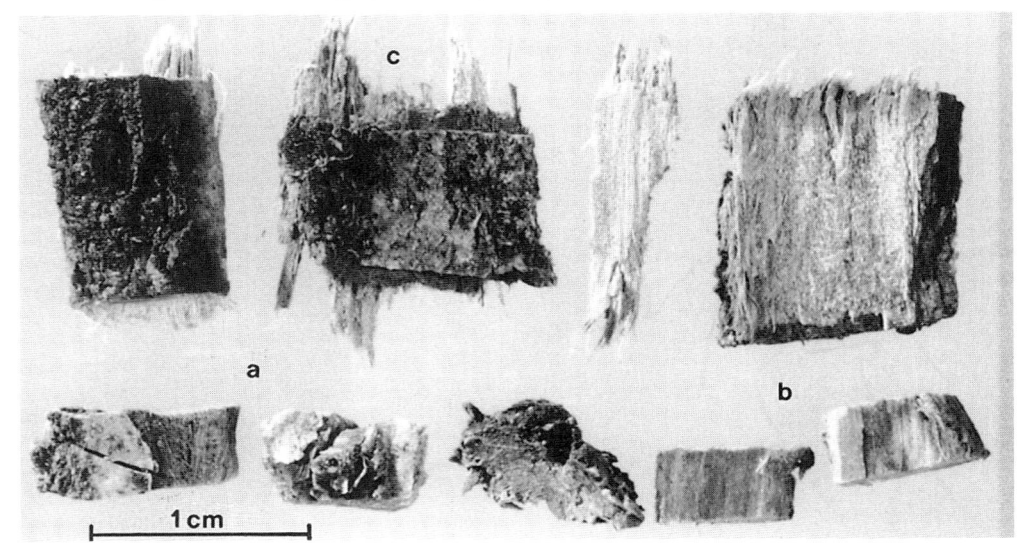

Abb. 1: Schnittdroge

Schnittdroge (Abb. 1): Rotbraune, meist viereckige oder auch unregelmäßige, bisweilen etwas eingerollte, bis zu 3 mm dicke Stücke mit hellgrauer bis graubrauner, glatter, glänzender oder rauer Außenseite (a), in der einige quergestellte Lenticellen liegen. Die Innenseite (b) ist hellbraun bis rotbraun, matt und besitzt schwach hervortretende Längsleisten. Der Bruch ist außen körnig, in den inneren Partien grobfaserig (c).

3. Mikroskopie
- Einige 1 bis 2 mm dicke Rindenstücke 5 bis 10 min lang in Wasser aufkochen
- Rindenstück, dessen Längsstreifung innen gut zu erkennen ist, mit Daumen und Zeigefinder festhalten und mit frischer Rasierklinge Querschnittsfläche rechtwinklig zu der Längsstreifung glätten und einige Querschnitte aus dem äußeren und inneren Teil der Rinde anfertigen
- Ein Stück Rinde in radialer Richtung parallel zu der Längsstreifung spalten und von der radialen Seite Längsschnitte anfertigen
- Alle Schnitte auf Objektträger in Chloralhydrat-Lösung (RV) legen
- Mit Deckglas abdecken und etwa ½ min lang zum Sieden erhitzen.

Typische Merkmale: *Vielschichtiger Kork, lange, stark verdickte Fasern häufig mit Kristallzellreihen, große Steinzellgruppen und Calciumoxalatdrusen.*

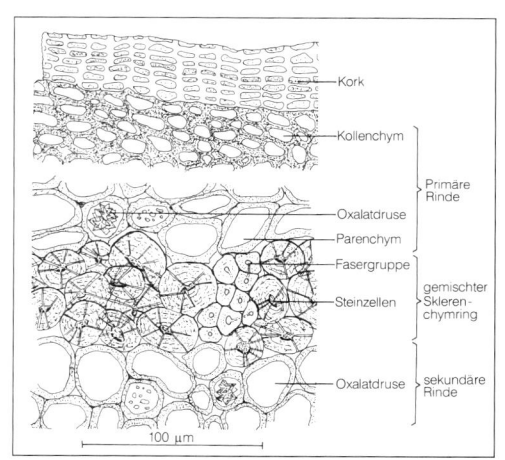

Abb. 2: Querschnitt

Querschnitt (Abb. 2): Unter einer rotbraunen Schicht aus zahlreichen Lagen flacher, tangential gestreckter, derbwandiger Korkzellen liegen mehrere Lagen kollenchymatisch verdickter Zellen. Gelegentlich hat, durch weiter innen angelegte Korkkambien, die Borkebildung bereits begonnen. Am Übergang von der primären zur sekundären Rinde befindet sich ein gemischter Sklerenchymring aus Bündeln stark verdickter Fastern, die durch Gruppen dickwandiger, deutlich getüpfelter, geschichteter und verholzter Steinzellen verbunden sind. In der sekundären Rinde wechseln tangential angeordnete Bänder englumiger, gelblicher, getüpfelter Sklerenchymfasern und Schichten von Parenchym und Siebelementen miteinander ab (ohne Abb.). In der gesamten Rinde kommen Zellen mit Calciumoxalatdrusen sowie einzelne oder in Gruppen vereinigte Steinzellen mit stark verdickten, verholzten und geschichteten Wänden vor.

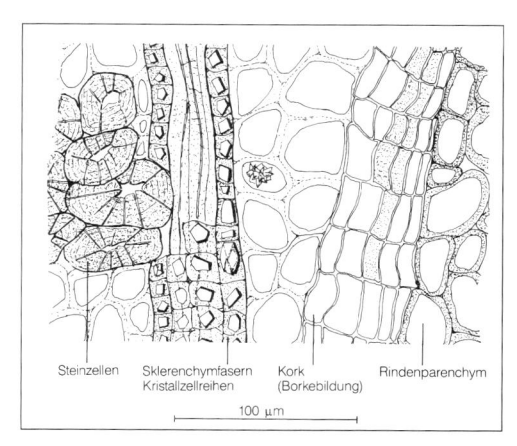

Abb. 3: Längsschnitt

Längsschnitt (Abb. 3): Kork und Kollenchym wie im Querschnitt oder beginnende Borkebildung (wie in dieser Abb.) durch weiter innen angelegte, dünnwandige Korkzellen bildende Korkkambien. Die Bündel dickwandiger, wenig getüpfelter Fasern sind von Kristallzellreihen mit Calciumoxalateinzelkristallen umgeben und werden häufig von unterschiedlich großen Gruppen von Steinzellen begleitet.

4. Reaktion
- 1 g gepulverte Droge (Siebnummer 710) mit 10 ml Ethanol 30% (V/V) versetzen
- 30 min lang im Wasserbad unter Rückflusskühlung erhitzen
- Abkühlen lassen, filtrieren
- 1 ml des Filtrates mit 2 ml einer Lösung von Vanillin (1% m/V) in Salzsäure 36% (m/m) versetzen.

Rotfärbung aufgrund der Reaktion des Vanillins mit den phenolischen Gerbstoffen.

Einige Untersuchungen zur Qualitätssicherung

1. Reinheit
Fremde Bestandteile:
- 100 g Droge auf fremde Bestandteile durchsehen.

Höchstens 2 g (2%) fremde Bestandteile.

2. Weitere Prüfungen (Ph. Eur. 6.0)
In der Apotheke durchführbar: Trocknungsverlust, Asche. Nachweis der Gerbstoffe mit Eisen(III)-chlorid-Lösung (DAC 2006, Bd. III).
Des Weiteren: Spektralphotometrische Gehaltsbestimmung.

Eisenkraut
(Ph. Eur. 8.0)

Verbenae herba
Herba Verbenae

Die zur Blütezeit gesammelten, getrockneten, oberirdischen Teile von *Verbena officinalis* L.
Zur Prüfung erforderlich:
▶ Identität: Ca. 2 g.
▶ Qualitätssicherung: Ca. 100 g (kein Verbrauch).

Identität

1. Organoleptik
Adstringierender, bitterer Geschmack.

2. Beschreibung der Schnittdroge (DAC 2013 AI)

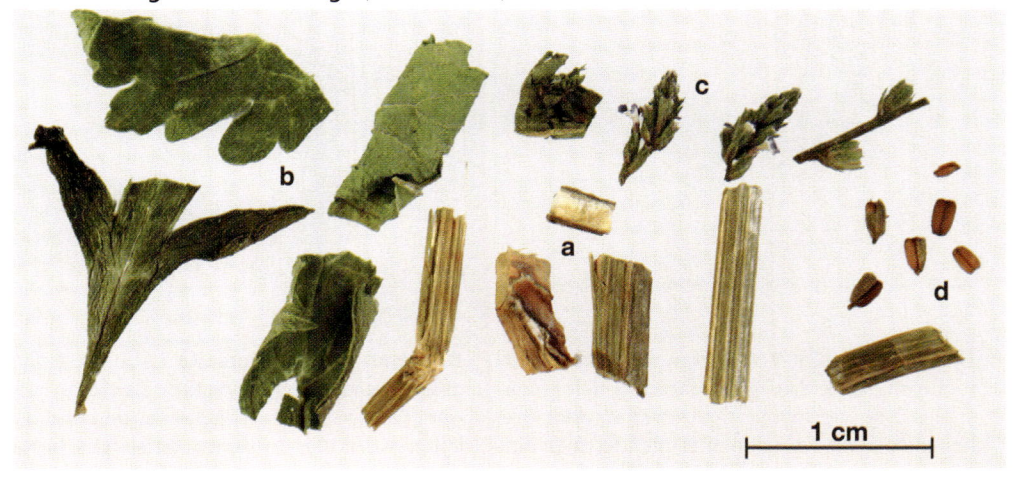

Abb. 1: Schnittdroge

Schnittdroge (Abb. 1): Zahlreiche graue bis graugrüne, längs gerillte, im Querschnitt viereckige Stängelstücke (a). Fragmente der matt graugrünen, unterseits borstig behaarten Blätter (b). Bei grob geschnittener Ware Fragmente der tief fiederförmig gelappten größeren Blätter oder der kleinen nicht gelappten Blätter mit gekerbtem bis gezähntem Rand. Teile der Blütenstände, deren Blüten einen etwa 2 mm langen, röhrenförmigen, dicht drüsig behaarten vier- oder fünfzähnigen Kelch und 3 bis 5 mm lange blasslila Blumenkronen haben (c). Im Kelch eingeschlossene oder frei liegende bis 2 mm lange vierteilige Früchte oder einzelne Nüsschen (d).

3. Mikroskopie

- Vom Kelch eingeschlossene Früchte oder einzelne Früchte suchen. Auf Objektträger legen und mit der Lupe oder der schwachen Vergrößerung des Mikroskopes im Auflicht betrachten
- Einzelne Blattstücke heraussuchen, durchbrechen und teils mit der Oberseite, teils mit der Unterseite nach oben auf Objektträger legen
- Chloralhydrat-Lösung (RV) zufügen
- Mit Deckglas abdecken und ca. ½ min lang aufkochen
- Bei der Verwendung von Drogenpulver sind zwar die Zellelemente aber nicht der Aufbau der Gewebe und Organe erkennbar.

Typische Merkmale: Polygonale bis wellig buchtige Epidermiszellen mit anisocytischen oder anomocytischen Stomata. Einzellige bis 500 µm große Deckhaare mit breiter Basis und gelegentlich Drüsenhaare mit ein- oder mehrzelligem Stiel und aus 4 bis 8 Zellen bestehendem Köpfchen („Zwiebelturmhaare") von 25 oder 65 µm Durchmesser.

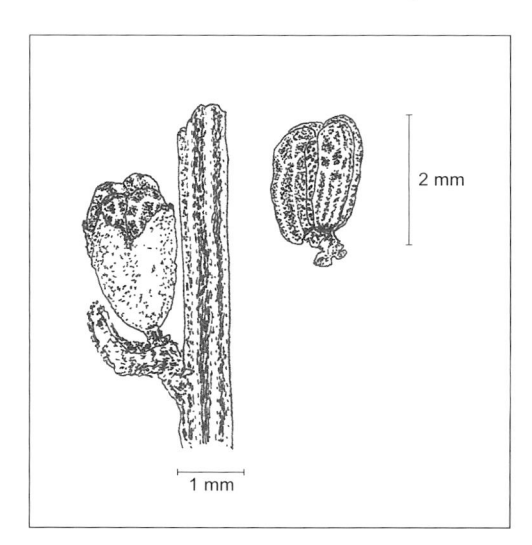

Abb. 2: Früchte

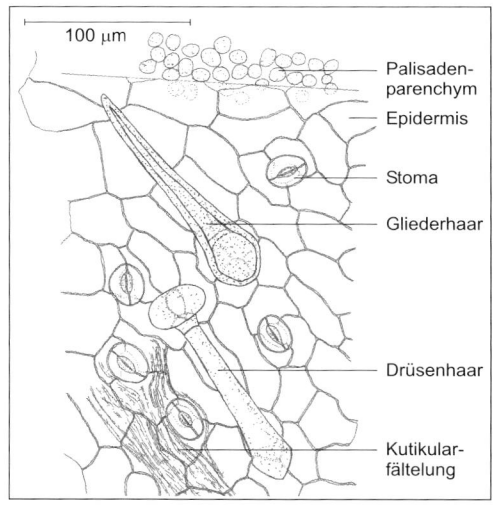

Abb. 3: Blattepidermis, Oberseite

Früchte (Abb. 2): Von einem vier- oder fünfzipfligen, stark drüsig behaarten Kelch eingeschlossene vierteilige Spaltfrüchte oder frei liegende noch zusammenhängende oder einzeln liegende Nüsschen mit auffallend gemusterter Oberfläche.

Blattepidermis, Oberseite (Abb. 3): Polygonale, etwas langgestreckte Epidermiszellen mit etwas wellig buchtigen Wänden und deutlicher Kutikularstreifung. Anisocytische oder anomocytische Stomata. 150 bis 500 µm lange, verdickte, einzellige Haare, die an ihrer Basis von einem Kranz aus 4 aufgewölbten Epidermiszellen umgeben sind. Drüsenhaare („Zwiebelturmhaare") mit mehrzelligem Stiel und abgeflachtem, aus 4 bis 8 Zellen bestehenden Köpfchen, das einen Durchmesser von etwa 25 µm hat, oder mit einzelligem Stiel und einem größeren, eiförmigen aus 8 strahlenförmig angeordneten Zellen bestehenden Köpfchen mit einem Durchmesser von 65 µm.

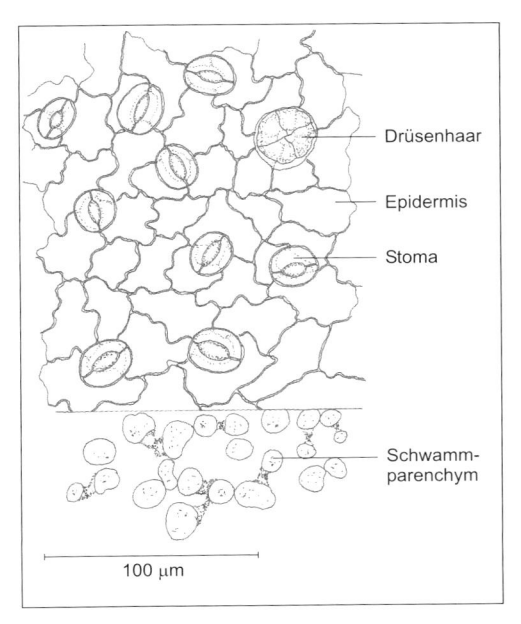

Blattepidermis, Unterseite (Abb. 4): Epidermiszellen kleiner und stärker wellig buchtig als die der Oberseite. Anisocytische und anomocytische Stomata häufiger als oberseits. Durchscheinendes lockeres Schwammparenchym. Drüsenhaare wie auch an der Oberseite. Bis 500 µm lange dickwandige einzellige Haare wie an der Oberseite (ohne Abb.).

Abb. 4: Blattepidermis, Unterseite

4. Dünnschichtchromatographie
Kieselgel HF$_{254}$. Untersuchungslösung:
- 0,5 g gepulverte Droge (Siebnummer 710) mit 5 ml Methanol versetzen
- 10 min lang im Wasserbad von 60 °C erwärmen
- Abkühlen lassen
- Filtrieren.

Referenzlösung: Je 10 mg Arbutin und Rutosid in 10 ml Methanol oder authentische Droge wie Untersuchungsmuster behandeln.

Aufzutragende Menge: Je 20 µl Untersuchungs- und Referenzlösung bandförmig (20 mm × 3 mm) [Zur Verwendung von HPTLC-Platten siehe Seite XV.]

Fließmittel: wasserfreie Ameisensäure – Essigsäure 99 % – Wasser – Ethylacetat (7,5 + 7,5 + 18 + 67).

Laufhöhe: 12 cm.

Laufzeit: Ca. 60 min
- Abdunsten des Fließmittels bei Raumtemperatur
- Mit frisch (!) bereiteter Anisaldehyd-Lösung (RV) besprühen
- 5 bis 10 min lang im Trockenschrank bei 100 bis 105 °C erhitzen
- Am Tageslicht auswerten.

Eisenkraut — Teil II

```
Vergleich    Probe    Tageslicht

                      violett

blau bis braun        braun
Arbutin
bräunlich-gelb        graubraun
Rutosid

                      blaugrau
```

Abb. 5: Dünnschichtchromatographie

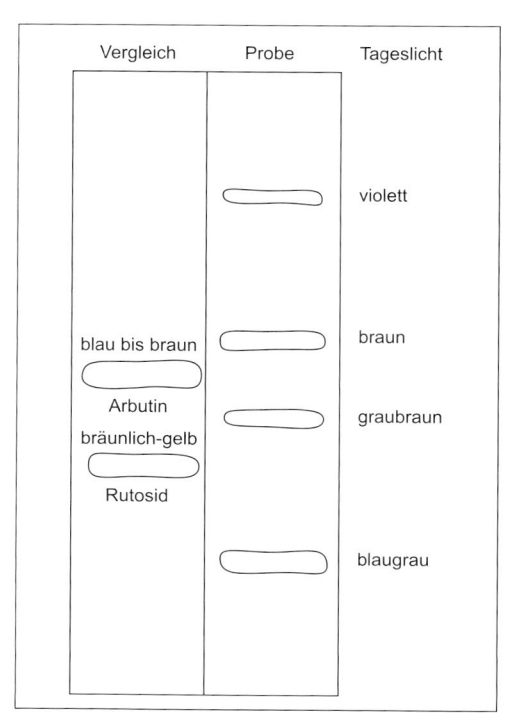

Wichtige Zonen: *Eine braune Zone kurz oberhalb des Arbutins, etwa in der Mitte zwischen dieser und der Front eine violette. Eine graubraune Zone zwischen Rutosid und Arbutin und eine blaugraue zwischen Start und Rutosid (Abb. 5).*

Einige Untersuchungen zur Qualitätssicherung

1. Reinheit
A. Fremde Bestandteile:
▶ 100 g Droge auf fremde Bestandteile durchsehen.

Höchstens 2 g (2 %) fremde Bestandteile.

B. *Aloysia citriodora* (Zitronenverbene):
Organoleptik:
▶ Die Blätter zerreiben und Geruch feststellen.

Ein Geruch nach Zitrone weist auf Blätter von Zitronenverbene hin.

Dünnschichtchromatographie: (vgl. „Identität")

Eine intensive blaue bis blauviolette Zone etwa in Höhe des Rutosids weist auf Zitronenverbene hin.

2. Weitere Prüfungen (Ph. Eur. 8.0)
In der Apotheke durchführbar: Trocknungsverlust, Asche, salzsäureunlösliche Asche. Alternative Dünnschichtchromatographie (DAC 2013 AI).
Des Weiteren: Spektralphotometrische Bestimmung des Verbenalins nach Hochdruckflüssigchromatographie.

Enzianwurzel

(Ph. Eur. 6.0)
(Standardzulassung 9199.99.99)

Gentianae radix
Radix Gentianae

Die getrockneten, unterirdischen Organe von *Gentiana lutea* L.
Zur Prüfung erforderlich:
- Identität: Ca. 3 g.
- Qualitätssicherung: 6 g.

Identität

1. Organoleptik (Ph. Eur. 6.0, DAC 2008, Bd. III)
Dumpfer, charakteristischer Geruch und stark und anhaltend bitterer Geschmack.

2. Beschreibung der Schnittdroge (Ph. Eur. 6.0, DAC 2008, Bd. III)

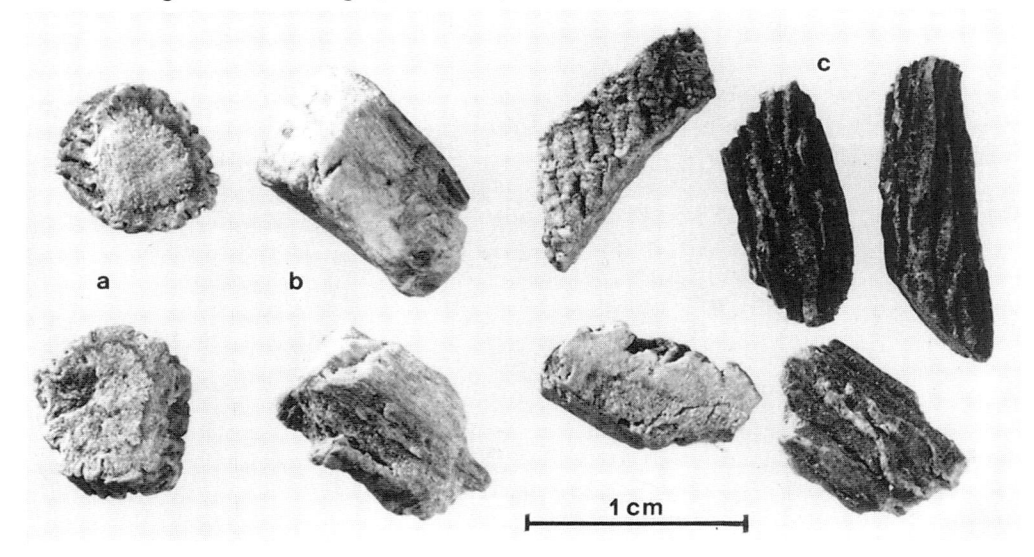

Abb. 1: Schnittdroge

Schnittdroge (Abb. 1): Scheibenförmige (a), oder unregelmäßig eckig geschnittene (b), gelbe- bis rötlichgelbe, jedoch nicht rötlichbraune, quergeringelte Wurzelstock- oder längsrunzlige Wurzelstückchen (c) mit graubraunem Kork. Die Droge ist spröde und bricht mit glattem Bruch.

3. Mikroskopie

- ▶ Außen längs gestreiftes, mindestens einen halben Querschnitt umfassendes Wurzelstückchen 15 bis 30 min lang in kaltem Wasser quellen lassen
- ▶ In eine Mischung aus Ethanol 70 % (V/V) und Glycerol (9 + 1 V/V) legen
- ▶ Mindestens 10 min lang darin belassen
- ▶ Drogenstück mit Daumen an der Seite der Zeigefingerkuppe festhalten und mit frischer Rasierklinge kleine Querschnitte aus verschiedenen Bereichen anfertigen
- ▶ Alle Schnitte auf Objektträger in Chloralhydrat-Lösung (RV) legen
- ▶ Mit Deckglas abdecken und ½ min lang zum Sieden erhitzen.

Typische Merkmale: *Dickwandiges Parenchym mit Calciumoxalatnadeln und Öltropfen, lockerer Holzkörper mit intraxylären Phloemen.*

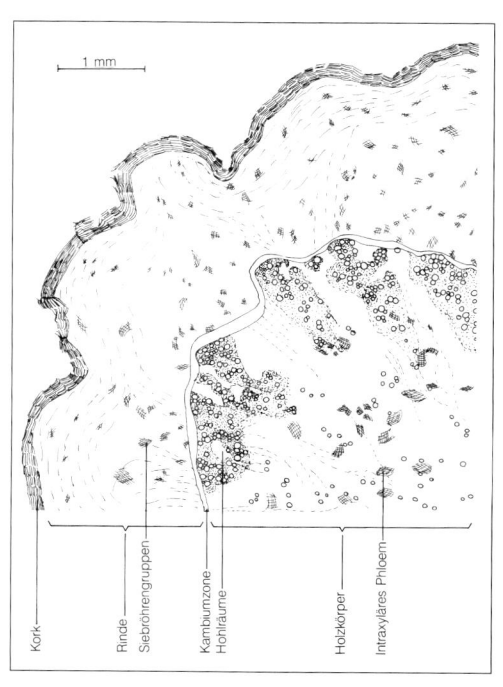

Abb. 2: Wurzelstück, Querschnitt, Übersicht

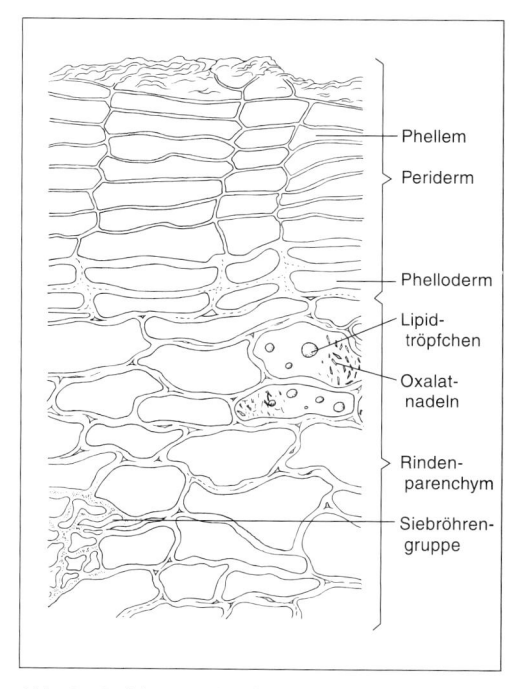

Abb. 3: Periderm und äußere Rinde, Querschnitt

Wurzelstück, Querschnitt, Übersicht

(Abb. 2): Bräunlichgrauer, etwas rissiger Kork; gelblichbraune, mitunter poröse oder lückige Rinde, die in der Nähe der schwarzbraunen Kambiumzone durch braune Siebröhrengruppen undeutlich radial gestreift ist. Innerhalb des Kambiums großer, hell- bis dunkelbrauner Holzkörper, der nur in der kambialen Zone etwas radial strukturiert ist.

Periderm und äußere Rinde, Querschnitt

(Abb. 3): Mehrere Lagen tafelförmiger, dünnwandiger, gelbbrauner Korkzellen und 1 bis 3 Lagen dickwandiges Phelloderm; auf diese folgen nach innen dickwandige, unregelmäßig gestaltete, große Parenchymzellen mit gelblichen, ölartigen Tröpfchen (Lipidtröpfchen) und winzigen Calciumoxalatnadeln (nur in einigen Zellen der Abb. 3 eingezeichnet). Vereinzelt kleinzellige Gruppen von dickwandigen, oft kollabierten Siebelementen.

Kambiumregion, Querschnitt (Abb. 4): Undeutlich vom Parenchym abgesetzte Markstrahlen aus Zellen, die nur wenig radial gestreckt sind. In der sekundären Rinde neben großen, dickwandigen Parenchymzellen kleinzellige Siebröhrengruppen. Die innerhalb der deutlich erkennbaren Kambiumzone vorhandenen, isoliert liegenden oder zu kleinen, weniggliedrigen Gruppen vereinigten Gefäße mit netz- und treppenartigen Wandverdickungen sind mehr oder weniger strahlig im Holzparenchym angeordnet.

Intraxyläres Phloem, Querschnitt: Besonders in den alten Teilen des Holzkörpers liegen kleinzellige Gruppen von Phloemelementen (intraxyläres Phloem), deren Durchmesser der Größe von ein bis drei Parenchymzellen entspricht (ohne Abb.).

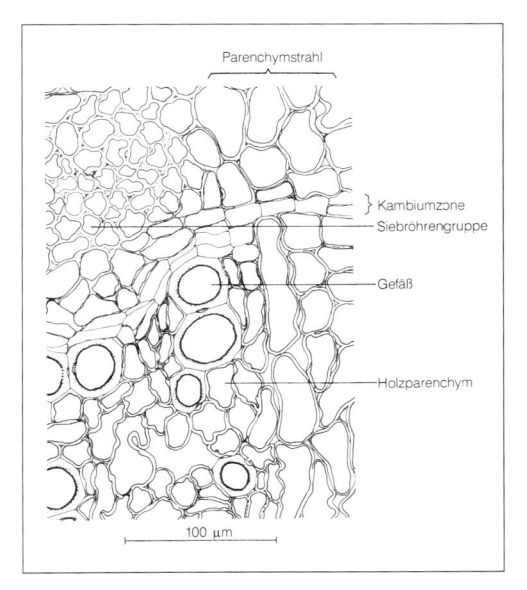

Abb. 4: Kambiumregion, Querschnitt

4. Dünnschichtchromatographie
Kieselgel HF_{254}. **Untersuchungslösung:**
- 1 g gepulverte Droge (Siebnummer 355) mit 25 ml Methanol versetzen
- 15 min lang rühren oder häufiger schütteln und filtrieren
- Filtrat unter vermindertem Druck bei weniger als 50 °C zur Trockne eindampfen
- Rückstand in 5 ml Methanol unter leichtem Erwärmen aufnehmen.

Referenzlösung: Je 5 mg Phenazon und Hyperosid in 10 ml Methanol oder authentische Droge wie Untersuchungsmuster behandeln.
Aufzutragende Menge: Je 20 µl Untersuchungs- und Referenzlösung, bandförmig (20 mm × 3 mm). [Zur Verwendung von HPTLC-Platten siehe Seite XV.]
Fließmittel: Wasser – wasserfreie Ameisensäure – Ethylformiat (4 + 8 + 88).
Laufhöhe: 8 cm, ohne Kammersättigung.
Laufzeit: Ca. 25 min.
- Abdunsten des Fließmittels
- Platte unter der UV-Lampe (254 nm) auswerten
- Fluoreszenzmindernde Zonen markieren
- Mit methanolischer Kaliumhydroxid-Lösung (10% m/V) und anschließend mit einer Lösung von Echtblausalz B (0,5% m/V) in Wasser-Methanol (1 + 1 V/V) besprühen
- Im Tageslicht auswerten.

Löschung im UV Licht		Nach dem Besprühen		
Vergleich	Probe	Probe		
			dunkelviolett	Gentisin
			violettrot	Amarogentin
			hellbraun	Gentiopicrosid
			hellbraun	Swertiamarin

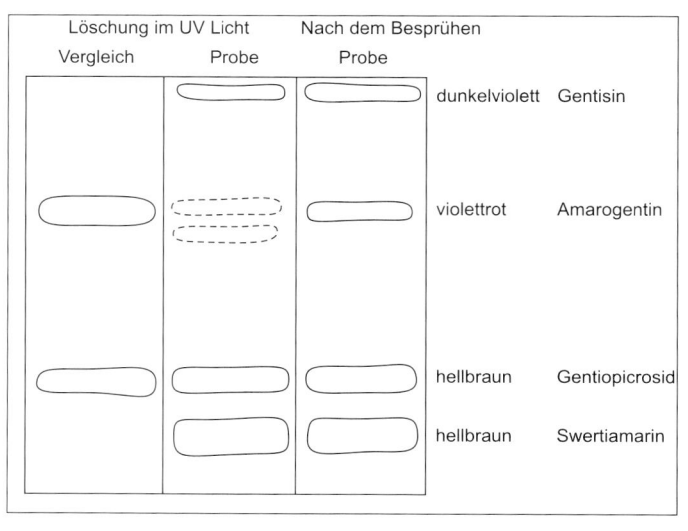

Abb. 5: Dünnschichtchromatogramm

Wichtige Zonen: Die Referenzsubstanzen sind fluoreszenzmindernd. Im Chromatogramm der Untersuchungslösung erscheinen eine stark fluoreszenzmindernde Zone kurz unter der Front, eine schwache etwa in Höhe des Phenazons und eine zweite kurz darunter, eine fluoreszenzmindernde in Höhe des Hyperosids und eine zwischen dieser und dem Start.
Nach dem Besprühen mit Echtblausalzlösung werden die Zone kurz unter der Front intensiv dunkelviolett (Gentisin), die auf Höhe des Phenazons violettrot (Amarogentin) und die in Höhe des Hyperosids (Gentiopicrosid) sowie die zwischen dieser und dem Start (Swertiamarin) hellbraun (Abb. 5).

Einige Untersuchungen zur Qualitätssicherung

1. Reinheit
  A. Andere Enzianarten:
  ▶ Dünnschichtchromatographie: (vgl. Identität).

Direkt oberhalb und direkt unterhalb der Zone des Amarogentins dürfen keine mit Echtblausalz rot werdenden Zonen von Amaropanin und Amaroswerin auftreten. Andernfalls liegen Wurzeln von Gentiana pannonica, G. purpurea oder G. punctata vor.

  B. Extraktgehalt:
  ▶ 5,0 g gepulverte Droge (Siebnummer 710) mit 200 ml siedendem Wasser versetzen
  ▶ 10 min lang unter gelegentlichem Umschütteln stehen lassen
  ▶ Nach dem Erkalten auf 200 ml mit Wasser auffüllen
  ▶ Filtrieren
  ▶ 20 ml Filtrat im Wasserbad in tariertem Becherglas zur Trockne eindampfen
  ▶ Rückstand bei 100° bis 105°C trocknen
  ▶ Der Rückstand muss mindestens 0,165 g wiegen.

Entspricht einem Extraktgehalt von mindestens 33 %. Nicht zugelassene, fermentierte Droge hat einen niedrigeren Extraktgehalt.

2. Weitere Prüfungen (Ph. Eur. 6.0)

In der Apotheke durchführbar: Asche. Alternative Dünnschichtchromatographie (DAC 2008, Bd. III).

Teil II Ephedrakraut 1/5

Ephedrakraut
(Ph.Eur. 8.0)

Ephedrae herba
Herba Ephedrae

Die getrockneten, krautigen Sprosse von *Ephedra sinica* STAPF, *Ephedra intermedia* SCHRENK ET C.A. MEY oder *Ephedra equisetina* BUNGE.
Zur Prüfung erforderlich:
- Identität: Ca. 2 g.
- Qualitätssicherung: 100 g (kein Verbrauch).

Identität

1. Organoleptik
Etwas bitter.

2. Beschreibung der Schnittdroge

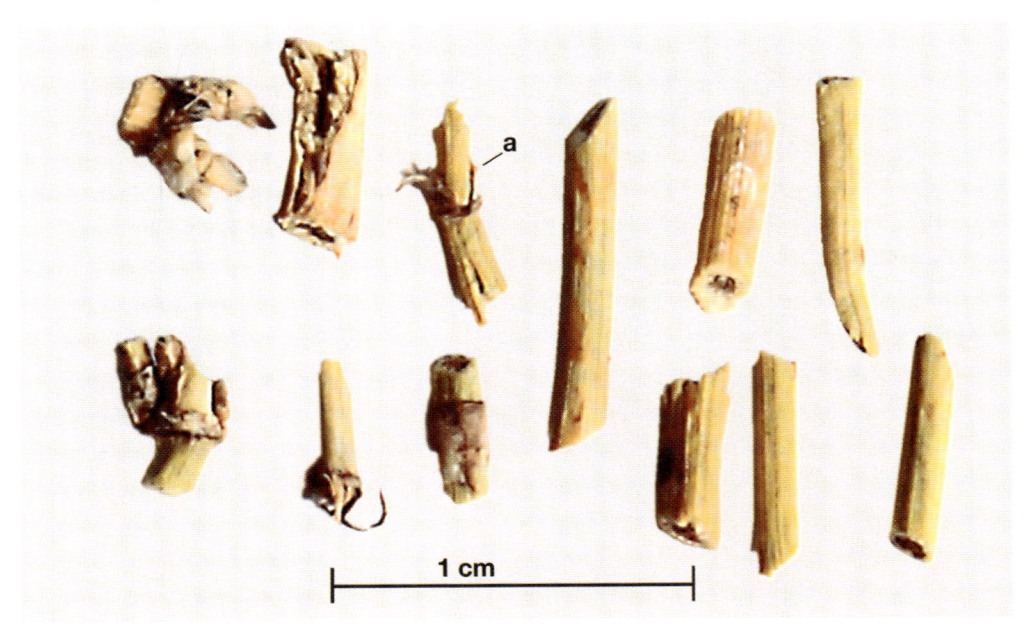

Abb. 1: Schnittdroge

Schnittdroge (Abb. 1): Bruchstücke der 1 bis 3 mm im Durchmesser dicken, zylindrischen, blassgrünen bis gelblich grünen Sprossstücke, mit längs gerillter und leicht rauer Oberfläche. Die an den Knoten stehenden schuppenartigen Blättchen (a) sind meist zweigeteilt, nur selten dreigeteilt. Außerdem kommen kleine, braune, verholzte Achsenstücke vor.

3. Mikroskopie
- Einige Sprossteile ca. 5 min lang in Wasser kochen
- In eine Mischung aus 10 Teilen Ethanol 70% (V/V) und 1 Teil Glycerol überführen
- Mit frischer Rasierklinge Querschnitte und längs orientierte Schnitte bis in die Mitte des Sprosses anfertigen
- Alle Schnitte auf Objektträger in Chloralhydrat-Lösung (RV) legen
- mit Deckglas abdecken und ca. ½ min lang vorsichtig zum Sieden erhitzen.

oder

- Droge pulvern (Siebnummer 710) und Chloralhydratpräparat wie zuvor anfertigen.

Typische Merkmale: Epidermis mit dicker Außenwand und starker Kutikula, Sklerenchymfaserbündel unmittelbar unter der Epidermis in der Rinde und an den ringförmig angeordneten Leitbündeln, im Zentrum großlumige Markzellen. In der Aufsicht rechteckige Epidermiszellen und zahlreiche große Spaltöffnungsapparate, Rindenparenchym mit Oxalatkristallen und Gefäße mit Hoftüpfeln und Spiralgefäße.

Querschnitt, Übersicht (Abb. 2): Epidermis mit Höcker bildenden Zellen, insbesondere unter den Höckern Sklerenchymfaserbündel. In der Rinde verstreut einzelne Sklerenchymfasern oder -bündel. Von Sklerenchymfasern bedeckte, ringförmig angeordnete Leitbündel (bei *Ephedra sinica* 8 bis 10), die bei älteren Stücken einen geschlossenen Leitbündelring bilden.

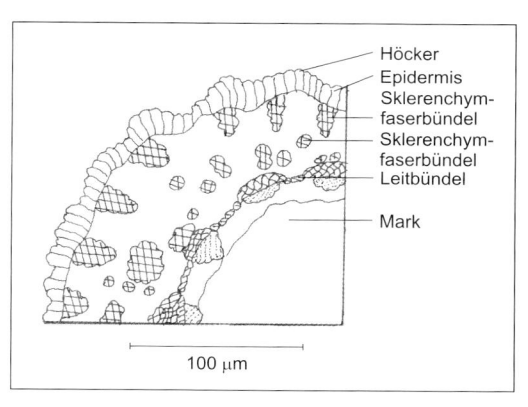

Abb. 2: Querschnitt, Übersicht

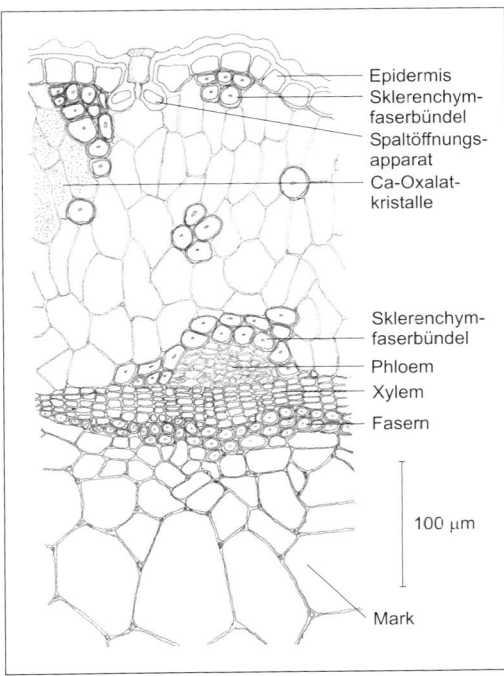

Ephedrakraut

Querschnitt des Sprosses (Abb. 3): Epidermis mit dicker Kutikula und besonders über den Faserbündeln mit einzelnen Höcker bildenden Zellen mit dicken verholzten Wänden. Die Spaltöffnungsapparate sind tief in die Epidermis eingesenkt, Rindengewebe mit 3 bis 5 Lagen palisadenförmiger Zellen, die einen körnigen Inhalt und quader- bis stäbchenförmige Calciumoxalatkristalle enthalten. Im Rindengewebe verstreut einzeln oder in Gruppen angeordnete Faserzellen. Von Faserbündeln bedeckte Leitbündel mit mehr oder weniger kollabierten Phloemzellen und je nach Alter des Sprosses geschlossener Xylemring. Das großzellige Mark ist farblos oder enthält braun gefärbten Inhalt.

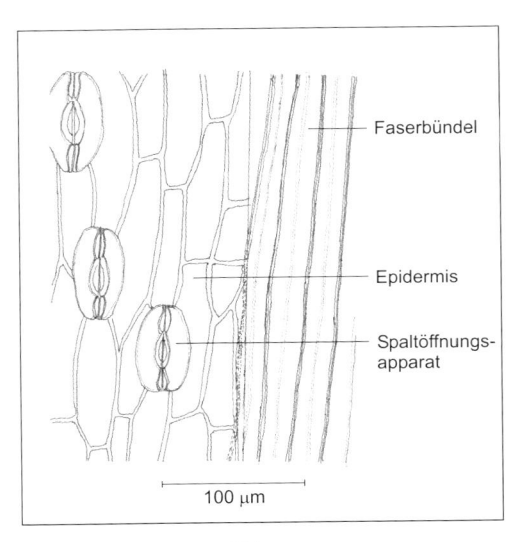

Abb. 3: Querschnitt des Sprosses

Abb. 4: Epidermis, Aufsicht

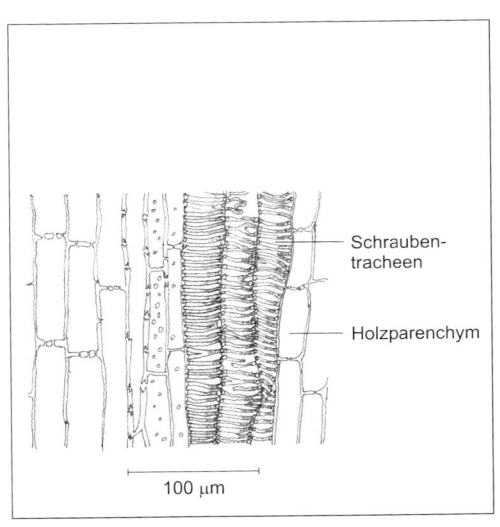

Abb. 5: Xylemelemente

Epidermis, Aufsicht (Abb. 4): In der Flächenansicht langgestreckt rechteckige Epidermiszellen mit zahlreichen Spaltöffnungsapparaten mit kleiner Furche an jedem Ende und großen annähernd elliptischen Schließzellen

Xylemelemente (Abb. 5): Xylem mit Hoftüpfeltracheen und Tracheiden (im radialen Längsschnitt) und Schraubentracheen sowie Holzparenchym.

Ephedrakraut — Teil II

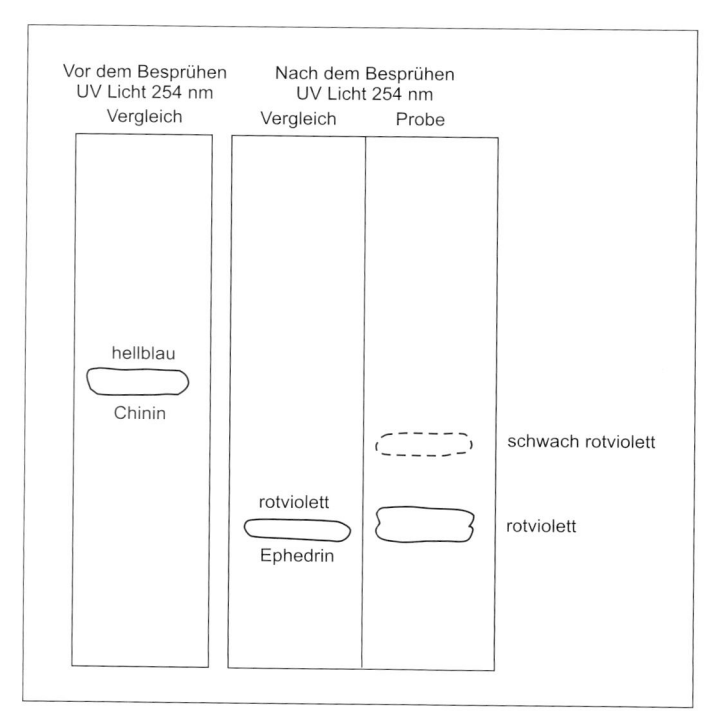

Wichtige Zonen: *(Abb. 6). Im Chromatogramm der Referenzlösung unter dem UV-Licht (254 nmm), hell fluoreszierende Zone des Chinins etwa in der Mitte. Nach dem Besprühen die rotviolette Zone des Ephedrins im unteren Drittel. Im Chromatogramm der Untersuchungslösung rotviolette Zone auf Höhe des Ephedrins und eine schwach rotviolette etwa in der Mitte zwischen der Zone des Chinins und des Ephedrins (Abb. 6).*

Abb. 6: Dünnschichtchromatogramm

---

4. **Dünnschichtchromatographie** (Ph. Eur. 8.0, abgeändert nach DAC 2013 AI)
   Kieselgel HF$_{254}$. **Untersuchungslösung:**
   - 0,2 g gepulverte Droge (Siebnummer 355) mit 0,5 ml konzentrierter Ammoniaklösung (32% m/m) und 10 ml Dichlormethan versetzen
   - 1 h lang im Wasserbad unter Rückfluß erhitzen
   - Erkalten lassen
   - Filtrieren
   - Filtrat zur Trockne eindampfen
   - Rückstand in 2 ml Methanol aufnehmen.
   - **Referenzlösung** (DAC): 10 mg Chininhydrochlorid und 5 mg Ephedrinhydrochlorid in 5 ml Methanol lösen oder authentische Droge wie Untersuchungsmuster behandeln.
   - **Aufzutragende Menge:** Je 20 µl Untersuchungs- und Referenzlösung, bandförmig (20 mm x 3 mm). [Zur Verwendung von HPTLC-Platten siehe Seite XV.]
   - **Fließmittel:** konzentrierte Ammoniak-Lösung (32% m/m) – Methanol - Dichlormethan (2 + 20 + 80).
   - **Laufhöhe:** 10 cm.
   - **Laufzeit:** Ca. 25 min
   - Platte an der Luft trocknen lassen
   - Unter UV-Lampe (254 nm) auswerten
   - Mit Ninhydrn-Lösung (RV) besprühen

- Bei 100–105 °C 10 min lang erhitzen
- Am Tageslicht auswerten.

Einige Untersuchungen zur Qualitätssicherung

1. Reinheit
 Fremde Bestandteile:
 ▶ 100 g Droge auf fremde Bestandteile, durchsehen.

Höchstens 2 g (2 %) fremde Bestandteile.

2. Weitere Prüfungen (Ph. Eur. 8.0)
 In der Apotheke durchführbar: Trocknungsverlust, Asche.
 Des Weiteren: Spektralphotometrische Gehaltsbestimmung des Ephedrins nach HPLC.

Erdbeerblätter

(DAC 2012/2, HMPC-Monographie in Arbeit))

Fragariae folium
Folia Fragariae

Die während der Blütezeit geernteten, getrockneten Laubblätter von *Fragaria vesca* L., *Fragaria moschata* WEST., Fragaria viridis WEST., *Fragaria ananassa* (DUCH.) GUEDES, ihren Hybriden sowie von Hybriden mit anderen Fragaria-Arten oder Mischungen davon.

Zur Prüfung erforderlich:
- Identität: Ca. 2 g.
- Qualitätssicherung: Ca. 100 g (kein Verbrauch).

Identität

1. Organoleptik
Schwacher, an Cumarin erinnernder Geruch und schwach bitterer Geschmack.

2. Beschreibung der Schnittdroge (DAC 2012/2)

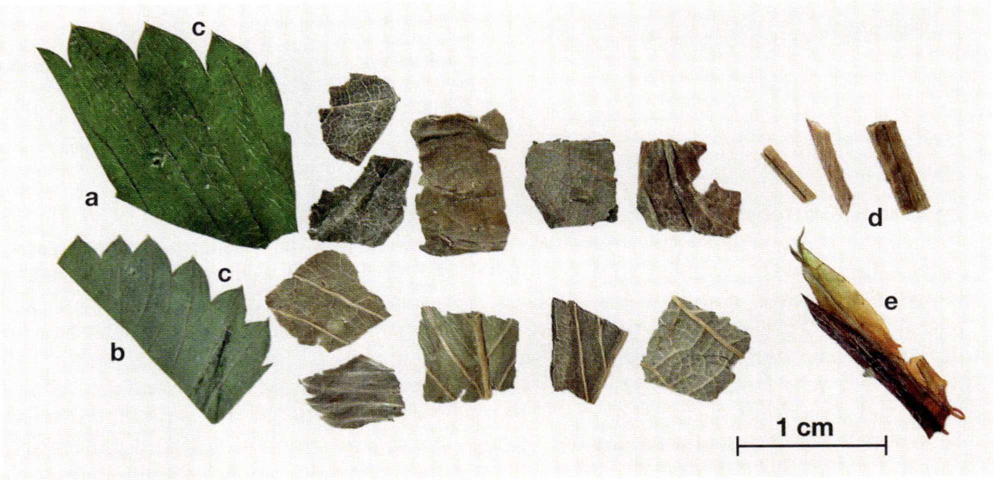

Abb. 1: Schnittdroge

Schnittdroge (Abb. 1):
Runzelige Blattstücke, die oberseits (a, obere Reihe) hell- bis dunkelgrün, unterseits (b, untere Reihe) graugrün und auf der Unterseite deutlich, auf der Oberseite sortenabhängig mehr oder weniger glänzend seidig behaart sind. Der Blattrand (c) ist scharf grob gesägt. Die Blattnerven treten auf der Unterseite deutlich hervor. Sie verlaufen parallel und enden jeweils in den Randzähnen. Stücke

der grünen bis dunkelbraunen, mehr oder weniger behaarten Blattstiele (d) kommen vor. Selten finden sich Blattstielstücke mit an der Basis angewachsenen Nebenblättern (e).

3. Mikroskopie

▶ Einige Blattstücke durchbrechen, zum Teil mit der Oberseite, zum Teil mit der Unterseite nach oben auf Objektträger in Chloralhydrat-Lösung (RV) legen

▶ Mit Deckglas abdecken und ca. ½ min lang vorsichtig zum Sieden erhitzen.

Typische Merkmale: *Oberseits polygonale, geradwandige Epidermiszellen, unterseits schwach wellig buchtige Epidermiszellen, Spaltöffnungsapparate nur unterseits; besonders in Begleitung der Blattnerven Calciumoxalatdrusen, unterseits zusätzliche Einzelkristalle. Unterseits viele meist anliegende, einzellige Deckhaare mit schmalem Lumen und Drüsenhaare, oberseits sortenabhängig weniger behaart.*

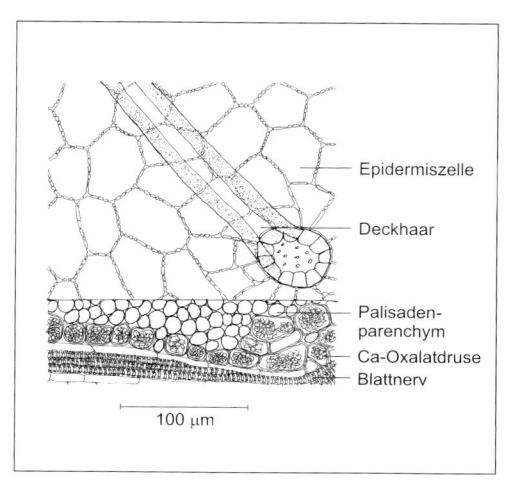

Abb. 2: Epidermis, Blattoberseite

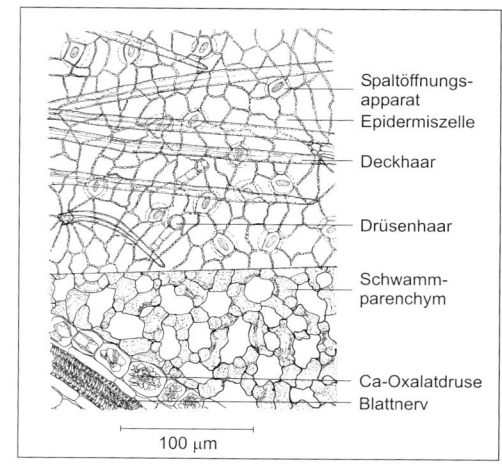

Abb. 3: Epidermis, Blattunterseite

Epidermis, Blattoberseite (Abb. 2): Antikline Wände der polygonalen Epidermiszellen, geradwandig, schwach verdickt und getüpfelt. Lange dickwandige, einzellige Haare (Deckhaare), deren Lumen an der verdickten, getüpfelten Basis erweitert ist. Dargestellt ist als Beispiel ein sehr langes und kräftiges Haar. Unter der Epidermis dicht gepackte Palisadenparenchymzellen. In Begleitung der Blattnerven Calciumoxalatdrusen.

Epidermis, Blattunterseite (Abb. 3): Antikline Wände der Epidermiszellen geradwandig bis schwach wellig, schwach verdickt und getüpfelt, zahlreiche eingesenkte, im Umriss schwer erkennbare, von drei bis 4 Nebenzellen umgebene Spaltöffnungsapparate. Lange, meist anliegende, derbwandige, einzellige Deckhaare. Die an der getüpfelten Basis der Deckhaare angrenzenden Epidermiszellen sind mehr oder weniger strahlig auf die Basis ausgerichtet. Drüsenhaare mit ein- bis dreizelligem Stiel und einzelligem Köpfchen. Unter der Epidermis interzellularenreiches Schwammparenchym. In der Nähe der Leitbündel Calciumoxalatdrusen und Kristalle vom Typ der Einzelkristalle.

4. Dünnschichtchromatographie (DAC 2012/2):
Kieselgel HF$_{254}$. Untersuchungslösung:
- 1 g gepulverte Droge (Siebnummer 355) mit 10 ml Methanol versetzen
- 10 min lang im Wasserbad bei 60 °C erhitzen
- Erkalten lassen
- Filtrieren.

Referenzlösung: Je 1 mg Chlorogensäure und Kaffeesäure (fehlt in DAC 2013 AI) und 3 mg Rutosid in 10 ml Methanol lösen oder authentische Droge wie Untersuchungsmuster behandeln.
Aufzutragende Menge: 20 µl Untersuchungslösung und 10 µl Referenzlösung bandförmig (20 mm x 3 mm). [Zur Verwendung von HPTLC-Platten siehe Seite XV.]
Fließmittel: Ethylacetat – Wasser – wasserfreie Ameisenäure – Essigsäure 99 % (72 + 14 + 7 + 7).
Laufhöhe: 10 cm.
Laufzeit: Ca. 35 min
- Abdunsten des Fließmittels bei 100 bis 105 °C
- Besprühen der noch warmen Platte mit einer Lösung von Diphenylboryloxyethylamin (1 % m/V) in Methanol

Wichtige Zonen: Eine bläuliche Zone in Höhe der Kaffeesäure, eine schwache gelbgrüne bis bläuliche Zone im mittleren Drittel, eine orangefarbene Zone oberhalb der Chlorogensäure, eine gelbgrüne etwa in Höhe des Rutosids, darunter eine orangefarbene. Weitere Zonen können auftreten (Abb. 4).

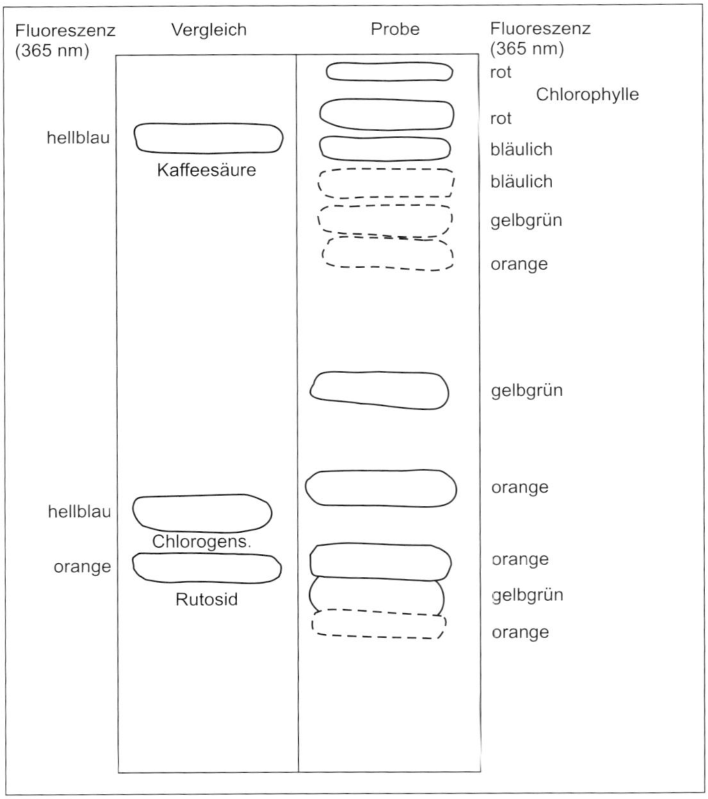

Abb. 4: Dünnschichtchromatogramm

- Nachsprühen mit einer Lösung von Macrogol 400 (Polyethylenglycol) (5% m/V) in Methanol
- Etwa 5 min lang auf 100 bis 105 °C erhitzen oder 30 min lang bei Raumtemperatur liegen lassen
- Unter der UV-Lampe (365 nm) auswerten.

Einige Untersuchungen zur Qualitätssicherung

1. **Reinheit**
   Fremde Bestandteile:
   - 100 g Droge auf fremde Bestandteile durchsehen.

   Höchstens 2 g (2%) fremde Bestandteile.

2. **Weitere Prüfungen** (DAC 2012/2)
   In der Apotheke durchführbar: Trocknungsverlust und Asche.
   Des Weiteren: Alternative Dünnschichtchromatographie (DAC 2013 Al).

Erdrauchkraut

(Ph. Eur 8.0, Standardzulassung 1479.99.99, HMPC-Monographie)

Fumariae herba
Herba Fumariae

Die zur Zeit der vollen Blüte geernteten, getrockneten oberirdischen Teile von *Fumaria officinalis* L.

Zur Prüfung erforderlich:
- Identität: Ca. 3 g.
- Qualitätssicherung: Ca. 100 g (kein Verbrauch).

Identität

1. Organoleptik
Die Droge hat keinen typischen Geruch und schwach bitteren, salzigen Geschmack.

2. Beschreibung der Schnittdroge (DAC 2013 AI)

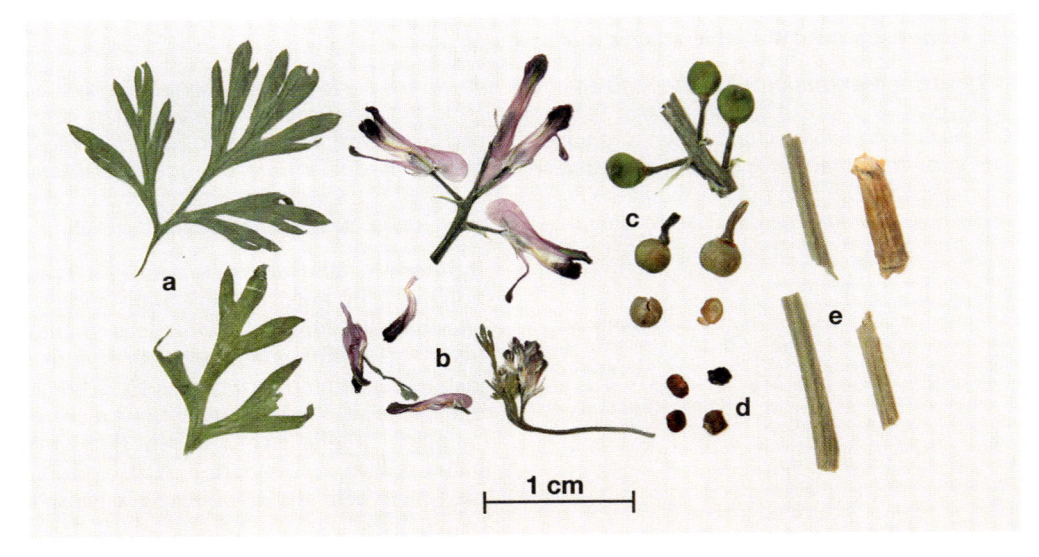

Abb. 1: Schnittdroge

Schnittdroge (Abb. 1): Fragmente der grünlich blauen, auf beiden Seiten kahlen, doppelt fiederspaltigen Blättern mit zwei- bis dreiteiligen Abschnitten (a), die in lanzettlichen bis verkehrt eiförmigen vorne zugespitzten Zipfeln enden. Die kleinen, kurz gestielten Blüten (b, siehe auch Abb. 2) sind in lockeren endständigen Trauben angeordnet. Die grünlich braunen Schließfrüchte (c) sind rund bis kielförmig. Jede Frucht enthält einen kleinen braunen Samen (d). Die Stängel (e) sind hohl, kantig, hellgrün bis grünlich braun.

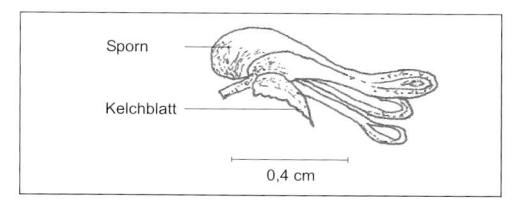

Abb. 2: Blüte

Blüte (Abb. 1 und 2): Die Blüten sind ca. 8 mm lang, deutlich gestielt und monosymmetrisch. Die eiförmigen bis lanzettlichen zwei Kelchblätter sind etwa ein Drittel so lang wie die Blütenkrone. Die vierblättrige Blütenkrone ist blassrosa bis purpurrot, an der Spitze dunkelrot bis braun. Das obere Kronblatt ist kurz gespornt. Die Blüte hat sechs Staubblätter, von denen jeweils drei an den Filamenten verwachsen sind. Aus den oberständigen, einsamigen Fruchtknoten entwickeln sich kugelige, etwa 2 mm große, grüne bis grünlich braune Früchte (Abb. 1c), die je einen braunen Samen enthalten.

3. Mikroskopie
- Zum Aussortieren der Bestandteile etwas von der Droge in Wasser aufweichen
- Aufgeweichte Blüten mit der Lupe betrachten (Abb. 2)
- Eine Blüte mit Rasierklinge längs spalten und auf Objektträger zerdrücken
- Einige Früchte im Mörser zerstoßen
- Einige Blattstücke durchbrechen, zum Teil mit der Oberseite, zum Teil mit der Unterseite nach oben auf Objektträger legen

- Auf alle Objektträger etwas Chloralhydrat-Lösung, (RV) tropfen, mit Deckglas abdecken und ca. ½ min lang vorsichtig zum Sieden erhitzen

oder

- Droge pulvern und Chloralhydrat-Präparat anfertigen.

Typische Merkmale: *Die Blätter sind amphistomatisch. Die Epidermis der Oberseite besteht aus polygonalen bis buchtig polygonalen Zellen mit anomocytischen Spaltöffnungsapparaten, die Schließzellen sind breit und haben einen ungewöhnlich schmalen, kurzen Spalt. Epidermiszellen der Unterseite stärker wellig buchtig. An den Blattspitzen sind die Epidermiszellen zu stumpfen Papillen umgebildet. Der Inhalt der hexaporaten Pollenkörner wölbt sich kappenförmig empor. Das Exokarp der Früchte zeigt eine papillöse Struktur, das Endokarp wellig buchtige, dickwandige Zellen.*

Epidermis, Blattoberseite (Abb. 3): Epidermiszellen in Aufsicht fast geradwandig, ungleichmäßig polygonal, zahlreiche anomocytische Spaltöffnungsapparate mit breitovalen Schließzellen und ungewöhnlich schmalem, kurzen Spalt. Epidermiszellen mit mehr oder weniger rundlichen Kristallen (Sphärokristalle). Unter der Epidermis relativ großzelliges, nicht sehr dichtes, einlagiges Palisadenparenchym.

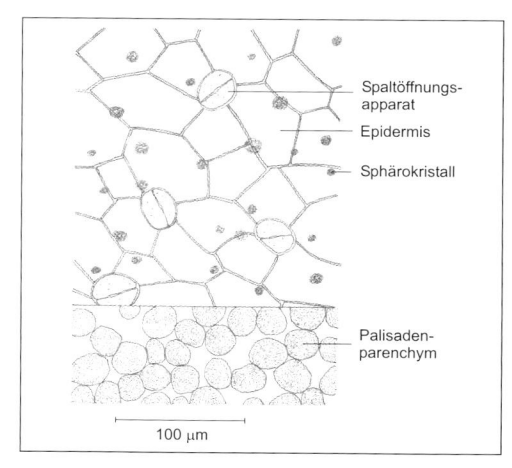

Abb. 3: Epidermis, Blattoberseite

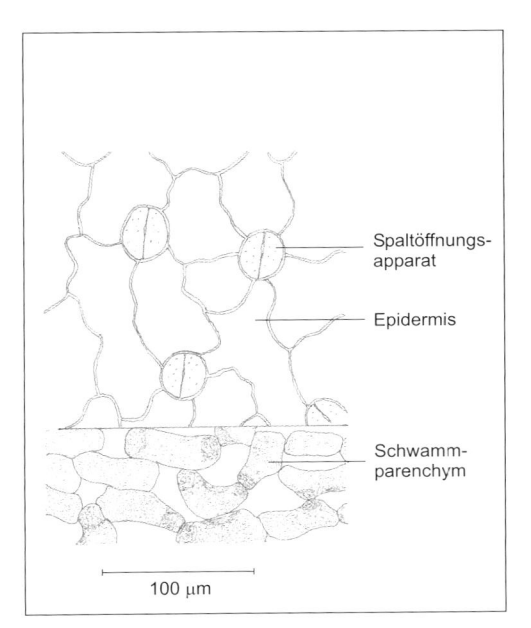

Abb. 4: Epidermis, Blattunterseite

Epidermis, Blattunterseite (Abb. 4): Epidermiszellen in Aufsicht stark wellig buchtig. Spaltöffnungsapparate wie an der Oberseite anomocytisch. Unter der Epidermis mehr oder weniger längliche, armartige Zellen des Schwammparenchyms.

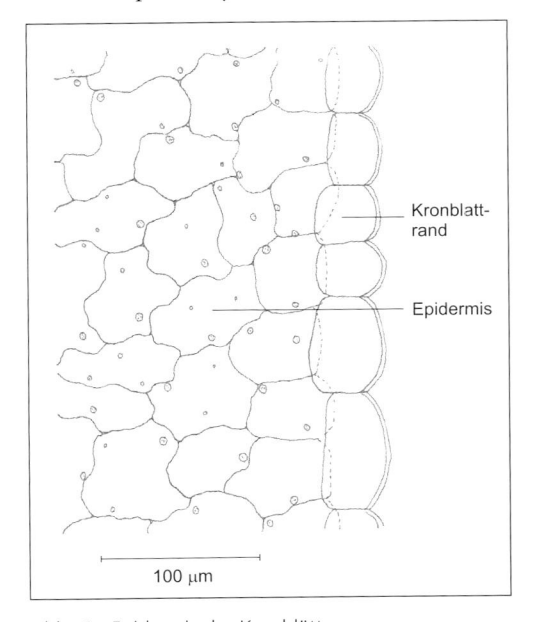

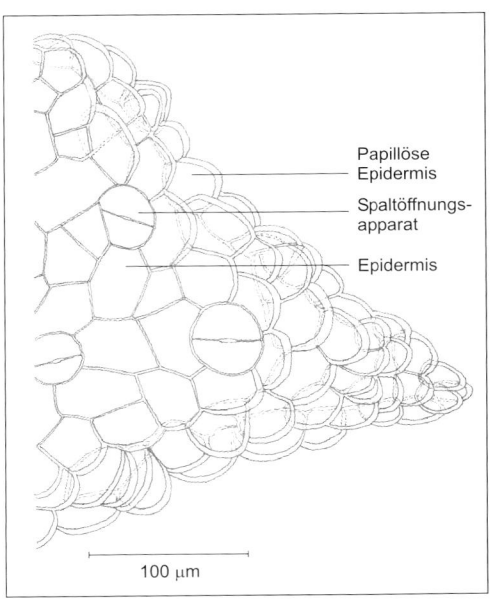

Abb. 5: Spitze der Fiederblätter

Spitze der Fiederblätter (Abb. 5): Fiederblätter bis in die Spitze mit Spaltöffnungsapparaten und besonders am Blattrand mit stumpfen Papillen.

Epidermis der Kronblätter (Abb. 6): Epidermis der Kronblätter mit schwach wellig buchtigen Wänden, randständige Zellen mehr oder weniger gewölbt aber nicht papillös.

Abb. 6: Epidermis der Kronblätter

Endothecium und Pollenkörner (Abb. 7): Endothecium mit feinen, am Boden der Zelle zu einer Platte zusammenlaufenden Verdickungsleisten (Sternendothecium, Abb 7a). Pollenkörner bis 40 µm groß mit 6 Keimporen, von denen in Aufsicht meist nur 3 oder 4 erkennbar sind und feinkörniger Oberfläche. Der Inhalt der Pollenkörner wölbt sich kappenartig nach außen (Abb. 7b).

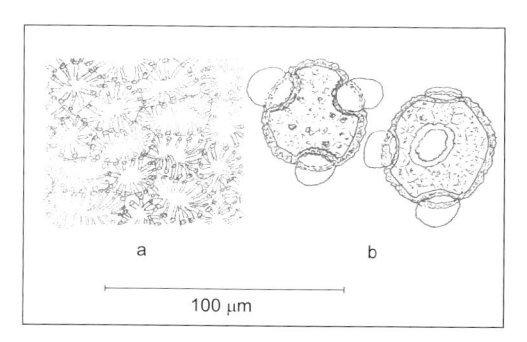

Abb. 7: Endothecium und Pollenkörner

Epidermen der Frucht (Abb. 8): Epikarp (äußere Epidermis des Perikarps) mit polygonalen, dünnwandigen Zellen und warziger Oberfläche (Abb. 8a). Endokarp (Epidermis der Innenseite) mit stark wellig buchtigen, unterschiedlich verdickten Steinzellen (Abb. 8b). Zwischen den beiden Epidermen einige Lagen Parenchym, stark verdickte unregelmäßig wellig buchtige Zellen und wieder Parenchym (ohne Abb.). Die Samenschale besteht aus dünnwandigen, bräunlichen, länglichen polygonalen Zellen (ohne Abb.)

Stengelfragmente: Im Pulverpräparat finden sich zahlreiche langgestreckte Elemente und Schraub-, Hoftüpfel- oder Netzgefäße der Leitbündel sowie längliche Parenchymzellen (ohne Abb.).

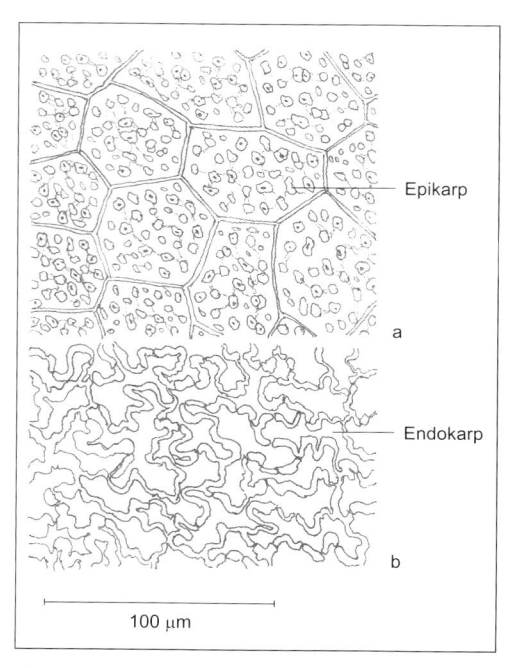

Abb. 8: Epidermen der Frucht

4. Dünnschichtchromatographie (Ph. Eur 8.0)
Kieselgel HF$_{254}$. Untersuchungslösung:
Alternativ die weniger arbeitsaufwändige Vorschrift nach Standardzulassung.
▶ 2 g gepulverte Droge (Siebnummer 355) mit 15 ml Schwefelsäure (0,05 mol·l^{-1}, ca. 0,5 % m/V) versetzen
▶ 15 min lang rühren
▶ Abfiltrieren
▶ Unter Nachwaschen der Gefäße und des Filters mit Schwefelsäure (0,05 mol·l^{-1}, ca. 0,5 % m/V) bis auf 20 ml auffüllen
▶ Filtrat mit 1 ml konzentrierter Ammoniaklösung (25 % m/m) und 10 ml Ethylacetat versetzen

- Rühren – nicht schütteln (!), falls erforderlich zentrifugieren und die obere Phase abheben oder im Scheidetrichter trennen
- Untere Phase noch einmal mit 10 ml Ethylacetat versetzen
- Rühren, (evtl.) zentrifugieren und wieder die obere Phase abheben
- Vereinigte organische (obere) Phasen über so viel wasserfreiem Natriumsulfat trocknen, bis dieses feinkörnig bleibt
- Abfiltrieren
- Filtrat unter vermindertem Druck zur Trockne eindampfen
- Rückstand in 0,5 ml Methanol aufnehmen.

Referenzlösung: Je 5 mg Noscapinhydrochlorid (an Stelle des von der Ph. Eur. vorgeschriebenen Protopins) und Chinin in 10 ml Methanol lösen oder authentische Droge wie Untersuchungsmuster behandeln.

Aufzutragende Menge: Je 30 µl Untersuchungs- und Referenzlösung bandförmig (20 mm x 3 mm). [Zur Verwendung von HPTLC-Platten siehe Seite XV.]

Fließmittel: Konzentrierte Ammoniaklösung (33 % m/m) – Ethanol 96 % – Aceton – Toluol (2 + 6 + 40 + 52).

Laufhöhe: 15 cm.

Laufzeit: 35 min

Wichtige Zonen: Im UV-Licht 365 nm erscheint die Zone des Noscapins im oberen Drittel gelblich bis orange und die des Chinins im mittleren Drittel hellblau. Im Chromatogramm der Untersuchungslösung erscheinen zahlreiche farbschwache bläulich oder gelblich oder grünlich fluoreszierende Zonen. In Höhe des Noscapins liegt eine bläuliche und darunter drei weitere Zonen. In Höhe des Chinins liegt eine orangefarben fluoreszierende Zone. Nach dem Besprühen erscheinen drei orangefarbene Zonen in Höhe des Noscapins und darunter und je eine schwach braunrote etwas oberhalb und in Höhe des Chinins. Weitere Zonen können auftreten (Abb. 9).

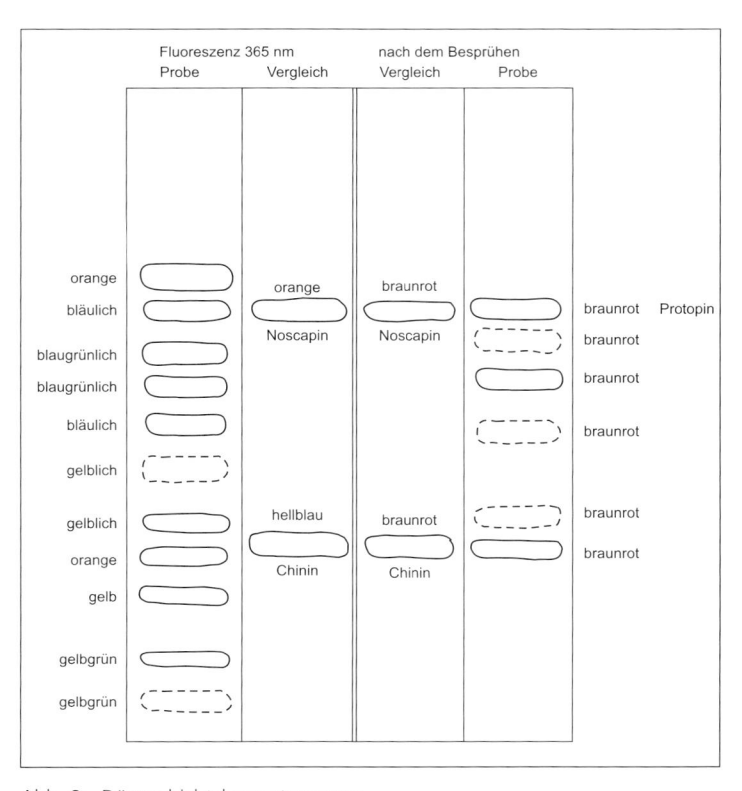

Abb. 9: Dünnschichtchromatogramm

- Platte bis zum Verschwinden des Fließmittelgeruches bei Raumtemperatur trocknen
- Im UV-Licht (365 nm) auswerten
- Mit einer Mischung von Dragendorffs Reagenz R 2-Stammlösung (RV), Essigsäure 99 % und Wasser (1 + 2 + 10) bis zum Erscheinen orangefarbener Zonen besprühen
- Am Tageslicht auswerten.

Einige Untersuchungen zur Qualitätssicherung

1. Reinheit
Fremde Bestandteile:
- 100 g Droge auf fremde Bestandteile durchsehen.

Höchstens 2 g (2 %) fremde Bestandteile.

2. Weitere Prüfungen (Ph. Eur. 8.0)
In der Apotheke durchführbar: Trocknungsverlust und Asche
Des Weiteren: Prüfung auf Cadmium, potentiometrische Gehaltsbestimmung der Alkaloide oder acidimetrische Gehaltsbestimmung gegen Methylrot-Mischindikator (Standardzulassung), alternative Dünnschichtchromatographie (DAC 2013 Al, Standardzulassung).

Eschenblätter*
(Ph. Eur. 8.0, HMPC-Monographie)

Fraxini folium
Folia Fraxini

Die getrockneten Laubblätter von *Fraxinus excelsior* L. oder von *Fraxinus angustifolia* Vahl (Syn. *Fraxinus oxyphylla* M. Bieb).

Zur Prüfung erforderlich:
- Identität: Ca. 2 g.
- Qualitätssicherung: Ca.100 g (kein Verbrauch).

Identität

1. Organoleptik
Die Droge ist geruchlos und bei längerem Kauen von bitterem, zusammenziehenden Geschmack.

2. Beschreibung der Schnittdroge
(Hager)
Schnittdroge (Abb. 1): Die Bruchstücke der meist von der hellbraunen, kräftigen Blattspindel (Rhachis) losgelösten, am Grund etwas ungleichförmigen (a), vorne zugespitzten (b) Blättchen sind oberseits (c) dunkelgrün und unterseits (d) graugrün und bis auf das Endfiederblättchen ungestielt. (Obere Reihe: Fr. excelsior untere Reihe: Fr. oxyphylla). Auf der Unterseite treten die gelblichweißen, meist stärker behaarten Hauptnerven und die weniger behaarten Sekundärnerven hervor. Der Blattrand der Blätter von F. excelsior ist etwas stärker gezähnt und auf etwa jeden zweiten Zahn läuft ein Sekundärnerv zu. Der Blattrand der Blätter von F. oxyphylla ist schwach gezähnt, auf jeden Zahn läuft jeweils ein Sekundärnerv zu. Stücke der hellbraunen Rhachis (e) kommen vor. Mehr oder weniger markige Stängelteile (f) sind den „fremden Bestandteilen" zuzuordnen.

---

* **Stellungnahme der Kommission E:**
  Da die Wirksamkeit von Eschenblättern bei den beanspruchten Anwendungsgebieten nicht nachgewiesen ist, kann eine therapeutische Anwendung nicht befürwortet werden. (Die Stellungnahme des HMPC liegt derzeit noch nicht vor.)

Eschenblätter

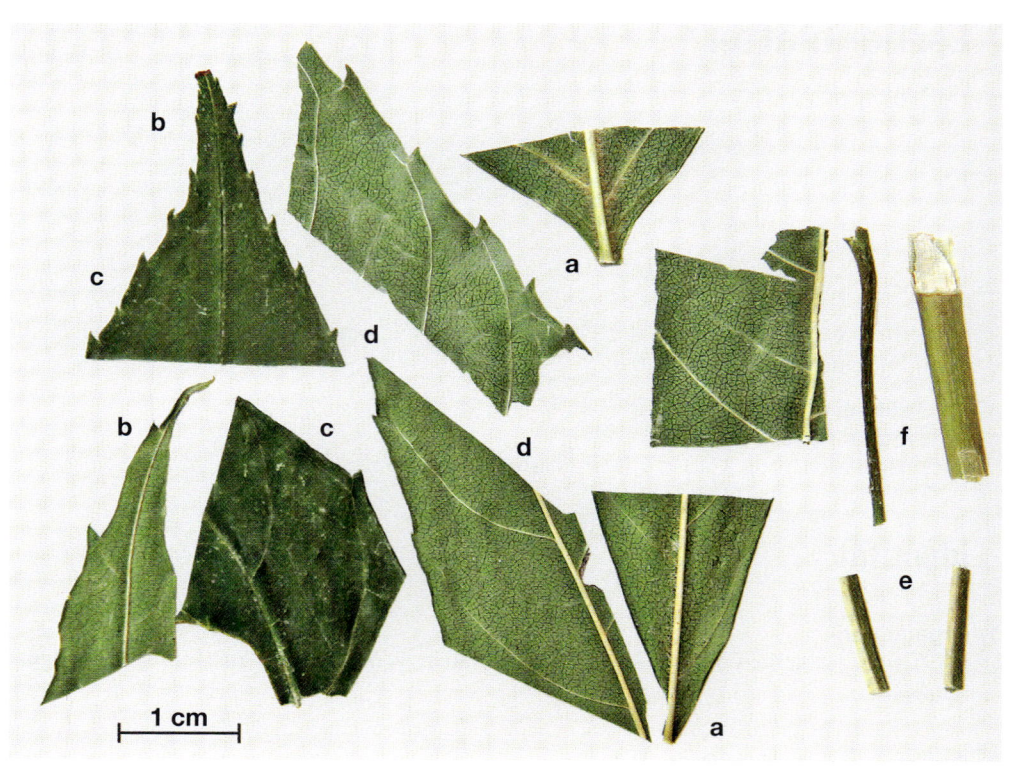

Abb. 1: Schnittdroge

3. Mikroskopie
- Einige Blattstücke durchbrechen und mit der Oberseite bzw. der Unterseite nach oben auf Objektträger in Chloralhydratlösung (RV) legen
- Mit Deckglas abdecken und ca. ½ min lang vorsichtig zum Sieden erhitzen.

Typische Merkmale: *Polygonale oder wellig buchtige Epidermis der Oberseite, stärker wellig buchtige Epidermis der Unterseite mit zahlreichen Spaltöffnungsapparaten mit vier bis neun Nebenzellen. In Aufsicht schildförmige Drüsenhaare. Besonders an den Blattnerven unterseits ein- bis dreizellige, dickwandige Deckhaare.*

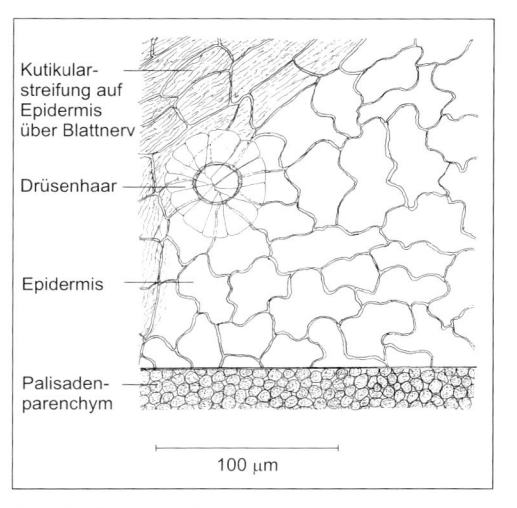

Abb. 2: Epidermis, Oberseite

Fraxinus excelsior
Epidermis, Oberseite (Abb. 2): Die spaltöffnungsfreie Epidermis der Oberseite hat in Aufsicht fast geradwandige, polygonale bis stark wellig buchtige Zellen. In die Epidermis eingesenkt finden sich schildförmige 40 – 60 µm weite Drüsenhaare, die auf einem einzelligen Stiel acht oder mehr dünnwandige Drüsenzellen tragen. Die Epidermis kann eine leichte Kutikularstreifung zeigen. Unter der Epidermis ist das Palisadenparenchym aus in Aufsicht rundlichen, dicht stehenden Zellen erkennbar und die Leitbündel In den Zellen der Bündelscheide kann je eine kleine Oxalatdruse vorkommen (ohne Abb.).

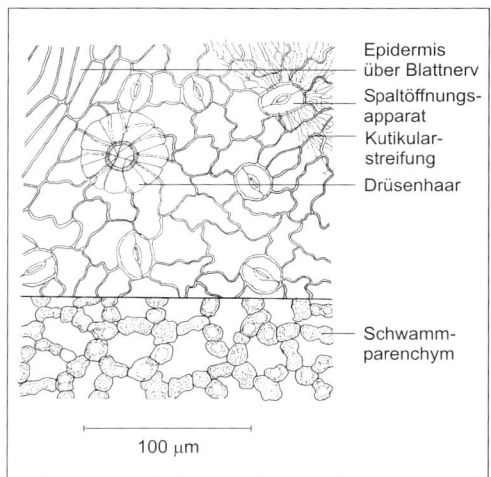

Abb. 3: Epidermis, Unterseite

Epidermis, Unterseite (Abb. 3): Die in Aufsicht stark wellig buchtige Epidermis der Unterseite enthält viele anomocytische Spaltöffnungsapparate mit vier bis neun Nebenzellen. Sie zeigt eine deutliche Kutikularstreifung und trägt ebenfalls die für die Oberseite beschriebenen Drüsenschuppen. Unter der Epidermis ist das Schwammparenchym aus rundlichen bis hantelförmigen Zellen erkennbar.

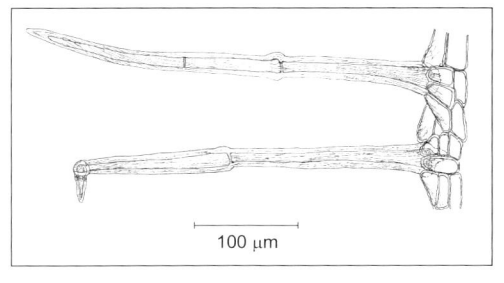

Abb. 4: Haare der Blattunterseite

Haare der Blattunterseite (Abb. 4): Besonders auf den stärkeren Blattnerven unterseits, seltener an der Oberseite finden sich dickwandige ein- bis dreizellige Deckhaare, die gerade oder stark abgebogen sind.

Fraxinus oxyphylla, Epidermis von Ober- und Unterseite (Abb. 5): Der Aufbau der Epidermis von Blattober- und -unterseite entspricht im Wesentlichen dem für Fraxinus excelsior beschriebenen. In Begleitung der Leitbündel können regelmäßige Reihen von kleinen Calciumoxalatdrusen vorkommen, wobei jede Zelle der Bündelscheide nur einen Kristall enthält.
Haare finden sich bevorzugt unterseits an den größeren Blattnerven.

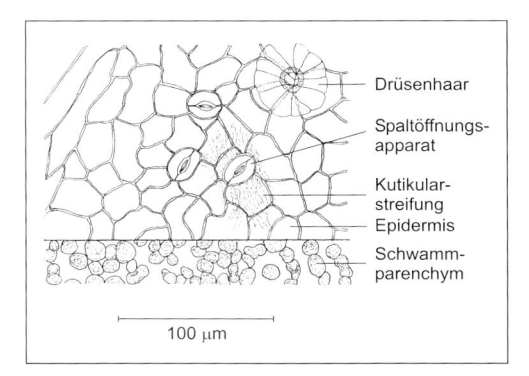

Abb. 5: Epidermis von Ober- und Unterseite

(Beschriftungen der Abb. 5: Drüsenhaar, Spaltöffnungsapparat, Kutikularstreifung, Epidermis, Schwammparenchym, 100 µm)

4. **Dünnschichtchromatographie** (Ph. Eur. 8,0 abgeändert)
Kieselgel HF_{254}. **Untersuchungslösung:**
▶ 1 g gepulverte Droge (Siebnummer 355) mit 20 ml Methanol versetzen
▶ 10 min lang unter gelegentlichem Schütteln im Wasserbad auf 40 °C erwärmen
▶ Abkühlen lassen
▶ Filtrieren.
Referenzlösung: 5 mg Rutosid und je 1 mg Kaffeesäure und Chlorogensäure in 10 ml Methanol lösen oder authentische Droge wie Untersuchungsmuster behandeln.

Wichtige Zonen: Eine intensive gelbe Zone etwas oberhalb der Chlorogensäure (Acteosid). Bei Fraxinus excelsior kann darüber noch eine gelbliche Zone liegen. Eine schwache gelbgrüne Zone in Höhe der Chlorogensäure. Eine orangefarbene Zone in Höhe des Rutosids. (Abb. 6)

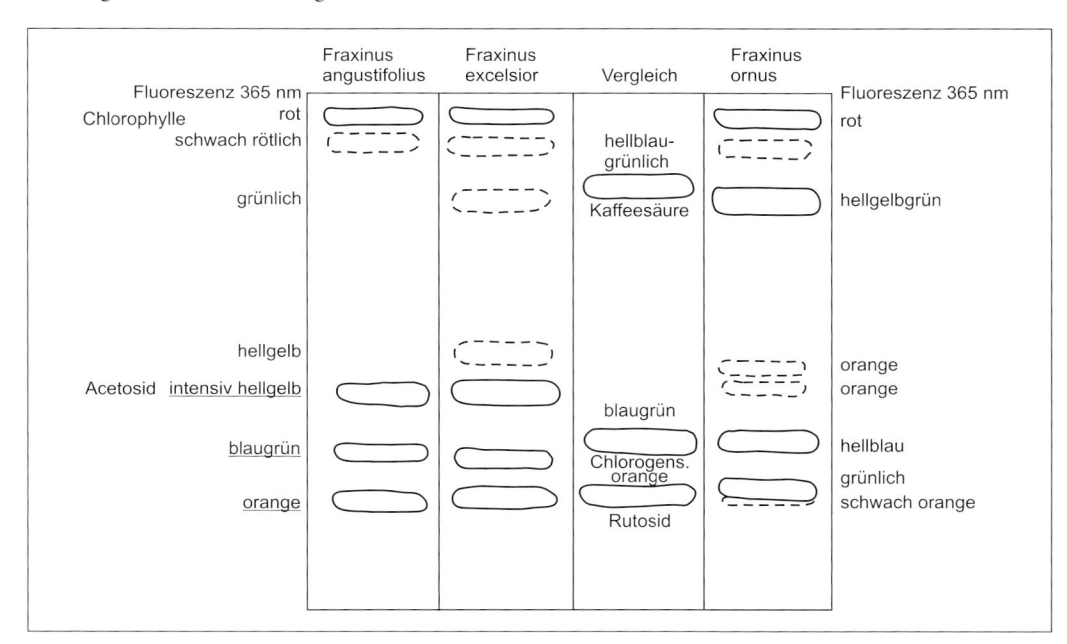

Abb. 6: Dünnschichtchromatogramm

Aufzutragende Menge: Je 10 µl Untersuchungs- und Referenzlösung bandförmig (20 mm x 3 mm). [Zur Verwendung von HPTLC-Platten siehe Seite XV.]
Fließmittel: wasserfreie Ameisensäure – Wasser – Ethylacetat (10 + 10 + 80).
Laufhöhe: 10 cm.
Laufzeit: Ca. 30 min
- Abdunsten des Fließmittels bei Raumtemperatur
- Besprühen der Platte mit einer Lösung von Diphenylboryloxyethylamin (1 % m/V) in Methanol
- Nachsprühen mit einer Lösung von Macrogol 400 (Polyethylenglycol) (5 % m/V) in Methanol
- Ohne vorher die Platte zu erhitzen, unter der UV-Lampe (365 nm) auswerten.

Einige Untersuchungen zur Qualitätssicherung

1. **Reinheit**
   A. Fremde Bestandteile:
   - 100 g Droge auf Stängelteile und fremde Bestandteile durchsehen

   Höchstens 3 g (3 %) Stängelanteile und höchstens 2 g (2 %) andere fremde Bestandteile.

   B. Fraxinus ornus
   - vgl. „Identität", Mikroskopie

   Das Vorkommen von unterschiedlich großen Oxalateinzelkristallen oft zu mehreren in einer Zelle in Begleitung der Leitbündel und gelegentlich auch Drusen weist auf Blätter von Fraxinus ornus (Mannaesche) hin (Abb. 7 und 8).

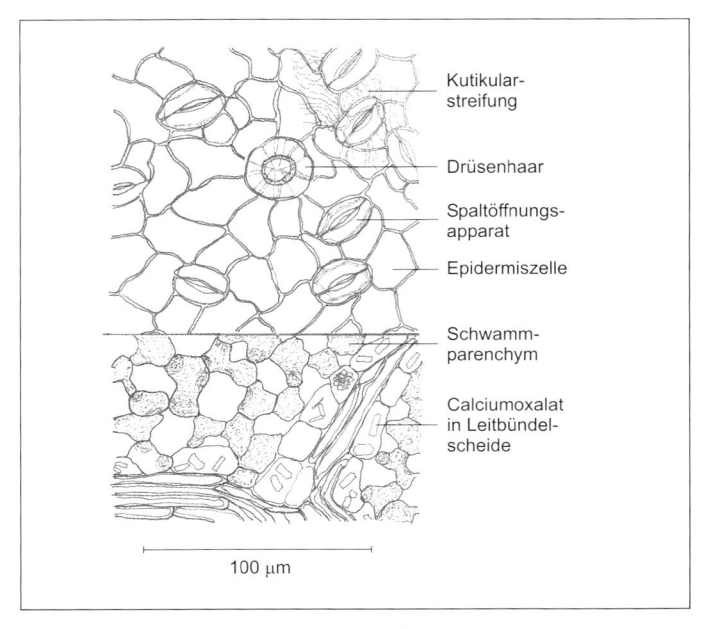

Abb. 7: Aufsicht auf die Epidermisunterseite

Beschriftungen: Kutikularstreifung, Drüsenhaar, Spaltöffnungsapparat, Epidermiszelle, Schwammparenchym, Calciumoxalat in Leitbündelscheide, 100 µm

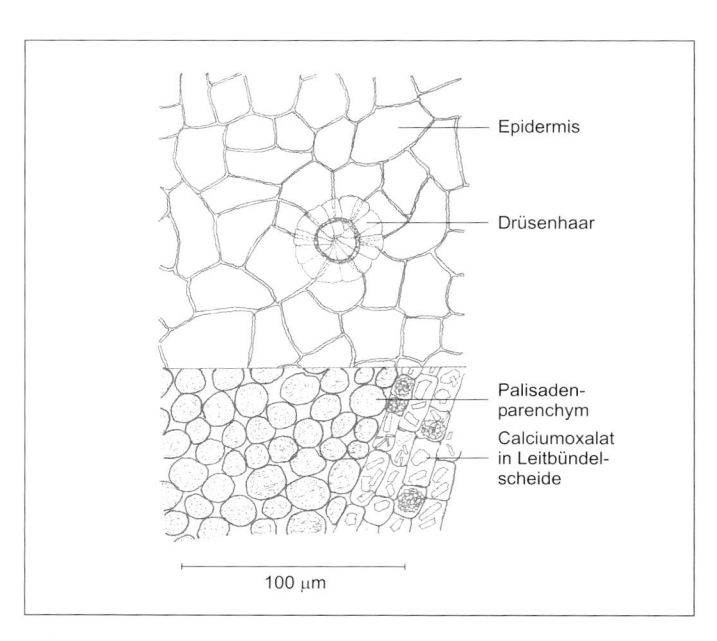

Abb. 8: Oberseite

C. Fraxinus ornus L.
▶ vergleiche „Identität", Dünnschichtchromatographie
Das unter Identität erhaltene Chromatogramm wird ausgewertet.

2. Weitere Prüfungen (Ph. Eur 8.0)
In der Apotheke durchführbar: Trocknungsverlust, Asche
Des Weiteren: Spektralphotometrische Gehaltsbestimmung der Hydroxyzimtsäuren berechnet als Chlorogensäure.

Fehlt im Dünnschichtchromatogramm die Zone des Acteosids, und findet sich anstelle der gelbgrünen Zone etwa in Höhe der Chlorogensäure eine intensive hellblaue Zone, liegt die Verfälschung Fraxinus ornus L. vor. Die von Ph. Eur. geforderte Abwesenheit von Chlorogensäure ist dünnschichtchromatographisch wegen der Überlagerung durch die intensiv blaue Zone nicht eindeutig nachzuweisen. An Stelle der orangefarbenen Zone in Höhe des Rutosids liegt eine grünliche Zone, unterhalb der nach Erhitzen auf 105 °C eine schwache orangefarbene sichtbar werden kann (Abb. 6.). Das Dünnschichtchromatogramm ist nicht zum Nachweis einer Verunreinigung mit Fr. ornus sondern nur zum Nachweis einer Verwechslung verwendbar.

Eucalyptusblätter

Eucalypti folium
Folia Eucalypti

(Ph. Eur. 8.0, Standardzulassung 9299.99.99, HMPC-Monographie in Arbeit)

Die getrockneten Laubblätter von *Eucalyptus globulus* Labill.

Zur Prüfung erforderlich:
- Identität: Ca. 2 g.
- Qualitätssicherung: Ca. 40 g (10 g Verbrauch).

Identität

1. **Organoleptik** (Ph. Eur. 8.0, DAC 2013 AI)
Aromatischer Geruch nach Cineol und schwach bitterer, adstringierender Geschmack.

2. **Beschreibung der Schnittdroge** (DAC 2013 AI)

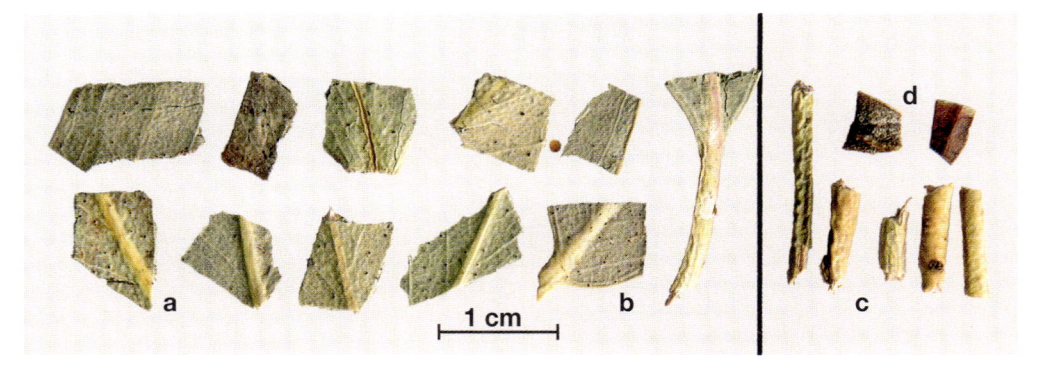

Abb. 1: Schnittdroge

Schnittdroge (Abb. 1): Stücke der ledrigen, steifen, kahlen, graugrünen Blätter, die beidseitig durch kleine Korkwarzen dunkelbraun punktiert sind. Einzelne Stücke mit besonders an der Unterseite deutlichem, gelblich grünem Mittelnerv (a) und glattem, etwas verdicktem, höchstens leicht gewelltem Blattrand (b). Teile der 2 bis 3 cm langen runzeligen, in sich gedrehten Blattstiele. (Zu Abb. 1c und d siehe „Prüfung auf Fremde Bestandteile").

3. Mikroskopie
- Einige Blattstücke etwa 10 min lang in Wasser aufkochen
- Ein Blattstück zwischen zugespitztes, gespaltenes Styroporblöckchen einklemmen und mit frischer Rasierklinge Querschnitte anfertigen
- Flächenschnitte von Ober- oder Unterseite anfertigen
- Schnitte auf Objektträger in Chloralhydrat-Lösung (RV) einlegen
- Mit Deckglas abdecken und ca. 20 s lang zum Sieden erhitzen.

Typische Merkmale: *Polygonale Epidermiszellen mit zahlreichen Spaltöffnungsapparaten und dicker Außenwand mit Kutikula, schizolysigene Exkretbehälter im Mesophyll, Calciumoxalatkristalle und Drusen im Mesophyll, Faserbündel mit Kristallzellreihen, Korkwarzen.*

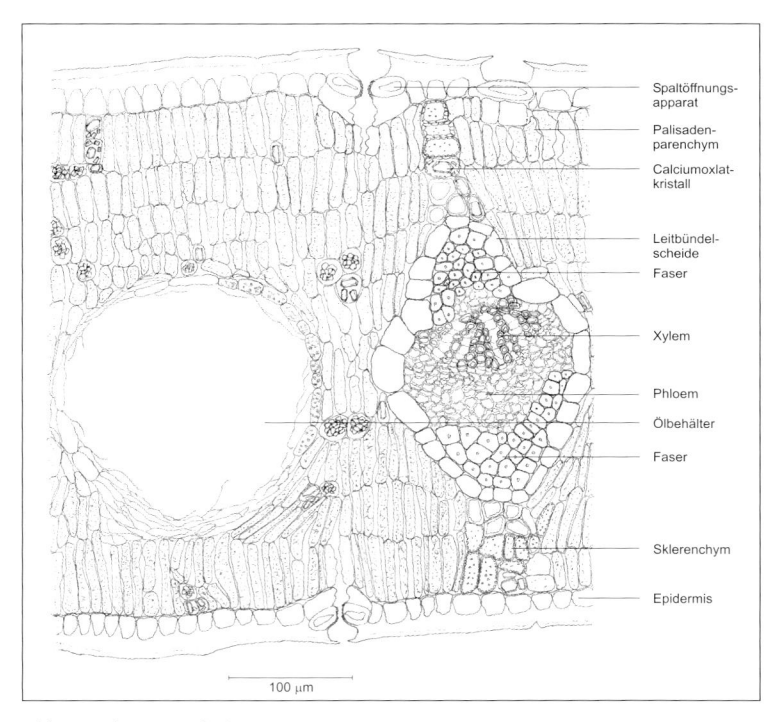

Abb. 2: Blattquerschnitt

Blattquerschnitt (Abb. 2): Das von einer dickwandigen Epidermis mit kräftiger Kutikula bedeckte Blatt, ist von isobilateralem (äquifazialem) Bau mit jeweils 2 bis 4 Palisadenzellreihen an Ober- und Unterseite. Die Zellen des Schwammparenchyms verlaufen in gleicher Richtung wie die Palisadenzellen. Im Mesophyll liegen große schizolysigene Hohlräume (Ölbehälter) von kugeliger bis ovaler Form. Die dem isobilateralen Blattbau entsprechenden Leitbündel werden von einer Parenchymscheide umgeben. Sie enthalten an der Ober- wie Unterseite sklerenchymatische Elemente mit Kristallzellreihen. Innerhalb der Leitbündelscheide liegen ober- wie unterseits Fasern. Zahlreiche Calciumoxalatkristalle und Drusen in allen Teilen des Mesophylls.

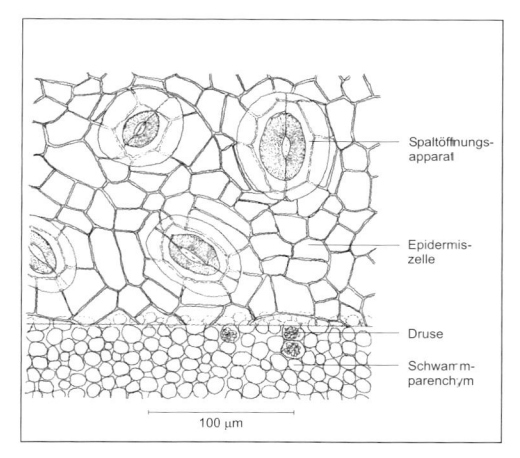

Abb. 3: Epidermis, Aufsicht

Epidermis, Aufsicht (Abb. 3): Polygonale Epidermiszellen mit zahlreichen, eingesenkten anomocytischen Spaltöffnungsapparaten. Darunter dicht gelagerte, in Aufsicht rundliche Palisadenzellen mit mehr oder weniger zahlreichen Calciumoxalatkristallen oder Drusen.

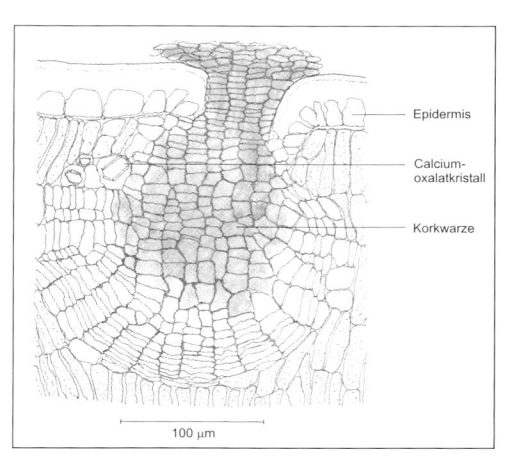

Abb. 4: Korkwarzen, Querschnitt

Korkwarzen, Querschnitt (Abb. 4): Aus mehreren radial angeordneten Reihen teils farbloser, teils brauner Korkzellen aufgebaute Korkwarzen, die die Epidermis durchbrechen.

Faserbündel mit Kristallzellreihen (Abb. 5): Bündel wenig getüpfelter Fasern mit Reihen von Zellen, die mit Einzelkristallen oder Drusen gefüllt sind.

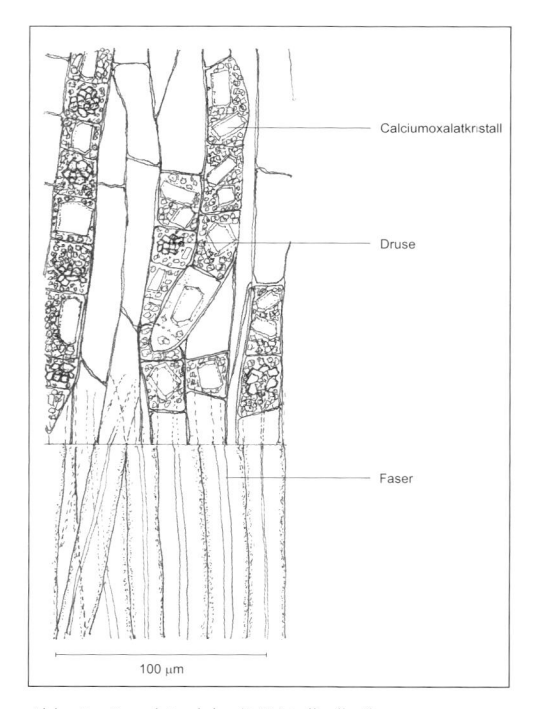

Abb. 5: Faserbündel mit Kristallzellreihen

4. Dünnschichtchromatographie
Kieselgel HF$_{254}$. Untersuchungslösung:
- 0,5 g gepulverte Droge (Siebnummer 355) mit 5 ml Toluol versetzen
- 2 bis 3 min lang schütteln
- Wenig Watte in Auslauf eines kleinen Trichters drücken,
- 2 g wasserfreies Natriumsulfat in den Trichter geben
- Toluol-Drogenauszug darüber filtrieren

oder
- 35 µl des bei der Gehaltsbestimmung erhaltenen Destillates zu 5 ml Toluol geben.

Wichtige Zonen: *Alle Zonen sind braun- bis blauviolett. Im oberen Drittel zwei Zonen (bei dem Destillat nur eine) Auf Höhe des Cineols eine intensive Zone. Darunter eine Gruppe von drei Zonen. Im Drogenauszug darunter noch zwei Zonen, die im Destillat fehlen (Abb. 6).*

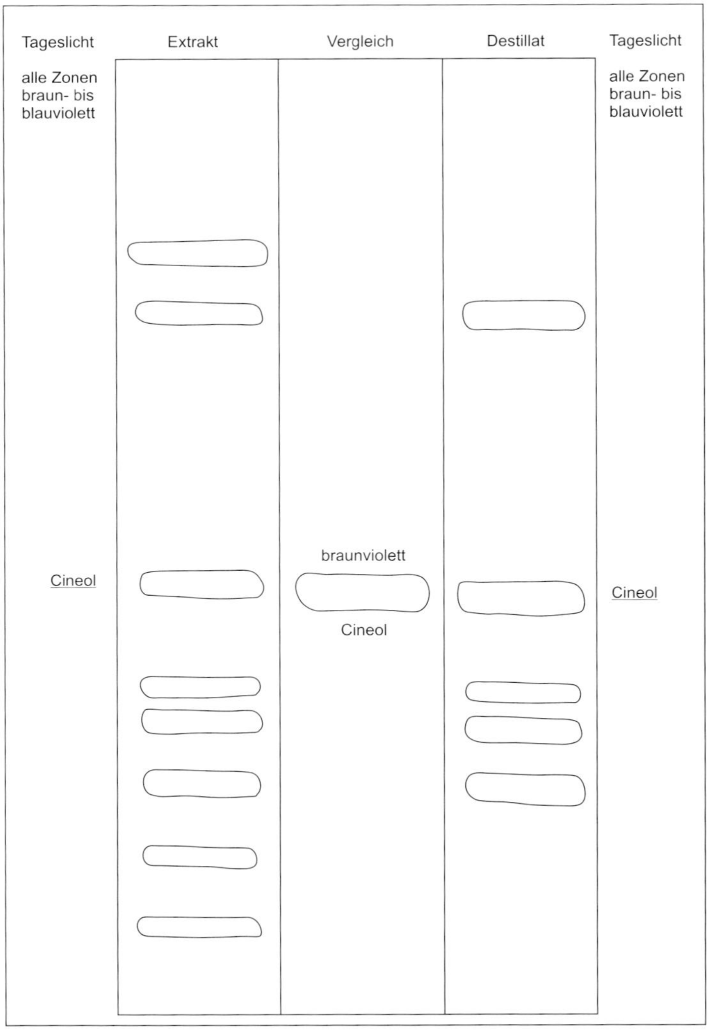

Abb. 6: Dünnschichtchromatogramm

Referenzlösung: 50 µl Cineol in 5 ml Toluol oder authentische Droge wie Untersuchungsmuster behandeln.
Aufzutragende Menge: Je 10 µl Untersuchungs- und Referenzlösung bandförmig (20 mm x 3 mm). [Zur Verwendung von HPTLC-Platten siehe Seite XV.]
Fließmittel: Ethylacetat – Toluol (10 + 90).
Laufhöhe: 15 cm.
Laufzeit: Ca. 35 min
- Abdunsten des Fließmittels bei Raumtemperatur
- Platte mit frisch hergestelltem Anisaldehyd-Reagenz (RV) besprühen
- 5 bis 10 min lang unter Beobachtung bei 100 bis 105 °C erhitzen
- Am Tageslicht auswerten.

Einige Untersuchungen zur Qualitätssicherung

1. Reinheit
Fremde Bestandteile:
- 100 g Droge auf fremde Bestandteile, dunkle braune Blätter und Stängelanteile durchsehen.

Höchstens 3 g (3 %) dunkle braune Blätter (Abb. 1 d), höchstens 5 g (5 %) Stängelanteile (Abb. 1 c) und höchstens 2 g (2 %) andere fremde Bestandteile.

2. Gehaltsbestimmung
Gehalt an ätherischem Öl:
- Einwaage: 10,0 g kurz vor der Bestimmung geschnittener Droge (Vorschrift bei Schnittdroge nicht einhaltbar)
- 200 ml Wasser und 100 ml Glycerol im 500-ml-Rundkolben
- Vorlage: 0,5 ml Xylol
- Destillation 2 h lang bei 2 bis 3 ml in der min
- Volumen im Messrohr nach der Destillation mindestens 0,7 ml.

Entspricht einem Gehalt von mindestens 2 % (m/V) an ätherischem Öl.

3. Weitere Prüfungen (Ph. Eur. 8.0)
In der Apotheke durchführbar: Wasser, Asche.

Eucalyptusöl

(Ph. Eur. 7.0) (Standardzulassung 6599.99.99)

Eucalypti aetheroleum
Oleum Eucalypti
Eucalyptus-Arten-Blattöl

Löslichkeit: Mischbar mit Ethanol, Ether, Chloroform, Benzol, Benzin, flüssigen Paraffinen und fetten Ölen.

Zur Prüfung erforderlich:
▶ Identität: Ca. 0,01 g.
▶ Qualitätssicherung: Ca. 10 g.

Identität

1. **Organoleptik** (DAC 2006, Bd. III)
Klare, farblose bis schwach gelbliche oder grünliche Flüssigkeit; campherartiger Geruch; zuerst brennender, dann kühlender Geschmack.

2. **Relative Dichte:**
0,906 bis 0,927.

3. **Dünnschichtchromatographie** (Ph. Eur. 1997, NT 1998):
Kieselgel F_{254}.
Untersuchungslösung: 10 mg Substanz in 1,0 ml Toluol.
Referenzlösung: 10 mg Cineol und 10 mg Citronellal in 1,0 ml Toluol.
Aufzutragende Menge: Je 10 µl bandförmig (15 mm x 3 mm).
Fließmittel: Toluol-Ethylacetat (9 + 1).
Laufhöhe: 15 cm.
Laufzeit: Ca. 42 min.
▶ Abdunsten des Fließmittels an der Luft
▶ Besprühen mit Anisaldehyd-Reagenz (RV)
▶ Im Trockenschrank 5 bis 10 min lang auf 100° bis 105 °C erhitzen
▶ Unter der UV-Lampe (365 nm) betrachten.

Ein im Tageslicht dunkelbrauner, unter der UV-Lampe (365 nm) braun fluoreszierender Fleck bei Rf ca. 0,5 in Höhe der Vergleichssubstanz Cineol. Weitere weniger intensive Flecke können auftreten. Bei Rf ca. 0,6 darf kein blauer, unter der UV-Lampe (365 nm) rötlichbraun fluoreszierender Fleck auftreten (andere Eucalyptus-Arten, vgl. Reinheitsprüfung A.).

Einige Untersuchungen zur Qualitätssicherung

1. **Reinheit**
   A. Öle anderer Eucalyptus-Arten (Citronellal) (Ph. Eur. 1997, NT 1998):
   Dünnschichtchromatographie:
   (vgl. Identität).

   Es darf bei Rf ca. 0,6 kein blauer, unter der UV-Lampe (365 nm) rötlichbraun fluoreszierender Fleck auftreten. (Citronellal).

   B. Aldehyde
   - 10 ml Substanz in einem Reagenzglas von 150 mm Länge und 25 mm Durchmesser mit Glasstopfen, mit 5 ml Toluol und 4 ml ethanolischer Hydroxylaminhydrochlorid-Lösung (RV) kräftig schütteln
   - Innerhalb von 15 min viermal je 0,50 ml 0,5 N-Kaliumhydroxid-Lösung (0,5 mol · l^{-1}) in Ethanol 60% (V/V) zufügen und nach jeder Zugabe ca. 2 Min. schütteln und die Schichten absetzen lassen.

   Nach der letzten Trennung der Schichten muss die untere Schicht gelb gefärbt sein. Die Gelbfärbung muss 6 min anhalten. Eine Rotfärbung zeigt unzulässige Verunreinigungen durch Aldehyde an.

   C. Phellandren (Ph. Eur. 1997, NT 1998):
   - 1 ml Substanz mit 2 ml Essigsäure (98% m/m) und 5 ml Petrolether (40° bis 60 °C) mischen
   - 2 ml einer gesättigten Lösung von Natriumnitrit zusetzen
   - Vorsichtig umschütteln
   - 1 Stunde lang stehenlassen.

   Es darf sich in der oberen Schicht keine kristalline Abscheidung bilden, andernfalls liegen Verunreinigungen durch Phellandren vor.

2. **Weitere Prüfungen** (Ph. Eur. 6.2, Ph. Eur. 7.0)
   In der Apotheke durchführbar: Löslichkeit in Ethanol, Gehaltsbestimmung von 1,8-Cineol (Ph. Eur. 1997, NT 1998).
   Des Weiteren: Brechungsindex, Optische Drehung, Chromatographisches Profil (durch Gaschromatographie).

Färberdistelblüten
(Ph. Eur. 8.2)

Flores Carthami
Carthami flos
Saflorblüten
Öldistelblüten
Färbersaflorblüten
Falscher Safran

Die getrockneten Blüten von *Carthamus tinctorius* L.

Zur Prüfung erforderlich:
- ▶ Identität ca. 20 g, um die Droge pulverisieren zu können, für die DC nur 1 g.
- ▶ Qualitätssicherung ca. 1 g

Identität

1. Organoleptik
Rötlich bis orangefarbene schmale Blütenteile, die einen eigenartigen süßlichen Geruch besitzen; der Geschmack ist nicht auffällig, im Nachgeschmack eher ein wenig bitter.

2. Beschreibung der Ganzdroge

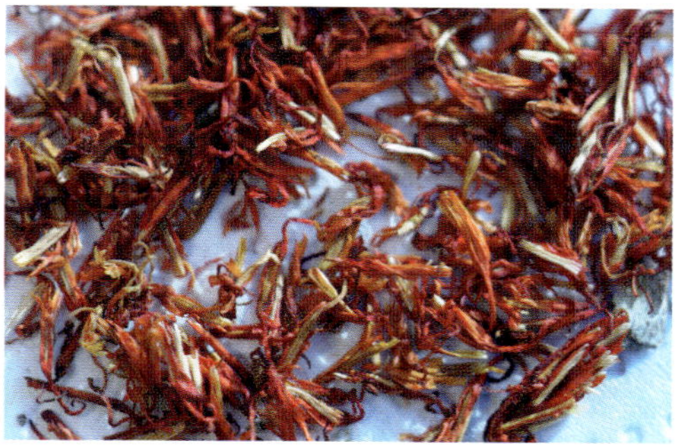

Abb. 1: Ganzdroge

Färberdistelblüten – Teil II

Jede Blüte besteht aus einer schmalen, etwa 1 cm langen Blütenröhre

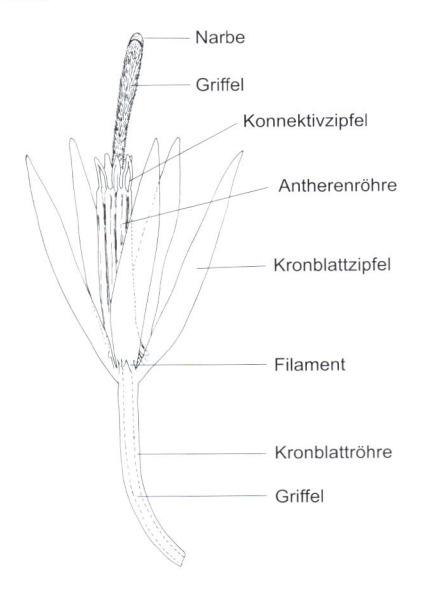

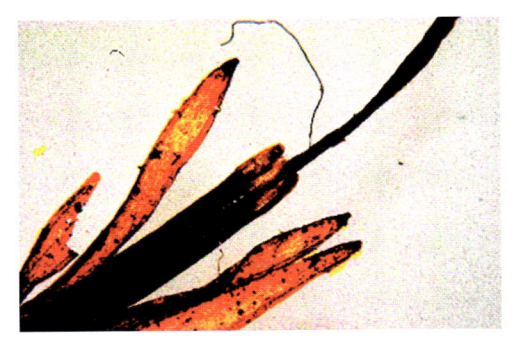

Beschriftungen (Abbildung links):
- Narbe
- Griffel
- Konnektivzipfel
- Antherenröhre
- Kronblattzipfel
- Filament
- Kronblattröhre
- Griffel

Abb. 2: Blütenröhre

3. Mikroskopie

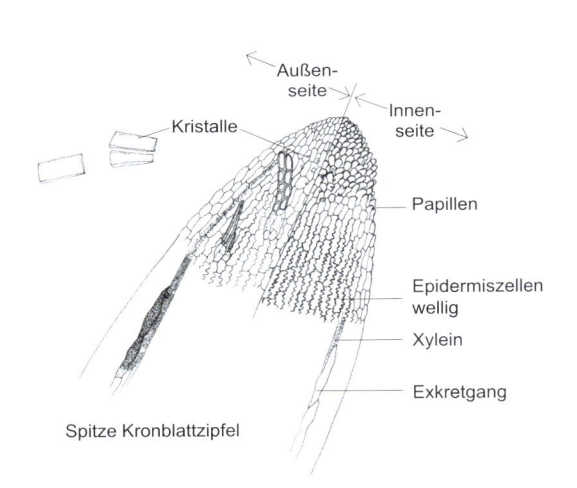

Beschriftungen:
- Außenseite
- Innenseite
- Kristalle
- Papillen
- Epidermiszellen wellig
- Xylem
- Exkretgang
- Spitze Kronblattzipfel

Abb. 3: a: Die Spitze eines Kronblattzipfels (Blütenblattzipfels) mit den wichtigsten Merkmalen; b + c: Fragmente der Kronblattzipfel mit zahlreichen kleinen, abgerundeten, stark herausragenden Papillen an ihren Spitzen

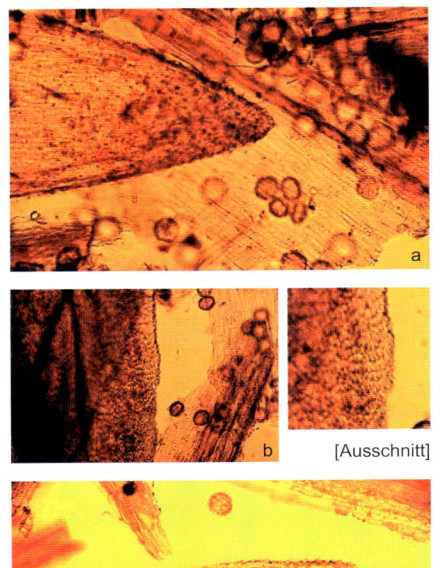

[Ausschnitt]

Teil II — **Färberdistelblüten** — 3/7

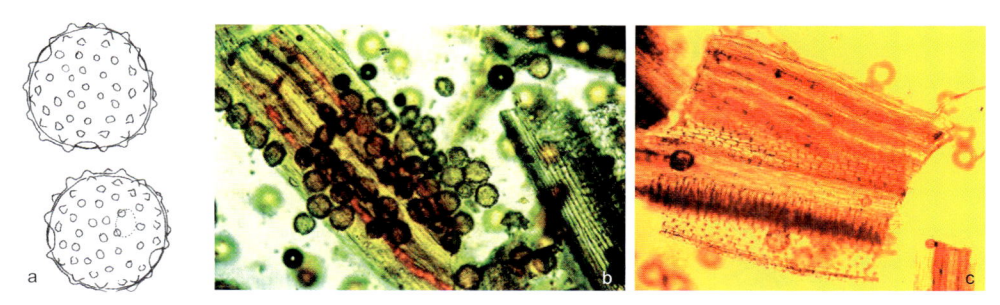

Abb. 4: a: dreiporige Pollenkörner; b + c: Parenchymfragmente mit Leitbündeln, die von Exkretionskanälen mit rötlichbraunem Inhalt umgeben sind; viele dreiporige Pollenkörner

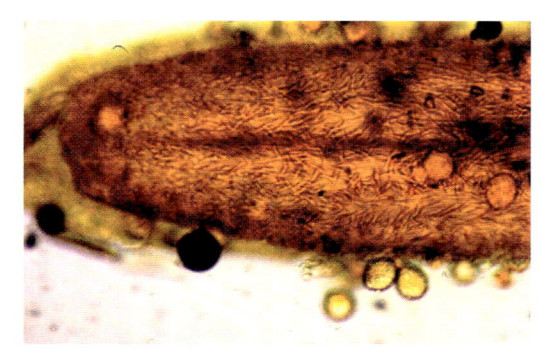

Abb. 5: geschlossene Narbe

Antherenwand (Endothecium)

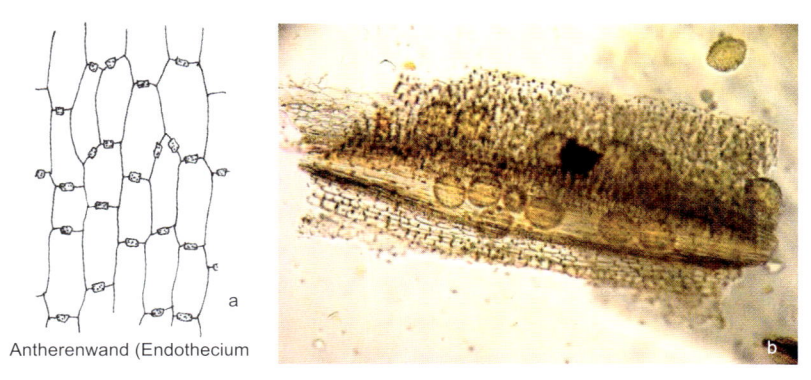

Abb. 6: a: Antherenwand (Endothecium); b: Fragmente der Antheren mit unregelmäßig geformten Zellen, deren Wände bandförmige Verdickungen aufweisen; Pollen

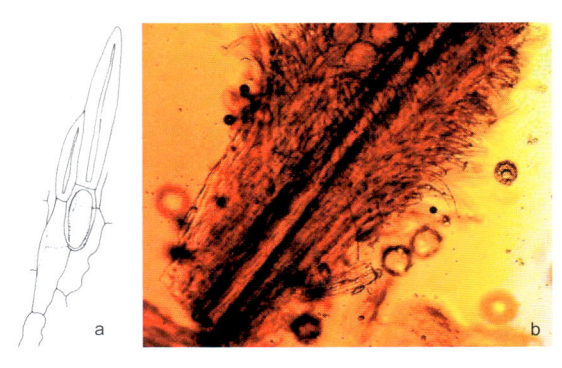

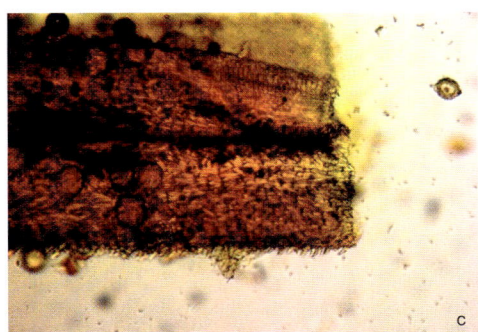

Abb. 7: Griffel mit Fegehaaren

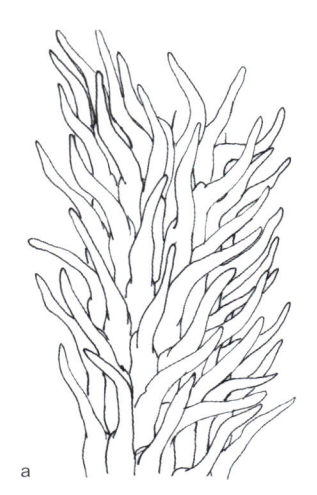

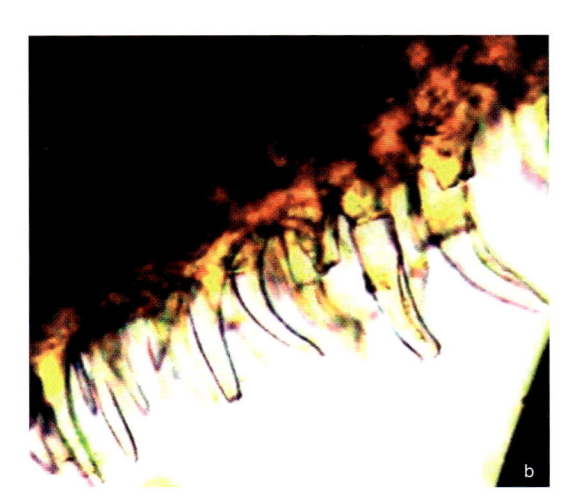

Abb. 8: Haare auf der Außenseite der Kronblätter

4. Dünnschichtchromatographie
HPTLC Kieselgel 60 F_{254} Untersuchungslösung:
▶ 1 g pulverisierte Droge wird mit 10 ml Methanol im USB 10 min. lang extrahiert, danach wird die Lösung abzentrifugiert oder abfiltriert. Das Filtrat wird direkt zur Chromatographie verwendet.
Vorbehandlung/Bedingungen: Platten vor Gebrauch waschen, d. h., in einem Gemisch aus Methanol und Dichlormethan entwickeln, und bei 100 °C trocknen (auf der Heizplatte oder im Trockenschrank).
Referenzlösung: 1. 1 g pulverisierte TCM-Droge, Extraktbereitung siehe Untersuchungslösung;
2. 1 mg Hyperosid in 1 ml Methanol;
3. je 1 mg Kaffeesäure, Apigenin, Oleanolsäure in 1 ml Methanol.

Aufzutragende Menge: Untersuchungslösung 3 µl, Referenzlösungen je 1 µl.
Fließmittel: I: Ethylacetat, Wasser, wasserfreie Ameisensäure, Methanol (100:8:5:4 V/V/V/V), ohne Kammersättigung;
II: Toluol, Ethylacetat, wasserfreie Ameisensäure (80:20:10 V/V/V).
Laufstrecke/Laufzeit: I: (Glycoside) 6 cm in 25 min;
II: (Aglyca) 6 cm in 12 min.
Detektion: UV_{254}, Naturstoff-Reagenz (Diphenylboryloxyethylamin 1% in Methanol als Sprühlösung, in Ethylacetat als Tauchlösung; Nachsprühen oder Tauchen in 5%iger Lösung von Macrogol 400 in Methanol), Anisaldehyd-Reagenz.

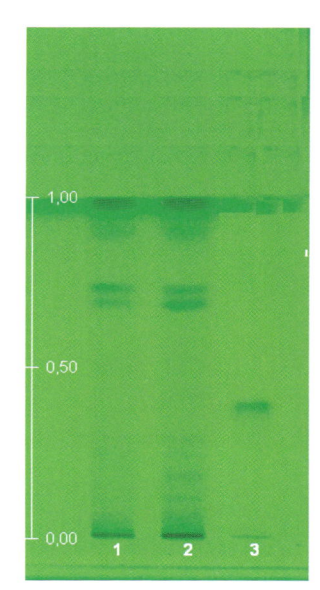

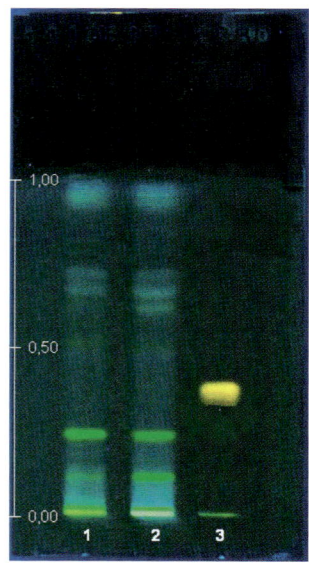

Abb. 9: DC von Färberdistelextrakte auf einer 10 × 10 cm HPTLC Kieselgel 60 F_{254} Platte (Ausschnitt) im **Fließmittel I**; Betrachtung unter UV_{254} (links) und nach Detektion mit dem Naturstoff-Reagenz UV_{366} (rechts)
Bahn 1: Färberdistelextrakt (AB) (**R_f 0,12**), (**R_f 0,25**) (**R_f 0,50**) (**R_f 0,67**), (**R_f 0,79**)
Bahn 2: Färberdistelextrakt (TCM) (**R_f 0,12**) (**R_f 0,25**) (**R_f 0,50**) (**R_f 0,62**), (**R_f 0,67**), (**R_f 0,79**)
Bahn 3: Hyperosid (R_f 0,37)

In beiden Extrakten sind zwei Zonen zu erkennen, die die Fluoreszenz unter UV_{254} mindern. Nach Detektion mit dem Naturstoff-Reagenz sind im unteren Viertel relativ deutlich zwei grünlich fluoreszierende Banden, zwei bis drei bläulich fluoreszierenden Banden im oberen Drittel dagegen wesentlich schwächer zu erkennen.

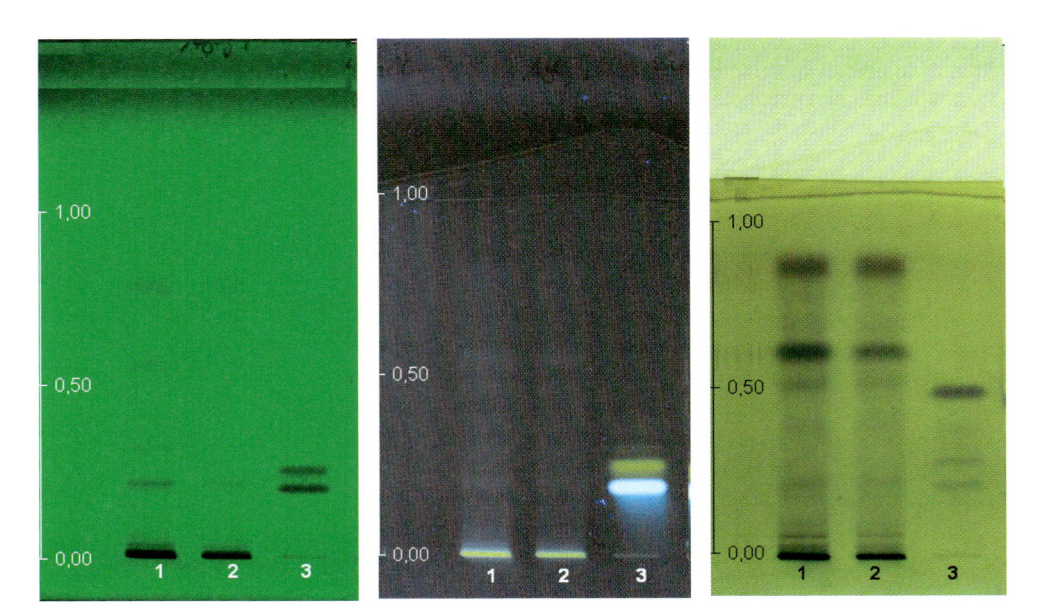

Abb. 10: DC von Färberdistelextrakte auf einer 10 × 10 cm HPTLC Kieselgel 60 F_{254} Platte (Ausschnitt) im Fließmittel II; Betrachtung unter UV_{254} (links A) und nach Detektion mit dem Naturstoff-Reagenz UV_{366} (Mitte B), nach Detektion mit dem Anisaldehyd-Reagenz (rechts C) im Tageslicht
Bahn 1: Färberdistelextrakt (AB) (R_f 0,20), (R_f 0,30), (R_f 0,54),– (**R_f 0,61**), (**R_f 0,87**)
Bahn 2: Färberdistelextrakt (TCM) (R_f 0,20), (R_f 0,54),– (**R_f 0,61**) (**R_f 0,87**)
Bahn 3: Kaffeesäure (R_f 0,19), Apigenin (R_f 0,25), Oleanolsäure (**R_f 0,49**)

Unter UV_{254} lassen sich mehrere Banden als Fluoreszenzminderung nachweisen, die Detektion mit dem Naturstoffreagenz zeigt nur sehr schwache Fluoreszenzen, mit dem Anisaldehyd-Reagenz färben sich in beiden Extrakten deutlich zwei Zonen an.

Einige Untersuchungen zu Qualitätssicherung

1. Reinheit
Absorption: UV-Absorption des gelben (bei 401 nm) und des roten Pigments (bei 518 nm).

2. Gehaltsbestimmung
Spektralphotometrische Gehaltsbestimmung: Die Messung der UV-Absorption der Untersuchungslösung bei 420 nm wird auf die spezifische Absorption von Hyperosid bei 420 nm bezogen.

3. Weitere Prüfungen
In der Apotheke durchführbar: Trocknungsverlust, Asche, Salzsäureunlösliche Asche
Des Weiteren: HPLC – Bestimmung der „Pigmente" und der Flavonoide.

Faulbaumrinde

(Ph. Eur. 7.1)
(Standardzulassung 9399.99.99, HMPC-Monographie)

Frangulae cortex
Cortex Frangulae

Faulbaumrinde besteht aus der getrockneten Rinde der Stämme und Zweige von *Rhamnus frangula* L. (Syn. Frangula alnus MILLER).

Zur Prüfung erforderlich:
- Identität: Ca. 2 g.
- Qualitätssicherung: 100 g (kein Verbrauch).

Identität

1. Organoleptik (DAC 2007, Bd. III)
Schwacher Geruch und leicht bitterer, zusammenziehender Geschmack.

2. Beschreibung der Schnittdroge (DAC 2007, Bd. III)

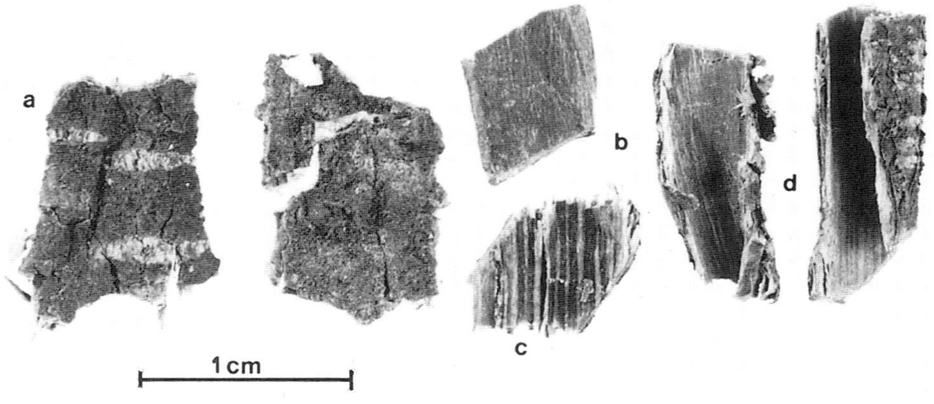

Abb. 1: Schnittdroge

Schnittdroge (Abb. 1): Flache (a), zur Innenseite gebogene oder eingerollte (d) Stücke von höchstens 2 mm Dicke. Außenseite (a) grau- bis rotbraun, glänzend bis matt, glatt bis zart rissig aber nicht borkig, mit hellen, quergestellten Lenticellen. Innenseite (b) orangebraun bis braunrot, glatt und deutlich längsstreifig. Mit Ammoniak-Lösung wird die Innenseite tiefrot. Bruch (c) im äußeren Teil körnig, im inneren Teil kurz und feinfaserig.

3. Mikroskopie
- Mit frischer Rasierklinge von der radialen Schmalseite eines Rindenstückes feine Längsschnitte anfertigen
- Auf Objektträger in Chloralhydrat-Lösung (RV) legen
- Mit Deckglas abdecken und etwa ½ min lang zum Sieden erhitzen
- Von ein oder zwei weiteren Schnitten Wasserpräparat machen.

Typische Merkmale: *Gelbe Färbung des Chloralhydrates, roter Kork, Faserbündel mit Kristallzellreihen.*

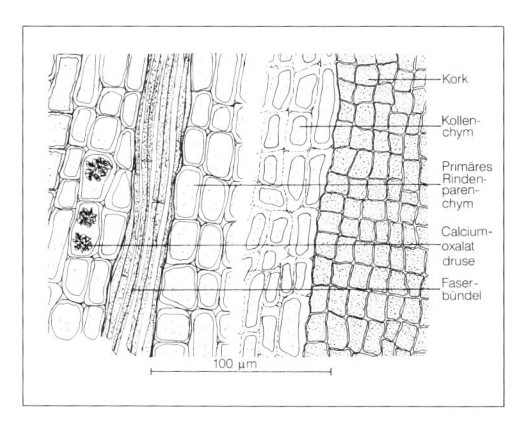

Abb. 2: Längsschnitt durch Periderm und primäre Rinde

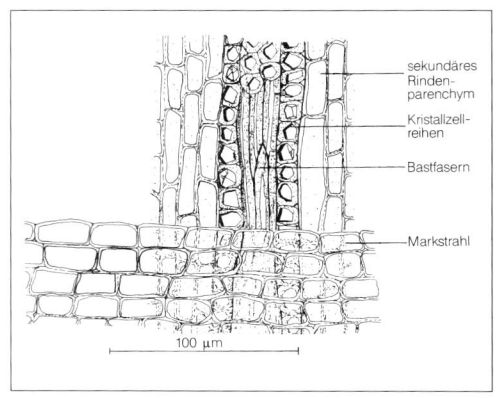

Abb. 3: Längsschnitt durch sekundäre Rinde

Längsschnitt durch Periderm und primäre Rinde (Abb. 2): Bis 30 Lagen hoher Kork aus dünnwandigen Zellen mit braunrotem bis karminrotem Inhalt. Schwer erkennbares, ein- oder zweilagiges, dünnwandiges Phelloderm. Mehrere Lagen farbloser Kollenchymzellen in dünnwandiges, getüpfeltes Parenchym übergehend, dessen Wände in Chloralhydrat verquellen. Einzelne oder in Gruppen zu drei bis sechs vorkommende, lange, unverholzte Fasern ohne deutliche Tüpfelung. In den Parenchymzellen bis 20 µm große Calciumoxalatdrusen.

Längsschnitt durch sekundäre Rinde (Abb. 3): Langgestreckte Parenchymzellen, oft mit Calciumoxalatdrusen. Bündel gelblicher, stark verdickter und verholzter, 12 bis 25 µm weiter Bastfasern, umgeben von Parenchymzellen mit prismatischen Calciumoxalatkristallen (Kristallzellreihen). Quer dazu verlaufende (ein- bis dreireihige) Markstrahlen aus leicht radial gestreckten Zellen. Markstrahl- und Parenchymzellen mit gelbem Inhalt. Im Wasserpräparat vereinzelt kleine, einfache Stärkekörner.

4. Dünnschichtchromatographie
Kieselgel HF$_{254}$. Untersuchungslösung:
- 0,5 gepulverte Droge (Siebnummer 180) im Reagenzglas mit 5 ml Ethanol 70% (V/V) versetzen
- Zum Sieden erhitzen
- Nach dem Abkühlen sofort abzentrifugieren und abdekantieren
- Die Lösung muss innerhalb von 30 min zur Chromatographie verwendet werden.

| Teil II | **Faulbaumrinde** | 3/4 |

```
                                    Vorschrifts-   Referenz    Nicht vorschrifts-
                                    mäßige Rinde              mäßige Rinde
                                    mit KOH       mit KOH     mit Nitrotetrazolblau
         Fluoreszenz (365 nm)                                                Tageslicht

                         orangerot                                  graublau  Anthronaglyka
Aglyka                   gelblich

Frangulin B              rot                                        graublau
Frangulin A              rot                                        graublau  Frangulinanthrone

Emodin-8-glucosid        rot
                                                    gelbbraun
                                                    Aloin
                         schwach blau                               graublau  Glucofrangulin-
Glucofrangulin B         gelbrot                                    graublau  anthrone
Glucofrangulin A
Emodingentiobiosid       blau
                         blau
                                                                    graublau

                                    Faulbaumrinde
```

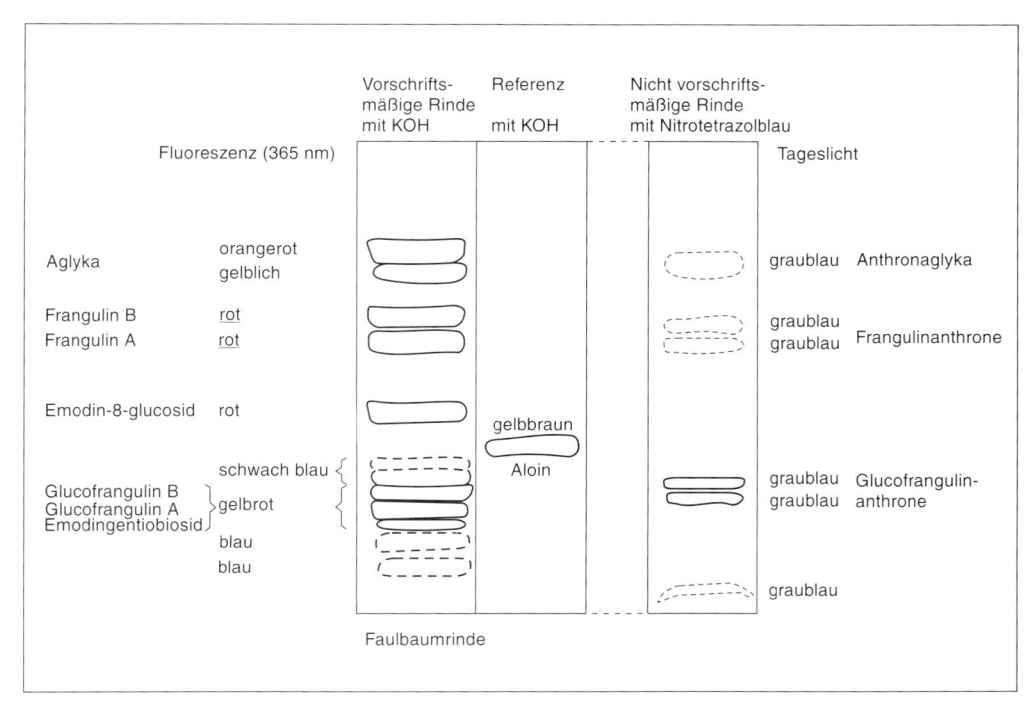

Abb. 4: Dünnschichtchromatogramm

Referenzlösung: 20 mg Aloin in 10 ml Ethanol 70 % (V/V) oder authentische Droge wie Untersuchungsmuster behandeln.
Aufzutragende Menge: Auf die linke Hälfte der Platte je 10 µl Untersuchungslösung und Referenzlösung, auf die rechte Hälfte noch einmal 10 µl Untersuchungslösung jeweils bandförmig (20 mm × 3 mm). [Zur Verwendung von HPTLC-Platten siehe Seite XV.]
Fließmittel: Wasser – Methanol – Ethylacetat (10 + 13 + 77).
Laufhöhe: 10 cm.
Laufzeit: Ca. 30 min.
▸ Fließmittel höchstens 5 min lang abdunsten lassen
▸ Linke Hälfte der Platte mit Glasplatte abdecken
▸ Rechte Hälfte der Platte sofort mit einer Lösung von 0,1 g Nitrotetrazolblau in 20 ml Methanol besprühen und sofort (innerhalb von 2 bis 3 min) wie unter „Reinheit, A. Anthronhaltige Rinde" beschrieben, auswerten
▸ Rechte Hälfte abdecken
▸ Linke Hälfte der Platte mit einer Lösung von 1 g Kaliumhydroxid in 20 ml Ethanol 50 % (V/V) besprühen
▸ Linke Hälfte der Platte im Tageslicht auswerten
▸ Platte 15 min lang bei 100 ° bis 105 °C erhitzen und unter der UV-Lampe (365 nm) auswerten.

Wichtige Zonen in der linken Hälfte des Chromatogramms: *Frangulin A und B, Glucofrangulin A und B (Abb. 4).*

Einige Untersuchungen zur Qualitätssicherung

1. **Reinheit**

   A. Anthronhaltige Rinde:
   ▶ Dünnschichtchromatographie (vgl. Identität).

   Im Tageslicht in der rechten Hälfte des Chromatogramms erkennbare, violette oder graublaue Zonen etwas unterhalb der Franguline und Glucofranguline zeigen nicht vorschriftsmäßig oxidierte, anthronhaltige Droge an.

   B. Fremde Rhamnus-Arten:
   ▶ Dünnschichtchromatographie (vgl. Identität).

   Im mit Kaliumhydroxid-Lösung besprühten Chromatogramm müssen beim Betrachten im UV-Licht (365 nm) fehlen: eine rote Zone bei Rf 0,10 bis 0,15 (Rhamnus fallax), intensiv gelb fluoreszierende Zone im unteren Chromatogrammdrittel (Rhamnus purshianus) sowie im UV-Licht (365 nm) intensiv gelb oder blau fluoreszierende Zonen (z. B. um Rf 0,25, Rhamnus catharticus).

   C. Fremde Bestandteile:
   ▶ 100 g Droge auf fremde Bestandteile durchsehen.

   Höchstens 1 g (1 %) fremde Bestandteile.

2. **Weitere Prüfungen** (Ph. Eur. 7.1)
   In der Apotheke durchführbar: Trocknungsverlust, Asche.
   Des Weiteren: Spektrophotometrische Gehaltsbestimmung der Glucofranguline über die freigesetzten Aglyka.

Fenchel, Bitterer

(Ph. Eur. 6.0)
(Standardzulassung 5199.99.99, HMPC-Monographie)

Foeniculi amari fructus
Fructus Foeniculi amari

Die getrockneten, reifen Früchte von *Foeniculum vulgare* MILLER, ssp. *vulgare*, var. *vulgare*.

Zur Prüfung erforderlich:
- Identität: Ca. 2 g.
- Qualitätssicherung: 110 g (Verbrauch 10 g).

Identität

1. **Organoleptik** (DAC 2007, Bd. III)
   Beim Zerreiben starker, anetholartiger Geruch und würziger, später fast brennender Geschmack.

2. **Beschreibung der Ganzdroge** (Ph. Eur. 6.0, DAC 2007, Bd. III)

   Ganzdroge (Abb. 1): Die meist als Teilfrüchte vorliegenden Doppelachänen sind 3 bis 12 mm lang, bis etwa 4 mm breit, unten breit abgerundet, oben etwas verschmälert, auf der Fugenseite abgeflacht (b), an der vorgewölbten Rückenseite gerippt (a) und von gelblichgrüner bis gelbbrauner Farbe und kahl. Die drei Rückenrippen und die zwei etwas ausgezogenen Randrippen sind sehr deutlich, meist scharf hervortretend, gerade und heller als die dazwischen liegenden dunkleren Tälchen. Jede Teilfrucht trägt ein Griffelpolster mit einem zurückgebogenen Griffel oder Griffelrest.

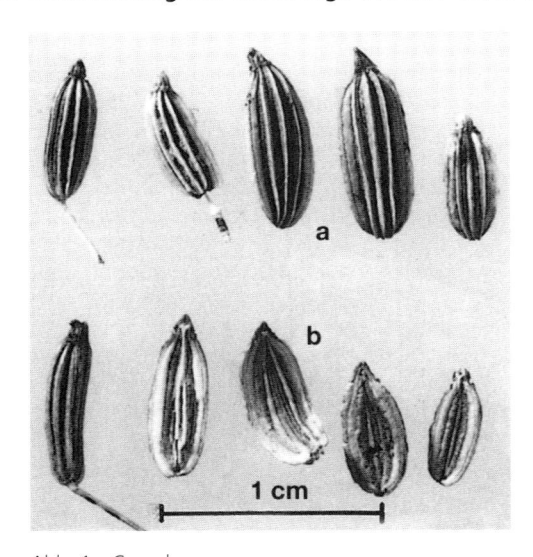

   Abb. 1: Ganzdroge

3. Mikroskopie

▶ Einige Früchte 5 min lang in Wasser aufkochen
▶ Eine Frucht auf die Seite der Zeigefingerkuppe legen, mit Daumennagel festhalten und von dem vorstehenden Stück und der Rückenseite her mit frischer Rasierklinge schichtenweise Längsschnitte abheben, bis die Schnittebene im weißgrauen Endosperm verläuft
▶ Den gleichen Vorgang bei mehreren Früchten wiederholen
▶ Etwa in der Mitte der Frucht quer schneiden und dünne Querschnitte abheben.
▶ Alle Schnitte auf Objektträger in Chloralhydrat-Lösung (RV) legen
▶ Mit Deckglas abdecken und ½ min lang aufkochen.

Typische Merkmale: Braunwandiges Parenchym außerhalb der gekammerten, braunen Exkretgänge, Fensterzellen in der Nähe der Leitbündel, typische, manchmal parkettiert erscheinende Querzellenschicht, ölhaltiges Endosperm.

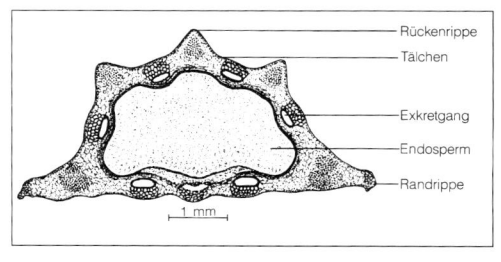

Abb. 2: Querschnitt, Übersicht

Querschnitt, Übersicht (Abb. 2): Quer durchschnitten zeigt jede Teilfrucht deutlich ausgezogene Randrippen, die drei einander genäherten Rückenrippen, in den Tälchen je einen braunen Exkretgang, zwei Randrippen und meist zwei Exkretgänge an der Fugenseite. Der größte Teil der Frucht wird von dem weißgrauen, abgerundet fünfeckigen, an der Fugenseite flachen bis welligen, leicht nach innen gewölbten Endosperm gebildet.

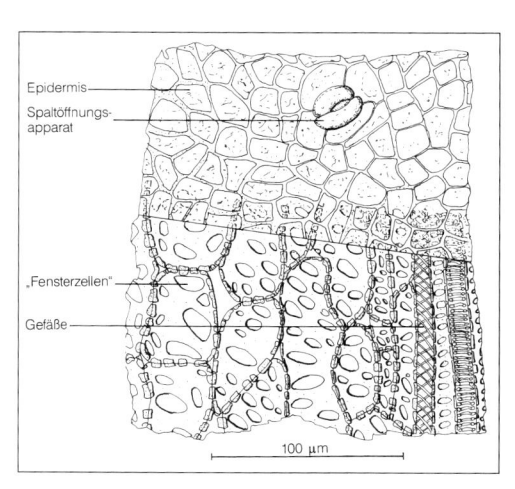

Abb. 3: Epidermis und Mesokarp

Epidermis und Mesokarp (Abb. 3): Epidermiszellen quadratisch bis lang gestreckt, farblos, mit selten vorkommenden anomocytischen, 25 µm großen Spaltöffnungsapparaten; in den Rippen liegen Leitbündel mit englumigen Gefäßen, umgeben von vertikal langgestreckten, bündelartig angeordneten Fasern und Mesokarpzellen mit großen Tüpfeln in den verholzten, verdickten Wänden (Fensterzellen).

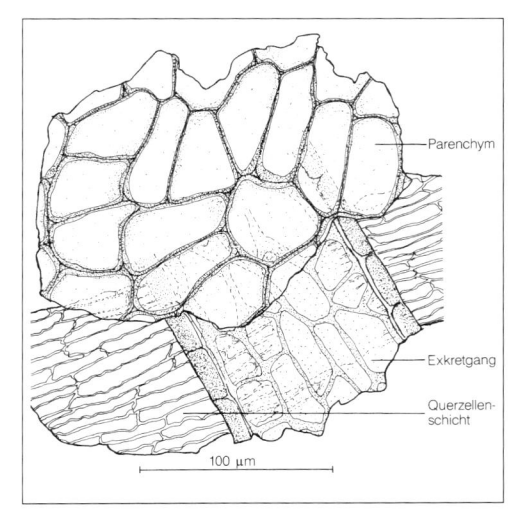

Perikarp am Exkretgang (Abb. 4): 100 bis 250 µm breite, gekammerte Exkretgänge mit braunen Epithelzellen, Parenchym vor den Exkretgängen mit tiefbraunen, nur scheinbar kollenchymatisch verdickten Wänden. Endokarp hinter den Exkretgängen aus farblosen, lang gestreckten, dünnwandigen, oft gruppenweise parallel angeordneten Zellen (Parkettzellen), die mehr oder weniger deutlich quer zu den in der Längsachse der Frucht verlaufenden Exkretgängen angeordnet sind (Querzellenschicht).

Abb. 4: Perikarp am Exkretgang

Endosperm (Abb. 5): Unter einer braun erscheinenden, aus isodiametrischen, polyedrischen Zellen aufgebauten Samenschale (nicht in Abb. 5 dargestellt) liegt ein derbwandiges Endosperm, das reichlich fettes Öl, Calciumoxalatrosetten und Reste der Aleuronkörner enthält.

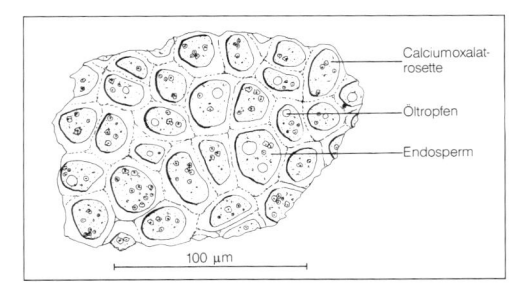

Abb. 5: Endosperm

4. Dünnschichtchromatographie:*
Kieselgel HF$_{254}$. Untersuchungslösung:

A.
▶ 0,2 ml der unter „Gehaltsbestimmung" erhaltenen Lösung des ätherischen Öles in Xylol mit 5 ml Toluol verdünnen oder

B.
▶ 0,3 g gepulverte Droge (Siebnummer 1400) in 5 ml Dichlormethan 15 min lang schütteln
▶ Filtrieren
▶ Im Wasserbad von 60 °C vorsichtig eindampfen
▶ Rückstand in 0,5 ml Toluol lösen.

---

* Die Vorschrift weicht mit Absicht von der Ph. Eur. 6.0 ab, weil nach der Ph. Eur.-Vorschrift die Zone des Fenchons von einer braunen Verunreinigung verdeckt wird und es schwierig ist, mit Schwefelsäure 96 % (m/m) zu sprühen.

Fenchel, Bitterer — Teil II

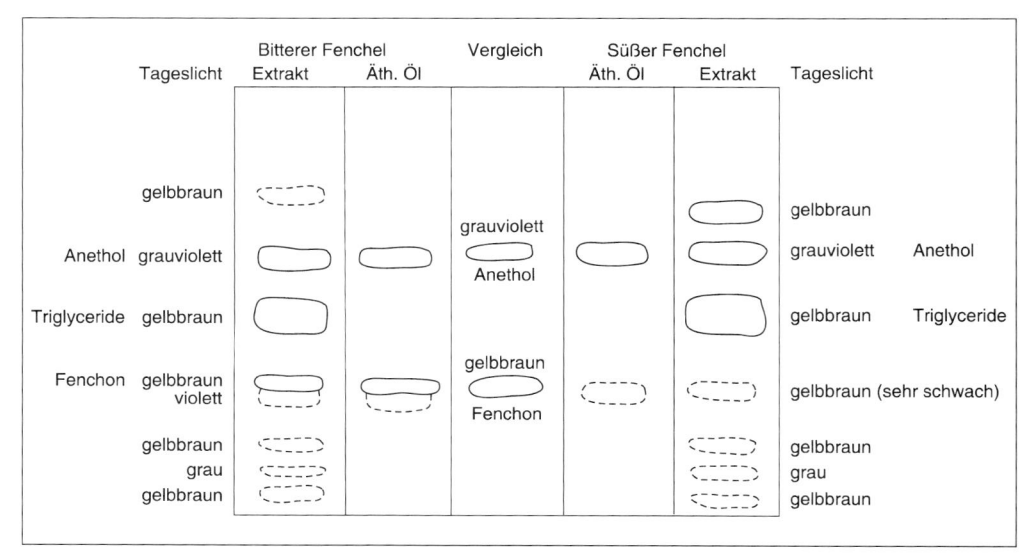

Tageslicht	Bitterer Fenchel Extrakt	Äth. Öl	Vergleich	Süßer Fenchel Äth. Öl	Extrakt	Tageslicht
Anethol — gelbbraun grauviolett			grauviolett / Anethol			gelbbraun grauviolett — Anethol
Triglyceride — gelbbraun						gelbbraun — Triglyceride
Fenchon — gelbbraun violett			gelbbraun / Fenchon			gelbbraun (sehr schwach)
gelbbraun grau gelbbraun						gelbbraun grau gelbbraun

Abb. 6: Dünnschichtchromatogramm

Referenzlösung: 50 µl Anethol und 10 µl Fenchon in 5 ml Hexan oder authentische Droge wie Untersuchungsmuster behandeln.

Aufzutragende Menge: Je 20 µl Untersuchungs- und Referenzlösung bandförmig (20 mm × 3 mm). [Zur Verwendung von HPTLC-Platten siehe Seite XV.]

Fließmittel: Ethylacetat – Toluol (2 + 98).

Laufhöhe: 10 cm.

Laufzeit: Ca. 20 min.

▶ Abdunsten des Fließmittels bei Raumtemperatur
▶ Im UV-Licht (254 nm) zur Markierung der dunklen Anetholzone auswerten
▶ Mit einer 50%igen (V/V) Mischung von Schwefelsäure 96% (m/m) und Methanol besprühen
▶ 5 bis 10 min lang bei 140 °C im Trockenschrank erhitzen
▶ Im Tageslicht auswerten.

Wichtige Zonen: Im UV-Licht (254 nm) ist auf der noch nicht besprühten Platte die Zone des Anethols dunkel. Wichtige Zonen nach dem Besprühen: Grauviolette Zone des Anethols, gelbbraune Zone der Triglyceride (nur im Extrakt) relativ schwache gelbbraune Zone des Fenchons. Bei Süßem Fenchel ist die Fenchonzone kaum erkennbar (Abb. 6).

Einige Untersuchungen zur Qualitätssicherung

1. Reinheit
Fremde Bestandteile:
- 100 g Droge auf fremde Bestandteile durchsehen.

Höchstens 1,5 g (1,5%) Doldenstiele und 1,5 g (1,5%) sonstige fremde Bestandteile.

2. Gehaltsbestimmung
Gehalt an ätherischem Öl:
- Einwaage: 5,0 g unmittelbar vorher grob zerkleinerte Droge (Siebnummer 1400)
- 200 ml Wasser im 500-ml-Rundkolben
- Vorlage: 0,5 ml Xylol
- Destillation: 2 h lang bei 2 bis 3 ml in der min
- Volumen im Messrohr nach der Destillation mindestens 0,7 ml.

Entspricht einem Gehalt von mindestens 4,0% (V/m) an ätherischem Öl.

3. Weitere Prüfungen (Ph. Eur. 6.0)
In der Apotheke durchführbar: Trocknungsverlust, Asche.
Des Weiteren: Gaschromatographische Gehaltsbestimmung des Öles auf den Gehalt an Fenchon, Anethol und Estragol.

Flohsamen

(Ph. Eur. 8.0, Standardzulassung 1509.99.99, HMPC-Monographie)

Psyllii semen
Semen Psyllii
Semen Pulicariae

Die getrockneten reifen Samen von *Plantago afra* L. (*P. psyllium* L.) und *P. indica* L. (*P. arenaria* WALDSTEIN et KITAIBEL).

Zur Prüfung erforderlich:
- Identität: Ca. 2 g.
- Qualitätssicherung: Ca. 12 g.

Identität

1. Organoleptik (Ph. Eur. 8.0, DAC 2013 AI)
Die Samen sind geruchlos, haben faden Geschmack und werden beim Kauen schleimig.

2. Beschreibung der Ganzdroge (Ph. Eur. 8.0, DAC 2013 AI)

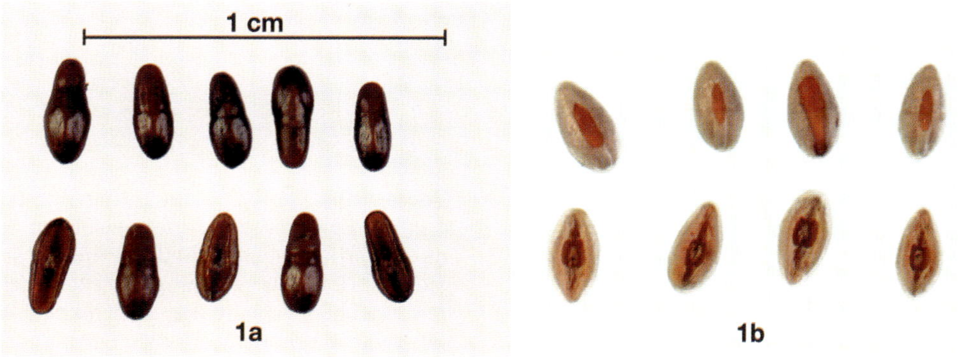

Abb. 1a: Ganzdroge

Ganzdroge (Abb. 1a): Die hellbraunen bis schwarzbraunen, jedoch nie ganz schwarzen Samen sind glatt, glänzend, länglich elliptisch, an einem Ende etwas breiter, 2 bis 3 mm lang und 0,8 bis 1 mm breit. Gegen die Mitte des Rückens zeigen sie eine leichte, etwas hellere Längswölbung. Auf der Bauchseite befindet sich eine der Länge nach durchgehende helle Furche, in deren Mitte eine hellere Anheftungsstelle (Hilum) mit verdicktem Rand liegt.
Die Samen von *P. indica* sind etwas weniger glänzend, genauso lang und höchstens 1,5 mm breit.
Zu Abb. 1b siehe „Indischer Flohsamen".

3. Mikroskopie

- Samen auf flache Unterlage legen, mit einer Rasierklinge quer zur Längsrichtung scheibchenweise Stücke abschneiden („Salamitechnik")

oder

- Samen pulvern (Siebnummer 355)
- Schnitte auf einen Objektträger in Ethanol 70 % (V/V) legen
- Den anderen Teil der Schnitte bzw. das Pulver in Chloralhydrat-Lösung (RV) einlegen
- Mit Deckglas abdecken, unter dem Mikroskop betrachten, um die Quellung der Schleimepidermis zu beobachten, danach kurz aufkochen.

Typische Merkmale: *Große dünnwandige Schleimzellen, innerste Schicht der Samenschale braun, Endospermzellen dickwandig, deutlich getüpfelt, Embryozellen dünnwandig. Endosperm und Embryo enthalten Aleuronkörner und Tropfen von fettem Öl.*

Querschnitt, Übersicht (Abb. 2): In der Mitte des im Querschnitt C-förmigen Samens liegt der Embryo mit seinen zwei Keimblättern. Die Epidermis der Samenschale besteht auf der konvex gewölbten Seite aus Schleimzellen, die im Chloralhydratpräparat stark quellen. Die Epidermiszellen der Furchengegend quellen nicht.

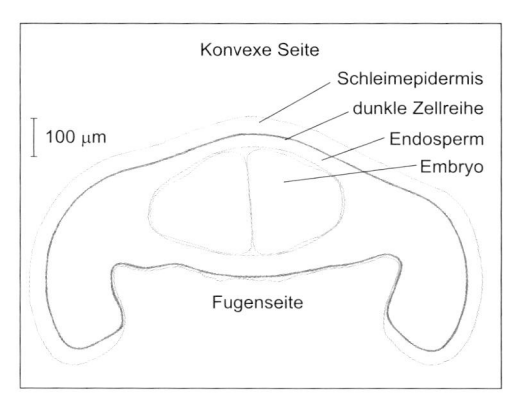

Abb. 2: Querschnitt, Übersicht

Querschnitt (Abb. 3): Im Ethanolpräparat sind die Epidermiszellen der gewölbten Seite erkennbar (im Chloralhydratpräparat stark gequollen). Die tangential gestreckten Zellen der innersten Schicht der Samenschale enthalten einen braunen Farbstoff. Die bis auf die innerste Schicht dickwandigen Zellen des Endosperms besitzen grob getüpfelte Wände und erscheinen „gefenstert". Die Zellen des Embryos sind dünnwandig. In beiden Geweben kommen runde Aleuronkörner und einzelne Fetttropfen vor.

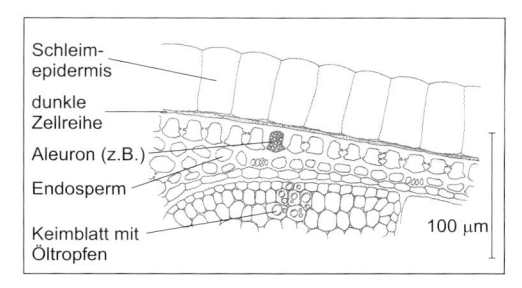

Abb. 3: Querschnitt

Flohsamen

Einige Untersuchungen zur Qualitätssicherung

1. Reinheit
A. Fremde Bestandteile:
- 10 g Droge auf fremde Bestandteile durchsehen.

Höchstens 0,1 g (1 %) fremde Bestandteile einschließlich grünlicher, unreifer Samen.

B. Andere Plantago-Arten:
- Samen mit dunklem Fleck in der Mitte der Furche und anders gefärbte Samen dürfen nicht vorhanden sein.

Samen mit einem dunklen Fleck in der Mitte der Furche deuten auf P. lanceolata und P. major. Samen mit bräunlich grauer oder rosarötlicher Oberfläche deuten auf P. ovata und P. sempervirens.

2. Wertbestimmung
Quellungszahl:
Drei Parallelversuche wie folgt ansetzen:
- 1,0 g Droge in einem verschließbaren, in 0,5 ml unterteilten 25-Messzylinder (Länge der Einteilung von 0 bis 25 ml etwa 125 mm) mit 1,0 ml Ethanol 90 % (V/V) anfeuchten
- Langsam 25 ml Wasser zugeben
- 1 h lang stehen lassen und in Abständen von 10 min schütteln
- Nach einer weiteren ½ h eventuell auf der Flüssigkeitsoberfläche schwimmende Drogenpartikel oder größere Flüssigkeitsvolumina in der Drogenschicht durch Drehen und vorsichtiges Kippen des Messzylinders um die Längsachse beseitigen
- 3 h nach dem letzten Schütteln Volumen der Drogenschicht und des anhaftenden Schleimes ablesen.

Der Durchschnitt der Drogenvolumina der drei Parallelansätze muss mindestens 10 ml betragen (Quellungszahl 10).

3. Weitere Prüfungen (Ph. Eur. 8.0):
In der Apotheke durchführbar: Trocknungsverlust, Asche. Quellverhalten (DAC 2013 Al).

Teil II — Flohsamen, indische — 1/4

Flohsamen, Indische

Plantaginis ovatae semen
Semen Plantaginis ovatae

(Ph. Eur.6.0)
(Standardzulassung 1549.99.99, HMPC-Monographie)

Die getrockneten reifen Samen von *Plantago ovata* FORSSK. (*P. ispaghula* ROXB.)

Zur Prüfung erforderlich:
- Identität: Ca. 2 g.
- Qualitätssicherung: Ca. 12 g.

Identität

1. Organoleptik (DAB 10, DAC 2007, Bd. III)
Die Samen sind geruchlos, haben faden Geschmack und werden beim Kauen schleimig.

2. Beschreibung der Ganzdroge (Ph. Eur. 6.0, DAC 2007, Bd. III)

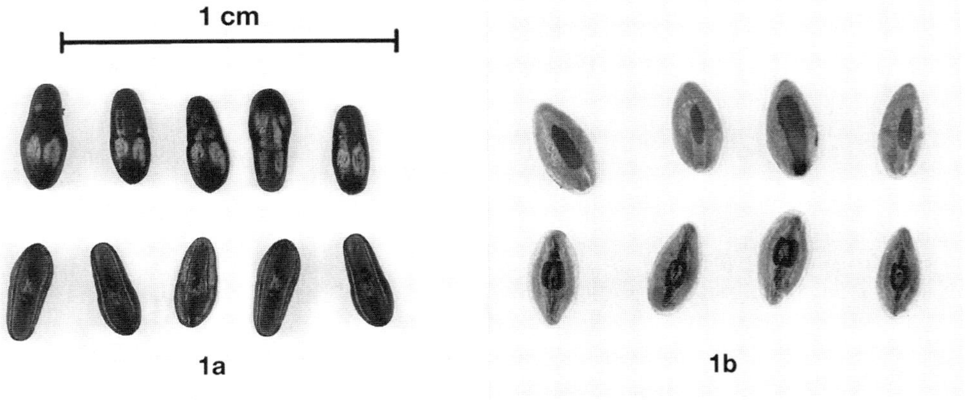

Abb. 1b: (bei Flohsamen): Ganzdroge

Ganzdroge (Abb. 1b): Die blassrosa bis beigefarbenen Samen sind glatt, von ovaler schiffchenähnlicher Form, 1,5 bis 3,5 mm lang, 1,5 bis 2 mm breit und 1 bis 1,5 mm dick. Auf der konkaven Seite ist im Zentrum ein heller Fleck, der dem Hilum entspricht, sichtbar auf der konvexen Seite ein hellbrauner, etwa ein Viertel der Samenlänge ausmachender Fleck, der der Lage des Embryos entspricht. (Abb. 1a Flohsamen)

3. Mikroskopie

- Samen auf flache Unterlage legen, mit einer Rasierklinge quer zur Längsrichtung scheibchenweise Stücke abschneiden („Salamitechnik")

oder:

- Samen pulvern (Siebnummer 355)
- Einen Teil der Schnitte auf einen Objektträger in Ethanol 70 % (V/V) legen
- Den anderen Teil der Schnitte bzw. das Pulver in Chloralhydrat-Lösung (RV) legen
- Mit Deckglas abdecken, um die Quellung der Schleimepidermis zu beobachten, danach kurz aufkochen.

Typische Merkmale: *Große, dünnwandige Schleimzellen, innerste Schicht der Samenschale gelbbraun, Endospermzellen dickwandig, deutlich getüpfelt, Embryozellen dünnwandig. Endosperm und Embryo enthalten Aleuronkörner und fettes Öl.*

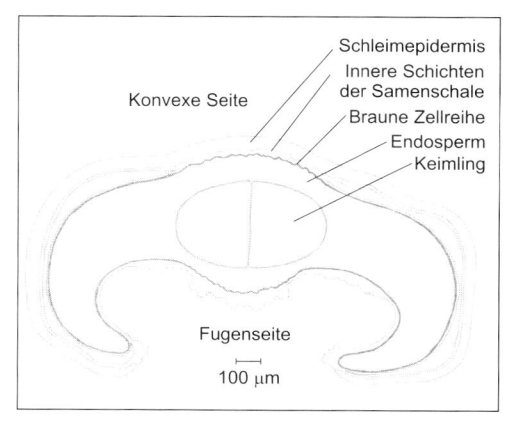

Abb. 2: Querschnitt, Übersicht

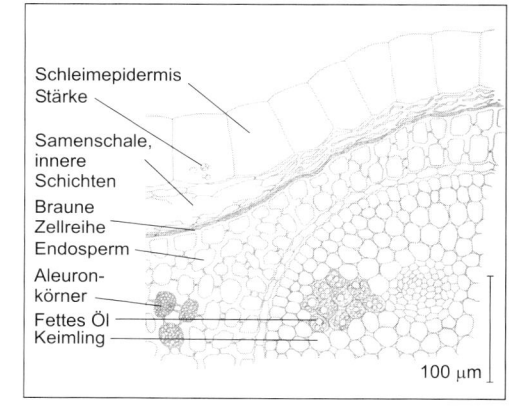

Abb. 3: Querschnitt

Querschnitt, Übersicht (Abb. 2): In der Mitte des im Querschnitt C-förmig erscheinenden Samens mit zentraler Verdickung liegt der Embryo mit seinen zwei Keimblättern. Die Epidermis der Samenschale besteht auf der konvex gewölbten Seite aus großen dünnwandigen, mit Schleim gefüllten Zellen, die an den Samenrändern stark, im mittleren, vorgewölbten Teil nur mäßig quellen. Unter der Schleimepidermis liegt eine schmale Zone farbloser, obliterierter Zellen, durch deren geringe Festigkeit sich die Samenschale leicht von dem übrigen Samen löst. Die innerste Schicht der Samenschale besteht aus einer kräftig gelbbraun gefärbten, häufig obliterierten Zellschicht. Das Endosperm und der Keimling sind reich an Aleuronkörnern und fettem Öl.

Querschnitt (Abb. 3): Große dünnwandige Epidermiszellen, deren Schleim im Ethanolpräparat erkennbar, im Chloralhydratpräparat unter Auflösung der Zellstruktur stark gequollen ist. Vor allen Dingen in den Randbereichen einzeln oder in Gruppen auftretende, zwei- bis vierfach zusammengesetzte, 3 bis 25 µm große Stärkekörner. Unter der Epidermis farblose Zellen, im seitlichen Bereich des Samens dünnwandig und zerrissen, im zentralen Bereich dickwandig und drei- bis vierlagig. Innerste Schicht der Samenschale aus einer Reihe dünnwandiger, gelbbraun gefärbter Zellen bestehend. Endosperm aus dickwandigen Zellen mit zahlreichen Tüpfeln. Zellen des Embryos kleiner und dünnwandig. Die Zellen des Endosperms und Embryos enthalten fettes Öl und Aleuronkörner.

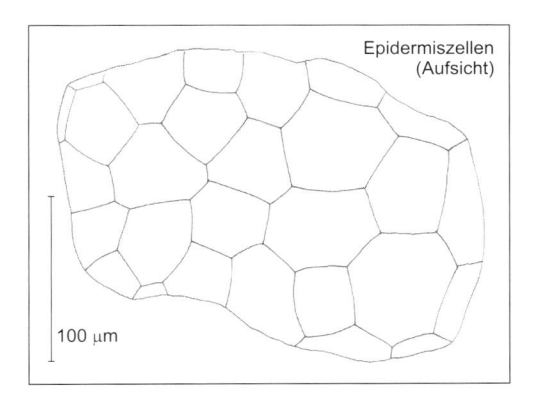

Abb. 4: Epidermis der Samenschale

Samenschale, Aufsicht (Abb. 4): Die Schleimzellen sind in der Aufsicht dünnwandig, unterschiedlich groß, polygonal-prismatisch (Ethanolpräparat des Pulvers).

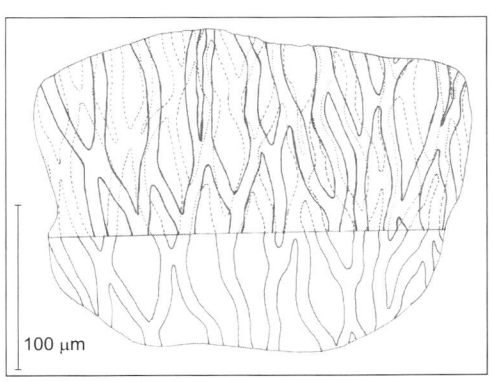

Abb. 5: Samenschale, innere Schichten

Samenschale, innere Schichten (Abb. 5): Innerste Schicht der Samenschale mehr oder weniger obliteriert und kräftig gelbbraun gefärbt (Pulverpräparat).

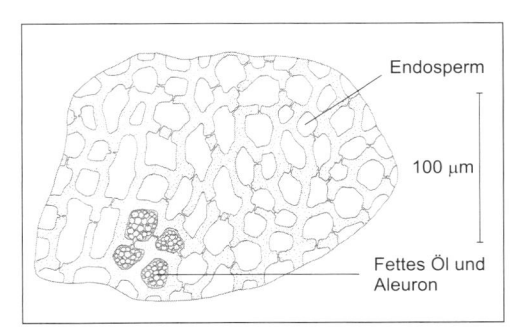

Abb. 6: Endosperm

Endosperm (Abb. 6): Dickwandiges deutlich getüpfeltes Endospermgewebe mit Aleuron und fettem Öl.

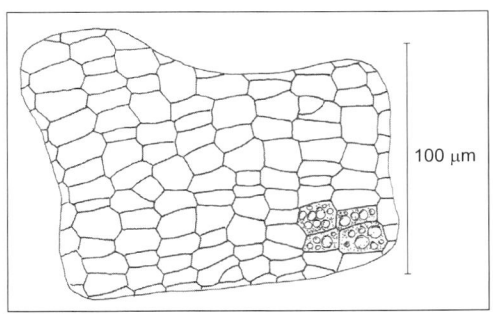

Abb. 7: Keimblattgewebe

Keimblattgewebe (Abb. 7): Dünnwandiges Keimblattgewebe mit fettem Öl und Aleuron.

Einige Untersuchungen zur Qualitätssicherung

1. Reinheit
Fremde Bestandteile:
- 10 g Droge auf fremde Bestandteile durchsehen.

Höchstens 0,2 g (2 %) fremde Bestandteile.

2. Wertbestimmung
Quellungszahl:
- Drei Parallelversuche wie folgt ansetzen:
- 1,0 g Droge in einem verschließbaren, in 0,5 ml unterteilten 25-Messzylinder (Länge der Einteilung von 0 bis 25 ml etwa 125 mm) mit 1,0 ml Ethanol 90 % (V/V) anfeuchten

- ▶ Langsam 25 ml Wasser zugeben
- ▶ 1 h lang stehen lassen und in Abständen von 10 min schütteln
- ▶ Nach einer weiteren ½ h eventuell auf der Flüssigkeitsoberfläche schwimmende Drogenpartikel oder größere Flüssigkeitsvolumina in der Drogenschicht durch Drehen und vorsichtiges Kippen des Messzylinders um die Längsachse beseitigen
- ▶ 3 h nach dem letzten Schütteln Volumen der Drogenschicht und des anhaftenden Schleimes ablesen.

Der Durchschnitt der Drogenvolumina der drei Parallelansätze muss mindestens 9 ml betragen (Quellungszahl 9).

3. **Weitere Prüfungen** (Ph. Eur. 6.0):

In der Apotheke durchführbar: Trocknungsverlust, Asche. Quellverhalten (DAC 2007, Bd. III).
Des Weiteren: Dünnschichtchromatographie der nach Hydrolyse im Hochdruckgefäß erhaltenen Zucker.

Indische Flohsamenschalen
(Ph. Eur. 8.0, HMPC-Monographie)

Plantaginis ovatae seminis tegumentum
Tegumentum seminis Plantaginis ovatae

Episperm (Epidermis) und angrenzende kollabierte Schichten des Samen von *Plantago ovata* Forssk. (*P. ispaghula* Roxb.).

Zur Prüfung erforderlich:
- Identität: Ca. 0,1 g.
- Qualitätssicherung: Ca. 5,1 g (0,1 g Verbrauch).

Identität

1. Organoleptik
Die Droge ist geruchlos und hat beim Kauen schleimigen Geschmack.

2. Beschreibung der Ganzdroge

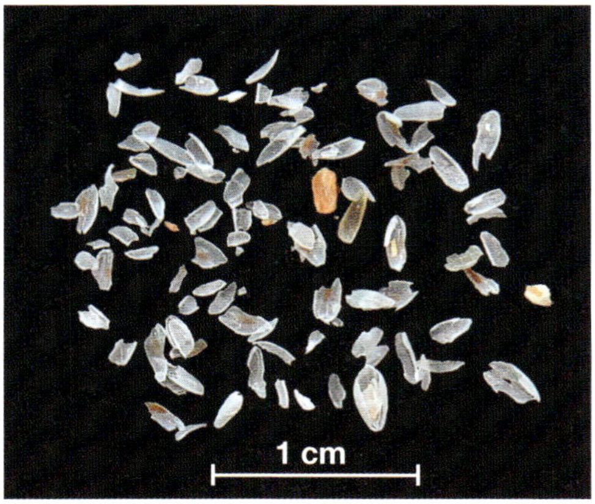

Ganzdroge (Abb. 1): Blassrosa bis beigefarbene, durchscheinende, bis etwa 3,5 mm lange und 1 mm breite Bruchstücke oder Flocken; manche davon zeigen einen hellbraunen Fleck, der dem Ort entspricht, an dem sich der Embryo vor der Abtrennung vom Samen befand.

Abb. 1: Ganzdroge

3. Mikroskopie
- Eine kleine Probe der Droge (pulverisieren in der Regel nicht notwendig) auf Objektträger in einige Tropfen einer Mischung aus 3 Teilen Glycerol und 7 Teilen Ethanol 94 % (V/V) streuen
- Mit Deckglas abdecken und sofort untersuchen.

Typische Merkmale: *In Aufsicht polygonale, in Seitenansicht zylindrische, große, dünnwandige Schleimzellen, kollabierte innere Schichten der Samenschale, Reste einer braunen Zellschicht.*

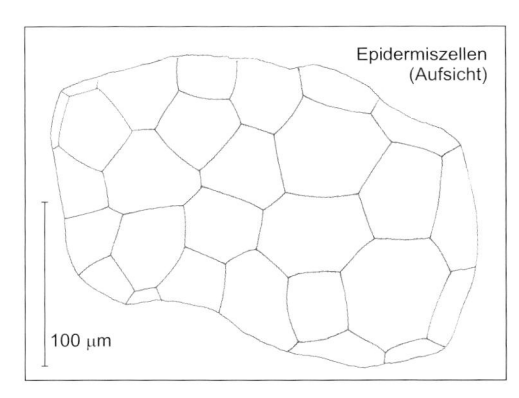

Abb. 2: Epidermis, Aufsicht

Epidermis (Episperm), Aufsicht (Abb. 2): In der Aufsicht dünnwandige, unterschiedlich große, polygonal-prismatische Zellen (Schleimzellen).

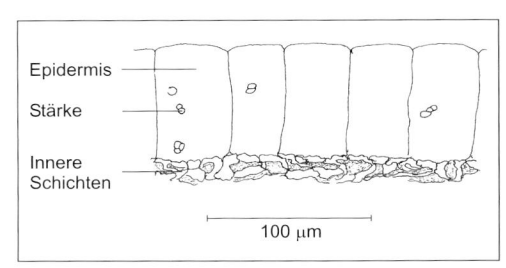

Abb. 3: Epidermis, Querschnitt

Epidermis (Episperm), Querschnitt (Abb. 3): Große, mehr oder weniger zylindrische, dünnwandige Epidermiszellen, deren Schleim im Ethanol/Glycerol-Präparat erkennbar und ohne Quellung ist. Vor allem in den Randbereichen einzelne oder zwei- bis vierfach zusammengesetzte, 3 bis 25 µm große Stärkekörner. Unter der Epidermis Reste der farblosen im seitlichen Bereich des Samens dünnwandigen und im zentralen Bereich dickwandigen, kollabierten Zellen.

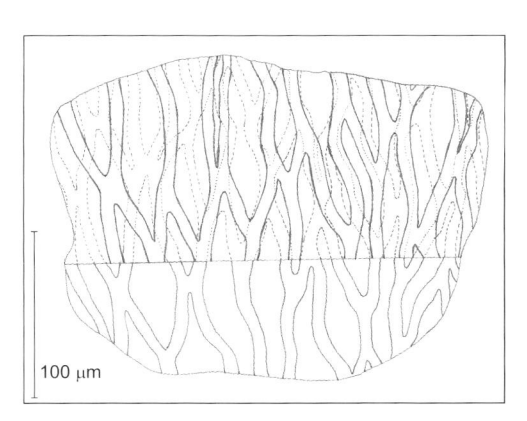

Abb. 4: Samenschale, innere Schichten

Samenschale, innere Schichten (Abb. 4): Aufsicht auf die inneren, weitgehend kollabierten Schichten der Samenschale

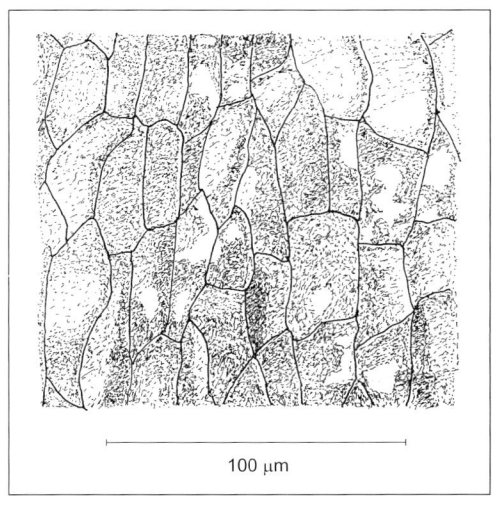

Abb. 5: Gelbbraune Schicht der Samenschale

Gelbbraune Schicht der Samenschale (Abb. 5): Die innerste Schicht der Samenschale besteht aus einer Lage in Aufsicht länglich polygonaler Zellen mit gelbbraunem Inhalt.

Einige Untersuchungen zur Qualitätssicherung

1. Reinheit
Fremde Bestandteile:
- 5 g Droge auf fremde Bestandteile durchsehen.

Höchstens 0,1 g (2 %) fremde Bestandteile.

2. Wertbestimmung
Quellungszahl:
Drei Parallelversuche wie folgt ansetzen:
- 0,1 g Droge gepulverte Droge (Siebnummer 355) in einem verschließbaren, in 0,5 ml unterteilten 25 ml-Messzylinder (Länge der Einteilung von 0 bis 25 ml etwa 125 mm) mit 1,0 ml Ethanol 90 % (V/V) anfeuchten
- Langsam 25 ml Wasser zugeben
- 1 h lang stehen lassen und in Abständen von 10 min schütteln
- Nach einer weiteren ½ h eventuell auf der Flüssigkeitsoberfläche schwimmende Drogenpartikel oder größere Flüssigkeitsvolumina in der Drogenschicht durch Drehen und vorsichtiges Kippen des Messzylinders um die Längsachse beseitigen
- 3 h nach dem letzten Schütteln Volumen der Drogenschicht und des anhaftenden Schleimes ablesen.

Der Durchschnitt der Drogenvolumina der drei Parallelansätze muss mindestens 4 ml betragen (Quellungszahl 40).

3. Weitere Prüfungen (Ph. Eur. 8.0)
In der Apotheke durchführbar: Trocknungsverlust, Asche, Quellverhalten (DAC 2013 A1)
Des Weiteren: Dünnschichtchromatographie der nach Hydrolyse im Hochdruckgefäß erhaltenen Zucker.

Frauenmantelkraut

(Ph. Eur. 6.0)
(Standardzulassung 9499.99.99)

Alchemillae herba
Herba Alchemillae

Die während der Blütezeit gesammelten, oberirdischen, getrockneten Teile von *Alchemilla xanthochlora* ROTHM. (Synonym: *Achemilla vulgaris* auct.).

Zur Prüfung erforderlich:
- Identität: Ca. 2 g.
- Qualitätssicherung: 100 g (kein Verbrauch).

Identität

1. Organoleptik (DAC 2008, Bd. III)
Ohne Geruch und etwas bitterer, zusammenziehender Geschmack.

2. Beschreibung der Schnittdroge

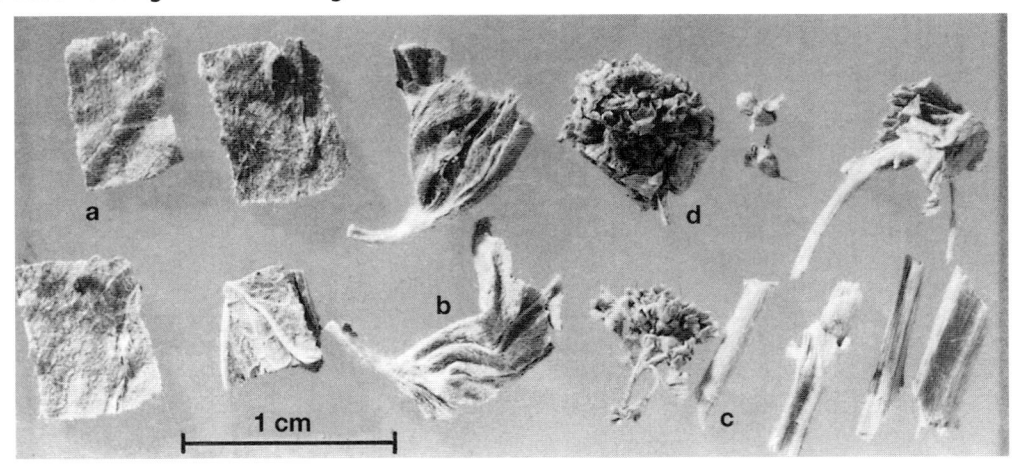

Abb. 1: Schnittdroge

Schnittdroge (Abb. 1): Ineinandergefaltete oder einzeln vorkommende, junge, weißsilbrig glänzende (b) oder ältere, weniger behaarte Blattstücke (a), die auf der Unterseite zum Teil ein sehr feinmaschiges Nervennetz erkennen lassen. Kahl erscheinende bis dicht zottig behaarte, hohle Stengelteile (c).

- Einige Blattstücke und knäuelige Blütenstandsteile in Wasser kurz aufkochen
- Auf Objektträger oder in Petrischale ausbreiten
- Mit Lupe betrachten.

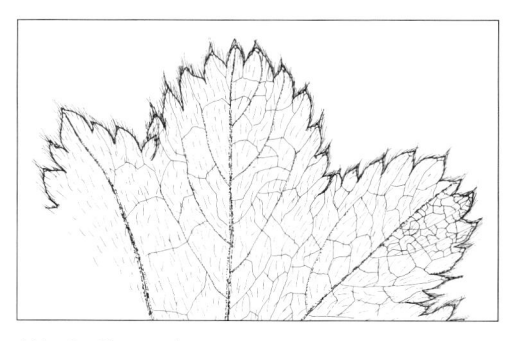

Abb. 2: Blattrand

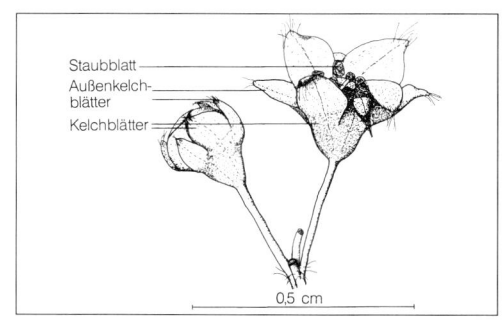

Abb. 3: Blüten

Blattrand (Abb. 2), **Blüten** (Abb. 3): An aufgeweichten Stücken ist der gesägte Blattrand der sieben- bis elf- oder fünf- bis neunlappigen Blätter erkennbar (2). Die knäueligen Blütenstände (Abb. 1d) tragen vierzählige Blüten (3) von 2,5 bis 5 mm Durchmesser mit einem Außenkelch, einem Innenkelch aus vier gelblichgrünen, abgerundet dreieckigen Blättern, vier Staubblättern und einem oberständigen, in den Kelchbecher eingesenkten Fruchtknoten.

3. Mikroskopie

- Ein Blattstück durchbrechen und das eine Stück mit der Oberseite, das andere mit der Unterseite nach oben auf Objektträger in Chloralhydrat-Lösung (RV) legen
- Mit Deckglas abdecken und etwa ½ min lang vorsichtig zum Sieden erhitzen.

Typische Merkmale: *Anomocytische, tief eingesenkte Spaltöffnungsapparate auf beiden Blattseiten, lange, einzellige Haare, Calciumoxalatdrusen.*

Blattepidermis, Oberseite (Abb. 4): Polygonale bis eckig- oder wellig-buchtige, etwas knotig verdickte Epidermis, vereinzelt anomocytische, tief in die Epidermis eingesenkte Spaltöffnungsapparate mit vier oder sechs Nebenzellen. Die bis 1 mm langen, einzelligen, englumigen, etwas gewundenen, spitz zulaufenden Haare sitzen mit ihrer getüpfelten Basis in einem Sockel ringförmig angeordneter Epidermiszellen. In dem in Aufsicht kleinzelligen, zwei Reihen hohen Palisadenparenchym kommen vorwiegend neben oder über den Blattnerven grobspitzige Calciumoxalatdrusen vor (ohne Abb.).

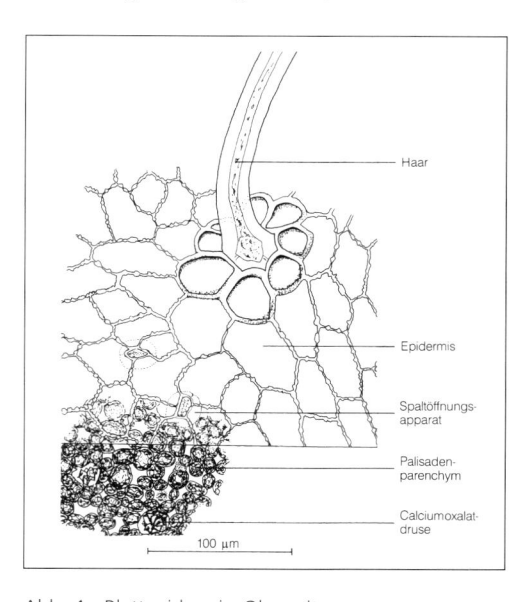

Abb. 4: Blattepidermis, Oberseite

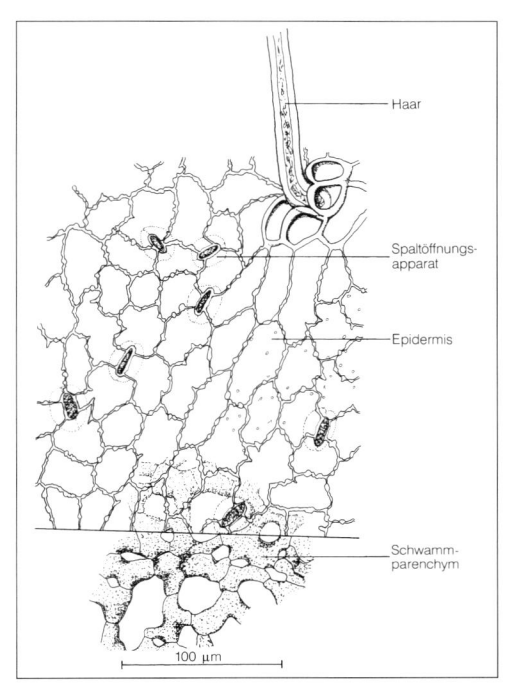

Blattepidermis, Unterseite (Abb. 5): Die Epidermiszellen sind stärker eckig- oder welligbuchtig als die der Oberseite und unregelmäßig knotig verdickt. Die sehr zahlreichen Spaltöffnungsapparate und die unterseits häufiger vorkommenden Haare entsprechen denen der Oberseite. Das Schwammparenchym besteht aus unregelmäßigen, kurzarmigen Zellen.

Abb. 5: Blattepidermis, Unterseite

4. Dünnschichtchromatographie:
Kieselgel HF$_{254}$. Untersuchungslösung:
- 0,5 g gepulverte Droge (Siebnummer 355) mit 5 ml Methanol versetzen
- 5 min lang bei 65 °C im Wasserbad erhitzen und noch warm filtrieren.

Referenzlösung: Je 1,0 mg Chorogensäure und Kaffeesäure in 10 ml Methanol oder authentische Droge wie Untersuchungsmuster behandeln.

Aufzutragende Menge: 20 µl Untersuchungs- und 10 µl Referenzlösung bandförmig (20 mm × 3 mm). [Zur Verwendung von HPTLC-Platten siehe Seite XV.]

Fließmittel: Wasser – wasserfreie Ameisensäure – Ethylacetat (8 + 8 + 84).

Laufhöhe: 10 cm.

Laufzeit: Ca. 35 min.
- Abdunsten des Fließmittels im Warmluftstrom oder im Trockenschrank bei 100 bis 105 °C
- Besprühen der noch warmen Platte mit einer Lösung von Diphenylboryloxyethylamin (1 % m/V) in Methanol
- Nachsprühen mit einer Lösung von Macrogol 400 (Polyethylenglycol) (5 % m/V) in Methanol
- Einige min lang auf 100 bis 105 °C erhitzen oder 30 min lang bei Raumtemperatur liegen lassen
- Unter der UV-Lampe (365 nm) auswerten.

Wichtige Zonen: Zwei rot fluoreszierende Zonen im oberen Teil des Chromatogramms oberhalb der Kaffeesäure nahe der Fließmittelfront (Chlorophyll), auf der Höhe der hellblau fluoreszierenden Chlorogensäure eine intensiv orangefarbene Zone, darüber eine grüngelbe und zwei durch eine verschmierte Zone verbundene hellblau fluoreszierende Zonen, zwischen diesen und der Kaffeesäure mehrere schwache grünliche, blaugrüne oder blauviolette Zonen. Unterhalb der Chlorogensäure eine gelborange Zone (Abb. 6).

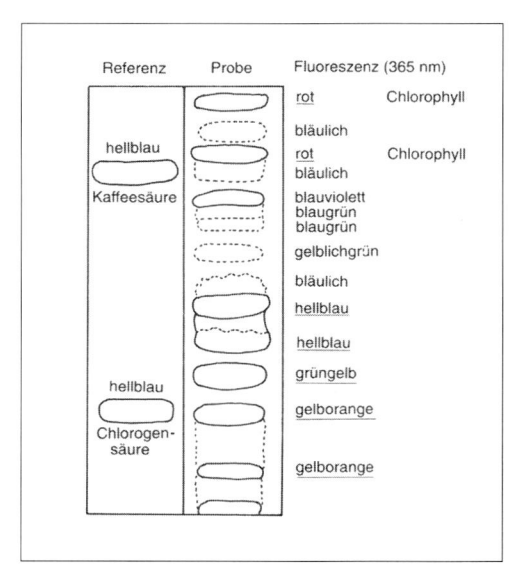

Abb. 6: Dünnschichtchromatogramm

Einige Untersuchungen zur Qualitätssicherung

1. Reinheit
Fremde Bestandteile:
▶ 100 g Droge auf fremde Bestandteile durchsehen.

Höchstens 2 g (2 %) fremde Bestandteile, wie z. B. Blätter anderer Arten, insbesondere solcher von Alchemilla alpina, die handförmig bis fast zum Stiel geteilt, gesägt und unterseits seidig behaart sind.

2. Weitere Prüfungen (Ph. Eur. 6.0)

In der Apotheke durchführbar: Trocknungsverlust, Asche. Alternative Dünnschichtchromatographie (DAC 2008, Bd. III).
Des Weiteren: Spektralphotometrische Bestimmung des Gerbstoffgehaltes.

Gänsefingerkraut

(DAC 2004)
(Standardzulassung 9599.99.99)

Anserinae herba
Herba Anserinae

Die kurz vor oder während der Blüte gesammelten, getrockneten Blätter und Blüten von *Potentilla anserina* L.

Zur Prüfung erforderlich:
- Identität: Ca. 3 g.
- Qualitätssicherung: 100 g (kein Verbrauch).

Identität

1. Organoleptik (DAC 2004, DAC 2007, Bd. III)
Ohne typischen Geruch und mit schwach herbem, zusammenziehendem Geschmack.

2. Beschreibung der Schnittdroge (DAC 2004, DAC 2007, Bd. III)

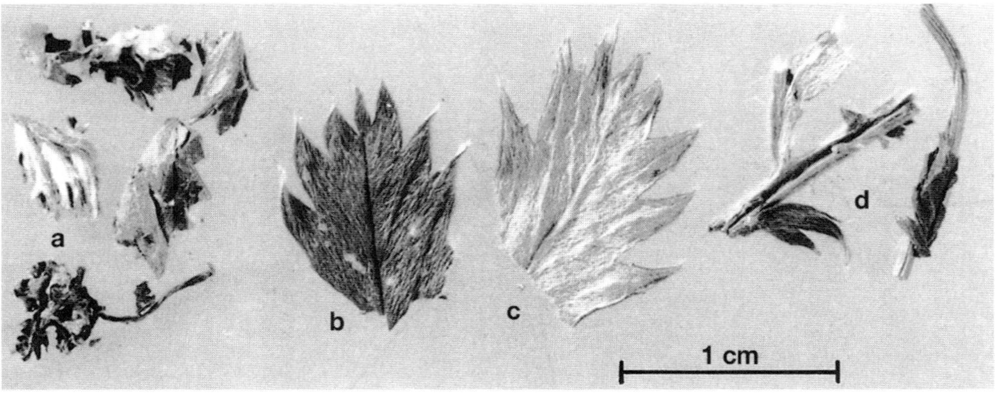

Abb. 1: Schnittdroge

Schnittdroge (Abb. 1): Oberseits (b) hell- bis dunkelgrüne und kaum behaarte, unterseits (c) weißglänzende, fein seidig bis dichtfilzig behaarte Fiederblättchen, die meist verknäuelt (a) und stark geschrumpft sind und erst beim Aufweichen den tief eingeschnittenen, scharf gesägten (b, c) Rand erkennen lassen. Weichhaarige, grüne bis gelbbraune Stücke der Blattspindeln (d) tragen oft noch kleine Fiederblättchen. Fiederblattlose, ebenfalls behaarte Stängelteile, gelbe, fünfzählige Blüten, Blütenknospen und Blütenteile (ohne Abb.) können vorkommen.

3. Mikroskopie

▶ Von der Unterseite eines Blattstückes vorsichtig mit steil gestellter Rasierklinge die Haare abschaben
▶ Dieses Blattstück durchbrechen und ein Stück mit der Oberseite, das andere mit der Unterseite nach oben auf Objektträger in Chloralhydrat-Lösung (RV) einlegen
▶ Mit Deckglas abdecken und ca. ½ min lang vorsichtig zum Sieden erhitzen.

Typische Merkmale: *Polygonale oder wellig-buchtige Epidermis, oberseits lange, gewundene Haare, unterseits viele Peitschenhaare, anomocytische Spaltöffnungsapparate, Calciumoxalatdrusen.*

Epidermis, Oberseite (Abb. 2): Polygonale bis leicht wellig-buchtige, etwas knotig verdickte Epidermiszellen mit selten vorkommenden, anomocytischen Spaltöffnungsapparaten mit vier oder fünf Nebenzellen. In geringer Anzahl kommen sehr lange, einzellige, dickwandige, etwas gewundene Haare vor, auf deren Basis die umliegenden Epidermiszellen strahlig ausgerichtet sind. In dem darunterliegenden Palisadenparenchym sind grobspitzige Calciumoxalatdrusen zu erkennen.

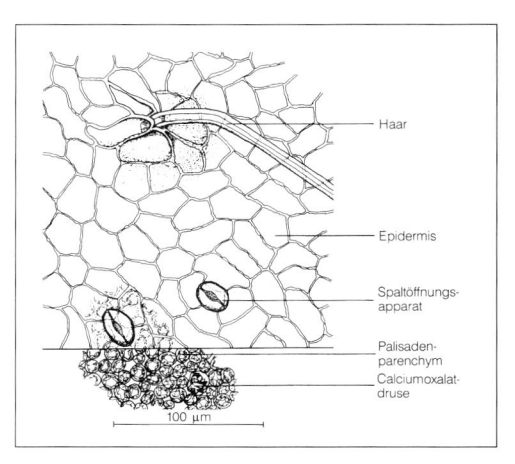

Abb. 2: Epidermis, Oberseite

Epidermis, Unterseite (Abb. 3): Dünnwandige, stark wellig-buchtige Epidermiszellen mit zahlreichen, anomocytischen Spaltöffnungsapparaten mit vier oder fünf Nebenzellen. Zahlreiche, bis 2 mm lange, einzellige, stark peitschenförmig gewundene Haare. Ähnliche Haare finden sich auch auf dem Außenkelch.

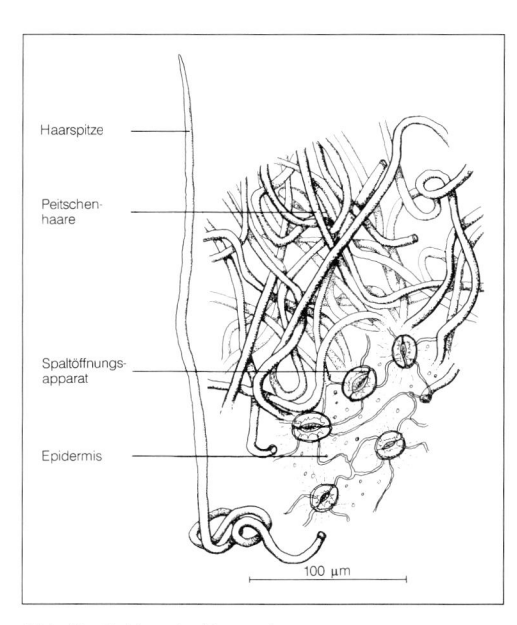

Abb. 3: Epidermis, Unterseite

4. Dünnschichtchromatographie

Kieselgel HF$_{254}$. Untersuchungslösung:
- 1 g gepulverte Droge (Siebnummer 710) mit 10 ml Methanol versetzen
- 10 min lang bei 60 °C im Wasserbad erhitzen und nach dem Erkalten filtrieren.

Referenzlösung: Je 2,5 mg Rutosid und Hyperosid und je 1 mg Kaffeesäure und Chlorogensäure in 10 ml Methanol oder authentische Droge wie Untersuchungsmuster behandeln.*

Aufzutragende Menge: 20 µl Untersuchungslösung und 10 µl Referenzlösung bandförmig (20 mm × 3 mm). [Zur Verwendung von HPTLC-Platten siehe Seite XV.]

Fließmittel: wasserfreie Ameisensäure – Wasser – Ethylacetat (8 + 12 + 80).

Laufhöhe: 15 cm.

Laufzeit: Ca. 90 min.

- Abdunsten des Fließmittels im Warmluftstrom oder im Trockenschrank bei 100 bis 105 °C
- Besprühen der noch warmen Platte mit einer Lösung von Diphenylboryloxyethylamin (1 % m/V) in Methanol

Wichtige Zonen: Im oberen Teil des Chromatogrammes (von oben nach unten) verschiedene rot, blau, gelbgrün, orange und wieder blau fluoreszierende Zonen; oberhalb der Hyperosidzone zwei nicht völlig aufgelöste Gruppen mehrerer orange fluoreszierender Zonen (Myricetin- und Quercetin-Monoglykoside), eine stark orangefarbene zwischen Hyperosid und der Chlorogensäure, eine hellblaue fast auf der Höhe der Chlorogensäure, eine orangefarbene zwischen Chlorogensäure und Rutosid und eine weitere orangefarbene etwa auf der Höhe des Rutosids (Quercetin- und Myricetin-Diglykoside) (Abb. 4).

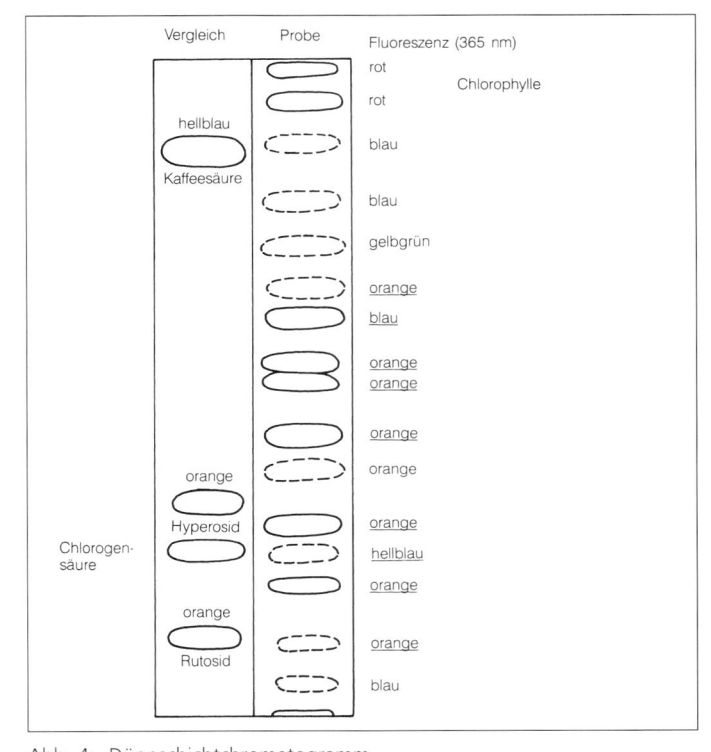

Abb. 4: Dünnschichtchromatogramm

---

* Der DAC verwendet als Referenzsubstanzen Hyperosid und Quercitrin, der DAC 2007, Bd. III nur Hyperosind und Rutosid.

- Nachsprühen mit einer Lösung von Macrogol 400 (Polyethylenglycol) (5% m/V) in Methanol
- Einige Minuten lang auf 100 bis 105 °C nacherhitzen oder 30 min lang bei Raumtemperatur liegen lassen oder 30 min lang bei Raumtemperatur liegen lassen
- Unter der UV-Lampe (365 nm) auswerten.

Einige Untersuchungen zur Qualitätssicherung

1. Reinheit
Fremde Bestandteile:
- 100 g Droge auf fremde Bestandteile durchsehen.   *Höchstens 5 g (5%) fremde Bestandteile.*

2. Weitere Prüfungen (DAC 2004)
In der Apotheke durchführbar: Trocknungsverlust, Asche, salzsäureunlösliche Asche. Alternative Dünnschichtchromatographie (DAC 2007, Bd. III).
Des weiteren: Spektralphotometrische Bestimmung des Gerbstoffgehaltes.

Gewürznelken
(Ph. Eur. 6.0)

Caryophylli flos
Flores Caryophylli
Syzygium aromaticum
(HAB, 2. Nachtrag)

Die Blütenknospen von *Syzygium aromaticum* (L.) MERR. et L. M. PERRY, [*Eugenia caryophyllus* (C. SPRENG) BULL. ET HORR.] die so lange getrocknet wurden, bis sie rötlichbraun geworden sind.
Zur Prüfung erforderlich:
▶ Identität: Ca. 2 g.
▶ Qualitätssicherung: 104 g (4 g Verbrauch).

Identität

1. **Organoleptik** (Ph. Eur. 6.0, DAC 2007, Bd. III)
Kräftig aromatischer Geruch (nach „Nelken") und brennend aromatischer Geschmack.

2. **Beschreibung der Ganzdroge** (Ph. Eur. 6.0, DAC 2007, Bd. III)

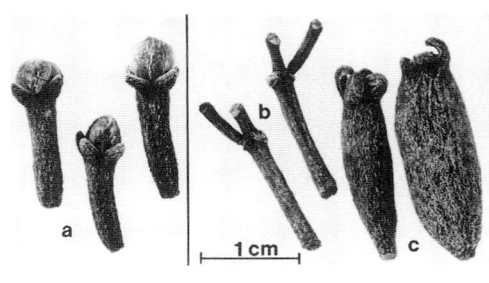

Abb. 1: Ganzdroge

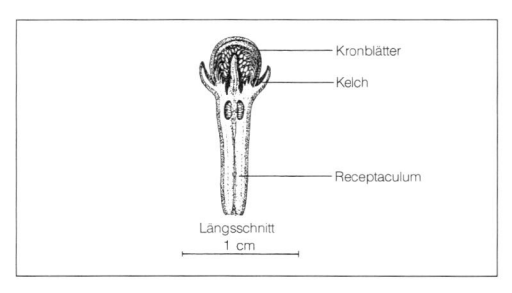

Abb. 2: Längsschnitt

Ganzdroge (Abb. 1): Rötlichbraune, 12 bis 20 mm lange Gebilde mit einem 4 bis 6 mm großen, kugeligen Köpfchen und einem 2 bis 3 mm dicken, stumpfvierkantigen, feinrunzeligen, oben mit vier kurzen, dicken, dreieckigen Kelchzipfeln besetzten, in einen stielartigen Unterkelch (Hypanthium, Receptaculum) verlängerten, unterständigen Fruchtknoten (a). Beim Eindrücken mit dem Fingernagel sondert der Unterkelch ätherisches Öl ab (zu Abb. 1b, c siehe „Reinheit").

Längsschnitt (Abb. 2): Das Köpfchen besteht aus vier dünnen, muschelartig gewölbten, übereinandergreifenden Kronblättern, unter denen zahlreiche, einwärts gekrümmte Staubblätter und in der Mitte ein aufrechter, säulenförmiger Griffel mit scheibenförmigem Nektarium liegen.

3. Mikroskopie

- Mit frischer Rasierklinge von dem Receptaculum Flächenschnitte und Längsschnitte tieferliegender Partien anfertigen
- Nach Abheben der Kronblätter Staubblätter abzupfen und einige auf Objektträger zerdrücken
- Einige Tropfen Chloralhydrat-Lösung (RV) zugeben
- Mit Deckglas abdecken, ca. 1 min lang vorsichtig zum Sieden erhitzen.

Typische Merkmale: *Große, rundliche Ölbehälter in allen Organen, Leitbündel mit Drusenzellreihen und kurzen Fasern im Receptaculum, dreieckige Pollenkörper.*

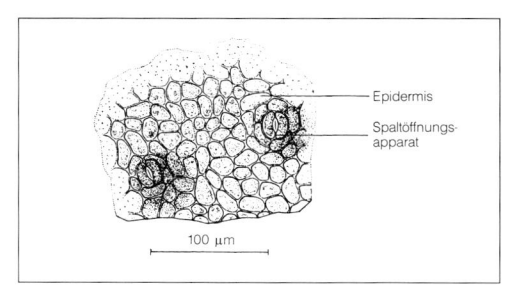

Abb. 3: Epidermis des Receptaculums, Aufsicht

Epidermis des Receptaculums, Aufsicht (Abb. 3): In der Aufsicht gerundet polygonale Epidermiszellen, gelegentlich kreisrunde, anomocytische Spaltöffnungsapparate mit vielen Nebenzellen. Die der Epidermis aufliegende Cuticula hat tiefe, unregelmäßige, rinnige Risse.

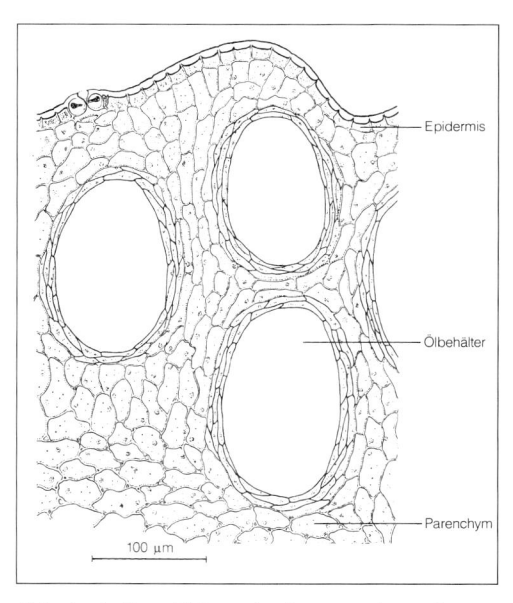

Abb. 4: Außenschichten des Receptaculums, Querschnitt

Außenschichten des Receptaculums, Querschnitt (Abb. 4): Kleine, fast quadratische Zellen mit sehr dicker Cuticula und dicker, nach innen gewölbter Außenwand. Im bräunlichen Gewebe des Receptaculums liegen viele rundliche bis elliptische Ölbehälter, die jeweils von einem zwei oder drei Lagen hohen Kranz flacher Epithelzellen umgeben sind.

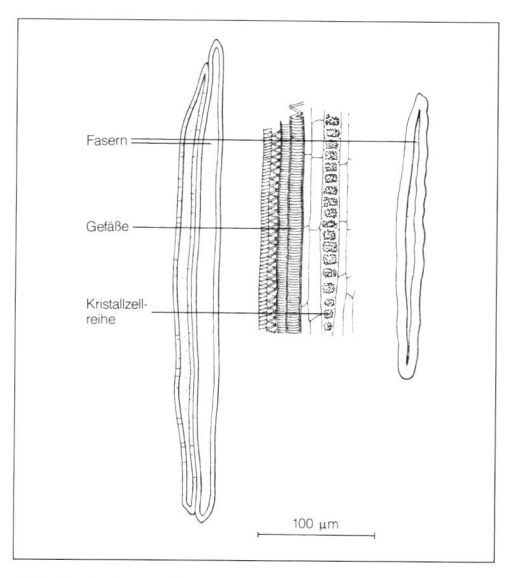

Leitbündel und Fasern aus dem Receptaculum (Abb. 5): Im Receptaculum verlaufen Leitbündel mit auffallend zarten, englumigen Ring- und Schraubengefäßen, die von spindelförmigen, an den Enden nur schwach zugespitzten, meist nur mäßig verdickten, wenig getüpfelten, 200 bis 400 µm langen Fasern und reihenförmig angeordneten Parenchymzellen mit Calciumoxalatdrusen (Kristallzellreihen) begleitet werden.

Abb. 5: Leitbündel und Fasern aus dem Receptaculum

Pollenkörner (Abb. 6): In Aufsicht abgerundete bis eingefallene, dreieckige, in Seitensicht elliptische, etwa 15 µm große Pollenkörner mit drei Keimporen stammen aus Pollensäcken, deren Endothecium aus rundlichen, polygonalen Zellen mit mehreren, auf dem Boden der Zelle sternförmig zusammenlaufenden Verdickungsleisten besteht (Sternendothecium) (ohne Abb.).

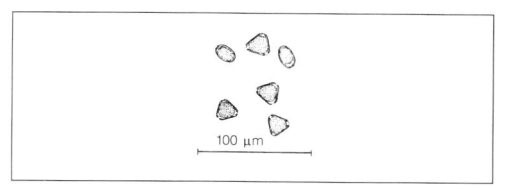

Abb. 6: Pollenkörner

4. Dünnschichtchromatographie
Kieselgel HF$_{254}$. Untersuchungslösung:

A.
- 0,2 g gepulverte Droge (Siebnummer 500) mit 2 ml Dichlormethan versetzen
- Unter gelegentlichem Schütteln 15 min lang extrahieren
- Filtrieren

oder

B.
- 0,2 ml der unter „Gehaltsbestimmung" erhaltenen Lösung des ätherischen Öles in Xylol mit 5 ml Dichlormethan verdünnen.

Referenzlösung: 10 µl Eugenol in 1 ml Toluol oder authentische Droge wie Untersuchungsmuster behandeln.
Aufzutragende Menge: Je 10 µl Untersuchungs- und Referenzlösung bandförmig (20 mm × 3 mm). [Zur Verwendung von HPTLC-Platten siehe Seite XV.]

Fließmittel: Toluol.
Laufhöhe: 10 cm, zweimal unter 5 min langem Zwischentrocknen; ohne Kammersättigung laufen lassen.
Laufzeit: Ca. zweimal 25 min
▶ Abdunsten des Fließmittels
▶ Mit frisch (!) bereiteter Anisaldehyd-Lösung (RV) besprühen*
▶ 5 bis 10 min lang im Trockenschrank bei 100° bis 105 °C erhitzen
▶ Am Tageslicht auswerten.

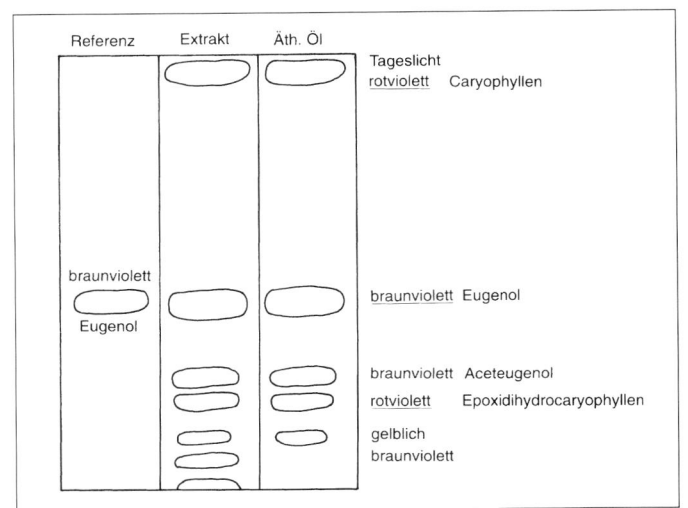

Wichtige Zonen: *Caryophyllen, Eugenol, Aceteugenol, Epoxidihydrocaryophyllen. Das DC des Extraktes zeigt besonders im unteren Rf-Bereich mehr Zonen als das DC des ätherischen Öles (Abb. 7).*

Abb. 7: Dünnschichtchromatogramm

---

* Die von der Ph. Eur. 6.0 vorgeschriebene Auswertung im UV-Licht von 254 nm bringt keine zusätzlichen Erkenntnisse.

Einige Untersuchungen zur Qualitätssicherung

1. Reinheit
Minderwertige Droge und fremde Bestandteile:
- 100 g Droge auf aufgeblühte Knospen, Blütenstiele (Abb. 1b), Mutternelken und fermentierte (mißfarbene) Nelken durchsehen.

Höchstens 6 g aufgeblühte Knospen und Blütenstiele (Abb. 1b) sowie Mutternelken; dies sind die reifenden, bauchig spindelförmigen Früchte, bei denen die Korolle abgefallen ist und die im oberen Teil des Receptaculums in der Regel nur einen, mehr oder weniger weit ausgewachsenen Samen enthalten (Abb. 1c). Höchstens 2% fermentierte Knospen; diese mißfarbenen Nelken sind fahlbraun, mit teilweise weißlich mehligem Aussehen. Höchstens 0,5% andere fremde Bestandteile.

2. Gehaltsbestimmung
Gehalt an ätherischem Öl:
- 5,0 g Droge im Mörser mit 5,0 g Kieselgur zu einem feinen, homogenen Pulver verreiben
- Einwaage: 4,0 g dieser Mischung
- 100 ml Wasser im 250-ml-Rundkolben
- Vorlage: 0,50 ml Xylol
- Destillation: 2 h lang bei 2,5 bis 3,5 ml in der min
- Volumen im Messrohr nach der Destillation mindestens 0,80 ml.

Entspricht einem Gehalt von mindestens 15% (V/m) an ätherischem Öl.

3. Weitere Prüfungen (Ph. Eur. 6.0)
In der Apotheke durchführbar: Asche.

Ginsengwurzel

(Ph.Eur. 8.0, HMPC-Monographie in Arbeit)

Ginseng radix
Radix Ginseng

Die getrockneten, ganzen oder geschnittenen Wurzeln von *Panax ginseng* C.A. Mey., als weißer Ginseng bezeichnet; mit Wasserdampf behandelt und dann getrocknet, als roter Ginseng bezeichnet.
Zur Prüfung erforderlich:
- Identität: Ca. 3 g.
- Qualitätssicherung: Ca. 50 g.

Identität

1. Organoleptik:
Geruch: schwach, Geschmack: schwach würzig, dann süß und schleimig.

2. Beschreibung der Schnittdroge
Bei weißem Ginseng blassgelbe oder cremefarbene (a), bei rotem Ginseng bräunlich rote, unregelmäßige Bruchstücke der zylindrischen Rhizome mit längsfurchiger Oberfläche. Der Bruch zeigt eine breite äußere Zone (Rindenteil) mit verstreut angeordneten gelben bis orangeroten Exkretgängen (b) und eine etwas dunklere Kambiumzone (c) und einen feinstrahligen inneren Bereich (Xylem). Bei weißem Ginseng finden sich Bruchstücke länglicher, rundlicher, leicht gestreifter Sekundärwurzeln (d) mit kleinem Durchmesser, die bei rotem Ginseng normalerweise fehlen.

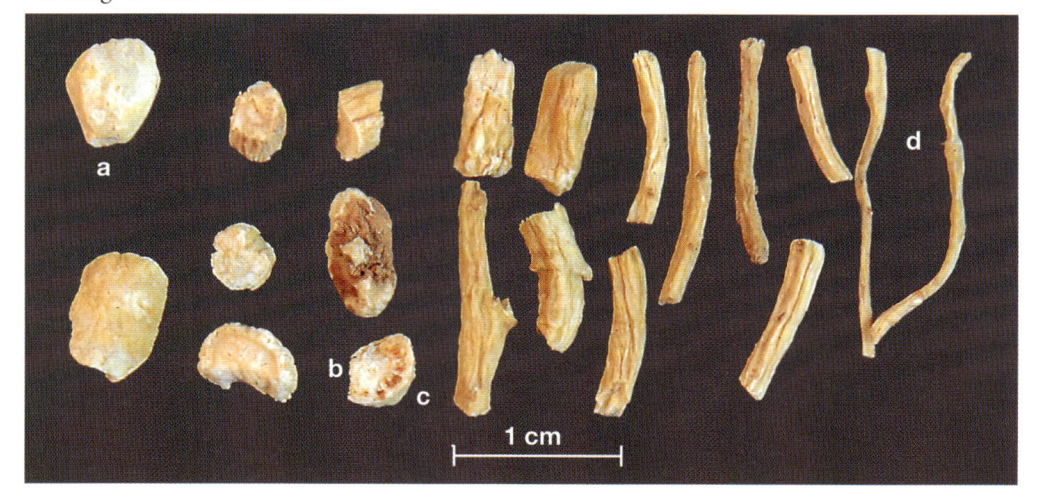

Abb. 1: Schnittdroge

3. Mikroskopie

- Einige Drogenteile ca. 5 min lang in Wasser kochen
- In eine Mischung aus 10 Teilen Ethanol 70 % (V/V) und 1 Teil Glycerol überführen
- Mit frischer Rasierklinge Querschnitte und längs orientierte radiale und tangentiale Schnitte bis in die Mitte anfertigen
- Alle Schnitte auf Objektträger in Chloralhydrat-Lösung (RV) legen
- mit Deckglas abdecken und ca. ½ min lang vorsichtig zum Sieden erhitzen

oder

- Droge pulvern (Siebnummer 710) und Chloralhydratpräparat wie zuvor anfertigen
- Zur Untersuchung auf Stärke von einem nicht aufgekochten Drogenteil etwas abkratzen und Wasserpräparat anfertigen.

Typische Merkmale: *Vereinzelt Elemente des Korkes in Aufsicht oder im Querschnitt mit den anliegenden Rindenteilen, schizogene Exkretgänge mit gelbem Inhalt. Quer getroffene weitlumige Spiral- oder Netzgefäße, dazwischen Holzparenchym. Mehrreihige je nach Schnittrichtung quer zu den Gefäßen verlaufende Markstrahlzellen.*

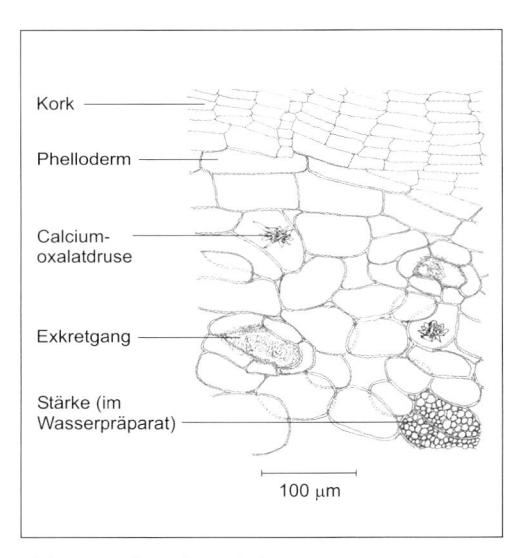

Abb. 2: Kork, äußere Rinde, quer

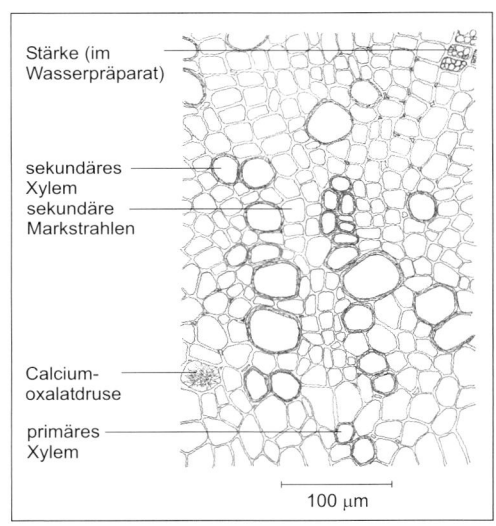

Abb. 3: Querschnitt Xylem

Kork, äußere Rinde, quer, (Abb. 2): Im Querschnitt mehrere Lagen flacher, dünnwandiger Korkzellen, darunter langgestreckte kollenchymatische Hypodermzellen, Rindenparenchym mit großen Interzellularen und Calciumoxalatdrusen sowie Exkretgänge mit gelb-braunem Inhalt und 4 bis 10 µm große einfache, oder bis zu 4 zusammengesetzte Stärkekörner (nur im Wasserpräparat).

Querschnitt, Xylem (Abb. 3): Im Zentrum des Querschnittes primäres Xylem umgeben von großzelligem, derbwandigen Parenchym. Nach außen lockere Reihen von sekundären Xylemsträngen, zwischen denen Reihen mehrerer Zellen breiter Markstrahlen liegen. Markstrahl- und Parenchymzellen dicht mit 1 bis 10 µm großen Stärkekörnern gefüllt (nur im Wasserpräparat), verstreut Calciumoxalatdrusen.

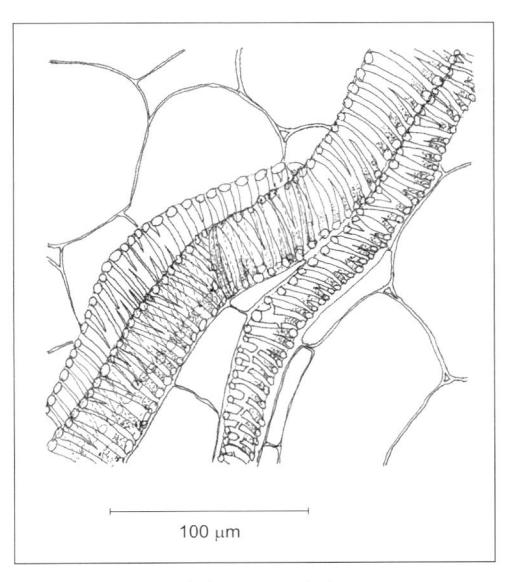

Xylem, radialer Längsschnitt (Abb. 4): Im Längsschnitt kleine Gruppen teilweise verholzter Spiral- oder Netzgefäße und nicht verholzter Tracheiden sowie verstreut Calciumoxalatdrusen.

Abb. 4: Xylem, radialer Längsschnitt

4. Dünnschichtchromatographie (Ph.Eur. 8.0)
Kieselgel HF$_{254}$. Untersuchungslösung:
- 1,0 g gepulverte Droge (Siebnummer 355) mit 10 ml einer 70-prozentigen Mischung von Methanol versetzen
- 15 min lang bei 60 °C unter Rückfluß erhitzen
- Abkühlen
- Filtrieren.
- **Referenzlösung:** 5,0 mg Aescin und 5 mg Arbutin in 1 ml Methanol lösen oder authentische Droge wie Untersuchungsmuster behandeln.
- **Aufzutragende Menge:** Je 20 µl Untersuchungs- und Referenzlösung, bandförmig (20 mm x 3 mm). [Zur Verwendung von HPTLC-Platten siehe Seite XV.]
- **Fließmittel:** Ethylacetat – Wasser – 1-Butanol (25 + 50 + 100) mischen, 10 min. lang stehen lassen. Die obere Phase wird verwendet.
- **Laufhöhe:** 10 cm (ohne Kammersättigung).
- **Laufzeit:** Ca. 100 min
- Platte an der Luft trocknen lassen
- Platte mit frisch (!) bereiteter Anisaldehyd-Lösung (RV) besprühen
- Bei 100–105 °C 5 bis10 min lang erhitzen
- Am Tageslicht auswerten.

Ginsengwurzel — Teil II

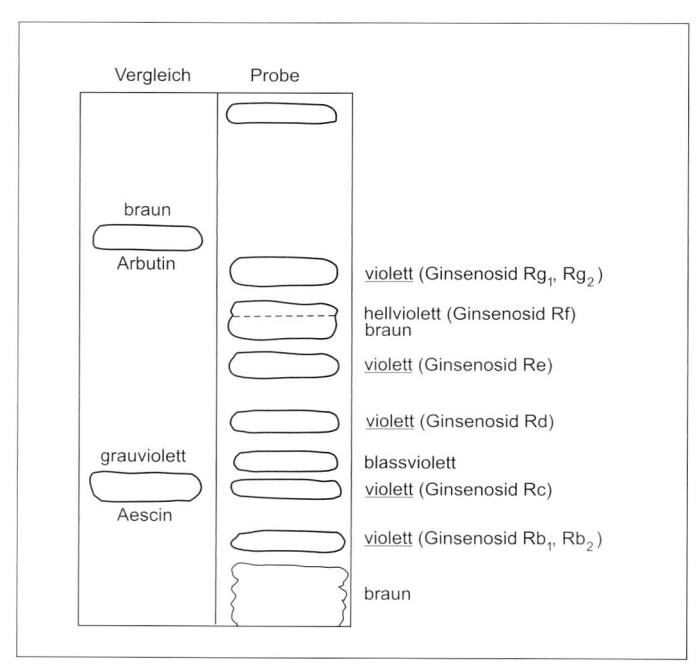

Wichtige Zonen: Die graue Zone des Aescins erscheint im unteren Drittel, die braune des Arbutins im oberen Drittel. Etwas unterhalb des Arbutins eine violette Zone (Ginsenoside Rg_1 und Rg_2) darunter eine schmale blassviolette (Ginsenosid Rf) und eine braune Zone, dann eine blassviolette (Ginsenosid Re), dann eine violette (Ginsenosid Rd) und eine blassviolette. Etwa in Höhe des Aescins eine violette Zone (Ginsenosid Rc) darunter eine violette Zone (Ginsenosid Rb_1 und Rb_2), bis zum Start mehrere dunkle, braune Zonen (Abb. 5).

Vergleich: braun (Arbutin), grauviolett (Aescin)

Probe:
- violett (Ginsenosid Rg_1, Rg_2)
- hellviolett (Ginsenosid Rf)
- braun
- violett (Ginsenosid Re)
- violett (Ginsenosid Rd)
- blassviolett
- violett (Ginsenosid Rc)
- violett (Ginsenosid Rb_1, Rb_2)
- braun

Abb. 5: Dünnschichtchromatogramm

Einige Untersuchungen zur Qualitätssicherung

1. Identität
Wurzeln von Panax quinquefolius:
Das unter „Prüfung auf Identität" erhaltene Chromatogramm muss die Zone von Ginsenosid Rf zeigen, anderenfalls besteht der Verdacht, dass die Droge durch *Panax quinquefolius* ersetzt worden ist.

2. Reinheit
Fremde Bestandteile:
▶ 50 g Droge auf fremde Bestandteile, durchsehen.

Höchstens 1 g (2 %) fremde Bestandteile.

3. Weitere Prüfungen (Ph. Eur. 8.0)
In der Apotheke durchführbar: Trocknungsverlust, Asche, salzsäureunlösliche Asche.
Des Weiteren: Hochdruckflüssigchromatographische Gehaltsbestimmung der Ginsenoside Rb_1 und Rg_1.

Goldrutenkraut (Riesengoldrutenkraut)

Solidaginis herba
Herba solidaginis giganteae
Solidago gigantea herba

(Ph. Eur. 6.0)
(Standardzulassung 1639.99.99)

Die während der Blütezeit gesammelten, oberirdischen, getrockneten Teile von *Solidago gigantea* AIT oder *S. canadensis* L., ihre Varietäten oder Hybriden und/oder deren Mischungen.

Zur Prüfung erforderlich:
- Identität: Ca. 3 g.
- Qualitätssicherung: 101 g (1 g Verbrauch).

Identität

1. Organoleptik (DAC 2007, Bd. III)
Schwacher, krautig aromatischer Geruch und zunächst krautiger, dann schwach bitterer Geschmack.

2. Beschreibung der Schnittdroge (Ph. Eur. 6.0, DAC 2007, Bd. III)

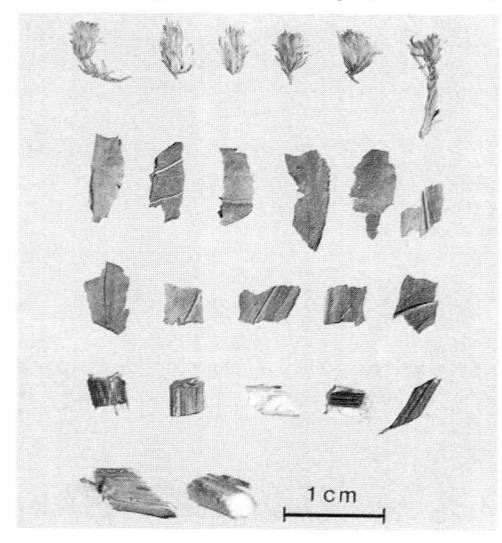

Abb. 1: Schnittdroge

Schnittdroge (Abb. 1): Stücke der oberseits mehr oder weniger kahlen, oder spärlich kurzhaarigen, grünen, unterseits graugrünen und besonders über den Nerven behaarten Blätter. Am Grunde sind die sitzenden Blätter mehr oder weniger dreinervig (neben dem Hauptnerv zwei nahe dem Grund abzweigende, bogig verlaufende, deutlich schwächere Seitennerven). Die Blätter sind ganzrandig oder meist in oder oberhalb der Mitte scharf gesägt mit entfernt spitzen Zähnen *(S. canadensis)* oder scharfen, regelmäßigen vorwärts gerichteten Zähnen *(S. gigantea)*. Die etwa 2 mm breiten, 2–3 mm *(S. canadensis)* oder 3–4 mm *(S. gigantea)* langen, goldgelben, strahligen, kurz gestielten Blütenköpfchen (Abb. 1, obere Reihe) haben in zwei bis vier Reihen angeordnete schmallanzettliche Hüllkelchblätter (Abb. 2a und e). Der Blütenstandsboden ist schwach gewölbt, grubig, ohne Spreublätter. Rundliche, längs gestreifte meist markhaltige Stängelteile (Abb. 1, die beiden unteren Reihen) sind häufig.

- Einige Blüten oder ganze Blütenköpfchen kurz in Wasser aufkochen
- Zur Beobachtung auf Objektträger ausbreiten oder in Petrischale schütten

Goldrutenkraut (Riesengoldrutenkraut) — Teil II

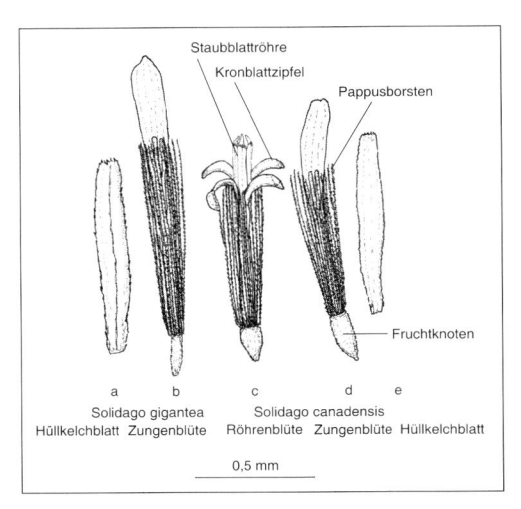

Abb. 2: Hüllkelchblatt, Zungenblüten und Röhrenblüten

(a, b: Solidago gigantea — Hüllkelchblatt, Zungenblüte; c: Solidago canadensis — Röhrenblüte; d, e: Solidago canadensis — Zungenblüte, Hüllkelchblatt; Maßstab 0,5 mm; beschriftet: Staubblattröhre, Kronblattzipfel, Pappusborsten, Fruchtknoten)

Zungenblüte, Röhrenblüte, Hüllkelchblätter (Abb. 2): Die in der Schnittdroge meist zerfallenen Blütenköpfchen enthalten 10–17 zungenförmige, weibliche Randblüten mit einer die Hülle kaum überragenden gelben Zunge (Abb. d, *S. canadensis*) oder einer diese deutlich überragenden Zunge (Abb. b, *S. gigantea*). Die röhrenförmigen Scheibenblüten sind zwittrig. Ihre bis fast zur Hälfte eingeschnittene Krone endet in fünf schmalen Zipfeln (Abb. c, *S. canadensis*). Alle Blüten haben einen zum Grunde verschmälerten, undeutlich vielrippigen, unbehaarten oder bei einer Unterart von *S. gigantea* behaarten Fruchtknoten. Der weiße, 1,5 bis 2 mm (Abb. c und d, *S. canadensis*) oder bis 3 mm (Abb. b, *S. gigantea*) lange Pappus besteht aus einer Reihe haarfeiner, rauer Borsten. Die Hüllkelchblätter sind ca. 0,5 mm (Abb. a, *S. gigantea*) oder 0,3 mm (Abb. e, *S. canadensis*) breit, linealich, stumpf mit ziemlich deutlich vortretendem Mittelnerv (*S. gigantea*) oder ohne diesen (*S. canadensis*), gelblich-grün, häutig mit undeutlich kurzgewimpertem Rand und sonst kahl.

3. Mikroskopie

- Ein Blattstück durchbrechen und einen Teil mit der Oberseite, den anderen mit der Unterseite nach oben auf Objektträger legen
- Röhrenblüte auf Objektträger zerdrücken
- Zu beiden Präparaten einige Tropfen Chloralhydrat-Lösung (RV) geben
- Mit Deckglas abdecken und ca. ½ min lang vorsichtig zum Sieden erhitzen.

Typische Merkmale: Polygonale bis wellig-buchtige teilweise knotig verdickte Epidermis mit runzliger Kutikula und beiderseits, im Besonderen aber unterseits vorkommenden, anomocytischen Spaltöffnungsapparaten, einreihigen Deckhaaren aus bis zu fünf oder sechs Zellen, einige davon mit einer peitschenartigen Endzelle, farblose Exkretbehälter in der Nähe der Leitbündel (!); Pappusborsten aus zusammengewachsenen länglichen Zellen, die an den Enden nach außen spitze Fortsätze bilden.

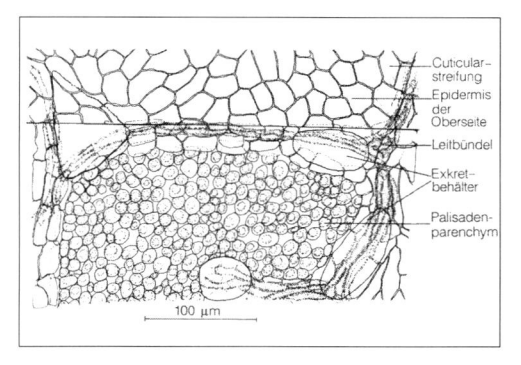

Abb. 3: Laubblatt in Aufsicht

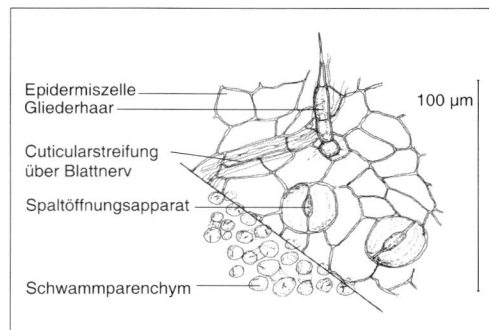

Abb. 4: Blattepidermis, Unterseite

Blattepidermis, Oberseite (Abb. 3): Epidermiszellen in der Flächenansicht fast gradwandig bis buchtig-polygonal, teilweise knotig verdickt und mit Cuticularstreifung. Unter der Epidermis liegt ein ein oder zwei Zellreihen hohes Palisadenparenchym aus schmalen Zellen. In der Nähe der Leitbündel finden sich häufig farblose Exkretbehälter, gelegentlich kommen einzellige, kurze Haare und anomocytische Spaltöffnungsapparate vor (Haare und Spaltöffnungsapparate hier nicht dargestellt).

Blattepidermis, Unterseite (Abb. 4): Epidermiszellen in der Flächenansicht fast geradwandig bis buchtig polygonal, gelegentlich knotig verdickt und besonders über den Blattnerven Cuticularstreifung zeigend. Große anomocytische Spaltöffnungsapparate. Gelegentlich Gliederhaare, zum Teil mit unteren tonnenförmigen Zellen und langer peitschenartiger Endzelle. Feine Oxalatkristalle in den Schwammparenchymzellen.

Blattrand, Behaarung (Abb. 5): Über den Blattrand hinausragende fünf- bis siebengliedrige dünnwandige Haare und am Blattrand drei- bis siebengliedrige, nach vorne gebogene dickwandige Haare mit verlängerter Endzelle. Die Abbildung zeigt einen Querschnitt durch die Epidermiszellen.

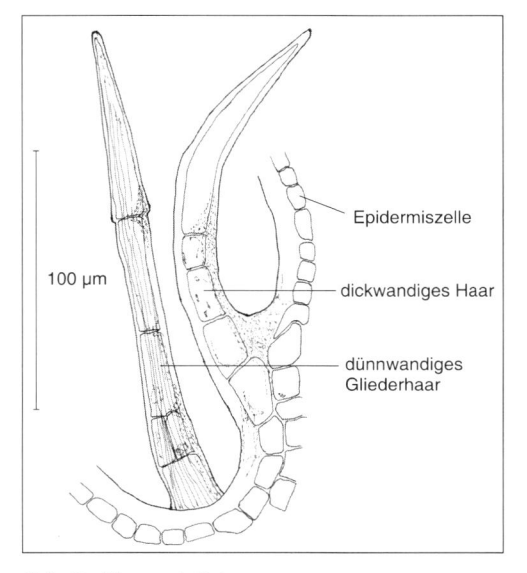

Abb. 5: Blattrand, Behaarung

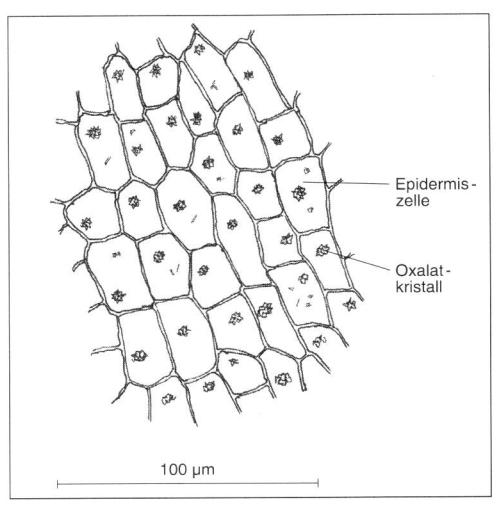

Kronröhre, Epidermis (Abb. 6): Im unteren Bereich der Kronröhre gut erkennbare, etwas lang gestreckte, dünnwandige Epidermiszellen mit Oxalatkristallen. Im oberen Bereich undeutlicher zum Teil papillös vorstehend und ohne Kristalle (ohne Abb.).

Abb. 6: Epidermis der Kronröhre

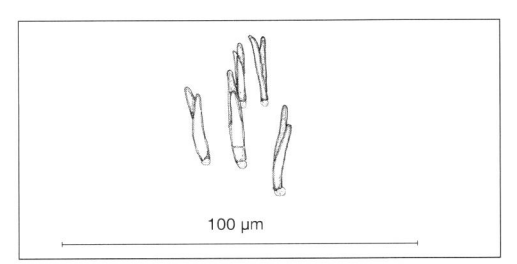

Fruchtknoten, Behaarung (Abb. 7): Auf der schlecht erkennbaren Epidermis des Fruchtknotens zahlreiche Zwillingshaare.

Abb. 7: Zwillingshaar des Fruchtknotens

Pappusborsten (Abb. 8): Alle Blüten tragen auf dem oberen Rand des Fruchtknotens zahlreiche Pappusborsten, die im unteren Teil fünf bis sechs (Abb. a), im mittleren (Abb. b) etwa vier und schließlich nur noch eine oder zwei Zellreihen (Abb. c) breit sind, wobei die einzelnen lang gestreckten Zellen in abstehenden Spitzen enden.

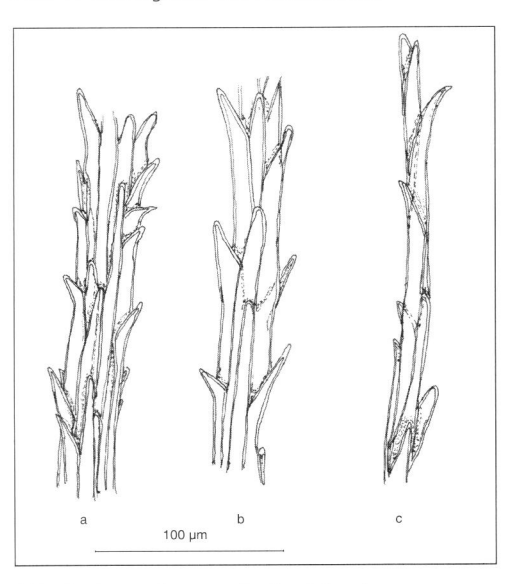

Abb. 8: Pappusborsten des Fruchtknotens

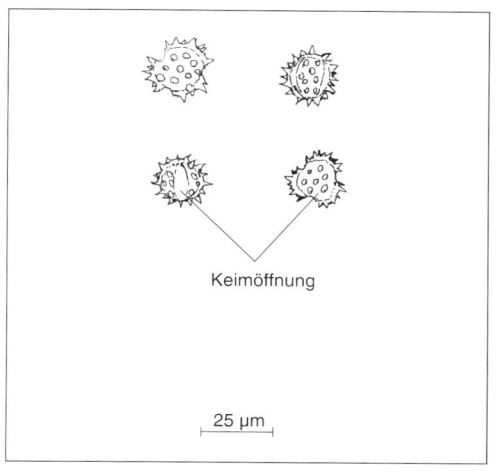

Teil II **Goldrutenkraut (Riesengoldrutenkraut)** 5/6

Pollenkörner (Abb. 9): Die etwa 20 μm großen Pollenkörner haben drei längliche Keimöffnungen und eine stachelig Exine. Sie entstammen Pollensäcken mit teils fein quer- teils längsgebändertem Endothecium (ohne Abb.).

Abb. 9: Pollenkörner

4. Dünnschichtchromatographie
Kieselgel HF$_{254}$. Untersuchungslösung:
▶ 0,75 g gepulverte Droge (Siebnummer 355) mit 5 ml Methanol versetzen
▶ 5 min lang im Wasserbad bei 60 °C erhitzen
▶ Abkühlen lassen
▶ In einen Messzylinder filtrieren
▶ Unter Nachwaschen von Kolben und Filter mit Methanol auf 5 ml auffüllen.

Wichtige Zonen: Bei S. canadensis grünlichblaue Zone unterhalb der Kaffeesäure, schwache orangefarbene Zonen etwa in Höhe des Quercitrins, orangefarbene zwischen Chlorogensäue und Quercitrin, blaue und grüngelbe in Höhe der Chlorogensäure, orangefarbene in Höhe des Rutosids. Bei S. gigantea grünlichblaue unterhalb der Kaffeesäure, mehrere zum Teil sehr intensive orangefarbene Zonen von dem Bereich zwischen Quercitrin und Kaffeesäure bis herunter oberhalb der Chlorogensäure, blaue in Höhe der Chlorogensäure und orangefarbene in Höhe des Rutosids (Abb. 10). Da es von Solidago-Arten zahlreiche Bastarde und Chemotypen gibt, können die Chromatogramme variieren.

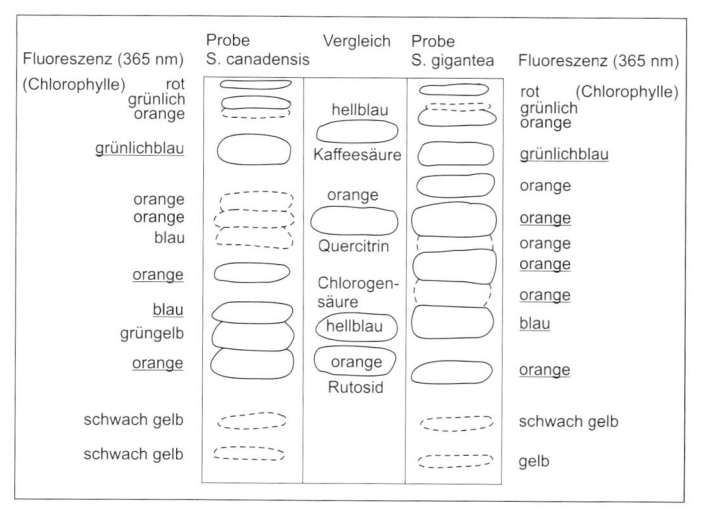

Abb. 10: Dünnschichtchromatogramm

Referenzlösung: Je 1 mg Chlorogensäure und Kaffeesäure und je 2,5 mg Quercitrin und Rutosid in 10 ml Methanol lösen oder authentische Droge wie Untersuchungsmuster behandeln.
Aufzutragende Menge: 20 µl Untersuchungslösung und 10 µl Referenzlösung bandförmig (20 mm × 3 mm). [Zur Verwendung von HPTLC-Platten siehe Seite XV.]
Fließmittel: wasserfreie Ameisensäure – Wasser – Ethylmethylketon – Ethylacetat (10 + 10 + 30 + 50).
Laufhöhe: 10 cm.
Laufzeit: Ca. 30 min.
- Abdunsten des Fließmittels bei 100 bis 105 °C
- Besprühen der noch warmen Platte mit einer Lösung von Diphenylboryloxyethylamin (1 % m/V) in Methanol
- Nachsprühen mit einer Lösung von Macrogol 400 (Polyethylenglycol) (5 % m/V) in Methanol
- Etwa 5 min lang auf 100 bis 105 °C erhitzen oder 30 min lang bei Raumtemperatur liegen lassen
- Unter der UV-Lampe (365 nm) auswerten.

Einige Untersuchungen zur Qualitätssicherung

1. Reinheit
Fremde Bestandteile:
- 100 g Droge auf fremde Bestandteile durchsehen.

Höchstens 5 g braun verfärbte Bestandteile und höchstens 2 g sonstige fremde Bestandteile.

2. Weitere Prüfungen Ph. Eur. 6.0
In der Apotheke durchführbar: Trocknungsverlust, Asche, salzsäureunlösliche Asche. Alternative Dünnschichtchromatographie (DAC 2007, Bd. III)
Des Weiteren: Spektralphotometrische Gehaltsbestimmung der Gesamtflavonoide.

Goldrutenkraut, Echtes

(Ph. Eur. 6.0)
(Standardzulassung 1519.99.99, HMPC-Monographie)

Solidaginis virgaureae herba
Herba Virgaureae
Herba Solidaginis virgaureae

Die während der Blütezeit gesammelten, oberirdischen, getrockneten Teile von *Solidago virgaurea* L.

Zur Prüfung erforderlich:
- Identität: Ca. 3 g.
- Qualitätssicherung: 100 g (kein Verbrauch).

Identität

1. Organoleptik
Schwach aromatischer Geruch und schwach zusammenziehender Geschmack.

2. Beschreibung der Schnittdroge

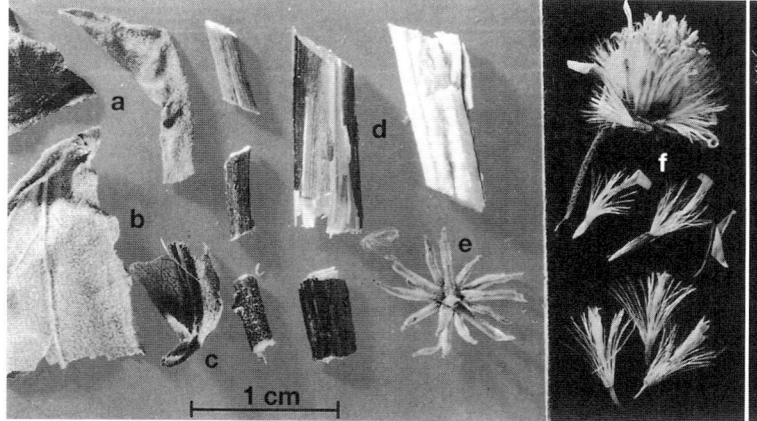

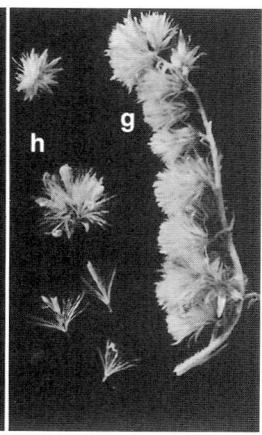

Abb. 1: Schnittdroge

Schnittdroge (Abb. 1): Stücke der oberseits kahlen und dunkleren (a), unterseits meist locker flaumig behaarten und helleren (b), grau- bis braungrünen, oft stark geschrumpften Blätter, die an der Basis in einen mehr oder weniger langen, geflügelten Stiel verschmälert oder zum Teil auch fast sitzend (c) sind. Die vorn meist zugespitzten Blätter sind im mittleren Teil entfernt gesägt, mit nach vorn gerichteten Zähnen. Die 10 bis 15 mm breiten, 5 bis 8 mm langen (!), goldgelben, strahligen, kurzgestielten Blütenköpfchen (f) haben in zwei bis vier Reihen angeordnete, schmal lanzettliche Hüllkelchblätter (e), die einen grünen Mittelnerv haben, innenseits stark glänzend, 5 bis 7 mm lang, kahl oder locker angedrückt behaart sind und am Rand, besonders zur Spitze hin, fein gefranst erscheinen. Der Blütenstandsboden ist flachgrubig ohne Spreublätter. Rundliche, längsgestreifte, meist markhaltige Stengelteile (d) sind häufig (Bemerkung zu Abb 1 g, h siehe „Reinheit").

▶ Einige Blüten oder ganze Blütenköpfchen heraussuchen, kurz in Wasser aufkochen
▶ Zur Beobachtung auf Objektträger ausbreiten oder in Petrischale schütten.

Zungenblüte (Abb. 2), **Röhrenblüte** (Abb. 3), **reife Frucht** (Abb. 4): Bei den in der Schnittdroge oft einzeln vorkommenden, gelben Blüten handelt es sich um Zungenblüten (2) mit 7 bis 15 mm langer, 1,5 mm breiter Zunge und um zwittrige Röhrenblüten (3). Beide haben einen zum Grunde hin verschmälerten, vielrippigen, braunen, zerstreut behaarten, in reifem Zustand 3,5 bis 4,5 mm langen Fruchtknoten (4) und einen einreihigen, aus 4 bis 5 mm langen, feinen Borsten bestehenden Pappus.

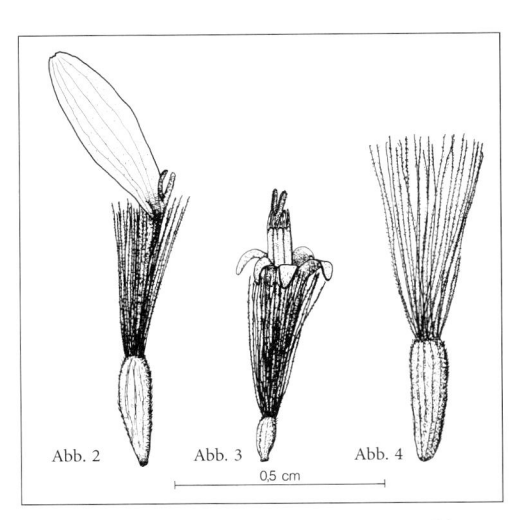

Abb. 2: Zungenblüte; Abb. 3: Röhrenblüte; Abb. 4: reife Frucht

3. Mikroskopie
▶ Ein Blattstück durchbrechen und einen Teil mit der Oberseite, den anderen mit der Unterseite nach oben auf Objektträger legen
▶ Röhrenblüte auf Objektträger zerdrücken
▶ Zu beiden Präparaten einige Tropfen Chloralhydrat-Lösung (RV) geben
▶ Mit Deckglas abdecken und ca. ½ min lang vorsichtig zum Sieden erhitzen.

Typische Merkmale: Polygonale bis wellig-buchtige Epidermis mit beiderseits vorkommenden, anomocytischen Spaltöffnungsapparaten, mehrzellige Gliederhaare mit stark verjüngter Endzelle, kleine Calciumoxalatnadeln im Mesophyll.

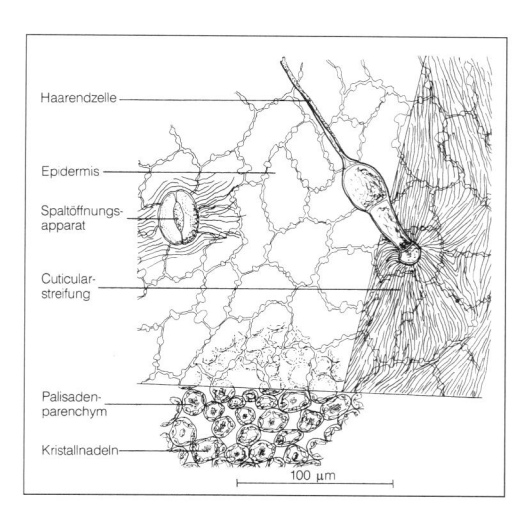

Abb. 5: Blattepidermis, Oberseite

Blattepidermis, Oberseite (Abb. 5): Epidermiszellen fast geradwandig bis buchtig-polygonal, zum Teil knotig verdickt und mit meist stark runzeliger Kutikula versehen. Gelegentlich finden sich anomocytische Spaltöffnungsapparate mit drei bis sechs Nebenzellen und gerade oder, besonders am Blattrand, zur Blattspitze hin bogenförmig gekrümmte, drei- bis zehn-, meist fünf- bis siebenzellige, 200 bis 1000, meist 400 μm lange Gliederhaare, die in eine oft stark verschmälerte Endzelle auslaufen. Unter der Epidermis liegt ein lockeres, aus ein oder zwei Reihen kurzer Zellen aufgebautes Palisadenparenchym.

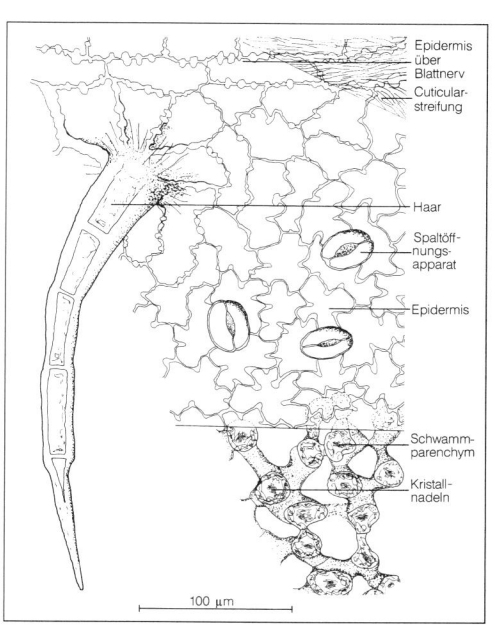

Abb. 6: Blattepidermis, Unterseite

Blattepidermis, Unterseite (Abb. 6): Fast geradwandige oder leicht wellig-buchtige bis stark buchtig-gezackte, oft schwach knotig verdickte Epidermiszellen mit wenig runzeliger Cuticula, zahlreiche anomocytische Spaltöffnungsapparate mit meist vier Nebenzellen. Das Schwammparenchym ist locker und interzellularenreich. Behaarung ähnlich wie an der Oberseite, jedoch meist stärker. Alle Mesophyllzellen enthalten kleine Kristallnadeln und vereinzelt Kristalloxalatdrusen.

Innenseite der Blumenkronröhre (Abb. 7): Die Blumenkronen haben eine lang gestreckte, polygonale, dünnwandige Epidermis mit kleinen Calciumoxalatkristallen und sind mit zahlreichen, 200 bis 300 μm langen, drüsenartigen Zotten besetzt, die aus zwei Reihen dünnwandiger, kurzer Zellen bestehen (ohne Abb.).

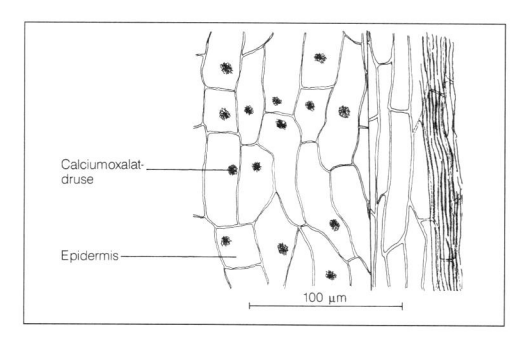

Abb. 7: Innenseite der Blumenkronröhre

Pollenkörner (Abb. 8): Die ca. 25 µm großen, runden Pollenkörner haben drei Keimporen und eine stachelige Exine.

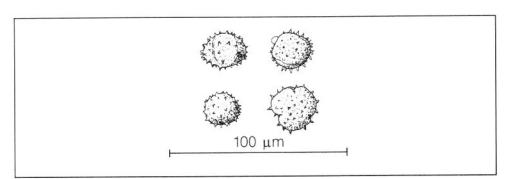

Abb. 8: Pollenkörner

4. Dünnschichtchromatographie
Kieselgel HF$_{254}$. Untersuchungslösung:
- 0,75 g gepulverte Droge (Siebnummer 355) mit 5 ml Methanol versetzen
- 5 min lang im Wasserbad von 60 °C erhitzen
- Abkühlen lassen
- In einen Messzylinder filtrieren
- Unter Nachwaschen von Kolben und Filter mit Methanol auf 5 ml auffüllen.

Referenzlösung: Je 1 mg Kaffeesäure (fehlt in Ph. Eur.) und Chlorogensäure und je 2,5 mg Quercitrin und Rutosid in 10 ml Methanol lösen oder authentische Droge wie Untersuchungsmuster behandeln.

Aufzutragende Menge: Je 20 µl Untersuchungs- und Referenzlösung bandförmig (20 mm × 3 mm). [Zur Verwendung von HPTLC-Platten siehe Seite XV.]

Fließmittel: wasserfreie Ameisensäure – Wasser – Ethylmethylketon – Ethylacetat (10 + 10 + 30 + 50).

Laufhöhe: 10 cm.

Laufzeit: Ca. 30 min.
- Abdunsten des Fließmittels bei 100 bis 105 °C
- Besprühen der noch warmen Platte mit einer Lösung von Diphenylboryloxyethylamin (1 % m/V) in Methanol
- Nachsprühen mit einer Lösung von Macrogol 400 (Polyethylenglycol) (5 % m/V) in Methanol
- Etwa 5 min lang auf 100 bis 105 °C erhitzen oder 30 min lang bei Raumtemperatur liegen lassen
- Unter der UV-Lampe (365 nm) auswerten.

Wichtige Zonen im UV 365:
Eine grünlichblau fluoreszierende Zone etwas unterhalb der Kaffeesäure, eine blaue in Höhe des orange fluoreszierenden Quercitrins, eine blaue in Höhe der Chlorogensäure und eine orangefarbene in Höhe des Rutosids (Abb. 9).

Teil II   **Goldrutenkraut, Echtes**   5/6

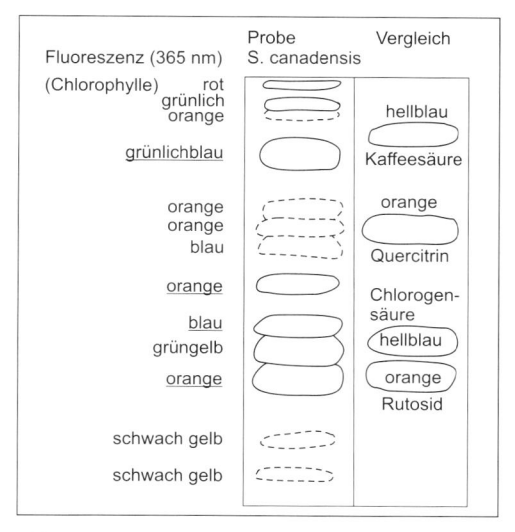

	Probe S. canadensis	Vergleich
Fluoreszenz (365 nm)		
(Chlorophylle) rot		
grünlich orange	⬯	hellblau
grünlichblau	⬯	Kaffeesäure
orange orange blau	⬯	orange Quercitrin
orange blau grüngelb orange	⬯ ⬯	Chlorogensäure hellblau orange Rutosid
schwach gelb	⬯	
schwach gelb	⬯	

Abb. 9: Dünnschichtchromatogramm

Einige Untersuchungen zur Qualitätssicherung

1. Reinheit
A. Fremde Bestandteile:
▶ 100 g Droge auf fremde Bestandteile durchsehen.

Höchstens 5 g (5 %) braun verfärbte Bestandteile und höchstens 2 g (2 %) fremde Bestandteile. Blütenstände mit einseitswendiger, gebogener Traube (Abb. 1 g) mit kleineren Blütenköpfchen (Abb. 1 h) als S. virgaurea und 3 bis 5 mm langem Hüllkelch und diesen kaum überragenden Zungenblüten dürfen nicht vorhanden sein (Solidago canadensis, S. gigantea).

B. Andere *Solidago*-Arten:
▶ Mikroskopie: (vgl. Identität).

Blattstücke auf das Vorkommen von Exkretbehältern in der Nähe der Leitbündel prüfen. Zahlreich vorkommende Exkretbehälter in der Nähe der Leitbündel (Abb. 10) weisen auf S. gigantea und S. canadensis hin. Bei S. virgaurea sind diese selten.

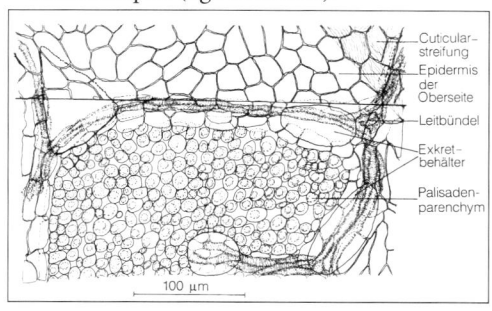

Abb. 10: Blatt von S. serotina, Aufsicht

Goldrutenkraut, Echtes — Teil II

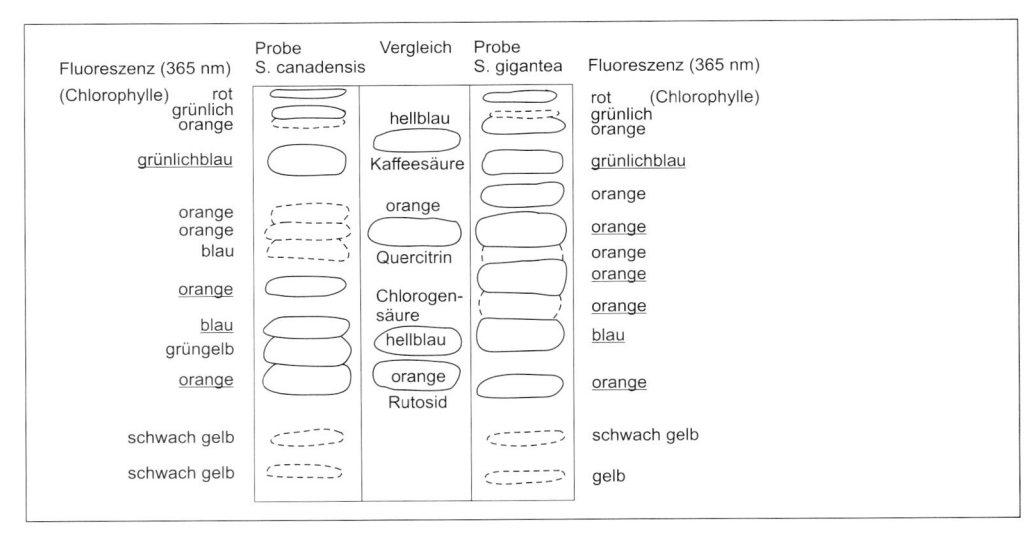

Fluoreszenz (365 nm)	Probe S. canadensis	Vergleich	Probe S. gigantea	Fluoreszenz (365 nm)
(Chlorophylle) rot grünlich orange		hellblau		rot (Chlorophylle) grünlich orange
grünlichblau		Kaffeesäure		grünlichblau
				orange
orange orange blau		orange Quercitrin		orange orange orange
orange blau grüngelb		Chlorogen- säure hellblau		orange blau
orange		orange Rutosid		orange
schwach gelb				schwach gelb
schwach gelb				gelb

Abb. 11: Dünnschichtchromatogramm zum Nachweis von S. canadensis und S. gigantea.

2. Dünnschichtchromatographie:*

Das unter „Identität: 4. Dünnschichtchromatographie" enthaltene Chromatogramm wird ausgewertet.

Wichtige Zonen: Im Chromatogramm der Untersuchungslösung darf in Höhe der Quercitrin-Zone höchstens eine schwach aber keine kräftig orange fluoreszierende Zone vorhanden sein (S. gigantea, S. canadensis). Bei S. canadensis können die in diesem Bereich liegenden gelblichen Zonen schwach sein* (Abb. 11).

3. Weitere Prüfungen: (Ph. Eur. 6.0)

In der Apotheke durchführbar: Trocknungsverlust, Asche.
Des Weiteren: Spektralphotometrische Gehaltsbestimmung der Flavonoide nach HPLC.

---

* Da es von Solidago zahlreiche Bastarde oder Chemotypen gibt, sind die Chromatogramme unterschiedlich und nur im Vergleich mit authentischem Material deutbar.

Guar
(Ph. Eur. 7.0)

Cyamopsidis seminis pulvis
Semen Cyamopsidis pulvis

Guar wird aus den Samen von *Cyamopsis tetragonolobus* L. durch pulvern des Endosperms gewonnen. Es besteht hauptsächlich aus Guargalactomannan.

Zur Prüfung erforderlich:
- Identität: Ca. 3 g

Identität

1. **Eigenschaften** (Ph. Eur. 7.0)
Weißes oder fast weißes Pulver.
Löslichkeit: Guar ergibt beim Lösen in Wasser einen Schleim unterschiedlicher Viskosität; praktisch unlöslich in Ethanol 96% (V/V).

2. **Mikroskopie**
   - Eine kleine Menge Pulver auf den Objektträger bringen
   - Einige Tropfen Glycerol zugeben
   - Mit Deckglas abdecken.

Typische Merkmale: *Spitz-eiförmige bis birnenförmige Zellen mit sehr dicken Wänden und zentralem, verlängerten Lumen mit körnigem Inhalt.*

Samenschale (Abb. 1): Gelegentlich Reste der Samenschale mit Palisadenzellen mit einem nach oben hin verkleinerten Lumen und Resten der Trägerzellen

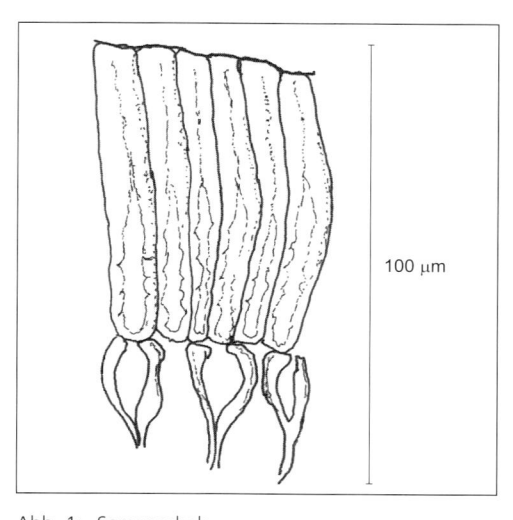

Abb. 1: Samenschale

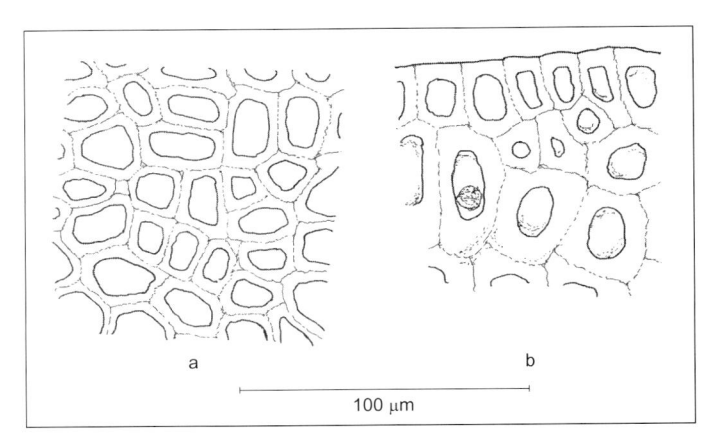

Keimlingsgewebe (Abb. 2): In Aufsicht derbwandige, polygonale Epidermiszellen des Keimlings (2a). Epidermiszellen und Endosperm im Querschnitt (2b).

Abb. 2: Keimlingsgewebe

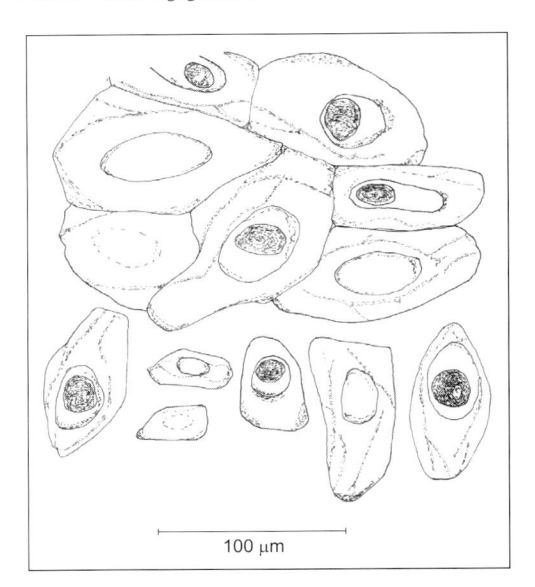

Endosperm (Abb. 3): Spitz-eiförmige bis birnenförmige, oft einzeln vorliegende Zellen mit sehr dicker Wand rund um das zentrale, etwas gestreckte Lumen mit körnigem Inhalt. Außerdem finden sich kleine, polyedrische einzeln oder in Gruppen vorliegende Zellen mit dünner Wand.

Abb. 3: Endosperm

3. Reaktionen
Gelbildung
- 2 g Droge in einem Erlenmeyerkolben rasch mit 45 ml Wasser versetzen
- 30 s lang kräftig schütteln.

Nach 5 bis 10 min bildet sich ein steifes Gel, das beim Umdrehen des Kolbens nicht ausfließt.

Reaktion mit Natriumtetraborat
- 0,1 g Droge in 10 ml Wasser suspendieren
- mit 1 ml einer Lösung von Natriumtetraborat (1 % m/V) versetzen

Nach 5 bis 10 min bildet sich ein Gel.

4. Weitere Prüfungen (Ph.Eur. 7.0)

In der Apotheke durchführbar: Trocknungsverlust, Asche, Prüfung auf Tragant, Sterculia-Gummi, Agar, Alginate und Carragenane mit Rutheniumrot.
Des Weiteren: Dünnschichtchromatographie nach Hydrolyse im Druckgefäß, Protein, scheinbare Viskosität, mikrobielle Verunreinigung.

Arabisches Gummi
(Ph. Eur. 7.0)

Acaciae gummi
Gummi arabicum
Acacia-senegal-Gummi
Acacia

Löslichkeit: Langsam löslich in Wasser; praktisch unlöslich in organischen Lösungsmitteln.

Zur Prüfung erforderlich:
- Identität: 5 g.
- Qualitätssicherung: 1 g.

Identität

1. Organoleptik
Rundliche Stücke von 1 bis 3 cm Durchmesser, gelblich weiß bis schwach bernsteinfarben, manchmal rosa schimmernd, mit rissiger Oberfläche; leicht zerbrechlich in glasglänzende Stücke mit muscheligem Bruch; das Pulver ist gelblich weiß; geruchlos; fader und schleimiger Geschmack.

2. Reaktionen:
A.
- 1 g gepulverte Substanz in 2 ml Wasser lösen
- 2 ml Ethanol 96 % (V/V) hinzufügen
- Umschütteln
- 10 ml Wasser hinzufügen.

Die Substanz löst sich sehr langsam, aber vollständig zu einer farblosen bis gelblichen Lösung; nach Ethanol-Zusatz entsteht eine weiße, steife Gallerte. Nach Wasserzusatz wird die Mischung wieder flüssig.

B.
- 4 g Substanz in 40 ml Wasser lösen (Prüflösung)
- 5 ml Prüflösung nach und nach mit 5 ml Ethanol 96 % (V/V) versetzen
- 0,5 ml Essigsäure (30 % m/V) hinzusetzen
- Filtrieren
- Dem Filtrat ca. 3 ml Ammoniumoxalat-Lösung (4 % m/V) hinzufügen.

Nach Ethanol-Zusatz trübt sich die Lösung, nach Essigsäure-Zusatz entsteht ein weißer Niederschlag (Arabinsäure), nach Ammoniumoxalat-Zusatz trübt sich das Filtrat (Calciumoxalat).

C.
- 2,5 ml Prüflösung nach B. mit 2,5 ml Wasser verdünnen
- 0,5 ml verdünnte Wasserstoffperoxid-Lösung (3 % m/V) und 0,5 ml Guajak-Tinktur (RV) hinzusetzen
- Umschütteln.

Nach einigen Minuten entsteht eine blaue oder blaugrüne Färbung (Peroxidasen der Substanz).

D.
- 1 ml Prüflösung nach B. mit 10 ml Wasser verdünnen
- Mit einigen ml basischer Bleiacetat-Lösung (RV) versetzen.

Nach einigen Minuten entsteht ein Niederschlag.

Einige Untersuchungen zur Qualitätssicherung

1. **Reinheit**
   A. Tragant:
   - 2 ml Prüflösung nach 2. B. mit 8 ml Wasser und 0,2 ml Blei(II)-acetat-Lösung (9,5% m/V) versetzen
   - Umschütteln.

   Beim Schütteln muss die Lösung klar bleiben, eine Trübung zeigt Tragant an.

   B. Stärke, Dextrin, Agar:
   - 10 ml Prüflösung nach 2. B. aufkochen und wieder abkühlen
   - 0,1 ml 0,1 N-Iod-Lösung (0,05 mol · l^{-1}) hinzusetzen.

   Die Lösung muss sich gelblich färben; eine blaue oder bräunlich rote Färbung zeigt Stärke, Dextrin oder Agar an.

   C. Saccharose und Fructose:
   - 1 ml Prüflösung nach 2. B., 4 ml Wasser, 0,1 g Resorcin und 2 ml Salzsäure (36% m/m) 1 min lang im Wasserbad erhitzen.

   Die Lösung muss farblos bleiben, eine gelbe oder rosa Färbung zeigt Saccharose oder Fructose an.

   D. Tannin:
   - 10 ml Prüflösung nach 2. B. mit 0,1 ml Eisen(III)-chlorid-Lösung Rl (10,5% m/V) versetzen.

   Es muss ein gallertartiger Niederschlag entstehen. Eine Färbung der Lösung oder ein tiefblauer Niederschlag zeigt Tannin an.

   E. Trocknungsverlust:
   - Ca. 1,000 g gepulverte Substanz, genau gewogen, 2 Std. bei 105 °C im Trockenschrank trocknen.

   Der Trocknungsverlust darf höchstens 15% betragen.

2. **Weitere Prüfungen** (Ph. Eur. 7.0)
   In der Apotheke durchführbar: Unlösliche Substanzen, Asche, Prüfung auf Sterculiagummi, DC (Identität und Reinheit).
   Des Weiteren: Drehsinn, mikrobielle Verunreinigung.

Sprühgetrocknetes Arabisches Gummi

(Ph Eur. 7.0)

Acacia gummi dispersione desiccatum

Löslichkeit: Das Pulver löst sich rasch in der doppelten Menge Wasser; praktisch unlöslich in organischen Lösungsmitteln.

Zur Prüfung erforderlich:
- Identität: 5 g.
- Qualitätssicherung: 1 g.

Identität

1. Organoleptik
Das in Ethanol suspendierte Pulver zeigt unter dem Mikroskop Hohlkugeln mit Durchmessern zwischen 4 und 40 µm.

2. Reaktionen:
Sprühgetrocknetes Arabisches Gummi liefert die gleichen Reaktionen wie Arabisches Gummi.

Einige Untersuchungen zur Qualitätssicherung

1. Reinheit
A. Die Prüfungen auf Tragant, Stärke und Dextrin, Saccharose, Fructose, Tannin wie bei Arabischem Gummi durchführen.

B. Trocknungsverlust:
Ca. 1,000 g gepulverte Substanz, genau gewogen, 2 Std. lang bei 105 °C im Trockenschrank trocknen.

Der Trocknungsverlust darf höchstens 10 % betragen.

2. Weitere Prüfungen (Ph. Eur. 7.0)
Wie bei Arabischem Gummi, Prüfung auf unlösliche Substanzen und mikrobielle Verunreinigung entfällt.

Gundelrebenkraut
(DAC 2013/1)

Glechomae herba
Herba Glechomae
 hederaceae
Herba Hederae terrestris
Gundelrebenkraut

Die zur Blütezeit gesammelten getrockneten oberirdischen Teile von *Glechoma hederaceae* L. Zur Prüfung erforderlich:
- Identität ca. 2 g.
- Qualitätssicherung ca. 100 g (kein Verbrauch).

Identität

1. Organoleptik
Schwach aromatischer Duft, leicht bitterer, herb-aromatischer Geschmack.

2. Beschreibung der Schnittdroge

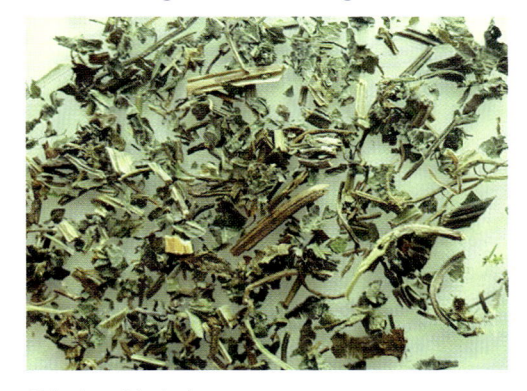

Abb. 1a: Schnittdroge

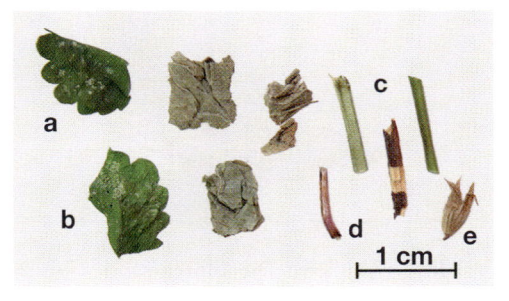

Abb. 1b: Schnittdroge im Detail

Schnittdroge (Abb. 1b): Oberseits (a) dunkelgrüne, unterseits (b) hellgrüne Stücke der Blätter, an denen gelegentlich der grob gekerbte Rand zu erkennen ist. Die hellen Blattnerven treten unterseits schwach hervor. Teile der dünnen grünlichen Blattstiele (c) und vierkantige, häufig blauviolette (d) Stängelteile. Blütenteile wie z. B. der röhrenförmige, fünfzähnige Kelch (e) sind nur selten in der Droge anzutreffen (siehe auch Blüte Abb. 2b).

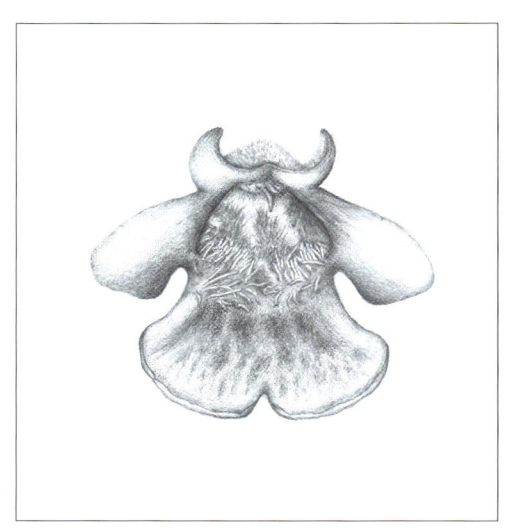

Abb. 2a: Blütenkelch mit zahlreichen Haaren

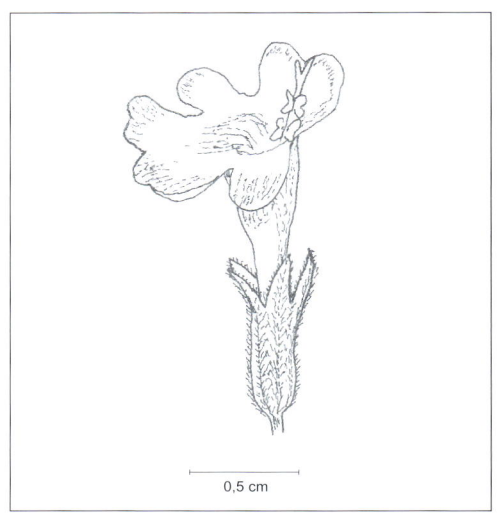

Abb. 2b: Blüte

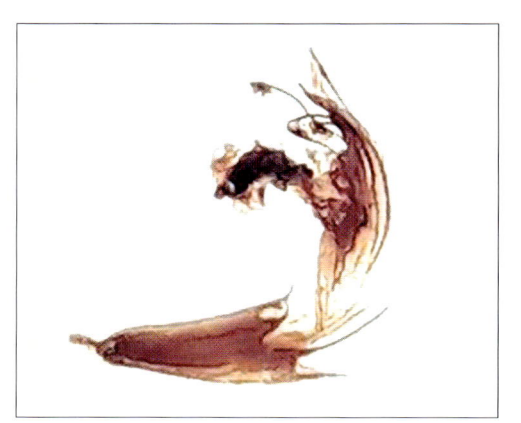

Abb. 3: getrocknete Blüte, Kelch mit Blütenkrone

Blüte (Abb. 2b): Die Blüten sind 1 bis 2 cm lang, deutlich gestielt und besitzen kurze Vorblätter. Der Kelch ist eine 3 bis 7 mm lange fünfzähnige Röhre. Die Blütenkrone ist blauviolett, selten rotviolett oder weiß, zweilippig mit flacher Oberlippe und dreiteiliger Unterlippe mit größerem Mittellappen. Die zwei- bis sechsblütigen Scheinquirle sind in der Regel in ihre Einzelblüten zerfallen.

3. Mikroskopie

Zu den typischen Merkmalen zählen die zahlreichen unterschiedlichen Haare: ein- und zweizellige Eckzahnhaare sowie mehrgliedrige Haare auf den Leitbahnen und Stängeln, Drüsenhaare mit ein- oder zweiteiligem Köpfchen. Auf der Oberlippe der Blüte befinden sich ebenfalls lange Haare, die im mikroskopischen Präparat – im Gegensatz zu anderen Blütenbestandteilen –zu finden sind. Häufig anzutreffen sind auf den Epidermiszellen Lamiaceendrüsenschuppen

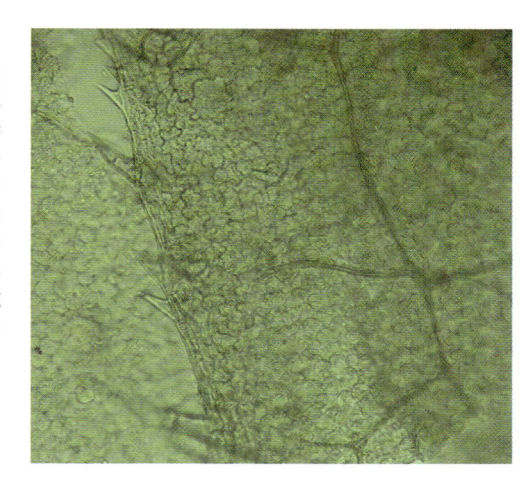

Abb. 4: Einzellige Eckzahnhaare

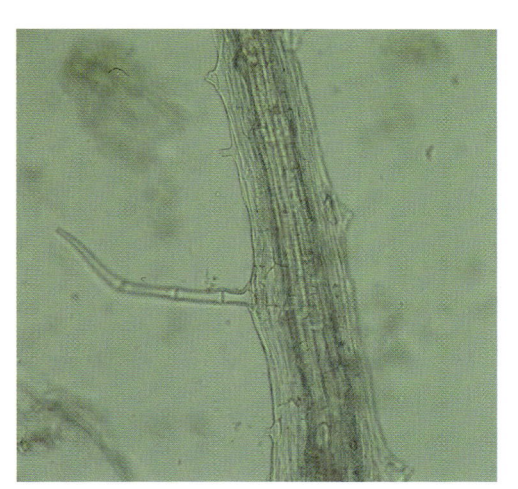

Abb. 5a: Mehrzellige Gliederhaare

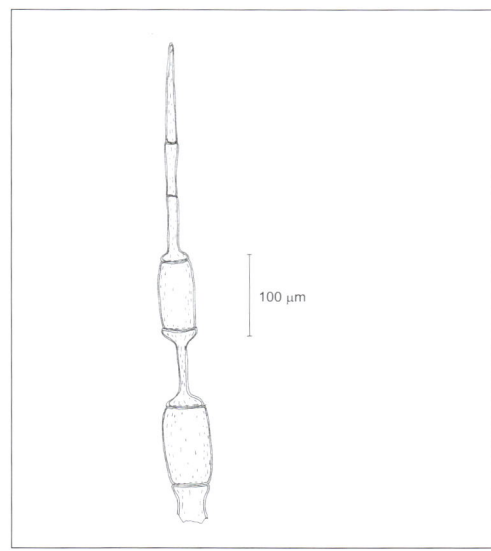

Abb. 5b: Gliederhaar

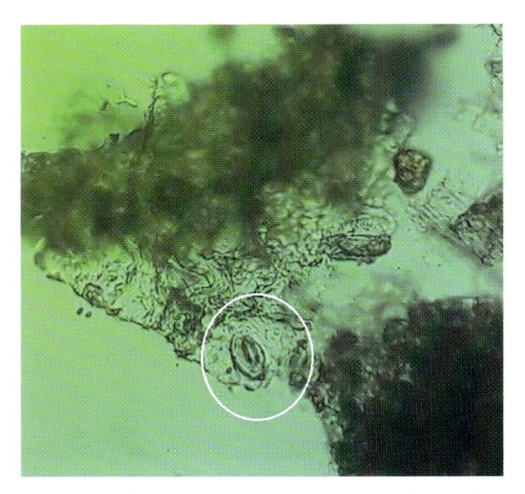

Abb. 6a: Kleiner Kreis: Blattunterseite mit diacytischer Spaltöffnung

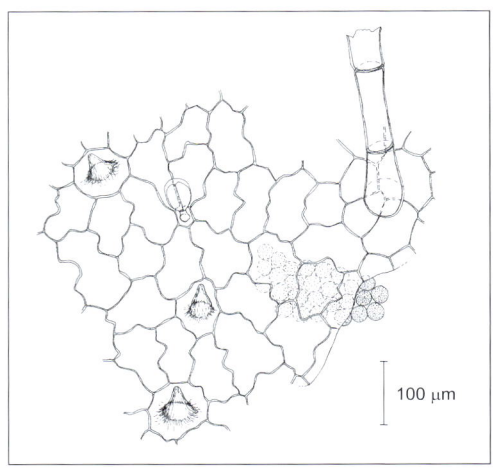

Abb. 6b: Blattoberseite mit verschiedenen Haartypen sowie Drüsenschuppen

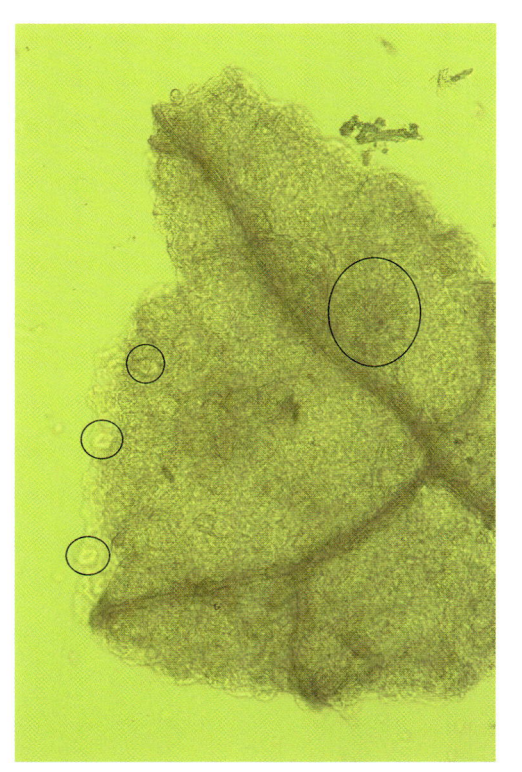

Abb. 7a: Blattunterseite mit Drüsenschuppen (großer Kreis) und diacytischen Spaltöffnungen (kleine Kreise)

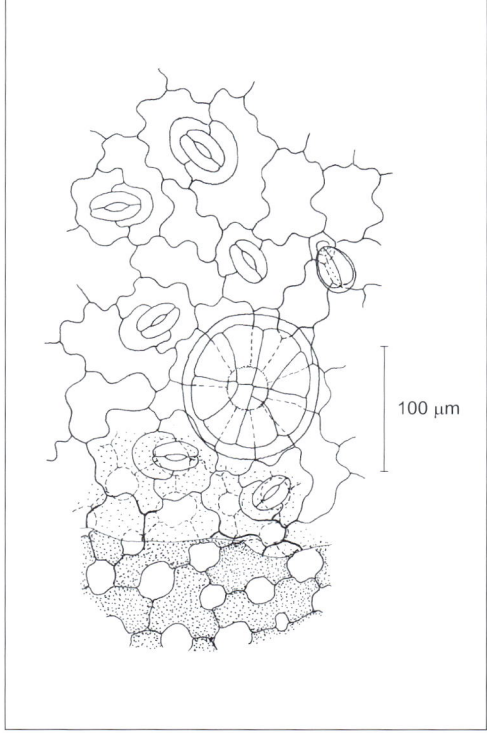

Abb. 7b: Blattunterseite

4. Dünnschichtchromatographie
HPTLC Kieselgel 60 F_{254} Untersuchungslösung:
- Untersuchungslösung a) 1 g gepulverte Droge werden mit 10 ml Methanol versetzt
- Untersuchungslösung b) Hydrolyse-Extrakt: 1 g zerkleinerter Droge mit 10 ml Methanol 30 min auf dem Magnetrührer bei ca. 60 °C extrahieren, abkühlen lassen und filtrieren (= Gundelrebe-Extrakt). 5 ml des obigen Extraktes werden mit 5 ml 12,5 %iger Salzsäure versetzt und 30 min unter Rückfluss gekocht. Nach dem Erkalten wird der saure Extrakt durch Watte filtriert, mit Wasser auf 10 ml aufgefüllt und 3mal mit je 5 ml Ethylacetat ausgeschüttelt. Die organischen Phasen werden vereinigt und auf ein Volumen von 5 ml eingeengt

Referenzlösungen: Je 1 mg Kaffeesäure, Oleanolsäure, Apigenin, Hyperosid, Isoquercitrin in je 1 ml Methanol lösen.

Aufzutragende Menge: Probelösungen: 5-7 µl auf 5 mm, Referenzlösungen: 1-2 µl auf 5 mm.

Fließmittel: A: Toluol, Ethylacetat, wasserfreie Ameisensäure (80:20:10 V/V/V), Kammersättigung;
B: Ethylacetat, Wasser, wasserfreie Ameisensäure, Methanol (100:8:5:4 V/V/V/V), ohne Kammersättigung.

Laufhöhe: 4 cm.

Laufzeit: Fließmittel A: 5-6 min, Fließmittel B: 9 min.

Detektion: UV_{254}, UV_{366}, Naturstoff-Reagenz: (1 % Diphenylboryloxyethylamin in Ehylacetat), Liebermann-Burchard-Reagenz (Acetanhydrid + Schwefelsäure [9 + 1]) auf 100 °C erhitzen, Anisaldehyd-Schwefelsäure-Reagenz, erhitzen ca. 100 °C bis zur optimalen Farbgebung.

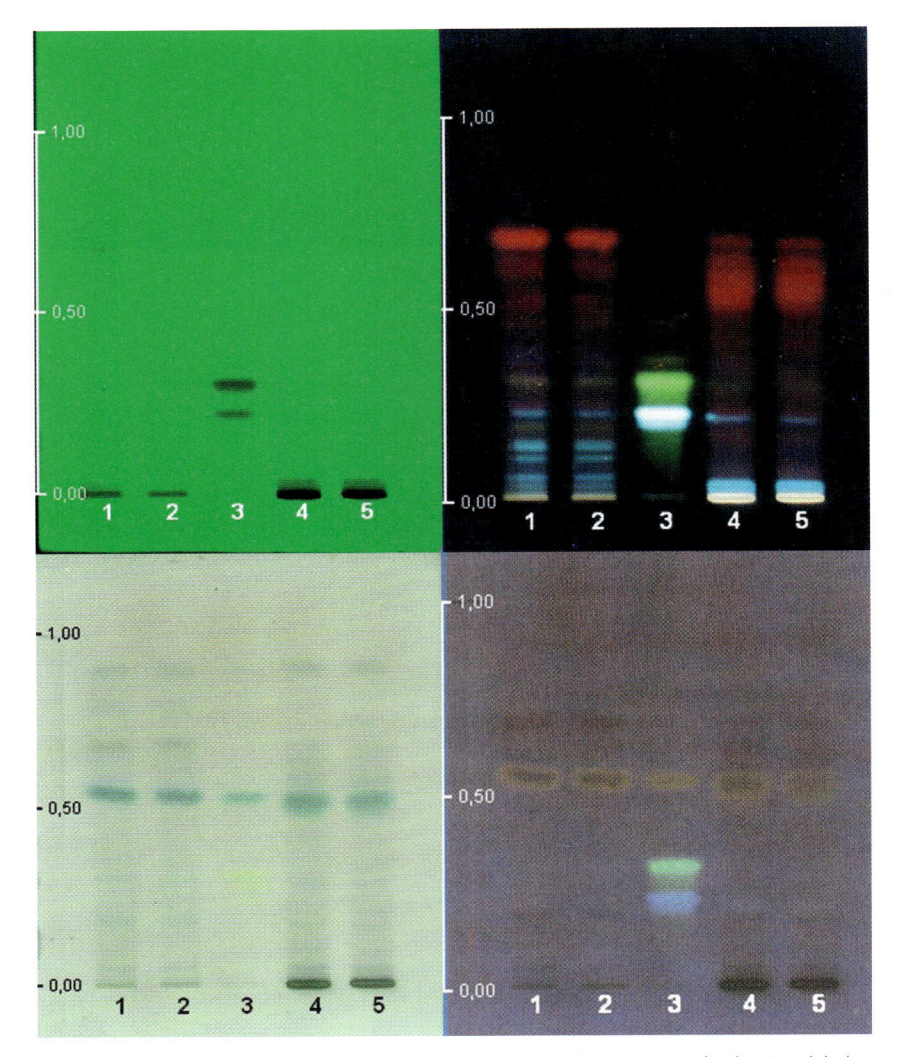

Abb. 8: Abb. 8: DC von Gundelrebe-Extrakt und dem hydrolysierten Extrakt der Gundelrebe auf einer 5 × 5 cm HPTLC-Platte in Fließmittel A

Obere Reihe links: Betrachtung unter UV_{254}, rechts: nach Detektion mit dem Naturstoffreagenz, gefolgt von PÄG 400, Betrachtung unter UV_{366}; untere Reihe links: Betrachtung nach Detektion mit Anisaldehyd-Schwefelsäure-Reagenz im Tageslicht, rechts unter UV_{366}. Bahn 1 und 2: Gundelrebe-Hydrolyseextrakt, Bahn 3: Kaffeesäure (R_f 0,24), Apigenin (R_f 0,33), Oleanolsäure (R_f 0,54), Bahn 4 und 5: Gundelrebe-Extrakt (R_f 0,24), (R_f 0,33), (R_f 0,54).

Im Fließmittel A lassen sich unter UV_{254} in den Extrakten wenig markante Banden erkennen, unter UV_{366} und Detektion mit Naturstoff-Reagenz erkennt man neben den diversen Chlorophyll-Banden auch entsprechende Banden in Höhe der Vergleiche Chlorogensäure und Apigenin. Unterhalb der Chlorogensäure sind in dem hydrolysierten Extrakt noch mehrere blau fluoreszierende Banden zu erkennen. Die Oleanolsäure erkennt man erst nach Detektion mit Anisaldehyd- Schwefelsäure-Reagenz im Tageslicht als bläuliche Bande und unter UV_{366} als braunrote Zone.

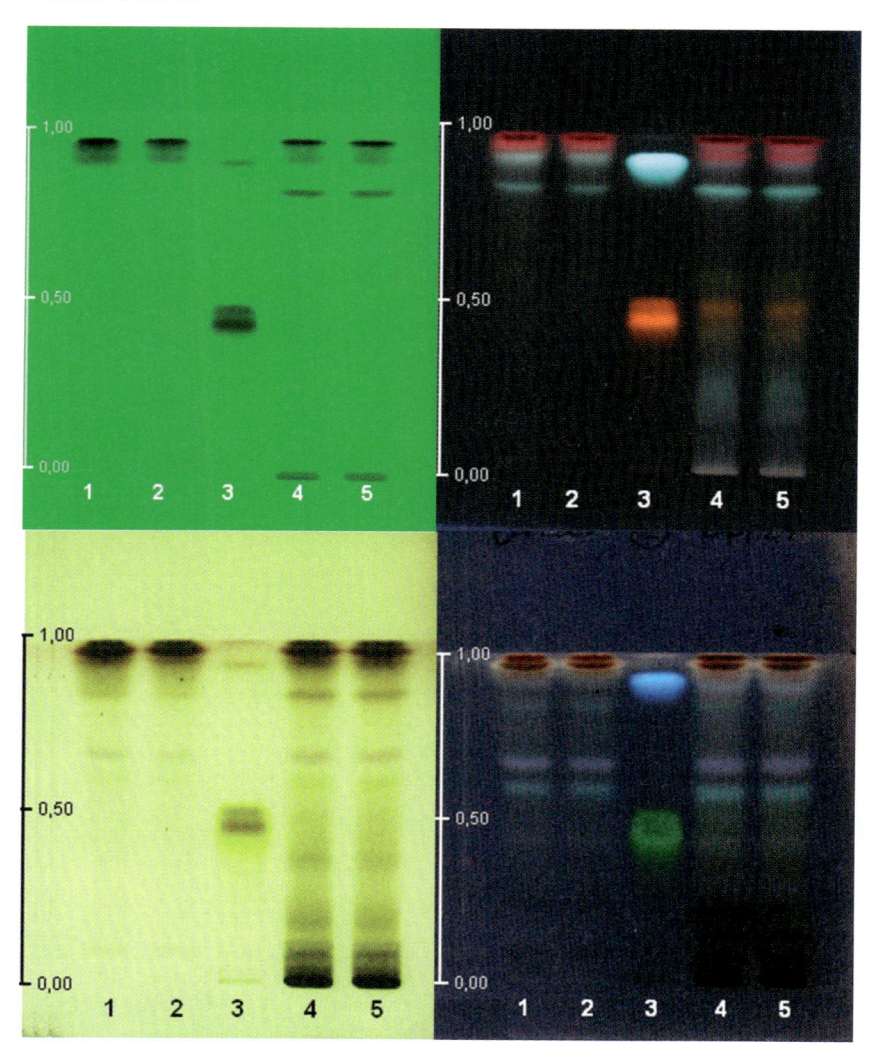

Abb. 9: Abb. 9: DC von Gundelrebe-Methanolextrakt und dem hydrolysierten Extrakt der Gundelrebe auf einer 5 × 5 cm HPTLC-Platte in Fließmittel B

Obere Reihe links: Betrachtung unter UV_{254}, rechts: nach Detektion mit Naturstoffreagenz, gefolgt von PÄG 400, Betrachtung unter UV_{366}; untere Reihe links: Betrachtung nach Detektion mit Anisaldehyd-Schwefelsäure-Reagenz im Tageslicht, rechts unter UV_{366}. Bahn 1 und 2: Gundelrebe-Hydrolyseextrakt, Bahn 3: Kaffeesäure (R_f 0,92), Isoquercitrin (R_f 0,50), Hyperosid (R_f 0,45), Bahn 4 und 5: Gundelrebe-Methanolextrakt.

Im Fließmittel B lassen sich unter UV_{254} in den Extrakten erst im oberen Viertel – in Höhe der Kaffeesäure – markante Banden erkennen, unter UV_{366} und Detektion mit Naturstoff-Reagenz zeigen sich diese Banden als blaue Fluoreszenzen oder rote Chlorophyll-Banden. In Höhe der Vergleiche Isoquercitrin und Hyperosid erkennt man deutlich im Methanolextrakt entsprechende orangefarbene und gelbe Zonen sowie im unteren Drittel mehrere blaue Banden. Die Detektion mit Anisaldehyd-Schwefelsäure-Reagenz zeigt dann unter UV_{366} zwischen R_f 0,50 und R_f 0,70 in beiden Extrakten bläuliche Banden.

Einige Untersuchungen zur Qualitätssicherung

1. Reinheit
Fremde Bestanteile: höchstens 2 %

2. Weitere Prüfungen (DAC 2013/1)
In der Apotheke durchführbar: Trocknungsverlust und Asche, alternative Dünnschichtchromatographie (DAC 2016-1 AI)

| Teil II | Hagebutten | 1/5 |

Hagebutten*
(DAC 2004)

Rosae pseudofructus cum fructibus

Hagebutten sind die reifen, getrockneten aus Achsenbechern und Früchten (Nüsschen) bestehenden Scheinfrüchte von *Rosa canina* L.

Zur Prüfung erforderlich:
- Identität: Ca. 3 g
- Qualitätssicherung: 120 g (kein Verbrauch)

Identität

1. Organoleptik
Fruchtiger Geruch und süßlich-säuerlicher Geschmack der Schalen. Die Früchte sind praktisch geschmacklos.

2. Beschreibung der Schnittdroge (DAC 2004, DAC 2007, Bd III)

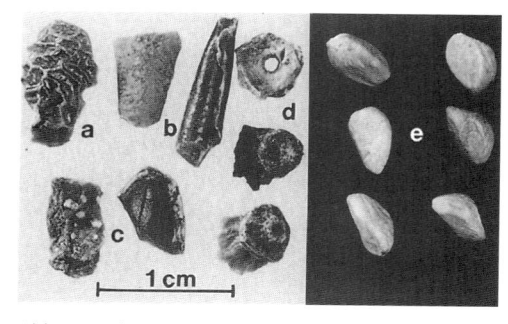

Abb. 1: Schnittdroge

Schnittdroge (Abb. 1): Außen glänzende, hell- bis dunkelrotbraune, stark eingefallene (a) und gerunzelte, oft auch glatte und nach innen eingerollte (b) Teile der Achsenbecher, auf deren mehr oder weniger stark glänzender Innenseite (c) gelegentlich seidig-glänzende Haare erkennbar sind. Nach innen konkave Stücke mit Öffnung (d) haben an der Außenseite einen unregelmäßigen Wulst von den Abbruchstellen der Blütenhülle und Resten der Kelchblätter. Helle, 3 bis 6 mm lange und ca. 3 mm breite 2- bis 5-kantige spitzeiförmige Früchte (Nüsschen) (e), die oben meist zugespitzt und an 2 oder mehreren Seiten abgeplattet sind.

---

* Stellungnahme der Kommission E: Da die Wirksamkeit allein schon aufgrund des rasch abnehmenden Vitamin-C-Gehaltes der Droge nicht bzw. nicht ausreichend belegt ist, kann eine therapeutische Anwendung nicht empfohlen werden. Der Konsum von Hagebutten-Zubereitungen als Vitamin-C-haltige Nahrungsergänzung ist überwiegend dem Lebensmittelbereich zuzuordnen. Gegen die Verwendung als Geschmackskorrigens in Teemischungen bestehen keine Bedenken.

3. Mikroskopie

- Einige Teile der Achsenbecher und Nüsschen 2 bis 3 min lang aufkochen
- In eine Mischung aus Ethanol 90 % (V/V) und Glycerol (9 + 1 V/V) legen und mindestens 10 min lang darin belassen
- Ein Stück der Achsenbecher mit Daumennagel an der Seite der Fingerkuppe festhalten und mit frischer Rasierklinge Flächenschnitte anfertigen
- Ein Stück der Achsenbecher zwischen zugespitzte Styropor-Blöckchen einklemmen und kleine Querschnitte anfertigen
- Ein Nüsschen zwischen Daumennagel und Zeigefingerkuppe einklemmen und Flächenschnitte machen
- Ein Nüsschen auf harter Unterlage quer spalten und von der Bruchstelle Querschnitte machen

oder

- Teile der Achsenbecher und Nüsschen pulvern
- Alle Schnitte oder Pulver auf Objektträger in Chloralhydrat-Lösung (RV) einlegen
- Mit Deckglas abdecken und kurz zum Sieden erhitzen.

Typische Merkmale: Gefensterte dickwandige Epidermis, gelbroter bis roter Farbstoff in den Parenchymzellen der Teile des Achsenbechers, große Haare. Teile der Nüsschen zeigen unregelmäßige Faserplatten, Steinzellen und stabförmige Zellen, Endosperm mit fettem Öl.

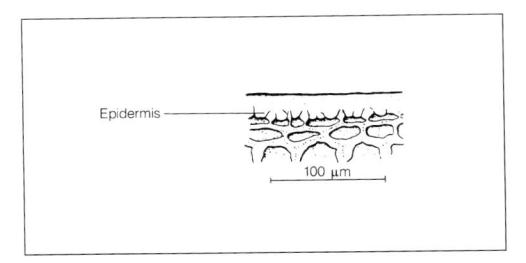

Abb. 2: Achsenbecher, äußere Epidermis, Querschnitt

Achsenbecher, äußere Epidermis, Querschnitt (Abb. 2): Unter einer von einer dicken Cuticula bedeckten Epidermis mit sehr stark und unregelmäßig wulstig verdickten Außen- und Seitenwänden liegen ein bis drei Lagen flacher, kleinlumiger, tangential gestreckter, derbwandiger Zellen. Die weiter innen liegenden Zellen sind dünnwandiger und großlumig. Die Parenchymzellen sind mit rotem Farbstoff aus den (durch die Alkoholbehandlung meist zerstörten) stäbchenförmigen Chromatophoren gefüllt und enthalten oft grob spitzige Calciumoxalatdrusen oder Einzelkristalle.

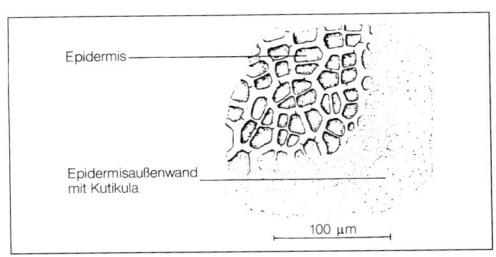

Abb. 3: Achsenbecher, äußere Epidermis, Flächenschnitt

Achsenbecher, äußere Epidermis, Flächenschnitt (Abb. 3): Die äußere Epidermis der Achsenbecher ist dickwandig und durch später angelegte, dünnere Querwände in zwei bis vier Zellen unterteilt (gefenstert).

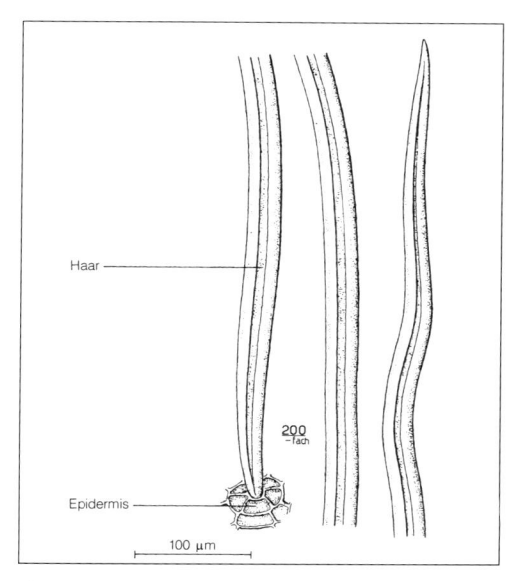

Haare der inneren Epidermis (Abb. 4): In der aus dünnwandigen Zellen aufgebauten Epidermis der Innenseite der Achsenbecher kommen bis 3 mm lange, 30 bis 45 µm breite, einzellige, dickwandige, am Grund verschmälerte und vorn zugespitzte Haare vor, die mitunter eine typische Kutikularstreifung tragen. Die Epidermiszellen enthalten Calciumoxalatdrusen und gelegentlich Calciumoxalatprismen.

Abb. 4: Haare der inneren Epidermis

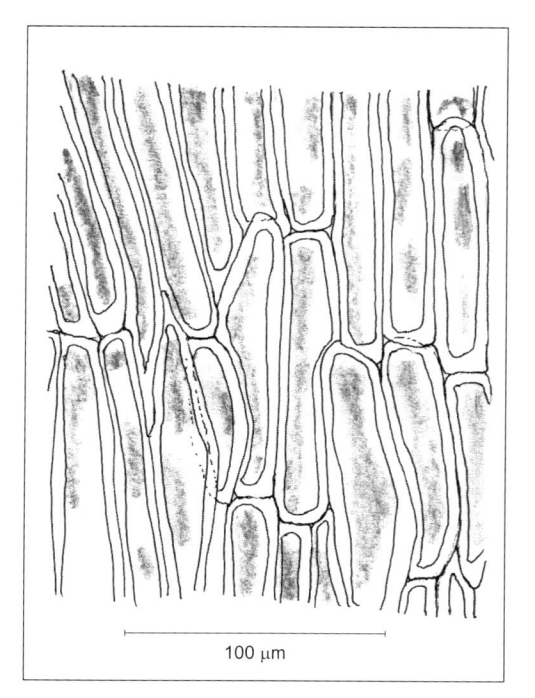

Abb. 5: Nüsschen, Epidermis, Aufsicht

Nüsschen, Epidermis, Aufsicht (Abb. 5): Längliche, an den Enden abgerundete Zellen mit gelbbräunlichem Inhalt.

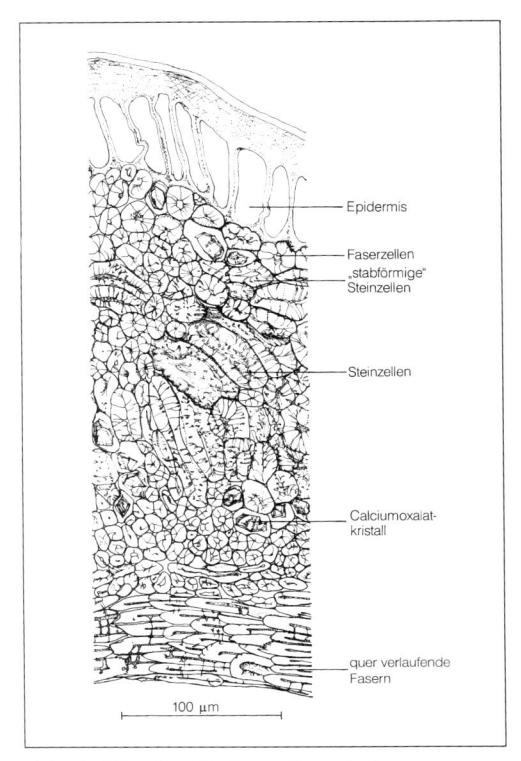

Abb. 6: Nüsschen, Perikarp, Querschnitt

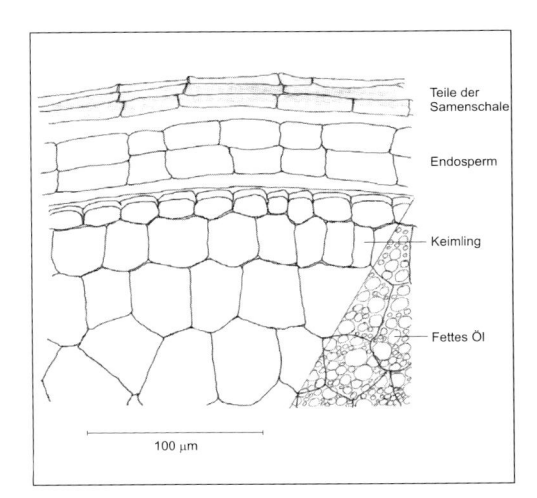

Abb. 7: Samen im Querschnitt

Samen im Querschnitt, (Abb. 7): Teils kollabierte, längliche Zellen der Samenschale, kaum erkennbare Schicht dünnwandiger Zellen, wenige Lagen Endosperm, Embryogewebe aus dünnwandigen fettreichen Zellen. Bei der angewandten Präparationstechnik sind nicht alle Schichten der Samenschale erkennbar.

Perikarp, Querschnitt (Abb. 2): Die im Querschnitt mehr oder weniger länglich-rechteckigen, oft etwas bräunlich gefärbten, bei der Aufbereitung der Frucht häufig verlorengehenden Epidermiszellen umgeben ein Mesokarp aus vielen Lagen stark verdickter, unregelmäßiger Sklerenchymzellen. Auf eine Schicht im Querschnitt rundlicher, verdickter Fasern folgen mehrere Lagen in der Längsrichtung verlaufender, stabförmiger Steinzellen, in die unterschiedlich große Nester aus unregelmäßigen, rundlichen oder länglichen Steinzellen und einzelne, dünnwandige, einen Calciumoxalatkristall führende Zellen eingestreut sind. Nach innen folgen quer zur Längsrichtung der Frucht verlaufende, faserartige Sklerenchymzellen. Die Samenschale besteht aus im Querschnitt rechteckigen, braunen Zellen, das Endosperm aus zwei oder drei Lagen farbloser Zellen (ohne Abb.). In der Epidermis kommen einzellige, bis auf ein enges Lumen verdickte Haare vor (ohne Abb.).

Hagebutten

4. Dünnschichtchromatographie
▶ Der DAC schreibt bei Hagebutten im Gegensatz zur Ph.Eur. bei Hagebuttenschalen keine Dünnschichtchromatographie vor.

5. Reaktionen
▶ 1 g gepulverte Droge (Siebnummer 710) mit 20 ml Wasser 3 min lang zum Sieden erhitzen
▶ Erkalten lassen und abfiltrieren
▶ Durch Nachwaschen der Gefäße und des Filters auf 20 ml auffüllen
▶ Das Filtrat zu 5 ml Dichlorphenolindophenol-Lösung (0,05 % m/V) geben.

Die Mischung entfärbt sich. Nachweis von Vitamin C.

Einige Untersuchungen zur Qualitätssicherung

1. Reinheit
Fremde Bestanteile:
▶ 100 g Droge auf fremde Bestandteile durchsehen
Anteil der Früchte
▶ Aus 20 g Schnittdroge werden die Früchte (Nüsschen) aussortiert.

Höchstens 1 g (1 %) fremde Bestandteile
Höchstens 11 g (55 %) Früchte.

2. Weitere Prüfungen (DAC 2004)
In der Apotheke durchführbar: Trocknungsverlust, Asche.

Hagebuttenkerne*
(EB 6)

Cynosbati semen
Semen Cynosbati

Die oft fälschlich „Samen" genannten Nüsschen reifer Scheinfrüchte verschiedener Arten der Gattung *Rosa*, insbesondere von *Rosa canina* L.

Zur Prüfung erforderlich:
▶ Identität: Ca. 2 g.

Identität

1. Organoleptik
Geruch- und geschmacklos.

2. Beschreibung der Ganzdroge
Ganzdroge (Abb. siehe „Hagebuttenschalen", Abb. 1e): Die gelbbraunen Nüsschen sind spitz-eiförmig, an den seitlichen Flächen abgeplattet, drei- oder mehrkantig, bis 5 mm lang und bis 3 mm dick, an den freien Flächen und den Kanten behaart.

3. Mikroskopie
▶ Einige Nüsschen mindestens 10 min lang in Wasser aufkochen
▶ In eine Mischung aus Ethanol 90 % (V/V) und Glycerol (9 + 1 V/V) legen und 10 min lang darin belassen
▶ Ein Nüsschen mit starkem, scharfem Messer quer zur Längsrichtung spalten
▶ Eine Spalthälfte zwischen Daumennagel und Zeigefinger einklemmen und mit starker, frischer Rasierklinge Querschnittsfläche glätten und kleine Querschnittsstücke anfertigen
▶ Schnitte auf Objektträger in Chloralhydrat-Lösung (RV) legen
▶ Mit Deckglas abdecken und ½ min lang zum Sieden erhitzen.

Typische Merkmale: *Unregelmäßige, stark verdickte, stabförmige oder rundliche Steinzellen und Fasern, Calciumoxalateinzelkristalle.*

---

* **Stellungnahme der Kommission E:**
Da die Wirksamkeit nicht belegt ist, kann eine therapeutische Anwendung nicht empfohlen werden.

Hagebuttenkerne

Querschnitt, Übersicht (Abb. 1): Die im Umriss abgerundet drei- oder mehrkantig erscheinende Frucht besitzt eine dicke, sehr harte, gelblichweiße Fruchtwand und einen kleinen, im Querschnitt rundlichen, von Endosperm und Samenschale umgebenen Keimling.

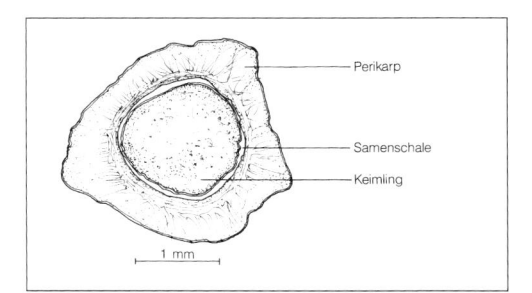

Abb. 1: Querschnitt, Übersicht

Perikarp, Querschnitt (Abb. 2): Die im Querschnitt mehr oder weniger länglich-rechteckigen, oft etwas bräunlich gefärbten, bei der Aufbereitung der Frucht häufig verlorengehenden Epidermiszellen umgeben ein Mesokarp aus vielen Lagen stark verdickter, unregelmäßiger Sklerenchymzellen. Auf eine Schicht im Querschnitt rundlicher, verdickter Fasern folgen mehrere Lagen in der Längsrichtung verlaufender, stabförmiger Steinzellen, in die unterschiedlich große Nester aus unregelmäßigen, rundlichen oder länglichen Steinzellen und einzelne, dünnwandige, einen Calciumoxalatkristall führende Zellen eingestreut sind. Nach innen folgen quer zur Längsrichtung der Frucht verlaufende, faserartige Sklerenchymzellen. Die Samenschale besteht aus im Querschnitt rechteckigen, braunen Zellen, das Endosperm aus zwei oder drei Lagen farbloser Zellen (ohne Abb.). In der Epidermis kommen einzellige, bis auf ein enges Lumen verdickte Haare vor (ohne Abb.).

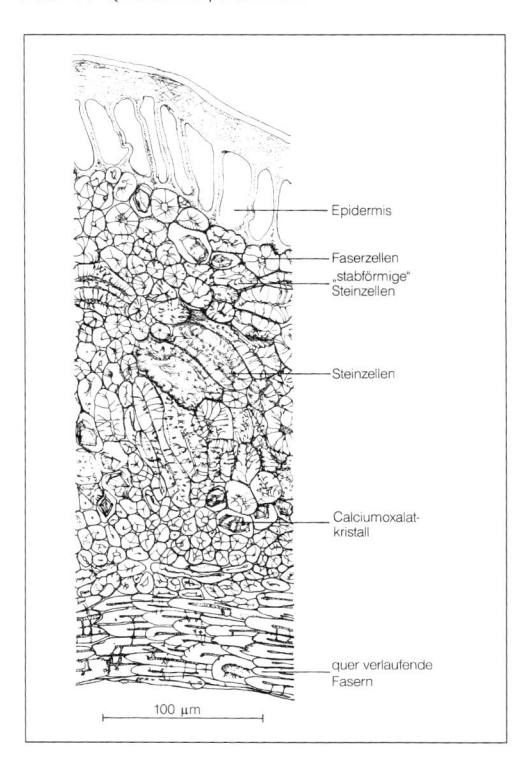

Abb. 2: Perikarp, Querschnitt

4. Weitere Prüfungen (EB 6)
In der Apotheke durchführbar: Asche.

Hagebuttenschalen*
(Ph. Eur. 6.0)

Rosae pseudofructus
Cynosbati fructus sine semine
Fructus Cynosbati sine semine

Die reifen, von den auf dem Blütenboden aufsitzenden Kernen (Nüsschen) befreiten, mit Resten der Kelchblätter versehenen, getrockneten Achsenbecher der Scheinfrüchte von *Rosa canina* L., *R. pendulina* L. und anderen Arten der Gattung *Rosa*.

Zur Prüfung erforderlich:
- Identität: Ca. 2 g.
- Qualitätssicherung: 100 g (kein Verbrauch).

Identität

1. Organoleptik (DAC 2007, Bd. III)
Fruchtiger Geruch und süßlich-säuerlicher Geschmack.

2. Beschreibung der Schnittdroge (DAC 2007, Bd. III)

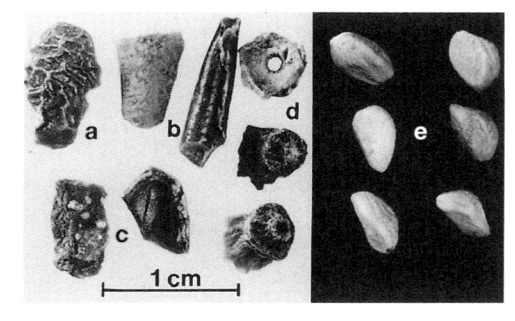

Abb. 1: Schnittdroge

Schnittdroge (Abb. 1): Außen glänzende, hell- bis dunkelrotbraune, stark eingefallene (a) und gerunzelte, oft auch glatte und nach innen eingerollte (b) Teile der Achsenbecher, auf deren mehr oder weniger stark glänzender Innenseite (c) gelegentlich seidig-glänzende Haare erkennbar sind. Nach innen konkave Stücke mit Öffnung (d) haben an der Außenseite einen unregelmäßigen Wulst von den Abbruchstellen der Blütenhülle und Resten der Kelchblätter. (Zu Abb. 1e siehe „Fremde Bestandteile").

---

* **Stellungnahme der Kommission E:**
Da die Wirksamkeit nicht bzw. nicht ausreichend belegt ist, kann eine therapeutische Anwendung allein schon aufgrund des rasch abnehmenden Vitamin-C-Gehaltes der Droge nicht empfohlen werden. Der Konsum von Hagebutten-Zubereitungen als Vitamin-C-haltige Nahrungsergänzung ist überwiegend dem Lebensmittelbereich zuzuordnen. Gegen die Verwendung als Geschmackskorrigens in Teemischungen bestehen keine Bedenken.

3. Mikroskopie

- Einige Drogenstücke kurz aufkochen
- In eine Mischung aus Ethanol 90 % (V/V) und Glycerol (9 + 1 V/V) legen und mindestens 10 min lang darin belassen
- Ein Stück mit Daumennagel an der Seite der Zeigefingerkuppe festhalten und mit frischer Rasierklinge Flächenschnitte anfertigen
- Ein Stück zwischen zugespitzte Styroporblöckchen einklemmen und kleine Querschnitte anfertigen
- Alle Schnitte auf Objektträger in Chloralhydrat-Lösung (RV) einlegen
- Mit Deckglas abdecken und kurz zum Sieden erhitzen.

Typische Merkmale: *Gefensterte, dickwandige Epidermis, gelbroter bis roter Farbstoff in den Parenchymzellen, große Haare.*

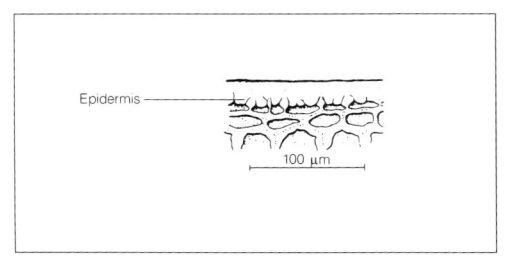

Abb. 2: Achsenbecher, äußere Epidermis, Querschnitt

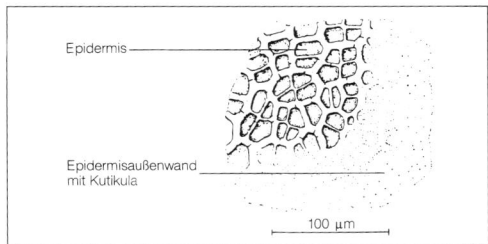

Abb. 3: Achsenbecher, äußere Epidermis, Flächenschnitt

Achsenbecher, äußere Epidermis, Querschnitt (Abb. 2): Unter einer von einer dicken Cuticula bedeckten Epidermis mit sehr stark und unregelmäßig wulstig verdickten Außen- und Seitenwänden liegen ein bis drei Lagen flacher, kleinlumiger, tangential gestreckter, derbwandiger Zellen. Die weiter innen liegenden Zellen sind dünnwandiger und großlumig. Die Parenchymzellen sind mit rotem Farbstoff aus den (durch die Alkoholbehandlung meist zerstörten) stäbchenförmigen Chromatophoren gefüllt und enthalten oft grob spitzige Calciumoxalatdrusen oder Einzelkristalle.

Achsenbecher, äußere Epidermis, Flächenschnitt (Abb. 3): Die äußere Epidermis der Achsenbecher ist dickwandig und durch später angelegte, dünnere Querwände in zwei bis vier Zellen unterteilt (gefenstert).

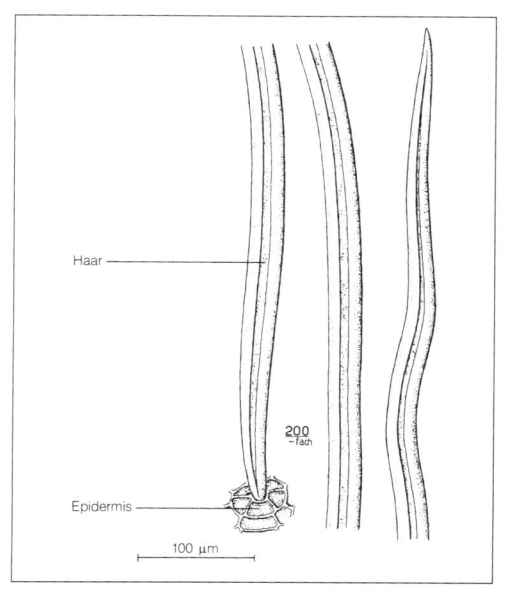

Haare der inneren Epidermis (Abb. 4): In der aus dünnwandigen Zellen aufgebauten Epidermis der Innenseite der Achsenbecher kommen bis 3 mm lange, 30 bis 45 µm breite, einzellige, dickwandige, am Grund verschmälerte und vorn zugespitzte Haare vor, die mitunter eine typische Kutikularstreifung tragen. Die Epidermiszellen enthalten Calciumoxalatdrusen und gelegentlich Calciumoxalatprismen.

Abb. 4: Haare der inneren Epidermis

4. Dünnschichtchromatographie
Kieselgel HF$_{254}$. Untersuchungslösung:
- 5 g gepulverte Droge (Siebnummer 355) mit 25 ml Ethanol 96% (V/V) versetzen
- 30 min lang rühren
- Filtrieren.

Referenzlösung: 2 mg Ascorbinsäure in 1 ml Ethanol 60% (V/V) lösen oder authentische Droge wie Untersuchungsmuster behandeln.
Aufzutragende Menge: 20 µl Untersuchungslösung und 10 µl Referenzlösung bandförmig (20 mm × 3 mm). [Zur Verwendung von HPTLC-Platten siehe Seite XV.]
Fließmittel: Essigsäure 99% – Aceton – Methanol – Toluol (5 + 5 + 20 + 70).
Laufhöhe: 15 cm.
Laufzeit: Ca. 110 min.
- Abdunsten des Fließmittels bei Raumtemperatur
- Unter der UV-Lampe (254 nm) auswerten
- Platte mit einer Lösung von 20 mg Dichlorphenolindophenol in 100 ml Ethanol 96% (V/V) besprühen
- Am Tageslicht auswerten.

Hagebuttenschalen — Teil II

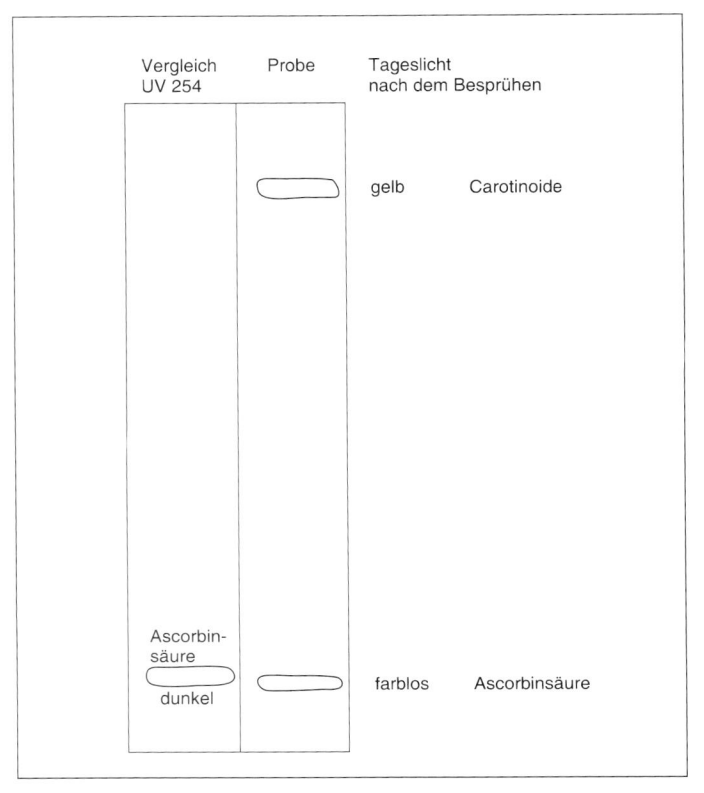

Dünnschichtchromatogramm-Schema:
- Vergleich UV 254: Ascorbinsäure dunkel (unten)
- Probe: zwei Zonen (oben, unten)
- Tageslicht nach dem Besprühen: gelb = Carotinoide (oben), farblos = Ascorbinsäure (unten)

Wichtige Zonen: *Vor dem Besprühen unter der UV-Lampe (254 nm) dunkle Zone in Höhe der Ascorbinsäure, die nach dem Besprühen mit Dichlorphenolindophenol farblos auf rosafarbenem Untergrund erscheint. Gelbe Zone im oberen Drittel geht auf Carotinoide zurück (Abb. 5).*

Abb. 5: Dünnschichtchromatogramm

Einige Untersuchungen zur Qualitätssicherung

1. Reinheit
Fremde Bestandteile:
- ▶ 100 g Droge auf fremde Bestandteile durchsehen.   *Höchstens 1 g (1 %) fremde Bestandteile.*

2. Weitere Prüfungen (Ph. Eur. 6.0)
In der Apotheke durchführbar: Trocknungsverlust, Asche.
Des Weiteren: Spektralphotometrische Gehaltsbestimmung.

Hamamelisrinde
(DAC 2004)
(Standardzulassung 9799.99.99)

Hamamelidis cortex
Cortex Hamamelidis

Die getrocknete Rinde der Stämme und Zweige von *Hamamelis virginiana* L.

Zur Prüfung erforderlich:
- Identität: Ca. 2 g.
- Qualitätssicherung: 100 g (kein Verbrauch).

Identität

1. **Organoleptik** (DAC 2004, DAC 2007, Bd. III)
   Kaum wahrnehmbarer Geruch und stark zusammenziehender, bitterer Geschmack.

2. **Beschreibung der Schnittdroge** (DAC 2004, DAC 2007, Bd. III)

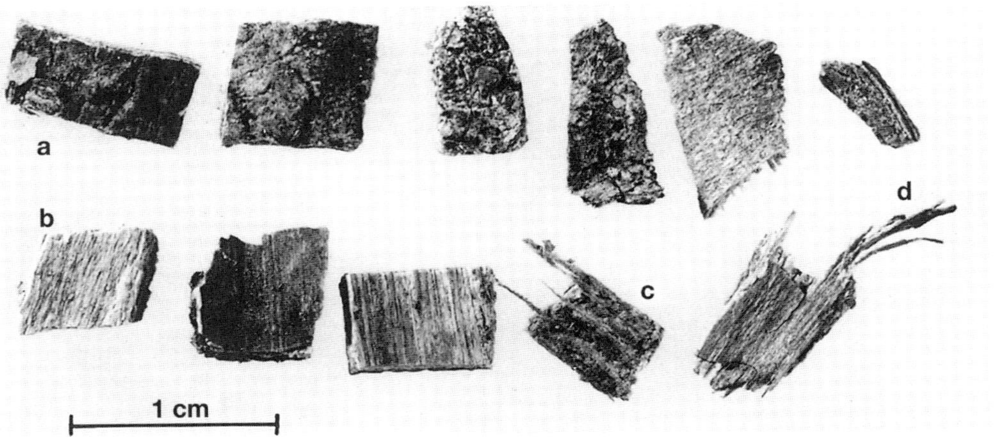

Abb. 1: Schnittdroge

Schnittdroge (Abb. 1): Unregelmäßig geschnittene, bis 2 mm dicke, zum Teil etwas eingebogene Stücke mit zimtbrauner bis rötlichbrauner Außenseite (a). Der zum Teil einzeln liegende Kork ist dünn, weißlich oder graubraun, und zeigt zahlreiche Lenticellen. Die Stücke haben eine helle, gelblich- oder rötlichbraune, längsstreifige Innenseite (b). Der bandartige, splitterige, langfaserige (c) Bruch lässt in der äußeren Hälfte eine helle Zone (d) erkennen (Steinzellring).

3. Mikroskopie

▶ Von der radialen Schmalseite eines korkbedeckten Rindenstückes mit frischer Rasierklinge Längsschnitte anfertigen
▶ Schnitte auf Objektträger in Chloralhydrat-Lösung (RV) legen
▶ Mit Deckglas abdecken und ½ min lang zum Sieden erhitzen.

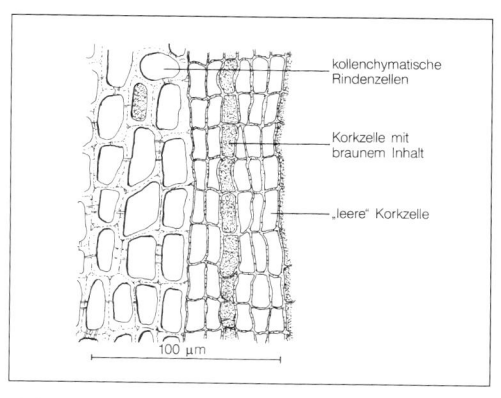

Abb. 2: Primäre Rinde, Längsschnitt

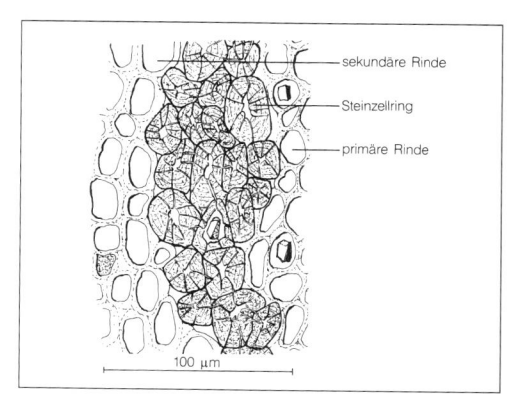

Abb. 3: Steinzellring, Längsschnitt

Primäre Rinde, Längsschnitt (Abb. 2): Mehrlagiger Kork, abwechselnd aus breiten Schichten dünnwandiger, leer erscheinender Korkzellen und schmalen Schichten kleiner Zellen mit amorphem, braunem Inhalt. Es folgen farblose, derbwandige, kollenchymatisch verdickte Zellen, die nach innen zu allmählich in dünnerwandiges, lockeres Parenchym übergehen. Einzelne Zellen führen braunen Inhalt, andere Calciumoxalateinzelkristalle.

Steinzellring, Längsschnitt (Abb. 3): An der Grenze zwischen primärer und sekundärer Rinde hellgelber Steinzellring aus meist kleinen, stark verdickten, deutlich geschichteten und reich getüpfelten Steinzellen. In einzelnen Steinzellen brauner Inhalt oder jeweils ein Calciumoxalateinzelkristall.

Sekundäre Rinde, Längsschnitt (Abb. 4): Zellen der einreihigen (selten zweireihigen), bis zu 12 Lagen hohen Markstrahlen radial nur wenig gestreckt. Quer dazu lang-rechteckige Parenchymzellen im Wechsel mit kollabierten Gruppen von Siebelementen und Bastfaserbündeln aus langen, starkwandigen, zugespitzten Fasern, die von einem lückenlosen Mantel aus Zellen mit Calciumoxalateinzelkristallen umgeben sind.

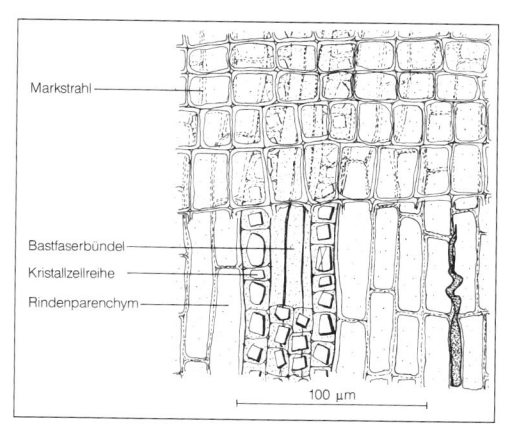

Abb. 4: Sekundäre Rinde, Längsschnitt

4. Dünnschichtchromatographie

Kieselgel HF$_{254}$. Untersuchungslösung:
- 1 g gepulverte Droge (Siebnummer 700) mit 10 ml Ethanol 60% (V/V) versetzen
- 15 min lang schütteln
- Filtrieren

Referenzlösung: 10 mg Hamamelitannin oder Tannin und 5 mg Gallussäure in 10 ml Methanol oder authentische Droge wie Untersuchungsmuster behandeln.

Aufzutragende Menge: Je 20 µl Untersuchungs- und Referenzlösung bandförmig (20 mm × 3 mm). [Zur Verwendung von HPTLC-Platten siehe Seite XV.]

Fließmittel: Wasser – wasserfreie Ameisensäure – Ethylformiat (10 + 10 + 80).

Laufhöhe: 10 cm.

Laufzeit: Ca. 30 min.

- Abdunsten des Fließmittels im Warmluftstrom oder im Trockenschrank bei 100 bis 105 °C
- Besprühen mit Eisen(III)-chlorid-Lösung R2 (11,3 % m/V)
- Am Tageslicht auswerten.

Wichtige Zonen: *Alle Zonen sind blaugrau. Im mittleren Drittel erscheint die Zone der Vergleichssubstanz Hamamelitannin. Auf gleicher Höhe und etwa in der Mitte zwischen dem Start und dieser Zone liegt im Chromatogramm der Untersuchungslösung eine weitere Zone. Zu Beginn des oberen Drittels erscheint die Zone der Gallussäure. Im Chromatogramm der Untersuchungslösung liegt eine Zone in gleicher Höhe. Weitere schwächere blaugraue Zonen können vorhanden sein. (Abb. 5)*

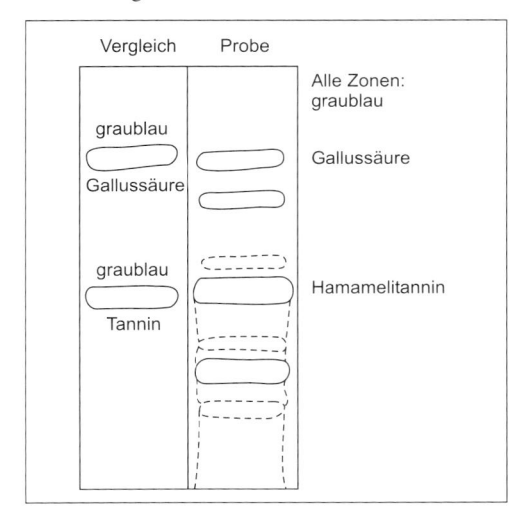

Abb. 5: Dünnschichtchromatogramm

Einige Untersuchungen zur Qualitätssicherung

1. **Reinheit**
   Fremde Bestandteile:
   ▶ 100 g Droge auf fremde Bestandteile durchsehen.   *Höchstens 2 g (2 %) fremde Bestandteile.*

2. **Weitere Prüfungen** (DAC 2004)
   In der Apotheke durchführbar: Trocknungsverlust, Asche. Alternative Dünnschichtchromatographie (DAC 2007, Bd. III).
   Des Weiteren: Spektralphotometrische Gehaltsbestimmung oder Gerbstoffe.

Hauhechelwurzel

(Ph. Eur. 6.0)
(Standardzulassung 9899.99.99)

Ononidis radix
Radix Ononidis

Die im Herbst geernteten, getrockneten Wurzeln von Ononis spinosa L.

Zur Prüfung erforderlich:
- Identität: Ca. 4 g.
- Qualitätssicherung: 100 g (kein Verbrauch).

Identität

1. **Organoleptik** (DAC 2007, Bd. III)
Schwach eigenartiger Geruch und süßlichbitterer, herber und kratzender Geschmack.

2. **Beschreibung der Schnittdroge** (DAC 2007, Bd. III)

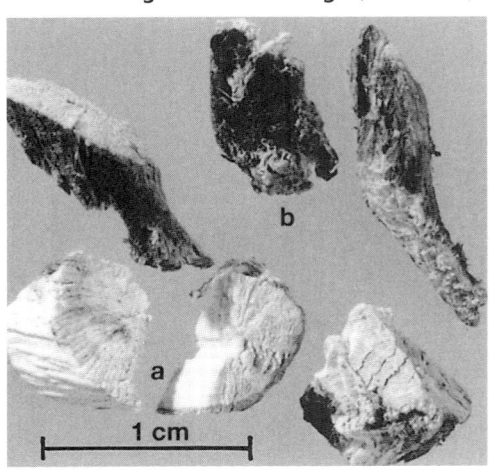

Abb. 1: Schnittdroge

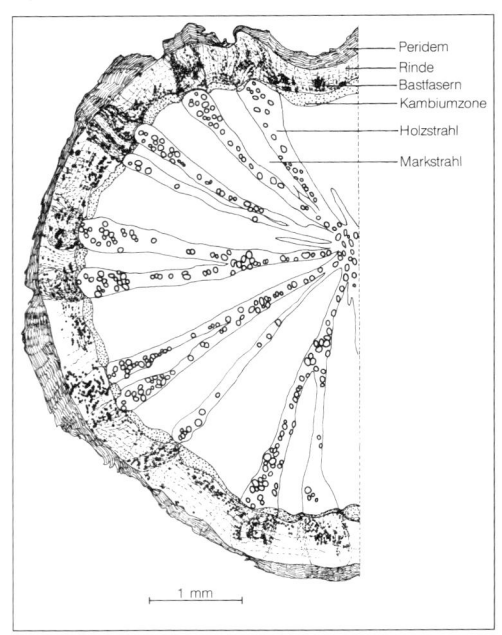

Abb. 2: Querschnitt, Übersicht

Schnittdroge (Abb. 1), **Querschnitt, Übersicht** (Abb. 2): 0,7 bis 2 cm dicke Wurzelstücke von unregelmäßig buchtigem Umriss, die teils als dicke, planparallel geschnittene Scheiben (1a), teils unregelmäßig (1b) geschnitten vorliegen. Ein schwarzes, schuppiges Abschlussgewebe umgibt eine dünne, bräunliche

Rinde innerhalb der ein gelblichweißer, den größten Teil des Querschnittes einnehmender Holzkörper liegt, der durch die von einem häufig exzentrisch gelegenen Punkt ausgehenden, keilförmigen Markstrahlen auffallend radial bis fast fächerartig gestreift ist (1, 2). Der Bruch ist feinfaserig.

3. Mikroskopie
- Einige Wurzelstücke 5 bis 10 min lang in Wasser aufkochen
- Ein Wurzelstück zwischen Daumen und Zeigefinger einklemmen, Querschnittsfläche mit frischer, starrer Rasierklinge rechtwinklig zur außen oder innen erkennbaren Längsstreifung glätten
- Größere Querschnitte für die Übersicht und kleine Querschnitte aus verschiedenen Bereichen der Rinde und des Holzes anfertigen
- Schnitte auf Objektträger in Chloralhydrat-Lösung (RV) legen
- Mit Deckglas abdecken und kurz zum Sieden erhitzen
- Von Rinde oder Holz eines nicht aufgekochten Stückes etwas abkratzen und Wasserpräparat anfertigen.

Typische Merkmale: Dünnwandiger Kork, knorrige Faserbündel, keilförmig verbreiterte Markstrahlen, Tüpfelgefäße, kleine Stärkekörner, zahlreiche Calciumoxalateinzelkristalle und Kristallzellreihen.

Querschnitt, Periderm und äußere Rinde (Abb. 3): Unter einem Abschlußgewebe, das aus zehn bis zwanzig Lagen unregelmäßiger, dünnwandiger, brauner Korkzellen oder – an dickeren Wurzeln – einer schwärzlich-braunen Schuppenborke besteht, liegt ein Rindenparenchym aus dünnwandigen Parenchymzellen, die zum Teil Einzelkristalle aus Calciumoxalat enthalten. Die aus dilatiertem Markstrahlgewebe bestehenden Rindenteile sind frei, die anderen reich an Fasern.

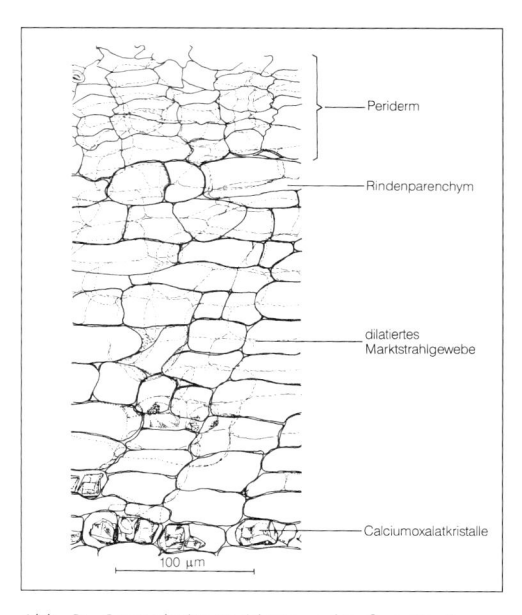

Abb. 3: Querschnitt, Periderm und äußere Rinde

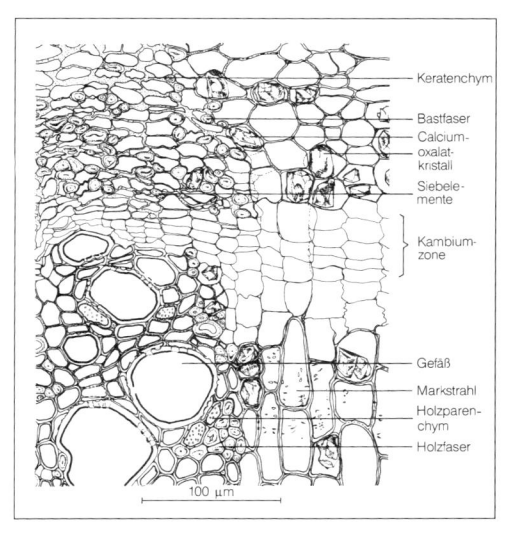

Abb. 4: Querschnitt aus der Kambiumregion

Querschnitt aus der Kambiumregion (Abb. 4): In der Rinde liegen von der Kambiumregion bis fast zum Periderm zahlreiche, zum Teil nur aus wenigen Zellen bestehende Bündel von dickwandigen, farblosen, unverholzten Bastfasern, die von Zellreihen mit Einzelkristallen umgeben sind, die im Längsschnitt besonders deutlich sichtbar werden. Die kleinen Gruppen von Siebelementen sind nur in der Kambiumregion erhalten, weiter außen sind sie zu Keratenchym umgebildet. Der Holzteil besteht aus relativ schmalen Strahlen von 40 bis 100, gelegentlich bis 150 µm weiten Tüpfelgefäßen, denen kleine, derbwandige, feingetüpfelte Parenchymzellen anliegen und zahlreichen, von Kristallzellreihen umgebenen Bündeln von knorrigen, 5 bis 15 µm breiten, 200 bis 250 µm langen, dickwandigen, nur in den äußersten Wandschichten verholzten Holzfasern. Zwischen den Holzstrahlen liegen ein bis mehrere Zellen breite, nach außen keilförmig bis auf 30 Zellen verbreiterte Markstrahlen mit verdickten, getüpfelten, zum Teil verholzten Wänden. In den Markstrahlzellen können Calciumoxalatkristalle vorkommen.

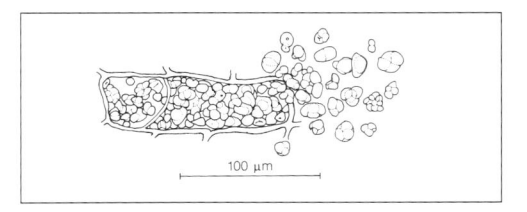

Abb. 5: Stärke

Stärke (Abb. 5): Das Rinden- und Holzparenchym und das Markstrahlgewebe enthalten 2 bis 15 µm große, einzeln liegende oder zusammengesetzte Stärkekörner.

---

4. Dünnschichtchromatographie (Ph. Eur. 6.0, DAC 2007, Bd. III)
Kieselgel HF$_{254}$. Untersuchungslösung:
▶ 1 g gepulverte Droge (Siebnummer 180) mit 15 ml Methanol versetzen
▶ 30 min lang unter Rückfluss zum Sieden erhitzen
▶ Abkühlen lassen
▶ Filtrieren.
Referenzlösung: Je 10 mg Resorcin und Vanillin in 10 ml Methanol oder authentische Droge wie Untersuchungsmuster behandeln.
Aufzutragende Menge: 20 µl Untersuchungslösung und 10 µl Referenzlösung bandförmig (20 mm × 3 mm). [Zur Verwendung von HPTLC-Platten siehe Seite XV.]

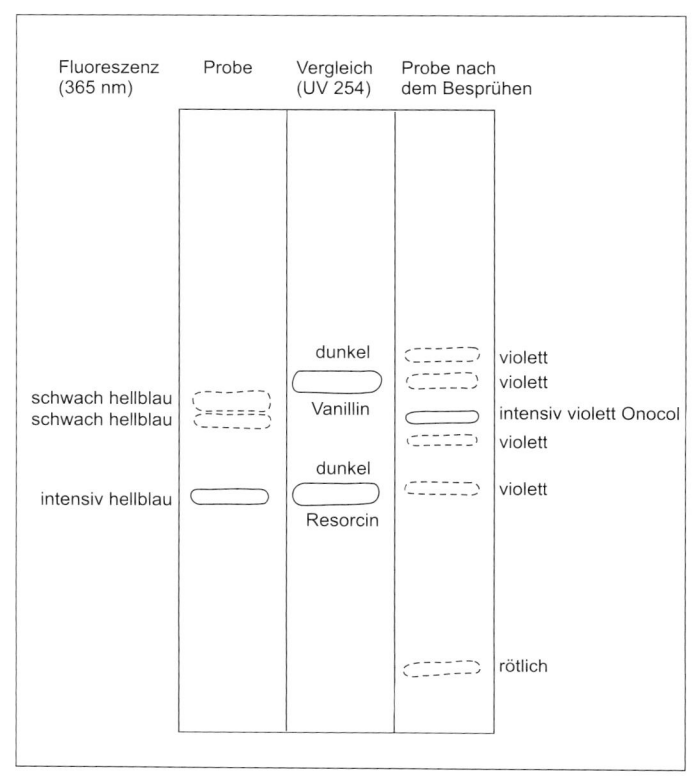

Wichtige Zonen: Die Referenzsubstanzen erscheinen im UV 254 dunkel. Im Chromatogramm der Probe im UV 365 eine intensive hellblaue Zone auf Höhe des Resorcins und zwei schwache hellblaue etwas unterhalb des Vanillins. Nach dem Besprühen im Chromatogramm der Probe eine intensiv violette (Onocol) zwischen Resorcin und Vanillin und mehrere schwache violette und eine rötliche wenig über dem Start (Abb. 6).

Abb. 6: Dünnschichtchromatogramm

Fließmittel: Ethanol 96% (V/V) – Toluol – Dichlormethan (10 + 45 + 45).
Laufhöhe: 15 cm.
Laufzeit: Ca. 35 min.
- Abdunsten des Fließmittels
- Fluoreszenzmindernde Zonen des Referenzchromatogrammes unter der UV-Lampe (254 nm) markieren
- Fluoreszierende Zonen der Probe unter der UV-Lampe (365 nm) markieren
- Mit frisch (!) bereiteter Anisaldehyd-Lösung (RV) besprühen
- 10 min lang bei 100 bis 105 °C erhitzen
- Am Tageslicht auswerten.

Einige Untersuchungen zur Qualitätssicherung

1. Reinheit
Fremde Bestandteile:
▶ 100 g Droge auf fremde Bestandteile durchsehen.   *Höchstens 2 g (2%) fremde Bestandteile.*

2. Weitere Prüfungen (Ph. Eur. 6.0)
In der Apotheke durchführbar: Trocknungsverlust, Asche, Extraktgehalt.

Heidekraut*
(EB 6)

Callunae herba
Ericae herba
Herba Callunae
Herba Ericae

Das während der Blütezeit gesammelte, getrocknete Kraut von *Calluna vulgaris* (L.) HÜLL. Die Droge enthält die unter „Heidekrautblüten" beschriebenen Blüten und größere Mengen an Zweigstückchen mit kleinen, kreuzgegenständigen Blättern sowie schwarzbraune, verholzte Aststücke. Zur Prüfung siehe „Heidekrautblüten".

1. Weitere Prüfungen (EB 6)
In der Apotheke durchführbar: Asche.

---

* **Stellungnahme der Kommission E:**
Da die Wirksamkeit bei den beanspruchten Anwendungsgebieten nicht belegt ist, kann eine therapeutische Anwendung nicht befürwortet werden. Gegen die Verwendung als Schmuckdroge oder Korrigens bestehen keine Bedenken.

| Teil II | Heidekrautblüten | 1/3 |

Heidekrautblüten*

Callunae flos
Ericae flos
Flores Callunae
Flores Ericae

Die getrockneten Blüten mit Teilen der blütentragenden Kurztriebe von *Calluna vulgaris* (L.) Hüll.

Zur Prüfung erforderlich:
► Identität: Ca. 2 g.

Identität

1. Organoleptik
Ohne Geruch und mit schwachem, herbem, bitterlichem Geschmack.

2. Beschreibung der Ganzdroge

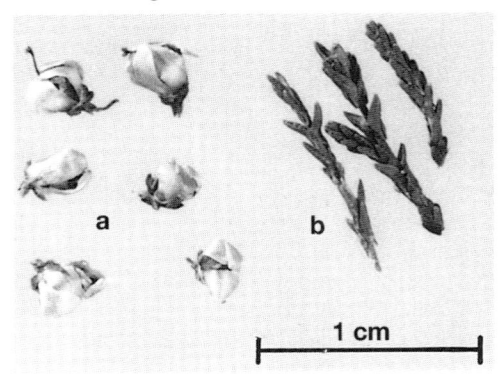

Abb. 1: Ganzdroge

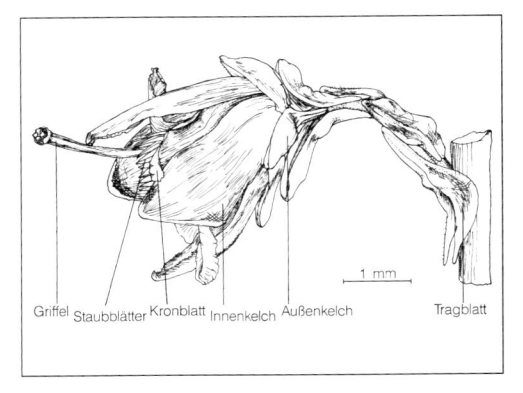

Abb. 2: Blüte

Ganzdroge (Abb. 1), **Blüte** (Abb. 2): Violettrosarote, seidig glänzende Blüten (1a), deren kurzer Stiel in der Achsel eines bis 3,5 mm langen Tragblattes sitzt, das nach oben umgebogen ist und am Grunde zwei lange, spitze, am Rande drüsige, abwärts gerichtete Sporne trägt (2). Ähnliche Blätter kommen kreuzgegenständig auch am Blütenstiel und den anderen Achsenorganen vor (1b, 2). Die nickende Blüte wird von 4 kleinen, länglichrunden, am Rande häutigen, eine Art Außenkelch bildenden Hochblättern umgeben. Sie hat vier glänzend violettrosarote, kronblattartige, bis 4 mm lange, eiförmige, vorn

---

* **Stellungnahme der Kommission E:**
 Da die Wirksamkeit bei den beanspruchten Anwendungsgebieten nicht belegt ist, kann eine therapeutische Anwendung nicht befürwortet werden. Gegen die Verwendung als Schmuckdroge oder Korrigens bestehen keine Bedenken.

stumpfliche Kelchblätter, vier nur 2 bis 3 mm lange Kronblätter, acht Staubblätter und einen vierfächrigen Fruchtknoten mit weit aus der Blüte ragendem, eine kopfige, vierhöckrige Narbe tragendem Griffel (2).

3. Mikroskopie

- ▶ Blüte mit Pinzette und Nadel zerlegen, Einzelteile auf Objektträger legen
- ▶ Einige Staubblätter und Blütenboden mit Hochblättern zerdrücken
- ▶ Einige Tropfen Choralhydrat-Lösung (RV) zugeben
- ▶ Mit Deckglas abdecken und etwa ½ min lang vorsichtig zum Sieden erhitzen.

Typische Merkmale: Staubblätter mit zwei hörnchenartigen Spitzen und zwei Antherenanhängseln, Pollenkörner als Tetraden, einzellige Haare auf Hochblättern und Laubblättern, Calciumoxalatdrusen.

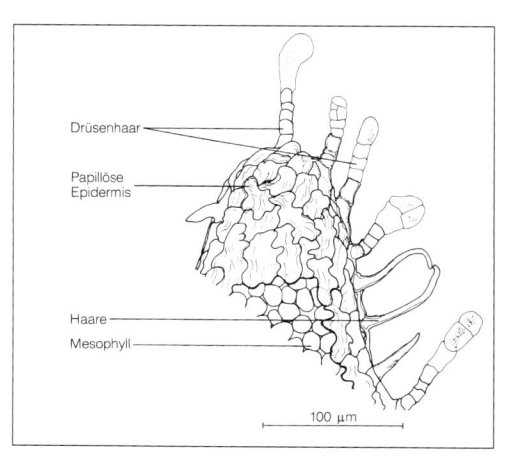

Abb. 3: Laubblatt, basaler Teil

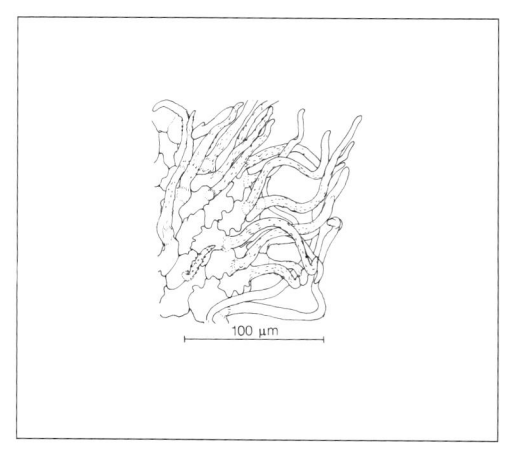

Abb. 4: Hüllblatt

Basaler Teil der Laubblätter (Abb. 3): Die Laubblätter haben eine wellig-buchtige, zur Spitze hin papillöse Epidermis, am Rande kurze, einzellige, an den abwärts gerichteten Spornen zum Teil auch längere Haare und dort auch dünnwandige Drüsenhaare. Im Mesophyll kommen Calciumoxalatdrusen vor (ohne Abb.).

Hüllblatt (Abb. 4): Die Epidermiszellen der Hüllblätter sind länglich-polygonal, stark kutikulargestreift und tragen am Rande zahlreiche, einzellige, gebogene oder gewundene, derbwandige, feinkörnige Haare. Die Epidermiszellen der Kelchblätter sind langgestreckt rechteckig bis faserförmig zugespitzt, teils dünnwandig teils stark verdickt und getüpfelt, die der Kronblätter sehr dünnwandig, länglich, schwach polygonal, etwas papillös (ohne Abb.).

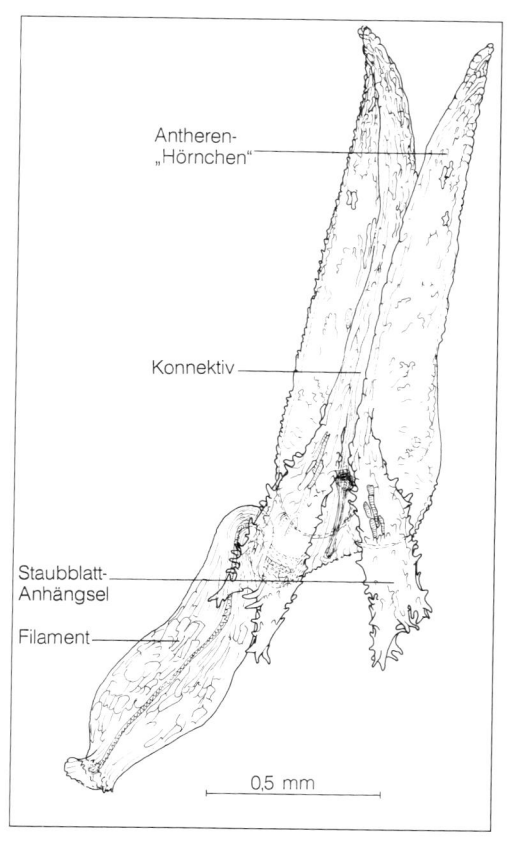

Staubblatt (Abb. 5): Die Staubblätter färben sich im Chloralhydrat-Präparat rot. Ihre, auf einem breiten, kurzen Filament sitzenden Antheren, tragen an der Spitze zwei auswärts gekrümmte Hörnchen und an der Basis zwei gezähnte Anhängsel.

Abb. 5: Staubblatt

Pollenkörner (Abb. 6): Vier Pollenkörner sind jeweils zu 35 bis 45 μm großen Tetraden vereinigt und haben je drei rundliche Austrittsöffnungen.

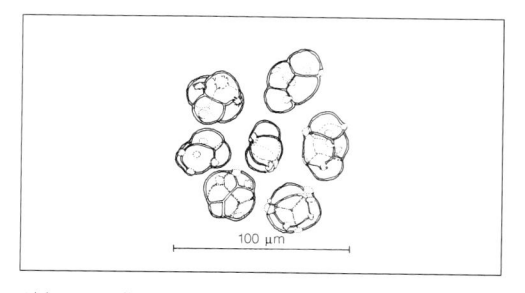

Abb. 6: Pollenkörner

Teil II   Heidelbeerblätter

Heidelbeerblätter*
(DAC 2004)

Myrtilli folium
Folia Myrtilli
Blaubeerblätter

Die getrockneten Laubblätter von *Vaccinium myrtillus* L.

Zur Prüfung erforderlich:
▶ Identität: Ca. 2 g.
▶ Qualitätssicherung: 50 g (kein Verbrauch).

Identität

1. Organoleptik (DAC 2004, DAC 2007, Bd. III)
Ohne Geruch und schwach zusammenziehender Geschmack.

2. Beschreibung der Schnittdroge (DAC 2004, DAC 2007, Bd. III)

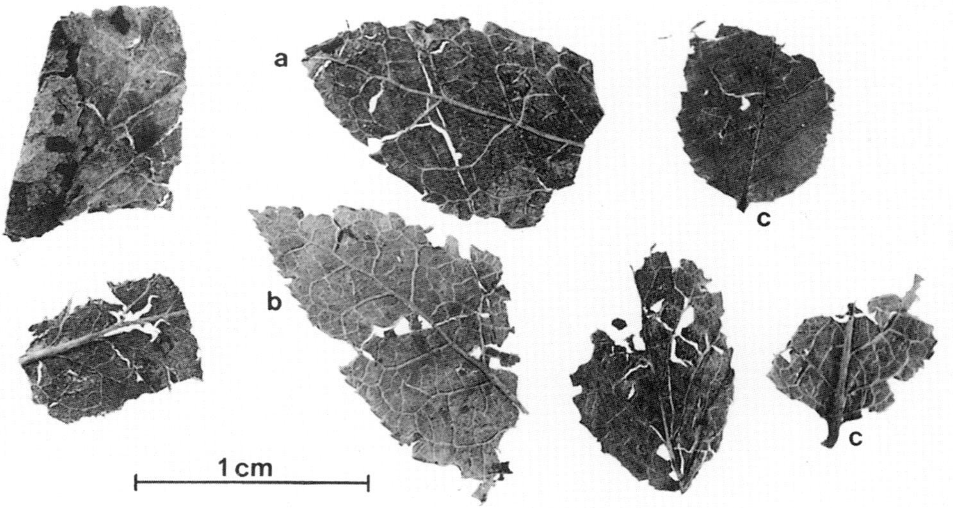

Abb. 1: Schnittdroge

Schnittdroge (Abb. 1): Bräunlichgrüne bis hellbraune, zarthäutige, dünne und leicht zerbrechliche (junge Blätter) oder derbe und steife (ältere Blätter) Stücke der meist 2 cm langen und etwa 1 cm breiten, an der Spitze stumpfen (a), am Grunde stumpf abgerunde-

---

* **Stellungnahme der Kommission E:**
Da die Wirksamkeit nicht belegt ist, kann eine therapeutische Anwendung von Heidelbeerblätterzubereitungen aufgrund der Risiken nicht vertreten werden.

ten, kurz gestielten oder fast sitzenden (c) Blätter. Die fiedrige Nervatur tritt oberseits wenig (a) unterseits stärker hervor (b) und zeigt ein von den Tertiärnerven gebildetes Adernetz. Der Blattrand ist kleinkerbig gesägt (b) und jeder Sägezahn trägt eine Drüsenzotte.

3. Mikroskopie
▶ Blattstück durchbrechen und ein Stück mit der Oberseite, das andere mit der Unterseite nach oben auf Objektträger in Chloralhydrat-Lösung (RV) legen

▶ Das Deckglas abdecken und ½ min lang vorsichtig zum Sieden erhitzen.

Typische Merkmale: *Wellig-buchtige Epidermis, vorwiegend unterseits vorkommende paracytische Spaltöffnungsapparate, große Drüsenzotten, Kristallzellreihen an den Blattnerven.*

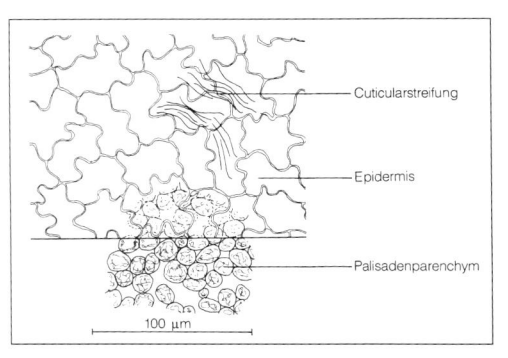

Epidermis, Oberseite (Abb. 2): Epidermiszellen wellig-buchtig mit feiner Kutikularstreifung und darunter liegendes, kleinzelliges, einreihiges Palisadenparenchym.

Abb. 2: Epidermis, Oberseite

Epidermis, Unterseite (Abb. 3): Epidermiszellen wellig-buchtig, paracytische Spaltöffnungsapparate mit zwei Nebenzellen und darunter ein drei- bis vierlagiges Schwammparenchym mit großen Interzellularen. Die größeren Leitbündel der Blattnerven werden von Kristallzellreihen mit Einzelkristallen umgeben. Über den Neven finden sich vereinzelt kurze, einzellige, sichelförmig gekrümmte, warzig-rauhe, dickwandige, bis 50 µm lange Haare (ohne Abb.).

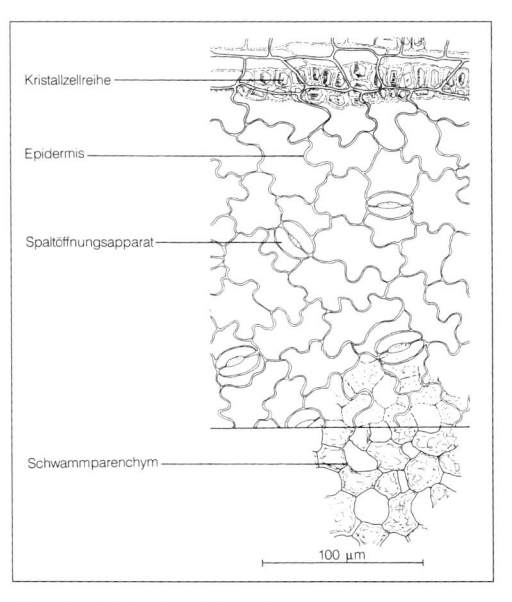

Abb. 3: Epidermis, Unterseite

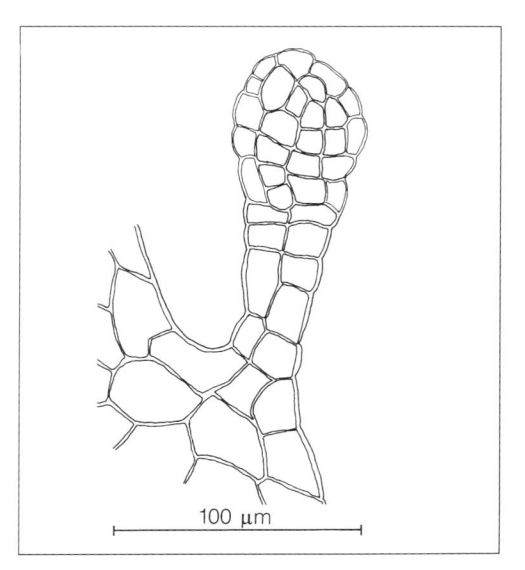

Drüsenzotten (Abb. 4): Besonders an den Blattnerven sowie an den Zähnen des Blattrandes kommen keulenförmige, 150 bis 300 μm lange Drüsenzotten mit zweireihigem Stiel und mehrzelligem Köpfchen vor.

Abb. 4: Drüsenzotten

4. Dünnschichtchromatographie
Kieselgel HF$_{254}$. Untersuchungslösung:
- 1 g gepulverte Droge (Siebnummer 710) mit 10 ml Methanol versetzen
- 10 min lang auf dem Wasserbad bei 60 °C erhitzen
- Erkalten lassen
- Filtrieren.

Referenzlösung: Je 2,5 mg Rutosid und Hyperosid und Quercitrin (nach DAC 2004 nicht erforderlich) und 1 mg Kaffeesäure in 10 ml Methanol oder authentische Droge wie Untersuchungsmuster behandeln.

Aufzutragende Menge: Je 20 μl Untersuchungs- und Referenzlösung bandförmig (20 mm × 3 mm). [Zur Verwendung von HPTLC-Platten siehe Seite XV.]

Fließmittel: wasserfreie Ameisensäure – Essigsäure 99 % – Wasser – Ethylacetat (7 + 7 + 14 + 72).

Laufhöhe: 15 cm.

Laufzeit: Ca. 85 min.
- Abdunsten des Fließmittels im Warmluftstrom oder im Trockenschrank bei 100 bis 105 °C
- Die noch warme Platte mit einer Lösung von Diphenylboryloxyethylamin (1 % m/V) in Methanol besprühen
- Mit einer Lösung von Macrogol 400 (Polyethylenglycol) (5 % m/V) in Methanol nachsprühen
- Etwa 5 min lang bei 100 bis 105 °C erhitzen oder 30 min lang bei Raumtemperatur liegen lassen
- Unter der UV-Lampe (365 nm) auswerten.

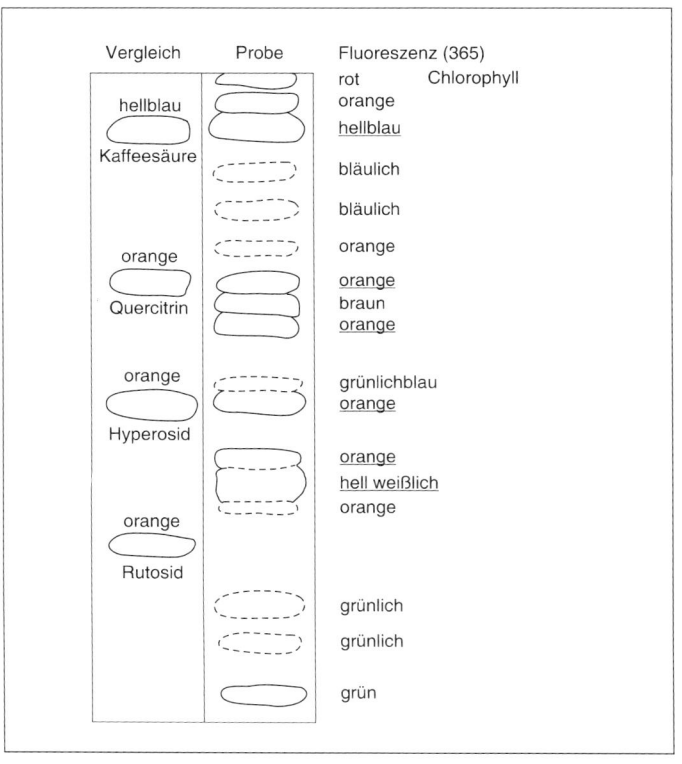

Wichtige Zonen: *Eine hellblau fluoreszierende Zone in Höhe der Kaffeesäure, eine orangefarbene in Höhe des Quercitrins, eine orangefarbene zwischen Quercitrin und Hyperosid und eine auf Höhe des Hyperosids; zwischen Hyperosid und Rutosid eine orangefarbene, eine sehr helle weißliche und eine fast auf Höhe des Rutosids liegende (evtl. schwache) orangefarbene Zone (Abb. 5).*

Abb. 5: Dünnschichtchromatogramm

Einige Untersuchungen zur Qualitätssicherung

1. Reinheit
Fremde Bestandteile:
▶ 50 g Droge auf fremde Bestandteile durchsehen.

Höchstens 2,5 g (5%) braune Teile der Sprossachse und höchstens 1 g (2%) sonstige fremde Bestandteile.

2. Weitere Prüfungen (DAC 2004)
In der Apotheke durchführbar: Trocknungsverlust, Asche. Alternative Dünnschichtchromatographie (DAC 2007, Bd. III).
Des Weiteren: Spektralphotometrische Gehaltsbestimmung der Gerbstoffe.

Teil II — Heidelbeeren, getrocknete — 1/4

Heidelbeeren, getrocknete
(Ph. Eur. 6.0)
(Standardzulassung 1009.99.99)

Myrtilli fructus
Fructus Myrtilli
Blaubeeren

Die reifen, getrockneten Früchte von *Vaccinium myrtillus* L.

Zur Prüfung erforderlich:
- Identität: Ca. 3 g.
- Qualitätssicherung: 100 g (kein Verbrauch).

Identität

1. Organoleptik (Ph. Eur. 6.0, DAC 2009, Bd. III)
Fast ohne Geruch und mit angenehm süßsaurem, leicht zusammenziehenden Geschmack.

2. Beschreibung der Ganzdroge (Ph. Eur. 6.0, DAC 2009, Bd. III)

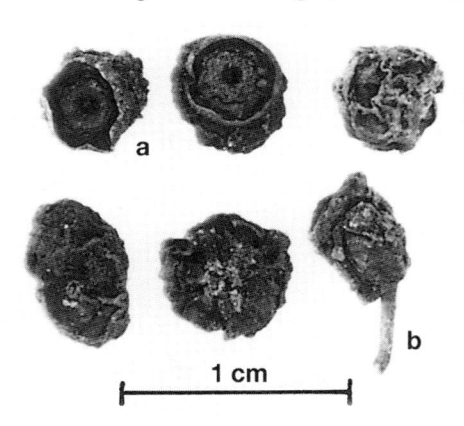

Ganzdroge (Abb. 1): Blauschwarze, 3 bis 6 mm große, weiche, stark geschrumpfte, grob runzelige und unregelmäßig rundliche Früchte. Sie tragen häufig noch einen kurzen Stiel (b) und am Scheitel einen wulstartigen Kelchrest (a), an dem bisweilen noch vier oder fünf kurze, stumpfe Kelchzipfel zu erkennen sind. Der zentrale, etwas eingesunkene Griffelrest wird von einem auffälligen, flachen, ringförmigen, oft deutlich höckerigen Diskus umgeben. Die Früchte enthalten zahlreiche, etwa 1 mm große, glänzend rotbraune, eiförmige Samen.

3. Mikroskopie
- Einige Früchte etwa 10 min lang in kaltem Wasser einweichen
- In eine Mischung aus Ethanol 70 % (V/V) und Glycerol (9 + 1 V/V) legen und 10 min lang darin belassen
- Mit frischer Rasierklinge Querschnitte durch den äußeren Teil des Perikarps und die Fruchtfächer anfertigen
- Samen auf Objektträger legen, mit der Rasierklinge mehrfach spalten und zerdrücken
- Zu allen Präparaten einige Tropfen Chloralhydrat-Lösung (RV) geben
- Mit Deckglas abdecken und ½ min lang zum Sieden erhitzen.

Heidelbeeren, getrocknete — Teil II

Typische Merkmale: Dünnwandiges, von Farbstoff erfülltes Parenchym, einzeln oder In Gruppen liegende, rundliche oder längliche Steinzellen, länglich polygonale, stark U-förmig verdickte Epidermis der Samen.

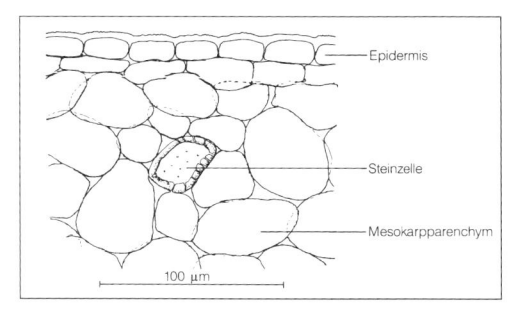

Abb. 2: Perikarp, Epidermis, Querschnitt

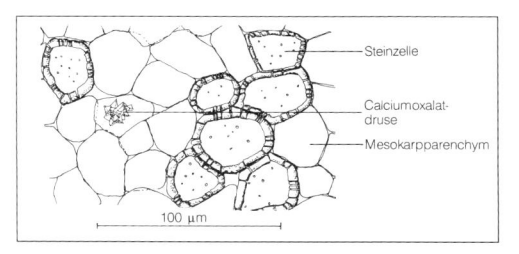

Abb. 3: Perikarp, Innerer Bereich, Querschnitt

Perikarp, Querschnitt (Abb. 2 und 3): Unter einer kleinzelligen, regelmäßigen Epidermis mit dicker Außenwand (2) liegt ein lockeres, dünnwandiges Parenchym mit einzelnen Calciumoxalatdrusen und einzelne oder zu kleinen Gruppen (3) vereinigte Steinzellen mit mäßig verdickten (8 bis 12 µm Wanddicke), getüpfelten Wänden. Im Endokarp kommen auch größere, dicht liegende und unregelmäßigere Steinzellen bis 175 µm Länge vor (ohne Abb., in getrockneten und wieder aufgeweichten Früchten sind die Parenchymzellen häufig stärker geschrumpft und schwerer erkennbar als in den Abb. 2 und 3).

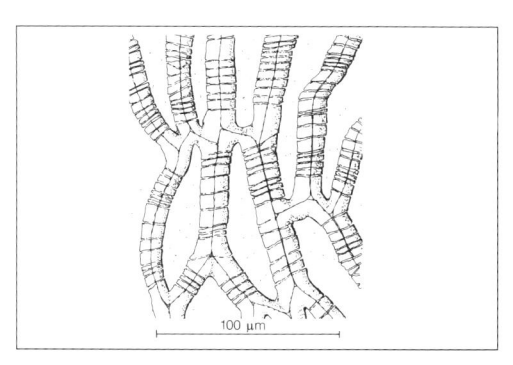

Abb. 4: Samenschale, Aufsicht

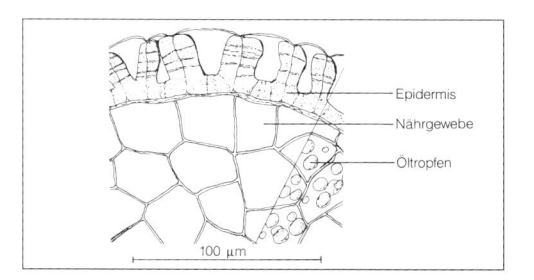

Abb. 5: Samenschale, Querschnitt

Samenschale, Aufsicht (Abb. 4) und **Querschnitt** (Abb. 5): Die Epidermis der Samenschale besteht aus in der Aufsicht gestreckt polygonalen Zellen mit bräunlichen, stark verdickten und deutlich getüpfelten Wänden. Im Querschnitt erscheinen die Verdickungsleisten U-förmig, da nur die antiklinen und die Innenwände verdickt sind. Das Nährgewebe besteht aus zartwandigen, polygonalen Zellen mit Öltropfen.

4. Dünnschichtchromatographie
Kieselgel HF$_{254}$. Untersuchungslösung:
- 2 g Droge (ganz oder pulverisiert, Siebnummer 355) im Mörser mit 4 ml Wasser versetzen
- 15 min lang stehen lassen
- Mit dem Pistill zerstoßen
- 16 ml Methanol zugeben und erneut kräftig verreiben
- 15 min lang stehen lassen
- Filtrieren.

Referenzlösung: 1 mg Chrysanthemin* (auch Kuromaninchlorid genannt) in 2 ml Methanol lösen oder authentische Droge wie Untersuchungsmuster behandeln.
Aufzutragende Menge: Je 10 µl Untersuchungslösung und Referenzlösung bandförmig (20 mm × 3 mm). [Zur Verwendung von HPTLC-Platten siehe Seite XV.]
Fließmittel: Wasserfreie Ameisensäure – Wasser – 1-Butanol (16 + 19 + 65).
Laufhöhe: 10 cm.
Laufzeit: Ca. 95 min.
- Abdunsten des Fließmittels im Warmluftstrom
- Am Tageslicht auswerten.

Wichtige Zonen: Eine schwache violettrote Zone kurz oberhalb der Referenzsubstanz Chrysanthemin oder Methylrot, dicht darunter eine intensive rotviolette und dicht gedrängt eine rotviolette und mehrere schlecht getrennte blauviolette Zonen, darunter weitere sehr schwache Zonen (Abb. 6)

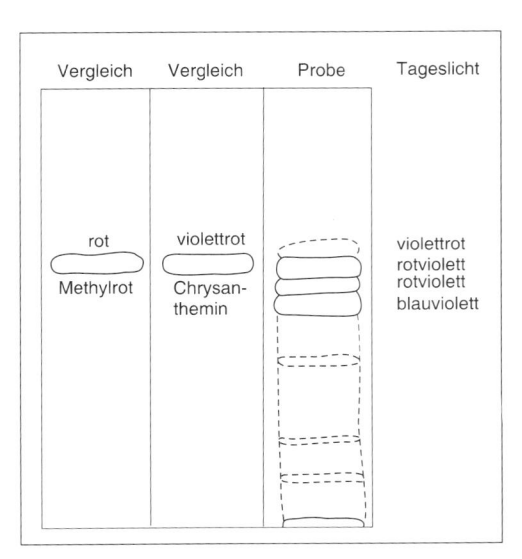

Abb. 6: Dünnschichtchromatogramm

---

* Statt des schwer beschaffbaren und teuren Chrysanthemins (bzw. Kuromaninchlorids) kann auch Methylrot (1 mg auf 5 ml Methanol) verwendet werden

Einige Untersuchungen zur Qualitätssicherung

1. Reinheit
Fremde Bestandteile:
▶ 100 g Früchte auf fremde Bestandteile durchsehen.

Höchstens 2 g (2 %) fremde Bestandteile. Früchte von Vaccinium uliginosum L dürfen nicht vorhanden sein. Sie sind außen etwas heller als die Heidelbeeren, blaugrau bereift, etwas größer (6 bis 8 mm) und nicht ganz so runzelig. Die vier oder fünf breiten Kelchzipfel bilden keinen Wulst und liegen der Frucht eng an. Die Samen besitzen die gleiche Form und Farbe wie die der Heidelbeere, sind aber größer (1,5 bis 2 mm lang). Beim Einweichen in Wasser färbt sich dieses nur etwas bräunlich. Die Steinzellen des Endokarps sind überwiegend gestreckt und können bis 350 µm lang werden, besitzen aber nur etwa 5 µm dicke Wände. Außerdem sind die Epidermiszellenwände der Samenschale so verdickt, dass ihr Querschnitt nicht U-förmig erscheint.

2. Weitere Prüfungen (Ph. Eur. 6.0)
In der Apotheke durchführbar: Trocknungsverlust, Asche.
Des Weiteren: Spektralphotometrische Gehaltsbestimmungen der Gerbstoffe.

Teil II — Hennablätter, färbend; Hennablätter, nicht färbend

Hennablätter, färbend
Hennablätter, nicht färbend

Hennae folium
Folia Hennae

Die getrockneten Bläter von *Lawsonia inermis* L.; dem nicht färbenden Hennapulver wurde der Farbstoff Lawson entzogen.

Zur Prüfung erforderlich:
- Identität: 0,5 g
- Qualitätssicherung: 5 g (Verbrauch).

Identität

1. Organoleptik
Das Pulver von Henna „färbend" ist grün und das von Henna „nicht färbend" ist grünlichbeige bis braun. Uncharakteristischer, etwas adstringierender, bitterer Geschmack.

2. Beschreibung der Schnittdroge
Die Droge kommt praktisch nur in gepulverter Form in den Handel, zuweilen mit anderen färbenden Drogen gemischt. Die Blattdroge besteht aus 2 bis 4 cm langen, unbehaarten, ganzrandigen, etwas zerknitterten Blättern mit fiedriger Nervatur. Die eilanzettlige Blattspreite mündet in eine kleine Stachelspitze.

3. Mikroskopie
- Etwas Pulver auf den Objektträger bringen
- Einige Tropfen Chloralhydrat-Lösung (RV) zugeben
- Mit Deckglas abdecken und kurz zum Sieden erhitzen.

Typische Merkmale: *Polygonale Epidermiszellen, anisocytische Spaltöffnungsapparate mit meist 4 Nebenzellen auf beiden Blattseiten, im Mesophyll zahlreiche Oxalatdrusen. Henna „nicht färbend" enthält einzellige, dickwandige Haare, die bei Henna „färbend" nicht auftreten.*

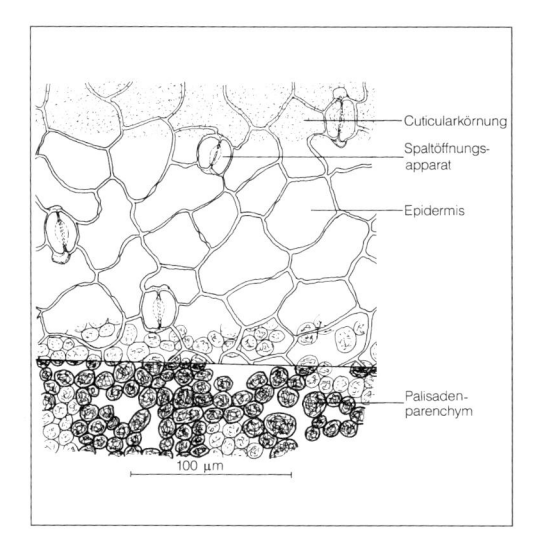

Abb. 1: Epidermis, Oberseite

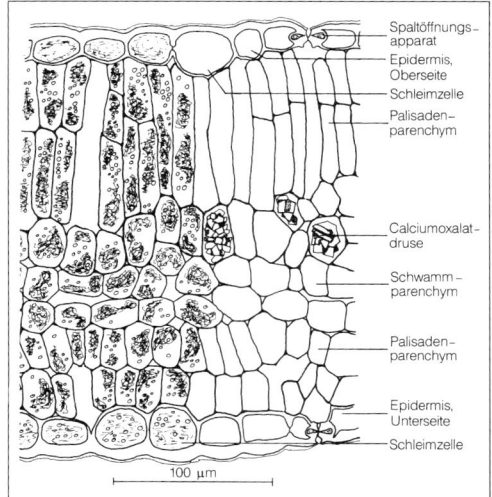

Abb. 2: Blattquerschnitt

Epidermis, Oberseite (Abb. 1): Polygonale bis welligbuchtige Epidermiszellen mit körniger Cuticula und von meist 4 Nebenzellen umgebenen Spaltöffnungsapparaten mit höckrigen Wülsten an den beiden Enden. Die Epidermis der Unterseite ist ähnlich gestaltet, trägt jedoch mehr Spaltöffnungsapparate. Im Mesophyll kommen Calciumoxalatdrusen vor. Haare fehlen.

Blattquerschnitt (Abb. 2): Epidermiszellen der Blattoberseite mit stark verdickter Außenwand und deutlicher Kutikula. Ein bis zwei Lagen Palisadenparenchym, ca. dreireihiges Schwammparenchym und nochmal ein bis zwei Reihen Palisaden- oder Schwammparenchym. Im Schwammparenchym große, grobkristalline Calciumoxalatdrusen.

4. Dünnschichtchromatographie

Kieselgel HF$_{254}$. Untersuchungslösung:
- 0,5 g gepulverte Droge mit 20 ml Wasser versetzen
- 30 min lang unter Rückfluss kochen
- Zentrifugieren und Filtrieren
- Am Rotationsverdampfer fast zur Trockne einengen
- Rückstand in 2 ml Ethanol – Toluol – Methanol (2:1:1) aufnehmen
- 30 µl auftragen.

Referenzlösung: 15 mg Lawson in 10 ml einer Mischung aus Ethanol 96 %, Toluol und Methanol (2:1:1) lösen; 20 µl auftragen.

Fließmittel: Toluol – Ethylformiat – Ameisensäure wasserfrei (75:24:1)

Laufhöhe: 12 cm.
- Fließmittel abdunsten lassen
- Platte bei Tageslicht auswerten
- Mit 0,5 % Echtblausalz in Wasser besprühen, evtl. mit 0,1 N NaOH-Lösung nachsprühen
- Bei Tageslicht auswerten.

Hennablätter, färbend; Hennablätter, nicht färbend

Wichtige Zonen: Vor dem Besprühen ist im Tageslicht im Chromatogramm der Referenzlösung die orangefarbene Zone des Lawsons im unteren Drittel sichtbar. Diese Zone ist auch im Chromatogramm der Untersuchungslösung zu erkennen. Nach dem Besprühen und Erhitzen auf 105 °C färbt sich diese Zone im Tageslicht orangebraun. Etwas oberhalb der Startlinie erscheint bei Henna „färbend" eine intensiv violette Zone. Bei Henna „nicht färbend" tritt in Höhe der Lawson-Referenzzone eine nur sehr schwache oder keine Zone auf. Die Zone auf der Startlinie färbt sich violett. Weitere schwache Zonen können vorhanden sein.

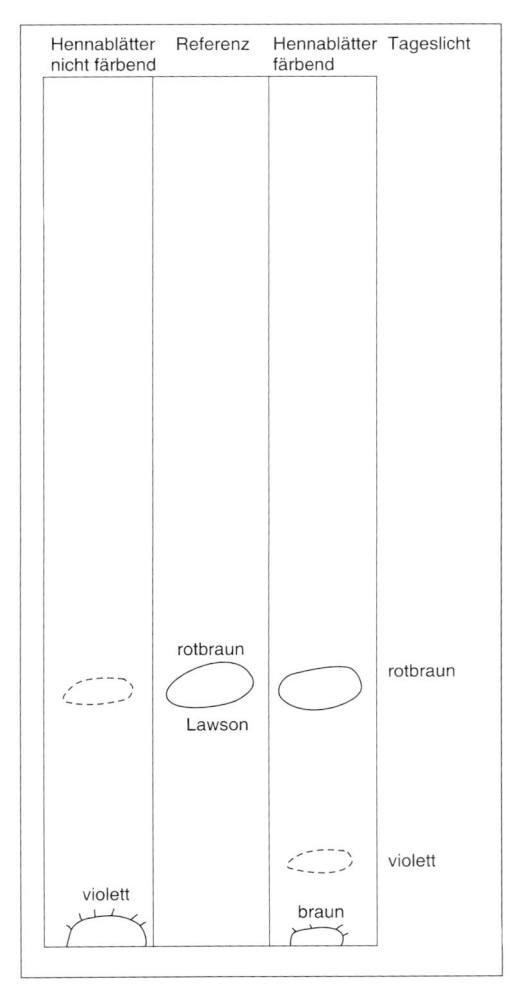

Abb. 3: Dünnschichtchromatogramm

Einige Untersuchungen zur Qualitätssicherung

1. **Reinheit**
   Prüfung der Farbwirkung:
   ▶ 5 g Pulver mit 25 ml destilliertem Wasser anrühren. Vorsichtig bis zum Sieden erhitzen und einen Faden Agar-Agar bis zur Hälfte in den heißen Brei eintauchen. Nach 10 min herausnehmen und unter fließendem Wasser abspülen. Bei Henna „färbend" hat der Agar-Agar Faden eine deutlich rot-orange Färbung, während der Faden bei Henna „nicht färbend" keine Färbung zeigt.

2. **Weitere Prüfungen**
   In der Apotheke durchführbar: Trocknungsverlust (max. 10%), Asche (max. 30%).

Teil II — **Heublumen** — **1**/3

Heublumen

Graminis flos
Flores Graminis
Flores Graminum

Die Blütenstände verschiedener Gräser und ggf. auch anderer Pflanzen, in ihrer Zusammensetzung wechselnd je nach Herkunft und Erntezeit.

Zur Prüfung erforderlich:
▶ Identität: Ca. 1 g.

Identität

1. Organoleptik
Ohne typischen Geruch und Geschmack.

2. Beschreibung der Ganzdroge

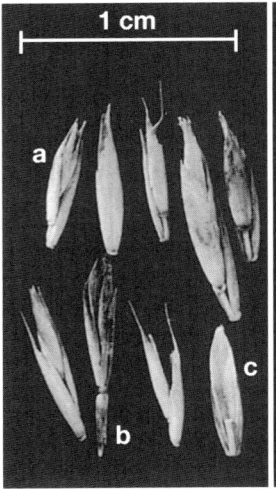

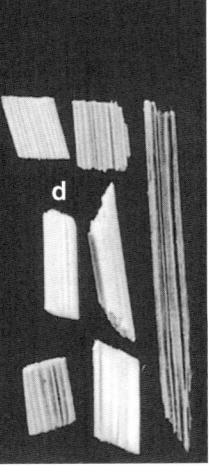

Ganzdroge (Abb. 1): Typische Bestandteile der Ganzdroge sind längliche, meist strohfarbene Ährchen mit (b) oder ohne (a) Grannen oder auch einzelne Spelzen (c) der verschiedenen Gräser. Nicht von Gräsern stammende Früchte und Samen können vorkommen. Grasblätter und Stengelteile (d) sollen nur in kleiner Menge vorhanden sein.

Abb. 1: Ganzdroge

3. Mikroskopie
▶ Einige Ährchen mit feiner Pinzette und Präpariernadel in die einzelnen Spelzen zerlegen
▶ Spelzen durchbrechen und Bruchstücke teils mit der Oberseite teils mit der Unterseite nach oben auf Objektträger in Chloralhydrat-Lösung (RV) legen
▶ Mit Deckglas abdecken und etwa ½ min lang vorsichtig zum Sieden erhitzen.

Apothekengerechte Prüfvorschriften · 13. Akt.-Lfg. 2010

Heublumen — Teil II

Typische Merkmale: Die Spelzen der Grasährchen, hier demonstriert am Beispiel von Lolium perenne, haben eine Epidermis aus in parallelen Reihen angeordneten Langzellen mit wellig-buchtigen, oft verdickten und getüpfelten Wänden im Wechsel mit einzelnen oder zu mehreren vorkommenden Kurzzellen, mehr oder weniger große Haare und gelegentlich vorkommende Spaltöffnungsapparate. Die Epidermiszellen verschiedener Regionen einer Spelze unterscheiden sich sehr stark in Form, Größe und Wandverdickung.

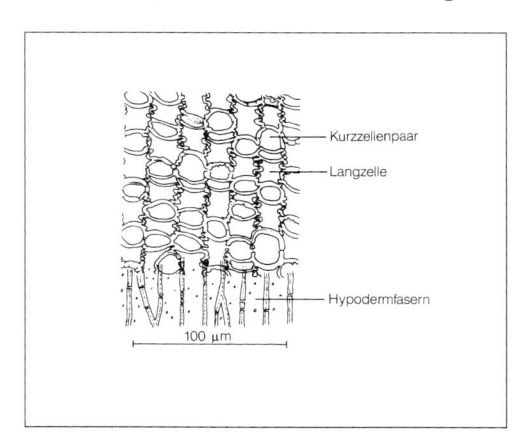

Abb. 2: Deckspelze, Außenseite

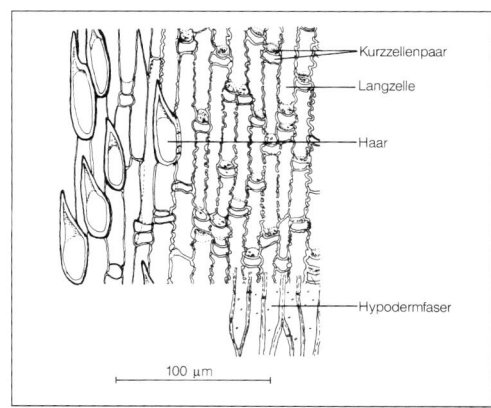

Abb. 3: Deckspelze, Randteil, Innenseite

Deckspelze, Außenseite (Abb. 2): Kurze, breite Langzellen mit stark wellig-buchtigen Wänden und einzeln oder zu zweien vorkommende Kurzzellen. Unter der Epidermis liegen verdickte und getüpfelte Fasern (Hypoderm).

Deckspelze, Randteil, Innenseite (Abb. 3): Lange, mäßig verdickte Langzellen mit stark wellig-buchtigen Wänden und kleine Kurzzellen. Zum Rand hin sind einige Zellen zu kurzen, dicken, zur Spelzenspitze hin gebogenen Haaren ausgewachsen. Unter dem nicht behaarten Teil verlaufen lange, verdickte und getüpfelte Fasern (Hypoderm).

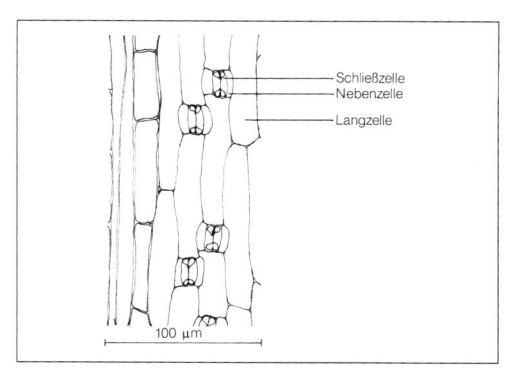

Abb. 4: Deckspelze, Innenseite, Leitbündelnähe

Deckspelze, Innenseite, Leitbündelnähe (Abb. 4): An der Innenseite der Deckspelze oder an zarten Spelzen haben die Langzellen zum Teil zwar langgestreckte Form aber keine wellig-buchtigen Wände. Die Spaltöffnungsapparate der Gräser haben zwei Schließzellen mit hantelförmigem Lumen und zwei, den Schließzellen an der Längsseite anliegende Nebenzellen. Unter der Epidermis liegt ein lockeres Assimilationsparenchym (ohne Abb.).

Vorspelze, Außenseite (Abb. 5): Mehrere Langzellen mit verdickter, wellig-buchtiger Epidermis und Kurzellen sowie dazwischen eingestreute, in parallelen Reihen angeordnete Spaltöffnungsapparate in der für Gräser typischen Form. Unter der Epidermis liegt ein lockeres Assimilationsparenchym (ohne Abb.).

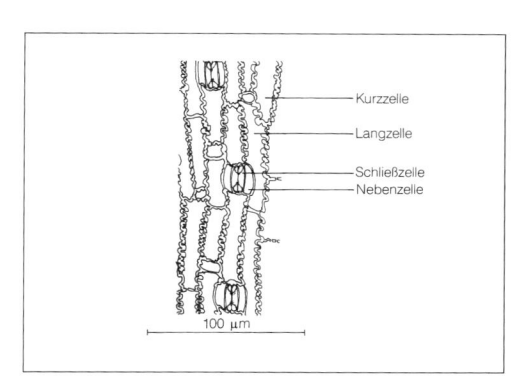

Abb. 5: Vorspelze, Außenseite

Teil II Hibiscusblüten 1/4

Hibiscusblüten*
(Ph. Eur. 6.1)

Hibisci flos
Flores Hibisci

Die zur Fruchtzeit geernteten, getrockneten Kelche und Außenkelche von *Hibiscus sabdariffa* L.

Zur Prüfung erforderlich:
- Identität: Ca. 2 g.
- Qualitätssicherung: 101 g (1 g Verbrauch).

Identität

1. Organoleptik (Ph. Eur. 6.1, DAC 2007, Bd. III)
Schwacher, eigenartiger Geruch und erfrischender, säuerlicher Geschmack.

2. Beschreibung der Ganzdroge und Schnittdroge (Ph. Eur. 6.1, DAC 2007, Bd. III)

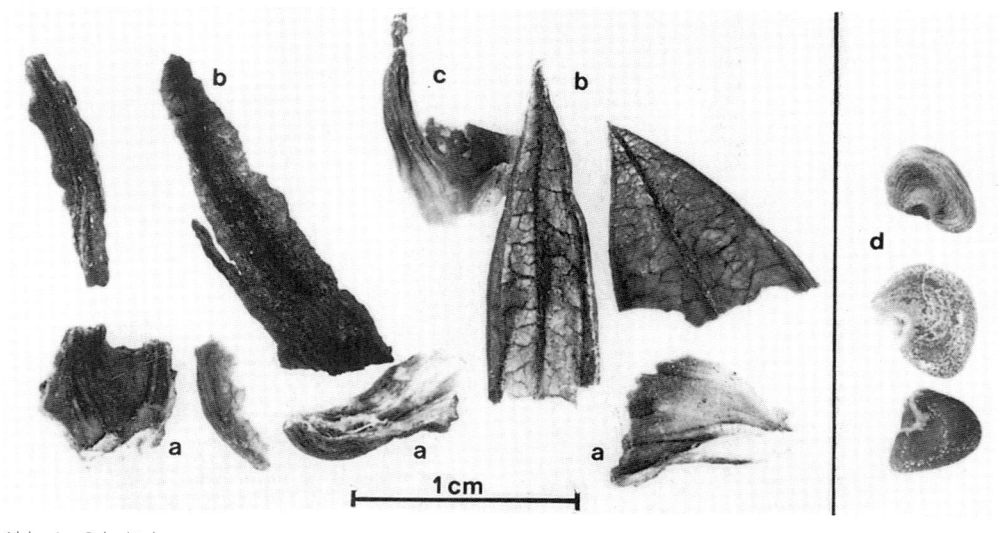

Abb. 1: Schnittdroge

Schnittdroge (Abb. 1), **Ganzdroge** (Abb. 2): Hibiscusblüten werden oft nur geschnitten gehandelt. Sie bestehen aus Teilen des leuchtend hellroten bis dunkelrotvioletten, an der

---
* **Stellungnahme der Kommission E:**
Da die Wirksamkeit von Hibiscusblüten bei den beanspruchten Anwendungsgebieten nicht belegt ist, kann eine therapeutische Anwendung nicht befürwortet werden. Gegen die Anwendung als Schönungsdroge sowie als Geschmackskorrigens bestehen keine Bedenken.

Hibiscusblüten — Teil II

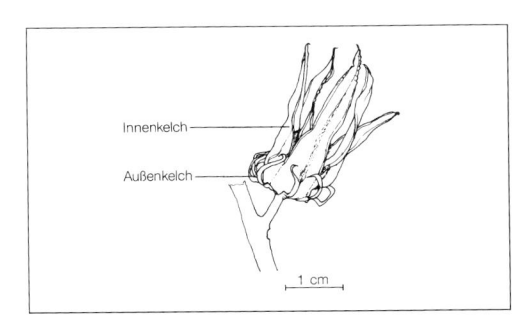

Abb. 2: Ganzdroge

Basis der Innenseite etwas helleren, bis zur Mitte krugförmig verwachsenen Kelches (1a, 2), dessen fünf Blätter in lang zugespitzte, oben zusammenneigende Zipfel auslaufen (1b). Diese werden von einem starken, etwas hervortretenden Mittelnerv durchzogen (1b), auf dem sich oberhalb der Kelchmitte eine in der Droge schwer erkennbare, dickliche, etwa 1 mm große, dunkle Nektardrüse befindet. Der Kelch wird von einem gleichartig gefärbten, an der Basis mit ihm fest verwachsenen, aus acht bis zwölf schmalen Blättern bestehenden Außenkelch umgeben (1c, 2). Kelch und Außenkelch sind fleischig, trocken, leicht brüchig (zu Abb. 1d: Samen, siehe „Reinheit").

3. Mikroskopie

- ▸ Einige Kelchblattspitzen und basale Teile 10 bis 20 min lang in kaltem Wasser quellen lassen
- ▸ In eine Mischung aus Ethanol 90 % (V/V) und Glycerol (9 + 1 V/V) legen und mindestens 10 min lang darin belassen
- ▸ Drogenstück mit dem Daumennagel an der Seite der Zeigefingerkuppe festhalten und mit frischer Rasierklinge Flächenschnitte von Innen- und Außenseite anfertigen
- ▸ Dünne Kelchblattstücke können direkt verwendet und teils mit der Außen-, teils mit der Innenseite nach oben auf Objektträger gelegt werden
- ▸ Zu den Präparaten einige Tropfen Chloralhydrat-Lösung (RV) geben
- ▸ Mit Deckglas abdecken und ½ min lang zum Sieden erhitzen.

Typische Merkmale: Rotgefärbte Stücke mit Calciumoxalatdrusen, Leitbündel zum Teil mit Fasern oder steinzellartigen Elementen, einzeln oder zu mehreren vorkommende, einzellige, oft stark gewundene Haare. Die Gewebe von Kelch und Außenkelch sind ähnlich gebaut.

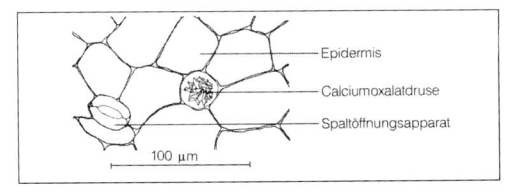

Abb. 3: Epidermis des Kelches, Außenseite, mittlerer Bereich

Epidermis des Kelches, Außenseite, mittlerer Bereich (Abb. 3): Die polygonalen, geradwandigen Epidermiszellen mit dünnen Seitenwänden aber stark verdickten Außen- und Innenwänden sind nur in der Nähe der anisocytischen, von drei oder vier Nebenzellen umgebenen Spaltöffnungsapparate einigermaßen zu erkennen. In der Epidermis liegen außerdem kleine, regelmäßige, isodiametrische, dünnwandige Zellen mit je einer Calciumoxalatdruse.

Hibiscusblüten

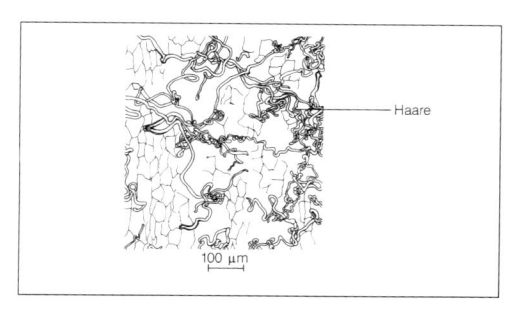

Abb. 4: Behaarung des Kelches, Innenseite, Übersicht

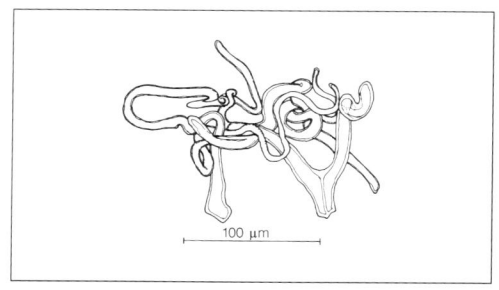

Abb. 5: Behaarung des Kelches, Innenseite, Detail

Behaarung des Kelches, Innenseite, Übersicht (Abb. 4), Detail (Abb. 5): Am Außenkelch und Kelch kommen 300 bis 650 µm lange Deckhaare verschiedener Form und Größe vor (4). Sie sind stets einzellig, derbwandig, teils gerade, teils gekrümmt oder gewunden und stehen oft zu zweien oder dreien in Art von Büschelhaaren zusammen (5).

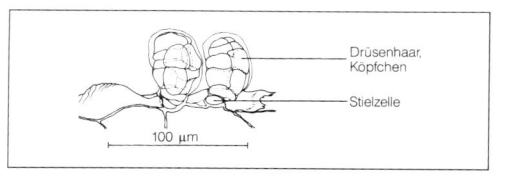

Abb. 6: Drüsenhaare

Drüsenhaare (Abb. 6): Außer einzelligen Haaren hat der Kelch 50 bis 70 µm lange Drüsenhaare mit ein- oder zweizeiligem Stiel und ovalem, etwa 40 µm weitem Köpfchen aus drei bis fünf Stockwerken von je zwei bis vier Zellen. Der Stiel kann fehlen und das Haar auch einreihig sein.

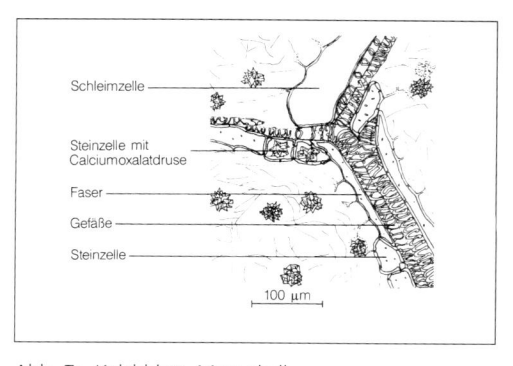

Abb. 7: Kelchblatt, Mesophyll

Kelchblatt, Mesophyll (Abb. 7): In dem nur schwer erkennbaren Parenchym des Mesophylls der Kelchblätter liegen Ring- oder Schraubengefäße, denen häufig unregelmäßig gebuchtete, steinzellartige oder langgestreckte, faserartige Sklerenchymelemente anliegen. In der Nähe der Leitbündel kommen große, rundliche oder ovale, oft auch vertikal gestreckte Schleimzellen sowie besonders dort, aber auch in den übrigen Teilen des Mesophylls, 10 bis 35 µm große Calciumoxalatdrusen vor.

4. Dünnschichtchromatographie

Kieselgel HF_{254}. Untersuchungslösung:
- 1 g gepulverte Droge (Siebnummer 355) mit 10 ml Ethanol 60 % (V/V) versetzen
- 15 min lang schütteln
- Filtrieren.

Referenzlösung: 2,5 mg Chinaldinrot in 10 ml Methanol oder authentische Droge wie Unterschungsmuster behandeln.

Aufzutragende Menge: 20 µl Untersuchungs- und 10 µl Referenzlösung bandförmig (20 mm × 3 mm). [Zur Verwendung von HPTLC-Platten siehe Seite XV.]
Fließmittel: wasserfreie Ameisensäure – Wasser – 1-Butanol (15 + 30 + 60).
Laufhöhe: 10 cm.
Laufzeit: Ca. 115 min.
► Abdunsten des Fließmittels im Warmluftstrom
► Am Tageslicht auswerten.

Wichtige Zonen: Zwischen Start und der Referenzsubstanz Chinaldinrot drei blauviolette und eine blass violette Zone (Abb. 8).

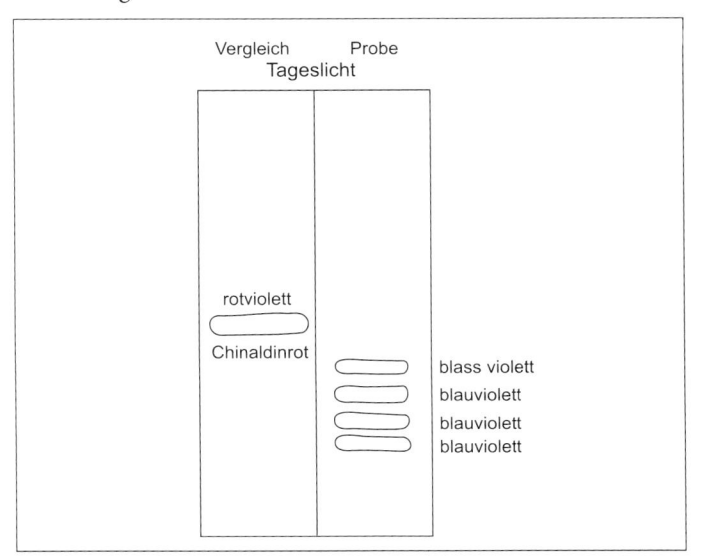

```
            Vergleich    Probe
              Tageslicht

           rotviolett
           ⬭
           Chinaldinrot  ⬭  blass violett
                         ⬭  blauviolett
                         ⬭  blauviolett
                         ⬭  blauviolett
```

Abb. 8: Dünnschichtchromatogramm

Einige Untersuchungen zur Qualitätssicherung

1. Reinheit
Fremde Bestandteile:
► 100 g Droge auf fremde Bestandteile durchsehen.

Höchstens 2 g (2 %) Fruchtbestandteile: Rote Stiele der Samenanlage, Teile der fünffächrigen, gelblichgrünen Fruchtkapseln sowie gefleckte, nierenförmige Samen mit punktierter Oberfläche (Abb. 1 d).

2. Weitere Prüfungen (Ph. Eur. 6.1)
In der Apotheke durchführbar: Trocknungsverlust, Asche. Färbevermögen (DAC 2007, Bd. III).
Des Weiteren: Färbekraft (spektralphotometrisch), Gehaltsbestimmung durch potentiometrische Titration.

Himbeerblätter*
(DAC 2004)

Rubi idaei folium
Folia Rubi idaei

Die im Frühjahr und Frühsommer gesammelten, getrockneten Blätter von *Rubus idaeus* L.
Zur Prüfung erforderlich:
- Identität: Ca. 1 g.
- Qualitätssicherung: 100 g (kein Verbrauch).

Identität

1. Organoleptik (DAC 2004, DAC 2007, Bd. III)
Kein typischer Geruch und etwas herber, bitterer Geschmack.

2. Beschreibung der Schnittdroge (DAC 2004, DAC 2007, Bd. III)

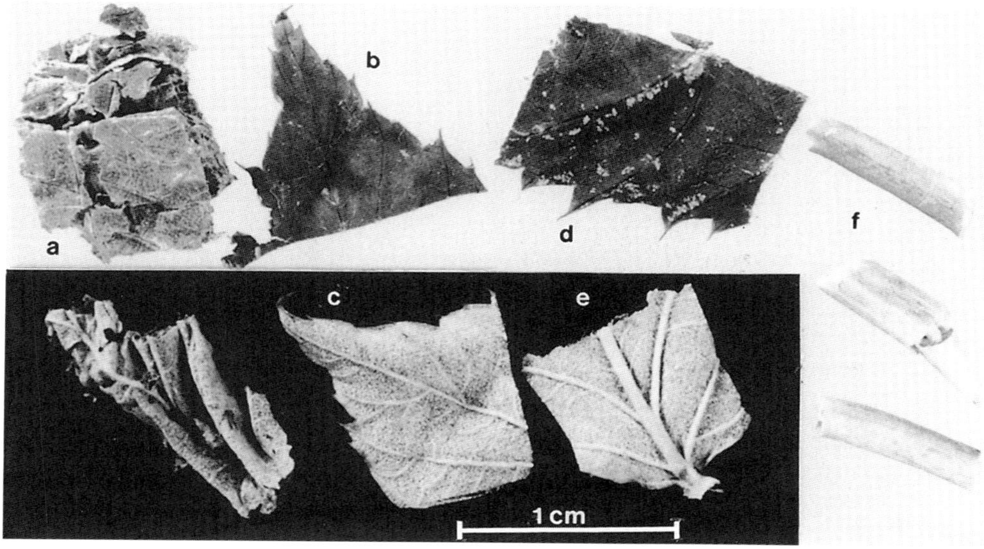

Abb. 1: Schnittdroge

Schnittdroge (Abb. 1): Oft klumpig zusammenhängende Stücke (a) der oberseits dunkel- bis braungrünen (b) und nur schwach behaarten, unterseits durch einen dichten Haarfilz silbergrauen (c) Fiederblätter. Die Blätter sind vorn zugespitzt (b, c), am Rand

---

* **Stellungnahme der Kommission E:**
Da die Wirksamkeit bei den beanspruchten Anwendungsgebieten nicht belegt ist, kann eine therapeutische Anwendung nicht empfohlen werden.

scharf, einfach oder doppelt gesägt (d) und lassen auf der Unterseite die fiederförmig vom Hauptnerven abzweigenden, bis in die Blattrandzähne gehenden Seitennerven und ihre feinen Verästelungen erkennen (c, e). Der Blattstiel und der untere Teil der Hauptrippe tragen manchmal sehr kleine, gerade Stacheln. Grüne oder rötlich angelaufene Blattstiel- und Stängelstücke (f) können vorkommen.

3. Mikroskopie
- Mit steil gestellter Rasierklinge vorsichtig Haare von einem Teil der Unterseite soweit wie möglich abschaben
- Dieses Blattstück durchbrechen und einen Teil mit der Oberseite und den abgeschabten Teil mit der Unterseite nach oben in Chloralhydrat-Lösung (RV) legen
- Mit Deckglas abdecken und etwa ½ min lang vorsichtig zum Sieden erhitzen.

Typische Merkmale: *Oberseits polygonale Epidermis mit einzelligen Haaren, unterseits dichter Haarfilz aus Peitschenhaaren, Calciumoxalatdrusen im Palisadenparenchym.*

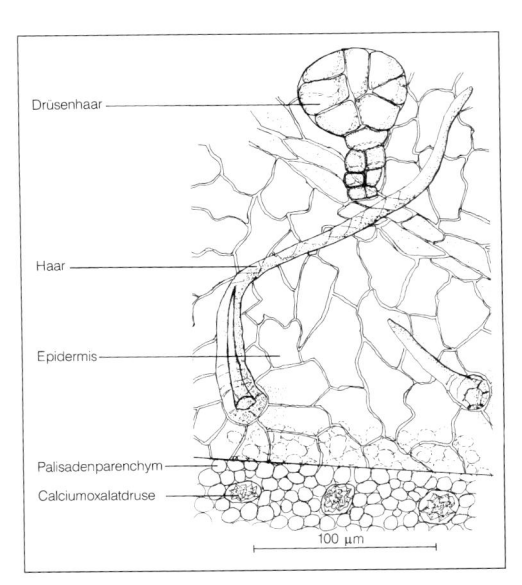

Abb. 2: Epidermis, Oberseite

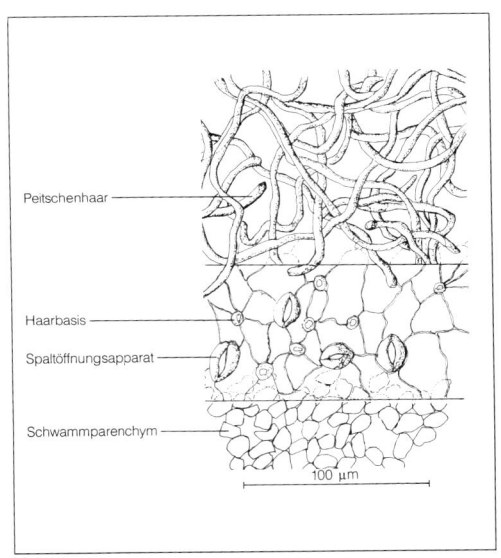

Abb. 3: Epidermis, Unterseite

Epidermis, Oberseite (Abb. 2): Epidermiszellen polygonal bis leicht wellig-buchtig mit einzelligen, starren, spitzen, über der getüpfelten Basis abgebogenen, im oberen Teil bis zum Verschwinden des Lumens verdickten und an der Außenseite mit spiraligen Linien gestreiften Haaren. Besonders an den Blattnerven kommen einzelne Drüsenhaare mit zweireihigem Stiel und vielzelligem Köpfchen vor. In dem ein oder zwei Lagen hohen Palisadenparenchym führen einzelne, etwas größere Zellen Calciumoxalatdrusen.

Epidermis, Unterseite (Abb. 3): Die Unterseite ist mit zahlreichen, einzelligen, vielfach gewundenen, ineinander verflochtenen, peitschenförmigen Haaren bedeckt. An den frei geschabten Stellen werden Spaltöffnungsapparate mit drei oder vier, gelegentlich fünf Nebenzellen und eine dünnwandige, polygonale bis leicht wellig-buchtige Epidermis sowie die rundlichen Basen der stark verdickten, abgeschabten Haare sichtbar. Darunter liegen 3 oder 4 Lagen locker angeordneter rundlicher Zellen des Schwammparenchyms.

4. Dünnschichtchromatographie
Kieselgel HF$_{254}$. Untersuchungslösung:
- 1 g gepulverte Droge (Siebnummer 710) mit 10 ml Methanol versetzen
- 10 min lang im Wasserbad bei 60 °C erhitzen
- Abkühlen und filtrieren.

Referenzlösung: Je 3 mg Hyperosid und Rutosid und 2 mg Kaffeesäure in 10 ml Methanol lösen oder authentische Droge wie Untersuchungsmuster behandeln.
Aufzutragende Menge: 30 µl Untersuchungslösung und 10 µl Referenzlösung bandförmig (20 mm × 3 mm). [Zur Verwendung von HPTLC-Platten siehe Seite XV.]
Fließmittel: Essigsäure 99% – wasserfreie Ameisensäure – Wasser – Ethylacetat (7 + 7 + 14 + 72).
Laufhöhe: 10 cm.
Laufzeit: Ca. 35 min.
- Abdunsten des Fließmittels bei 100 bis 105 °C
- Besprühen der noch warmen Platte mit einer Lösung von Diphenylboryloxyethylamin (1 % m/V) in Methanol
- Nachsprühen mit einer Lösung von Macrogol 400 (Polyethylenglycol) (5 % m/V) in Methanol
- Etwa 5 min lang auf 100 bis 105 °C erhitzen oder 30 min lang bei Raumtemperatur liegen lassen
- Unter der UV-Lampe (365 nm) auswerten.

Wichtige Zonen: Zwei orangefarbene Zonen unterhalb des Rutosids, eine orangefarbene Zone zwischen Rutosid und Hyperosid, eine oder zwei orangefarbene geringfügig oberhalb des Hyperosids. Weitere Zonen können vorhanden sein (Abb. 4).

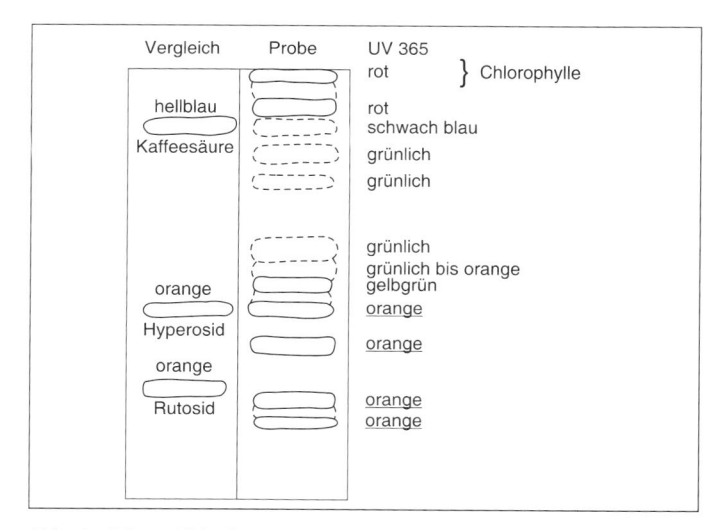

Vergleich	Probe	UV 365
		rot } Chlorophylle
hellblau		rot
Kaffeesäure		schwach blau
		grünlich
		grünlich
		grünlich
		grünlich bis orange
orange		gelbgrün
Hyperosid		orange
orange		orange
Rutosid		orange
		orange

Abb. 4: Dünnschichtchromatogramm

Einige Untersuchungen zur Qualitätssicherung

1. **Reinheit**
   Fremde Bestandteile:
   ▶ 100 g Droge auf fremde Bestandteile durchsehen.

   Höchstens 2 g (2 %) fremde Bestandteile wie z. B. Blätter von Rubus fruticosus mit mehrstrahligen Büschelhaaren.

2. **Weitere Prüfungen** (DAC 2004)
   In der Apotheke durchführbar: Asche, Trocknungsverlust. Alternative Dünnschichtchromatographie (DAC 2007, Bd. III).

Hirtentäschelkraut
(DAC 2004)
(Standardzulassung 1539.99.99)

Bursae pastoris Herba
Herba Bursae pastoris

Zur Blütezeit gesammelte, oberirdische, schnell getrocknete Teile von *Capsella bursa-pastoris* (L.) MEDIK.

Zur Prüfung erforderlich:
- Identität: Ca. 2 g.
- Qualitätssicherung: 100 g (kein Verbrauch).

Identität

1. Organoleptik (DAC 2004, DAC 2007, Bd. III)
Eigenartiger, oft als unangenehm empfundener Geruch und etwas scharfer, bitterer Geschmack.

2. Beschreibung der Schnittdroge (DAC 2004, DAC 2007, Bd. III)

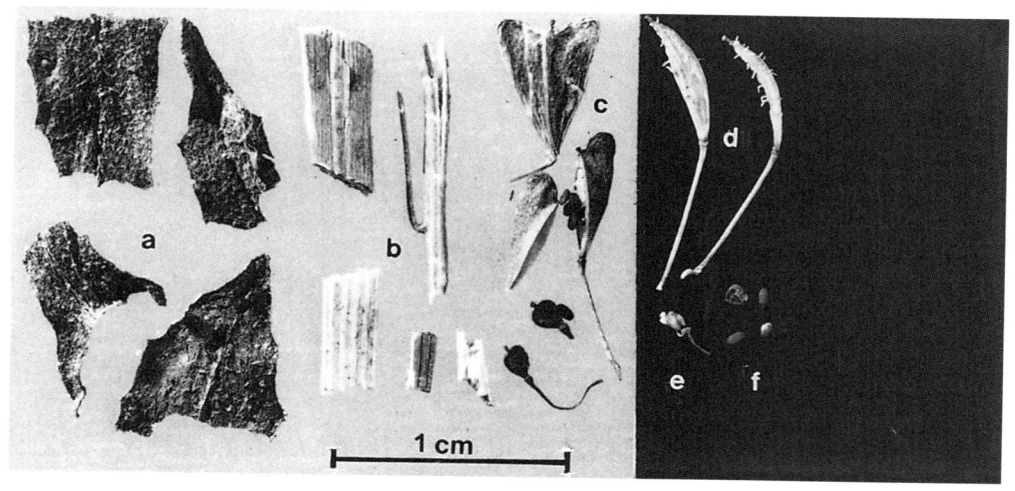

Abb. 1: Schnittdroge

Schnittdroge (Abb. 1), **Frucht** (Abb. 2): Hell oder dunkler grüne, unbehaarte oder mehr oder weniger behaarte Stücke der fiederspaltigen oder buchtig gezähnten Rosettenblätter oder der glattrandigen Stengelblätter (1a) sind relativ selten. Hellgrüne, rundliche, kantige oder flachgedrückte, fein gerillte Stengelteile (1b) sind häufig. Besonders typisch sind die flachen, im Umriss dreieckigen, an der Spitze herzförmig eingezogenen und von einem

Griffelrest gekrönten, langgestielten Schötchen (1c, 2) oder ihre abgesprungenen Fruchtklappen und die weißhäutigen, falschen Scheidewände zwischen dem, von den Rändern zweier Fruchtblätter gebildeten, Rahmen (Replum, 1d). Die kleinen, rundlichen, rotbraunen Samen hängen teils noch am Replum, teils kommen sie einzeln in der Schnittdroge vor (1f). In geringer Zahl finden sich stark geschrumpfte, weißliche Blüten oder Blütenknospen (1e).

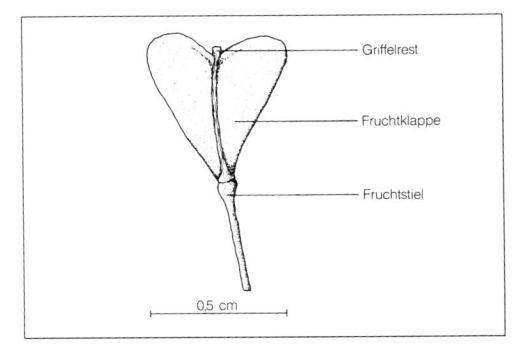

Abb. 2: Frucht

3. Mikroskopie

- Ein Blattstück durchbrechen und das eine Stück mit der Oberseite, das andere mit der Unterseite nach oben auf Objektträger legen
- Ganzes Schötchen oder abgelöste Fruchtklappe aufbrechen und ein Stück mit der Innen-, das andere mit der Außenseite nach oben auf Objektträger legen
- Zu beiden Präparaten einige Tropfen Chloralhydrat-Lösung (RV) geben
- Mit Deckglas abdecken und etwa ½ min lang vorsichtig zum Sieden erhitzen.

Typische Merkmale: Polygonale oder wellig-buchtige Epidermis mit anisocytischen Spaltöffnungsapparaten, zwei- bis fünfstrahlige Geweihhaare, einzellige Haare, Faserplatten an der Innenseite der Fruchtwände.

Blattepidermis, Oberseite (Abb. 3): Zwischen den schwach wellig-buchtigen Epidermiszellen, die zum Teil kristalline Einschlüsse enthalten, liegen anisocytische Spaltöffnungsapparate mit drei oder vier Nebenzellen. Außerdem kommen einzellige, dickwandige Haare (Geweihhaare, fälschlich auch „Sternhaare" genannt) mit drei bis fünf flach über der Epidermis liegenden Strahlen mit körnig rauher Oberfläche vor.

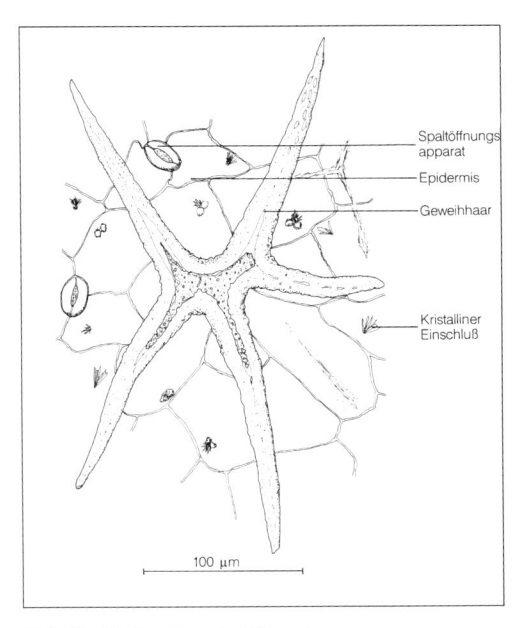

Abb. 3: Blattepidermis, Oberseite

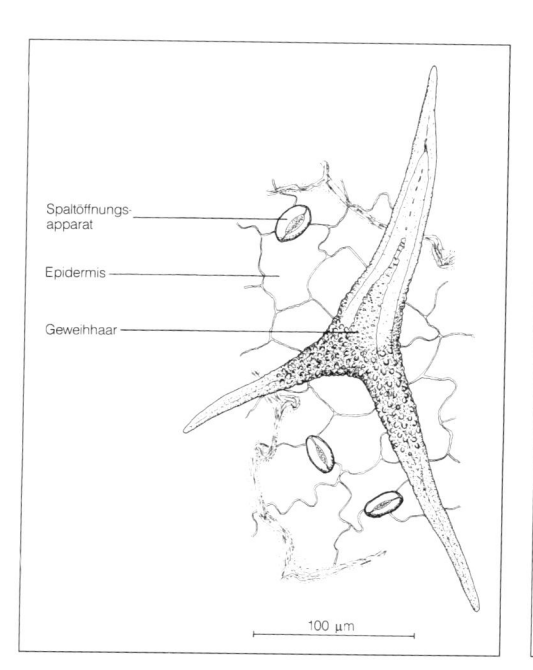

Abb. 4: Blattepidermis, Unterseite

Blattepidermis, Unterseite (Abb. 4): Die Epidermiszellen sind stärker wellig-buchtig als die der Oberseite. Im Übrigen entsprechen die Spaltöffnungsapparate und Haare denen der Oberseite.

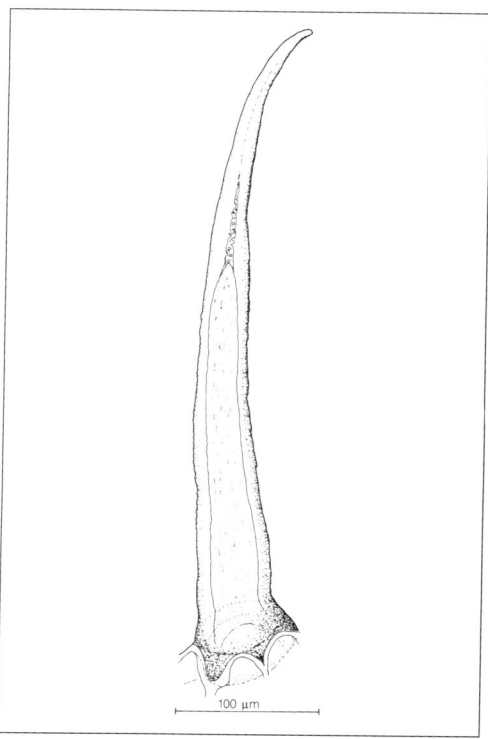

Abb. 5: Haar des Blattes

Haar des Blattes (Abb. 5): Auf Ober- wie Unterseite finden sich einzellige, aus breiter Basis konisch in eine Spitze auslaufende, bis über 500 µm lange, glatte oder leicht raue Haare.

Fruchtwand, Außenseite (Abb. 6): Langgestreckte, wellig-buchtige Epidermiszellen mit dicker, stark gestreifter Kutikula und anisocytischen Spaltöffnungsapparaten.

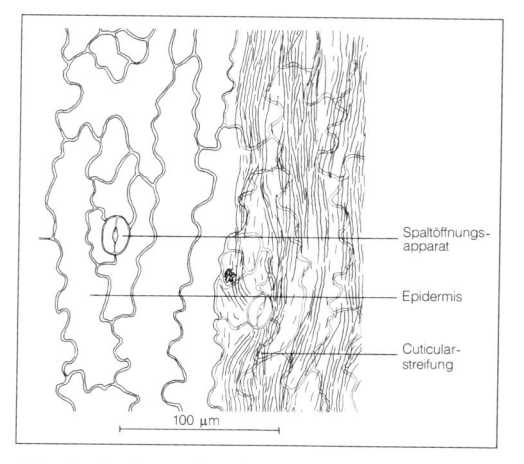

Abb. 6: Fruchtwand, Außenseite

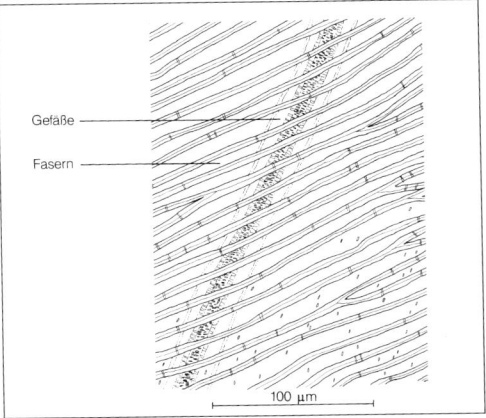

Fruchtwand, Innenseite (Abb. 7): Die Innenseite des Perikarps wird von einer Faserplatte aus langgestreckten, verdickten und getüpfelten Faserzellen gebildet, die die englumigen Gefäße der darunter liegenden Leitbündel durchschimmern lassen.

Abb. 7: Fruchtwand, Innenseite

4. Dünnschichtchromatographie
Kieselgel HF$_{254}$. Untersuchungslösung:
- 2 g gepulverte Droge (Siebnummer 710) mit 10 ml Methanol versetzen
- 10 min lang auf 60 °C erwärmen
- Erkalten lassen
- Filtrieren.

Referenzlösung: Je 3 mg Hyperosid und Rutosid in 10 ml Methanol lösen oder authentische Droge wie Untersuchungsmuster behandeln.
Aufzutragende Menge: 20 µl Untersuchungs- und 10 µl Referenzlösung bandförmig (20 mm × 3 mm). [Zur Verwendung von HPTLC-Platten siehe Seite XV.]
Fließmittel: Wasser – wasserfreie Ameisensäure – Ethylmethylketon – Ethylacetat (10 + 10 + 30 + 50).
Laufhöhe: 15 cm.
Laufzeit: Ca. 100 min.
- Abdunsten des Fließmittels bei 100 bis 105 °C
- Besprühen der noch warmen Platte mit einer Lösung von Diphenylboryloxyethylamin (1 % m/V) in Methanol
- Nachsprühen mit einer Lösung von Macrogol 400 (Polyethylenglycol) (5 % m/V) in Methanol
- Etwa 5 min lang auf 100 bis 105 °C erhitzen oder 30 min lang bei Raumtemperatur liegen lassen
- Unter der UV-Lampe (365 nm) auswerten.

Hirtentäschelkraut

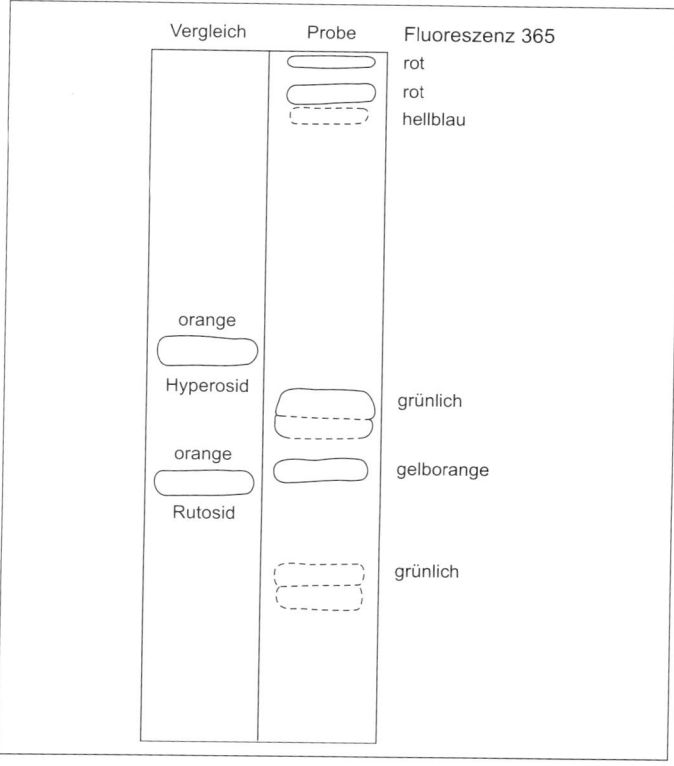

Wichtige Zonen: Eine orangefarbene Zone in Höhe des Rutosids und zwischen Rutosid und Hyperosid eine nicht immer vollständig getrennte grünliche bis grünlichblaue Zone. Weitere Zonen können vorhanden sein. (Abb. 8).

Vergleich | Probe | Fluoreszenz 365
- rot
- rot
- hellblau
- orange — Hyperosid — grünlich
- orange — Rutosid — gelborange
- grünlich

Abb. 8: Dünnschichtchromatogramm

Einige Untersuchungen zur Qualitätssicherung

1. Reinheit
Fremde Bestandteile:
▶ 100 g Droge auf fremde Bestandteile durchsehen.

Höchstens 2 g (2 %) fremde Bestandteile.

2. Weitere Prüfungen (DAC 2004)
In der Apotheke durchführbar: Trocknungsverlust, Asche.

Holunderblüten

(Ph. Eur. 6.0)
(Standardzulassung 1019.99.99, HMPC-Monographie)

Sambuci flos
Flores Sambuci

Die getrockneten Blüten von *Sambucus nigra* L.

Zur Prüfung erforderlich:
- Identität: Ca. 2 g.
- Qualitätssicherung: 10 g (kein Verbrauch).

Identität

1. **Organoleptik** (DAC 2009, Bd. III)
   Charakteristischer, aromatischer Geruch zunächst schwacher, später süßlicher, kratzender Geschmack. Holunderblüten werden beim Kauen schleimig.

2. **Beschreibung der Ganzdroge** (Ph. Eur. 6.0, DAC 2009, Bd. III)

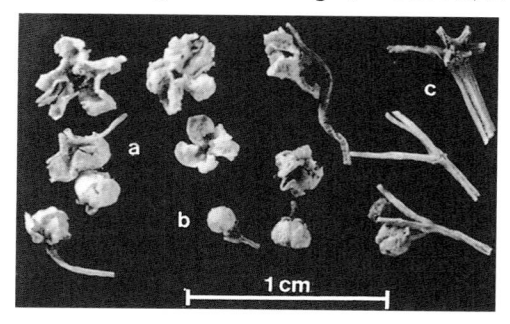

Abb. 1: Ganzdroge

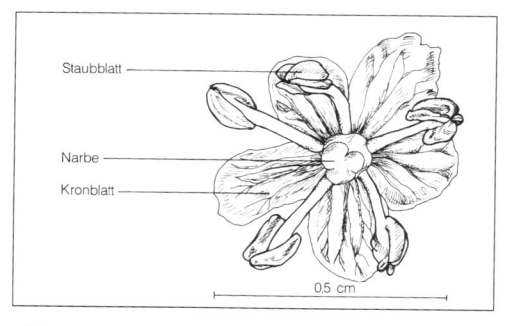

Abb. 2: Blüte, vergrößert

Ganzdroge (Abb. 1), **Blüte, vergrößert** (Abb. 2): Die Blüten haben drei kleine Vorblätter, fünf kleine, braungrüne, unbehaarte Kelchblätter mit dreieckigen Zipfeln. Die Blumenkrone besteht aus fünf breitovalen, nur am Grunde zu einer kurzen Röhre verwachsenen, gelblichen stark geschrumpften Kronblättern (1 a); in aufgequollenem Zustand (2) ist sie bis 7 mm breit. Die alternierend zu den Kronblättern angeordneten, mit der Basis der Krone verwachsenen, fünf Staubblätter haben zwei große, nach außen gewendete Theken (2). Der unterständige, nahezu halbkugelige Fruchtknoten trägt auf einem kurzen, kegelförmigen Polster eine dreiköpfige Narbe (2). Noch nicht voll entwickelte, bis 2 mm große Blütenknospen (1 b) sind häufig (zu Abb. 1 c, siehe „Reinheit").

3. Mikroskopie
- Einige Blüten auf Objektträger zerdrücken
- Mit einigen Tropfen Chloralhydrat-Lösung (RV) versetzen
- Mit Deckglas abdecken und ca. ½ min lang vorsichtig zum Sieden erhitzen.

Typische Merkmale: *Wellig- bis eckig-buchtige Epidermis mit fein gestreifter Kutikula und anomocytischen Spaltöffnungsapparaten, rundliche bis abgerundet-dreieckige Pollenkörner mit drei Keimspalten, Calciumoxalatsand in vielen Zellen.*

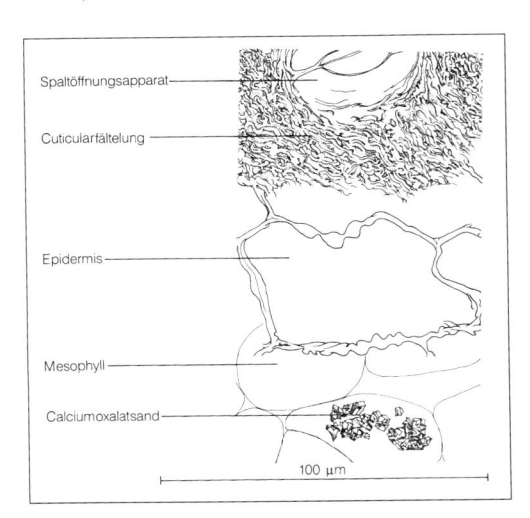

Kronblatt, Epidermis, Unterseite (Abb. 3): Auf der Oberseite des Kronblattes kommen polygonale, geradwandige, auf der Unterseite wellig-buchtige Epidermiszellen mit deutlich wellig-gestreifter Kutikula und anomocytischen Spaltöffnungsapparaten mit vier oder fünf Nebenzellen vor. Im Mesophyll findet sich Calciumoxalatsand. Spärlich werden einzellige, relativ dickwandige, bis 120 µm lange und 50 µm breite Deckhaare mit welliggestreifter Kutikula und noch seltener Drüsenhaare mit zwei- bis vierzelligem Stiel und fünfzelligem, ovalem Köpfchen angetroffen (Haare ohne Abb.).

Abb. 3: Kronblatt, Epidermis, Unterseite

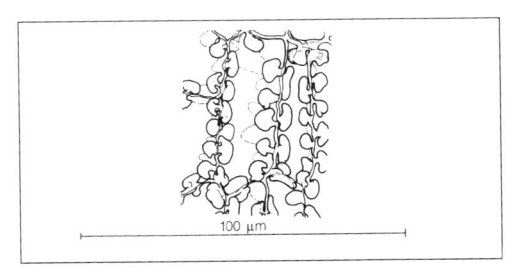

Endothecium (Abb. 4): Die Endotheciumzellen haben leistenförmige Wandverdickungen, die am Boden der Zelle zusammenlaufen.

Abb. 4: Endothecium

Pollenkörner (Abb. 5): Die Pollenkörner sind etwa 20 bis 30 µm groß, kugelig bis abgerundet dreikantig mit drei Keimspalten und sehr fein netziger Exine.

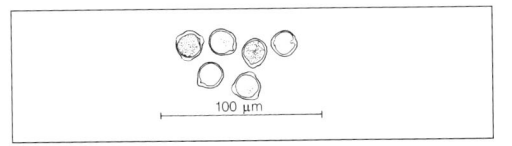

Abb. 5: Pollenkörner

4. Dünnschichtchromatographie

Kieselgel HF$_{254}$. Untersuchungslösung:
- 0,5 g gepulverte Droge (Siebnummer 355) mit 10 ml Methanol versetzen
- Im Wasserbad bei 60 °C ca. 5 min lang erhitzen
- Abkühlen lassen
- In einen Messzylinder filtrieren
- Unter Nachwaschen von Kolben und Filter mit Methanol auf 10 ml auffüllen.

Referenzlösung: 1 mg Kaffeesäure und 1 mg Chlorogensäure und je 3 mg Hyperosid und Rutosid in 10 ml Methanol lösen oder authentische Droge wie Untersuchungsmuster behandeln.
Aufzutragende Menge: Je 10 µl Untersuchungslösung Referenzlösung bandförmig (20 mm × 3 mm). [Zur Verwendung von HPTLC-Platten siehe Seite XV.]
Fließmittel: Wasser – wasserfreie Ameisensäure – Ethylmethylketon – Ethylacetat (10 + 10 + 30 + 50).
Laufhöhe: 15 cm.
Laufzeit: Ca. 75 min.
- Abdunsten des Fließmittels bei 100 bis 105 °C
- Besprühen der noch warmen Platte mit einer Lösung von Diphenylboryloxyethylamin (1 % m/V) in Methanol

Wichtige Zonen: Grüne Zone etwas unterhalb der Kaffeesäure, Isoquercitrin, sehr intensive Zone von Chlorogensäure und Rutosid (Abb. 6).

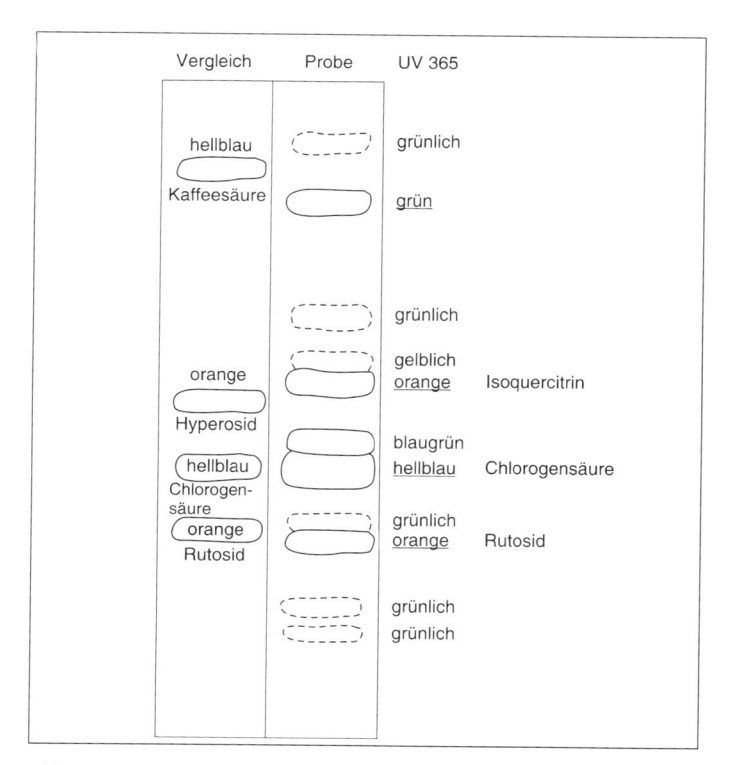

Abb. 6: Dünnschichtchromatogramm

- ▶ Nachsprühen mit einer Lösung von Macrogol 400 (Polyethylenglycol) (5% m/V) in Methanol
- ▶ Etwa 5 min lang auf 100 bis 105 °C erhitzen oder 30 min lang bei Raumtemperatur liegen lassen
- ▶ Unter der UV-Lampe (365 nm) auswerten.

Einige Untersuchungen zur Qualitätssicherung

1. Reinheit

A. Fremde Bestandteile:
- ▶ 10 g Droge auf fremde Bestandteile durchsehen.

Höchstens 0,8 g (8%) Stielfragmente (Abb. 1c); und andere fremde Bestandteile und höchstens 1,5 g (15%) missfarbige braune Blüten. Blüten mit rötlichen oder ziegelroten Blütenstielen, Kelchen und Staubgefäßen sowie einer rosafarbenen Blumenkrone dürfen nicht vorkommen (Sambucus ebulus).

B. Blüten von Sambucus ebulus:
- ▶ Dünnschichtchromatographie (vgl. Identität)

Im Chromatogramm der Untersuchungslösung darf unterhalb der Zone des Rutosids keine rosa gefärbte Zone erkennbar sein, anderenfalls liegen Blüten von Sambucus ebulus vor.

2. Weitere Prüfungen (Ph. Eur. 6.0)

In der Apotheke durchführbar: Trocknungsverlust, Asche.
Des Weiteren: Spektralphotometrische Gehaltsbestimmung der Flavonoide.

Teil II — Hopfenzapfen

Hopfenzapfen
(Ph. Eur. 6.1)
(Standardzulassung 1029.99.99, HMPC-Monographie)

Lupuli strobulus
Strobuli Lupuli

Die getrockneten, weiblichen Blütenstände von *Humulus lupulus* L.

Zur Prüfung erforderlich:
- Identität: Ca. 2 g.
- Qualitätssicherung: 110 g (10 g Verbrauch).

Identität

1. **Organoleptik** (Ph. Eur. 6.1, DAC 2009, Bd. III)
   Kräftig würziger Geruch und bitterer, kratzender Geschmack.

2. **Beschreibung der Schnittdroge** (Ph. Eur. 6.1, DAC 2009, Bd. III)

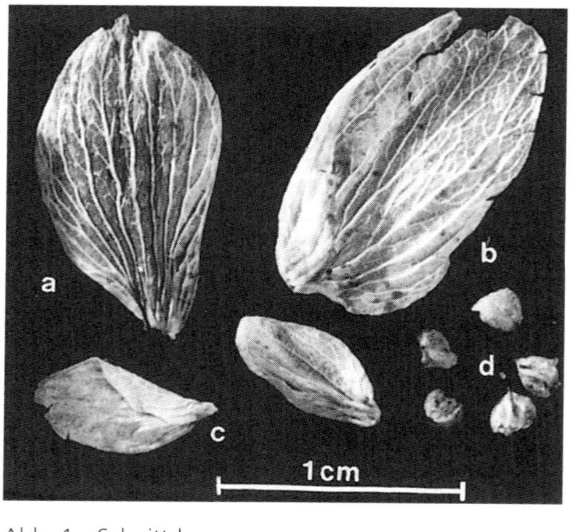

   Schnittdroge (Abb. 1): Eiförmige, dünne, brüchige, gelblichgrüne bis bräunlichgelbe, vorne zugespitzte Tragblätter (a) und vorne abgerundete Vorblätter (b) unterschiedlicher Größe, die im unzerkleinerten Fruchtstand dachziegelartig übereinander lagen. Die Vorblätter tragen am einseits eingerollten Grund (c) oft eine kleine, nicht voll entwickelte, nussartige Frucht, die auch einzeln in der Droge zu finden ist (d). Die Vorblätter sind beiderseits, die Tragblätter meist nur unterseits, ebenso wie die Früchte reichlich mit goldgelben Drüsenschuppen besetzt.

   Abb. 1: Schnittdroge

3. **Mikroskopie**
   - Mit Drüsenschuppen besetztes Vorblatt durchbrechen, einen Teil mit der Oberseite und den anderen mit der Unterseite nach oben auf Objektträger in Chloralhydrat-Lösung (RV) legen
   - Mit Deckglas abdecken und ½ min lang zum Sieden erhitzen.

Hopfenzapfen — Teil II

Typische Merkmale: Wellig-buchtige Epidermis, einzellige Haare, große Drüsenschuppen.

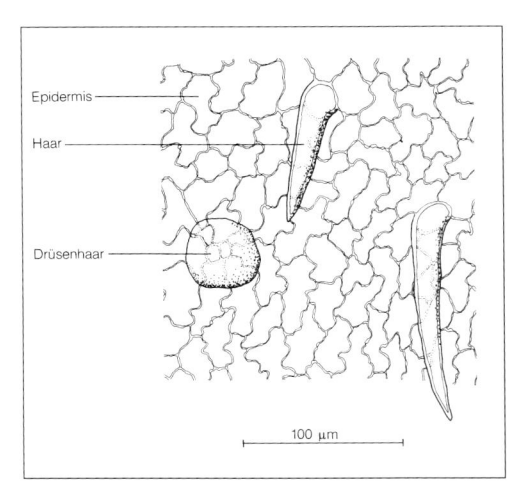

Abb. 2: Vorblatt, Oberseite

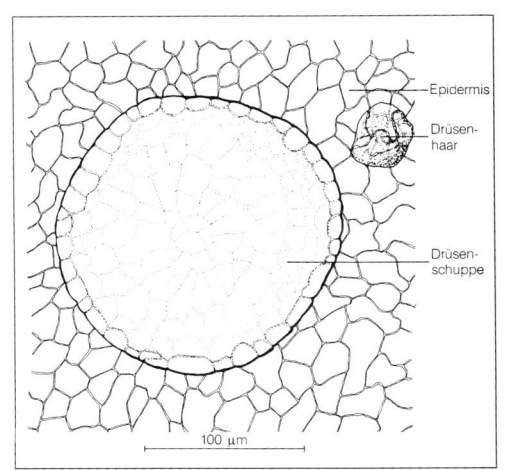

Abb. 3: Vorblatt, Drüsenschuppe

Vorblatt, Oberseite (Abb. 2): Die Epidermen der Trag- und Vorblätter bestehen aus wellig-buchtigen Zellen und haben, besonders an den oberseits hervortretenden Nerven, einzellige, spitz zulaufende Haare und kurz gestielte Drüsenhaare mit zwei Zellen breitem Stiel und ein- oder wenigzelligem Köpfchen.

Vorblatt, Drüsenschuppe (Abb. 3): An der Basis des Vorblattes liegen 150 bis 250 µm große, becher- oder kreiselförmige, in der Flächenansicht runde Drüsenschuppen, die aus dünnwandigen, länglichen bis polygonalen Zellen aufgebaut sind. Die Kutikula kann durch ausgeschiedenes Exkret haubenförmig abgehoben sein.

4. Dünnschichtchromatographie
Kieselgel HF$_{254}$. Untersuchungslösung:
- 1 g frisch gepulverte Droge (Siebnummer 355) mit Mischung aus 3 ml Wasser und 7 ml Methanol versetzen
- 15 min lang schütteln
- Filtrieren.

Referenzlösung: 1 mg Sudanorange und je 2 mg Dimethylaminobenzaldehyd und Curcumin in 10 ml Methanol oder authentische Droge wie Untersuchungsmuster behandeln.

Aufzutragende Menge: 20 µl Untersuchungslösung und 10 µl Referenzlösung bandförmig (20 mm × 3 mm). [Zur Verwendung von HPTLC-Platten siehe Seite XV.]

Fließmittel: Essigsäure 99 % − Ethylacetat − Cyclohexan (2 + 38 + 60).

Lauf höhe: 15 cm.

Laufzeit: Ca. 40 min.
- Abdunsten des Fließmittels bei Raumtemperatur
- Chromatogramme unter der UV-Lampe (254 nm) auswerten
- Unter der UV-Lampe (365 nm) auswerten.

Hopfenzapfen

- Mit ethanolischer Molybdatophosphorsäure-Lösung (20% m/V) besprühen
- 5 bis 10 min lang auf 100 bis 105 °C erhitzen
- Am Tageslicht auswerten

oder

- Die Platte wird mit einer Mischung von 2 Teilen Wasser und 1 Teil (V/V) Molybdat-Wolframat-Reagenz (Folin-Ciocalteus-Reagenz) besprüht und anschließend Ammoniak-Gas ausgesetzt
- Am Tageslicht auswerten.

Wichtige Zonen: *Alle drei Referenzsubstanzen erscheinen im UV-Licht von 254 nm dunkel. Das Chromatogramm der Untersuchungslösung zeigt eine Anzahl fluoreszenzmindernder Zonen in ähnlicher Lage. In Nähe der Sudanorange-Zone liegen die Lupulone, nahe der Dimethylaminobenzaldehydzone die Humulone und in Höhe des Curcumins das Xanthohumol. Im UV-Licht von 365 nm erscheinen die Lupulone blau, die Humulone gelb und das Xanthohumol dunkel. Nach dem Besprühen mit Molybdat-Wolframat-Reagenz sind die Humulone und Lupulone blaugrau und das Xanthohumol grüngrau. Mit Phosphorwolframsäure erscheinen die Lupulone und Humulone blaugrau und das Xanthohumol orange (Abb. 4).*

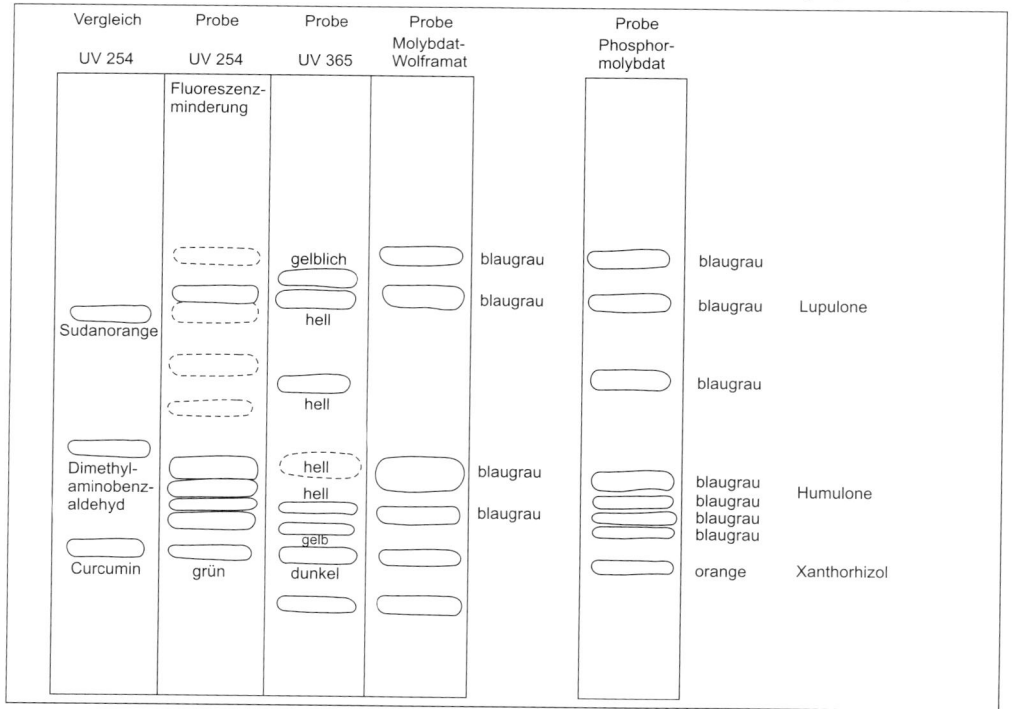

Vergleich UV 254	Probe UV 254	Probe UV 365	Probe Molybdat-Wolframat	Probe Phosphormolybdat	
	Fluoreszenzminderung				
		gelblich	blaugrau	blaugrau	
		hell	blaugrau	blaugrau	Lupulone
Sudanorange		hell		blaugrau	
Dimethylaminobenzaldehyd		hell / hell / gelb	blaugrau / blaugrau	blaugrau / blaugrau / blaugrau / blaugrau	Humulone
Curcumin	grün	dunkel		orange	Xanthorhizol

Abb. 4: Dünnschichtchromatogramm

Einige Untersuchungen zur Qualitätssicherung

1. Reinheit
   A. Extraktgehalt:
   - 10,0 g frisch gepulverte Droge (Siebnummer 355) mit 300 ml Ethanol 70 % (V/V) versetzen
   - 10 min lang im Wasserbad unter Rückfluss erhitzen
   - Erkalten lassen
   - Filtrieren
   - Die ersten 10 ml Filtrat verwerfen
   - 30,0 ml Filtrat in tariertem Becherglas zur Trockne eindampfen
   - Rückstand 2 h lang bei 100 bis 105 °C trocknen
   - Der Rückstand muss mindestens 0,250 g betragen.

   Entspricht einem Extraktgehalt von mindestens 25,0 %.

   B. Fremde Bestandteile:
   - 100 g Droge auf fremde Bestandteile durchsehen.

   Höchstens 1 g (1 %) fremde Bestandteile. Braune, missfarbige und unangenehm käseartig riechende Droge darf nicht verwendet werden.

2. Weitere Prüfungen (Ph. Eur. 6.1)
   In der Apotheke durchführbar: Asche, Trocknungsverlust.

Huflattichblätter*
(DAB 10)
(Standardzulassung)

Farfarae folium
Folia Farfarae

Getrocknete Laubblätter von *Tussilago farfara* L.

Zur Prüfung erforderlich:
- Identität: Ca. 3 g.
- Qualitätssicherung: 101 g (Verbrauch ca. 1 g).

Identität

1. Organoleptik
Schwach honigartiger Geruch und schleimigsüßlicher Geschmack.

2. Beschreibung der Schnittdroge

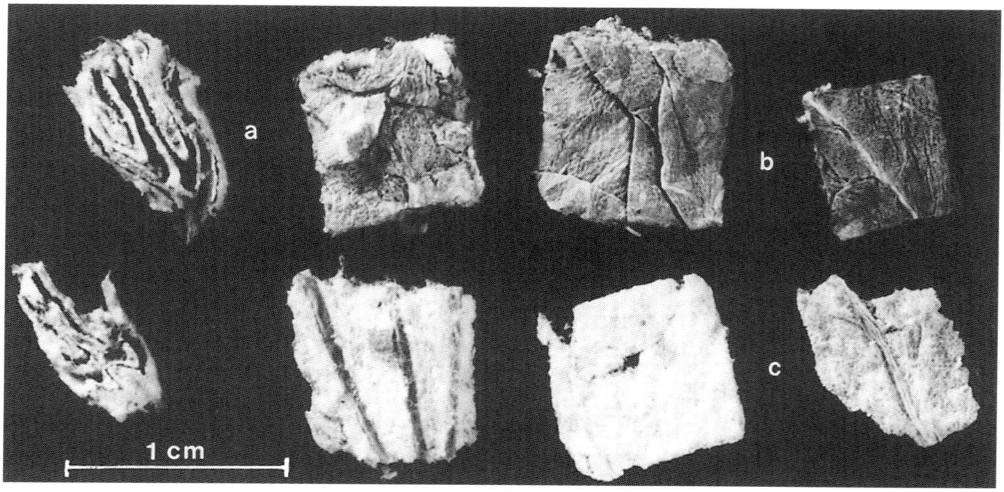

Abb. 1: Schnittdroge

Schnittdroge (Abb. 1): Meist viereckige, oft stapelartig zusammenhängende Blattstückchen (a). Oberseits kahl, hell- bis dunkelgrün, bisweilen mattglänzend, gerunzelt, mit schwach eingesenkter Nervatur (b), nur junge Blätter oberseits behaart. Unterseits ein-

---

* **Stellungnahme der Kommission E:**
Die Tagesdosis von Huflattichtee (Droge) und von Teemischungen darf nicht mehr als 10 µg, die Tagesdosis von Extrakten und Frischpflanzenpreßsaft nicht mehr als 1 µg Pyrrolizidinalkaloide mit 1,2-ungesättigtem Necingerüst einschließlich ihrer N-Oxide enthalten. – Dauer der Anwendung: Nicht länger als 4 bis 6 Wochen pro Jahr.

schließlich der hervortretenden, oft rotviolett überlaufenen Nerven dicht wollig bis weißfilzig behaart (c). Blattrand weit ausgeschweift, mit dunklen, knorpeligen Zähnen in den Buchten. Stücke der langen Blattstiele zum Teil einzeln in der Droge. Bei Lupenbetrachtung der Oberseite sind die Nerven letzter Ordnung, auch bei in Wasser oder Chloralhydrat-Lösung (RV) aufgeweichten Blättern schlecht erkennbar (hierzu siehe auch Prüfung auf „Reinheit").

3. Mikroskopie
- Glattes Blattstück auf der Unterseite vorsichtig mit steil gestellter Rasierklinge abschaben, durchbrechen
- Abgekratzte Haare und die beiden Bruchstücke, das eine mit der Oberseite, das andere mit der Unterseite nach oben auf Objektträger in etwas Chloralhydrat-Lösung (RV) legen
- Mit Deckglas abdecken und ca. ½ min lang vorsichtig zum Sieden erhitzen.

Typische Merkmale: *Kahle Oberseite, viele verschlungene (Peitschen- oder Woll-) Haare unterseits, große Interzellularen im Mesophyll, Inulinschollen.*

Epidermis, Oberseite (Abb. 2): Epidermiszellen polygonal bis schwach wellig-buchtig, dünnwandig mit auffallender, über mehrere Zellen verlaufender, um Haarabbruchstellen und anomocytische Spaltöffnungsapparate radiär angeordneter Kutikularstreifung. Die oberste Lage des drei oder vier Zellagen hohen Palisadenparenchyms ist kurz und dicht gelagert, die tieferen haben große Interzellularen (hierzu siehe auch Prüfung auf „Reinheit"). Die Mesophyllzellen enthalten Klumpen oder strahlige Kristallaggregate von Inulin.

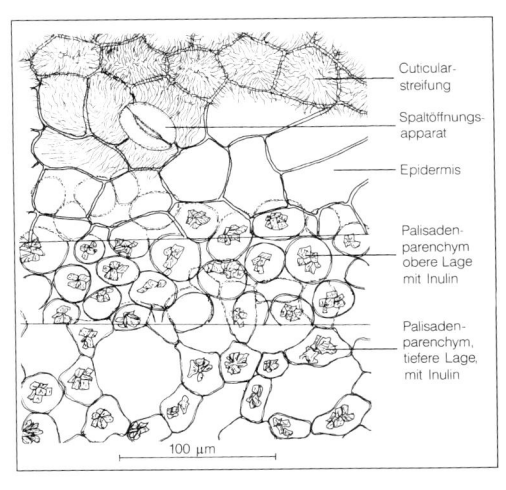

Abb. 2: Epidermis, Oberseite

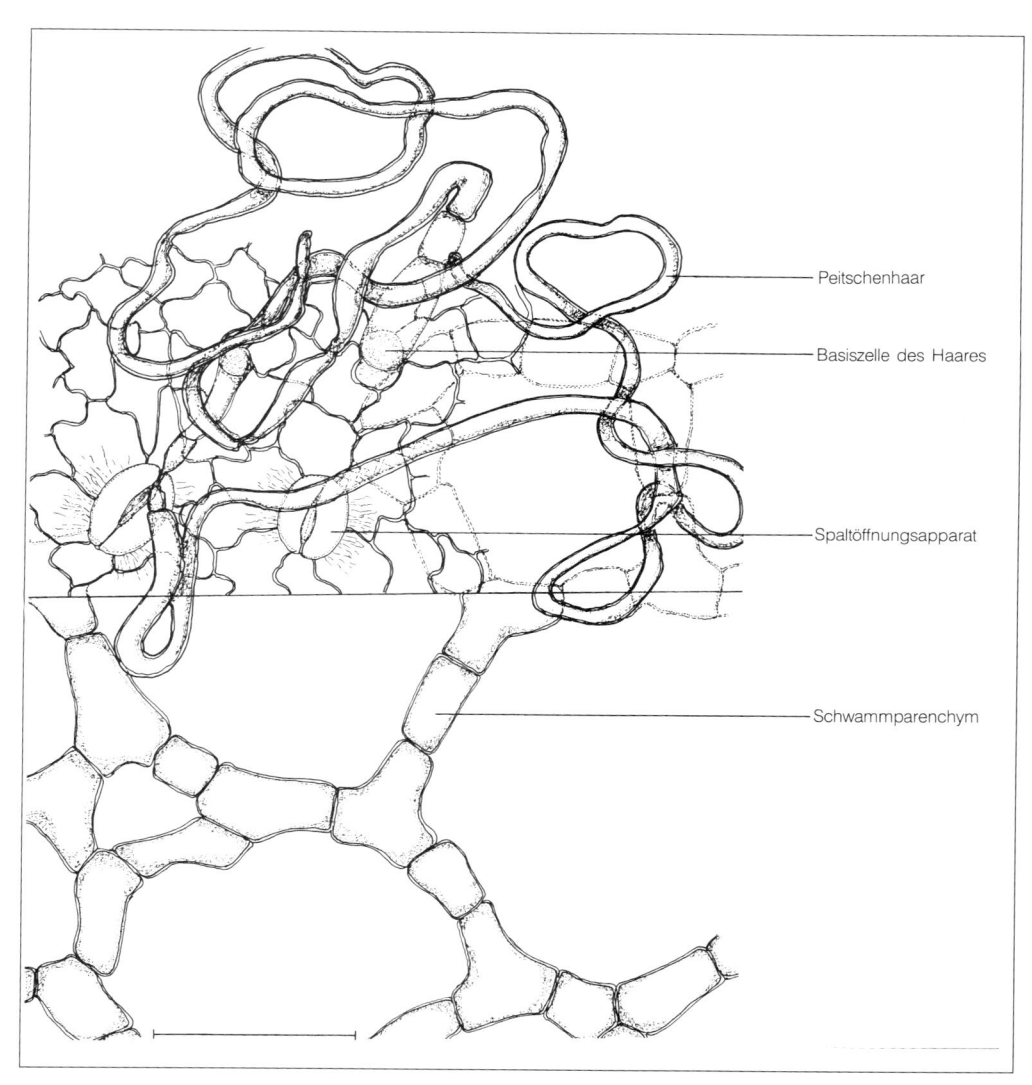

Abb. 3: Epidermis, Unterseite

(Bildbeschriftungen: Peitschenhaar, Basiszelle des Haares, Spaltöffnungsapparat, Schwammparenchym)

Epidermis, Unterseite (Abb. 3): Epidermis unterseits mit schwacher Kutikularstreifung, wellig-buchtig, dünnwandig, unter dem dichten Haarfilz nur schwer erkennbar. Anomocytische Spaltöffnungsapparate sind häufiger als oberseits. Die 100 bis 250 µm langen, 10 bis 12 µm breiten Haare bestehen aus etwa sechs kurzen, dünnwandigen, oft kollabierten Stielzellen und einer langen, am Grunde unverdickten, an der Spitze abgerundeten, unregelmäßig verschlungenen Endzelle, deren glatte Kutikula bisweilen eine feine schraubenförmig verlaufende Rißlinie aufweist. Das Schwammparenchym besteht aus polyedrischen Zellen und hat besonders unterhalb der Spaltöffnungsapparate große Interzellularen (Aerenchym).

4. Dünnschichtchromatographie
Kieselgel HF$_{254}$. Untersuchungslösung:
- 0,5 g gepulverte Droge (Siebnummer 500) mit 10 ml Methanol versetzen
- 5 min lang im Wasserbad auf 60 °C erhitzen
- Abkühlen
- Filtrieren.

Referenzlösung: 1 mg Kaffeesäure und je 2,5 mg Hyperosid und Rutosid in 10 ml Methanol oder authentische Droge wie Untersuchungsmuster behandeln.
Aufzutragende Menge: 30 µl Untersuchungslösung und 10 µl Referenzlösung bandförmig (20 mm × 3 mm). [Zur Verwendung von HPTLC-Platten siehe Seite XV.]
Fließmittel: Wasser – wasserfreie Ameisensäure – Ethylmethylketon – Ethylacetat (10 + 10 + 30 + 50).
Laufhöhe: 15 cm.
Laufzeit: Ca. 90 min.
- Abdunsten des Fließmittels im Warmluftstrom oder im Trockenschrank bei 100 bis 105 °C
- Besprühen der noch warmen Platte mit einer Lösung von Diphenylboryloxyethylamin (1 % m/V) in Methanol

Wichtige Zonen: Zwischen den Referenz-. Substanzen Kaffeesäure und Hyperosid liegen mindestens vier gelbgrün oder orangefarben fluoreszierende Zonen, wobei die zweite von oben am intensivsten ist; zwischen Hyperosid und Rutosid ein oder zwei blau fluoreszierende Zonen (Abb. 4).

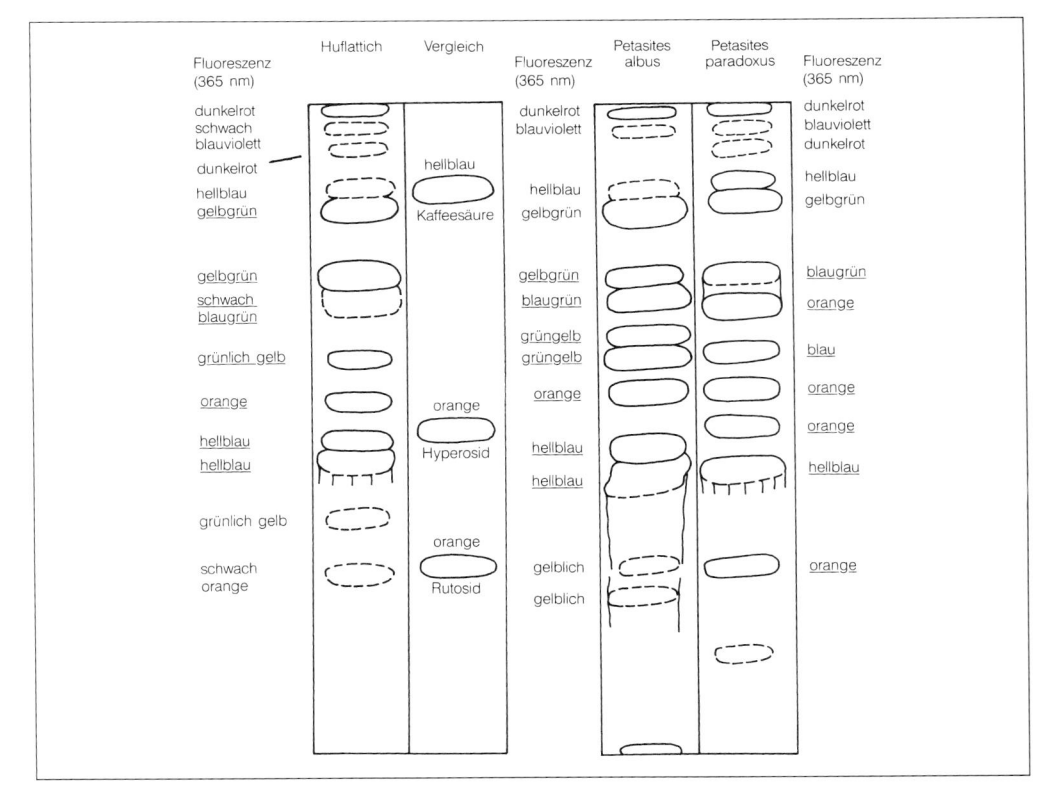

Abb. 4: Dünnschichtchromatogramm

| Teil II | **Huflattichblätter** | 5/6 |

- Nachsprühen mit einer Lösung von Macrogol 400 (Polyethylenglycol) (5% m/V) in Methanol
- Einige Minuten lang auf 100 bis 105 °C erhitzen
- Unter der UV-Lampe (365 nm) auswerten.

Einige Untersuchungen zur Qualitätssicherung

1. Reinheit
A. Fremde Bestandteile:
- 50 g Droge auf fremde Bestandteile durchsehen.

Höchstens 5 g (10%) Blattstiele, 1 g (2%) durch Rostpilzbefall rotgefleckte Blattspreiten und 1 g (2%) sonstige fremde Bestandteile.

B. Petasites-Arten:
a. Makroskopische Prüfung: (Vgl. Identität).

Bei Lupenbetrachtung in Aufsicht gut erkennbare, weiße Nerven letzter Ordnung deuten auf Petasites-paradoxus-Blätter hin.

b. Mikroskopische Prüfung: (Vgl. Mikroskopie).

Wellig-buchtige, relativ derbwandige, deutlich getüpfelte Epidermiszellen, die über den Blattnerven langgestreckt sind und keine oder nur schwache Kutikularstreifung erkennen lassen, zeigen Petasites paradoxus oder andere Petasites-Arten an. Palisadenparenchym aus ein oder zwei Lagen kurzer, aber breiter Zellen und aus vier bis acht sehr kurzen, tonnenförmigen Zellen und einer meist abgebrochenen, peitschenförmigen Endzelle bestehende Gliederhaare zeigen Petasites hybridus oder Petasites albus an.

c. Dünnschichtchromatographie auf Phenole: (Vgl. 4. Dünnschichtchromatographie).

Auf der Höhe des Rutosids oder darunter sollen keine orangefarbenen Flecke auftreten* (Abb. 4).

---

* Entgegen der Vorschrift des DAB 10 ist gelegentlich auch bei vorschriftsmäßiger Droge ein schwach orangefarbener Fleck auf der Höhe des Rutosids zu erkennen.

d. **Dünnschichtchromatographie der lipophilen Verbindungen:**
   Untersuchungslösung:
   ▶ 0,5 g gepulverte Droge (Siebnummer 500) mit 40 ml Petrolether versetzen
   ▶ 15 min lang im Wasserbad unter Rückfluß erhitzen
   ▶ Filtrieren
   ▶ Mit Petrolether nachwaschen
   ▶ Filtrat einengen
   ▶ Rückstand in 1 ml Petrolether aufnehmen.
   Referenzlösung: Je 5 µl Linalool und Eugenol in 10 ml Petrolether.
   Aufzutragende Menge: Je 20 µl Untersuchungs- und Referenzlösung bandförmig (20 mm × 3 mm). [Zur Verwendung von HPTLC-Platten siehe Seite XV.]
   Fließmittel: Chloroform.
   Laufhöhe: 10 cm.
   Laufzeit: Ca. 25 min.
   ▶ Abdunsten des Fließmittels bei Raumtemperatur
   ▶ Betrachten des Chromatogrammes und des Referenzchromatogrammes (Eugenolzone) unter der UV-Lampe (254 nm)
   ▶ Chromatogramm der Untersuchungslösung unter der UV-Lampe (365 nm) auswerten
   ▶ Besprühen mit frisch (!) hergestellter Anisaldehyd-Lösung (RV)
   ▶ 5 bis 10 min lang bei 100 bis 105 °C erhitzen
   ▶ Am Tageslicht und unter der UV-Lampe (365 nm) auswerten.

Wichtige Zonen: Das unbesprühte Chromatogramm der Untersuchungslösung darf in der Höhe der Referenzsubstanz Eugenol unter der UV-Lampe (254 nm) keine stark fluoreszenzmindernden Zonen und bei 365 nm keine blau oder violett fluoreszierenden Zonen in diesem Bereich zeigen. Die Zone des Eugenols ist nach dem Besprühen am Tageslicht graublau, die des Linalools graurot. Das besprühte Chromatogramm der Untersuchungslösung darf in der Höhe der Referenzsubstanz Linalool bei Tageslicht keine starken, rotvioletten Zonen zeigen und zwischen Eugenol und der obersten rotvioletten Zone keine blauen oder violetten Zonen. Unter der UV-Lampe (365 nm) dürfen im Bereich der Referenzsubstanzen sowie dazwischen nur blaß fluoreszierende Zonen und keine intensiv fluoreszierenden, insbesondere keine gelbgrünen (Isopetasin und Petasin aus Petasites-Arten) zu erkennen sein (ohne Abb.).

2. **Weitere Prüfungen** (DAB 10)
   In der Apotheke durchführbar: Trocknungsverlust, Asche, Quellungszahl.

Teil II — **Huflattichblüten** — 1/5

Huflattichblüten*
(EB 6, Ph. Helv. VII)

Farfarae flos
Flores Farfarae

Die zu Beginn des Frühjahres gesammelten und getrockneten Blütenköpfchen von *Tussilago farfara* L.

Zur Prüfung erforderlich:
► Identität: Ca. 2 g.

Identität

1. Organoleptik
Schwach süßlicher Geruch und schleimiger, nach kurzer Zeit schwach bitterer Geschmack.

2. Ganz- und Schnittdroge

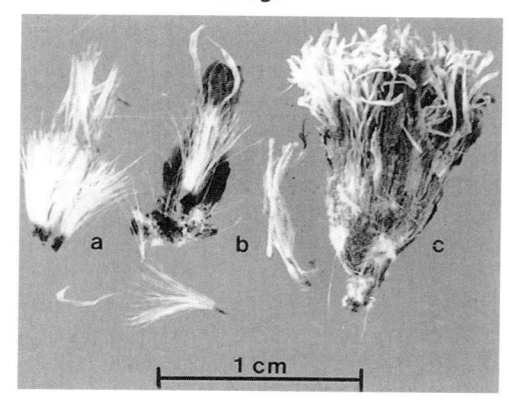

Abb. 1: Ganz- und Schnittdroge

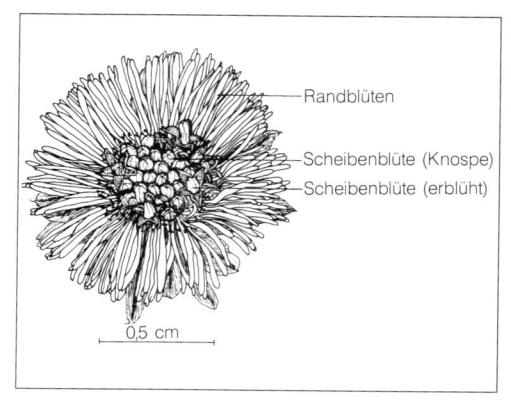

Abb. 2: Blütenköpfchen

Ganz- und Schnittdroge (Abb. 1), **Blütenköpfchen** (Abb. 2); Bis 1,7 cm breite und bis 2 cm lange, unten gelegentlich noch einen kurzen, filzig behaarten Blütenschaftsrest tragende Blütenköpfchen (1c, 2). Der Hüllkelch ist meist einreihig, selten zweireihig. Seine lanzettlichen, meist stumpfen, ganzrandigen, schwach gekielten Hüllkelchblätter (1b) sind außen mehr oder weniger violett gefärbt. Der kahle Blütenstandsboden trägt zahlreiche randständige, gelbe, weibliche Zungenblüten (Abb. 1a, 2, 3). Die 30 bis 50 scheibenständigen Röhrenblüten sind männlich bzw. scheinzwittrig (Abb. 2, 4).

---

* **Stellungnahme der Kommission E:**
Angesichts des Risikos und der für die beanspruchten Anwendungsgebiete nicht belegten Wirksamkeit ist die therapeutische Anwendung von Huflattichblüten nicht vertretbar.

Apothekengerechte Prüfvorschriften · 13. Akt.-Lfg. 2010

3. Mikroskopie

- ▶ Blütenköpfchen mit feiner Pinzette und Präpariernadel auseinanderzupfen, einige Hüllkelchblätter, einige Zungen- und Röhrenblüten auf Objektträger legen
- ▶ Einige Tropfen Chloralhydrat-Lösung (RV) zugeben
- ▶ Mit Deckglas abdecken und ½ min lang zum Sieden erhitzen.

Typische Merkmale: Verschiedene Formen von Drüsenhaaren, Peitschenhaare, schlanke Pappusborsten, Bügelendothecium, stachelige Pollenkörner mit drei Keimporen.

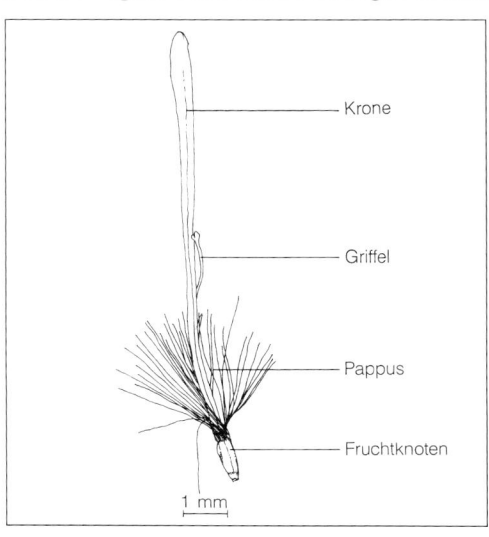

Abb. 3: Zungenblüte

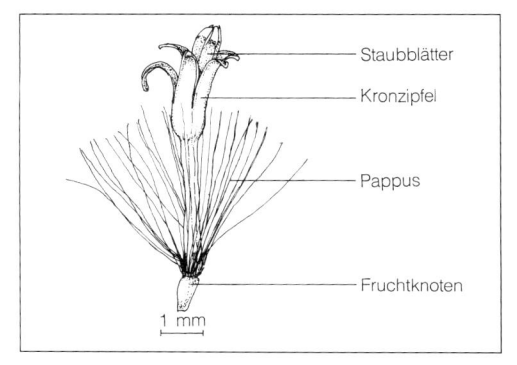

Abb. 4: Röhrenblüte

Zungenblüte (Abb. 3): Die bis 1 cm lange, zitronengelbe Krone der Zungenblüte ist sehr schmal, nur im unteren Teil auf etwa 2 bis 3 mm zu einer Röhre verwachsen und von einem an der Basis über dem kurzen Fruchtknoten entspringenden, weißen, mehrreihigen Pappus umgeben. Der Griffel endet in zwei kurzen Narbenästen.

Röhrenblüte (Abb. 4): Der untere Teil der Krone der Scheibenblüten ist eine schmale Kronröhre; der obere, glockenförmig erweiterte Teil endet in fünf, tief eingeschnittenen, zurückgebogenen Kronblattzipfeln und umgibt die fünf, zu einer Röhre verwachsenen Antheren der Staubblätter. Der Pappus entspricht dem der Zungenblüten.

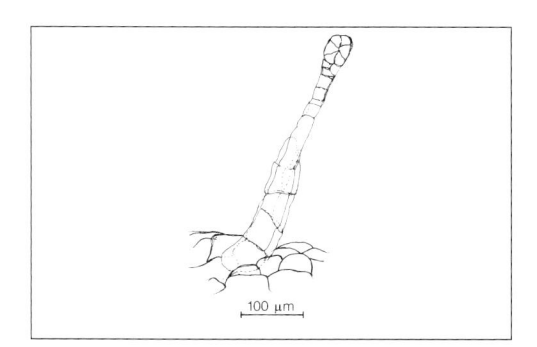

Abb. 5: Hüllkelch, Drüsenhaar

Hüllkelch, Drüsenhaar (Abb. 5): Die Hüllkelchblätter haben unterseits eine aus axial gestreckten Zellen bestehende Epidermis, auf der besonders im mittleren und unteren Teil zahlreiche Drüsenhaare mit birnenförmigem, oft einen violetten Inhalt führendem Köpfchen und einem mehrere Etagen hohen, aus ein oder zwei Zellreihen aufgebauten Stiel vorkommen. In der Nähe des in der Mitte verlaufenden Leitbündels kommen anomocytische Spaltöffnungsapparate mit vier oder fünf Nebenzellen und vereinzelte Asteraceendrüsenschuppen vor (ohne Abb.).

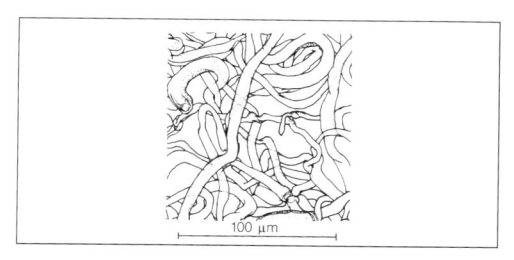

Abb. 6: Hüllkelch, Peitschenhaare

Hüllkelch, Peitschenhaare (Abb. 6): Im basalen Bereich ist das Hüllkelchblatt besonders auf der Innenseite mit zahlreichen Haaren besetzt, die auf einer zwei- oder dreizelligen Basis eine sehr lange, peitschenförmig verschlungene Endzelle tragen.

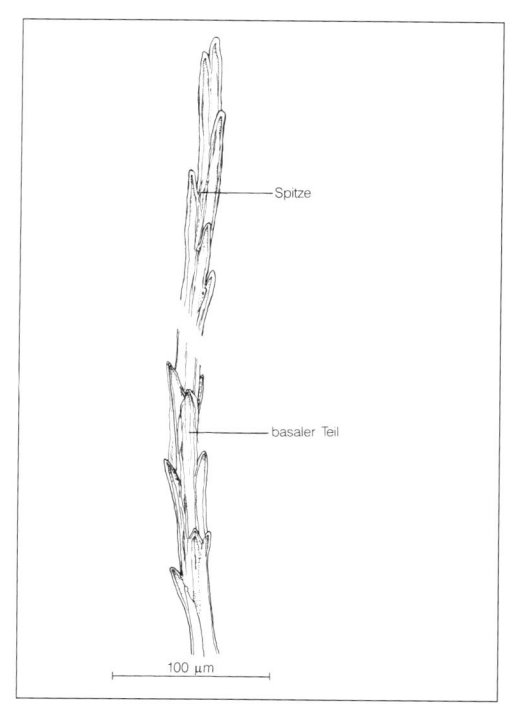

Pappusborsten (Abb. 7): Die schlanken Pappusborsten bestehen aus etwa sechs Reihen von Zellen mit nach außen abstehenden, spitzen Enden.

Abb. 7: Pappusborsten

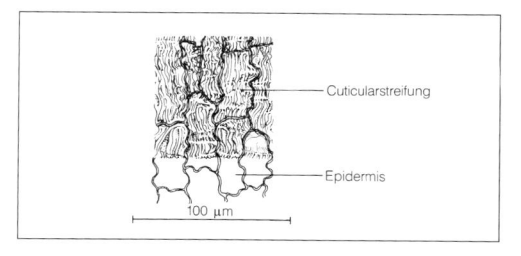

Abb. 8: Epidermis der Kronblattzipfel

Epidermis der Kronblattzipfel (Abb. 8): Die Kronblattzipfel der Röhrenblüten haben auf beiden Seiten eine wellig-buchtige Epidermis mit stark gefältelter Kutikula. Die Kronröhre und die Zungenblüten haben langgestreckt rechteckige, nicht wellig-buchtige Epidermiszellen. Am unteren, röhrigen Teil finden sich vereinzelt Gliederhaare, die unten zwei- oder dreireihig, oben einreihig sind.

Staubgefäße der Röhrenblüten (Abb. 9): Das Endothecium besteht aus länglich-rechteckigen Zellen mit in der Längsrichtung verlaufenden, bügelförmigen Wandverdickungen. Die 40 bis 60 µm großen, rundlichen Pollenkörner haben eine grobstachelige Exine und drei große Keimporen.

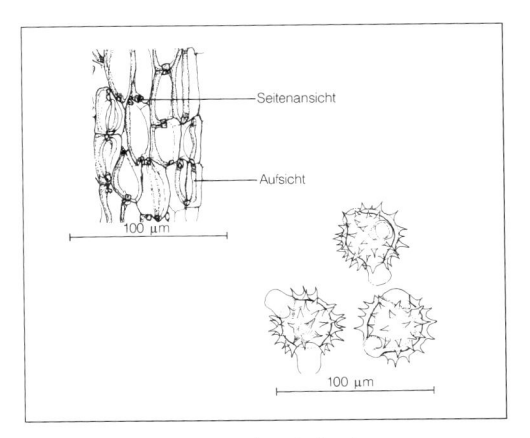

Abb. 9: Pollenkörner und Endothecium

4. Dünnschichtchromatographie:
Kieselgel HF254. Untersuchungslösung:
- 1 g gepulverte Droge (Siebnummer 710) mit 10 ml Methanol versetzen
- 10 min lang bei 60 °C im Wasserbad erhitzen
- Abkühlen lassen
- Filtrieren.

Referenzlösung: Je 2,5 mg Rutosid und Hyperosid und 1 mg Kaffeesäure mit 10 ml Methanol versetzen oder authentische Droge wie Untersuchungsmuster behandeln.
Aufzutragende Menge: Je 10 µl Untersuchungs- und Referenzlösung bandförmig (20 mm × 3 mm). [Zur Verwendung von HPTLC-Platten siehe Seite XV.]
Fließmittel: wasserfreie Ameisensäure – Essigsäure 99 % – Wasser – Ethylacetat (7 + 7 + 18 + 68).
Laufhöhe: 15 cm.
Laufzeit: Ca. 125 min.
- Abdunsten des Fließmittels im Warmluftstrom oder im Trockenschrank bei 100 bis 105 °C
- Besprühen der noch warmen Platte mit einer Lösung von Diphenylboryloxyethylamin (1 % m/V) in Methanol
- Nachsprühen mit einer Lösung von Macrogol 400 (Polyethylenglycol) (5 % m/V) in Methanol
- Einige Minuten lang auf 100 bis 105 °C erhitzen
- Unter der UV-Lampe (365 nm) auswerten.

Teil II — Huflattichblüten

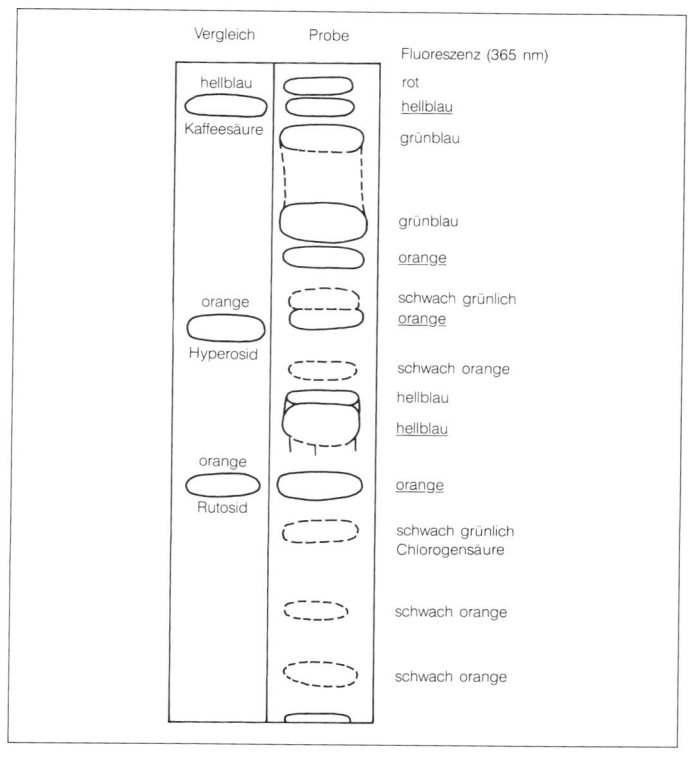

Wichtige Zonen: Eine hellblaue Zone auf der Höhe der Referenzsubstanz Kaffeesäure, zwei grünblaue Zonen unterhalb der Kaffeesäure, eine Gruppe orangefarbener und grüner Zonen kurz oberhalb der Referenzsubstanz Hyperosid, eine auf der Höhe des Hyperosids, eine hellblaue (Chlorogensäure) zwischen Hyperosid und Rutosid und eine orangefarbene auf der Höhe des Rutosids (Abb. 10).

Abb. 10: Dünnschichtchromatogramm

5. Weitere Prüfungen

In der Apotheke durchführbar: Asche (EB 6); Quellungszahl, Fremde Bestandteile, Sulfatasche (Ph. Helv. VII).

Ingwerwurzelstock
(Ph. Eur. 6.2)

Zingiberis rhizoma
Rhizoma Zingiberis

Der an den breiten Seiten oder ganz vom Kork befreite Wurzelstock von *Zingiber officinale* Roscoe.

Zur Prüfung erforderlich:
- Identität: Ca. 1 g.
- Qualitätssicherung: 121 g (21 g Verbrauch).

Identität

1. Organoleptik (Ph. Eur. 6.2, DAC 2007, Bd. III)
Kräftig würziger Geruch und würzig brennender Geschmack.

2. Schnittdroge (DAC 2007, Bd. III)

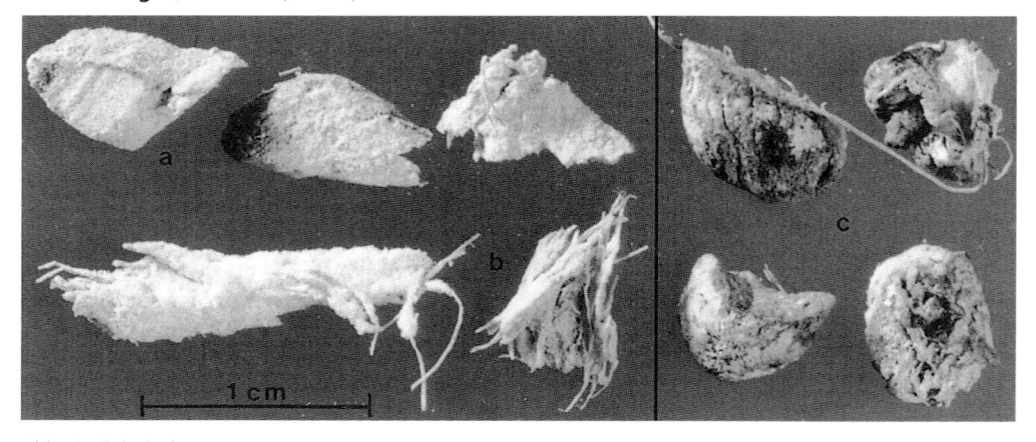

Abb. 1: Schnittdroge

Schnittdroge (Abb. 1): Gelblichweiße, etwa würfelförmige (a) oder sehr unregelmäßige (b), mit lang heraushängenden Faser- und Leitbündeln versehene Rhizomstücke. Ungeschälte Rhizomstücke sind hellbraun bis dunkelbraun und mehr oder weniger mit Abschlussgewebe bedeckt, das ausgeprägte schmale, quer und längs verlaufende Rippen zeigt (Abb. 1c).

3. Mikroskopie

- Möglichst gleichmäßig würfelförmiges Drogenstück mit Daumen an der Zeigefingerkuppe festhalten und mit frischer Rasierklinge Quer- und Längsschnitte anfertigen
- Von einem außenseits braunen Stück Flächenschnitte von der Außenseite anfertigen
- Schnitte auf Objektträger in etwas Chloralhydrat-Lösung (RV) legen
- Mit Deckglas abdecken und etwa ½ min lang vorsichtig zum Sieden bringen
- Von ein oder zwei Schnitten Wasserpräparat machen.

Typische Merkmale: Flach sackförmige, einzelne Stärkekörner, Ölzellen, Faserbündel.

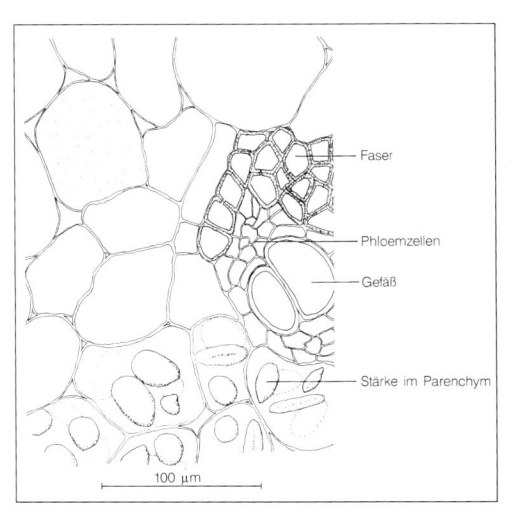

Abb. 2: Querschnitt

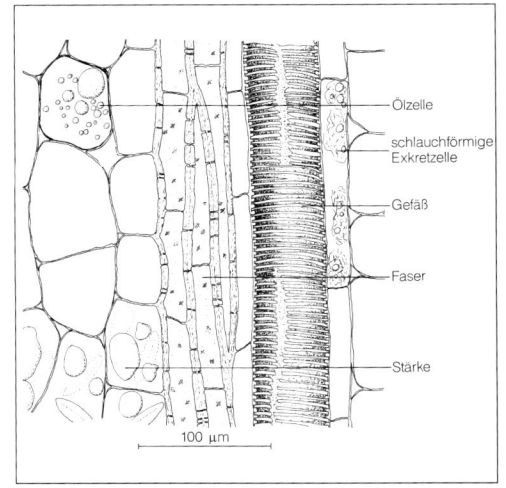

Abb. 3: Längsschnitt

Querschnitt (Abb. 2): Der größte Teil der Droge wird von großen, polygonalen bis gerundeten Parenchymzellen gebildet, die mit einfachen, abgeflachten, rundlichen oder abgerundet dreieckigen oder sackförmigen bis 50 µm langen, 15 bis 25 µm breiten und 10 µm dicken Stärkekörnern mit exzentrischem Bildungspunkt und schwach erkennbarer Schichtung gefüllt sind (Wasserpräparat). Die Leitbündel bestehen aus wenigen, meist weitlumigen Gefäßen, kleinen, dünnwandigen Phloemzellen und sind von einer Kappe oder Scheide von etwas getüpfelten Fasern mit gelblicher Wand umgeben.

Längsschnitt (Abb. 3): Die Parenchymzellen sind rundlich bis mehr oder weniger lang gestreckt elliptisch. In Quer- wie Längsschnitt sind verkorkte Ölzellen mit meist tropfenförmigem, gelbem oder auch bräunlichem Öl zu erkennen. Die Gefäße haben schrauben-, treppen- oder schmal netzförmige Wandverdickung und werden oft von lang gestreckten Exkretzellen mit gelbem bis rotbraunem Inhalt begleitet. Die zugespitzten Fasern haben gelbliche Wände, sind fein getüpfelt und durch dünne Querwände gekammert. Ihre zum Parenchym hin gelegene Seite ist dem Umriss der Parenchymzellen folgend etwas gebuchtet.

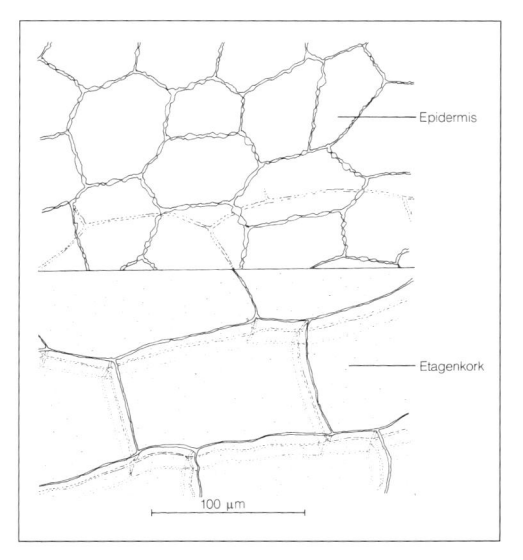

Flächenschnitt, Abschlussgewebe (Abb. 4): Ungeschälte Rhizomstücke zeigen im Flächenschnitt meist eine Epidermis aus polygonalen Zellen mit knotig verdickten Wänden und darunter mehrere Lagen eines hellbraunen, dünnwandigen, regelmäßigen Korkes (Etagenkork).

Abb. 4: Abschlussgewebe

4. Dünnschichtchromatographie
Kieselgel HF$_{254}$. Untersuchungslösung:
- 1 g gepulverte Droge (Siebnummer 710) mit 5 ml Methanol versetzen
- 15 min lang schütteln
- Filtrieren.

Referenzlösung: 2 µl Citral und 2 mg Resorcin in 2 ml Methanol oder authentische Droge wie Untersuchungsmuster behandeln.
Aufzutragende Menge: Je 20 µl Untersuchungs- und Referenzlösung bandförmig (20 mm × 3 mm). [Zur Verwendung von HPTLC-Platten siehe Seite XV.]
Fließmittel: Hexan – Ether (40 + 60) (wie immer: mit Kammersättigung*).
Laufhöhe: 15 cm.
Laufzeit: Ca. 25 min.
- Abdunsten des Fließmittels bei Raumtemperatur
- Mit Lösung von Vanillin (1% m/V) in Schwefelsäure 96% (m/m) besprühen
- Ca. 10 min lang bei 100 bis 105 °C erhitzen
- Im Tageslicht auswerten.

---

* Ph. Eur. 4.00 schreibt vor: „ohne Kammersättigung". Die Laufzeit verdoppelt sich dadurch auf 50 min, die Zonen werden zwar weiter auseinander gezogen, die Trennung der wichtigen Substanzen (Gingerole und Shogaole) aber nicht nennenswert verbessert. Deshalb wird die Kammersättigung beibehalten.

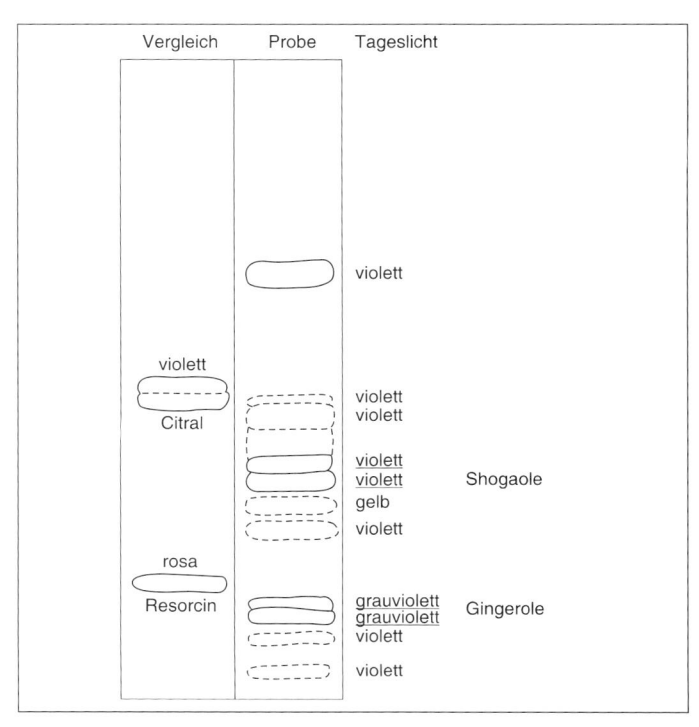

Vergleich	Probe	Tageslicht
	violett	
violett Citral	violett violett	
	violett violett gelb violett	Shogaole
rosa Resorcin	grauviolett grauviolett violett violett	Gingerole

Wichtige Zonen: *Etwa in der Mitte zwischen den Referenzsubstanzen Resorcin und Citral die graublauen bis violetten Zonen der Shogaole, wenig unterhalb der Referenzsubstanz Resorcin die graublauen bis violetten Zonen der Gingerole (Abb. 5).*

Abb. 5: Dünnschichtchromatogramm

Einige Untersuchungen zur Qualitätssicherung

1. Reinheit
Fremde Bestandteile:
▶ 100 g Droge auf fremde Bestandteile durchsehen. *Höchstens 2 g (2 %) fremde Bestandteile.*

2. Gehaltsbestimmung
Gehalt an ätherischem Öl:
▶ Einwaage: 20,0 g gepulverte Droge (Siebnummer 710)
▶ 500 ml Wasser im 1000-ml-Rundkolben
▶ 10 Tropfen flüssiges Paraffin oder anderen Entschäumer zufügen
▶ Vorlage: 0,50 ml Xylol
▶ Destillation: 4h lang bei 2 bis 3 ml in der min
▶ Volumen im Messrohr nach der Destillation mindestens 0,80 ml.

Entspricht einem Gehalt von mindestens 1,5 % (V/m) ätherischem Öl.

3. Weitere Prüfungen (Ph. Eur. 6.2)
In der Apotheke durchführbar: Asche, Wasser. Alternative Dünnschichtchromatographie (DAC 2007, Bd. III)

Ipecacuanhawurzel
(Ph. Eur. 6.0)

Ipecacuanhae radix
Radix Ipecacuanhae

Die unterirdischen Organe von *Cephaelis ipecacuanha* (BROT.) A. RICH. (Matto-Grosso-, Riooder brasilianische Ipecacuanha) oder von *Cephaelis acuminata* KARSTEN (Cartagena- oder Costa-Rica-Ipecacuanha) oder eine Mischung aus beiden Arten.

Zur Prüfung erforderlich:
- Identität: Ca. 2 g.
- Qualitätssicherung: Ca. 8 g.

Identität

1. Organoleptik
Schwacher Geruch.

2. Beschreibung der Schnittdroge

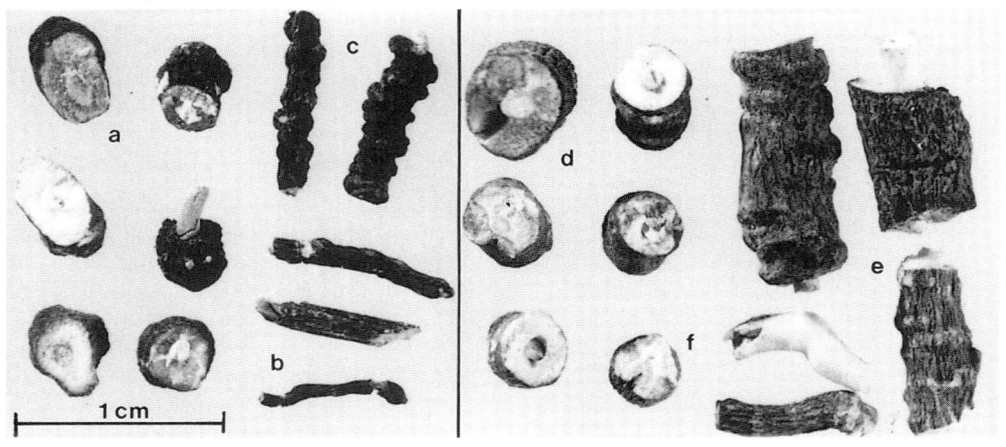

Abb. 1: Schnittdroge

Schnittdroge (Abb. 1, linke Hälfte, Droge von C. ipecacuanha): Scheiben- [(a), Speicherwurzeln)] bis stäbchenförmige [(b), Wurzeln oder Rhizome)] Bruchstücke von 3 bis 6 mm Durchmesser mit dunkel rötlichbrauner bis schmutzigbrauner Oberfläche und halbring- bis ringförmigen Querwülsten (c). Rinde weißlich; Holz gelblich, ein Drittel bis ein Fünftel des Durchmessers einnehmend, hart, oft hervorstehend oder herausgefallen und einzeln in der Schnittdroge liegend. Selten dünne, faserige Seitenwurzeln.
(Abb. 1, rechte Hälfte, Droge von C. acuminata): Stücke mit größerem Durchmesser

(d, von 4 bis 9 mm) und heller, graubrauner bis braunroter Farbe sowie mit weniger deutlichen Querwülsten (e), die nur den halben Umfang erreichen oder ganz fehlen. Die harten Holzkörper liegen oft einzeln in der Droge (f).

3. Mikroskopie

- Gut erhaltene Stücke der Speicherwurzeln 5 bis 10 Min. lang in Wasser kochen
- In eine Mischung aus Ethanol 70 % (V/V) und Glycerol (9 + 1 V/V) legen
- Nach etwa 5 bis 10 Min. von einem mit dem Daumennagel in der Beuge des Zeigefingers oder mit einer Pinzette festgehaltenen Stück mit frischer Rasierklinge kleine Querschnitte aus dem Bereich des Abschlussgewebes und des Holzes anfertigen
- Alle Schnitte auf Objektträger in Chloralhydrat-Lösung (RV) legen
- Mit Deckglas abdecken und kurz zum Sieden erhitzen
- Von einem trockenen Wurzelstück etwas Rindengewebe abkratzen
- Wasserpräparat anfertigen
- Bei Vorliegen von Pulver (z. B. eingestelltes Ipecacuanha-Pulver): Chloralhydrat- und Wasserpräparat machen.

Typische Merkmale: Dünnwandiger Kork, Rindenparenchym mit Calciumoxalatraphiden; kompakter Holzkörper, kleinkörnige, einzeln liegende oder wenig zusammengesetzte Stärke.

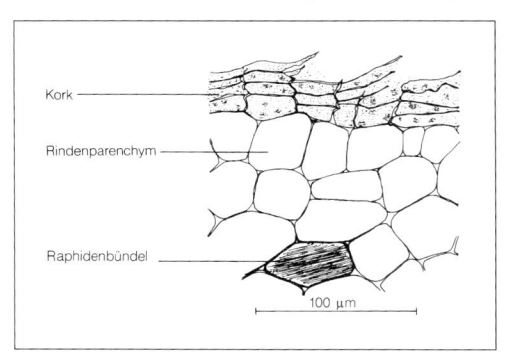

Abb. 2: Kork und Rinde, Querschnitt

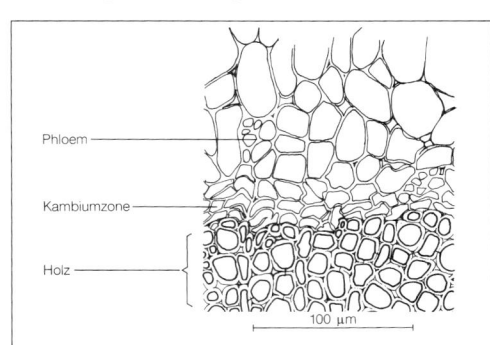

Abb. 3: Kambiumzone und Holzkörper, Querschnitt

Kork und Rinde, Querschnitt (Abb. 2): Fünf bis sechzehn, meist vier bis sieben Lagen tafelförmiger, meist dünnwandiger Korkzellen mit braunen Wänden und häufig braunem, körnigem Inhalt. In der Rinde radial gestreckte bis rundliche, von außen nach innen an Größe zunehmende, dünnwandige Parenchymzellen, die zum Teil mit 40 bis 80 µm langen Raphiden angefüllt sind.

Kambiumzone und Holzkörper, Querschnitt (Abb. 3): Die kleinen, keilförmigen Phloemgruppen sind meist nur in der Nähe der kleinzelligen Kambiumzone erkennbar. Der kompakte Holzkörper wird von 12 bis 35 µm weiten Tracheen, Tracheiden, Holzfasern, Holzparenchymzellen und „Ersatzfasern" (fusiformes Parenchym) gebildet, die im Querschnitt kaum unterscheidbar sind.

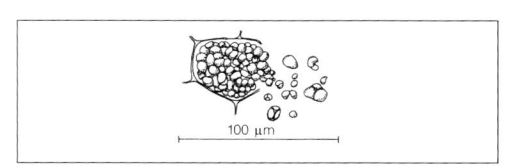

Abb. 4: Wasserpräparat

Stärke, Wasserpräparat (Abb. 4): 3 bis 15 µm große (C. ipecacuanha), rundliche bis einseitig abgeflachte oder polyedrische Stärkekörner, teils einzeln, teils zu Gruppen von zwei bis acht, meist drei Körnern zusammengesetzt. Die einzelnen Stärkekörner von C. acuminata sind bis 22 µm groß.

4. Dünnschichtchromatographie

Kieselgel HF$_{254}$. Untersuchungslösung:
- 0,1 g gepulverte Droge (Siebnummer 180) in kleinem Reagenzglas mit 1 Tropfen Ammoniak-Lösung 26% (m/m) und 5 ml Ether versetzen
- Während 30 min gelegentlich kräftig schütteln oder umrühren
- Filtrieren.

Referenzlösung: 2,5 mg Emetindihydrochlorid (oder Base) und 3 mg Cephaelindihydrochlorid (oder Base)* in 10 ml Methanol lösen oder authentische Droge wie Untersuchungsmuster behandeln.

Aufzutragende Menge: Je 10 µm Untersuchungs- und Referenzlösung bandförmig (20 mm × 3 mm). [Zur Verwendung von HPTLC-Platten siehe Seite XV.]

Fließmittel: Konzentrierte Ammoniaklösung (25% bis 30% m/m) – Methanol – Ethylacetat – Toluol (2 + 15 + 18 + 65).

Laufhöhe: 10 cm, zweimal laufen lassen.

Laufzeit: Zweimal ca. 30 min.
- Abdunsten des Fließmittels
- Besprühen mit einer Lösung von Iod (0,5% m/V) in Ethanol 96% (V/V)
- 10 min lang bei 60 °C trocknen
- Im Tageslicht und unter UV-Lampe (365 nm) auswerten.

Wichtige Zonen: Im Tageslicht ist die Zone des Emetins gelb und die des darunter liegenden Cephaelins hellbraun. Im UV-Licht (365 nm) zeigt die des Emetins eine gelbe und die des Cephaelins eine hellblaue Fluoreszens. Bei C. acuminata entsprechen diese Hauptzonen in Lage und Intensität denen im Chromatogramm der Untersuchungslösung. Bei C. ipecacuanha ist die Zone des Cephaelins schmaler und schwächer als die entsprechende Vergleichszone. Weitere blau oder gelb fluoreszierende Zonen bei C. ipecacuanha gehen auf die Nebenalkaloide Psychotrin, O-Methylpsychotrin und andere zurück. Bei C. acuminata kommen Nebenalkaloide nur in geringerem Umfang vor (Abb. 5).

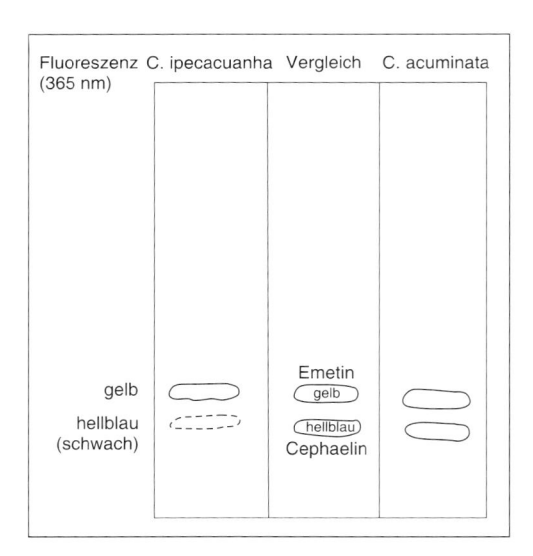

Abb. 5: Dünnschichtchromatogramm

---

* Die zweite Referenzsubstanz ist nicht zwingend erforderlich.

Einige Untersuchungen zur Qualitätssicherung

1. Gehaltsbestimmung, Trocknungsverlust
▶ Etwa 9,5 g Droge pulverisieren (Siebnummer 180).

A.
▶ 1,000 g abwiegen (a g)
▶ Bei 100° bis 105 °C bis zur Gewichtskonstanz trocknen
▶ Rückstand wiegen (b g).

Wasserfreie Droge (T) berechnen.
T = b/a. T muss größer als 0,90 sein, **Trocknungsverlust** *höchstens 10 %.*

B.
▶ Von dem verbliebenen Pulver 7,5 g genau wiegen (c g)
▶ In trockenem Kolben mit 100 ml Ether versetzen, Kolben verschließen
▶ 5 min lang schütteln
▶ 5 ml verdünnte Ammoniak-Lösung R1 10 % (m/V) zusetzen
▶ Im gut verschlossenen Kolben 1 h lang kräftig durchmischen
▶ 5 ml Wasser zugeben, schütteln
▶ Unter vorsichtigem Abdekantieren in Messzylinder Ether durch kleinen Wattebausch abfiltrieren, Trichter dabei abdecken
▶ Rückstand im Kolben zweimal mit je 25 ml Ether waschen und ebenfalls über den Wattebausch filtrieren
▶ Ether in Destillationskolben überführen und Hauptmenge des Ethers abdestillieren
▶ Die letzten Reste durch leichtes Erwärmen und Einblasen eines Luftstromes in den Kolben entfernen
▶ Rückstand in 2 ml Ethanol 90 % (V/V) lösen und Ethanol abdampfen
▶ Rückstand bei 100 °C 5 min lang erhitzen
▶ 10 ml Ethanol 90 % (V/V) mit 0,1 ml Methylrot-Mischindikator-Lösung (RV) versetzen und mit 0,1 N-Natriumhydroxid-Lösung (0,1 mol · l^{-1}) bis zum Farbumschlag nach Grün neutralisieren
▶ Rückstand in 5 ml des neutralisierten Ethanols 90 % (V/V) unter Erhitzen auf dem Wasserbad lösen
▶ Mit 15,0 ml 0,1 N-Salzsäure (0,1 mol · l^{-1}) versetzen
▶ 0,5 ml Methylrot-Mischindikator-Lösung (RV) hinzufügen
▶ Mit 0,1 N-Natriumhydroxid-Lösung (0,1 mol · l^{-1}) bis zum Farbumschlag nach Grün titrieren (Feinbürette, Verbrauch: d ml).

Es soll peroxidfreier Ether (RV) verwendet werden (Ether unter gelegentlichem Schütteln über Eisen(II)-sulfat aufbewahren und zum Gebrauch abfiltrieren).

Die Droge muss mindestens 2,0 % (m/m) Alkaloide (berechnet als Emetin) enthalten.
Alkaloide (% m/m) =
$$\frac{2{,}403 \cdot (15 - d)}{c \cdot T}$$

2. Weitere Prüfungen (Ph. Eur. 6.0)
In der Apotheke durchführbar: Fremde Bestandteile, Asche, salzsäureunlösliche Asche.

Isländisches Moos
Isländische Flechte

Lichen islandicus
Cetrariae lichen

(Ph. Eur. 6.0)
(Standardzulassung 1049.99.99)

Der getrocknete Thallus der Flechte *Cetraria islandica* (L.) ACHARIUS sensu latiore.

Zur Prüfung erforderlich:
- Identität: Ca. 5 g.
- Qualitätssicherung: Ca. 103 g (3 g Verbrauch).

Identität

1. **Organoleptik** (DAC 2009, Bd. III)
   Schwach pilzartiger Geruch und leicht bitterer, etwas schleimiger Geschmack.

2. **Beschreibung der Schnittdroge** (Ph. Eur. 6.0, DAC 2009, Bd. III)

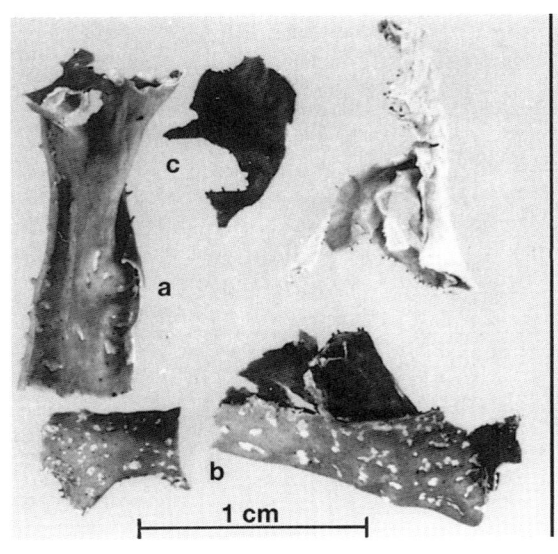

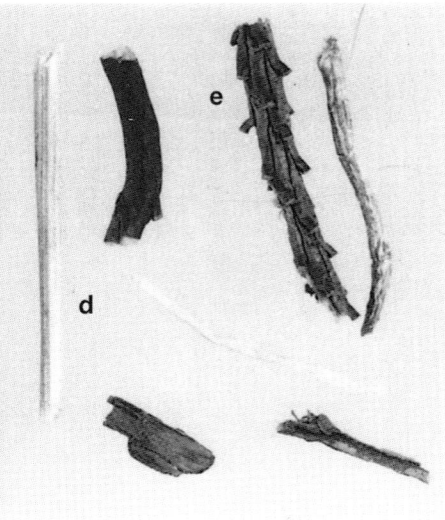

Abb. 1: Schnittdroge

Schnittdroge (Abb. 1): Steife, brüchige, flache oder wellig gebogene oder eingerollte (a), unregelmäßig geformte Stücke, die auf der Oberseite oliv- bis bräunlichgrün oder kastanienbraun, auf der Unterseite grauweiß bis hellbräunlich und weißfleckig (b) und am Grund gerötet sind. Am Rande manchmal durch kleine abstehende Wimpern, die gelegentlich Spermogonien (Pyknidien) enthalten, gefranst erscheinend (c). Sehr selten finden sich am Rande und am Ende der Thalluslappen flache, scheibenförmige, hell- bis dunkelrotbraune Apothecien (zu Abb. 1 (d), (e) siehe „Reinheit").

3. Mikroskopie
- Einige Fragmente 15 bis 30 min lang in kaltem Wasser einweichen
- In eine Mischung aus Ethanol 70 % (V/V) und Glycerol (9 + 1 V/V) legen und dort 5 bis 10 min lang belassen
- Stücke in 2 bis 3 mm breite Steifen zerschneiden, diese in ein längsgespaltenes, oben keilförmig zugespitztes Stück Styropor legen und mit frischer Rasierklinge Querschnitte anfertigen
- Schnitt auf Objektträger in Wasser legen
- Mit Deckglas abdecken und kurz zum Sieden erhitzen.

Typische Merkmale: *Teils dickwandiges dichtes, teils lockeres unregelmäßiges Hyphengeflecht mit Bändern von hellgrünen, kugeligen Algenzellen.*

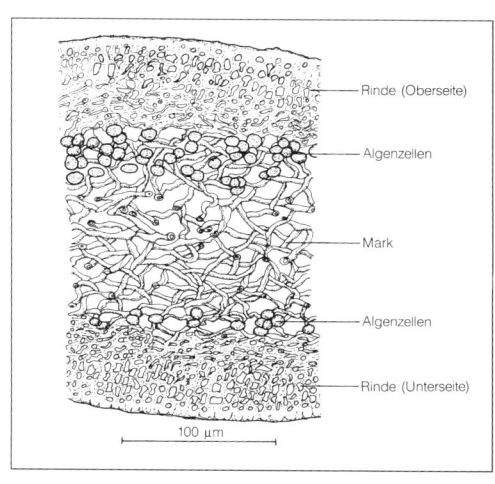

Abb. 2: Querschnitt durch den Thallus

Querschnitt durch den Thallus (Abb. 2): Ober- und unterseits eine aus eng miteinander verflochtenen und dicht gelagerten Hyphen gebildete Rinden Schicht, in der nur schwer einzelne Zellen zu erkennen sind. Unter der dichten Rindenschicht folgen mehrere Lagen lockeren Hyphengewebes, besonders an der Oberseite, mit den grünen, 10 bis 15 µm großen, runden Algenzellen (Phycobionten, Gonidien). Das Mark besteht aus lockeren, fädigen Hyphen. Die an der Unterseite erkennbaren, weißen Punkte rühren von Mark her, das an diesen Stellen die Rinde durchbricht (Pseudocyphellen). An der Unterseite vorkommende Sorale enthalten dicht von Hyphen umsponnene Gruppen von Algenzellen (Soredien). Mit 0,01 N-Iodlösung färben sich die Hyphenwände des Querschnittes blau (Isolichenin).

4. Reaktion
- 1 g Droge mit 10 ml Wasser versetzen
- 2 bis 3 min lang zum Sieden erhitzen
- Erkalten lassen
- Einige Tropfen Iod-Lösung (RV) zusetzen.

Schleimige Lösung, die beim Erkalten gelartig erstarrt und sich nach Zusatz der Iod-Lösung blau färbt (Flechtensäuren, Lichenin und Isolichenin).

5. Dünnschichtchromatographie
Kieselgel HF$_{254}$. Untersuchungslösung:
- 1 g gepulverte Droge (Siebnummer 355 bis 710) mit 5 ml Aceton versetzen
- 2 bis 3 min lang auf etwa 50 °C erwärmen
- Abkühlen lassen
- Filtrieren.

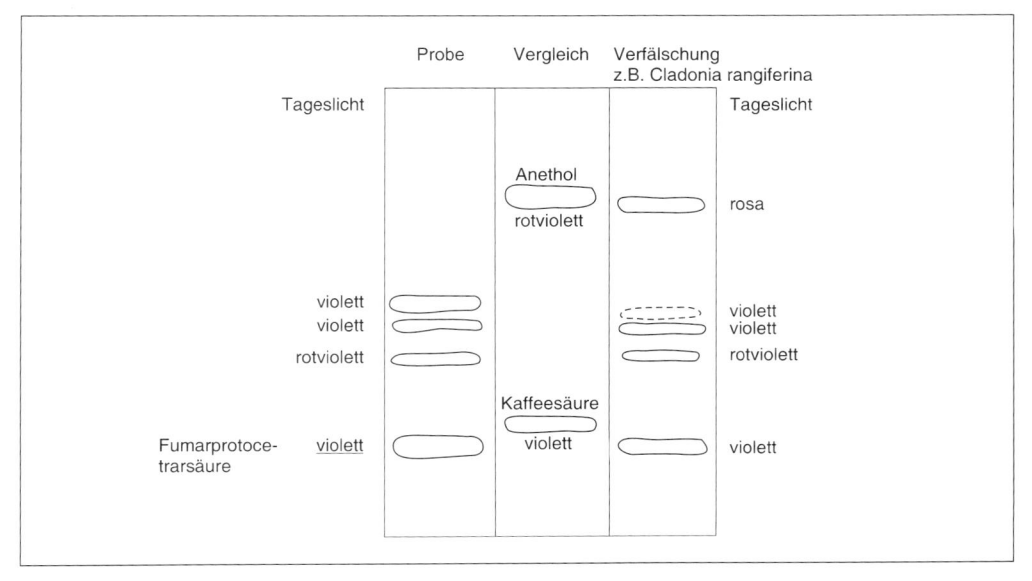

	Probe	Vergleich	Verfälschung z.B. Cladonia rangiferina	
Tageslicht				Tageslicht
		Anethol rotviolett		rosa
	violett violett rotviolett		violett violett rotviolett	
		Kaffeesäure violett		
Fumarprotoce-trarsäure	violett			violett

Abb. 3: Dünnschichtchromatogramm

Referenzlösung: 1 mg Kaffeesäure und 5 mg Anethol in 2 ml Methanol lösen oder authentische Droge wie Untersuchungsmuster behandeln.
Aufzutragende Menge: 20 µl Untersuchungslösung und 10 µl Referenzlösung bandförmig (20 mm × 3 mm). [Zur Verwendung von HPTLC-Platten siehe Seite XV.]
Fließmittel: Aceton – Methanol – Essigsäure 99% – Toluol (5 + 5 + 10 + 80).
Laufhöhe: 10 cm.
Laufzeit: Ca. 20 min.
- Abdunsten des Fließmittels bei Raumtemperatur
- Platte mit Anisaldehyd-Reagenz (RV) besprühen
- 5 bis 10 min lang bei 105 bis 110 °C erhitzen
- Am Tageslicht auswerten.

Wichtige Zonen: Fumarprotocetrarsäure als violette Zone kurz unterhalb der Kaffeesäure (Abb. 3).

Einige Untersuchungen zur Qualitätssicherung

1. Reinheit
  A. Fremde Bestandteile:
  - 100 g Droge auf fremde Bestandteile durchsehen.

Höchstens 5 g (5%) fremde Bestandteile wie zum Beispiel Teile von Gräsern (Abb. 1 d), von Coniferenästchen (Abb. 1 e), von Moosen etc.

B. Andere Flechtenarten:*
▶ Dünnschichtchromatographie.

In dem Chromatogramm der Untersuchungslösung darf kurz unterhalb der Zone des Anethols keine rote bis rosarote Zone liegen (z. B. von Cladonia und ähnlichen Arten, im DC: Cladonia rangiferina)

2. Wertbestimmung
Quellungszahl:
▶ Drei Parallelversuche wie folgt ansetzen:
▶ 1,00 g gepulverte Droge (Siebnummer 355) in einem verschließbaren, in 0,5 ml unterteilten 25-ml-Messzylinder (Länge der Einteilung von 0 bis 25 ml etwa 125 mm) mit 1 ml Ethanol 90% (V/V) anfeuchten
▶ Langsam 25 ml Wasser zugeben
▶ 1 h lang stehen lassen und in Abständen von 10 min kräftig schütteln
▶ Nach einer weiteren ½ h eventuell auf der Flüssigkeitsoberfläche schwimmende Drogenpartikel oder größere Flüssigkeitsvolumina in der Drogenschicht durch Drehen und vorsichtiges Kippen des Messzylinders um die Längsachse beseitigen
▶ 3 h nach dem letzten Schütteln Volumen der Drogenschicht und des anhaftenden Schleimes ablesen.

Der Durchschnitt der Drogenvolumina der drei Parallelansätze muss mindestens 4,5 ml betragen (Quellungszahl 4,5).

3. Weitere Prüfungen (Ph. Eur. 6.0)
In der Apotheke durchführbar: Trocknungsverlust, Asche (Ph. Eur. 6.0); Dünnschichtchromatographische Reinheitsprüfung, Bestimmung des Extraktgehaltes, Bestimmung der Viskosität (Standardzulassung).

---

* Nicht in Ph. Eur. erwähnt.

Schwarze Johannisbeerblätter
(DAC 2004, HMPC-Monographie)

Ribis nigri folium
Folia Ribis nigri

Die während oder kurz nach der Blütezeit gesammelten, getrockneten Laubblätter von *Ribes nigrum* L.

Zur Prüfung erforderlich:
- Identität: Ca. 3 g
- Qualitätssicherung: 100 g (kein Verbrauch)

Identität

1. Beschreibung der Schnittdroge (DAC 2004, DAC 2007, Bd. III)

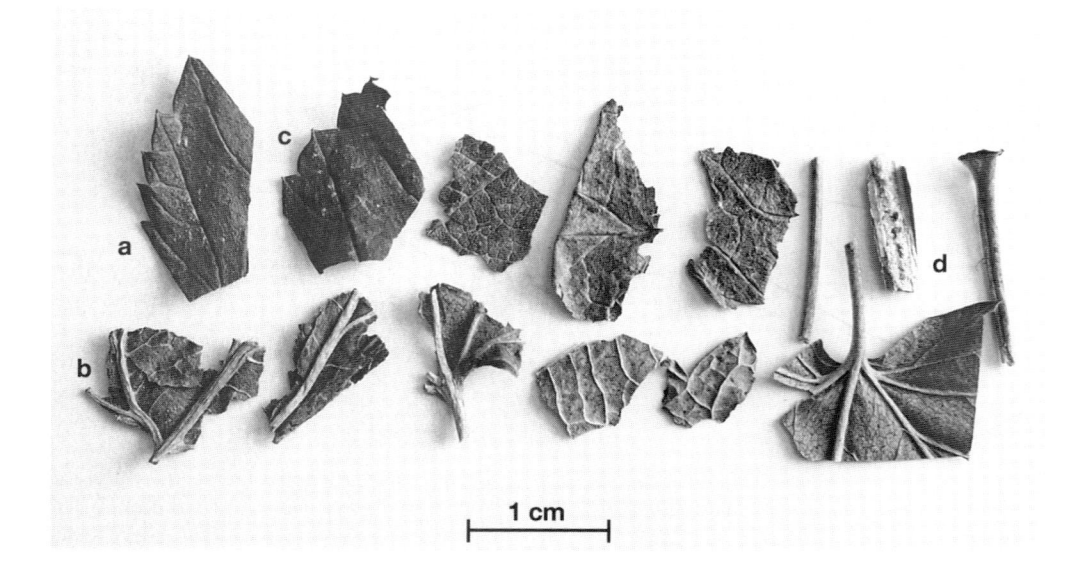

Schnittdroge (Abb. 1): Runzelige, oft in mehreren Lagen aneinander hängende Blattstücke, die oberseits (a) dunkelgrün und wenig behaart, unterseits (b) hellgrün sind und an der Blattunterseite eine grobmaschig hervortretende Netznervatur mit schwacher Behaarung auf Seiten- und Hauptnerven und gelblich glänzende Punkte von Drüsenhaaren zeigen. Blattrandfragmente lassen die spitzen Zähnchen (c) des Blattrandes erkennen. Stücke der Blattstiele (d) sind gelbgrün bis braungrün und oberseits rinnenförmig.

2. Mikroskopie

- Einige Blattstücke 10 bis 15 min lang in Wasser legen
- Wasser abdekantieren und Drogenpartikel mit einer Mischung aus 9 Teilen Ethanol (90 % V/V) und 1 Teil Glycerol übergießen
- Blattstück in vorne zugespitztes gespaltenes Styroporblöckchen klemmen und mit frischer Rasierklinge Querschnitte anfertigen und auf Objektträger legen (Querschnitt zur Identifizierung nicht zwingend erforderlich)
- Dünnes, trockenes Blattstück durchbrechen und ein Stück mit der Oberseite, das andere mit der Unterseite nach oben auf Objektträger legen
- Zu allen Präparaten Chloralhydrat-Lösung (RV) fügen
- Mit Deckglas abdecken und ca ½ min lang zum Sieden erhitzen.

Typische Merkmale: *Beiderseits wellig buchtige Epidermiszellen, anomocytische Spaltöffnungsapparate nur unterseits, Calciumoxalatdrusen im Mesophyll, unterseits große vielzellige Drüsenhaare, beiderseits, besonders am Blattrand, spitze, gebogene Deckhaare.*

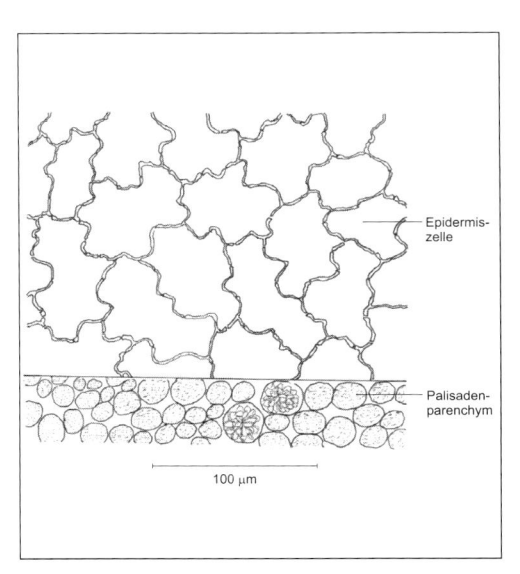

Abb. 2: Epidermis, oberseits

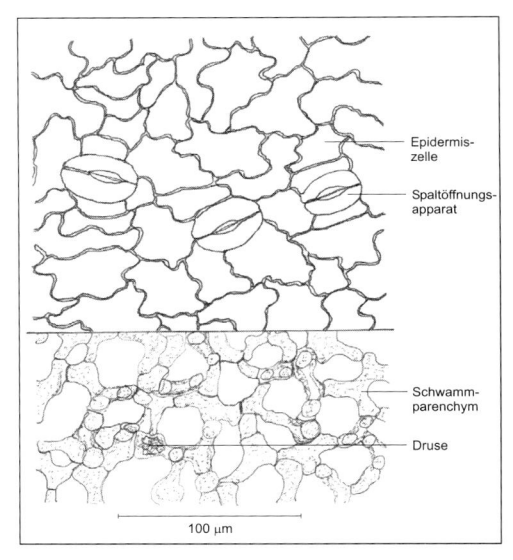

Abb. 3: Epidermis, unterseits

Epidermis, oberseits (Abb. 2): Epidermiszellen mit wellig buchtigen Wänden, Palisadenparenchym mit Calciumoxalatdrusen durchschimmernd.

Epidermis, unterseits (Abb. 3): Wellig buchtige Epidermiszellen mit anomocytischen Spaltöffnungsapparaten. Darunter lockeres Schwammparenchym mit bis 30 µm großen Drusen.

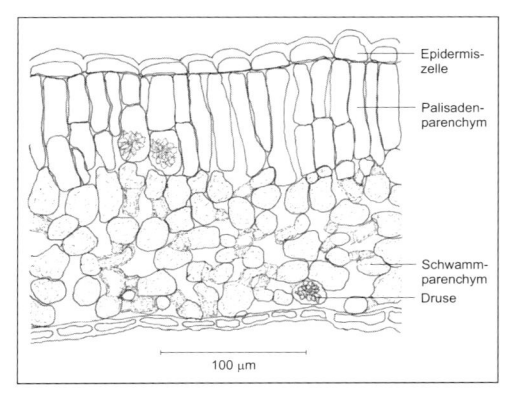

Blattquerschnitt (Abb. 4): Epidermis der Oberseite des bifazialen Blattes mit verdickter Außenwand, Palisadenparenchym meist einreihig, lockeres Schwammparenchym. Im Mesophyll bis 30 µm große Drusen.

Abb. 4: Blattquerschnitt

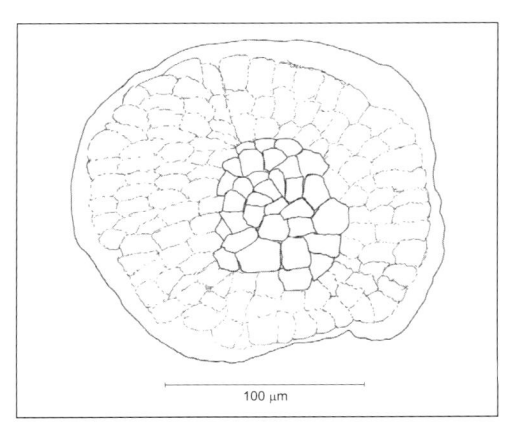

Drüsenhaar (Abb. 5): Bis 220 µm große, vielzellige Drüsenhaare, die aus einer kurzen Stielzelle und einer tellerförmig ausgebreiteten einlagigen, vielzelligen Schicht bestehen, deren Kutikula teilweise durch Sekret emporgewölbt ist. Zentrale Zellen des Haares stärker konturiert und gefärbt als die zum Rand hin.

Abb. 5: Drüsenhaar

Deckhaare (Abb. 6): Auf beiden Epidermen besonders am Blattrand und auf den Nerven einzellige, teilweise gebogene, spitze Deckhaare mit feinwarziger Kutikula.

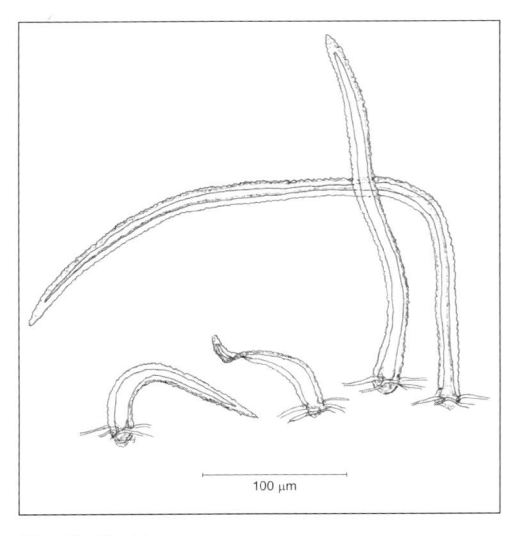

Abb. 6: Deckhaare

3. **Dünnschichtchromatographie:** (DAC 2004, DAC 2007, Bd. III)
   Kieselgel HF$_{254}$. Untersuchungslösung:
   ▶ 1 g gepulverte Droge (Siebnummer 710) mit 10 ml Methanol versetzen
   ▶ 10 min lang in 60 °C heißem Wasserbad unter gelegentlichem Schütteln extrahieren
   ▶ Erkalten lassen und filtrieren
   Referenzlösung: Je 3 mg Hyperosid und Rutosid in 10 ml Methanol lösen oder authentische Droge wie Untersuchungsmuster behandeln
   Aufzutragende Menge: 10 µl Referenzlösung und 30 µl Untersuchungslösung bandförmig (20 mm x 3 mm). [Zur Verwendung von HPTLC-Platten siehe Seite XV.]
   Fließmittel: wasserfreie Ameisensäure – Wasser – Ethylacetat (10 + 10 + 80)
   Laufhöhe: 10 cm
   Laufzeit: Ca. 35 min.
   ▶ Abdunsten des Fließmittels bei 100 bis 105 °C
   ▶ Besprühen der noch warmen Platte mit einer Lösung von Diphenylboryloxyethylamin (1 % m/V) in Methanol
   ▶ Nachsprühen mit einer Lösung von Macrogol 400 (Polyethylenglycol) (5 % m/V) in Methanol
   ▶ Etwa 5 min lang auf 100 bis 105 °C erhitzen oder 30 min lang bei Raumtemperatur liegen lassen
   ▶ Unter der UV-Lampe (365 nm) auswerten.

Wichtige Zonen: Nahe der Fließmittelfront rote Zonen der Chlorophylle und eine hellblaue Zone. Etwas oberhalb der orangefarbenen Zone des Hyperosids eine orangefarbene, darüber eine blaugrüne und eine orangefarbene Zone. Unterhalb des Hyperosids eine blaugrüne und in Höhe des Rutosids eine orangefarbene Zone. (Abb. 7).

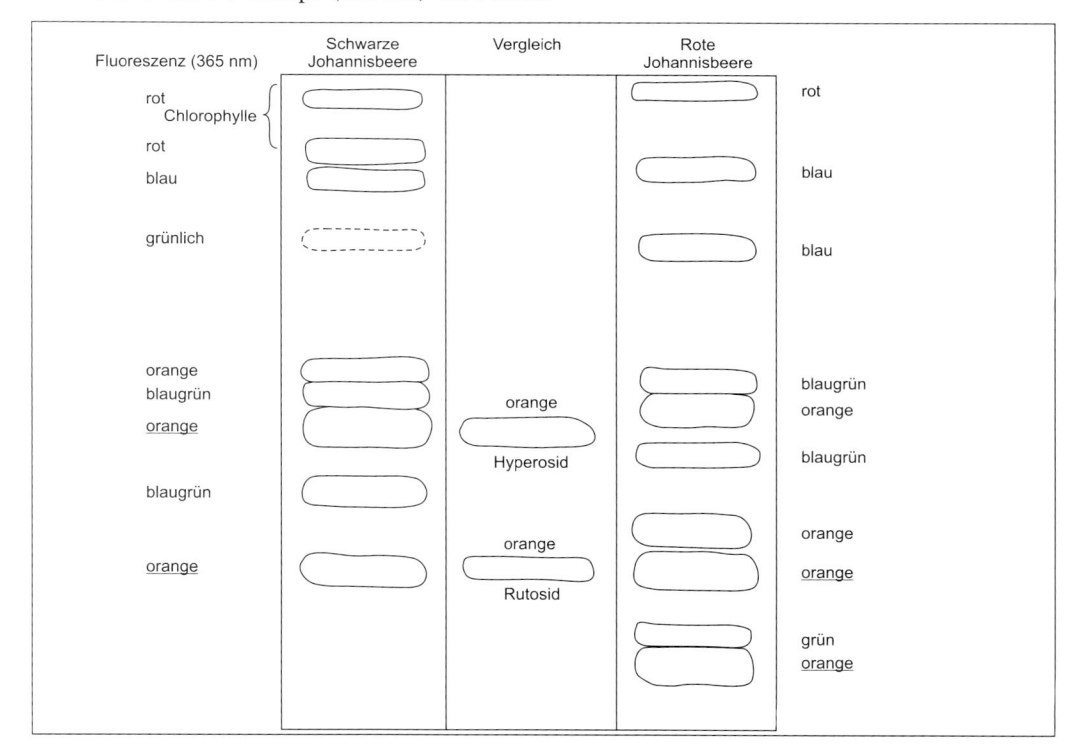

Abb. 7: Dünnschichtchromatogramm

Einige Untersuchungen zur Qualitätssicherung

1. Reinheit
Fremde Bestanteile:
▶ 100 g Droge auf fremde Bestandteile durchsehen

Höchstens 3 g (3 %) fremde Bestandteile.

Andere Ribes-Arten:
▶ Dünnschichtchromatographie: (vg. Identität)

Eine orangefarbene Zone kurz oberhalb des Startes weist auf andere Ribes-Arten hin (Rote Johannisbeere) (Abb. 7).

2. Weitere Prüfungen (DAC 2004)
In der Apotheke durchführbar: Trocknungsverlust, Asche.
Des Weiteren: Spektralphotometrische Gehaltsbestimmung der Flavonoide.

Johanniskraut

(Ph. Eur. 6.2)
(Standardzulassung 1059.99.99, HMPC-Monographie)

Hyperici herba
Herba Hyperici

Die während der Blütezeit gesammelten, getrockneten Triebspitzen von *Hypericum perforatum* L.

Zur Prüfung erforderlich:
- Identität: Ca. 2 g.
- Qualitätssicherung: Ca. 100 g (kein Verbrauch).

Identität

1. Organoleptik (DAC 2007, Bd. III)
Ohne Geruch und mit herb bitterem Geschmack.

2. Beschreibung der Schnittdroge (DAC 2007, Bd. III)

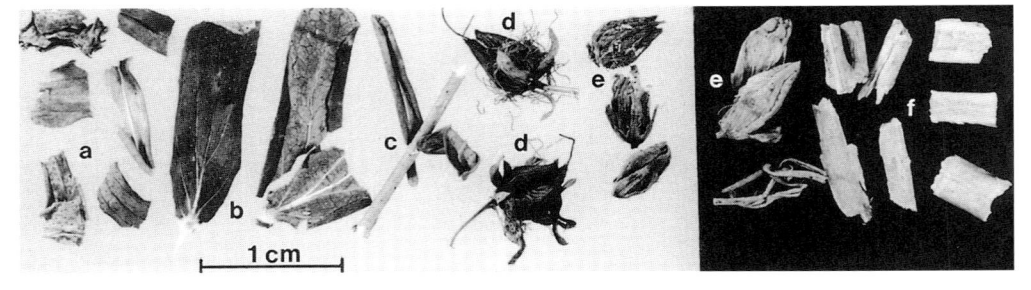

Abb. 1: Schnittdroge

Schnittdroge (Abb. 1): Oberseits dunkel-, unterseits heller grüne bis braungrüne Stücke (a) der bis 3,5 cm langen, ganzrandigen, sitzenden (b), eiförmigen oder länglichen Blätter, die unbehaart sind und im durchscheinenden Licht hell, bisweilen am Rand dunkel punktiert erscheinen. Grüngelbe, runde, innen markige (f) Stängelstücke mit zwei feinen Kanten und den Resten der gegenständigen Blätter (c) sind häufig. Stängelanteile mit einem Durchmesser von mehr als 5 mm sollen fehlen (siehe Prüfung auf fremde Bestandteile). Die ursprünglich gelben, in der Droge meist bräunlich verfärbten Blüten (e) sind kurz gestielt. Ihre fünf lanzettlich spitzen, dunkel punktierten Kelchblätter sind halb so lang wie die am Rande mit dunkelroten Drüsen besetzten, schief-eiförmigen Kronblätter. Die zahlreichen, nach dem Entfernen der Blumenkrone sichtbar werdenden Staubblätter sind meist zu drei, gelegentlich aber bis zu sechs Bündeln verwachsen. Einige der mit drei Griffeln gekrönten Fruchtknoten sind zu einer länglich-ovalen, dreifächrigen, dunkelbraunen Kapsel (d) unterschiedlichen Reifegrades entwickelt. Sie enthalten mehr oder weniger reife 1 bis 1,3 mm lange Samen.

3. Mikroskopie

- Blattstück durchbrechen, einen Teil mit der Oberseite und den anderen mit der Unterseite nach oben auf Objektträger legen
- Blüte mit feiner Pinzette auseinander zupfen und ein Kronblatt sowie einige Staubblätter auf Objektträger legen, einige Staubblätter zerdrücken
- Zu allen Präparaten einige Tropfen Chloralhydrat-Lösung (RV) geben
- Mit Deckglas abdecken und ca. ½ min lang vorsichtig zum Sieden erhitzen.

Typische Merkmale: Wellig-buchtige Epidermis mit anisocytischen Spaltöffnungsapparaten, farblosen Exkretbehälter und dunkel rote Hypericinbehälter in Blatt und Blüte.

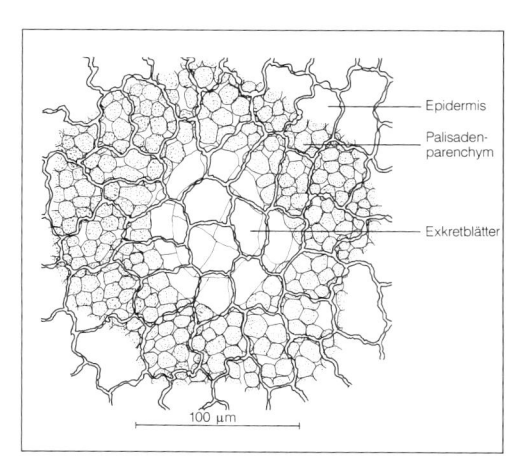

Abb. 2: Blattepidermis, Oberseite

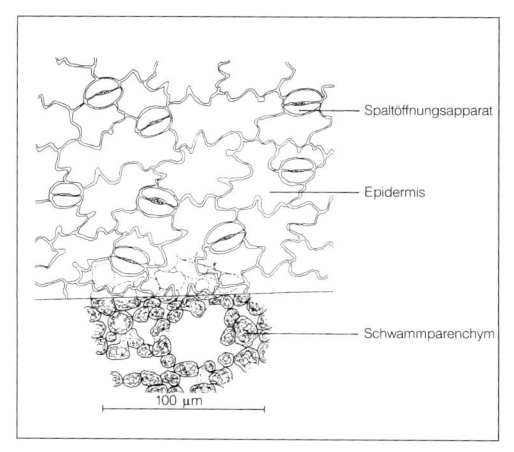

Abb. 3: Blattepidermis, Unterseite

Blattepidermis, Oberseite (Abb. 2): Unter einer aus polygonalen bis wellig-buchtigen Zellen mit derben, getüpfelten Seitenwänden bestehenden Epidermis liegt das ein oder zwei Lagen hohe Palisadenparenchym. Im Mesophyll kommen den halben bis fast den ganzen Blattquerschnitt einnehmende, große, kugelige, von schmalen Epithelzellen umgebene Exkretbehälter (Ölbehälter) vor. Sie enthalten stark lichtbrechende, fettartige Tröpfchen. Meist in der Nähe des Blattrandes liegen makroskopisch als dunkle Punkte erscheinende Hypericinbehälter mit dunklem, in Chloralhydrat-Lösung (RV) mit tief roter Farbe löslichem Inhalt (ohne Abb.).

Blattepidermis, Unterseite (Abb. 3): Welligbuchtige, meist relativ dünnwandige Epidermiszellen und dazwischen 24 bis 28 µm lange und 17 bis 28 µm breite, paracytische oder anomocytische Spaltöffnungsapparate. Die erste Lage des wenigschichtigen Schwammparenchyms ist palisadenartig gestaltet, ihre Zellen erscheinen deshalb in der Aufsicht rundlich.

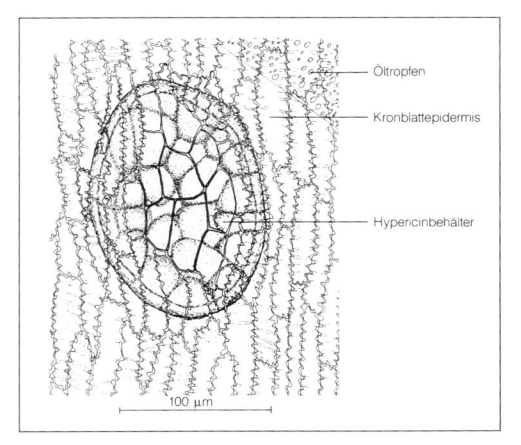

Abb. 4: Kronblattepidermis

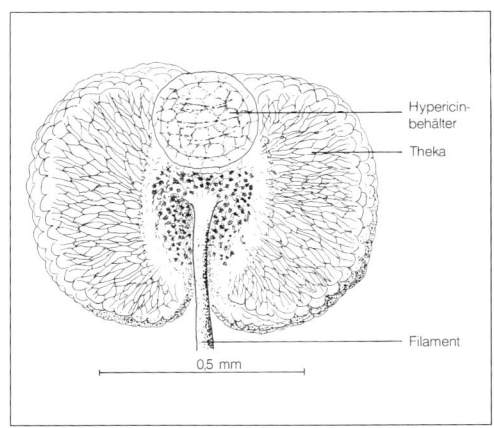

Abb. 5: Staubblatt

Kronblattepidermis (Abb. 4): Die Kronblätter haben lang gestreckt rechteckige, unregelmäßig knotig verdickte Epidermiszellen. Besonders in der Nähe des Kronblattrandes kommen 140 bis 300 µm, meist etwa 200 µm große, mit einem Epithel ausgekleidete Hypericinbehälter mit intensiv rotem Inhalt vor.

Staubblatt (Abb. 5): Die breiten, runden, an der Basis herzförmig eingezogenen Staubblätter haben Endotheciumzellen mit mehreren, quer verlaufenden, schmalen, leistenförmigen Verdickungen (ohne Abb.), an der Spitze des Konnektivs einen etwa 170 µm großen Hypericinbehälter sowie Calciumoxalatdrusen.

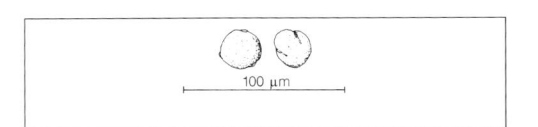

Abb. 6: Pollenkörner

Pollenkörner (Abb. 6): Die Pollenkörner sind rundlich bis abgerundet dreieckig, glatt und haben drei Keimspalten.

4. Dünnschichtchromatographie

Kieselgel HF$_{254}$. Untersuchungslösung:
- 0,5 g gepulverte Droge (Siebnummer 710) mit 10 ml Methanol versetzen
- 10 min lang im Wasserbad bei 60 °C erhitzen
- Abkühlen und filtrieren.

Referenzlösung: Je 3 mg Hyperosid und Rutosid in 10 ml Methanol lösen oder authentische Droge wie Untersuchungsmuster behandeln.

Aufzutragende Menge: 20 µl Untersuchungslösung und 10 µl Referenzlösung bandförmig (20 mm × 3 mm). [Zur Verwendung von HPTLC-Platten siehe Seite XV.]

Fließmittel: Wasserfreie Ameisensäure – Wasser – Ethylacetat (6 + 9 + 90).

Laufhöhe: 10 cm.

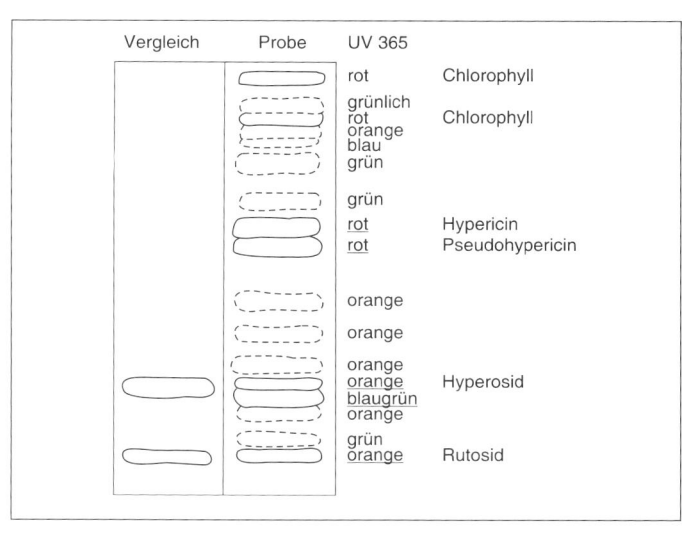

Wichtige Zonen: *Hypericin und Pseudohypericin, Hyperosid, eine blaugrüne Zone unterhalb des Hyperosids, Rutosid, etliche weitere blau, grünlich oder orange fluoreszierende Zonen sind erkennbar (Abb. 7).*

Abb. 7: Dünnschichtchromatogramm

Laufzeit: Ca. 30 min.
- Abdunsten des Fließmittels bei 100 bis 105 °C
- Besprühen der noch warmen Platte mit einer Lösung von Diphenylboryloxyethylamin (1% m/V) in Methanol
- Nachsprühen mit einer Lösung von Macrogol 400 (Polyethylenglycol) (5% m/V) in Methanol
- Etwa 5 min lang auf 100 bis 105 °C erhitzen oder 30 min lang bei Raumtemperatur liegen lassen
- Unter der UV-Lampe (365 nm) auswerten.

Einige Untersuchungen zur Qualitätssicherung

1. Reinheit
Fremde Bestandteile:
- 100 g Droge auf fremde Bestandteile durchsehen.

Höchstens 3 g (3% Stängelanteile mit einem Durchmesser von mehr als 5 mm und 2 g (2%) fremde Bestandteile.

2. Weitere Prüfungen (Ph. Eur. 6.2)
In der Apotheke durchführbar: Trocknungsverlust, Asche. Alternative Dünnschichtchromatographie (DAC 2007, Bd. III)
Des Weiteren: Spektralphotometrische Gehaltsbestimmung.

Kalmusöl
(DAB 6)*

Calami aetheroleum
Oleum Calami
Acorus-calamus-Wurzelöl

Löslichkeit: Mischbar mit Ethanol, Ether und Chloroform; praktisch nicht mischbar mit Wasser.

Zur Prüfung erforderlich:
- Identität: 0,01 g.
- Qualitätssicherung: 1 ml.

Identität

1. Organoleptik
Dickliche, klare, schwach gelbliche bis gelbe oder bräunlichgelbe Flüssigkeit; charakteristischer, würziger Geruch; gewürzhafter, bitter brennender Geschmack.

2. Relative Dichte
0,956 bis 0,972.

3. Brechungsindex
n_D^{20} = 1,50 bis 1,51*.

4. Dünnschichtchromatographie
Kieselgel F_{254}.
Untersuchungslösung: 10 mg Substanz in 1 ml Toluol.
Vergleichslösung: Je 10 µl Eugenol und Linalool in 1,0 ml Toluol.
Aufzutragende Menge: Je 10 µl bandförmig (15 mm x 3 mm).
Fließmittel: Toluol-Ethylacetat (93 + 7).
Laufhöhe: 15 cm.

---

* Nach Angaben in der Literatur haben Kalmusöle mit einem hohen Gehalt an β-Asaron (cis-Isoasaron) möglicherweise kanzerogene Wirkung. Ein Gehalt an β-Asaron über 14 % führt zu einer Erhöhung des Brechungsindex über 1,51 und zu einem verhältnismäßig intensiven fluoreszenzmindernden, nach Besprühen rotvioletten Fleck im Dünnschichtchromatogramm bei Rf. ca. 0,40 zwischen Eugenol und Linalool. Eine sichere Aussage über den Gehalt an β-Asaron lässt sich aus einer gaschromatographischen Bestimmung erhalten (in der Apotheke nicht durchführbar).

Laufzeit: Ca. 70 min.
- Abdunsten des Fließmittels
- Unter der UV-Lampe (254 nm) Flecke markieren
- Besprühen mit einer Lösung von Vanillin (1% G/V) in Schwefelsäure (96% G/G)
- 5 bis 10 min lang bei 105° bis 110 °C erhitzen
- Am Tageslicht auswerten.

Mehrere fluoreszenzmindernde Flecke u. a. bei Rf ca. 0,4. Nach Besprühen mehrere Flecke u. a. bei Rf ca. 0,9 (rot), 0,5 (rotbraun-Eugenol), 0,4 (dunkelviolett), 0,35 (violett-Linalool), 0,3 (violett), 0,25 (violett), (die Kalmusöle des Handels schwanken sehr stark in ihrem Dünnschichtchromatogramm; vgl. auch Kalmus).

Einige Untersuchungen zur Qualitätssicherung

1. Reinheit
Löslichkeit:
- 1 ml Substanz in 0,5 ml Ethanol 90% (V/V) lösen
- Bei Tageslicht gegen einen dunklen Untergrund mit der gleichen Menge Ethanol 90% (V/V) vergleichen.

Die Lösung muss klar sein. Trübungen zeigen Verunreinigungen an.

2. Weitere Prüfungen (DAB 6, AB/DDR 2)
In der Apotheke durchführbar: Keine.
Des weiteren: Brechungsindex, Optische Drehung.

Kalmuswurzelstock
(DAC 2004, HAB 2009)

Calami rhizoma
Rhizoma Calami
Acorus calamus (HAB 2009)

Der von Wurzeln und Blattresten befreite, geschälte, getrocknete Wurzelstock von Acorus calamus L.

Zur Prüfung erforderlich:
- Identität: Ca. 2 g.
- Qualitätssicherung: 115 g (15 g Verbrauch).

Identität

1. Organoleptik
Kräftiger, würzig aromatischer Geruch und würzig scharfer, etwas bitterer Geschmack.

2. Beschreibung der Schnittdroge

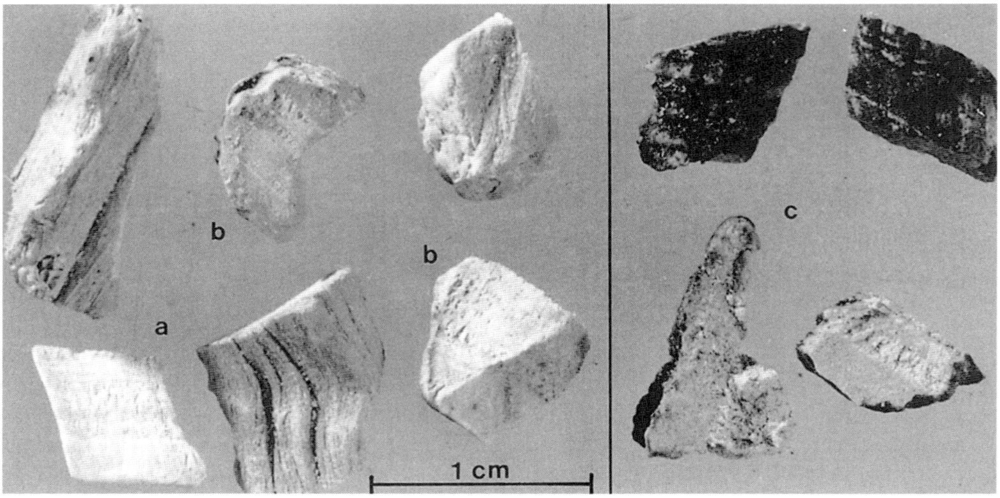

Abb. 1: Schnittdroge

Schnittdroge (Abb. 1): Aus den geschälten, bis 1,8 cm dicken, der Länge nach halbierten oder geviertelten Rhizomen geschnittene, kantige Stücke (a) von weißlichgelber bis rosaroter Farbe. Stellenweise sind an der Außenseite die in unregelmäßigen, schrägen Reihen angeordneten, kreisrunden, hellbraunen Wurzelnarben erkennbar. Der durch die Leitbündel punktiert erscheinende Zentralzylinder hebt sich durch seine abweichende Färbung von der Rinde ab (b) (zu Abb. 1c siehe „Fremde Bestandteile").

3. Mikroskopie

- Drogenstück mit deutlich erkennbarer Rinde und Längsstreifung im Zentralzylinder zwischen Daumennagel und Zeigefinger einklemmen und mit frischer, starrer Rasierklinge auf der Querschnittsfläche glätten und Querschnitte anfertigen
- In analoger Art und Weise von der radialen Seite Längsschnitte anfertigen
- Von einigen Schnitten Wasserpräparat anfertigen
- Alle anderen auf Objektträger in einige Tropfen Chloralhydrat-Lösung (RV) legen
- Mit Deckglas abdecken und etwa ½ min lang vorsichtig zum Sieden erhitzen.

Typische Merkmale: Parenchym, dessen, von kleinen Dreiecksinterzellularen durchsetzte Gewebeplatten aus rundlichen Parenchymzellen große, zylindrische Interzellularen umgeben, konzentrische und kollaterale Leitbündel mit Ring-, Netz- und Treppengefäßen, Ölzellen und kleinkörnige Stärke.

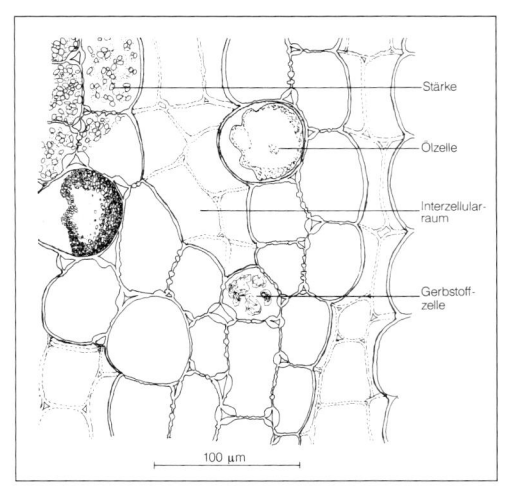

Abb. 2: Rindenparenchym, Längsschnitt

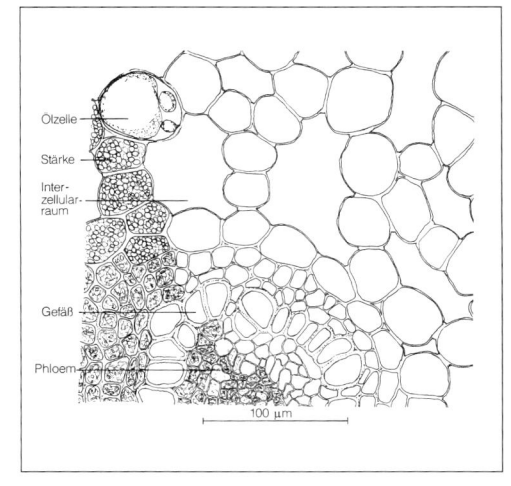

Abb. 3: Leitbündel aus dem Zentralzylinder, Querschnitt

Rindenparenchym, Längsschnitt (Abb. 2): Das Parenchym von Rinde und Zentralzylinder besteht aus, von kleinen typischen Dreiecksinterzellularen durchsetzten Lagen, dünnwandiger Parenchymzellen, die Gewebeplatten bilden, zwischen denen große, zylindrisch gestreckte Interzellularen verlaufen. Die Zellen enthalten 1 bis 8 µm große, rundliche Stärkekörner. Einzelne stärkefreie Zellen führen einen mehr oder weniger zusammengeballten Inhalt, der sich in einer Mischung aus 5 mg Vanillin, 0,5 ml Ethanol 90% (V/V) und 3,5 ml Salzsäure 25% (m/V) rot färbt (Gerbstoffe). Einige meist etwas größere Zellen enthalten schwach gelblich erscheinendes, ätherisches Öl.

Leitbündel aus dem Zentralzylinder, Querschnitt (Abb. 3): Die Leitbündel des Zentralzylinders sind konzentrisch mit Innenphloem. Das Xylem besteht aus einem lockeren Ring von Gefäßen. Im Gegensatz zu den mehr kollateralen, von einer schmalen Schicht von weitlumigen Fasern und von einzelnen Kristallzellreihen begleiteten Leitbündeln der Rinde fehlt hier der Faserbelag. Das Parenchym ist ähnlich gebaut wie in der Rinde.

Leitbündel, Längsschnitt (Abb. 4): Die Gefäße der Leitbündel haben ring-, leiter- oder netzförmige Wandverdickung.

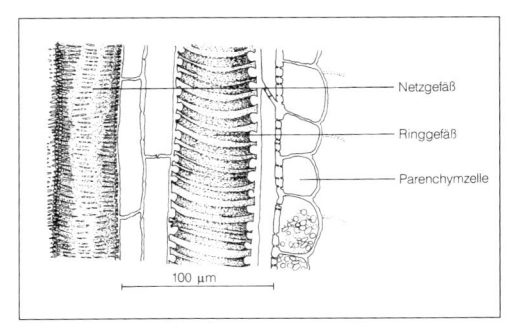

Abb. 4: Leitbündel, Längsschnitt

4. Dünnschichtchromatographie
Kieselgel HF$_{254}$. Untersuchungslösung:
A.
▶ 0,1 ml der bei der Gehaltsbestimmung erhaltenen Lösung des ätherischen Öles mit 0,9 ml Toluol verdünnen

oder

B.
▶ 1 g gepulverte Droge (Siebnummer 710) mit 10 ml Methanol versetzen
▶ 1 min lang auf 60 °C erwärmen
▶ Erkalten lassen
▶ Filtrieren.

Referenzlösung: 2 µl Linalool, und je 3 mg Anethol und Thymol in 1 ml Methanol lösen oder authentische Droge wie Untersuchungsmuster behandeln.
Aufzutragende Menge: Untersuchungslösung A: 10 µl der Lösung des ätherischen Öles oder 30 µl der Untersuchungslösung B und 10 µl Referenzlösung B bandförmig (20 mm × 3 mm). [Zur Verwendung von HPTLC-Platten siehe Seite XV.]
Fließmittel: Ethylacetat – Toluol (7 + 93).
Laufhöhe: 15 cm.
Laufzeit: Ca. 35 min.
▶ Abdunsten des Fließmittels im Warmluftstrom
▶ Besprühen mit frisch (!) bereiteter Anisaldehyd-Lösung (RV)
▶ bei 150 °C bis zur deutlichen Farbentwicklung erhitzen
▶ Am Tageslicht auswerten.

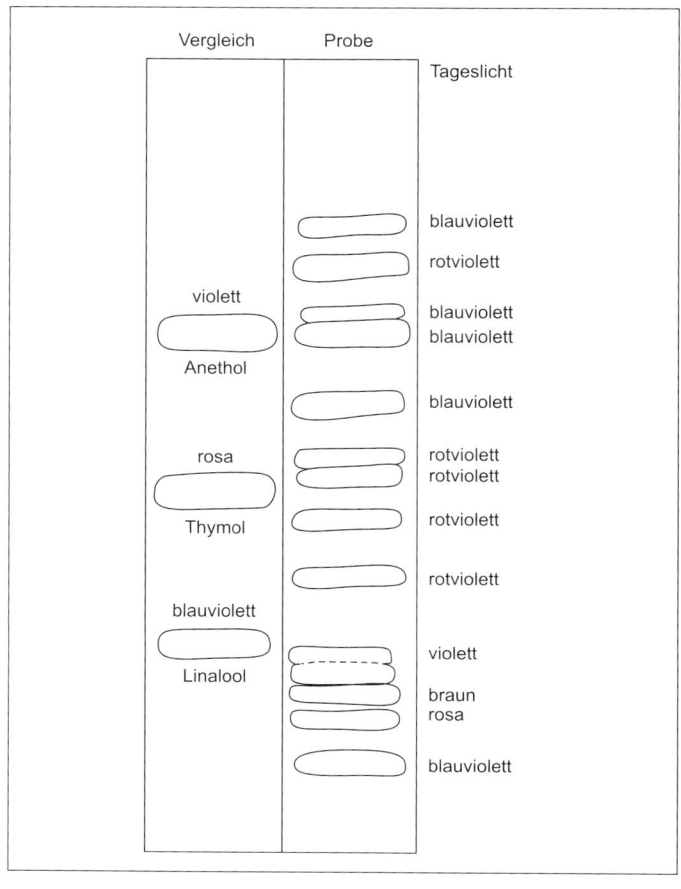

Wichtige Zonen: Zwischen dem Start und der blauvioletten Zone des Linalools eine blauviolette, eine rosafarbene, eine braune und eine violette Zone. Zwischen dem Linalool und der rosafarbenen Zone des Thymols zwei rotviolette und etwa auf Höhe des Thymols zwei nicht immer getrennte rotviolette Zonen. Zwischen dem Thymol und der violetten Zone des Anethols eine blauviolette, auf Höhe des Anethols zwei nicht immer getrennte blauviolette Zonen. Zwischen diesen und der Front eine rotviolette und eine blauviolette (Abb. 5).

Abb. 5: Dünnschichtchromatogramm

Einige Untersuchungen zur Qualitätssicherung

1. Reinheit
Fremde Bestandteile:
▶ 100 g Droge auf fremde Bestandteile durchsehen.

Höchstens 2 g (2 %) fremde Bestandteile; höchstens 5 g (5 %) ungeschälte, auf der Außenseite graubraune Stücke (Abb. 1c).

2. Gehaltsbestimmung
Gehalt an ätherischem Öl:
▶ Einwaage: 10,0 g unmittelbar vorher gepulverte Droge (Siebnummer 710)
▶ 500 ml Wasser im 1000-ml-Rundkolben

- Vorlage: 0,50 ml Xylol
- Destillation: 4h lang bei 2 bis 3 ml in der min.
- Volumen im Messrohr nach der Destillation mindestens 0,70 ml.

Entspricht einem Gehalt von mindestens 2,0% (V/m) ätherischem Öl; der DAC verlangt 2,0% (V/m) ätherisches Öl für die Ganzdroge und 1,5% (V/m) für die Schnittdroge (entsprechend 0,65 ml).

3. Weitere Prüfungen (DAC 2004, HAB 1)

In der Apotheke durchführbar: Asche, Trocknungsverlust.
Des Weiteren: Spektralphotometrische Bestimmung eines Höchstgehaltes von 0,5% cis-Isoasaron in der Droge.

Begrenzung des Höchstgehaltes wegen des Verdachtes auf kanzerogene Eigenschaften dieser Verbindung.

| Teil II | Kamillenblüten | 1/6 |

Kamillenblüten

(Ph. Eur. 6.0)
(Standardzulassung 7999.99.99)

Matricariae flos
Flores Chamomillae

Die getrockneten Blütenköpfchen von *Matricaria recutita* L. (*Chamomilla recutita* (L.) RAUSCHERT).

Zur Prüfung erforderlich:
- Identität: Ca. 2 g.
- Qualitätssicherung: 155 g, Verbrauch 55 g.

Identität

1. Organoleptik (DAC 2007, Bd. III)
Charakteristischer, angenehm aromatischer Geruch und leicht bitterer Geschmack.

2. Beschreibung der Ganzdroge (Ph. Eur. 6.0, DAC 2007, Bd. III)

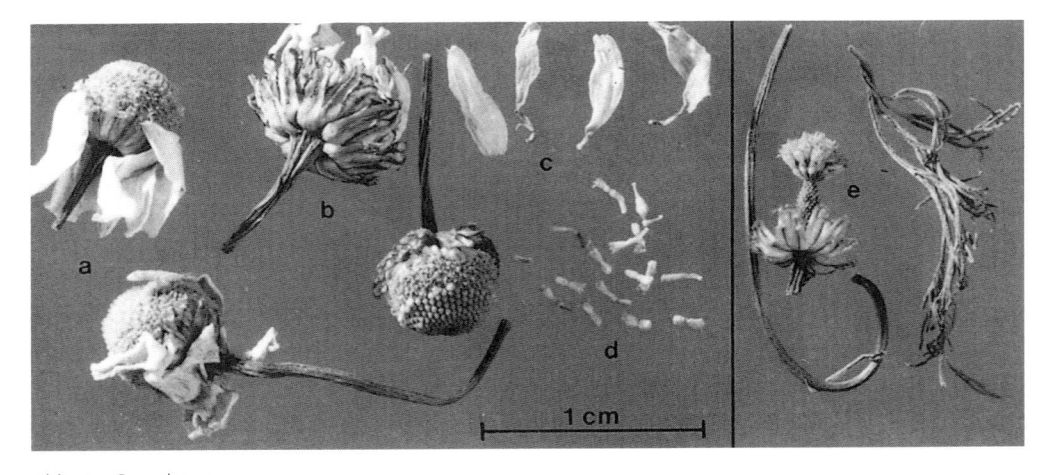

Abb. 1: Ganzdroge

Ganzdroge (Abb. 1), **Blütenstandsboden** (Abb. 2): Die intakten oder zum Teil zerfallenen, in getrocknetem Zustand 6 bis 10 mm breiten Blütenstände (mit höchstens 2 cm langen Stielresten) (Abb. 1a). Junge Blütenstandsböden sind nach Entfernen der Blüten halbkugelig, ältere spitzkegelförmig, kahl, frei von Spreublättern und hohl (Abb. 2). Der Hüllkelch besteht aus 12 bis 17, in ein bis drei Reihen angeordneten, verkehrteiförmigen bis lanzettlichen, etwa 2 mm langen und 0,5 mm breiten Hüllblättern (Abb. 1b) mit häutigem, bräunlichgrauem Rand (zu Abb. 1e siehe „Reinheit").

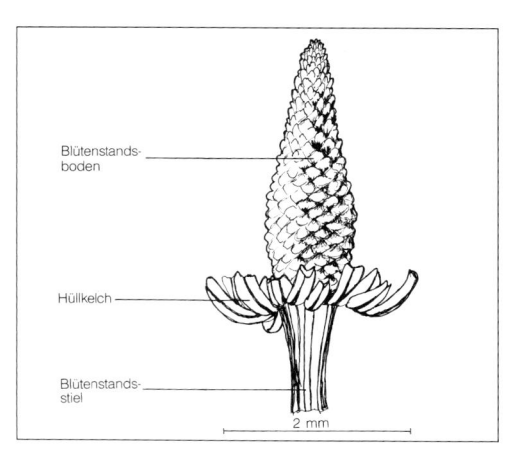

Abb. 2: Blütenstandsboden

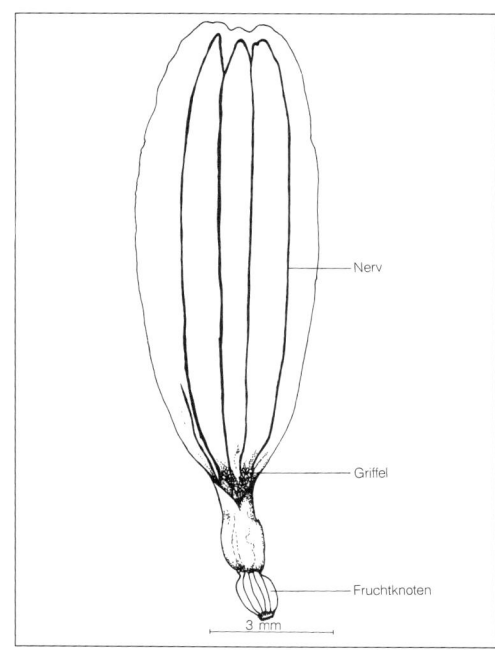

Abb. 3: Zungenblüte

Zungenblüte (Abb. 3): Am Rande der Blütenköpfchen stehen 12 bis 20 weiße, zungenförmige, bis 10 mm lange und 2 mm breite Randblüten (Abb. 1c, 3). Die Krone besteht aus einem basalen, etwa 1,5 mm langen, hellgelben, röhrigen Teil und einer weißen, gestreckt eiförmigen Zunge, deren vier Nerven paarweise in den drei oberen Zähnen zusammenlaufen.

Röhrenblüte (Abb. 4): Die in großer Zahl vorkommenden, scheibenständigen, etwa 2,5 mm langen Röhrenblüten (Abb. 1d, 4) besitzen eine gelbe, nach oben erweiterte und in fünf zurückgeschlagene Zipfel auslaufende Krone. Beide Blütenarten haben einen gelblichen bis dunkelbraunen, ovalen bis fast kugeligen, etwas schräg gestellten oder gebogenen Fruchtknoten.

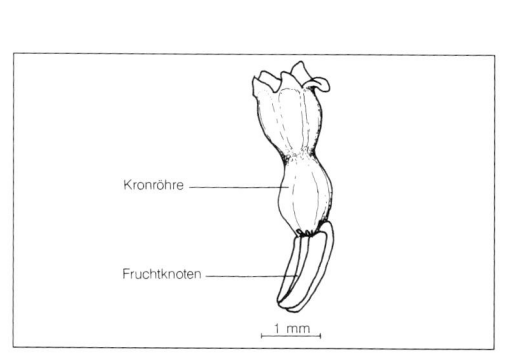

Abb. 4: Röhrenblüte

3. Mikroskopie

- Blütenköpfchen mit feiner Pinzette auseinandernehmen
- Einige Hüllkelchblätter, Zungenblüten und Röhrenblüten auf Objektträger legen, Röhrenblüten zum Teil zerdrücken
- Einige Tropfen Chloralhydrat-Lösung (RV) zugeben
- Mit Deckglas abdecken und ½ min lang zum Sieden erhitzen.

Typische Merkmale: Rundlich polygonale bis wellig-buchtige, papillöse oder langgestreckte Epidermiszellen, Asteraceendrüsenschuppen, Schleimrippen und basaler Steinzellring an den Fruchtknoten, grobstachelige Pollenkörner mit drei Keimporen.

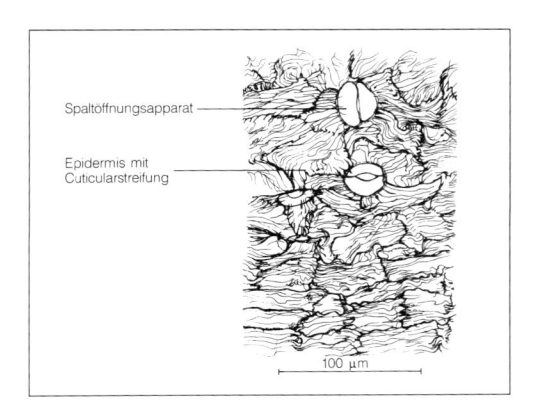

Hüllkelchblatt, Epidermis, Unterseite (Abb. 5): Die Epidermiszellen über dem mittleren, Chlorophyll führenden Teil der Hüllkelchblätter sind längsgestreckt, mit welligbuchtigen Wänden und Kutikularstreifung. Die Spaltöffnungsapparate haben drei bis fünf Nebenzellen. Außerdem kommen Asteraceendrüsenschuppen und in der Nähe der Leitbündel zahlreiche, gestreckte, getüpfelte, weitlumige Steinzellen vor (ohne Abb.).

Abb. 5: Hüllenkelchblatt, Epidermis. Unterseite

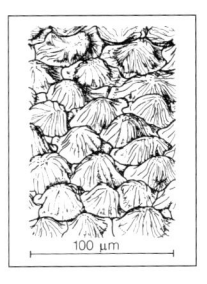

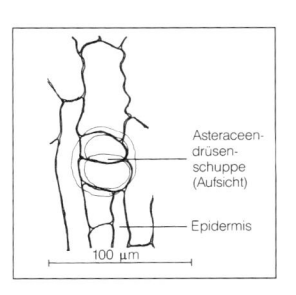

Abb. 6   Abb. 7

Abb. 6: Zungenblüte, Epidermis, Oberseite
Abb. 7: Epidermis, Röhrenblüte mit Asteraceendrüsenschuppe, Aufsicht

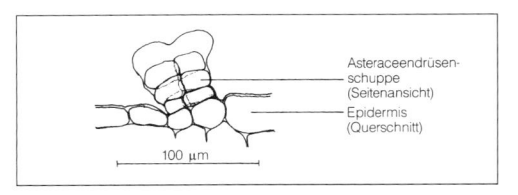

Kornblatt, Epidermis der Zungenblüte (Abb. 6) **und der Röhrenblüte** (Abb. 7, 8): Die Zungenblüten haben oberseits rundliche, zu Papillen ausgestülpte Epidermiszellen mit polygonalem bis wellig-buchtigem Umriss (6). Die Epidermiszellen der Unterseite der Zungenblüten und beider Seiten der Röhrenblüten sind zumeist lang gestreckt, geradwandig bis wellig-buchtig und tragen auf der Außenseite, besonders im unteren Teil, Asteraceendrüsenschuppen (7, 8). Im Mesophyll finden sich gelegentlich sehr kleine Oxalatdrusen.

Abb. 8: Epidermis, Röhrenblüte mit Asteraceendrüsenschuppe, Seitenansicht

Kamillenblüten — Teil II

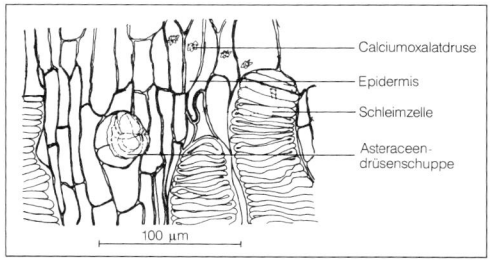

Abb. 9: Fruchtknoten, Zungenblüte, Epidermis

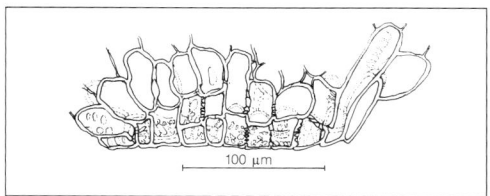

Abb. 10: Fruchtknoten, Steinzellring

Fruchtknoten, Zungenblüte, Epidermis (Abb. 9) und Röhrenblüte, Steinzellring (Abb. 10): Die Epidermis der Fruchtknoten besteht aus mehr oder weniger lang gestreckten, zum Teil wellig begrenzten Zellen, zwischen denen Asteraceendrüsenschuppen stehen und große, in Gruppen angeordnete, lang gestreckte, leiterartig unterteilte Schleimzellen vorkommen (9). An der Basis des Fruchtknotens befindet sich ein Steinzellring (10). Im Fruchtknoten kommen zahlreiche, kleine Calciumoxalatdrusen vor.

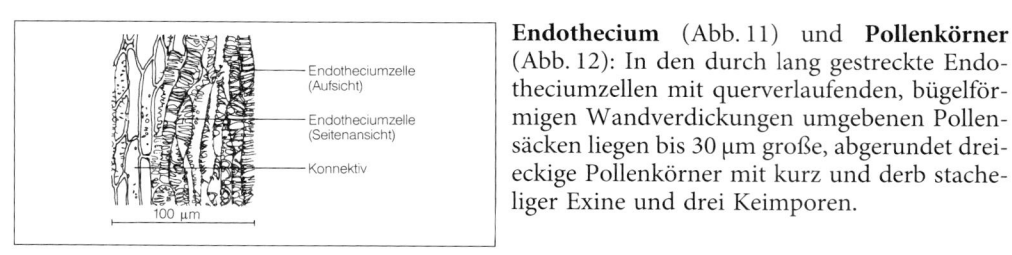

Abb. 11: Endothecium

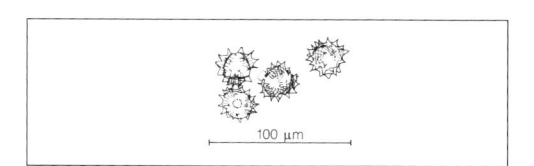

Endothecium (Abb. 11) und Pollenkörner (Abb. 12): In den durch lang gestreckte Endotheciumzellen mit querverlaufenden, bügelförmigen Wandverdickungen umgebenen Pollensäcken liegen bis 30 μm große, abgerundet dreieckige Pollenkörner mit kurz und derb stacheliger Exine und drei Keimporen.

Abb. 12: Pollenkörner

4. Dünnschichtchromatographie
Kieselgel HF$_{254}$. **Untersuchungslösung:**

A.
- ▶ 1 g Droge im Porzellanmörser grob zerstoßen
- ▶ In ein Glasrohr von etwa 15 cm Länge und 1,5 cm Durchmesser füllen
- ▶ Mit einem Glasstab leicht festdrücken
- ▶ Mörser und Pistill zweimal mit je 10 ml Dichlormethan waschen und Flüssigkeit durch die Säule geben

- Perkolat auf dem Wasserbad vorsichtig einengen
- Rückstand in 0,5 ml Toluol aufnehmen

oder

B.
- 50 µl der bei der Gehaltsbestimmung erhaltenen Lösung des ätherischen Öles in Xylol mit 5 ml Ethylacetat versetzen.

Referenzlösung: 20 mg Bornylacetat, 10 µl (–)-α-Bisabolol und 4 mg Guajazulen in 10 ml Toluol oder authentische Droge wie Untersuchungsmuster behandeln.

Aufzutragende Menge: Je 10 µl Untersuchungs- und Referenzlösung bandförmig (20 mm × 3 mm). [Zur Verwendung von HPTLC-Platten siehe Seite XV.]

Fließmittel: Ethylacetat – Toluol (5 + 95).

Laufhöhe: 10 cm.

Laufzeit: Ca. 15 min.
- Abdunsten des Fließmittels im Warmluftstrom
- Mit frisch (!) hergestellter Anisaldehyd-Lösung (RV) besprühen
- Unter Beobachtung 5 bis 10 min lang bei 100° bis 105 °C erhitzen
- Am Tageslicht auswerten.

Wichtige Zonen: Wenig oberhalb der rotvioletten Zone des Guajazulens liegt die rot- bis blauviolette Zone der Terpene und genau auf der Höhe der Vergleichssubstanz die rotviolette des Chamazulens. Wenig oberhalb der braunen Zone des Bornylacetates eine graubraune, darunter eine kräftige braune Zone (Spiroether). Zwischen dieser und dem Bisabolol eine braunviolette Zone. Auf Höhe der violetten Zone des (–)-α-Bisabolols liegt eine gleichartige Zone, zwischen dieser und dem Start eine blaue, eine braune (Bisabololoxid) und eine schwach rotviolette.
Im Chromatogramm des Extraktes ist die Zone des Chamazulens schwach oder fehlt ganz, dafür treten besonders im unteren Bereich weitere Zonen auf.

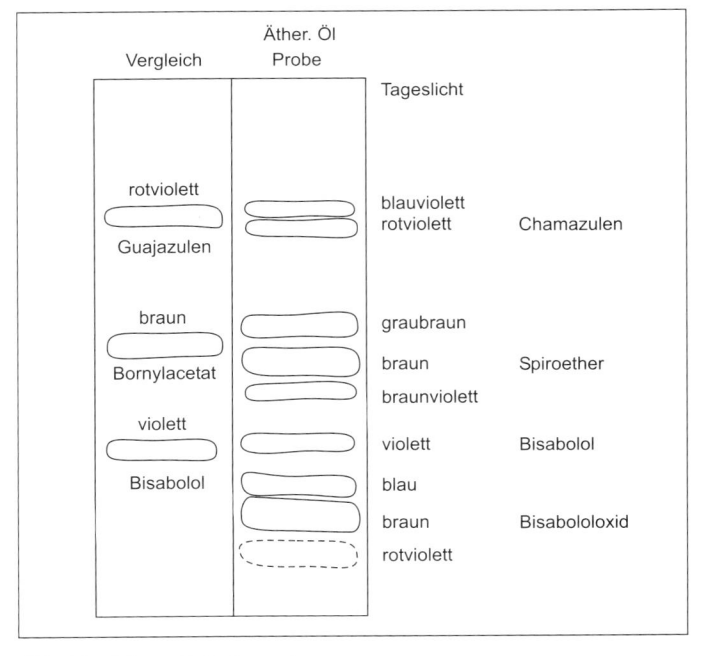

Abb. 13: Dünnschichtchromatogramm

Einige Untersuchungen zur Qualitätssicherung

1. **Reinheit**
   Äußere Beschaffenheit:
   ▶ 25,0 g Droge durch Sieb 710 absieben.

   Höchstens 6,25 g (25%) absiebbare Bestandteile (zerfallene Blütenköpfchen, Abb. 1e). Blattstücke und Blütenköpfchen mit mehr als 2 cm langem Stiel sollen nicht vorkommen (Abb. 1e).

   Fremde Bestandteile:
   ▶ 100 g Droge auf fremde Bestandteile durchsehen.

   Höchstens 2 g (2%) fremde Bestandteile.

2. **Gehaltsbestimmung**
   Gehalt an ätherischem Öl:
   ▶ Einwaage: 30,0 g Ganzdroge
   ▶ 300 ml Wasser im 1000-ml-Rundkolben
   ▶ Vorlage: 0,50 ml Xylol
   ▶ Destillation: 4 h lang bei 3 bis 4 ml in der min
   ▶ Gegen Ende der Destillation Wasserzufluss zum Kühler stoppen
   ▶ Destillation fortsetzen, bis blaue Komponenten das Ende des Kühlers erreicht haben
   ▶ sofort Kühlung wieder aufnehmen
   ▶ nach weiteren 10 min Destillation beenden
   ▶ Volumen im Messrohr nach der Destillation mindestens 0,62 ml.

   Entspricht einem Gehalt von 0,4% (V/m) an ätherischem Öl.

3. **Weitere Prüfungen** (Ph. Eur. 6.0)
   In der Apotheke durchführbar: Asche, Trocknungsverlust.
   Des Weiteren: Spektralphotometrische Bestimmung von Gesamt-Apigenin-7-glucosid nach HPLC.

Teil II   **Kardamomenfrüchte**

Kardamomenfrüchte
(DAC 2004)

Fructus Cardamomi
Cardamomi fructus

Die kurz vor der Reife geernteten, getrockneten Früchte von *Elettaria cardamomum* WHITE et MATON. Für arzneiliche Zwecke sind nur die Samen zu verwenden.

Zur Prüfung erforderlich:
- Identität: Ca. 2 g.
- Qualitätssicherung: 105 g (5 g Verbrauch).

Identität

1. Organoleptik (DAC 2004, DAC 2007, Bd. III)
Kapseln und Samen riechen aromatisch; das Perikarp ist fast ohne Geschmack. Die Samen schmecken stark würzig und etwas brennend.

2. Beschreibung der Ganzdroge (DAC 2004, DAC 2007, Bd. III)

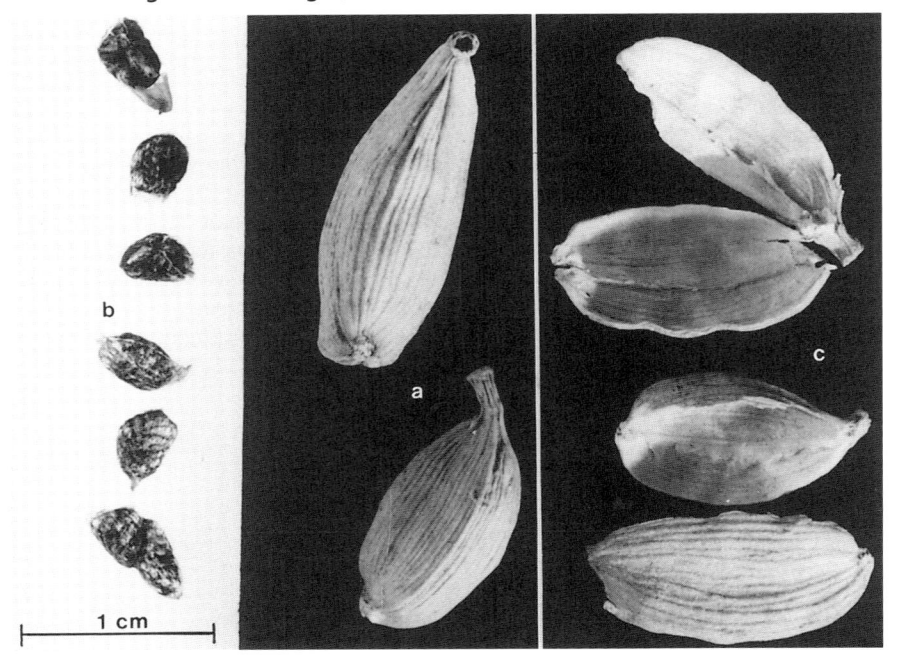

Abb. 1: Ganzdroge

Apothekengerechte Prüfvorschriften · 13. Akt.-Lfg. 2010

Ganzdroge (Abb. 1): Meist geschlossene, grünlich- bis gelblichgraue, etwa 10 bis 18 mm lange und 5 bis 8 mm breite, länglich ovale Kapseln mit deutlich längs streifiger Oberfläche und abgerundet dreikantigem Umriss (a). Samen (b) etwa 2 bis 4 mm groß, unregelmäßig kantig, grob querrunzelig, bräunlich bis dunkelrotbraun und von einem hellen, häutigen Arillus umgeben. An einem Ende des Samens ist eine helle, kreisförmige Abbruchstelle zu erkennen, von der axial eine schmale Längsfurche ausgeht (Zu Abb. 1c: Nicht zugelassene, leere Perikarpfragmente).

Querschnitt durch die Mitte des Samens (Abb. 2): Eine dunkelrotbraune Samenschale umgibt ein weißliches bis hellgraues Perisperm, in dem ein gelbliches, hornartiges Endosperm um einen rundlichen bis elliptischen Embryo liegt.

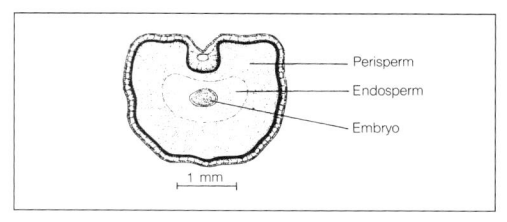

Abb. 2: Querschnitt durch die Mitte des Samens

3. Mikroskopie

▶ Perikarp: Mit frischer Rasierklinge Flächenschnitte von den Früchten bis in die tieferen Schichten anfertigen
▶ Arillus: Die häutigen Stücke des Arillus direkt für das Präparat verwenden
▶ Samen: Samen mit dem Daumennagel in die Beuge des Zeigefingers drücken und mit frischer Rasierklinge von der Rückenseite Flächenschnitte anfertigen, bis die Schnittebene im hellen Perisperm verläuft
▶ Alle Teile auf Objektträger in Chloralhydrat-Lösung (RV) einlegen
▶ Mit Deckglas abdecken und ½ min lang zum Sieden erhitzen
▶ Etwas Material aus dem Perisperm des Samens herauskratzen und Wasserpräparat anfertigen
▶ Pulver: Zur Untersuchung von Pulver, Wasser- und Chloralhydratpräparat anfertigen

Typische Merkmale: *Perikarp: Großzelliges, derbwandiges Parenchym mit Calciumoxalatkristallen und Faserbündeln. Samen und Pulver: Auffallende, meist tief rotbraune Steinzellschicht mit Kristall aus der Samenschale und dünnwandiges Perisperm mit kleinkörniger Stärke und kleinen Kristallen.*

Parenchym aus dem Perikarp (Abb. 3): Großzellige, derbwandige Parenchymzellen mit plättchenförmigen Calciumoxalatkristallen und dazwischen kleine, rundliche Ölzellen mit gelbem bis gelbbraunem Inhalt.

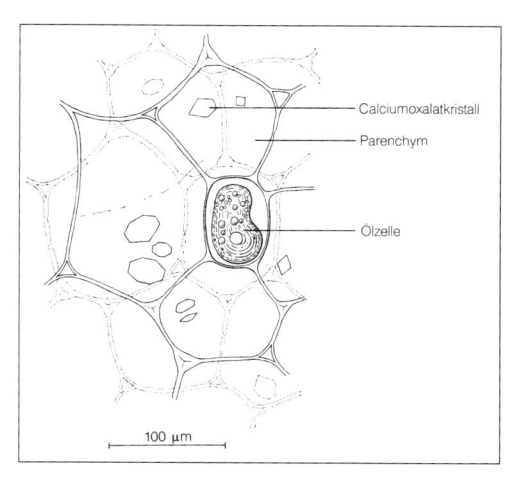

Abb. 3: Parenchym aus dem Perikarp

Kardamomenfrüchte

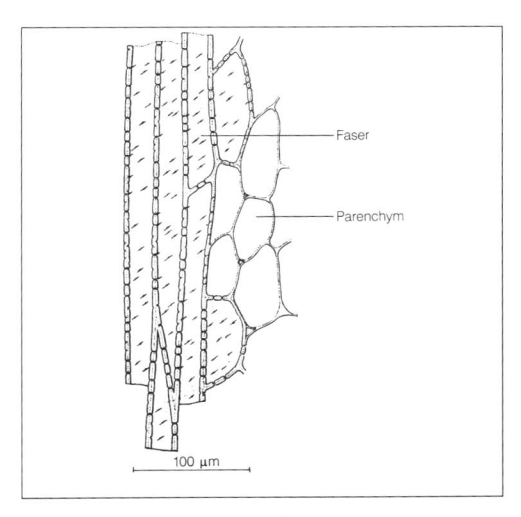

Abb. 4: Fasern aus dem Perikarp

Fasern aus dem Perikarp (Abb. 4): In der Nähe von Leitbündeln Gruppen lang gestreckter, verholzter und deutlich getüpfelter Fasern.

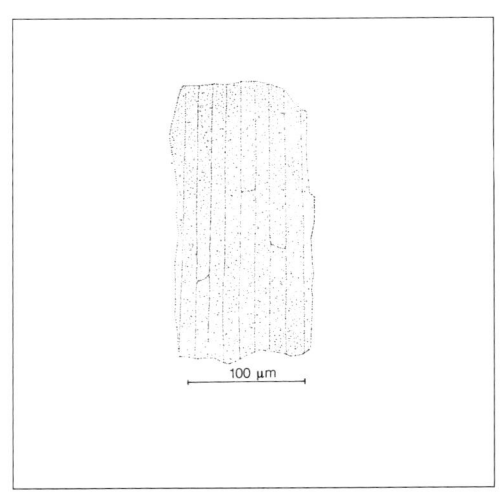

Abb. 5: Arillus

Arillus (Abb. 5): Farbloses Häutchen aus wenigen Lagen stark kollabierter Zellen, von denen nur eine Schicht aus lang gestreckt rechteckigen Parenchymzellen erkennbar ist.

Äußere Schichten der Samenschale (Abb. 6): Epidermis aus derbwandigen, lang gestreckten, beiderseits zugespitzen Zellen mit feiner Tüpfelung und darunter zartwandige, manchmal mit bräunlichem Inhalt gefüllte Querzellen.

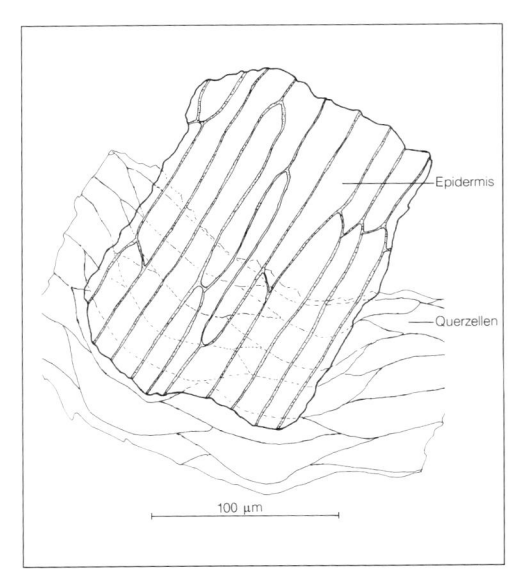

Abb. 6: Äußere Schichten der Samenschale

Abb. 7: Innere Schichten der Samenschale

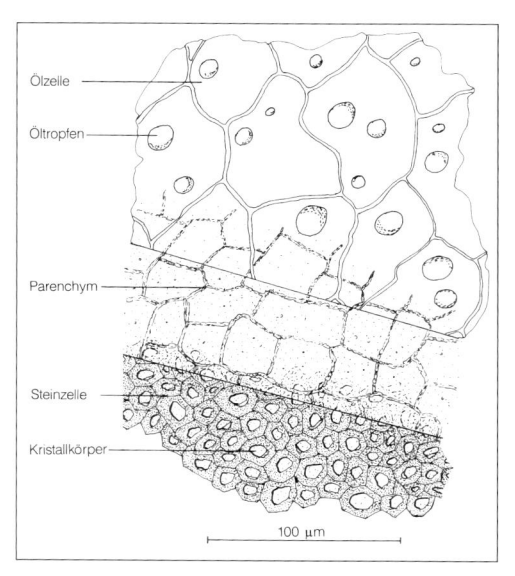

Innere Schichten der Samenschale (Abb. 7): Große, annähernd rechteckige Ölzellen mit leicht bogig verlaufenden Wänden und farblosen Öltröpfchen, darunter Parenchym mit getüpfelten Wänden und Resten des plasmatischen Inhaltes, darunter auffallende, lückenlose, tief rotbraune Steinzellenschicht (Palisadensklereiden) mit Zellen von polygonalem Umriss und einem warzigen Kieselkörper im kleinen, am oberen Zellende liegenden Lumen.

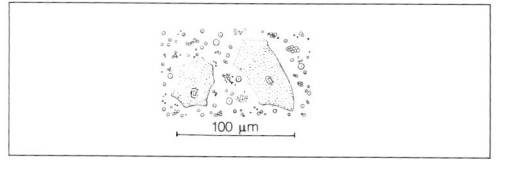

Abb. 8: Perisperm

Perisperm (Abb. 8, Wasserpräparat): Dünnwandige, dicht gelagerte rundliche bis abgerundet eckige Zellen mit sehr kleinkörniger Stärke (1 bis 5 µm) und einem oder mehreren, kleinen (10 µm) Kristallen in einem zentralen Hohlraum.

4. Dünnschichtchromatographie
Kieselgel HF$_{254}$. Untersuchungslösung:
A.
▶ 0,1 ml der unter „Gehaltsbestimmung" erhaltenen Lösung des ätherischen Öles in Xylol mit 1 ml Toluol verdünnen oder

B.
▶ 0,5 g grob gepulverte Samen (bei perikarphaltigem Material 2 g; Siebnummer 710) mit 10 ml Pentan versetzen
▶ 15 min lang unter gelegentlichem Schütteln stehen lassen
▶ Filtrieren
▶ Auf dem Wasserbad vorsichtig zur Trockne einengen
▶ Rückstand in 0,25 ml Pentan aufnehmen.

Referenzlösung: Je 10 µl Linalool* und α-Terpineol, 40 µl α-Terpinylacetat und 20 µl Cineol in 2 ml Methanol oder authentische Droge wie Untersuchungsmuster behandeln.

---

* Im DAC nicht erwähnt.

Kardamomenfrüchte

Wichtige Zonen sind:
α-Terpinylacetat, Cineol, Linalool, α-Terpineol und Borneol. Das Dünnschichtchromatogramm des Extraktes unterscheidet sich praktisch nicht von dem des ätherischen Öles (Abb. 9).

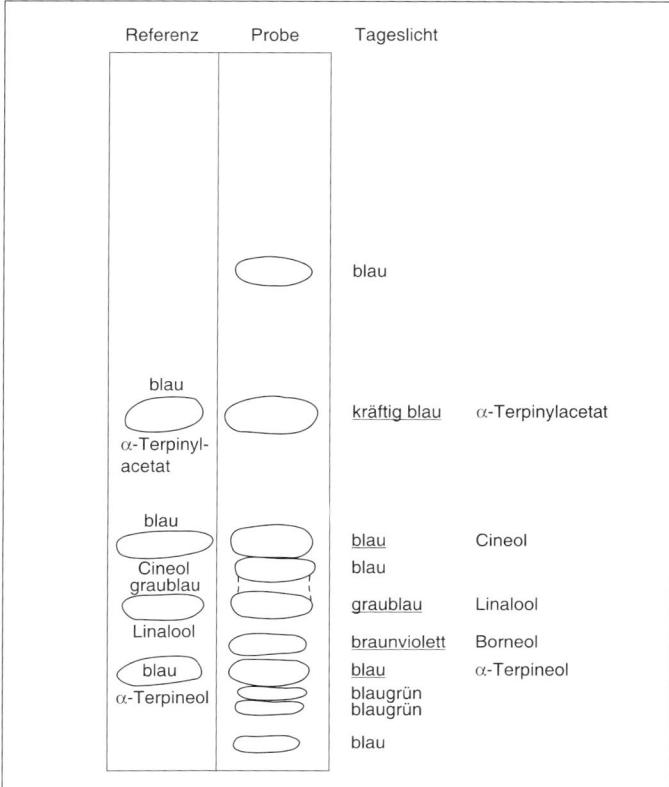

Abb. 9: Dünnschichtchromatogramm

Aufzutragende Menge: Je 10 µl Untersuchungs- und Referenzlösung bandförmig (20 mm × 3 mm). [Zur Verwendung von HPTLC-Platten siehe Seite XV.]
Fließmittel: Ethylacetat – Toluol (7 + 93).
Laufhöhe: 15 cm.
Laufzeit: 35 bis 40 min.
- Abdunsten des Fließmittels
- Besprühen mit Vanillin (1% m/V) in Schwefelsäure 96% (m/m)
- 5 bis 10 min lang bei 100 bis 110 °C erhitzen
- Am Tageslicht auswerten.

Einige Untersuchungen zur Qualitätssicherung

1. Reinheit
Fremde Bestandteile:
- 100 g Droge auf fremde Bestandteile durchsehen.

Höchstens 1 g (1 %) fremde Bestandteile; Früchte von Elettaria cardamomum (ROXB.) MATON var. major (SMITH) THWAITES dürfen nicht vorhanden sein. Sie sind bis 40 mm lang, bis 10 mm breit, schmutzig braun gefärbt, länger geschnäbelt und stärker gerippt. Die Fächer enthalten bis zu je 20 Samen. Die Epidermiszellen der Samenschale sind schmaler und derbwandiger.

Perikarpteile in Kardamomen-Samen:
- 100 g Samen auf Perikarpteile durchsehen.

Höchstens 1 g (1 %) Teile der Fruchtwand.

2. Gehaltsbestimmung
Gehalt an ätherischem Öl:
- Einwaage: 5,0 g grob gepulverte Samen (Siebnummer 710)
- 200 ml Wasser im 500-ml-Rundkolben
- Vorlage: 0,50 ml Xylol
- Destillation: 3 h lang bei 2 bis 3 ml in der min
- Volumen im Messrohr nach der Destillation mindestens 0,70 ml.

Entspricht einem Gehalt von mindestens 4 % (V/m) an ätherischem Öl.

| Teil II | Kartoffelstärke | 1/2 |

Kartoffelstärke
(Ph. Eur. 6.0)

Solani amylum
Amylum Solani

Kartoffelstärke wird aus den Knollen von *Solanum tuberosum* L. gewonnen. In kaltem Wasser und Ethanol praktisch unlöslich.

Zur Prüfung erforderlich:
- Identität: Ca. 1 Messerspitze.
- Qualitätssicherung: Ca. 11 g.

Identität

1. **Organoleptik** (Ph. Eur. 6.0, DAC 2009, Bd. III)
Sehr feines, weißes, geruchloses und geschmackloses Pulver, das beim Reiben zwischen den Fingern knirscht.

2. **Mikroskopie** (Ph. Eur. 6.0, DAC 2009, Bd. III)
   - Wasserpräparat mit wenig Substanz.

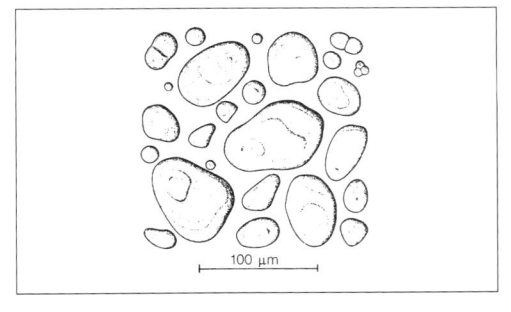

Abb. 1: Stärkekörner

Stärkekörner (Abb. 1): Einfache, längliche eiförmige oder birnenförmige Stärkekörner von 30 bis 100 µm Durchmesser mit unregelmäßig geschweiftem Rand und rundliche bis fast dreieckige Körner von 10 bis 35 µm Durchmesser. Selten kommen zusammengesetzte zwei- bis vierteilige, kleine Körner vor. Die kleinen Körner haben einen zentralen Punkt, die größeren einen kleinen Spalt; um diese Strukturen sind kleine Körner fast konzentrisch, größere stark exzentrisch geschichtet.

3. **Reaktion** (Ph. Eur. 6.0, DAC 2009, Bd. III)
   A.
   - 1 g Droge mit 50 ml Wasser versetzen
   - 1 min lang zum Sieden erhitzen
   - Abkühlen lassen.

   Es bildet sich ein dicker, opaleszierender Kleister.

B.
- 1 ml des unter A. erhaltenen Kleisters mit 0,05 ml Iod-Lösung R1 (0,005 mol · l^{-1}) versetzen.

Orangerote bis tiefblaue Färbung, die beim Erhitzen verschwindet und beim Abkühlen wieder auftritt (Iod-Einschlussverbindung).

Einige Untersuchungen zur Qualitätssicherung

A. pH-Wert:
- 5,0 g Droge mit 25,0 ml kohlendioxidfreiem Wasser versetzen
- 60 s lang schütteln
- 15 min lang stehen lassen
- pH-Wert mit Universalindikatorpapier messen:

Der pH-Wert muss zwischen 5,0 und 8.0 liegen.

1. Reinheit

B. Fremde Stärke:
- Mikroskopische Prüfung im Wasserpräparat (vgl. Identität)

Stärkekörner abweichender Form und Größe dürfen nicht vorhanden sein.

C. Gewebsfragemente:
- Dem Wasserpräparat der mikroskopischen Prüfung 1 bis 2 Tropfen Iodlösung (0,01 mol–1^{-1}) zusetzen.

Nicht mit Iod tiefblau werdende Partikel dürfen höchstens in Spuren vorhanden sein.

D. Trocknungsverlust
- Etwa 1,00 g Substanz, genau gewogen im Trockenschrank bei 130 °C 90 min lang trocknen.

Auswaage mindestens 0,80 g, der Trocknungsverlust darf höchstens 20 % betragen.

2. Weitere Prüfungen (Ph. Eur. 6.0)
In der Apotheke durchführbar: Eisen, oxidierende Substanzen, Sulfatasche.
Des Weiteren: Schwefeldioxid, Mikrobielle Verunreinigung.

Teil II   **Kiefernnadelöl**

Kiefernnadelöl

(Ph. Eur. 7.0)
(Standardzulassung 2159.99.99)

Pini sylvestris aetheroleum
Oleum pini silvestris
Pinus-silvestris-Nadelöl
Schwedisches Fichtennadelöl
Pine sylvestris oil

Löslichkeit: Mischbar mit Ethanol, Ether, Paraffinöl; nicht mischbar mit Wasser.

Zur Prüfung erforderlich:
- Identität: Ca. 6 mg.
- Qualitätssicherung: Ca. 11 g.

Identität

1. **Organoleptik** (Ph. Eur. 7.0, DAC 2009, Bd. III):
   Klare, farblose bis schwach gelbe Flüssigkeit; terpentinartiger, aromatischer Geruch; leicht bitterer etwas ölig-seifiger Geschmack.

2. **Relative Dichte:**
   0,855 bis 0,875.

3. **Dünnschichtchromatographie**
   Kieselgel F_{254}.
   Untersuchungslösung: 60 µl Substanz in 1,0 ml Toluol.
   Referenzlösung: 40 mg Bornylacetat und 5 mg Borneol in 10 ml Toluol.
   Aufzutragende Menge: Je 10 µl bandförmig (20 mm x 3 mm).
   Fließmittel: Toluol – Ethylacetat (95 + 5).
   Laufhöhe: 15 cm.
   Laufzeit: Ca. 30 min.
   - Abdunsten des Fließmittels
   - Besprühen mit Anisaldehyd-Reagenz (RV)
   - Im Trockenschrank 15 min lang auf 100 bis 105 °C erhitzen.

   Mehrere Flecke u. a. bei RF ca. 0,75 (violett); 0,45 (blau) Bornylacetat; 0,3 (rosa); 0,08 (rosa). Kein Fleck bei ca. 0,15 (rosa) Borneol (siehe Reinheitsprüfung A).

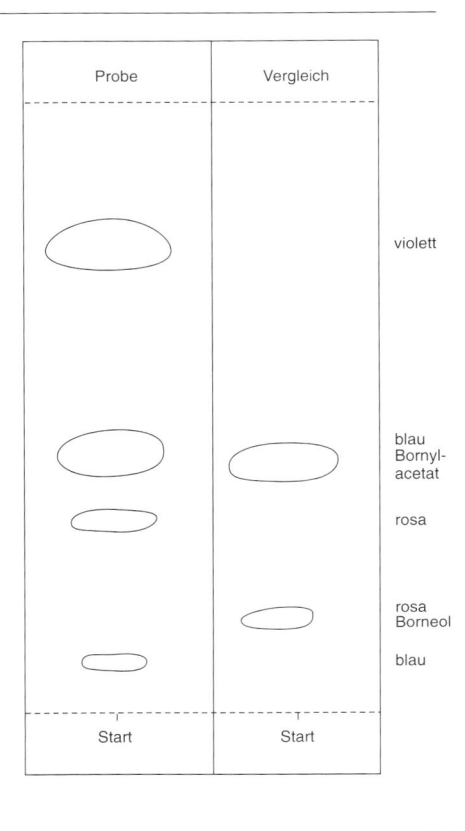

Einige Untersuchungen zur Qualitätssicherung

1. **Reinheit**
   A. Fichtennadelöl (DAB 2002):
   Dünnschichtchromatographie:
   (vgl. Identität).

   Bei Rf ca. 0,15 darf in Höhe der Vergleichssubstanz Borneol kein rosa bis brauner Fleck auftreten.

   B. Löslichkeit in Ethanol:
   ▶ 0,5 ml Substanz in 5 ml Ethanol 90% (V/V) lösen
   ▶ Bei Tageslicht gegen einen dunklen Untergrund in gleicher Schichtdicke mit Ethanol 90% (V/V) vergleichen (Trübungsvergleich).

   Es darf höchstens eine geringe Trübung auftreten.

   C. Säurezahl:
   ▶ 5,610 g Substanz in 15 ml Ethanol 96% (V/V) und 15 ml Ether lösen
   ▶ 0,5 ml Phenolphthalein-Lösung Rl (RV) zufügen
   ▶ 1,0 ml 0,1 N-Kaliumhydroxid-Lösung zufügen.

   Es muss mindestens für 15 Sek. eine Rosafärbung auftreten. Andernfalls liegen unzulässige Mengen saurer Substanzen vor (Säurezahl maximal 1,0).

   D. Fette Öle, verharzte ätherische Öle in ätherischen Ölen:
   ▶ 1 Tropfen Öl auf Filtrierpapier auftropfen
   ▶ 24 Stunden liegen lassen.

   Die Substanz muss sich verflüchtigen und darf keinen durchscheinenden oder fettartigen Fleck hinterlassen.

   E. Peroxidzahl:
   a)
   ▶ 5,000 g Substanz in einen 250-ml-Erlenmeyerkolben mit Glasstopfen genau ein wägen
   ▶ Mit einer Mischung aus 18 ml Essigsäure (98% m/m) und 12 ml Chloroform lösen
   ▶ 0,5 ml gesätt. Kaliumiodid-Lösung (RV) zufügen
   ▶ Genau 1 Min. lang umschütteln
   ▶ Mit 30 ml Wasser versetzen
   ▶ Langsam unter ständigem Umschütteln mit 0,01 N-Natriumthiosulfat-Lösung (0,01 mol · l^{-1}) titrieren, bis die Gelbfärbung fast verschwunden ist.
   ▶ 5 ml Stärke-Lösung (RV) zusetzen
   ▶ Unter kräftigem Schütteln bis zum Verschwinden der Blaufärbung weitertitrieren (Verbauch: n_{-1} ml).

   Bestimmung des Peroxid-Sauerstoffs (Ph. Eur. 5.0, Methode A).

   b)
   ▶ Unter gleichen Bedingungen, jedoch ohne Substanz einen Blindversuch durchführen (Verbrauch: n_2 ml) (hierbei dürfen nicht mehr als 0,1 ml 0,01 N-Natriumthiosulfat-Lösung (0,01 mol · l^{-1}) verbraucht werden).

   $$\text{Peroxidzahl} = \frac{10 \cdot (n_1 - n_2)}{\text{Einwaage}}$$

   Die Peroxidzahl darf höchstens 20 betragen.

2. **Weitere Prüfungen** (Ph. Eur. 7.0)
   In der Apotheke durchführbar: Keine.
   Des Weiteren: Brechungsindex, Optische Drehung, Chromatographisches Profil (Gaschromatographie).

Klettenwurzel
(DAC 2008)

Bardanae radix
Radix Bardanae

Die im Herbst des ersten oder im Frühjahr des zweiten Vegetationsjahres gesammelten, getrockneten Wurzeln von *Arctium lappa* L. (= *A. major* GAERTN.), *A. minus* (HILL) BERNH. und *A. tomentosum* MILL. sowie von verwandten Arten, ihren Hybriden oder Mischungen derselben.

Zur Prüfung erforderlich:
- Identität: Ca. 5 g.
- Qualitätssicherung: 100 g (kein Verbrauch).

Identität

1. Organoleptik (DAC 2008, DAC 2009, Bd. III)
Schwacher Geruch, schleimiger, süßlicher und dann bitterer Geschmack.

2. Beschreibung der Schnittdroge (DAC 2008, DAC 2009, Bd. III)

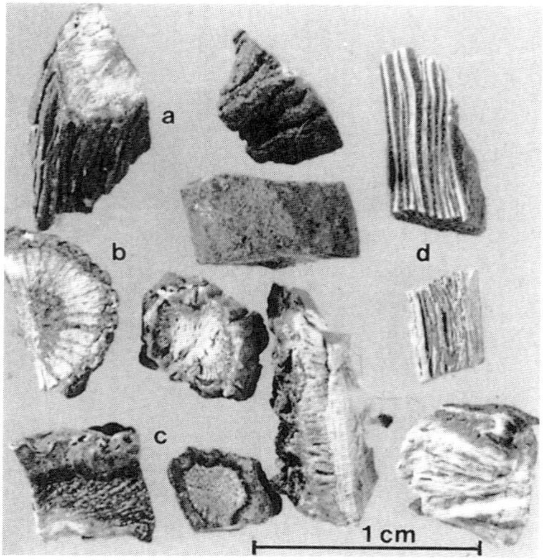

Schnittdroge (Abb. 1): Meist würfelförmig aber auch unregelmäßig geschnittene, harte, hornartige Stücke mit hellgraubrauner bis schwärzlichbrauner, längsrunzeliger Außenseite (a) und oft längsgestreiften, radialen Spaltflächen (d). Im Querschnitt ist die Rinde, besonders bei jungen Wurzelstücken, durch kreisförmig angeordnete Exkretbehälter braun punktiert (c), bei älteren Stücken bis zur dunklen Kambiumzone weiß. Der gelbliche oder bräunliche, radial gestreifte Holzkörper (b) umgibt ein schwammiges, oft lückig zerrissenes, markartiges, zentrales Grundgewebe.

Abb. 1: Schnittdroge

3. Mikroskopie

- Einige Wurzelstücke 20 min lang in kaltem Wasser quellen lassen
- In eine Mischung aus Ethanol 90 % (V/V) und Glycerol (9 + 1 V/V) legen und mindestens 10 min lang darin belassen
- Ein Stück, dessen Querschnittsfläche und radiale Ausrichtung gut erkennbar sind, mit Daumennagel an die Seite der Zeigefingerkuppe drücken, Querschnittsfläche mit frischer, starrer Rasierklinge glätten und Querschnitte sowie radiale Längsschnitte anfertigen
- Alle Schnitte auf Objektträger in Chloralhydrat-Lösung (RV) legen
- Mit Deckglas abdecken und ½ min lang Zeit zum Sieden erhitzen.

Typische Merkmale: *Viel dünnwandiges, oft stark geschrumpftes Parenchym mit Inulin-Schollen oder -Kristallen, Netz- und Hoftüpfelgefäße in parenchymatischem Grundgewebe oder begleitet von faserförmigen Zellen.*

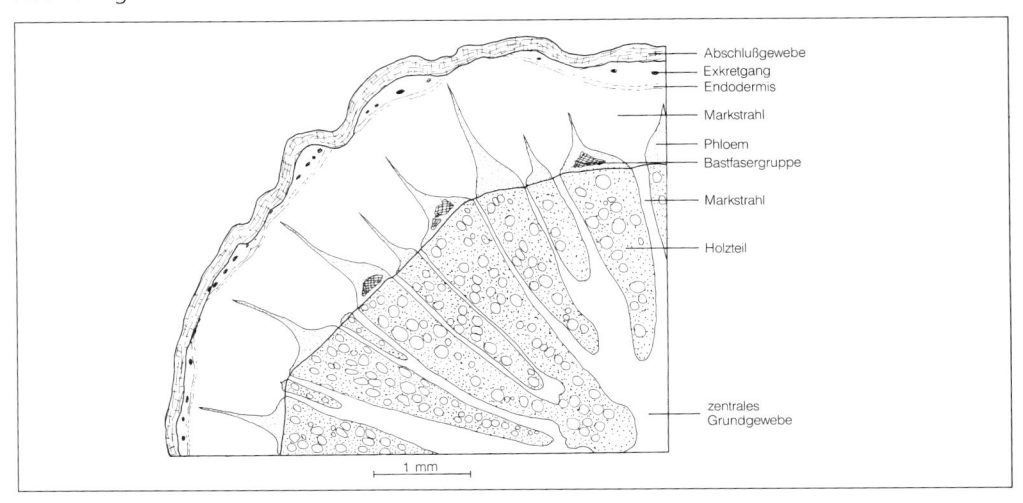

Abb. 2: Querschnitt, Übersicht

Querschnitt, Übersicht (Abb. 2): Die Wurzeln zeigen sehr unterschiedliche Querschnittsbilder. Einige lassen ein relativ geringes sekundäres Dickenwachstum erkennen und zeigen unter einem dunkelbraunen Abschlussgewebe mehr oder weniger viel primäres Rindenparenchym, ferner mit braunem Inhalt erfüllte, kleine Exkretgänge, die nur wenig außerhalb einer dünnwandigen Endodermis liegen, eine sekundäre Rinde mit nach außen keilförmig verschmälerten, meist kollabierten Siebelementen und eventuell kleinen Bastfasergruppen in Kambiumnähe. Im Holzkörper werden breite, aus Gefäßen, Fasern und verdicktem Holzparenchym gebildete Holzteile durch eher schmale Markstrahlen voneinander getrennt. Andere Wurzeln mit meist starkem sekundären Dickenwachstum haben keine Bastfasern, keine oder nur wenig Sklerenchymelemente im Holz, stattdessen sehr viel dünnwandiges Holzparenchym und breite Markstrahlen. Endodermis und Exkretgänge sind in der Regel abgestoßen (ohne Abb.). Das zentrale Grundgewebe ist in den beiden Fällen meist zerrissen.

Sekundäre Rinde, Querschnitt (Abb. 3), **Längsschnitt** (Abb. 4): Unter einem wenige Lagen hohen, sehr unregelmäßigen Kork, dessen einzelne Zellen durch braune Einlagerungen kaum mehr differenzierbar sind oder eventuellen Resten der Epidermis liegen eine, durch das sekundäre Dickenwachstum unter Umständen weit nach außen geschobene, aus dünnwandigen, tangential gestreckten Zellen gebildete Endodermis sowie die kleinen, durch wenige Epithelzellen ausgekleideten Exkretgänge. Das Parenchym der sekundären Rinde stammt vorwiegend von den stark verbreiterten Markstrahlen. Die Zellen sind im Querschnitt rundlich (3), im Längsschnitt zylindrisch (4), in der Droge durch den Trocknungsprozess meist geschrumpft und nur schwer genau erkennbar.

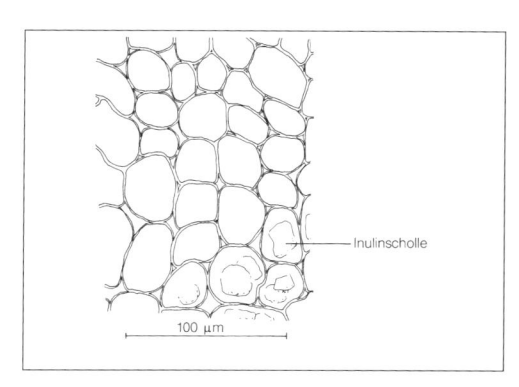

Abb. 3: Sekundäre Rinde, Querschnitt

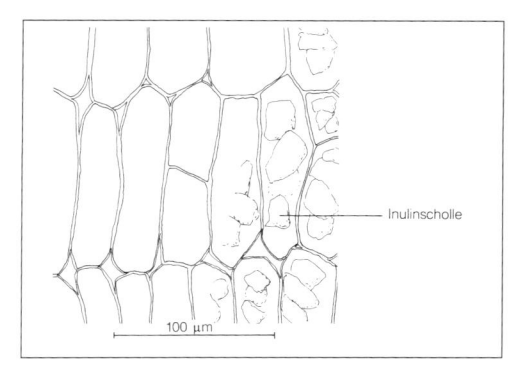

Abb. 4: Sekundäre Rinde, Längsschnitt

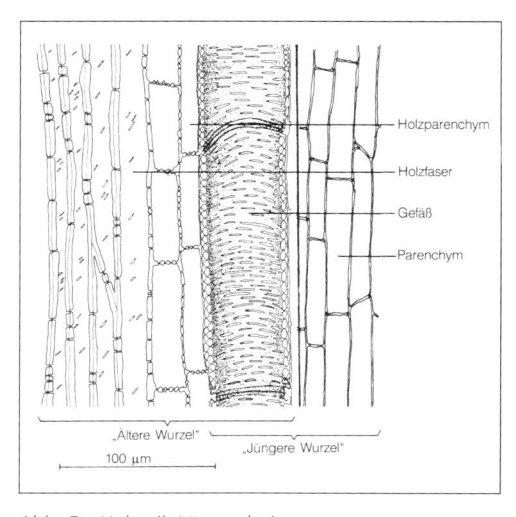

Holzteil, Längsschnitt (Abb. 5): Die Holzteile – vorwiegend älterer Wurzelstücke – bestehen aus weitlumigen, kurzgliedrigen Netz- oder Hoftüpfelgefäßen, die von getüpfelten, langgestreckt rechteckigen Parenchymzellen umgeben werden und Lagen verdickter und getüpfelter Fasern (5, linke Seite). In anderen Wurzelstücken fehlen die Fasern, und der Holzteil enthält außer den Gefäßen fast nur dünnwandige Zellen (5, rechter Teil). Das zentrale Grundgewebe besteht aus großen, dünnwandigen, meist zerrissenen, rundlichen oder abgerundet viereckigen Zellen. Die Parenchymzellen von Rinde und Holzkörper enthalten meist unregelmäßige Schollen oder Sphärokristalle von Inulin.

Abb. 5: Holzteil, Längsschnitt

4. Dünnschichtchromatographie
Kieselgel HF$_{254}$ Untersuchungslösung:
- 2 g gepulverte Droge (Siebnummer 710) mit 10 ml Methanol versetzen
- Zum Sieden erhitzen
- Erkalten lassen
- Filtrieren
- Filtrat unter Nachwaschen des Kolbens und Filters mit 2–3 mal 2 ml Methanol auf 10 ml auffüllen
- Zur Trockne eindampfen
- Rückstand in 2 ml Methanol aufnehmen.

Referenzlösung: 1 mg Scopoletin und 40 mg Resorcin in 10 ml Methanol oder authentische Droge wie Untersuchungsmuster behandeln.

Aufzutragende Menge: 50 µl Untersuchungs- und 10 µl Referenzlösung bandförmig (20 mm × 3 mm). [Zur Verwendung von HPTLC-Platten siehe Seite XV.]

Fließmittel: Konzentrierte Ammoniak-Lösung (32 % m/m)-Aceton (3 + 97).

Laufhöhe: 10 cm.

Laufzeit: Ca. 15 min.
- Abdunsten des Fließmittels bei Raumtemperatur
- Unter der UV-Lampe (254 nm) auswerten.
- Unter der UV-Lampe (365 nm) auswerten.

Wichtige Zonen: *Eine schwache, im UV-Licht (254 nm) dunkel erscheinende Zone oberhalb des Resorcins. Weitere schwache, dunkle Zonen können vorhanden sein.*
Zwei grünlich blaue Zonen im UV-Licht (365 nm) zwischen Resorcin und der Front (Abb. 6).

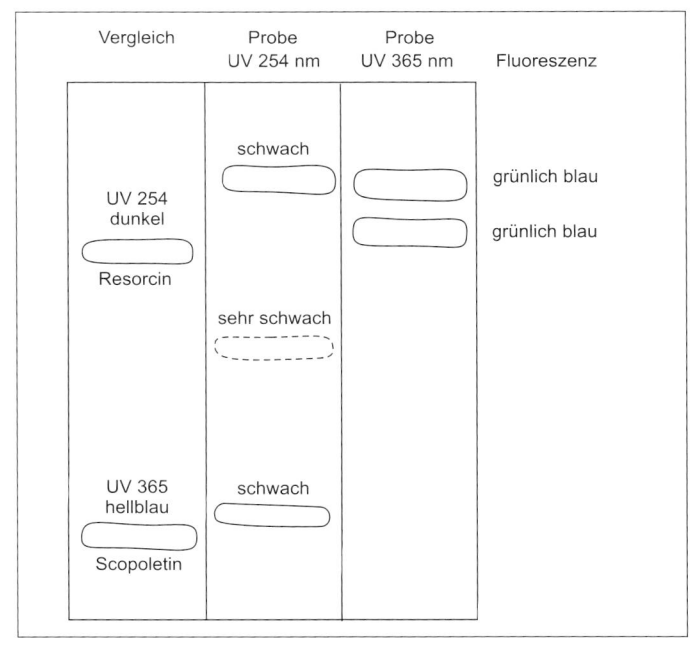

Abb. 6: Dünnschichtchromatogramm

Einige Untersuchungen zur Qualitätssicherung

1. Reinheit
Fremde Bestandteile:
▶ 100 g Droge auf fremde Bestandteile durchsehen.

Höchstens 2 g (2 %) makroskopisch erkennbare fremde Bestandteile.

Beinwell- und Belladonnawurzel (DAC 1986):
▶ Drogenstücke mit Iod-Lösung betupfen.

Beinwellwurzel enthält Stärke und wird blau.

▶ Dünnschichtchromatographie (vgl. Identität)

Eine im UV-Licht hellblau erscheinende Zone auf der Höhe des Scopoletins weist auf Belladonnawurzel hin, eine grünliche unterhalb des Scopoletins auf Beinwellwurzel.

2. Weitere Prüfungen (DAC 2008)
In der Apotheke durchführbar: Trocknungsverlust, Asche, salzsäureunlösliche Asche. Alternative Dünnschichtchromatographie (DAC 2009, Bd. III).

Königskerzenblüten
Wollblumen

Verbasci flos
Flores Verbasci

(Ph. Eur. 6.0)
(Standardzulassung 2449.99.99, HMPC-Monographie)

Die getrockneten Blumenkronen mit den Staubblättern von *Verbascum thapsus* L., *V. densiflorum* BERTOL. (*V. thapsiforme* SCHRAD.) und *V. phlomoides* L. allein oder in Mischung.

Zur Prüfung erforderlich:
▶ Identität: Ca. 2 g.
▶ Qualitätssicherung: 53 g (3 g Verbrauch).

Identität

1. Organoleptik (DAC 2007, Bd. III)
Schwach honigartiger Geruch und schleimigsüßlicher Geschmack.

2. Beschreibung der Ganz- und Schnittdroge (Ph. Eur. 6.0, DAC 2007, Bd. III)

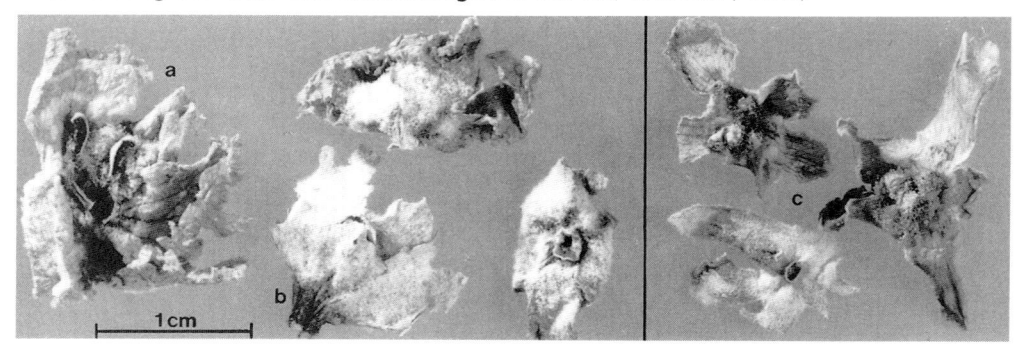

Abb. 1: Ganz- und Schnittdroge

Ganz- und Schnittdroge (Abb. 1), **Blüte** (Abb. 2): Die Krone besteht aus einer kurzen, außen grünlichen Röhre (1b) und einem gelben, flachen, in aufgeweichtem Zustand 3 bis 5 cm oder bei *V. thapsus* selten mehr als 2 cm breiten, ungleich fünflappigen, außen stark behaarten, gelben Teil. Von den fünf mit den Kronblättern alternierenden Staubblättern sind die beiden längeren, die seitlich des größten, unteren Kronblattes (1a, 2) stehen, kahl, goldgelb und mit länglichen, lang

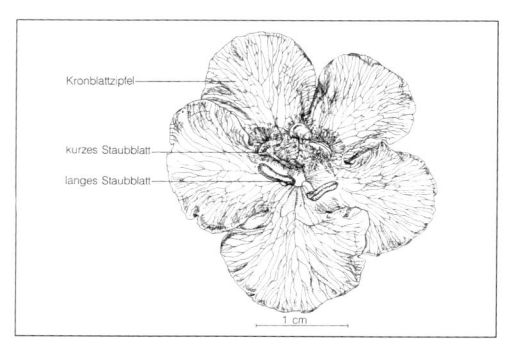

Abb. 2: Blüte

oder kurz herablaufenden *(V. thapsus)* Antheren versehen. Die drei kürzeren, zwischen den übrigen Kronblättern stehenden, besitzen dicht weißwollig behaarte, rötliche bis rötlich-braune Filamente und nierenförmige, quergestellte Antheren. Die Filamente sind höchstens doppelt oder etwa dreimal *(V. thapsus)* so lang wie die Antheren (Abb. 1c, *V. thapsus*).

3. Mikroskopie
- Einige Blütenfragmente auf Objektträger legen
- Einige Staubblätter mit der Pinzette abzupfen und auf Objektträger zerdrücken
- Einige Tropfen Chloralhydat-Lösung (RV) zugeben
- Mit Deckglas abdecken und etwa ½ min lang vorsichtig zum Sieden erhitzen.

Typische Merkmale: *Wellig-buchtige, polygonale Epidermis, Sternhaare und Etagenhaare, große Keulenhaare, rundliche Pollen mit drei Keimporen, Sternendothecium.*

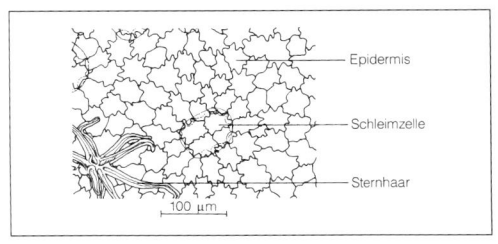

Abb. 3: Kronblatt, Epidermis, Unterseite, Übersicht

Kronblatt, Epidermis, Unterseite, Übersicht (Abb. 3): Die Epidermiszellen sind in Aufsicht polygonal mit dünner, wellig-buchtiger Wand (Abb. 3, 4). Im lockeren Mesophyll liegen gelegentlich bis 100 µm große Schleimzellen.

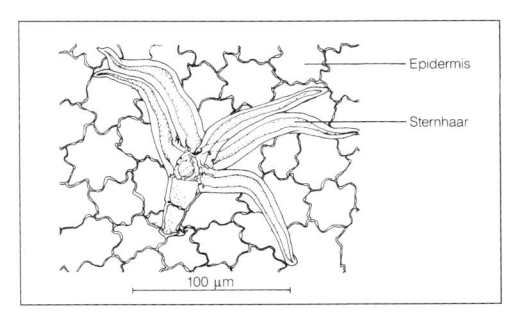

Abb. 4: Kronblatt, Sternhaare

Kronblatt, Sternhaare (Abb. 4): An der Unterseite der Kronblätter kommen zahlreich gestielte Sternhaare und wirtelig verzweigte Etagenhaare (ohne Abb.) vor, die ein bis vier dünnwandige, an der Basis 25 µm breite Stielzellen haben, während die übrigen Haarzellen derbwandig, an den Zwischenwänden deutlich getüpfelt, bis 400 µm lang, gerade oder gebogen und zugespitzt sind.

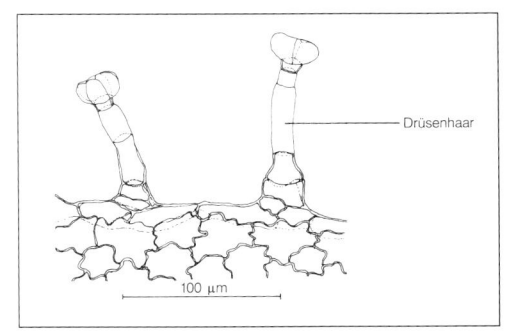

Abb. 5: Kronblatt, Drüsenhaare

Kronblatt, Drüsenhaare (Abb. 5): Am Rand der Kronblätter kommen spärlich bis 100 µm lange Drüsenhaare mit mehrzelligem Stiel vor, dessen oberste Zelle stets niedriger als die basalen Zellen ist, und mit einem ein- bis mehrzelligen, rundlichen, flachen Köpfchen.

Teil II — **Königskerzenblüten, Wollblumen** — 3/5

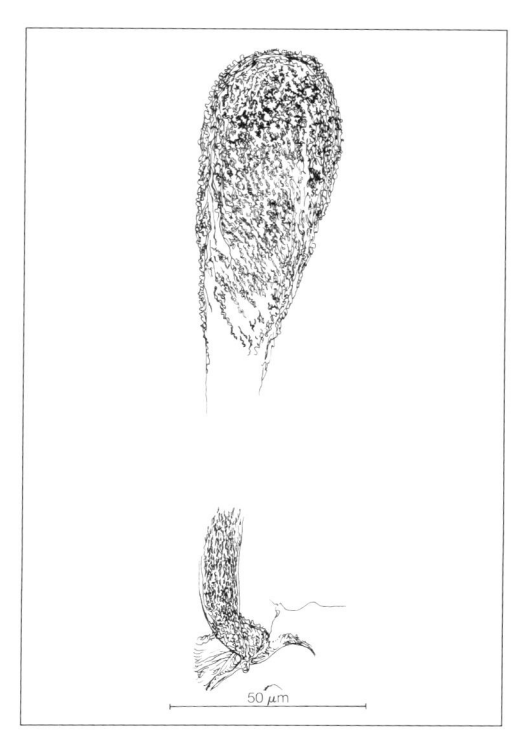

Staubblätter, Keulenhaare (Abb. 6): An den kurzen Staubblättern sitzen zahlreiche, einzellige, keulenförmige, bis über 2000 µm lange Haare mit fein längswarziger Kutikula und gelblichem Zellinhalt.

Abb. 6: Staubblätter, Keulenhaare

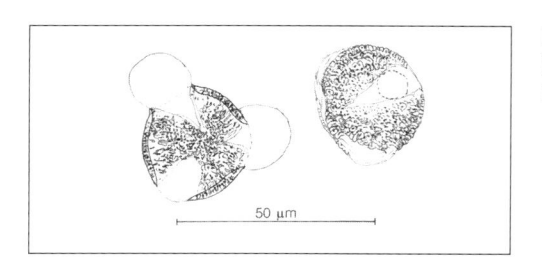

Pollenkörner (Abb. 7): Die Pollenkörner sind bis 30 µm groß, rundlich dreieckig, haben drei Keimporen und eine feinpunktierte Exine.

Abb. 7: Pollenkörner

Endothecium (Abb. 8): Das Endothecium hat derbe, sternförmig verlaufende Verdickungsleisten (Sternendothecium).

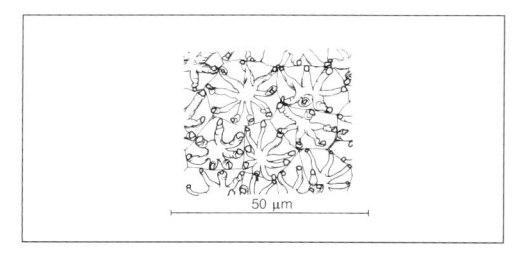

Abb. 8: Endothecium

4. Dünnschichtchromatographie
Kieselgel HF$_{254}$. Untersuchungslösung:
- 0,5 g gepulverte Droge (Siebnummer 710) mit 5 ml Methanol versetzen
- 5 min lang auf dem Wasserbad bei 60 °C erhitzen
- Erkalten lassen
- Filtrieren.

Referenzlösung: Je 3 mg Rutosid und Hyperosid und 2 mg Kaffeesäure in 10 ml Methanol oder authentische Droge wie Untersuchungsmuster behandeln.
Aufzutragende Menge: 30 µl Untersuchungslösung und 10 µl Referenzlösung bandförmig (20 mm × 3 mm). [Zur Verwendung von HPTLC-Platten siehe Seite XV.]
Fließmittel: Wasserfreie Ameisensäure – Wasser – Ethylmethylketon – Ethylacetat (10 + 10 + 30 + 50).
Laufhöhe: 15 cm.
Laufzeit: Ca. 70 min.
- Abdunsten des Fließmittels im Warmluftstrom oder im Trockenschrank bei 100 bis 105 °C
- Besprühen der noch warmen Platte mit einer Lösung von Diphenylboryloxyethylamin (1% m/V) in Methanol
- Nachsprühen mit einer Lösung von Macrogol 400 (Polyethylenglycol) (5% m/V) in Methanol

Wichtige Zonen: Gelbliche Zone oberhalb und hellblaue unterhalb der Kaffeesäure, gelbe oberhalb des Hyperosids, gelbgrüne oberhalb des Rutosids. Die Zonen können je nach Verbascum-Art differieren (Abb. 9).

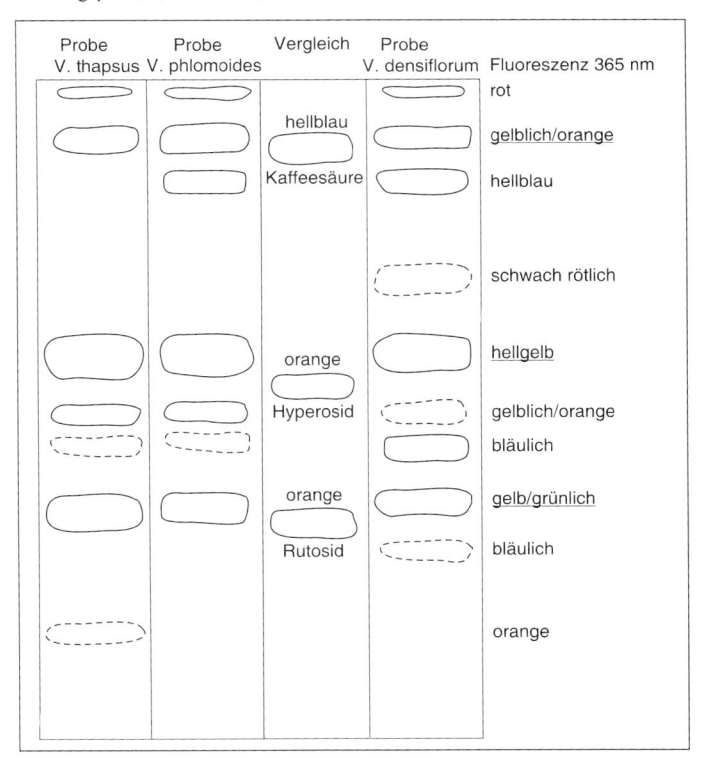

Abb. 9: Dünnschichtchromatogramm

- Etwa 5 min lang auf 100 bis 105 °C erhitzen oder 30 min lang bei Raumtemperatur liegen lassen
- Unter der UV-Lampe (365 nm) auswerten.

5. Nachweis der Iridoide
- 1 g gepulverte Droge (Siebnummer 355) mit 15 ml Wasser versetzen
- 1 min lang zum Sieden erhitzen
- Abfiltrieren
- 1 ml Salzsäure (36 % m/V) zusetzen
- 1 min lang zum Sieden erhitzen.

Grünlichblaue Färbung, nach einigen Minuten Trübung und schließlich ein schwärzlicher Niederschlag (Iridoide).

Einige Untersuchungen zur Qualitätssicherung

1. Reinheit
Minderwertige Droge und fremde Beimengungen:
- 20 g Droge auf braungefärbte oder abweichende Blüten durchsehen.

Höchstens 1 g (5 %) braungefärbte Droge; höchstens 0,4 g (2 %) Kelchfragmente und sonstige fremde Bestandteile, z. B. Blüten mit fünf gleichen, violett behaarten Staubblättern (Verbascum nigrum und andere Arten).

2. Wertbestimmung
Quellungszahl:
- Drei Parallelversuche wie folgt ansetzen:
- 1 g gepulverte Droge (Siebnummer 710) in einem verschließbaren, in 0,5 ml unterteilten 25-ml-Messzylinder (Länge der Einteilung von 0 bis 25 ml etwa 125 mm) mit 2 ml Ethanol 96 % (V/V) anfeuchten
- Langsam 25 ml Wasser zugeben
- 1 h lang stehen lassen und in Abständen von 10 min schütteln
- Nach einer weiteren ½ h eventuell auf der Flüssigkeitsoberfläche schwimmende Drogenpartikel oder größere Flüssigkeitsvolumina in der Drogenschicht durch Drehen und vorsichtiges Kippen des Messzylinders um die Längsachse beseitigen
- 3 h nach dem letzen Schütteln Volumen der Drogenschicht und des anhaftenden Schleimes ablesen.

Der Durchschnitt der Drogenvolumina der drei Parallelansätze muss mindestens 9 ml betragen (Quellungszahl 9).

3. Weitere Prüfungen (Ph. Eur. 6.0)
In der Apotheke durchführbar: Trocknungsverlust, Asche, salzsäureunlösliche Asche.

Koriander
(Ph. Eur. 6.0)
(Standardzulassung 1079.99.99)

Fructus Coriandri
Coriandri fructus

Die getrockneten Früchte von *Coriandrum sativum* L.

Zur Prüfung erforderlich:
▶ Identität: Ca. 2 g.
▶ Qualitätssicherung: Ca. 110 g (10 g Verbrauch).

Identität

1. Organoleptik (DAC 2007, Bd. III)
Beim Zerreiben stark aromatischer Geruch und mit aromatischem, würzigen Geschmack.

2. Beschreibung der Ganzdroge (Ph. Eur. 6.0, DAC 2007, Bd. III)

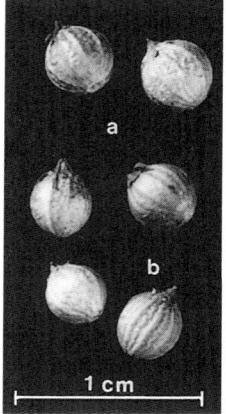

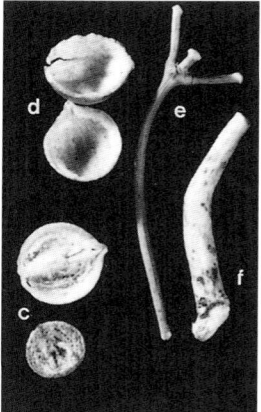

Abb. 1: Ganzdroge

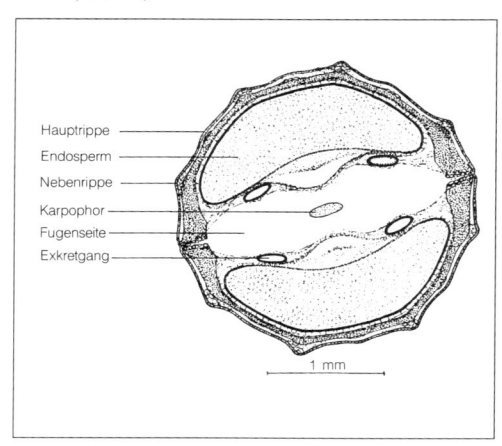

Abb. 2: Querschnitt durch eine Frucht

Ganzdroge (Abb. 1): Die nicht in die Teilfrüchte zerfallenen Doppelachänen sind hellgelbbraun, kugelig bis oval (a) und haben einen Durchmesser von 1,5 bis 5 mm und eine Länge bis zu 7 mm. Sie sind glatt und zeigen zehn meridianartig verlaufende, wenig hervortretende, leicht geschlängelte Hauptrippen und acht stärker auffallende Nebenrippen. Sie sind von einem kleinen, fünfzähnigen Kelch und dem Griffelpolster gekrönt (b). Halbe Früchte (c) und Fruchtschalen ohne Samen (d) sollen nicht vorhanden sein (zu Abb. 1 e, f siehe „Fremde Bestandteile").

Querschnitt durch eine Frucht (Abb. 2): Quer durchschnitten zeigt jede Teilfrucht einen kantig gerundeten, halbmondförmigen Umriss mit deutlich eingezogener, einen linsenförmigen Hohlraum bildender Fugenseite. Bei Lupenbetrachtung werden die drei an jeder Teilfrucht vorhandenen, flachen, rückenständigen Hauptrippen und die vier etwas stärker betonten Nebenrippen sichtbar. An der Fugenfläche liegen zwei große Exkretgänge. Der größte Teil der Frucht wird von dem uhrglasförmigen Endosperm eingenommen.

3. Mikroskopie

- Einige Früchte 5 min lang in Wasser aufkochen
- Eine Frucht mit dem Daumennagel in die Beuge des Zeigefingers drücken und mit frischer Rasierklinge schichtenweise Längsschnitte von der Rückseite anfertigen, bis die Schnittebene im weißgrauen Endosperm verläuft
- Den gleichen Vorgang bei mehreren Früchten wiederholen
- Alle Schnitte auf Objektträger in Chloralhydrat-Lösung (RV) legen
- Mit Deckglas abdecken und ½ min lang zum Sieden erhitzen

Typische Merkmale: Calciumoxalatkristalle in dünnwandigen Epidermiszellen, unregelmäßige Faserplatten, schmale Querzellen, ölhaltiges Endosperm.

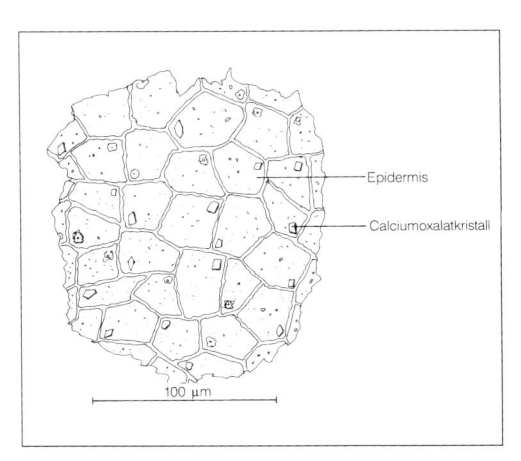

Abb. 3: Epidermis des Perikarps, Aufsicht

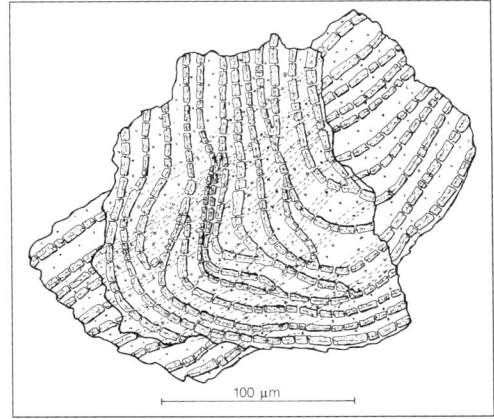

Abb. 4: Faserplatten des Mesokarps

Epidermis des Perikarps, Aufsicht (Abb. 3): Epidermiszellen farblos, sehr zart, geradwandig polygonal, mit einem Calciumoxalatkristall je Zelle.

Faserplatten des Mesokarps (Abb. 4): Meist stark verdickte, getüpfelte, lang gestreckt gebogene, schichtenweise sich kreuzende Faserplatten oder unregelmäßig geknäuelt erscheinende Sklereiden, oft mit sich anschließendem, großzelligem, polygonalem Gewebe.

Querzellenschicht, Endokarp (Abb. 5): Eine aus sehr lang gestreckten, schmalen, unverdickten Querzellen bestehende Schicht bildet das Endokarp. Das Endosperm besteht aus derb wandigen, polyedrischen, bisweilen in Reihen angeordneten Zellen mit kleinen, von Resten des Aleurons umgebenen Calciumoxalatrosetten und reichlich fettem Öl (ohne Abb.).

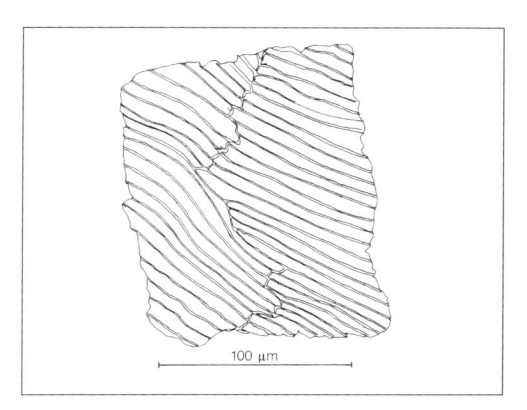

Abb. 5: Querzellenschicht, Endokarp

4. Dünnschichtchromatographie
Kieselgel HF$_{254}$. Untersuchungslösung:

A.
▶ 0,5 ml der unter „Gehaltsbestimmung" erhaltenen Lösung des ätherischen Öles in Xylol mit 5 ml Toluol verdünnen

oder

B.
▶ 0,5 g frisch gepulverte Droge (Siebnummer 355) mit 5 ml Hexan versetzen
▶ 2 bis 3 min lang schütteln
▶ Durch etwa 2 g wasserfreies Natriumsulfat filtrieren.

Wichtige Zonen: Im Chromatogramm des ätherischen Öles, Geranylacetat oberhalb und braungelbe Zone des Borneols unterhalb des Linalools, darunter Geraniol. Im Extrakt auf der Höhe des Olivenöles Triglyceride; die braungelbe Zone des Borneols kann von anderen Substanzen farblich überdeckt sein (Abb. 6).

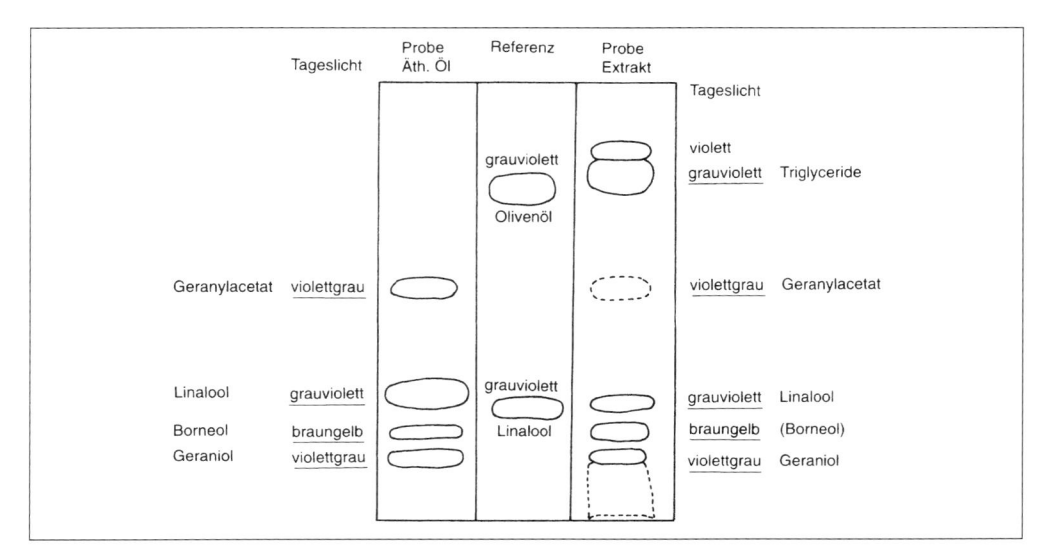

Abb. 6: Dünnschichtchromatogramm

Referenzlösung: 15 µl Linalool und 25 µl Olivenöl in 5 ml Hexan lösen oder authentische Droge wie Untersuchungsmuster behandeln.
Aufzutragende Menge: Je 10 µl Untersuchungs- und Referenzlösung bandförmig (20 mm × 3 mm). [Zur Verwendung von HPTLC-Platten siehe Seite XV.]
Fließmittel: Ethylacetat – Toluol (10 + 90).
Laufhöhe: 10 cm.
Laufzeit: Ca. 20 min.
- ▶ Abdunsten des Fließmittels bei Raumtemperatur
- ▶ Besprühen mit frisch (!) hergestellter Anisaldehyd-Lösung (RV)
- ▶ 5 bis 10 min lang bei 100° bis 105 °C erhitzen
- ▶ Am Tageslicht auswerten.

Einige Untersuchungen zur Qualitätssicherung

1. Reinheit
Fremde Bestandteile:
- ▶ 100 g Droge auf fremde Bestandteile durchsehen.

Höchstens 2 g (2 %) fremde Bestandteile wie Fruchtstiele (Abb. 1 e), gröbere Stängelteile (Abb. 1 f) und anderes. Keine Frucht darf Fraßspuren aufweisen.

2. Gehaltsbestimmung
Gehalt an ätherischem Öl:
- ▶ Einwaage: 30,0 g unmittelbar vorher gepulverte Droge (Siebnummer 710)
- ▶ 200 ml Wasser im 500-ml-Rundkolben
- ▶ Vorlage: 0,50 ml Xylol
- ▶ Destillation: 2 h lang bei 2 bis 3 ml in der min
- ▶ Volumen im Messrohr nach der Destillation mindestens 0,59 ml.

Entspricht einem Gehalt von mindestens 0,3 % (V/m, Ph. Eur. 6.0; die Standardzulassung fordert 0,5 % V/m) ätherischem Öl.

3. Weitere Prüfungen (Ph. Eur. 6.0)
In der Apotheke durchführbar: Asche, Trocknungsverlust (Ph. Eur. 6.0); Trocknungsverlust, Sulfatasche (Standardzulassung).

Kümmel

(Ph. Eur. 6.0)
(Standardzulassung 1109.99.99)

Carvi fructus
Fructus Carvi

Die reifen, getrockneten Teilfrüchte von *Carum carvi* L.

Zur Prüfung erforderlich:
- Identität: Ca. 1 g.
- Qualitätssicherung: 110 g (10 g Verbrauch).

Identität

1. **Organoleptik** (Ph. Eur. 6.0, DAC 2007, Bd. III)
   Würziger Geschmack und beim Zerreiben aromatischer, arttypischer Geruch.

2. **Beschreibung der Ganzdroge**

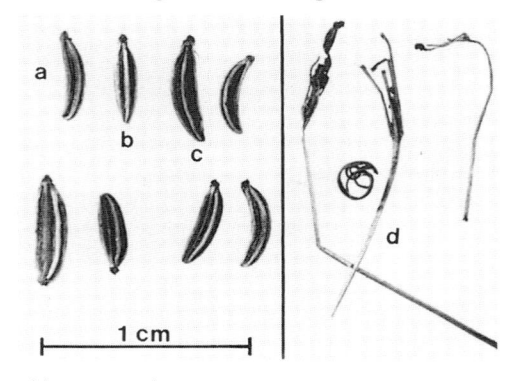

Abb. 1: Ganzdroge

Ganzdroge (Abb. 1): Die Doppelachänen sind fast stets in die Teilfrüchte zerfallen. Diese sind graubraun, kahl, meist sichelförmig gekrümmt (a), mit bogig gewölbten Seiten, beidendig zugespitzt, etwa 3 bis 6,5, meist 5 mm lang, in der Mitte etwa 1 mm dick. Auf der gewölbten Rückenfläche (b) liegen je drei, am Rande der Fugenseite (c) je eine gerade, schmale, hervortretende, heller gefärbte Rippe; am oberen Ende ist der Griffel auf dem rundlichen Polster häufig noch erhalten. Gelegentlich kommen Teile der Blüten- und Blütenstandstiele vor (d).

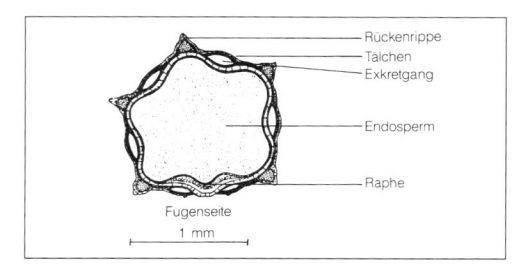

Abb. 2: Querschnitt

Querschnitt (Abb. 2): Der Querschnitt zeigt bei Lupenbetrachtung (ca. 10fach) etwa die Form eines regelmäßigen Fünfeckes mit fünf gleichstarken Rippen und die breiten, in der Mitte etwas vorgewölbten, braunen Tälchen sowie das graue Endosperm.

3. Mikroskopie

- Einige Früchte 5 min lang in Wasser aufkochen
- Eine Frucht an der Kuppe des Zeigefingers mit dem Daumennagel festklemmen und von dem vorstehenden Stück von der Rand- oder Rückenseite mit frischer Rasierklinge Längsschnitte anfertigen, bis die Schnittebene im weißgrauen Endosperm verläuft
- Schnitte auf Objektträger in Chloralhydrat-Lösung (RV) legen
- Mit Deckglas abdecken und ½ min lang zum Sieden erhitzen.

Typische Merkmale: Gekammerte Exkretgänge, dünnwandige Querzellenschicht, ölhaltiges Endosperm.

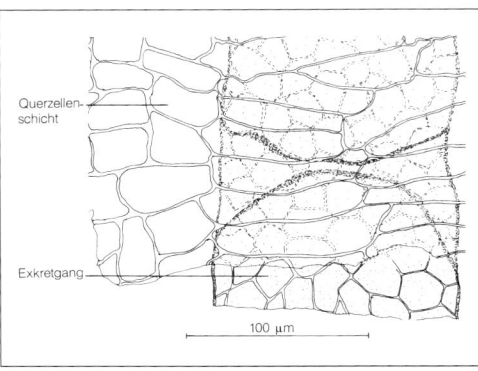

Abb. 3: Querzellenschnitt, Aufsicht

Querzellenschicht, Aufsicht (Abb. 3): Dünnwandige, teils langgestreckt rechteckige, teils fast quadratische, quer zu den braunen Exkretgängen verlaufende Querzellenschicht (Endokarp). Darunter – oder je nach Lage des Stückes darüber – 170 bis 200 µm, zuweilen bis 300 µm breite, gekammerte Exkretgänge mit braunen, polygonalen Epithelzellen.

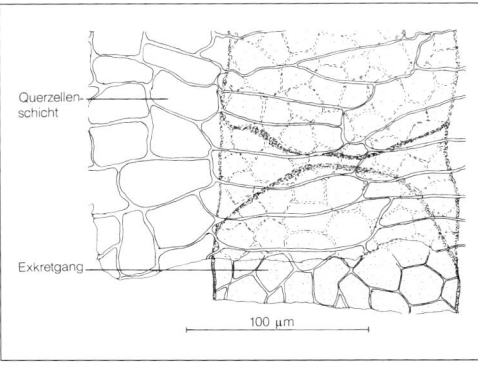

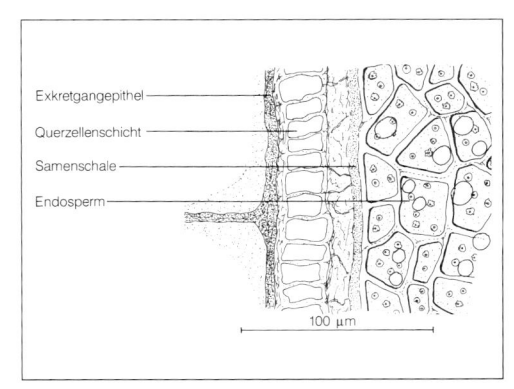

Abb. 4: Querzellenschicht, Endosperm, Längsschnitt

Querzellenschicht, Endosperm, Längsschnitt (Abb. 4): In tiefer angelegten Schnittebenen erscheint die Querzellenschicht wie eine leiterförmig angeordnete Reihe dünnwandiger, schmaler bis fast quadratischer, farbloser Zellen. Auf der einen Seite liegt sie der braunen, in den Einzelzellen kaum erkennbaren, dünnen Samenschale an, an die das dickwandige Endosperm mit winzigen Calciumoxalatrosetten, eventuell noch erhaltenen Aleuronkörnern und reichlich fettem Öl anschließt. Auf der anderen Seite der Querzellenschicht folgt der braune, gekammerte Exkretgang mit polygonalen Epithelzellen oder auch, meist kollabiertes, Parenchym sowie Leitbündel mit wenigen, derbwandigen, getüpfelten, verholzten Fasern (ohne Abb.).

4. Dünnschichtchromatographie:
Kieselgel HF$_{254}$. Untersuchungslösung:
A.
- 0,2 ml der unter „Gehaltsbestimmung" erhaltenen Lösung des ätherischen Öles in Xylol mit 5 ml Toluol verdünnen

oder

B.
- 0,5 g gepulverte Droge (Siebnummer 500) mit 5 ml Ethylacetat versetzen
- 2 bis 3 min lang schütteln
- Auslauf eines kleinen Trichters mit etwas Watte verschließen
- 2 g wasserfreies Natriumsulfat darauf geben
- Lösung dadurch filtrieren.
- Abdunsten des Fließmittels im Warmluftstrom
- Unter der UV-Lampe (254 nm) fluoreszenzmindernde Flecke markieren
- Besprühen mit frisch (!) bereiteter Anisaldehyd-Lösung (RV)
- 5 bis 10 min lang im Trockenschrank bei 100° bis 105° erhitzen
- Am Tageslicht auswerten.

Referenzlösung: 10 µl Carvon und 5 µl Olivenöl in 1 ml Ethylacetat oder authentische Droge wie Untersuchungsmuster behandeln.
Aufzutragende Menge: 20 µl Untersuchungslösung und 10 µl Referenzlösung bandförmig (20 mm × 3 mm).
Fließmittel: Ethylacetat – Toluol (5 + 95).
Laufhöhe: 10 cm.
Laufzeit: Ca. 20 min.

Wichtige Zonen: *Terpenkohlenwasserstoffe und Carvon. Bei Verwendung des Dichlormethan-Auszuges statt des Öles treten Triglyceride und besonders im unteren Bereich des Chromatogrammes mehr Zonen auf (Abb. 5).*

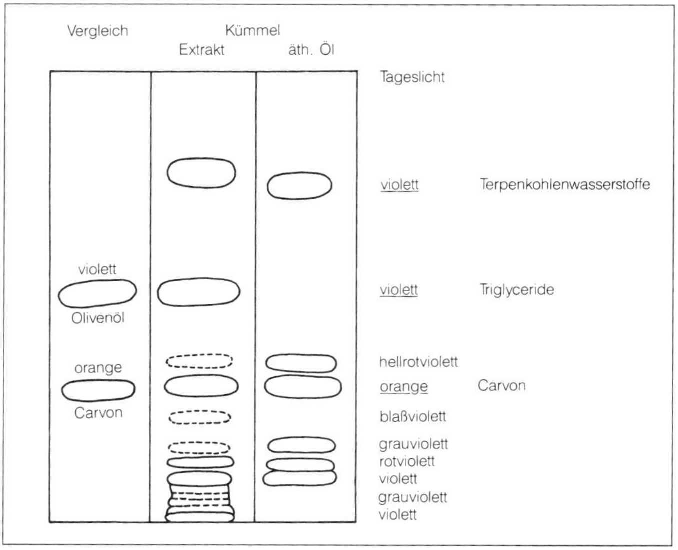

Abb. 5: Dünnschichtchromatogramm

Einige Untersuchungen zur Qualitätssicherung

1. Reinheit
- ▶ 100 g Droge auf fremde Bestandteile durchsehen.

Höchstens 2 g (2 %) fremde Bestandteile wie Blüten- und Blütenstandstiele (Abb. 1 d) und anderes.

2. Gehaltsbestimmung
Gehalt an ätherischem Öl:
- ▶ Einwaage: 10,0 g unmittelbar vorher gepulverte Droge (Siebnummer 710)
- ▶ 200 ml Wasser im 500-ml-Rundkolben
- ▶ Vorlage; 0,50 ml Xylol
- ▶ Destillation: 90 min lang bei 2 bis 3 ml in der min
- ▶ Volumen im Messrohr nach der Destillation mindestens 0,8 ml.

Entspricht einem Gehalt von mindestens 3,0 % (V/m) an ätherischem Öl. Die Ph. Eur. 6.0 verlangt in diesem Fall die Umrechnung auf die wasserfreie Droge.

3. Weitere Prüfungen (Ph. Eur. 6.0)
In der Apotheke durchführbar: Wasser, Asche.

Teil II   **Kümmelöl**   1/2

Kümmelöl
(Ph. Eur. 7.0)

Carvi aetheroleum
Oleum Carvi
Carum-carvi-Fruchtöl
Caraway Oil

Löslichkeit: Mischbar mit Ethanol 90% (V/V), Ether, Toluol, Chloroform, Dichlormethan, flüssigen Paraffinen, Petrolether und fetten Ölen.

Zur Prüfung erforderlich:
- Identität: Ca. 1 Tropfen.
- Qualitätssicherung: Ca. 2 g.

Identität

1. **Organoleptik** (DAB 1999, DAC 2007, Bd. III)
   Klare, farblose, allmählich gelb werdende Flüssigkeit; würziger Geruch; aromatischer und würziger Geschmack.

2. **Relative Dichte**
   0,904 bis 0,920.

3. **Dünnschichtchromatographie:**
   Kieselgel F_{254}.
   Untersuchungslösung: 40 µl Substanz in 1,0 ml Toluol.
   Referenzlösung: 10 µl Carvon und 5 µl Carveol in 1,0 ml Toluol.
   Aufzutragende Menge: Je 10 µl bandförmig (15 mm x 3 mm).
   Fließmittel: Toluol – Ethylacetat (95 + 5).
   Laufhöhe: 10 cm.
   Laufzeit: Ca. 30 min.
   - Abdunsten des Fließmittels
   - Unter der UV-Lampe (254 nm) Flecke markieren
   - Mit frisch bereiteter Anisaldehyd-Lösung (RV) besprühen
   - 20 min lang im Trockenschrank auf 100 ° bis 105 °C erhitzen.

   Mehrere fluoreszenzmindernde Flecke, von denen der bei Rf ca. 0,4 in Höhe der Referenzsubstanz Carvon liegen muss. Nach Detektion mehrere Flecke u. a. bei Rf ca. 0,4 (rot, Carvon) und Rf ca. 0,15 (rotviolett, Carveol).

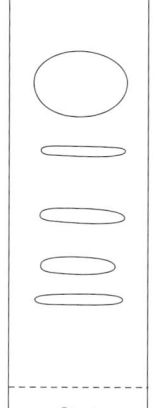

Apothekengerechte Prüfvorschriften · 15. Akt.-Lfg. 2012

Einige Untersuchungen zur Qualitätssicherung

1. **Reinheit**
   A. Aussehen der Lösung:
   ▶ 1,0 ml Substanz in 1,0 ml Ethanol 90% (V/V) lösen
   ▶ In Reagenzgläsern bei Tageslicht gegen einen dunklen Untergrund mit 2,0 ml Ethanol 90% (V/V) vergleichen.

   Die Lösung muss klar sein. Trübungen zeigen Verunreinigungen an.

   B. Fette Öle und verharzte ätherische Öle in ätherischen Ölen:
   ▶ 1 Tropfen Substanz auf Filterpapier tropfen
   ▶ 24 Std. lang liegen lassen.

   Durchscheinender oder fettartiger Fleck zeigt fette Öle bzw. verharzte ätherische Öle an.

   C. Fremde Ester in ätherischen Ölen:
   ▶ 1,0 ml Substanz in 3,0 ml einer frisch hergestellten 10 proz. Lösung (m/V) von Kaliumhydroxid in Ethanol 96% (V/V) lösen
   ▶ 2 Min. lang im siedenden Wasserbad erwärmen
   ▶ Abkühlen und 30 min lang stehen lassen.

   Es darf sich kein kristalliner Niederschlag bilden. Andernfalls liegen unzulässige Verunreinigungen durch fremde Ester vor.

2. **Weitere Prüfungen** (Ph. Eur. 5.3, Ph. Eur. 7.0, DAB 1999)
   In der Apotheke durchführbar: Säurezahl, wasserlösliche Anteile in ätherischen Ölen.
   Des Weiteren: Brechungsindex, Optische Drehung, Chromatographisches Profil (Gaschromatographie), Chirale Reinheit (Gaschromatographie).

Kürbissamen

(DAB 2012, Standardzulassung 1559.99.99)

Cucurbitae semen
Cucurbitae peponis semen
Semen Cucurbitae

Die ganzen, getrockneten, reifen Samen von *Cucurbita pepo* L und verschiedenen Kulturvarietäten von *Cucurbita pepo*.

Zur Prüfung erforderlich:
▶ Identität: Ca. 2 g.

Identität

1. Organoleptik (DAB 2012)
In unzerkleinertem Zustand nahezu geruchlos, beim Zerkleinern wird ein schwacher Geruch erkennbar.
Die Samen schmecken schleimig, süßlich.

2. Beschreibung der Ganzdroge (DAB 2012, DAC 2013 Al)

Die Samen sind ca. 2,5 cm lang, eiförmig, doppelt so lang wie breit und haben einen wulstigen Rand, in dem die Leitbündel verlaufen. Am zugespitzten Ende liegt die Mikropyle (↓), das gegenüberliegende Ende ist abgerundet (↑). Es gibt hartschalige Sorten mit harter, weißlich-gelber Samenschale (a) und weichschalige mit dünner, weicher, grünlicher Samenschale (b).

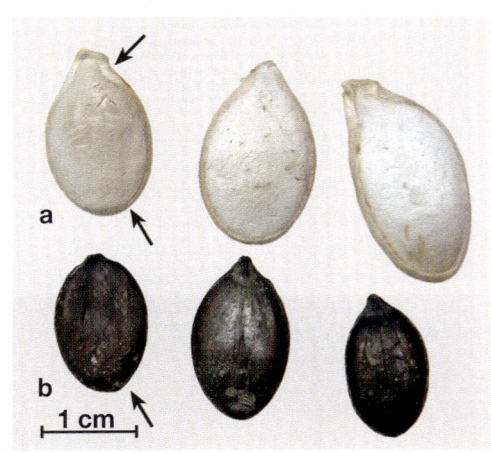

Abb. 1: Ganzdroge

3. Mikroskopie

- Von der Oberseite eines Samens Flächenschnitte bis in die grünliche Schicht anfertigen
- Auf fester Unterlage liegenden Samen mit quergestellter Rasierklinge quer zur Längsrichtung durchschneiden
- Von der Schnittfläche dünne Querschnitte anfertigen
- Alternativ kann die Droge auch gepulvert werden
- Alle Schnitte oder Pulver auf Objektträger in Chloralhydrat-Lösung (RV) legen
- Mit Deckglas abdecken und ca ½ min lang vorsichtig zum Sieden erhitzen.

Typische Merkmale: *Epidermiszellen mit auffallenden Verdickungsleisten, stark getüpfeltes Hypoderm, gelbliche, stark wellig buchtige, einlagige Sklerenchymschicht, Schwammgewebe aus stark netzig getüpfelten Zellen, Zellen des Keimlings mit austretenden Öltröpfchen.*

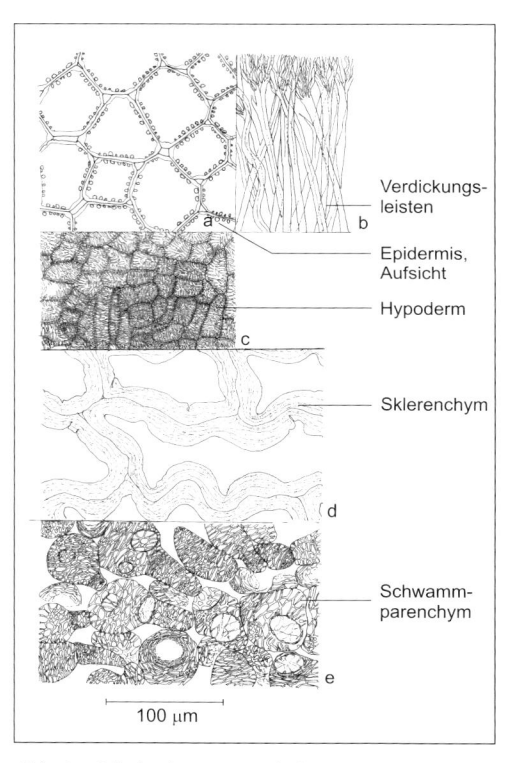

Abb. 2: Schnitt der Samenschale

Flächenschnitt der Samenschale (Abb. 2): Die Epidermis besteht aus bis zu mehr als 200 µm hohen Zellen mit verdickter Außenwand. In Aufsicht sind die Zellen dickwandig, polygonal und lassen die Enden der leistenartigen Verdickungen erkennen (Abb. 2a). Die Abb. 2b zeigt einen Ausschnitt der Seitenansicht der nach oben hin mehr oder weniger stark aufgespaltenen, zum Teil korkenzieherartig gedrehten Verdickungsleisten der Epidermiszellen.
Es folgen mehrere Lagen eines Hypoderms aus relativ kleinen charakteristisch netzartig getüpfelten Zellen. (Abb. 2c).
Unter dem Hypoderm liegt eine Sklerenchymschicht aus sehr großen, in der Aufsicht stark wellig buchtigen Zellen mit deutlich geschichteter Wandverdickung (Abb. 2d und Abb. 3).
Es schließt sich ein Schwammparenchym aus stark netzartig getüpfelten Zellen an, die größere Hohlräume einschließen und größer sind als die Zellen des Hypoderms. (Abb. 2e).
Bei den grünen Varietäten fehlen die stark verdickten Zellen.

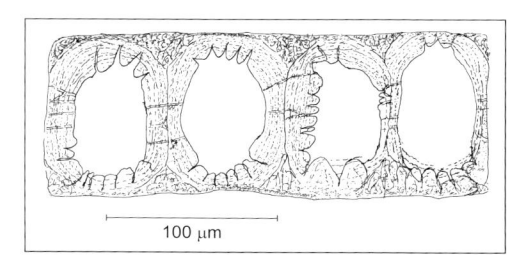

Sklerenchymschicht im Querschnitt (Abb. 3): Tonnenförmige Zellen der Sklerenchymschicht mit stellenweise sehr unregelmäßiger aber deutlich geschichteter und getüpfelter Wandverdickung.

Abb. 3: Sklerenchymschicht im Querschnitt

Innere Schichten der Samenschale und Keimling, Querschnitt (Abb. 4): An das Schwammparenchym schließen sich mehr oder weniger kollabierte Zellen an, einschließlich einer Protochlorophyll führenden, grünlichen Zellschicht. Auch das anschließende Endosperm ist zum Teil kollabiert.
Die Keimblätter werden von einer im Querschnitt kleinzelligen Lage von Epidermiszellen eingehüllt. Das Keimblattgewebe ist dünnwandig und enthält fettes Öl, das bei der Herstellung des Präparates austritt, und Aleuronkörner, die aber im Chloralhydratpräparat nicht mehr erkennbar sind.

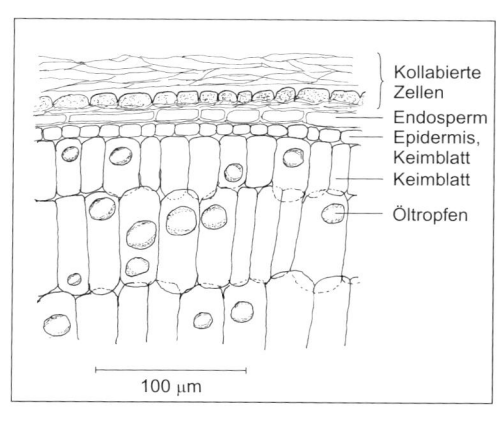

Abb. 4: Innere Schichten der Samenschale und Keimling, Querschnitt

4. Dünnschichtchromatographie:
Das DAB 2012 schreibt keine dünnschichtchromatographische Prüfung vor.

Einige Untersuchungen zur Qualitätssicherung

1. Reinheit
  A. Geruch und Geschmack:
  ▶ Die Droge darf nicht ranzig riechen oder schmecken.
  B. Fremde Bestandteile:
  ▶ 100 g Droge auf fremde Bestandteile durchsehen.   *Höchstens 1 g (1 %) fremde Bestandteile.*

2. Weitere Prüfungen (DAB 2012)
  In der Apotheke durchführbar: Trocknungsverlust, Asche.

3. Lagerung
  Gut verschlossen, vor Licht geschützt. Die zerkleinerte Droge darf höchstens 24h lang gelagert werden.

Teil II — Latschenkiefernöl — 1/3

Latschenkiefernöl
(Ph. Eur. 7.0)

Latschenöl
Pini pumilionis aetheroleum
Oleum Pini pumilionis
Pinus-mugo ssp. pumilio-
 Nadelöl
Dwarf
Pine Oil

Löslichkeit: Mischbar mit Ethanol, Ether, Benzin, Chloroform, fetten Ölen, flüssigem Paraffin, Petrolether.

Zur Prüfung erforderlich:
- Identität: Ca. 0,1 g.
- Qualitätssicherung: Ca. 8,3 g.

Identität

1. Organoleptik
Farblose bis hellgelbe, dünnflüssige, klare Flüssigkeit; aromatischer Geruch; zuerst milder, später scharfer Geschmack.

2. Relative Dichte
0,857 bis 0,868.

3. Dünnschichtchromatographie
Kieselgel F_{254}.
Untersuchungslösung: 0,1 g Substanz in 10,0 ml Ethanol 96 %.
Vergleichslösung: 0,1 g Bornylacetat in 10,0 ml Ethanol 96 %.
Aufzutragende Menge: Je 2 µl bandförmig (15 mm x 3 mm); (von der Untersuchungslösung je einen Fleck auf 2 Bahnen auftragen).
Fließmittel: Hexan – Ethylacetat (9 + 1).
Laufhöhe: 12 cm.

Mehrere schwach fluoreszenzmindernde Flecke, von denen der bei Rf ca. 0,55 in Höhe der Vergleichssubstanz Bornylacetat liegen muss. Nach Besprühen mit Stärkelösung dürfen höchstens schwach blaue Flecke auftreten. Stärkere blaue Flecke zeigen Peroxide an. Nach Detektion mit Anisaldehyd-Lösung mehrere Flecke u. a. bei Rf ca. 0,55 (braunviolett – Bornylacetat); 0,2 (rotviolett).

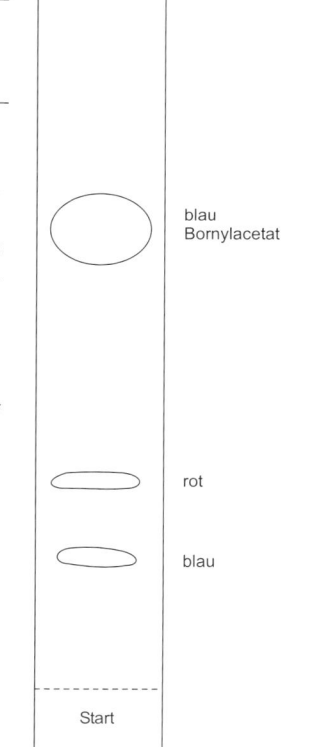

(DC-Schema: blau Bornylacetat; rot; blau; Start)

Laufzeit: Ca. 40 min.
- Abdunsten des Fließmittels
- Unter der UV-Lampe (254 nm) Flecke markieren
- Eine Bahn der Untersuchungslösung abdecken
- Die andere Bahn besprühen mit einer Lösung (m/V) von 0,4 g Kaliumiodid in 10 ml Wasser und 40 ml Essigsäure (98 % m/m) und 5 min später mit frisch bereiteter iodidfreier Stärke-Lösung (RV) bis zur Transparenz
- Die zunächst abgedeckte Bahn besprühen mit Anisaldehyd-Lösung (RV)
- 10 min lang im Trockenschrank auf 100 °C bis 105 °C erhitzen.

Einige Untersuchungen zur Qualitätssicherung

1. **Reinheit**
A. **Peroxid:**
Dünnschichtchromatographie (vgl. Identität).
Bei einem positiven Befund ist die Peroxidzahl zu bestimmen.

a)
- 5,000 g Substanz in einen 250-ml-Erlenmeyerkolben mit Schliffstopfen genau einwägen.
- Mit einer Mischung aus 18 ml Essigsäure (98 % m/m) und 12 ml Chloroform lösen
- 0,5 ml gesätt. Kaliumiodid-Lösung (RV) zufügen
- Genau 1 min lang umschütteln
- Mit 30 ml Wassesr versetzen
- Langsam unter ständigem Umschütteln mit 0,01 N-Natriumthiosulfat-Lösung (0,01 mol · 1^{-1}) titrieren, bis die Gelbfärbung fast verschwunden ist
- 5 ml Stärke-Lösung (RV) zusetzen
- Unter kräftigem Schütteln bis zum Verschwinden der Blaufärbung weitertitrieren (Verbrauch: n_1 ml)

Bestimmung des Peroxid-Sauerstoffs (Ph. Eur. 5.0, Methode A).

b)
- Unter gleichen Bedingungen, jedoch ohne Substanz einen Blindversuch durchführen (Verbrauch: n_2 ml) (hierbei dürfen nicht mehr als 0,1 ml 0,01 N-Natriumthiosulfat-Lösung (0,01 ml · 1^{-1}) verbraucht werden).

$$\text{Peroxidzahl} = \frac{10 \cdot (n_1 - n_2)}{\text{Einwaage}}$$

Die Peroxidzahl darf höchstens 20 betragen.

B. **Löslichkeit (Mineralöle, Terpentinöl):**
- 1,0 ml Substanz mit 8,0 ml Ethanol (90 % V/V) mischen
- In Neßler-Zylindern bei Tageslicht gegen einen dunklen Untergrund mit 10,0 ml Ethanol (90 % V/V) vergleichen.

Es darf keine oder höchstens eine geringe Trübung auftreten. Stärkere Trübung zeigt Verunreinigungen durch Mineralöle oder Terpentinöl an.

C. Fette Öle und verharzte ätherische Öle in ätherischen Ölen:
▶ 1 Tropfen Substanz auf Filterpapier tropfen
▶ 24 Std. lang liegen lassen.

Durchscheinender oder fettartiger Fleck zeigt fette Öle und verharzte ätherische Öle an.

D. Wasser in ätherischen Ölen:
▶ 10 Tropfen Substanz in 1 ml Schwefelkohlenstoff lösen
▶ Mit 1 ml Wasser gegen einen dunklen Hintergrund vergleichen.

Die Lösung muss klar sein, andernfalls liegen Verunreinigungen durch Wasser vor.

E. Ethanol:
▶ 2 Tropfen Substanz sorgfältig auf Wasser schichten.

An der Berührungsstelle darf keine milchige Trübung erscheinen.

F. Estergehalt:
▶ 2,00 g Substanz in 5 ml Ethanol 96% lösen und 0,2 ml Phenolphthalein-Lösung Rl (RV) zusetzen
▶ Mit 0,1 N-ethanolischer Kaliumhydroxid-Lösung (0,1 mol · l^{-1}) neutralisieren
▶ Genau 10,0 ml 0,5 N-ethanolische Kaliumhydroxid-Lösung (0,5 mol · l^{-1}) zufügen
▶ 1 Std. lang im Wasserbad zum Rückfluss erhitzen
▶ Erkalten lassen und durch den Kühler 20 ml Wasser zugeben
▶ Nochmals 0,2 ml Phenolphthalein-Lösung Rl (RV) zugeben
▶ Mit 0,5 N-Salzsäure (0,5 mol · l^{-1}) bis zum Umschlag nach farblos zurücktitrieren (Helv. 8 schreibt einen Blindversuch vor).

1 ml 0,5 N-ethanolische Kaliumhydroxid-Lösung (0,5 mol · l^{-1}) entspricht 98,14 mg Bornylacetat.
Verbrauch bei 0,2000 g Einwaage mindestens 8,15 ml und höchstens 20,37 ml 0,5 N-ethanolische Kaliumhydroxid-Lösung (0,5 mol · l^{-1}) (F = 1,000).

Entspricht einem Ester-Gehalt von 4,0% bis 10% (m/m) berechnet als Bornylacetat.

2. Weitere Prüfungen (Helv. 8, Ph. Eur. 7.0, DAC 2004)
In der Apotheke durchführbar: Säurezahl.
Des Weiteren: Brechungsindex, optische Drehung, Chromatographisches Profil (Gaschromatographie).

Lavendelblüten

(Ph. Eur. 6.0)
(Standardzulassung, 1119.99.99)

Lavandulae flos
Flores Lavandulae
Lavandula angustifolia
e floribus siccatis
(HAB 2009)

Die getrockneten Blüten von *Lavandula angustifolia* MILL. (*Lavandula officinalis* CHAIX).

Zur Prüfung erforderlich:
▶ Identität: Ca. 2 g.
▶ Qualitätssicherung: 120 g (20 g Verbrauch).

Identität

1. Organoleptik (Ph. Eur. 6.0, DAC 2007, Bd. III)
Kräftig aromatischer Geruch und bitterer Geschmack.

2. Beschreibung der Ganzdroge (Ph. Eur. 6.0, DAC 2007, Bd. III)

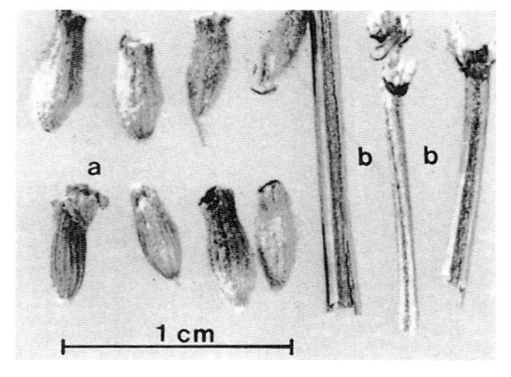

Abb. 1: Ganzdroge

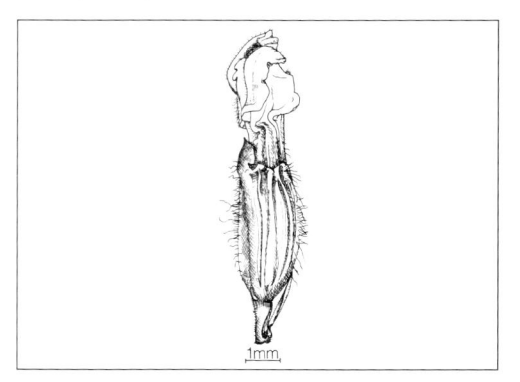

Abb. 2: Blüte

Ganzdroge (Abb. 1), **Blüte** (Abb. 2): Die kurz gestielten Blüten haben einen 4 bis 6 mm langen, röhrenförmigen, unterhalb der Mitte etwas erweiterten, graublauen bis blauvioletten Kelch (1a) mit 10 bis 13 stark behaarten Längsrippen. Die Kelchröhre hat vier sehr kurze, undeutliche Zähne und einen fünften, der eine kleine, herzförmige bis ovale, hervorstehende Lippe bildet. Die Blumenkrone besteht aus den Kelch nicht oder nur wenig überragenden Kronblättern (Knospe) oder einer Röhre mit einer etwa 2,5 mm langen, aufgerichteten, tief zweilappigen Oberlippe und einer etwa 1,5 mm langen, weniger tief eingeschnittenen, dreilappigen Unterlippe (Abb. 2, noch nicht voll geöffnete Blüte). Die Kronröhre umschließt vier Staubblätter, von denen die zwei unterhalb der Oberlippe, auf halber Höhe der Kronröhre angewachsenen, etwa 1 mm kürzer sind als die zwei vorderen, im

Bereich der Unterlippe sitzenden. Der oberständige Fruchtknoten ist tief vierteilig, mit 2,5 bis 3,5 mm langem Griffel und zweigeteilter Narbe (zu Abb. 1b siehe „Fremde Bestandteile").

3. Mikroskopie
- Blüten auf Objektträger legen und mit steil gestellter, frischer Rasierklinge Kelch und Korolle mehrfach längs spalten
- Einige Tropfen Chloralhydrat-Lösung (RV) zugeben
- Mit Deckglas abdecken und ½ min lang vorsichtig zum Sieden erhitzen.

Typische Merkmale: *Etagensternhaare auf der Kelchaußenseite und Korolle, Knotenhaare auf der Korolle, Lamiaceendrüsenschuppen und elliptische Pollenkörner mit sechs Keimspalten.*

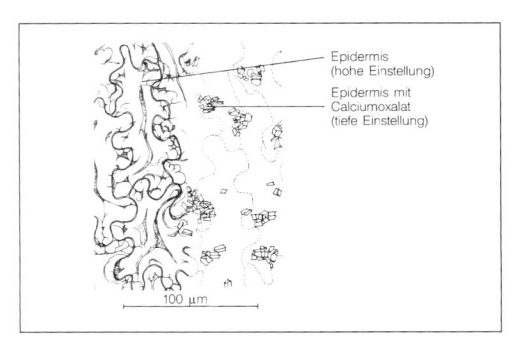

Abb. 3: Kelch, Innenseite, Epidermis

Kelch, Innenseite, Epidermis (Abb. 3): Die inneren Epidermiszellen des Kelches haben wellig-buchtige Wände und eine als gebogene Linie in der Mitte verlaufende Wandfalte. Sie enthalten zahlreiche, gehäuft in Wandnähe auftretende Calciumoxalatkristalle.

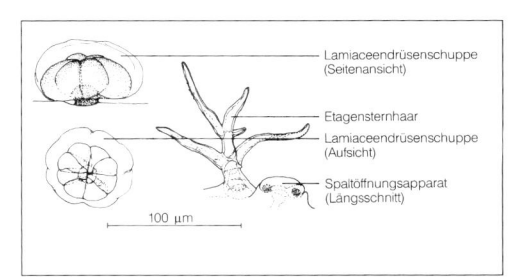

Abb. 4: Kelch, Außenseite, Epidermis

Kelch, Außenseite, Epidermis (Abb. 4): Die Epidermis der Kelchaußenseite besteht aus tangential gestreckten Zellen mit dicker Kutikula und einigen Spaltöffnungsapparaten. Vorwiegend auf den Längsrippen kommen große, oft durch Anthocyane im Lumen blau gefärbte, mehrzellige, mehrere Etagen hohe und meist mehrfach verzweigte Haare (Geweihhaare, Etagensternhaare) mit fein warziger Kutikula vor. Besonders in den Furchen zwischen den Rippen finden sich Lamiaceendrüsenschuppen und in der Nähe der Spaltöffnungsapparate kleine Drüsenhaare (siehe Abb. 6).

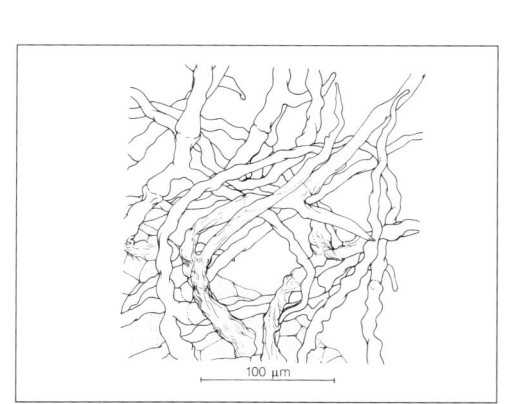

Abb. 5: Korolle, Innenseite, Behaarung

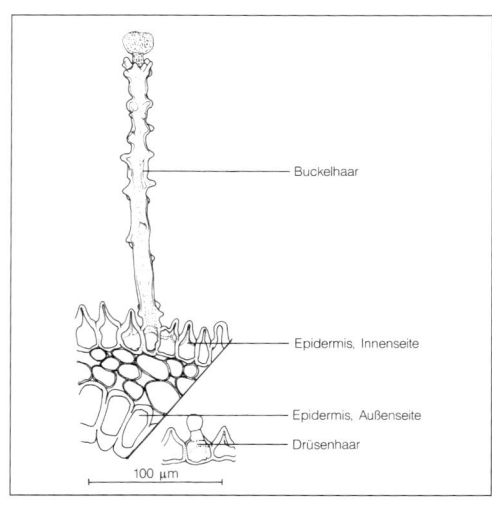

Abb. 6: Korolle, Innenseite, Behaarung

Korolle, Innenseite, Behaarung (Abb. 5, 6): Die Epidermiszellen der Korolleninnenseite sind im unteren Teil schwach axial gestreckt oder polygonal und im oberen Teil spitz papillös emporgewölbt. An der Ansatzstelle der Staubblätter kommen lang gestreckte, vorn etwas zugespitzte, einzellige, knorrige Haare (Buckelhaare, Knotenhaare, ohne Abb.) vor, sowie mehrzellige verzweigte Haare mit unregelmäßigem Lumen und glatter Oberfläche (5) und Etagensternhaare mit fein warziger Kutikula (wie Abb. 4). Dazwischen stehen kleine Drüsenhaare (6). Am Eingang der Kronröhre befinden sich Buckelhaare mit einem kurz gestielten Köpfchen (6). Die Außenseite trägt zahlreiche Etagensternhaare. In der Korolle kommen kleine Calciumoxalatdrusen vor.

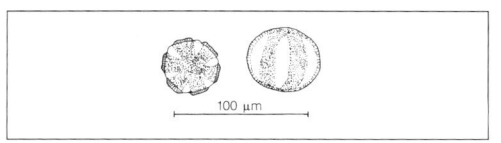

Abb. 7: Pollenkörner

Pollenkörner (Abb. 7): In den von einem Endothecium mit sternförmigen Wandverdickungen umgebenen Pollensäcken liegen etwa 45 µm große, in Aufsicht rund, in der Seitenansicht breit elliptische Pollenkörner mit punktierter Exine und sechs breiten Keimspalten.

4. Dünnschichtchromatographie
Kieselgel HF$_{254}$. Untersuchungslösung:
A.
- 0,5 g gepulverte Droge (Siebnummer 710) mit 5 ml Hexan versetzen
- 5 min lang unter gelegentlichem Schütteln stehen lassen
- Filtrieren
- Filtrat bis zur Trockne auf dem Wasserbad eindampfen
- Rückstand in 0,5 ml Ethylacetat aufnehmen

oder

B.
▶ 0,1 ml des unter „Gehaltsbestimmung" erhaltenen Destillates mit 0,9 ml Ethanol 90% (V/V) versetzen.
Referenzlösung: Je 10 µl Linalool, Linalylacetat und Cineol* oder authentische Droge wie Untersuchungsmuster behandeln.
Aufzutragende Menge: Je 10 µl Untersuchungs- und Referenzlösung bandförmig (20 mm × 3 mm). [Zur Verwendung von HPTLC-Platten siehe Seite XV.]
Fließmittel: Ethylacetat – Toluol (5 + 95).
Laufstrecke: 2 mal 10 cm laufen lassen mit einer Zwischentrocknung von ca. 15 min bei Raumtemperatur.
Laufzeit: Je ca. 20 min.
▶ Abdunsten des Fließmittels
▶ Platte mit frisch (!) bereiteter Anisaldehyd-Lösung (RV) besprühen
▶ 5 bis 10 min lang bei 100 bis 105 °C erhitzen
▶ Am Tageslicht auswerten.

Wichtige Zonen: *Je eine starke Zone auf der Höhe des Linalylacetates und Linalools sowie eine rosaviolette etwas oberhalb des Cineols (Epoxidihydrocaryophyllen). Eine eventuell auf der Höhe des Cineols liegende grauviolette Zone darf nur schwach sein (Abb. 8).*

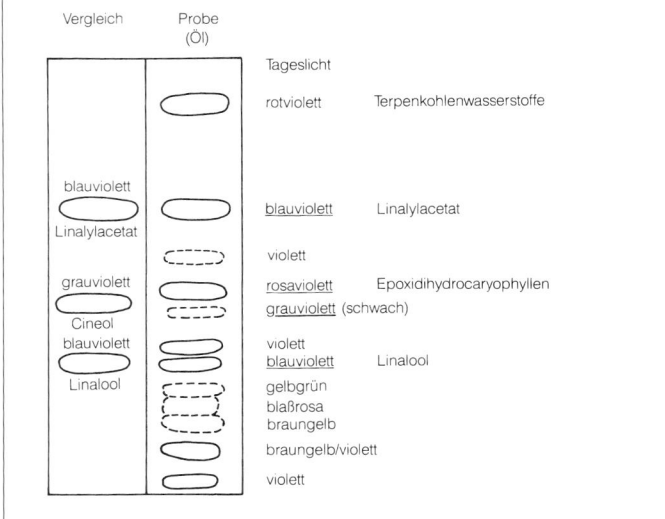

Abb. 8: Dünnschichtchromatogramm

---

* In der Ph. Eur. nicht erwähnt.

Einige Untersuchungen zur Qualitätssicherung

1. Reinheit
   A. Fremde Bestandteile:
   ▶ 100 g Droge auf fremde Bestandteile durchsehen.

   Höchstens 3 g (3%) Blätter und Stängel (Abb. 1 b) und höchstens 2 g (2%) sonstige fremde Bestandteile.

   B. Andere Lavendelblüten:
   ▶ Dünnschichtchromatographie (vgl. Identität, (Abb. 8).

   In offizinellen Lavendelblüten kommen Linalylacetat, Epoxidihydrocaryophyllen und Linalool in etwa vergleichbarer Menge vor. Andere Blüten enthalten entweder kein Linalylacetat (Spik-Lavendel) oder mehr Cineol und wenig Epoxidihydrocaryophyllen (Lavandin, Spik-Lavendel). Nach Ph. Eur. erfolgt die Prüfung mittels Gaschromatographie.

2. Gehaltsbestimmung
   Gehalt an ätherischem Öl:
   ▶ Einwaage: 20,0 g unzerkleinerte Droge
   ▶ 500 ml Wasser im 1000-ml-Rundkolben
   ▶ Vorlage: 0,50 ml Xylol
   ▶ Destillation: 2 h lang bei 2 bis 3 ml in der min
   ▶ Volumen im Messrohr nach der Destillation mindestens 0,76 ml.

   Entspricht einem Gehalt von mindestens 1,3 % (V/m) ätherischem Öl (Ph. Eur. 6.0).

3. Weitere Prüfungen (Ph. Eur. 6.0)
   In der Apotheke durchführbar: Wasser, Asche.
   Des Weiteren: Gaschromatographische Prüfung des bei der Gehaltsbestimmung gewonnenen Öles.

Teil II **Lavendelöl** 1/2

Lavendelöl
(Ph. Eur. 7.0)

Lavandulae aetheroleum
Oleum Lavandulae
Lavandula-angustifolia-
 Blüten(stand)öl
Lavender Oil

Löslichkeit: Mischbar mit Ethanol 90% (V/V), Ether, Toluol, Dichlormethan, Chloroform und fetten Ölen; nicht mischbar mit Wasser.
Zur Prüfung erforderlich:
▸ Identität: Ca. 1 Tropfen.
▸ Qualitätssicherung: Ca. 1,5 g.

Identität

1. **Organoleptik**
   Klare, farblose bis schwach gelbliche, leicht bewegliche Flüssigkeit; charakteristischer Geruch; brennender, schwach bitterer Geschmack.

2. **Relative Dichte**
   0,878 bis 0,892.

3. **Dünnschichtchromatographie**
   Kieselgel F_{254}.
   Untersuchungslösung: 20 µl Substanz in 1,0 ml Toluol.
   Referenzlösung: Je 10 µl Linalool, Linalylacetat und 1,8-Cineol in 1,0 ml Toluol.
   Aufzutragende Menge: Je 10 µl Untersuchungslösung und Vergleichslösung bandförmig (15 mm x 3 mm).
   Laufmittel: Toluol – Ethylacetat (95 + 5).
   Laufhöhe: Zweimal 10 cm mit 5 min. Zwischentrocknung.
   Laufzeit: Insgesamt ca. 40 Min.
   ▸ Abdunsten des Fließmittels
   ▸ Mit Anisaldehyd-Reagenz (RV) besprühen
   ▸ 5 bis 10 min lang im Trockenschrank auf 100° bis 105 °C erhitzen.

   Mehrere Flecke u. a. bei Rf ca. 0,5 (blau-Linalool); 0,8 (blau-Linalylacetat). Weitere Flecke Rf ca. 0,3 (gelbbraun); 0,25 (hellblau).

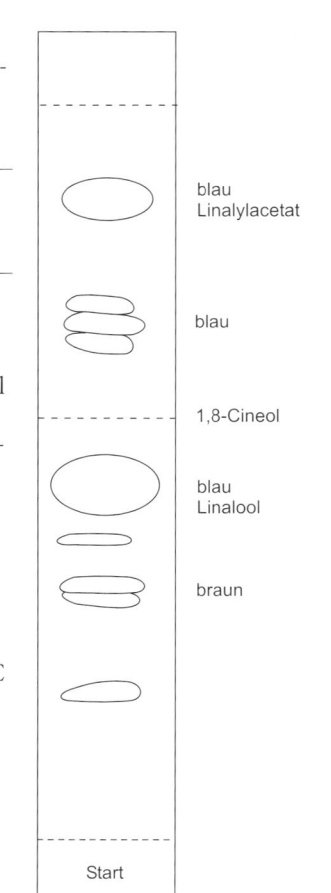

blau Linalylacetat

blau

1,8-Cineol

blau Linalool

braun

Start

Apothekengerechte Prüfvorschriften · 15. Akt.-Lfg. 2012

Einige Untersuchungen zur Qualitätssicherung

1. Reinheit

A. Dünnschichtchromatographie (DAB 1997):
(vgl. Identität).

Ein zusätzlicher blauer bis violetter Fleck zwischen Rf ca. 0,5 und 0,6 in Höhe der Vergleichsubstanz 1,8-Cineol (Lavandinöl) darf nur schwach sichtbar sein.

B. Aussehen der Lösung (DAB 1986):
- 0,5 ml Substanz in 2,5 ml Ethanol 70 % (V/V) lösen
- In Reagenzgläsern bei Tageslicht gegen einen dunklen Untergrund mit 3,0 ml Ethanol 70 % (V/V) vergleichen.

Die Substanz muss sich lösen. Es kann eine Trübung auftreten.

C. Fette Öle, verharzte ätherische Öle in ätherischen Ölen (Ph. Eur. NT 2001):
- 1 Tropfen Substanz auf Filterpapier tropfen
- 24 Std. lang liegen lassen.

Durchscheinender oder fettartiger Fleck zeigt fette Öle bzw. verharzte ätherische Öle an.

D. Fremde Ester in ätherischen Ölen (Ph. Eur. NT 2001):
- 1,0 ml Substanz in 3,0 ml einer frisch hergestellten 10 proz. Lösung (m/V) von Kaliumhydroxid in Ethanol 96 % (V/V) lösen
- 2 min lang im siedenden Wasserbad erwärmen
- Abkühlen und 30 min lang stehen lassen.

Es darf sich kein kristalliner Niederschlag bilden. Andernfalls liegen Verunreinigungen durch fremde Ester vor.

2. Weitere Prüfungen (DAB 1997, Ph. Eur. NT 2001, Ph. Eur. 5.3, Ph. Eur. 6.0, Ph. Eur. 7.0)

In der Apotheke durchführbar: Säurezahl.

Des Weiteren: Brechungsindex, Optische Drehung, Chromatographisches Profil (Gaschromatographie), Chirale Reinheit: (S)-Linalool, (S)-Linalylacetat (Gaschromatographie).

Leinsamen

(Ph. Eur. 6.0)
(Standardzulassung 1099.99.99, HTMPC-Monographie)

Lini Semen
Semen Lini

Die reifen, getrockneten Samen von *Linum usitatissimum* L.

Zur Prüfung erforderlich:
▶ Identität: Ca. 2 g.
▶ Qualitätssicherung: 103 g (3 g Verbrauch).

Identität

1. Organoleptik (DAC 2007, Bd. III)
Ohne Geruch und mit schleimigem, öligem Geschmack.

2. Beschreibung der Ganzdroge (Ph. Eur. 6.0, DAC 2007, Bd. III)

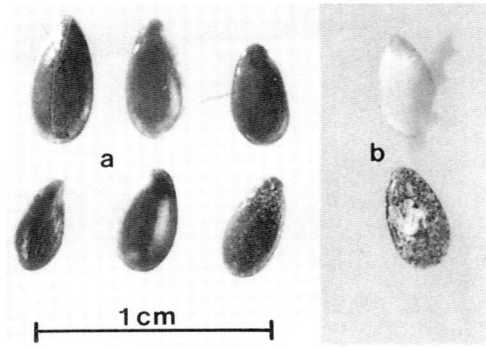

Abb. 1: Ganzdroge

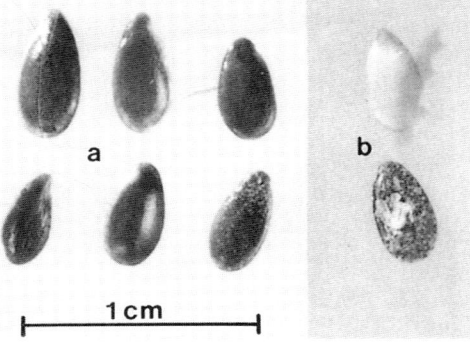

Abb. 2: Querschnitt, Übersicht

Ganzdroge (Abb. 1): Der Samen ist länglich-eiförmig mit schwach gewölbten Flächen und abgerundeten Kanten, etwa 4 bis 6 mm lang, 2 bis 3 mm breit und 1 bis 2 mm dick. Das eine Ende ist abgerundet (Abb. 1, unten), das andere in einen kleinen, stumpfen, seitlich gebogenen Schnabel ausgezogen (Abb. 1, oben). An der konkaven Kante des Schnabels sind mit der Lupe die Mikropyle und der weißliche Nabel sowie die zum anderen Ende verlaufende Raphe als etwas hellere Linie zu erkennen. Die glänzend braune bis rötlichbraune Oberfläche erscheint glatt, bei Lupenbetrachtung unregelmäßig feingrubig.

Querschnitt, Übersicht (Abb. 2): Unter der braunen Samenschale (Lupe!) liegt ein schmales, weißliches Endosperm, das die beiden grünlichgelben, plankonvexen Keimblätter umschließt.

3. Mikroskopie

- Einen Samen mit dem Daumennagel an der Seite der Zeigefingerkuppe festklemmen und mit frischer, starrer Rasierklinge vorsichtig Flächenschnitte bis in das Endosperm hinein anfertigen
- Einen Samen mit steil gestellter Rasierklinge auf glatter Unterlage im oberen Viertel quer schneiden, größeren Teil zwischen Daumen und Zeigefingernagel oder im zugespitzten Styroporstückchen festhalten und mit frischer, starrer Rasierklinge Querschnitte anfertigen
- Alle Schnitte im Chloralhydrat-Lösung (RV) legen
- Mit Deckglas abdecken und ca. ½ Min. lang vorsichtig zum Sieden erhitzen.

Typische Merkmale: *Große, farblose Schleimzellen, Ringzellen, Faserschicht, braune Pigmentzellen, viel fettes Öl.*

Samenschale, Endosperm, Flächenschnitt (Abb. 3): Die Samenschale besteht von oben nach unten aus einer Epidermis aus großen, dünnwandigen, polygonalen Schleimzellen mit einer korkführenden inneren Zellwand, einer Schicht von 30 µm weiten, runden Zellen (Ringzellschicht), einer meist einreihigen, nur an den Kanten zweireihigen Schicht axial gestreckter, faserähnlicher, dickwandiger, verholzter, bis 200 µm langer und 8 bis 16 µm breiter Zellen (Faserschicht), einer kollabierten, meist nicht erkennbaren Querzellschicht und einer Schicht meist fast quadratischer oder fünfeckiger, 20 µm weiter Zellen mit verdickten, sehr dicht und fein getüpfelten Wänden und einem das ganze Lumen ausfüllenden braunen Zellinhalt (Pigmentschicht). Das Endosperm besteht aus polygonalen, derbwandigen, ölhaltigen Zellen, der Keimling aus dünnwandigen, ölhaltigen Zellen mit bis 20 µm großen Aleuronkörnern (ohne Abb.).

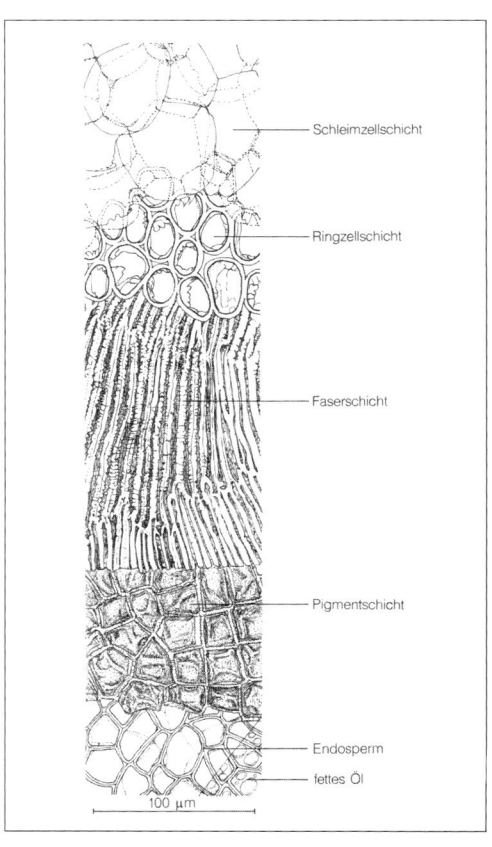

Abb. 3: Samenschale, Endosperm, Flächenschnitt

Samenschale, Endosperm, Querschnitt
(Abb. 4): Im Querschnitt erscheinen die Zellen der Schleimzellschicht zwei- bis dreimal höher als breit, die der Ringzellschicht flach und oft von den Schleimzellen eingedrückt, die der Faserschicht schmal, palisadenähnlich und ringsum verdickt, die Querzellschicht als helle Zone außerhalb der flachen Pigmentschicht, die aus Zellen mit braunem Inhalt besteht.

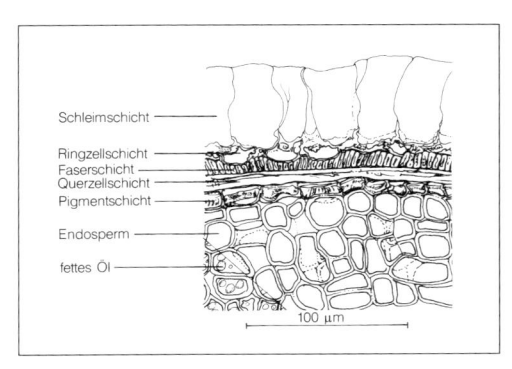

Abb. 4: Samenschale, Endosperm, Querschnitt

4. Dünnschichtchromatographie*
HPTLC-Fertigplatte RP_{18} F_{254}. Untersuchungslösung:
- 0,25 g frisch zerquetschte oder gepulverte Droge mit 20 ml Chloroform versetzen
- 2 bis 3 min lang schütteln
- Abfiltrieren.

Referenzlösung: Ein Tropfen Leinöl in 4 ml Chloroform oder authentische Droge wie Untersuchungsmuster behandeln.
Aufzutragende Menge: Je 1 bis 3 µl Untersuchungs- und Referenzlösung punktförmig.
Fließmittel: Acetonitril – Ethylacetat (1 + 1).
Laufhöhe: 2 mal 10 cm laufen lassen mit einer Zwischentrocknung bei Raumtemperatur.
Laufzeit: Je 15 min.
- Substanz 0,5 cm vom unteren Plattenrand auftragen
- 1 cm von unteren Plattenrand mit Bleistift seitliche Markierungen anbringen
- In Ether bis zu dieser Markierung laufen lassen
- Trocknen
- Vorgang wiederholen
- Dann mit angegebenem Fließmittel entwickeln
- Trocknen
- Nochmals im gleichen Fließmittel entwickeln
- Abdunsten des Fließmittels
- Mit Molybdatophosphorsäure 10 % (RV) besprühen
- 2 bis 3 min lang bei 120 °C erhitzen.

Die Substanz wird durch das mehrfache Entwickeln in Ether zu einer schmalen Startzone konzentriert.

Die Substanz muss ein mit der authentischen Referenzsubstanz übereinstimmendes Chromatogramm ergeben (Abb. siehe Leinöl, Teil 1).

---

* Die Prüfung ist nicht in der Ph. Eur. 6.0 enthalten.

Einige Untersuchungen zur Qualitätssicherung

1. **Reinheit**
   A. **Fremde Bestandteile:**
   ▶ 100 g Droge auf fremde Bestandteile durchsehen.

   Höchstens 10 g Samen mit matter Schale und höchstens 1,5 g (1,5%) fremde Bestandteile, missfarbene, fleckige oder sehr helle Samen (Abb. 1 b).

   B. **Geruch, Geschmack:***
   ▶ Die Droge darf nicht ranzig riechen und schmecken.

   Falsch gelagerte oder überalterte Droge.

2. **Wertbestimmung**
   Quellungszahl:
   ▶ Drei Parallelversuche wie folgt ansetzen:
   ▶ 1,00 g gepulverte Droge (Siebnummer 710) oder Ganzdroge in einem verschließbaren, in 0,5 ml unterteilten 25-ml-Messzylinder (Länge der Einteilung von 0 bis 25 ml etwa 125 mm) mit 1,0 ml Ethanol 90% (V/V) anfeuchten
   ▶ Langsam 25 ml Wasser zugeben
   ▶ 1 h lang stehen lassen und in Abständen von 10 min schütteln
   ▶ Nach einer weiteren ½ h eventuell auf der Flüssigkeitsoberfläche schwimmende Drogenpartikel oder größere Flüssigkeitsvolumina in der Drogenschicht durch Drehen und vorsichtiges Kippen des Messzylinders um die Längsachse beseitigen
   ▶ 3 h nach dem letzten Schütteln Volumen der Drogenschicht und des anhaftenden Schleimes ablesen.

   Der Durchschnitt der Drogenvolumina der drei Parallelansätze muss für die gepulverte Droge mindestens 4,5 ml (Quellungszahl 4,5) und für die Ganzdroge mindestens 4,0 ml (Quellungszahl 4,0) betragen.

3. **Weitere Prüfungen** (Ph. Eur. 6.0)
   In der Apotheke durchführbar: Trocknungsverlust Asche.
   Des Weiteren: Cadmium (Atomabsorptionsspektrometrie).

---

* In Ph. Eur. 6.0 nicht erwähnt.

Liebstöckelwurzel

(Ph. Eur. 6.0)
(Standardzulassung 1569.99.99)

Levistici radix
Radix Levistici

Die getrockneten Wurzelstöcke und Wurzeln von *Levisticum officinale* KOCH.

Zur Prüfung erforderlich:
▶ Identität: Ca. 3 g.
▶ Qualitätssicherung: 125 g (25 g Verbrauch).

Identität

1. **Organoleptik** (DAC 2009, Bd. III)
   Aromatischer, an Suppenwürze erinnernder Geruch und erst süßlicher, dann würziger, schwach bitterer Geschmack.

2. **Beschreibung der Schnittdroge** (DAC 2009, Bd. III)

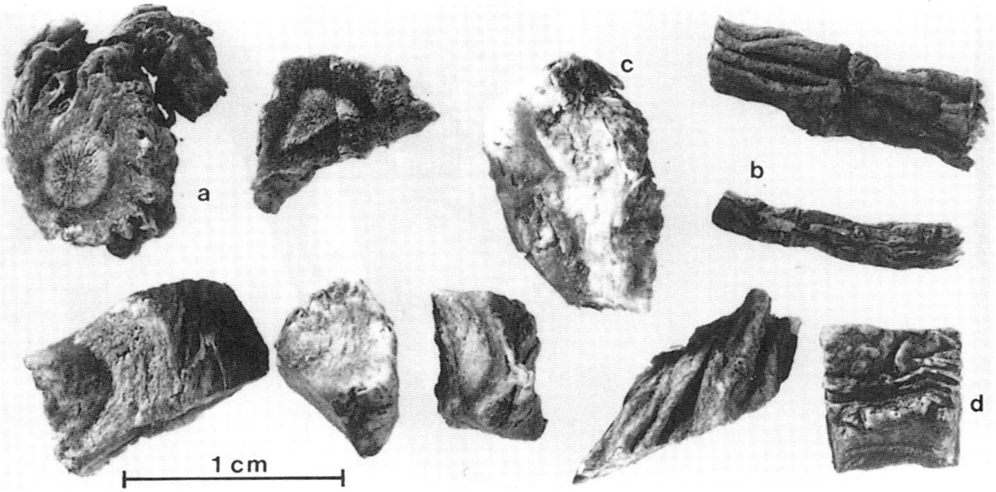

Abb. 1: Schnittdroge

Schnittdroge (Abb. 1): An der graubraunen Außenfläche längsrunzelige (b) oder höckrige, oft unregelmäßig scheibenförmige (a) Wurzelstücke mit heller- bis dunkelrotbrauner, sehr breiter, schwammiger Rinde, die nach innen bis zur Kambiumzone meist dunkler wird. Die Stücke haben einen schmalen, radial gestreiften Holzkörper. Fragmente der Wurzelstöcke sind unregelmäßig (c) bis keilförmig, außen oft quergeringelt (d) und führen im Zentrum des Holzkörpers ein weiches Mark. Die Rinde aller Teile ist von punkt- oder streifenförmigen, oft radial angeordneten, braunen Exkretgängen durchsetzt.

3. Mikroskopie

- Einige Rhizom- oder Wurzelstücke mit deutlich erkennbarer Anordnung von Holz und Rinde 15 bis 30 min lang in kaltem Wasser einweichen
- In eine Mischung aus Ethanol 70 % (V/V) und Glycerol (9 + 1 V/V) legen und etwa 10 min lang darin belassen
- Stücke auf der Zeigefingerkuppe mit dem Daumennagel festhalten und mit frischer Rasierklinge Querschnitte für ein Übersichtspräparat und für Detailbeobachtung, Schnitte aus kleineren Regionen der Rinde sowie radiale Längsschnitte aus Rinde und Holz anfertigen
- Einen Schnitt für Wasserpräparat verwenden
- Alle anderen auf Objektträger in Chloralhydrat-Lösung (RV) legen
- Mit Deckglas abdecken und ½ min lang zum Sieden erhitzen.

Typische Merkmale: Brauner Kork, große Exkretgänge, kleinkörnige Stärke, spindelförmige Zellen der Rinde.

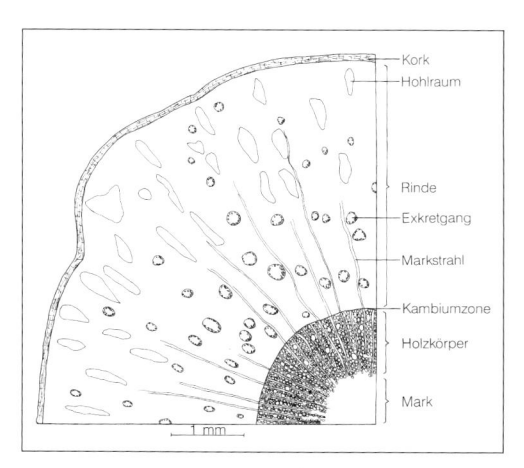

Abb. 2: Rhizom, Querschnitt, Übersicht

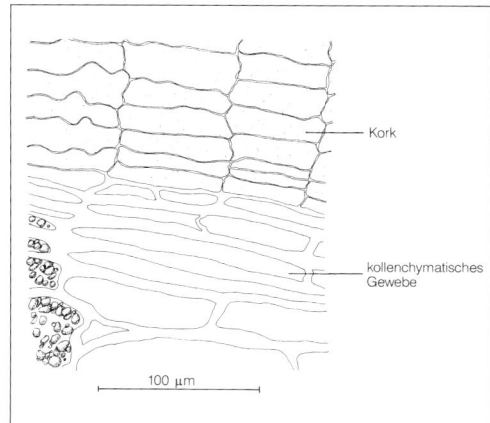

Abb. 3: Kork, Querschnitt

Rhizom, Querschnitt, Übersicht (Abb. 2): Ein dünner Kork bedeckt eine besonders in den äußeren Teilen stark zerklüftete Rinde mit annähernd konzentrisch angeordneten, braunen, 50 bis 100 µm weiten Exkretgängen, sowie radial verlaufenden Bändern dickwandiger Zellen („Ersatzfasern"), mit Gruppen obliterierter Siebelemente und ein bis drei Reihen breiten Markstrahlen, die sich bis in das undeutlich radial geschichtete, poröse Holz verfolgen lassen. Im Zentrum lockeres Mark. Die Wurzel ist ähnlich gebaut jedoch ohne zentrales Mark.

Kork, Querschnitt (Abb. 3): Wenige Lagen tafelförmiger, dünnwandiger Korkzellen mit gelbbraunem Inhalt, darunter einige Lagen kollenchymatisch verdickter, tangential gestreckter Zellen.

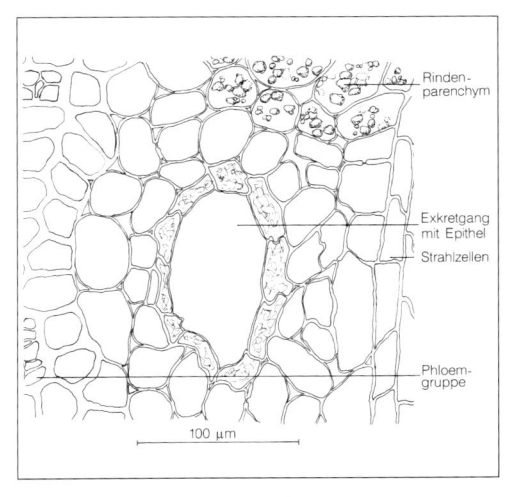

Abb. 4: Innere Rinde, Querschnitt

Innere Rinde, Querschnitt (Abb. 4): Isodiametrische, dünnwandige Parenchymzellen mit Stärke, 50 bis 180 µm weite Exkretgänge mit braunem Inhalt und einer Lage brauner Epithelzellen. Die Zellen der ein bis drei Reihen breiten Markstrahlen sind dünnwandig und etwas radial gestreckt. Daneben kommen radial verlaufende Bänder dickwandiger Zellen mit hornartig glasiger Wand („Ersatzfasern", fusiformes Parenchym) vor, zwischen denen kleine Gruppen, oft obliterierter Phloemelemente eingestreut sind.

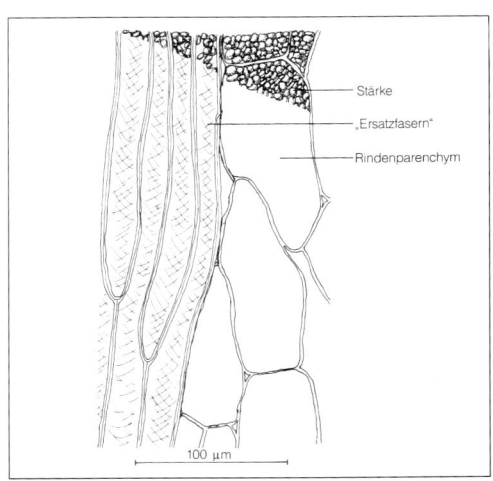

Abb. 5: Rinde, Längsschnitt

Rinde, Längsschnitt (Abb. 5): Derbwandige, unverholzte, spindelförmige Zellen, deren Wände häufig eine gekreuzte Wandstruktur („Ersatzfasern", fusiformes Parenchym) erkennen lassen, neben großen dünnwandigen Parenchymzellen. Beide Zelltypen enthalten 2 bis 18 µm große Stärkekörner.

Holzkörper, Längsschnitt (Abb. 6): Lang gestrecktes, dünnwandiges Parenchym mit quergestellten Wänden und verdickte, getüpfelte, faserförmige Zellen sowie 40 bis 125 µm weite Gefäße mit meist netzförmiger oder treppenartiger Wandverdickung.

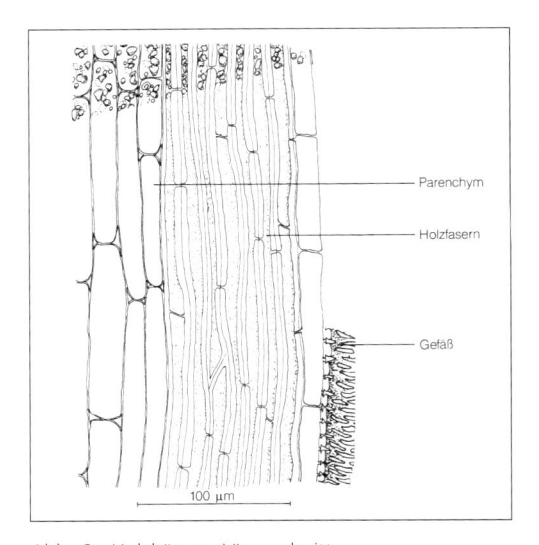

Abb. 6: Holzkörper, Längsschnitt

4. Dünnschichtchromatographie*
Kieselgel HF$_{254}$. Untersuchungslösung:
- 1 g gepulverte Droge (Siebnummer 355) mit 10 ml Methanol versetzen
- 30 s lang auf dem Wasserbad bei ca. 60 °C unter gelegentlichem Schütteln extrahieren
- Abkühlen lassen
- Filtrieren
- Filtrat unter vermindertem Druck bis zur Trockne einengen
- Rückstand in 1 ml Methanol aufnehmen.

Referenzlösung: Je 10 mg Eugenol und Scopoletin in 10 ml Methanol oder authentische Droge wie Untersuchungsmuster behandeln.

Wichtige Zonen: Mehrere blau fluoreszierende Zonen, z. B. Ligustilid (Hauptzone), Bergapten, Umbelliferon und andere (Abb. 7) siehe auch unter Prüfung auf Reinheit.

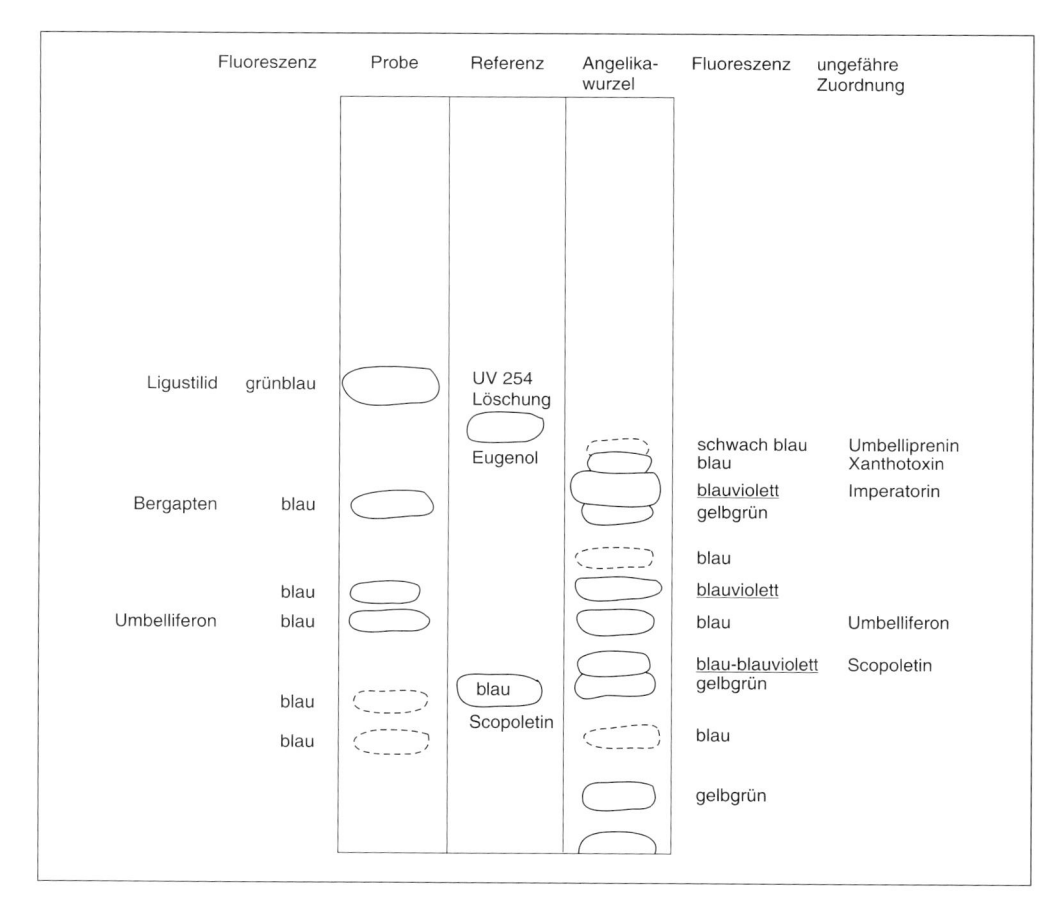

Fluoreszenz		Probe	Referenz	Angelikawurzel	Fluoreszenz	ungefähre Zuordnung
			UV 254 Löschung			
Ligustilid	grünblau					
			Eugenol		schwach blau / blau	Umbelliprenin / Xanthotoxin
Bergapten	blau				blauviolett / gelbgrün	Imperatorin
					blau	
Umbelliferon	blau / blau				blauviolett / blau	Umbelliferon
	blau		blau Scopoletin		blau-blauviolett / gelbgrün	Scopoletin
	blau				blau	
					gelbgrün	

Abb. 7: Dünnschichtchromatogramm

---

* Das Verfahren weicht von der Vorschrift der Ph. Eur. 6.0 ab, um Angelikawurzel und Liebstöckelwurzel besser vergleichen zu können und halogenkohlenwasserstoffhaltige Fließmittel zu vermeiden.

Aufzutragende Menge: Je 10 µl Untersuchungs- und Referenzlösung bandförmig (20 mm × 3 mm). [Zur Verwendung von HPTLC-Platten siehe Seite XV.]
Fließmittel: 50 ml Toluol und 50 ml Diethylether im Scheidetrichter mischen, mit 50 ml Essigsäure 12% (m/V) versetzen und einige min lang schütteln, nach dem Absetzenlassen Unterphase verwerfen und Oberphase verwenden.
Laufhöhe: 15 cm.
Laufzeit: Ca. 40 min.
▶ Abdunsten des Fließmittels im Warmluftstrom
▶ Unter der UV-Lampe (365 nm) fluoreszierende Flecke markieren.

Einige Untersuchungen zur Qualitätssicherung

1. Reinheit
Fremde Bestandteile:
▶ 50 g Droge auf fremde Bestandteile durchsehen.

Höchstens 1,5 g (3%) fremde Bestandteile.

Wurzeln anderer Apiaceenarten insbesondere Angelikawurzel:
▶ Dünnschichtchromatographie: (vgl. Identität).

Andere Apiaceenarten geben ein abweichendes Chromatographisches Bild. Unterhalb der blauen Zone des Scopoletins darf keine gelbgrüne und unterhalb der Referenzsubstanz Eugenol keine Gruppe von mehreren intensiven Zonen (Umbelliprenin, Xanthotoxin, Imperatorin) auftreten.

2. Gehaltsbestimmung
Gehalt an ätherischem Öl:
▶ Einwaage: 40,0 g frisch pulverisierte Droge (Siebnummer 500)
▶ 500 ml Wasser und 10 Tropfen flüssiges Paraffin als Entschäumer im 2000-ml-Rundkolben
▶ Vorlage: 0,50 ml Xylol
▶ Destillation: 4h lang bei 2 bis 3 ml in der min
▶ Volumen im Messrohr nach der Destillation mindestens 0,66 ml (ganze Droge), 0,62 ml (Schnittdroge).

Entspricht einem Gehalt von mindestens 0,4% (V/m) bei der ganzen und 0,3% (V/m) bei der geschnittenen Droge.

3. Weitere Prüfungen (Ph. Eur. 6.0)
In der Apotheke durchführbar: Trocknungsverlust, Asche, salzsäureunlösliche Asche. Alternative Dünnschichtchromatographie (DAC 2009, Bd. III).

Teil II · Lindenblüten · 1/5

Lindenblüten

(Ph. Eur. 6.0)
(Standardzulassung 1129.99.99)

Tiliae flos
Flores Tiliae

Die getrockneten Blütenstände von *Tilia cordata* M ILL ., *Tilia platyphyllos* S COP . und *Tilia* × *vulgaris* H EYNE oder eine Mischung der genannten Arten.

Zur Prüfung erforderlich:
- Identität: Ca. 2 g.
- Qualitätssicherung: Ca. 32 g (1,2 g Verbrauch).

Identität

1. Organoleptik (Ph. Eur. 6.0, DAC 2007, Bd. III)
Schwach aromatischer Geruch und leicht süßlicher und schleimiger Geschmack.

2. Beschreibung der Ganz- und Schnittdroge (Ph. Eur. 6.0, DAC 2007, Bd. III)

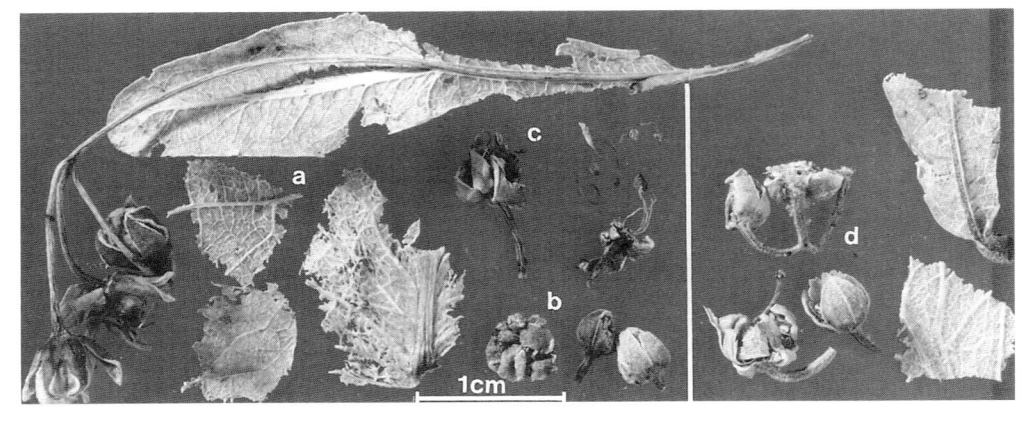

Abb. 1: Ganz- und Schnittdroge

Ganz- und Schnittdroge (Abb. 1): An einem bis etwa zur Hälfte mit einem zungenförmigen, häutigen, gelblichgrünen, fast kahlen Hochblatt (a) verwachsenen Blütenstandstiel stehen drei bis sechzehn (*T. platyphyllos* drei bis sieben, *T. cordata* drei bis elf, meist fünf, gelegentlich bis sechzehn, T. vulgaris fünf bis zehn) Blüten (zu Abb. 1 d siehe „Fremde Bestandteile").

- Einige Blüten 10 min lang in Wasser einweichen
- In eine Mischung aus Ethanol 90 % (V/V) und Glycerol (9 + 1 V/V) legen und 10 Min. lang darin belassen
- Blüte mit Pinzette und Präpariernadel (Lupe!) auseinander nehmen.

Apothekengerechte Prüfvorschriften · 13. Akt.-Lfg. 2010

Blüte (Abb. 2): Die fünf, in der Droge oft abgefallenen und einzeln vorzufindenden Kelchblätter sind auf der Außenseite meist kahl (Abb. 1b), an den Rändern und der Innenseite dicht behaart. Die fünf spatelförmigen, bis etwa 8 mm langen, dünnen Kronblätter sind gelblichweiß, mit feinen Nerven und höchstens am Rande vereinzelt behaart. Die 30 bis 40, zum Teil in der Droge frei vorkommenden (Abb. 1c) Staubblätter sind zu fünf antipetalen Gruppen vereinigt, die in der getrockneten und wieder aufgeweichten Droge meist nur schwer erkennbar sind. Bei *T. cordata* kommen einige sterile, staminodiale Staubblätter vor. Der oberständige Fruchtknoten trägt einen Griffel mit undeutlich fünflappiger Narbe.

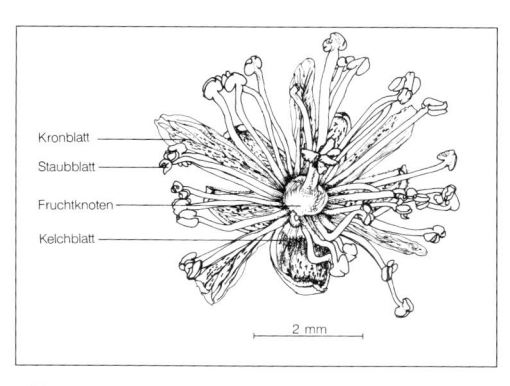

Abb. 2: Blüte

3. Mikroskopie

▶ Ein Stück des Hochblattes durchbrechen und einen Teil mit der Ober-, den anderen mit der Unterseite nach oben auf Objektträger legen
▶ Blüte 10 min lang in Wasser legen, Kelchblatt und einige Staubblätter entnehmen, ebenfalls auf Objektträger legen und Staubblätter zerquetschen
▶ Einige Tropfen Chloralhydrat-Lösung (RV) zugeben
▶ Mit Deckglas abdecken und ca. ½ min lang vorsichtig zum Sieden erhitzen.

Hochblatt, Epidermis, Unterseite (Abb. 3): Die Epidermis besteht aus dünnwandigen, wellig-buchtigen Zellen und hat anomocytische Spaltöffnungsapparate. Einzelne Zellen enthalten feinkristalline oder grobschollige Ablagerungen; zum Teil scheinen die im Mesophyllgewebe liegenden Calicumoxalatdrusen durch. Das locker gebaute Schwammparenchym besitzt große Interzellularen. Unter der aus geradwandigen, unverdickten Zellen gebildeten Epidermis der Oberseite liegt ein lockeres Palisadenparenchym (ohne Abb.).

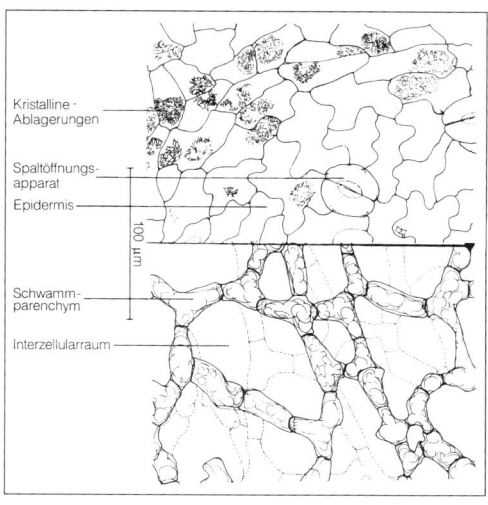

Abb. 3: Hochblatt, Epidermis, Unterseite

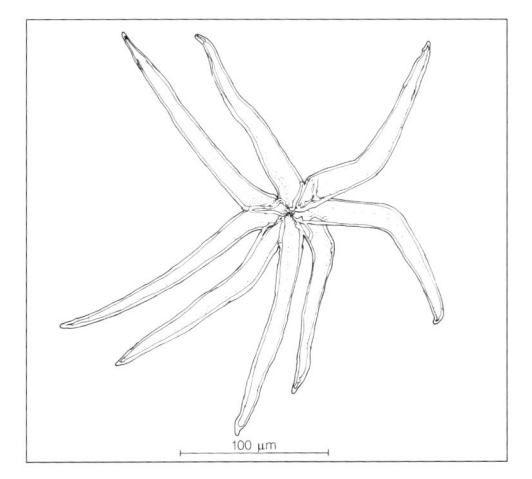

Kelchblatt, Behaarung, Außenseite (Sternhaar) (Abb. 4): Die Epidermis des Kelchblattes trägt zahlreiche, einzeln stehende, am Rande und an der Spitze innenseits zu zwei- bis fünfstrahligen, außenseits bis zu zehnstrahligen Büscheln vereinte, einzellige, derbwandige, gebogene oder geschlängelte Haare.

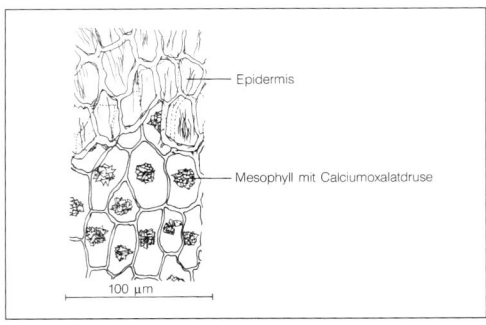

Abb. 4: Kelchblatt, Behaarung, Außenseite (Sternhaar)

Kelchblatt, Epidermis, Außenseite (Abb. 5): Die Epidermis der Kelchblattaußenseite ist geradwandig bis schwach wellig-buchtig und zeigt eine schwache Kutikularstreifung. Gelegentlich kommen einzellige Haare vor. In der darunter liegenden Schicht befinden sich viele Zellen mit Calciumoxalatdrusen. Besonders in der Nähe der Nerven kommen große, farblose, dünnwandige Schleimzellen vor (ohne Abb.).

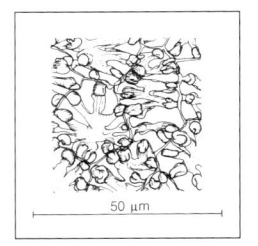

Abb. 5: Kelchblatt, Epidermis, Außenseite

Endothecium (Abb. 6), **Pollenkörner** (Abb. 7): In den von einem Endothecium mit bügelförmigen oder sternförmigen am Boden der Zelle zusammenlaufenden Verdickungsleisten (Sternendothecium) umgebenen Pollensäcken liegen 35 bis 40 µm große, rundlich ovale bis schwach dreieckige Pollenkörner mit drei Keimporen und feinkörniger Exine.

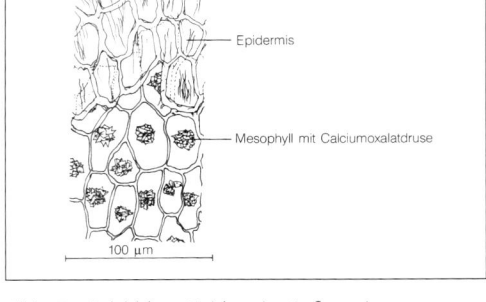

Abb. 6: Endothecium   Abb. 7: Pollenkörner

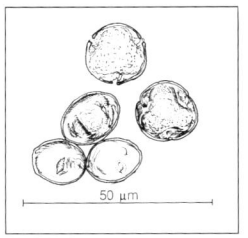

4. Dünnschichtchromatographie
Kieselgel HF$_{254}$. Untersuchungslösung:
- 1 g gepulverte Droge (Siebnummer 710) mit 10 ml Methanol versetzen
- 5 min lang auf dem Wasserbad bei 60 °C extrahieren
- Abkühlen lassen
- Filtrieren.

Referenzlösung: 1 mg Kaffeesäure und je 2,5 mg Hyperosid und Rutosid in 10 ml Methanol oder authentische Droge wie Untersuchungsmuster behandeln.

Aufzutragende Menge: Je 10 µl Untersuchungs- und Referenzlösung bandförmig (20 mm × 3 mm). [Zur Verwendung von HPTLC-Platten siehe Seite XV.]

Fließmittel: Wasser – wasserfreie Ameisensäure – Ethylmethylketon – Ethylacetat (10 + 10 + 30 + 50).

Laufhöhe: 15 cm.

Laufzeit: Ca. 90 min
- Abdunsten des Fließmittels im Warmluftstrom oder im Trockenschrank bei 100 ° bis 105 °C
- Besprühen der noch warmen Platte mit einer Lösung von Diphenylboryloxyethylamin (1 % m/V) in Methanol

Wichtige Zonen: Auf der Höhe der Referenzsubstanz Kaffeesäure und etwas darunter je eine blauviolette und blaugrüne Zone, dann eine grüngelbe (Tilirosid) und bis zur Referenzsubstanz Hyperosid etwa vier intensiv orangefarbene Zonen, die unter anderem (von oben nach unten) aus den 3-Rhamnosiden des Quercetins, Myricetins und Kampferols, dann den Glucosiden dieser Aglyka und Dirhamnosiden des Quercetins und des Kampferols bestehen. Zwischen Hyperosid und Rutosid je eine gelborangefarbene, blauviolette und grüngelbe und evtl. eine weitere orangefarbene Zone (die in Abb. 8 fehlt) sowie Rutosid. Unterhalb davon nur schwach gelborangefarbene Zonen (Abb. 8).

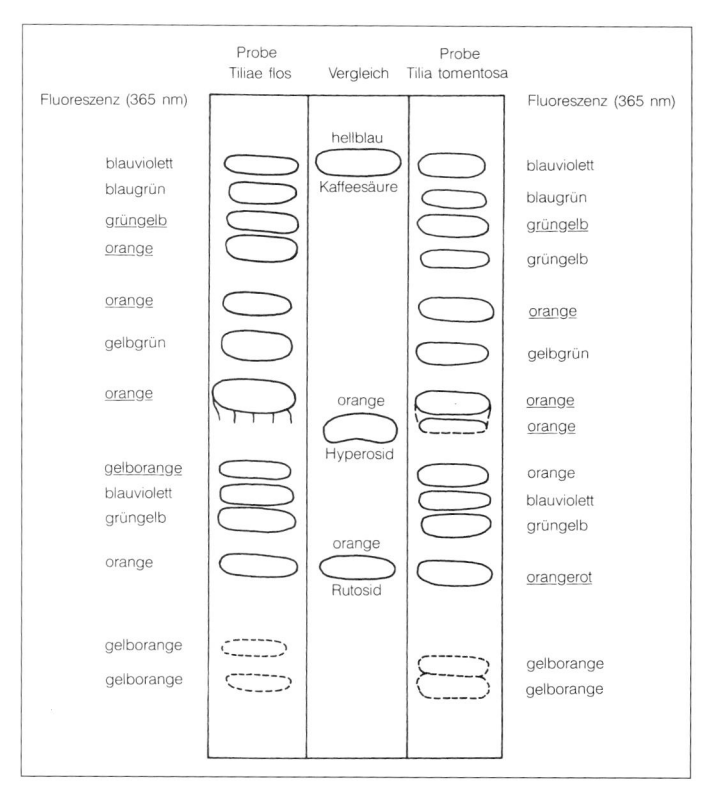

Abb. 8: Dünnschichtchromatogramm

- Nachsprühen mit einer Lösung von Macrogol 400 (Polyethylenglycol) (5% m/V) in Methanol
- Etwa 5 min lang auf 100 bis 105 °C erhitzen oder 30 min lang bei Raumtemperatur liegen lassen
- Unter der UV-Lampe (365 nm) auswerten.

Einige Untersuchungen zur Qualitätssicherung

1. Reinheit
Fremde Bestandteile:
- 30 g Droge auf fremde Bestandteile durchsehen.

Höchstens 0,6 g (2%) fremde Bestandteile wie Stiele und anderes.

Andere Lindenarten:

A.
- Beschreibung der Schnittdroge und Mikroskopie (vgl. Identität).

Blütenstände mit starker, auf fünf- bis achtstrahlige Büschelhaare zurückgehender Behaarung auf der Hochblattunterseite sowie Blüten, deren Korolle durch Umwandlung von fünf Staubblättern in kronblattartige Staminodien doppelt erscheint, und deren Narbe nicht gelappt oder geschlitzt ist, dürfen nicht vorhanden sein und deuten auf Blüten von Tilia tomentosa oder Tilia americana hin. Sechszählige Blüten dürfen höchstens vereinzelt auftreten.

B.
- Dünnschichtchromatographie* (vgl. Identität).

Im Dünnschichtchromatogramm darf auf der Höhe des Rutosids oder etwas darunter kein intensiv orangeroter und zwischen Hyperosid und dem sehr intensiven Fleck kurz darüber kein zweiter schwach orangefarbener Fleck vorhanden sein. (Hinweis auf Tilia tomentosa, deren Dünnschichtchromatogramm sich sonst kaum von dem der zugelassenen Lindenblüten unterscheidet) (Abb. 8).

2. Weitere Prüfungen (Ph. Eur. 6.0)
In der Apotheke durchführbar: Trocknungsverlust, Asche.

---

* Diese dünnschichtchromatographische Prüfung wird von Ph. Eur. 6.0 nicht mehr gefordert.

Löwenzahn

(DAC 2008)
(Standardzulassung 1139.99.99)

Taraxaci radix cum herba
Taraxaci herba cum radice
Radix Taraxaci cum herba
Herba Taraxaci cum radice

Die im Frühjahr, vor der Büte geernteten, getrockneten, ganzen Pflanzen von *Taraxacum officinale* WEBER.

Zur Prüfung erforderlich:
- Identität: Ca. 2 g.
- Qualitätssicherung: 100 g (kein Verbrauch).

Identität

1. Organoleptik (DAC 2004, DAC 2007, Bd. III)
Schwach eigenartiger Geruch und bitterer Geschmack.

2. Beschreibung der Schnittdroge (DAC 2004, DAC 2007, Bd. III)

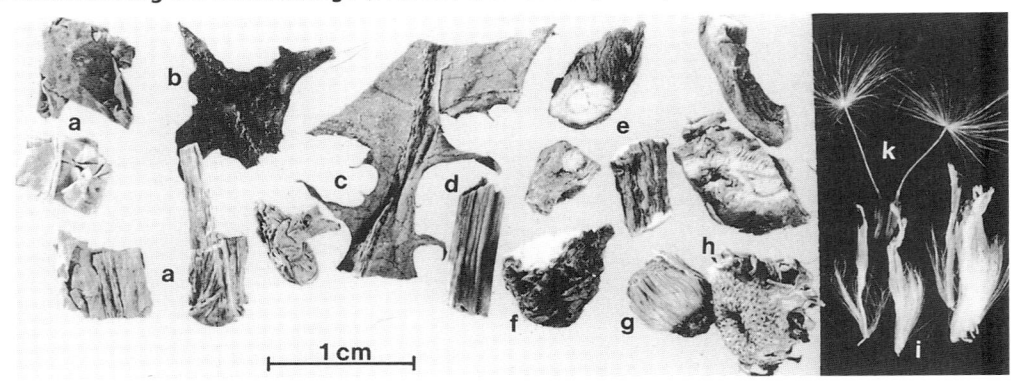

Abb. 1: Schnittdroge

Schnittdroge (Abb. 1): Hell gelbliche, braune bis dunkelbraune, harte, außen grob längsfurchige Wurzelstücke (e), auf deren Querschnitt (Lupe!) ein kleiner, gelber, feinporöser, nicht strahliger Holzkörper und eine breite, weißliche bis hellbräunliche Rinde mit zahlreichen, feinen, dunkleren, konzentrischen Ringen zu erkennen sind. Stücke des kurzen Wurzelstockes sind außen quergeringelt (f) und haben bei sonst sehr ähnlichem Aussehen im Zentrum ein großes Mark. Die fast kahlen oder schwach oder zottig bis wollig behaarten Blattstückchen sind meist stark geschrumpft und knittrig zusammengefaltet (a). Der eingefallene Blattnerv und der Blattstiel sind oft rosafarben oder rotviolett überlaufen. An aufgeweichten Blattstücken ist der grob schrotsägeförmige Blattrand (c) und der breit stumpfliche oder zugespitzte, dreieckige Endlappen (b) erkennbar. Hohle Blütenstandsstiele (d) und Blütenstandsknospen mit lineallanzettlichen, grünen, an der Spitze oft dunklen Hüllblättern und meist noch nicht voll entwickelten Zungenblüten (g) sowie einzelne Zungenblüten mit kurz gestieltem, einfachem Pappus (i) dürfen vorkommen. Alte Blütenstandsböden (h) und Früchte mit Pappus (k) sollen fehlen.

3. Mikroskopie

- Blattstück durchbrechen und ein Stück mit der Oberseite, das andere mit der Unterseite nach oben auf Objektträger legen
- Wurzelstück mit gut erkennbaren Längsstreifen 10 bis 20 min lang in Wasser einweichen, dann in eine Mischung aus Ethanol 90 % (V/V) und Glycerol (9 + 1 V/V) legen und 10 min lang darin belassen
- Vorbereitetes Wurzelstück mit Daumennagel und Zeigefinger festhalten, Querschnittsfläche mit frischer, starrer Rasierklinge glätten und Querschnitte anfertigen
- Auf gleiche Art vorbereitetes Wurzelstück in Längsrichtung spalten und Längsschnitte aus Holz und Rinde anfertigen
- Zu allen Schnitten einige Tropfen Chloralhydrat-Lösung (RV) geben
- Mit Deckglas abdecken und etwa ½ min lang vorsichtig zum Sieden erhitzen.

Typische Merkmale: *Blätter mit welligen bis wellig-buchtigen, dünnwandigen Epidermiszellen und anomocytischen Spaltöffnungsapparaten. Wurzelstücke mit mehreren, konzentrisch angeordneten Phloemringen (Querschnitt), kleinem Holz und im Längsschnitt erkennbaren Milchsaftschläuchen.*

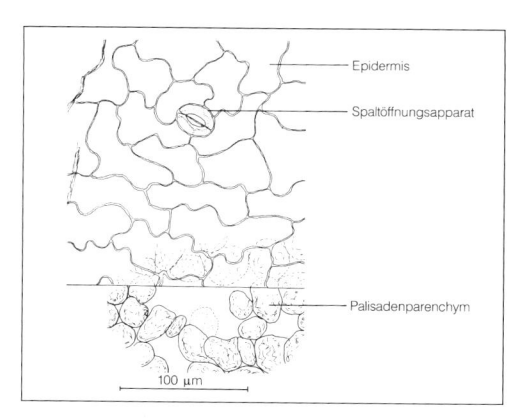

Blattepidermis, Oberseite (Abb. 2): Dünnwandige, wellige bis wellig-buchtige Epidermiszellen und anomocytische Spaltöffnungsapparate. Das zweireihige Palisadenparenchym ist locker und interzellularenreich.

Abb. 2: Blattepidermis, Oberseite

Blattepidermis, Unterseite (Abb. 3): Dünnwandige, wellig-buchtige Epidermiszellen mit anomocytischen Spaltöffnungsapparaten, darunter lockeres Schwammparenchym. Auf beiden Blattseiten kommen gelegentlich lange Gliederhaare aus zahlreichen, langgestreckten, dünnwandigen, meist kollabierten Zellen vor. Die Haare können auch – besonders häufig über den Blattnerven – auf einem einzellreihigen, selten zweizellreihigen Stiel aus jeweils 6 bis 8 kurzen, breiten, gewöhnlich nicht kollabierten Zellen stehen. Drüsenhaare mit mehrzelligem Stiel und kugeligem Köpfchen sind selten (Haare ohne Abb.).

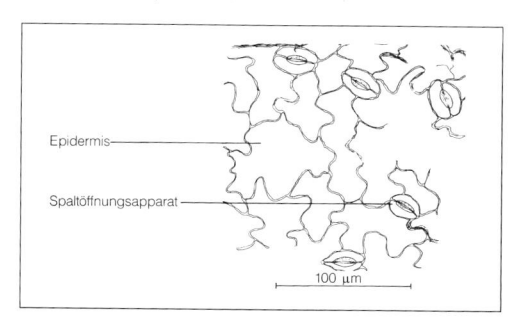

Abb. 3: Blattepidermis, Unterseite

Wurzel, Querschnitt, schematisch (Abb. 4): Unter einem schmalen Periderm aus flachen, tafelförmigen Zellen liegt eine sekundäre Rinde mit vielen konzentrischen Kreisen aus kleinen Phloemgruppen, die von Milchsaftschläuchen mit graugelbem, körnigen Inhalt begleitet werden. Der Holzkörper enthält zerstreut, einzeln oder in kleinen Gruppen vorkommende Gefäße.

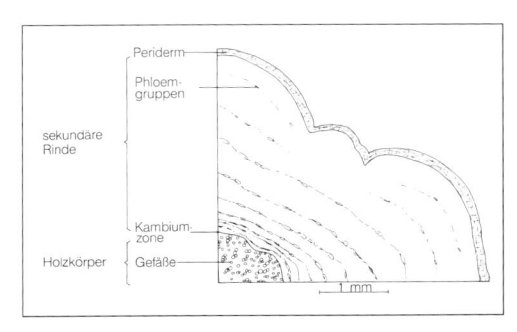

Abb. 4: Wurzel, Querschnitt, schematisch

Rinde mit Milchsaftschläuchen, Längsschnitt (Abb. 5): Die Phloemelemente werden von miteinander verbundenen Milchsaftschläuchen mit graugelbem, körnigen Inhalt begleitet. Die dünnwandigen, im Querschnitt abgerundet polygonal erscheinenden Parenchymzellen sind im Längsschnitt unregelmäßig rundlich bis langgestreckt.

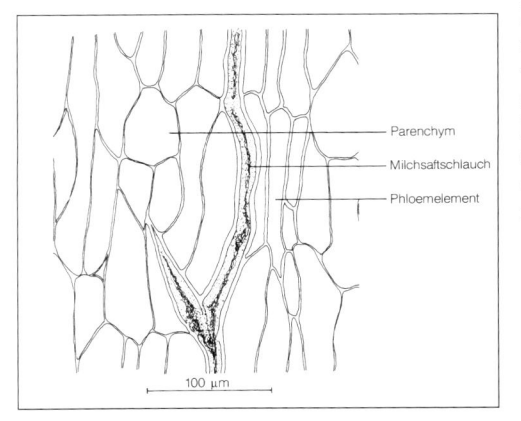

Abb. 5: Rinde mit Milchsaftschläuchen, Längsschnitt

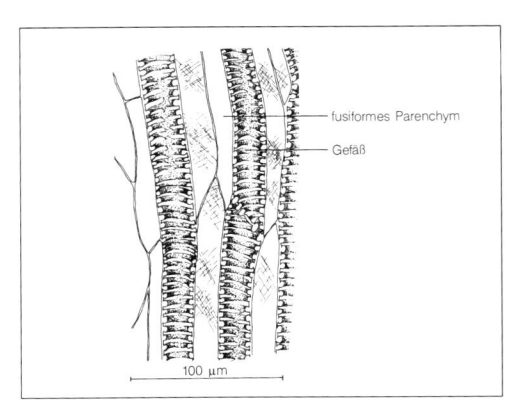

Xylem, Längsschnitt (Abb. 6): Die zerstreut, einzeln vorkommenden oder zu kleinen Gruppen vereinigten Gefäße sind 10 bis 55 µm weit und haben leiter- oder netzartige Wandverdickungen. Die umgebenden Parenchymzellen sind oft beidseitig zugespitzt, spindelförmig und lassen stellenweise eine deutliche, zum Teil gekreuzte Wandtextur erkennen (fusiformes Parenchym). Die Parenchymzellen aller Gewebe führen meist unregelmäßige Klumpen von Inulin.

Abb. 6: Xylem, Längsschnitt

4. Dünnschichtchromatographie (DAC 2004, DAC 2007, Bd. III)

Kieselgel HF$_{254}$ Untersuchungslösung:
- 1 g gepulverte Droge (Siebnummer 180) mit 10 ml Methanol versetzen
- 1 h lang unter häufigem Rühren extrahieren
- Filtrieren.

Referenzlösung: 10 µl Linalool und 10 mg Guajazulen in 10 ml Methanol oder authentische Droge wie Untersuchungsmuster behandeln.

Aufzutragende Menge: 50 µl Untersuchungslösung und 10 µl Referenzlösung bandförmig (20 mm × 3 mm). [Zur Verwendung von HPTLC-Platten siehe Seite XV.]

Fließmittel: Toluol – Ethylacetat (93 + 7).

Laufhöhe: 10 cm.

Laufzeit: Ca. 15 min.
- Abdunsten des Fließmittels bei Raumtemperatur
- Besprühen mit frisch (!) hergestellter Anisaldehyd-Lösung (RV)
- 5 bis 10 min lang bei 100 bis 105 °C unter Beobachtung erhitzen
- Am Tageslicht auswerten.

Wichtige Zonen: *Je eine blauviolette Zone oberhalb und unterhalb des Guajazulens, eine graugrüne oberhalb und eine blauviolette unterhalb des Linalools, sowie zwischen dem Start und der Zone des Linalools eine blauviolette und darüber eine violettgraue Zone. Weitere Zonen können vorkommen.*

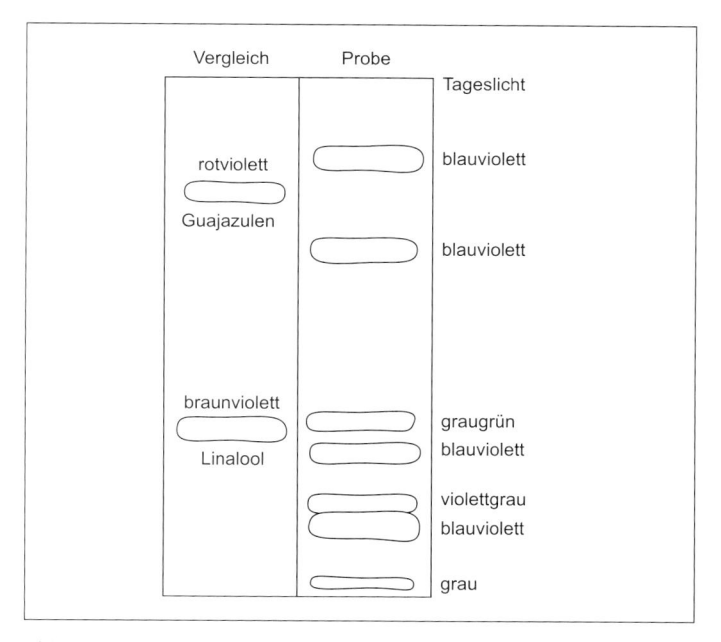

Abb. 7: Dünnschichtchromatogramm

Einige Untersuchungen zur Qualitätssicherung

1. Reinheit
Fremde Bestandteile:
- 100 g Droge auf fremde Bestandteile durchsehen.

Höchstens 2 g (2%) fremde Bestandteile; Blüten die einen ungestielten, aus gefiederten Haaren bestehenden Pappus haben, weisen auf Leontodon hin; Wurzeln mit schmaler Rinde und großem, auf dem Querschnitt durch zahlreiche breite Markstrahlen strahligem Holzkörper (Lupe!) weisen auf Cichorium intybus hin.

2. Weitere Prüfungen (DAC 2004)
In der Apotheke durchführbar: Trocknungsverlust, Asche.

Teil II Lorbeeröl

Lorbeeröl
(ÖAB 2000, AB/DDR 1975)

Oleum Lauri expressum
Oleum Laurinum
Oleum Lauri Unguinosum
Oil of Laurel
Laurus nobilis
Lauri Oleum

Aus den frischen Früchten von Laurus nobilis in der Wärme gepresste oder durch Auskochen gewonnene Mischung aus fettem und ätherischem Öl.
Löslichkeit/Mischbarkeit: Klar löslich in Ether, Toluol sowie in 8 Teilen siedendem Ethanol. Mischbar mit Dichlormethan.
Zur Prüfung erforderlich:
▶ Identität: Ca. 30-35 µl.
▶ Qualitätssicherung: Ca. 11 g.

Identität

1. Organoleptik
Dunkelgrüne oder bräunlichgrüne Flüssigkeit bzw. grüne, körnige salbenartige Masse bzw. Mischung aus flüssiger und fester Substanz; charakteristischer, würziger Geruch; bitterer Geschmack.

2. Relative Dichte
Ca. 0,88.

3. Schmelzpunkt
40 °C.

4. Dünnschichtchromatographie
HPTLC-Fertigplatten RP-18.
Untersuchungslösung: 1 Tropfen Öl in 1 ml Dichlormethan.
Referenzlösung: 1 Tropfen authentische Referenzsubstanz in 1 ml Dichlormethan.
Aufzutragende Menge: Je 1 bis 2 µl.
Fließmittel:
a. Ether.
b. Dichlormethan – wasserfreie Essigsäure – Aceton (2 + 4 + 5).
   Das Fließmittel b. ist im Iodzahlkolben zu mischen.
Laufhöhe:
a. 0,5 cm (zweimal).
b. 8 cm (zweimal).

Laufzeit:
a. je 0,5 min.
b. je 30 min.
- Substanz 0,5 cm vom Plattenrand auftragen
- 1 cm vom unteren Plattenrand mit Bleistift seitliche Markierungen anbringen
- Mit Fließmittel a. bis zu dieser Markierung entwickeln
- Trocknen
- Vorgang wiederholen
- Mit Fließmittel b. über 8 cm entwickeln
- Trocknen lassen
- Vorgang wiederholen
- Besprühen mit Molybdatophosphorsäure 10 % (RV) bis zur gleichmäßigen Gelbfärbung
- 3 min auf 120 °C erhitzen
- Bei Tageslicht auswerten.

Die Substanz muss ein mit der authentischen Referenzsubstanz übereinstimmendes Chromatogramm liefern.

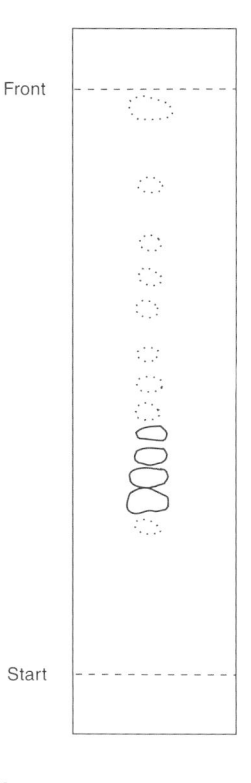

Einige Untersuchungen zur Qualitätssicherung

1. Reinheit
A. Säurezahl:
- 25 ml eines Gemisches aus gleichen Teilen Ethanol 96 % (V/V) und Ether mit 0,5 ml Phenolphthalein-Lösung Rl (RV) versetzen
- 0,1 N-Kaliumhydroxid-Lösung (0,1 mol · 1^{-1}) bis zur 15 Sek. lang bestehenden Rosafärbung zusetzen
- 5,61 g Substanz in diesem Gemisch lösen
- 12,00 ml 0,1 N-Kaliumhydroxid-Lösung (0,1 mol · 1^{-1}) zusetzen.

Es muss nach Zugabe der Kaliumhydroxid-Lösung zur Substanz-Lösung eine mindestens 15 Sek. lang bestehen bleibende Rosafärbung auftreten. Andernfalls ist die Säurezahl zu hoch (freie

B. Fremde Farbstoffe:
- 5 g Substanz mit 5 ml Salzsäure Rl (25 % m/V) versetzen
- Mischung zum Sieden erhitzen, Erkalten lassen
- Filtration durch ein angefeuchtetes Papierfilter
- Filtrat für die Prüfung nach C. aufbewahren.

Der Rückstand muss eine grünliche oder bräunlichgrüne Färbung zeigen.

C. Kupfer-Ionen:
- Dem Filtrat von B. 6 ml verdünnte Ammoniak-Lösung Rl (10% m/V) zusetzen.

Das Filtrat darf keine blaue Färbung zeigen (Bildung von Kupfertetramin-Komplexen).

D. Verfälschung mit Indigo und Curcuma:
- 2 mg Öl mit 0,5 ml Ethanol überschichten (Halbmikroreagenzglas)
- Mischen
- Phasen trennen lassen
- Ethanolphase abpipettieren
- 1 Tropfen verdünnte Ammoniak-Lösung Rl (10% m/V) zugeben
- Bei Rotfärbung: 0,5 ml Ether zugeben.

Der Alkohol löst das ätherische Öl und Chlorophyll, die fetten Substanzen bleiben ungelöst.
Eine Verfälschung wird erkannt durch Bildung einer roten Farbe. Diese färbenden Substanzen sind nicht löslich in Ether, während das Lorbeeröl sich darin vollständig

2. Weitere Prüfungen
In der Apotheke durchführbar: Unverseifbare Anteile, Verseifungszahl, Iodzahl.
Des Weiteren: Brechungsindex.

| Teil II | Lungenkraut | 1/5 |

Lungenkraut*
(DAB 2009)

Pulmonariae herba
Herba Pulmonariae

Das getrocknete Kraut von *Pulmonaria officinalis* L.

Zur Prüfung erforderlich:
► Identität: Ca. 1 g.
► Qualitätssicherung: 100 g (kein Verbrauch).

Identität

1. **Organoleptik** (DAC 2007, Bd. III)
Schwach heuartiger Geruch, etwas schleimiger Geschmack.

2. **Beschreibung der Schnittdroge** (DAB 2009, DAC 2007, Bd. III)

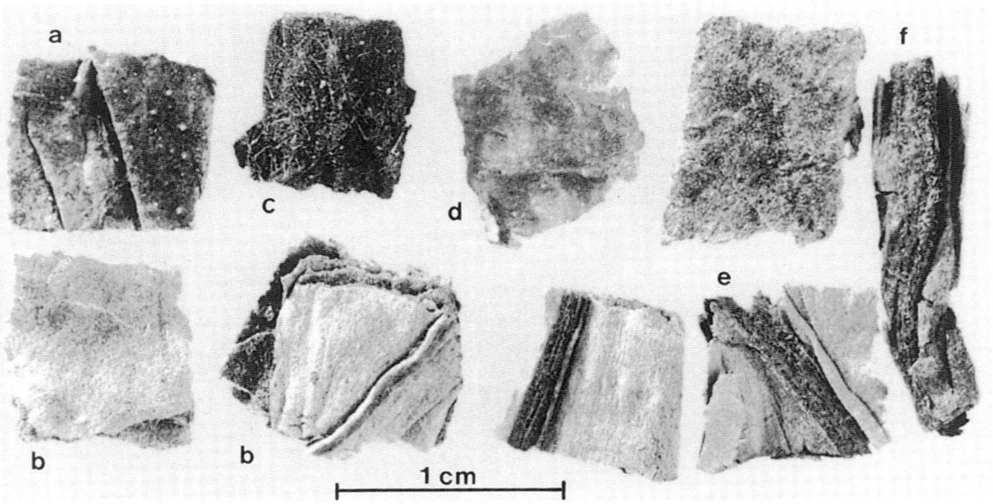

Abb. 1: Schnittdroge

---

* **Stellungnahme der Kommission E:**
Da die Wirksamkeit von Lungenkrautzubereitungen bei den beanspruchten Anwendungsgebieten nicht ausreichend belegt ist, kann eine therapeutische Anwendung nicht befürwortet werden.

Apothekengerechte Prüfvorschriften · 16. Akt.-Lfg. 2012

Schnittdroge (Abb. 1): Viereckige geschnittene, teils einzeln (d), teils mehrschichtig (b) übereinander liegende oder knäuelig eingerollte (f) Blattstücke, die oberseits dunkel- bis braungrün (a), unterseits weißlich graugrün (b) und beiderseits mehr oder weniger borstig behaart (c) sind. Die Spreite ist ganzrandig bis feingezähnelt. Blattstiele und Hauptnerven (e) sind stark geschrumpft und wie die gelegentlich vorkommenden Stängelteile häufig braun. Röhrig-glockenförmige, fünfzähnige Kelche und röhrig-trichterförmige, fünfzipflige Blumenkronen können vorhanden sein (ohne Abb.).

3. Mikroskopie
▶ Ein Blattstück durchbrechen und ein Stück mit der Oberseite, das andere mit der Unterseite nach oben auf Objektträger in Chloralhydrat-Lösung (RV) legen

▶ Mit Deckglas abdecken und etwa ½ min lang vorsichtig zum Sieden erhitzen.

Typische Merkmale: *Wellig-buchtige bis wellig-eckige Epidermis, kurze, breit kegelförmige Einzelhaare, lange Borstenhaare und gelegentlich dünnwandige, mehrzellige Drüsenhaare.*

Epidermis, Oberseite (Abb. 2): Polygonale bis schwach wellig-buchtige, derbwandige Epidermiszellen über einem einlagigen Palisadenparenchym aus kurzen, abgerundet-länglichen Zellen. Zahlreiche Epidermiszellen sind zu einzelligen, breit kegelförmigen, derbwandigen, 100 µm, an den Stängelblättern bis 200 µm langen, am Grunde 50 µm breiten Haaren mit undeutlichen Cystolithen ausgewachsen.

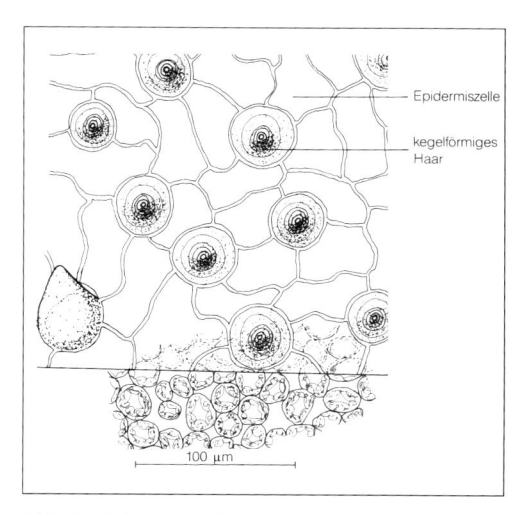

Abb. 2: Epidermis, Oberseite

Lungenkraut

Behaarung des Blattes (Abb. 3): Auf beiden Seiten des Blattes, besonders aber oberseits, kommen einzellige, dickwandige, bis 2 mm lange, am Grunde retortenförmig auf 150 bis 175 µm erweiterte, spitze Borstenhaare und selten Drüsenhaare mit zwei, meist aber drei oder vier dünnwandigen Stielzellen und ellipsoidischen Köpfchen vor. Ähnliche Haare finden sich auch auf den Kelchen.

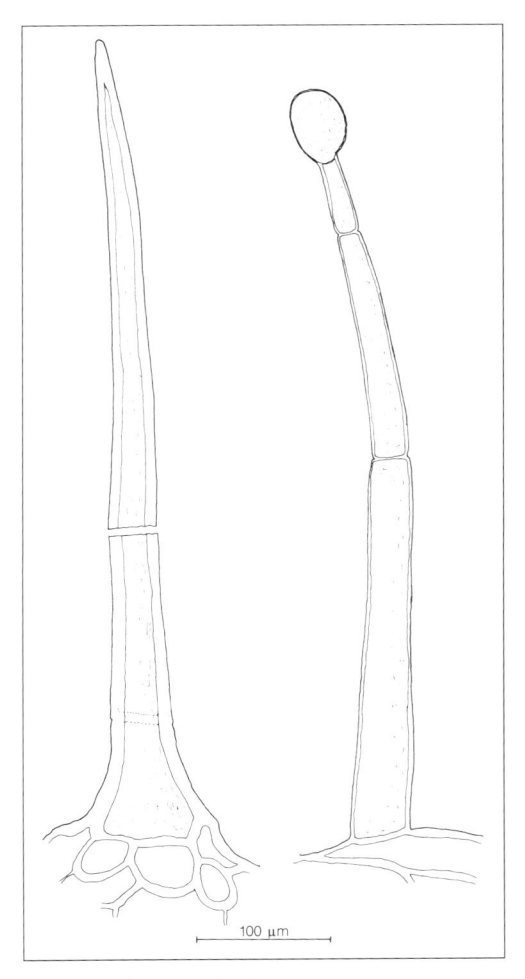

Abb. 3: Behaarung des Blattes

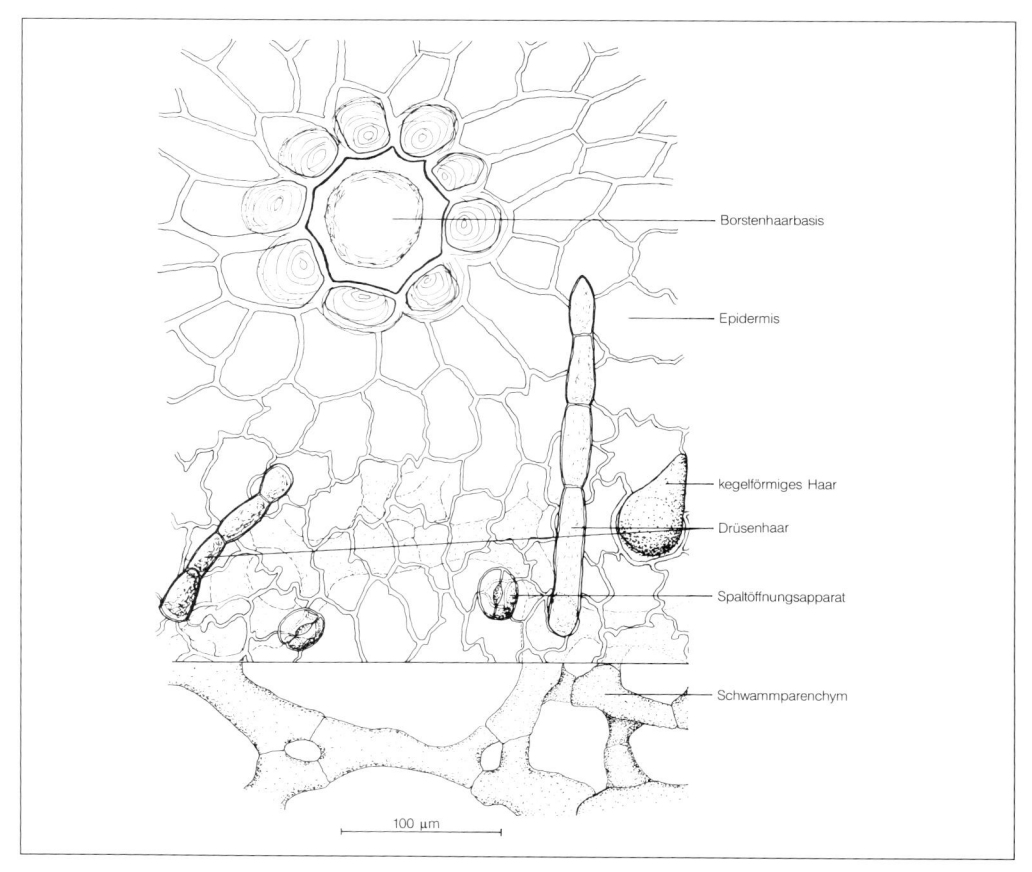

Abb. 4: Epidermis, Unterseite

Epidermis, Unterseite (Abb. 4): Die Epidermis der Unterseite ist wellig-buchtig bis wellig-eckig und enthält anomocytische Spaltöffnungsapparate mit zwei bis vier Nebenzellen sowie Haare wie zu Abb. 2 und 3 beschrieben.

4. Dünnschichtchromatographie
Kieselgel HF$_{254}$. Untersuchungslösung:
- 0,5 g gepulverte Droge (Siebnummer 355) mit 5 ml Methanol versetzen
- 5 min lang bei 60 °C auf dem Wasserbad erhitzen
- Abkühlen lassen
- Filtrieren.

Referenzlösung: Je 1 mg Chlorogensäure und Kaffeesäure in Methanol oder authentische Droge wie Untersuchungsmuster behandeln.

Aufzutragende Menge: 20 µl Untersuchungs- und 10 µl Referenzlösung bandförmig (20 x 3 mm). [Zur Verwendung von HPTLC-Platten siehe Seite XV.]

| Teil II | **Lungenkraut** | 5/5 |

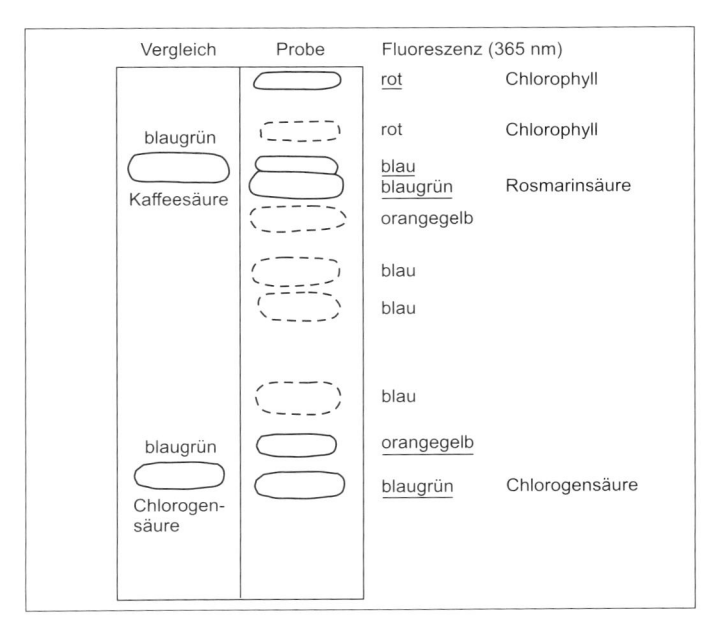

```
Vergleich      Probe      Fluoreszenz (365 nm)
                          rot          Chlorophyll
blaugrün                  rot          Chlorophyll
                          blau
Kaffeesäure               blaugrün     Rosmarinsäure
                          orangegelb
                          blau
                          blau

                          blau
blaugrün                  orangegelb
                          blaugrün     Chlorogensäure
Chlorogen-
säure
```

Wichtige Zonen: *Chlorophylle, Rosmarinsäure, darunter eine schwache orangegelbe Zone, Chlorogensäure und darüber eine schwache orangegelbe Zone. Mehrere schwach fluoreszierende Zonen zwischen den erwähnten orangegelben (Abb. 5).*

Abb. 5: Dünnschichtchromatogramm

Fließmittel: Wasser – wasserfreie Ameisensäure – Ethylacetat (8 + 8 + 84).
Laufhöhe: 10 cm.
Laufzeit: Ca. 35 min.
▶ Abdunsten des Fließmittels im Warmluftstrom oder im Trockenschrank bei 100 bis 105 °C
▶ Die noch warme Platte mit einer Lösung von Diphenylboryloxyethylamin (1 % m/V) in Methanol besprühen
▶ Mit einer Lösung von Macrogol 400 (Polyethylenglycol) (5 % m/V) in Methanol nachsprühen
▶ Einige min lang bei 100 bis 105 °C erhitzen oder 30 min lang bei Raumtemperatur liegen lassen
▶ Unter der UV-Lampe (365 nm) auswerten.

Einige Untersuchungen zur Qualitätssicherung

1. Reinheit
Fremde Bestandteile:
▶ 100 g Droge auf fremde Bestandteile durchsehen.

Höchstens 2 g (2 %) fremde Bestandteile.

2. Weitere Prüfungen (DAB 2009)
In der Apotheke durchführbar: Asche, Trocknungsverlust. Alternative Dünnschichtchromatographie (DAC 2007, Bd. III).

Teil II — Mädesüßkraut

Mädesüßkraut
(Ph Eur 6.0)

Spiraeae herba
Herba Spiraeae

Die ganzen oder geschnittenen, getrockneten, blühenden Stängelspitzen von *Filipendula ulmaria* (L.) MAXIM. (*Spiraea ulmaria* L.)

Zur Prüfung erforderlich:
- Identität: 2 g.
- Qualitätssicherung: 100 g (kein Verbrauch).

Identität

1. Organoleptik (DAC 2007, Bd. III)
Schwach süßlicher Geruch, der nach Befeuchten der Droge mit Wasser an Methylsalicylat erinnert; zusammenziehender, bitterer Geschmack.

2. Beschreibung der Schnittdroge (DAC 2007, Bd. III)

Schnittdroge (Abb. 1): Grünlich braune, kantige, hohle, gefurchte Stängelfragmente. Oberseits kahle, dunkelgrüne, unterseits filzige, teils silbrige, braun nervierte Laubblattfragmente. Kugelige, gelblich weiße Blattknospen, zahlreiche einzelne Kronblätter und sehr viele, weniger als 1 mm große Staubblattfragmente.

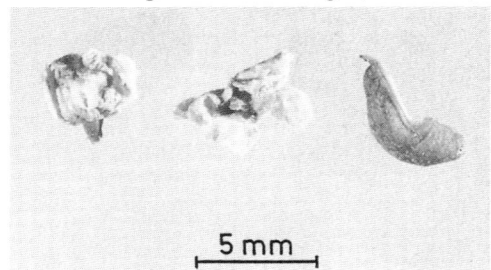

Abb. 1: Schnittdroge Mädesüßkraut

3. Mikroskopie
- Einige Stängel-, Kronblatt- und Staubblattfragmente auf Objektträger legen
- Einige Tropfen Chloralhydrat-Lösung (RV) zugeben
- Mit Deckglas abdecken und kurz zum Sieden erhitzen.

Typische Merkmale: Spiral- und Ringgefäße des Stängels, Kelchblattepidermis aus geradwandigen, polygonalen Zellen mit anomocytischen Spaltöffnungen und einzelligen, gekrümmten, dickwandigen Haaren. Im Kelchblattmesophyll und im Achsengewebe Calciumoxalatdrusen; die äußere Kronblattepidermis zeigt zickzackförmige Zellwände; kugelige Pollenkörner mit glatter Exine und drei Keimspalten.

Apothekengerechte Prüfvorschriften · 13. Akt.-Lfg. 2010

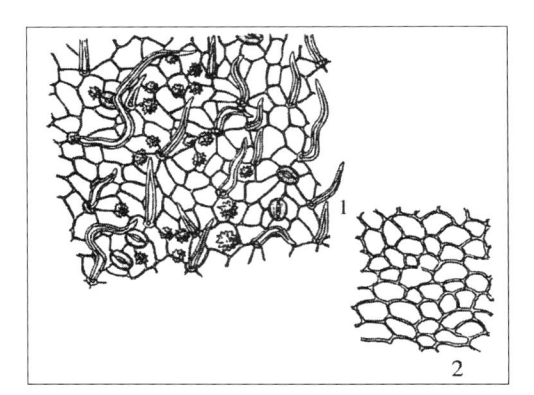

Abb. 2: Epidermen der Blütenachse

Sprossachse: Blattfragmente mit wellig-buchtigen Epidermiszellen und anomocytischen Spaltöffnungsapparaten. Bruchstücke des Leitgewebes mit Spiral- und Ringgefäßen.
Blütenachse (Abb. 2): Epidermis der Blütenachse (1) und der äußeren Kelchblattepidermis aus geradlinig polygonalen Zellen mit zahlreichen anomocytischen Spaltöffnungen; sie tragen zahlreiche einzellige, spitze, gekrümmte meist 50 bis 150 µm lange, dickwandige Haare. Die innere Epidermis der Blütenachse (2) und der Kelchblätter ist kahl und frei von Spaltöffnungen. Im Mesophyll der Kelchblätter und im Gewebe der Achse nahe der Außenseite finden sich zahlreiche Calciumoxalatdrusen.

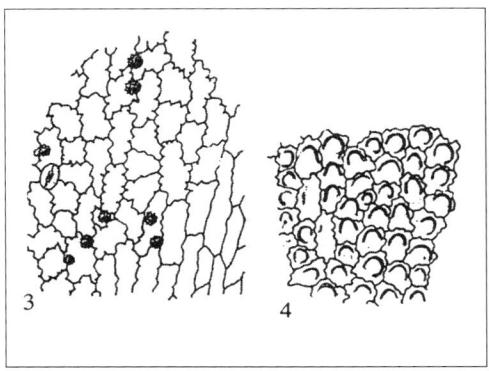

Abb. 3: Kronblattepidermis

Kronblattepidermis (Abb. 3): Die äußere Kronblattepidermis (3) zeigt in der Flächenansicht vielfach zickzackförmig verlaufende Zellwände und hat vereinzelte Spaltöffnungen. Die Zellen der inneren Kronblattepidermis (4) sind fein wellig begrenzt und papillös. Im Mesophyll sind selten Calciumoxalatdrusen vorhanden.

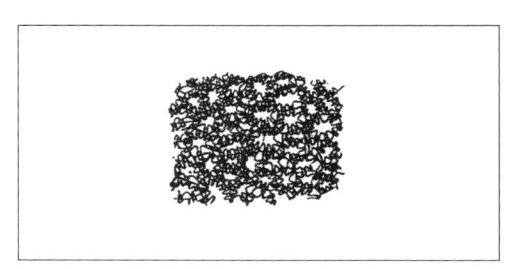

Abb. 4: Faserschicht der Antheren

Antheren und Pollen (Abb. 4): Die faserige Schicht der Antheren besteht aus Zellen, die sternförmig verdickte Innenwände und durch Leisten verstärkte Seitenwände haben. Die Pollenkörner sind etwa 16 bis 20 µm groß, kugelig mit glatter Exine und mit 3 Austrittsspalten.

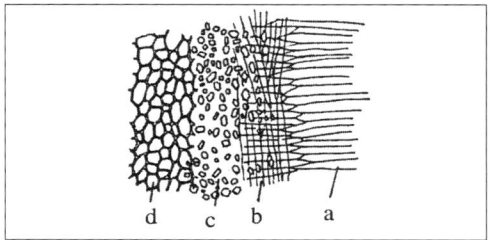

Abb. 5: Fruchtknotenwand in Flächenansicht

Fruchtknoten (Abb. 5): Die Fruchtknotenwand ist von einer Epidermis aus kleinen, geradlinig polygonalen Zellen bedeckt (d), auf die eine kleinzellige Schicht mit Calciumoxalat-Einzelkristallen folgt (c). Die innersten beiden Zellschichen der Fruchtknotenwand (a, b) bestehen aus schmalen, dünnwandigen, gestreckten Zellen, die sich rechtwinklig kreuzen.

4. Dünnschichtchromatographie

Kieselgel HF$_{254}$. Untersuchungslösung:
▶ Die bei der Gehaltsbestimmung erhaltene Lösung des ätherischen Öles in Xylol.
Referenzlösung: 0,1 ml Methylsalicylat und Salicylaldehyd in 5 ml Methanol.
Aufzutragende Menge: Je 10 µl Untersuchungs- und Referenzlösung bandförmig (20 mm × 3 mm). [Zur Verwendung von HPTLC-Platten siehe Seite XV.]
Fließmittel: Hexan – Toluol (50 + 50).
Laufhöhe: 10 cm.
Laufzeit: 15 min.
▶ Fließmittel abdunsten lassen
▶ Platte mit Eisen(III)-chlorid-Lösung R 3 (RV) (2% (m/V) in Ethanol 96% (V/V)) besprühen
▶ Bei Tageslicht auswerten.

Wichtige Zonen: *Die Zonen der Referenzsubstanzen erscheinen violettbraun. Im Chromatogramm der Untersuchungslösung treten zwei gleichartige Zonen auf. Weitere Zonen können vorhanden sein.*

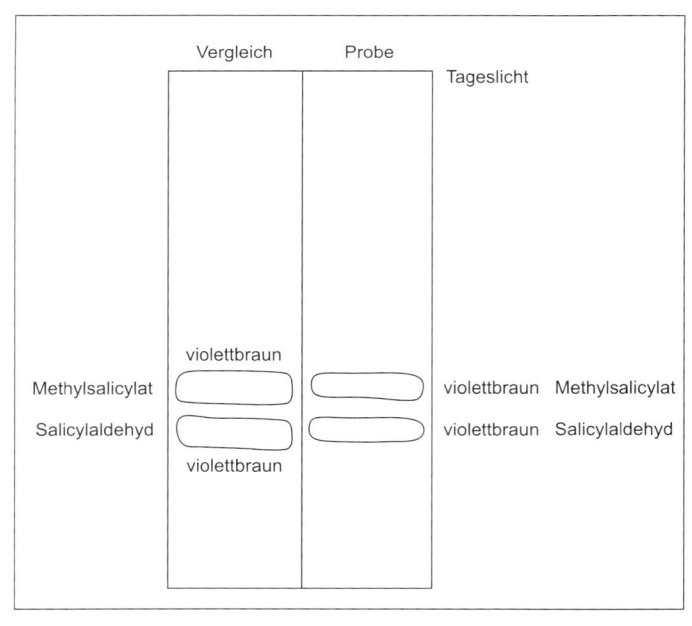

Abb. 6: DC von Mädesüßkraut

Einige Untersuchungen zur Qualitätssicherung

1. Reinheit
Fremde Bestandteile:
- 100 g Droge auf fremde Bestandteile durchsehen.

Höchstens 5 g (5%) Stängelanteile mit einem Durchmesser von mehr als 5 mm sowie höchstens 2 g (2%) sonstige fremde Bestandteile.

2. Gehaltsbestimmung
Gehalt an ätherischem Öl:
- Einwaage: 50,0 g Droge in 1000 ml Rundkolben
- 300 ml verdünnte Salzsäure zugeben
- Vorlage: 0,50 ml Xylol
- Destillation: 2 h bei 2 bis 3 ml/min
- Volumen im Messrohr nach der Destillation: mind. 0,55 ml.

Entspricht einem Gehalt von mind. 0,1 % (V/m) ätherischem Öl.

3. Weitere Prüfungen (Ph. Eur. 6.0)
In der Apotheke durchführbar: Trocknungsverlust (max. 12%), Asche (max. 7%). Alternative Dünnschichtchromatographie (DAC 2007, Bd. III)

| Teil II | Maisstärke | 1/2 |

Maisstärke
(Ph. Eur. 6.3)

Maydis amylum
Amylum Maydis

Maisstärke wird aus den Früchten von *Zea mays* L. gewonnen. In kaltem Wasser und Ethanol praktisch unlöslich.

Zur Prüfung erforderlich:
- Identität: Ca. 1 Messerspitze.
- Qualitätssicherung: Ca. 11 g.

Identität

1. **Organoleptik** (Ph. Eur. 6.3, DAC 2007, Bd. III)
Sehr feines, weißes bis schwach gelbliches, geruch- und geschmackloses Pulver, das beim Reiben zwischen den Fingern knirscht.

2. **Mikroskopie** (Ph. Eur. 6.3, DAC 2007, Bd. III)
   - Wasserpräparat mit wenig Substanz.

Stärkekörner (Abb. 1): Teils eckig polyedrische, 2 bis 25 µm große (Hornendospermstärke), teils abgerundete, 20 bis 30 µm große (Mehlendospermstärke) Stärkekörner mit zentralem Punkt oder Spalt oder gelegentlich sternförmigen Rissen. Schichtungslinien sind nicht zu erkennen.

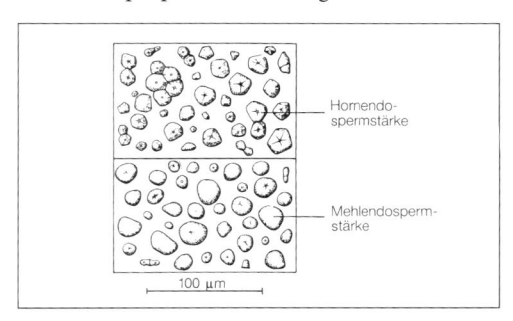

Abb. 1: Stärkekörner

3. **Reaktionen** (Ph. Eur. 6.3, DAC 2007, Bd. III)
   A.
   - 1 g Droge mit 50 ml Wasser versetzen
   - 1 min lang zum Sieden erhitzen
   - Abkühlen lassen.

   Es bildet sich ein trüber, flüssiger Kleister.

B.
- 10 ml des unter A. erhaltenen Kleisters mit 0,04 ml Iod-Lösung R1 (0,005 mol · l^{-1}) versetzen.

Orangerote bis tiefblaue Färbung, die beim Erhitzen verschwindet und beim Abkühlen wieder auftritt (Iod-Einschlussverbindung).

Einige Untersuchungen zur Qualitätssicherung

1. Reinheit

A. pH-Wert:
- 5,0 g Droge mit 25,0 ml kohlendioxidfreiem Wasser versetzen
- 60 s lang schütteln
- 15 min lang stehen lassen
- pH-Wert mit Universalindikatorpapier messen.

Der pH-Wert muss zwischen 4,0 und 7,0 liegen.

B. Fremde Bestandteile:
- Dem Wasserpräparat der mikroskopischen Prüfung 1 bis 2 Tropfen Iodlösung (0,01 mol · l^{-1}) zusetzen.

Nicht mit Iod tiefblau werdende Partikel dürfen nur in Spuren vorhanden sein. Stärkekörner fremder Herkunft dürfen nicht vorhanden sein.

C. Trocknungsverlust:
- Etwa 1,00 g Substanz, genau gewogen, im Trockenschrank bei 130 °C 90 min lang trocknen.

Auswaage mindestens 0,85 g; der Trocknungsverlust darf höchstens 15 % betragen.

2. Weitere Prüfungen (Ph. Eur. 6.3)

In der Apotheke durchführbar: Sulfatasche, oxidierende Substanzen, Eisen.
Des Weiteren: Schwefeldioxid, Mikrobielle Verunreinigung.

Majoran
(EB 6)

Majoranae herba
Herba Majoranae

Die während der Blütezeit (Juli bis September) gesammelten, von den Stängeln abgestreiften, getrockneten Blätter und Blüten von *Origanum majorana* L. (*Majorana hortensis* MOENCH).

Zur Prüfung erforderlich:
- Identität: Ca. 1 g.
- Qualitätssicherung: 20 g.

Identität

1. Organoleptik
Aromatischer Geruch und charakteristischer, würziger, leicht brennender Geschmack.

2. Beschreibung der Ganzdroge

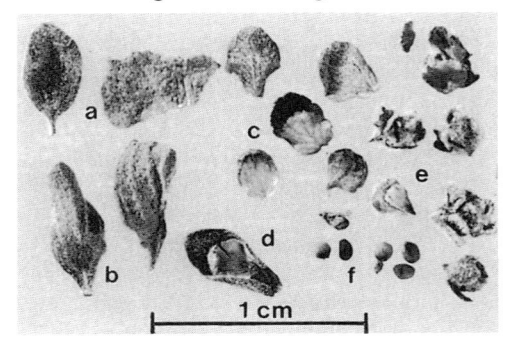

Abb. 1: Ganzdroge

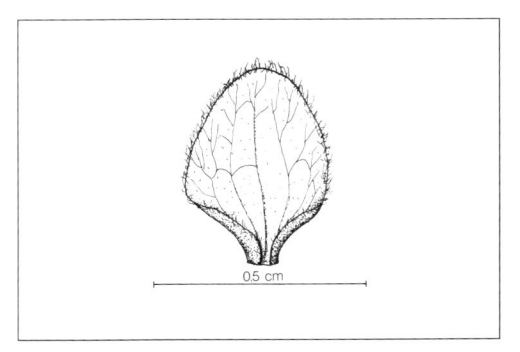

Abb. 2: Hochblatt

Ganzdroge (Abb. 1), **Hochblatt** (Abb. 2): Die definitionsgemäß gewonnene Droge besteht aus folgenden, getrennt vorliegenden Organen:
Verkehrt-eiförmige bis spatelige, kurz gestielte, bis 4 cm lange, ganzrandige, graugrüne Laubblätter (1 a), die beiderseits filzig behaart sowie drüsig punktiert und unterseits undeutlich nerviert sind (1 b). Kreisrunde bis eiförmige, 3 bis 4 mm große, graugrüne, filzig behaarte Hochblätter (1 c, 2).

Scheinbar einblättrige, 2,5 mm große, den Hochblättern ähnliche, tütenförmige Kelche (Abb. 1 d, 3), in denen bis 4 mm große Blüten oder 1 mm große, gelbe bis hellbraune, eiförmige Früchtchen sitzen, die auch einzeln in der Droge vorkommen (1 f). Hochblätter mit Blütenknospen und noch nicht voll entwickelte, vierseitig prismatische, bis zu 0,5 cm breite, kopfige Blütenstände (1 e). Größere Stängelteile sollen nicht aufzufinden sein.

3. Mikroskopie

- Ein Laubblatt durchbrechen und ein Stück mit der Oberseite, das andere mit der Unterseite nach oben auf Objektträger legen
- Einige Hochblätter heraussuchen und auf Objektträger legen
- Einige Kelche und Blüten heraussuchen und Blüten zum Teil auf Objektträger zerdrücken
- Einige Früchte heraussuchen (Lupe) und auf Objektträger zerdrücken
- Zu allen Präparaten einige Tropfen Chloralhydrat-Lösung (RV) geben
- Mit Deckglas abdecken und ca. ½ min lang vorsichtig zum Sieden erhitzen.

Typische Merkmale: *Blätter mit wellig-buchtiger Epidermis, diacytischen Spaltöffnungsapparaten, mehrzelligen Gliederhaaren und Lamiaceendrüsenschuppen; Pollenkörner mit sechs Keimspalten.*

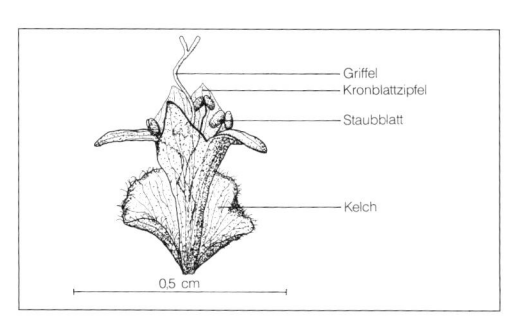

Abb. 3: Blüte

Blüte (Abb. 3): Die in dem trichterförmigen Kelch sitzende, bis 4 mm lange, durch das Trocknen meist gelbe bis bräunliche, im unteren Teil röhrenförmige Korolle hat drei größere, gleichartige (Unterlippe) und zwei stärker verwachsene (Oberlippe) Kronblattzipfel. Die Staubbeutel der vier Staubblätter spreizen auseinander. Der Griffel trägt eine zweiteilige Narbe.

Epidermis des Laubblattes, Oberseite (Abb. 4): Zwischen den wellig-buchtigen Epidermiszellen sitzen einige diacytische, von zwei ungleich großen Nebenzellen umgebene Spaltöffnungsapparate, 100 bis 150 µm lange, ein- bis fünf-, häufig dreizellige, relativ dünnwandige, gebogene Gliederhaare mit breitem Fuß, fast glatter Oberfläche und Gruppen von kleinen Kristallnadeln in der Nähe der Querwände. Ferner finden sich Lamiaceendrüsenschuppen mit acht bis zwölf Drüsenzellen und in geringer Zahl kleine Drüsenhaare mit ein- oder zweizeiligem Köpfchen. Die Epidermis der Unterseite ist ähnlich gebaut; die Epidermiszellen sind stärker wellig-buchtig, die Spaltöffnungsapparate zahlreicher, die Gliederhaare länger und bisweilen grobwarzig.

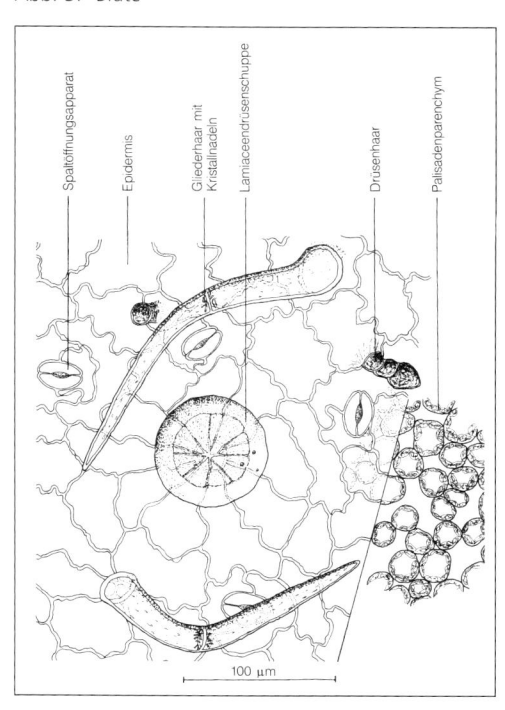

Abb. 4: Epidermis des Laubblattes, Oberseite

Teil II | **Majoran** | **3**/3

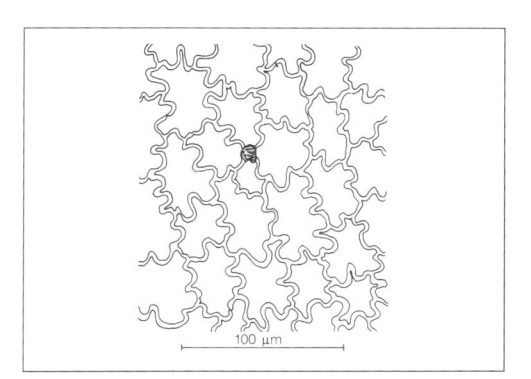

Abb. 5: Hochblatt, Epidermis, Innenseite

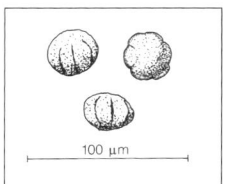

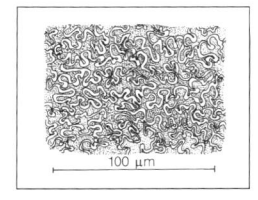

Abb. 6: Pollenkörner

Abb. 7: Frucht, Perikarp

Hochblatt, Epidermis, Innenseite (Abb. 5): Die Hochblätter haben eine auffallende, stark wellig-buchtige, derbwandige Epidermis.

Pollenkörner (Abb. 6): Die bis 35 µm großen, in Aufsicht rundlichen, in Seitenansicht breitelliptischen Pollenkörner haben sechs Keimspalten und eine feinkörnige Exine.

Frucht, Perikarp (Abb. 7): Im Perikarp der Nüsschen liegt eine meist gelb- oder dunkelrotbraune Schicht mit verdickten und sehr stark wellig-buchtigen Zellen.

Einige Untersuchungen zur Qualitätssicherung

1. Gehaltsbestimmung
Gehalt an ätherischem Öl:
▶ Einwaage: 20,0 g gepulverte Droge (Siebnummer 710)
▶ 300 ml Wasser im 1000-ml-Rundkolben
▶ Vorlage: 0,50 ml Xylol
▶ Destillation: 3 h lang bei 2 bis 3 ml in der min
▶ Volumen im Messrohr nach der Destillation mindestens 0,70 ml

Entspricht einem Gehalt von mindestens 1,0 % (V/m) an ätherischem Öl.

Weitere Prüfungen (EB 6)
In der Apotheke durchführbar: Asche.

Malvenblätter

(Ph. Eur. 8.0, Standardzulassung 1579.99.99)

Malvae folium
Folia Malvae

Die getrockneten Laubblätter von *Malva sylvestris* L., *Malva neglecta* WALLR. oder Mischungen davon.

Zur Prüfung erforderlich:
- Identität: Ca. 2 g.
- Qualitätssicherung: Ca. 103 g (3 g Verbrauch).

Identität

1. Organoleptik
Die Blätter haben einen schwachen Geruch und schleimigen Geschmack.

2. Beschreibung der Schnittdroge (Ph. Eur. 8.0, DAC 2013 Al)

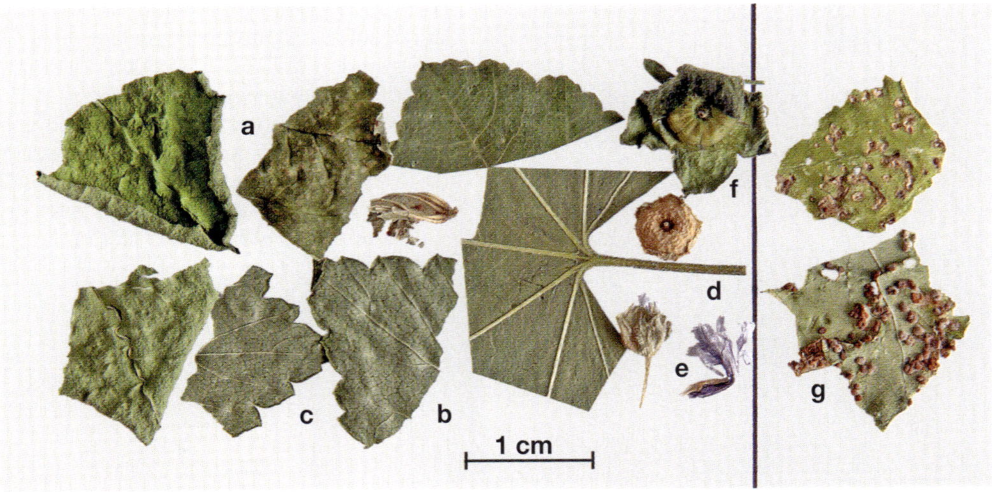

Abb. 1: Schnittdroge

Schnittdroge (Abb. 1): Zerknitterte (a), manchmal zusammenhängende Blattstücke mit oberseits schwach (a), unterseits stärker hervortretender (b), gelegentlich violett überlaufener Nervatur. Die gelegentlich erkennbaren, wenig ausgeprägten Lappen sind am Rand ungleich kerbig gezähnt (c), grün bis bräunlich grün und auf der Oberseite schwach, auf der Unterseite stärker behaart. Teile der bis zu 2 mm dicken, rundlichen, auf der Oberseite etwas abgeflachten, schwach längsgefurchten, grünen bis braungrünen oder violett überlaufenen Blattstiele können vorkommen (d). Vereinzelt finden sich Blüten (e) oder Früchte (f) („Malvenkäschen"). (Abb. 1 g siehe Prüfung auf „Fremde Bestandteile".)

3. Mikroskopie
▶ Blattstück durchbrechen, einen Teil mit der Oberseite, das andere mit der Unterseite nach oben auf Objektträger legen
oder
▶ Droge pulverisieren (Siebnummer 710)
▶ Zu allen Präparaten einige Tropfen Chloralhydrat-Lösung (RV) geben

▶ Mit Deckglas abdecken und ca. ½ min lang vorsichtig zum Sieden erhitzen.

Typische Merkmale: Beiderseits wellig buchtige Epidermis mit anisocytischen Spaltöffnungsapparaten, spitz zulaufende große Deckhaare, eventuell als Büschelhaare, Calciumoxalatdrusen im Mesophyll.

Epidermis, Blattoberseite (Abb. 2): Epidermis mit geraden bis wellig buchtigen, antiklinen Wänden, Spaltöffnungsapparate vom anisocytischen Typ mit 3 Nebenzellen, lange am Ende spitz zulaufende, einzellige, teilweise etwas gekrümmte Deckhaare, die bei *M. sylvestris* auch als Büschelhaare auftreten können. Epidermiszellen über den Leitbündeln meist fast geradwandig. Etagierte Drüsenhaare mit zwei- oder vierzelligem Köpfchen. Schleimzellen in Epidermis und Mesophyll. Im Mesophyll in Aufsicht rundliche Palisadenparenchymzellen und 15 bis 25 µm große Calciumoxalatdrusen, besonders entlang der Leitbündel.

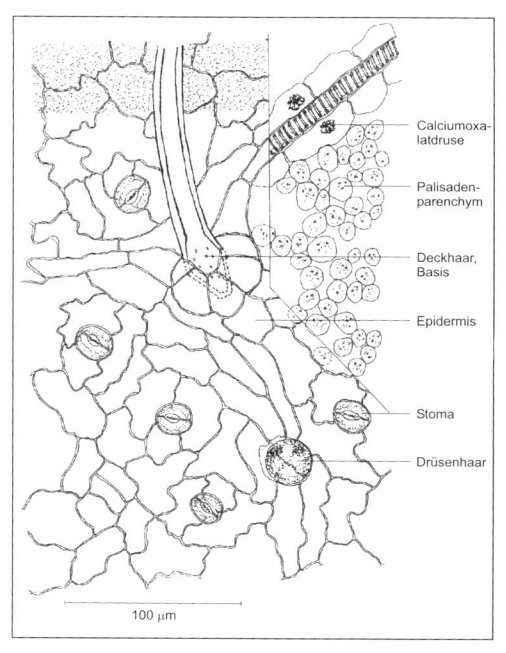

Abb. 2: Epidermis, Blattoberseite

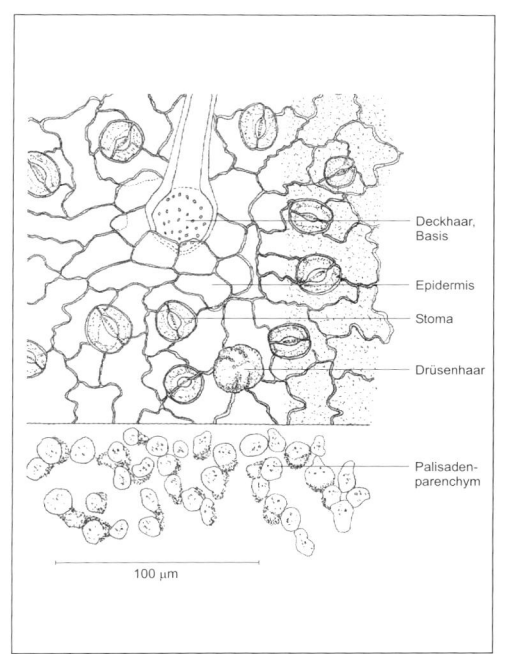

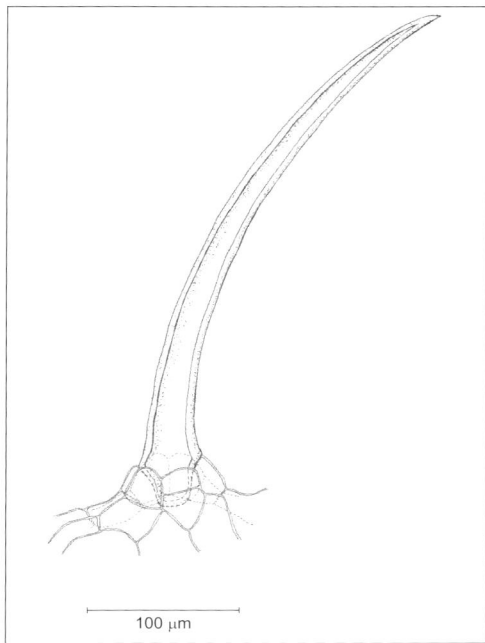

Abb. 3: Epidermis, Blattunterseite

Abb. 4: Deckhaar

Epidermis, Blattunterseite (Abb. 3): Die Epidermis ist derjenigen der Blattoberseite sehr ähnlich. Die Epidermiszellen sind in den antiklinen Wänden etwas stärker wellig buchtig. Unter der Epidermis lockeres Schwammparenchym. Die Behaarung entspricht der der Oberseite.

Deckhaar (Abb. 4): Auf beiden Blattseiten am Ende spitz zulaufende, etwas gekrümmte Deckhaare, die häufig in einem Epidermispolster sitzen. Bei *M. sylvestris* kommt dieser Haartyp auch in Form von Büschelhaaren vor.

4. Dünnschichtchromatographie (Ph.Eur. 8.0, abgeändert)
Kieselgel HF$_{254}$. Untersuchungslösung:
- 1 g gepulverte Droge (Siebnummer 710) mit 10 ml einer 80-prozentigen Lösung von Tetrahydrofuran (V/V) versetzen
- 10 min lang rühren
- Abfiltrieren.

Referenzlösung: Je 3 mg Hyperosid und Rutosid und 1 mg Kaffeesäure in 10 ml Methanol lösen oder authentische Droge wie Untersuchungsmuster behandeln.

Aufzutragende Menge: 10 µl Referenzlösung und 20 µl Untersuchungslösung bandförmig (20 mm x 3 mm). [Zur Verwendung von HPTLC-Platten siehe Seite XV.]

Fließmittel: wasserfreie Ameisensäure – Essigsäure 99 % – Wasser – Ethylformiat – Ethylmethylketon (4 + 11 + 14 + 20 + 50).

Malvenblätter — Teil II

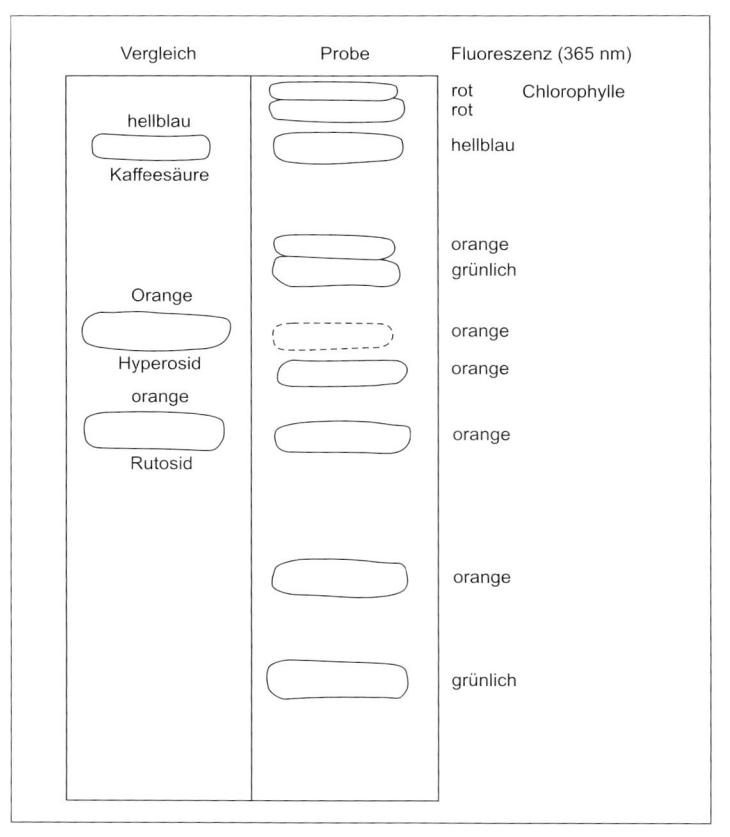

Wichtige Zonen: Eine hellblaue Zone in Höhe der Kaffeesäure. Zwischen dieser und der orangefarbenen Zone des Hyperosids eine orangefarbene und eine grünliche Zone. Etwas unterhalb des Hyperosids eine orangefarbene Zone. In Höhe des Rutosids eine orangefarbene und darunter bis zum Start eine orangefarbene und eine grünliche Zone (Abb. 5).

Abb. 5: Dünnschichtchromatogramm

Laufhöhe: 10 cm.
Laufzeit: Ca. 30 min
- Abdunsten des Fließmittels bei 100 bis 105 °C
- Besprühen der noch warmen Platte mit einer Lösung von Diphenylboryloxyethylamin (1 % m/V) in Methanol
- Nachsprühen mit einer Lösung von Macrogol 400 (Polyethylenglycol) (5 % m/V) in Methanol
- Etwa 5 min lang auf 100 bis 105 °C erhitzen oder 30 min lang bei Raumtemperatur liegen lassen
- Unter der UV-Lampe (365 nm) auswerten.

Malvenblätter

Einige Untersuchungen zur Qualitätssicherung

1. Reinheit
Fremde Bestandteile:
- 100 g Droge auf fremde Bestandteile, Blätter mit Sporenhaufen von Malvenrost (*Puccinia malvacearum*) und sonstige fremde Bestandteile durchsehen.

Höchstens 5 g (5%) fremde Bestandteile wie Blüten, Früchte und Teile der Sprossachse, höchstens 5 g (5%) Blätter mit roten bis braunen Sporenhaufen von Malvenrost (Puccinia malvacearum) (Abb. 1 g und Abb. 6) und höchstens 2 g (2%) sonstige fremde Bestandteile.

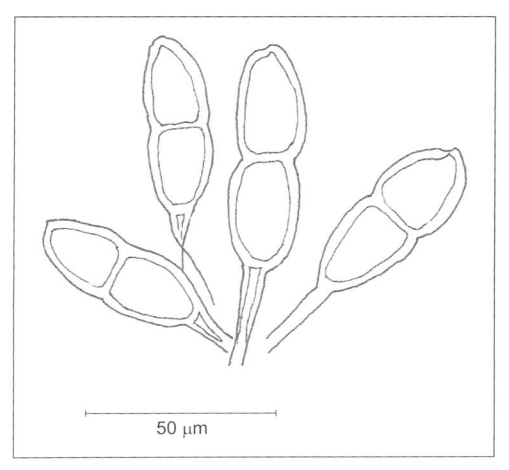

Abb. 6: Teleutosporen von Puccinia malvacearum

2. Wertbestimmung
Quellungszahl:
- Drei Parallelversuche wie folgt ansetzen:
- 1,0 g gepulverte Droge (Siebnummer 710) in einem verschließbaren, in 0,5 ml unterteilten Messzylinder (Länge der Einteilung von 0 bis 25 ml etwa 125 mm) mit 1,0 ml Ethanol 90% (V/V) anfeuchten
- Langsam 25 ml Wasser zugeben
- 1 h lang stehen lassen und in Abständen von 10 min schütteln
- An der Flüssigkeitsoberfläche schwimmende Drogenpartikel oder größere Flüssigkeitsvolumina in der Drogenschicht durch Drehen und vorsichtiges Kippen des Messzylinders um die Längsachse beseitigen
- 3 h nach dem letzten Schütteln Volumen der Drogenschicht und des anhaftenden Schleimes ablesen.

Der Durchschnitt der Drogenvolumina der drei Parallelansätze muss mindestens 7 ml betragen (Quellungszahl 7).

3. Weitere Prüfungen (Ph.Eur. 8.0)
In der Apotheke durchführbar: Trocknungsverlust, Asche, salzsäureunlösliche Asche. Alternative Dünnschichtchromatographie (DAC 2013 Al).

Malvenblüten
(Ph. Eur. 6.0)

Malvae sylvestris flos
Flores Malvae

Die getrockneten Blüten von *Malva sylvestris* L. oder ihren kultivierten Varietäten.

Zur Prüfung erforderlich:
- Identität: Ca. 2 g.
- Qualitätssicherung: 103 g (3 g Verbrauch).

Identität

1. **Organoleptik** (DAC 2007, Bd. III)
Ohne Geruch und mit schleimigem Geschmack.

2. **Beschreibung der Ganz- und Schnittdroge** (Ph. Eur. 6.0, DAC 2007, Bd. III)

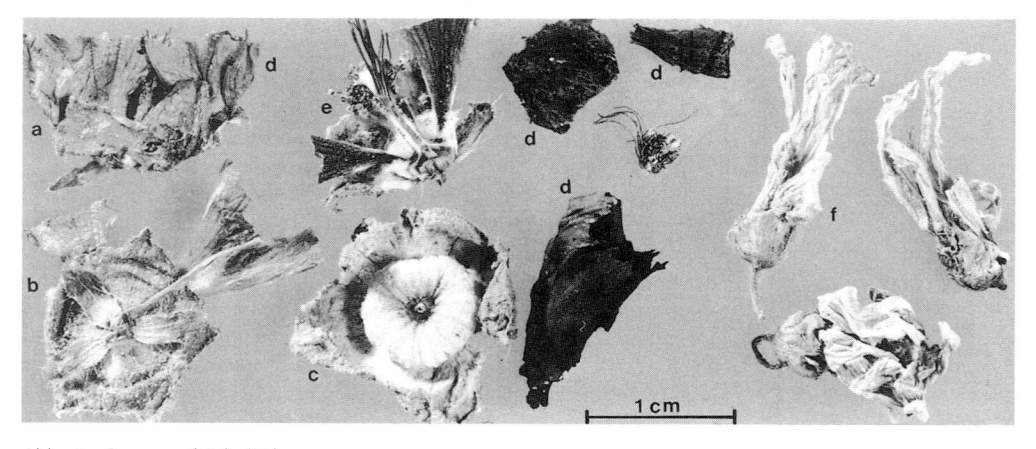

Abb. 1: Ganz- und Schnittdroge

Ganz- und Schnittdroge (Abb. 1): Die in aufgeweichtem Zustand bis 7 cm breiten Blüten der ssp. mauritiana (a-e) haben drei länglich-lanzettliche bis elliptische, zugespitzte Außenkelchblätter (b), die innen fast kahl, am Rande borstig und außen stark behaart sind. Der fünfspaltige Kelch hat bis 1,5 cm lange, abgerundete, dreieckige Kelchzipfel (a, c), die ebenfalls am Rande borstig behaart sind. Die dunkelvioletten Kronblätter (d) sind bis 3 cm lang, herzförmig bis umgekehrt herzförmig, an der Spitze nur wenig ausgebuchtet, am Grunde keilförmig verschmälert und in der Knospenlage spiralig umeinander gedreht. Die Filamente der Staubblätter sind im unteren Teil miteinander und im untersten Abschnitt mit den Kronblättern zu einer violetten Röhre verwachsen, im oberen Teil frei (e) und tragen je eine Theka. Der Fruchtknoten ist oberständig, scheibenförmig, meist vielfächrig (c) mit einem von der Filamentröhre umschlossenen Griffel (e) und einer der Anzahl der Fruchtfächer entsprechenden Zahl von violetten, freien Narbenschenkeln. Die Blüten anderer Formen sind blasser, heller und haben hellere Kronblätter (f).

3. Mikroskopie
- Einige Kelchblattzipfel, Außenkelchblätter und Kronblätter entnehmen und teils mit der Ober-, teils mit der Unterseite nach oben auf Objektträger legen
- Einige Staubblätter auf Objektträger zerdrücken
- Zu allen Präparaten einige Tropfen Chloralhydrat-Lösung (RV) geben
- Mit Deckglas abdecken und etwa ½ min lang vorsichtig zum Sieden erhitzen.

Typische Merkmale: *Geradwandige oder wellig-buchtige Kelchblattepidermis mit anomocytischen Spaltöffnungsapparaten, Sternhaaren, einzelligen Deckhaaren, Calciumoxalatdrusen in allen Teilen; große, stachelige Pollenkörner.*

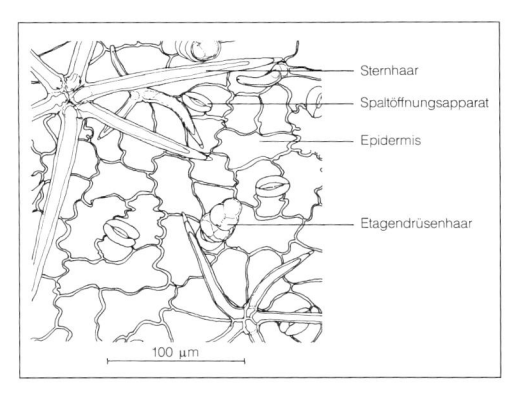

Abb. 2: Kelchblatt, Epidermis, Außenseite

Kelchblatt, Epidermis, Außenseite (Abb. 2): Kelch und Außenkelch haben außen meist geradwandige, innen wellig-buchtige Epidermiszellen und außen zahlreiche, innen nur wenige anomocytische Spaltöffnungsapparate. Auf den Kelchblattflächen kommen einzellige, zu ein- bis fünfzähligen Büscheln zusammenstehende Haare (Büschelhaare, Sternhaare) vor, deren getüpfelte Basis in die Epidermis eingesenkt ist. Besonders auf der Außenseite treten unterschiedlich große, aus mehreren Etagen dünnwandiger Zellen aufgebaute Drüsenhaare (Etagendrüsenhaare) auf. Auf den Nerven und am Blattrand stehen in vielzelligen Erhebungen der Epidermis unten spitze, starre, derbwandige, bis 2000 µm lange und an der Kelchblattspitze auch stark gewundene, einzellige Deckhaare (Wollhaare, ohne Abb.). Die Kronblätter haben ähnlich gestaltete, einzellige Deckhaare und Etagendrüsenhaare.

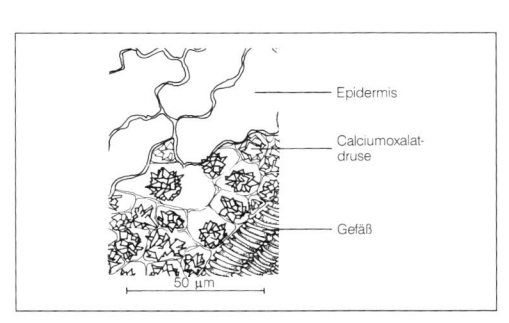

Kelchblatt, Calciumoxalatdrusen (Abb. 3): Besonders an den Blattnerven liegen unter der Epidermis der Innenseite isodiametrische Zellen mit je einer, 15 µm großen Calciumoxalatdruse. Im Übrigen kommen in allen Teilen Calciumoxalatdrusen und Schleimzellen vor.

Abb. 3: Kelchblatt, Calciumoxalatdrusen

Pollenkörner (Abb. 4): Die 110 bis 140 µm großen Pollenkörner mit grob stacheliger Exine und zahlreichen, runden Keimporen sind im Staubblatt von Endotheciumzellen mit bügelförmigen Wandverdickungen umgeben.

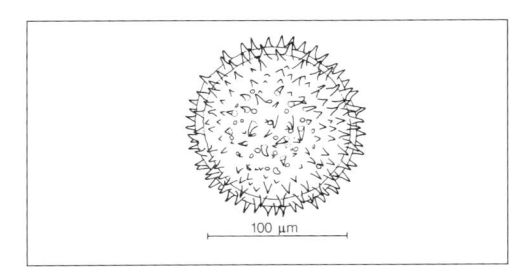

Abb. 4: Pollenkörner

4. Dünnschichtchromatographie
Cellulose. Untersuchungslösung:
▶ 1 g gepulverte Droge (Siebnummer 355) mit 10 ml Ethanol 60 % (V/V) versetzen
▶ 15 min lang rühren
▶ Filtrieren.
Referenzlösung: 1 mg Chinaldinrot* in 2 ml Ethanol 96 % (V/V) lösen oder authentische Droge wie Untersuchungsmuster behandeln.
Aufzutragende Menge: 10 µl Untersuchungslösung und 5 µl Referenzlösung* bandförmig (20 mm × 3 mm). [Zur Verwendung von HPTLC-Platten siehe Seite XV.]
Fließmittel: Essigsäure 99 % – Wasser – 1-Butanol (15 + 30 + 60).

Wichtige Zonen: Zwei violette Zonen in der unteren Hälfte des Chromatogrammes (Abb. 5).

Abb. 5: Dünnschichtchromatogramm

---

* Der Rf-Wert der Referenzsubstanz korreliert nur wenig mit dem der nachzuweisenden Substanzen. Das Chromatogramm ist gut ohne Referenzsubstanz auswertbar.

Laufhöhe: 10 cm.
Laufzeit: Ca. 110 min.
▶ Abdunsten des Fließmittels bei Raumtemperatur
▶ Am Tageslicht auswerten.

Einige Untersuchungen zur Qualitätssicherung

1. **Reinheit**
   Fremde Bestandteile:
   ▶ 100 g Droge auf fremde Bestandteile durchsehen.

   Höchstens 2 g (2 %) fremde Bestandteile.

2. **Wertbestimmung**
   Quellungszahl:
   ▶ Drei Parallelversuche wie folgt ansetzen:
   ▶ 0,2 g gepulverte Droge (Siebnummer 710) in einem verschließbaren, in 0,5 ml unterteilten 25-ml-Messzylinder (Länge der Einteilung von 0 bis 25 ml etwa 125 mm) mit 0,5 ml wasserfreiem Ethanol anfeuchten
   ▶ Langsam 25 ml Wasser zugeben
   ▶ 1 h lang stehen lassen und in Abständen von 10 min schütteln
   ▶ Nach einer weiteren ½ h eventuell auf der Flüssigkeitsoberfläche schwimmende Drogenpartikel oder größere Flüssigkeitsvolumina in der Drogenschicht durch Drehen und vorsichtiges Kippen des Messzylinders um die Längsachse beseitigen
   ▶ 3 h nach dem letzen Schütteln Volumen der Drogenschicht und des anhaftenden Schleimes ablesen.

   Der Durchschnitt der Drogenvolumina der drei Parallelansätze muss mindestens 3 ml betragen (Quellungszahl 15).

3. **Weitere Prüfungen** (Ph. Eur. 6.0)
   In der Apotheke durchführbar: Trocknungsverlust, Asche, salzsäureunlösliche Asche.

Mariendistelfrüchte
(Ph. Eur. 6.0)
(Standardzulassung 1589.99.99)

Silybi mariani fructus
Fructus Silybi marianae

Die reifen vom Pappus befreiten Früchte von *Silybum marianum* (L.) GAERTNER.

Zur Prüfung erforderlich:
- Identität: Ca. 1,5 g.
- Qualitätssicherung: 100 g (kein Verbrauch).

Identität

1. **Organoleptik** (Ph. Eur. 6.0, DAC 2007, Bd. III)
   Nahezu geruchlos; die Fruchtschale schmeckt bitter, der Samen ölig, aber nicht ranzig.

2. **Beschreibung der Ganzdroge** (Ph. Eur. 6.0, DAC 2007, Bd. III)

   Ganzdroge (Abb. 1): Schief eiförmige, 6–7 mm lange, bis 3 mm breite und ca. 1,5 mm dicke Früchte mit glänzend braunschwarzer oder matt graubrauner Fruchtschale, die dunkel oder weißgrau gestrichelt ist. Am oberen Ende findet sich ein vorspringender, knorpeliger, ringförmiger, gelblicher Wulst, am unteren Ende seitlich ein rinnenförmiger Nabel. Der silbrig glänzende Pappus fehlt in der Droge (da er leicht abfällt). Handelssorten weiß, grau und schwarz.

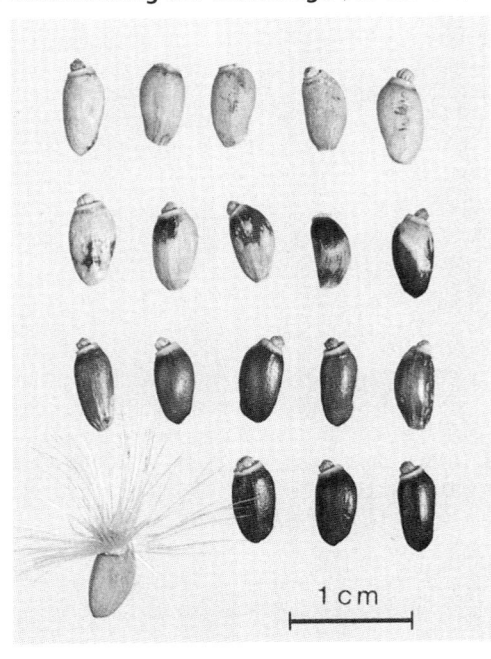

Abb. 1: Ganzdroge Mariendistelfrüchte

3. Mikroskopie
- ▶ Eine kleine Menge gepulverte Droge auflegen
- ▶ Einige Tropfen Chloralhydrat-Lösung (RV) zugeben
- ▶ Mit Deckglas abdecken und ½ min lang zum Sieden erhitzen.

Typische Merkmale: *Palisadenförmige Epidermiszellen, in Aufsicht mit schlitzförmigem Lumen; faserartige Pigmentzellen, im Chloralhydratpräparat rot; palisadenartige, hellgelbe Sklerenchymzellen; zartwandige Zellen mit kleinen Drusen.*

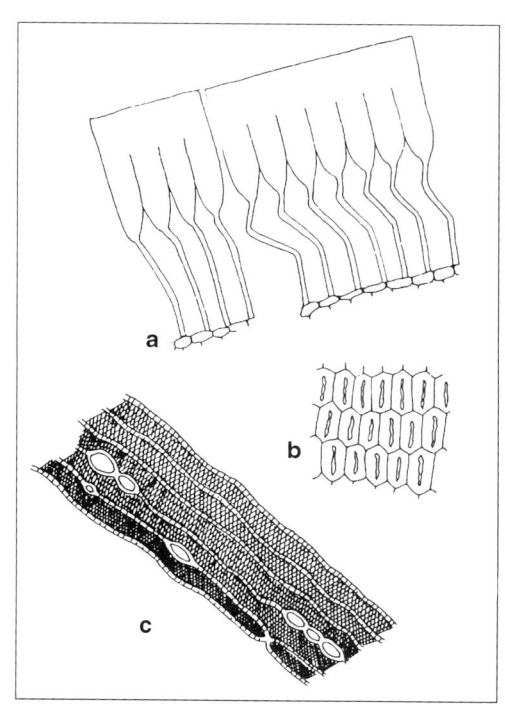

Abb. 2: Exokarp im Querschnitt (a) und in Aufsicht (b), Faserschicht (c)

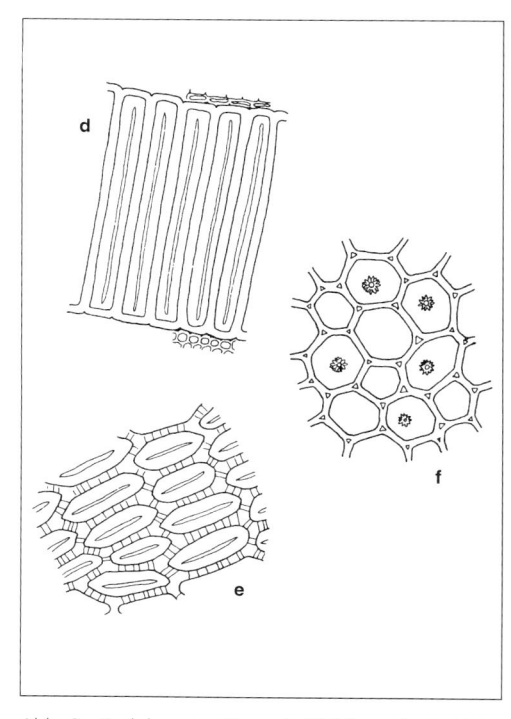

Abb. 3: Endokarp im Querschnitt (d) und in Aufsicht (e), Kotyledonenparenchym (f)

Exokarp, Faserschicht (Abb. 2): Palisadenförmige Epidermiszellen mit im äußeren Drittel verdickten Wänden (a), die im Wasser stark quellen. In Aufsicht sind die Exokarpzellen polygonal mit typischem strichförmigem Lumen (b). Daran anschließend mehrere Lagen lang gestreckter faserähnlicher Zellen (c), diese im Querschnitt mehr oder weniger kreisrund, oberste Zellschicht oft mit dunklem Farbstoff, der sich in Chloralhydrat intensiv rotviolett färbt.

Endokarp, Kotyledonen (Abb. 3): Palisadenartige, hellgelbe stark verholzte Sklerenchymzellen (d), in Aufsicht intensiv getüpfelt (e). Keimlingsgewebe aus zartwandigen Zellen mit vielen kleinen Calciumoxalatdrusen, fettem Öl und Aleuron (f).

4. Dünnschichtchromatographie
Kieselgel HF$_{254}$. Untersuchungslösung:
- 1 g gepulverte Droge (500) mit 10 ml Methanol versetzen.
- 5 min lang im Wasserbad von 60 °C erhitzen
- Abkühlen und Filtrieren
- Filtrat zur Trockne eindampfen
- Rückstand in 1 ml Methanol aufnehmen.

Referenzlösung: 2 mg Silibinin und 5 mg Taxifolin* oder 1 mg Kaffeesäure in 10 ml Methanol lösen oder authentische Droge wie Untersuchungsmuster behandeln.
Aufzutragende Menge: 30 µl Untersuchungslösung und 10 µl Referenzlösung bandförmig (20 mm × 3 mm). [Zur Verwendung von HPTLC-Platten siehe Seite XV.]
Fließmittel: wasserfreie Ameisensäure – Aceton – Dichlormethan (8,5 + 16,5 + 75).
Laufhöhe: 10 cm.
Laufzeit: Ca 40 min.
- Abdunsten des Fließmittels bei 100 bis 105 °C
- Besprühen der noch warmen Platte mit einer Lösung von Diphenylboryloxyethylamin (1 % m/V) in Methanol

Wichtige Zonen: Im Chromatogramm der Referenzlösung tritt im mittleren Drittel die hellblau fluoreszierende Zone der Kaffeesäure auf. Auf gleicher Höhe liegt eine intensive gelbe Zone (Silibinin). Zwischen dieser und der Front tritt eine Gruppe mehrerer gelber oder grünlicher Zonen auf und als oberste, deutlich davon abgesetzt eine blaugrüne. Unterhalb der Zone der Kaffeesäure folgen eine schmale gelbe Zone (Silidianin), eine starke orangefarben bis bräunliche (Taxifolin) und eine intensive gelb grünliche (Silicristin) (Abb. 4).

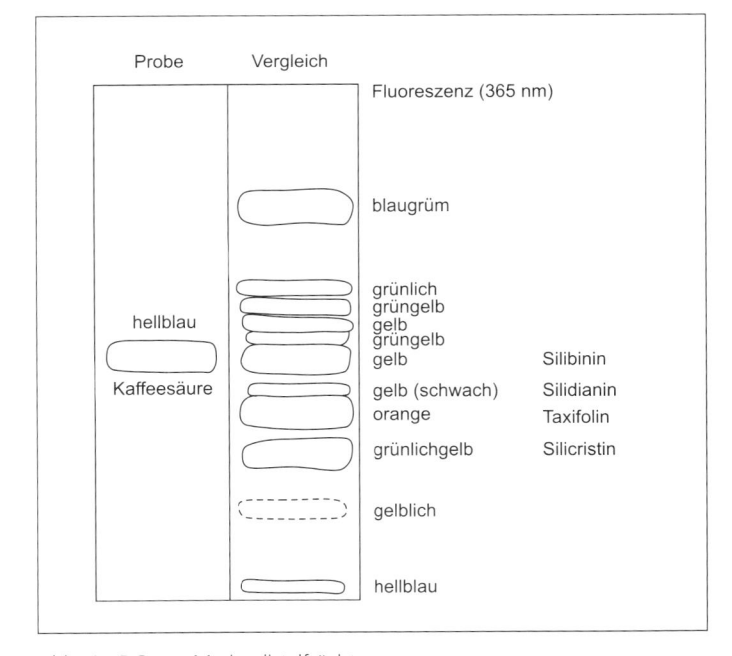

Abb. 4: DC von Mariendistelfrüchten

---

* Statt der teuren und schwer beschaffbaren Referenzsubstanzen Silibinin und Taxifolin genügt die Verwendung von Kaffeesäure

- Nachsprühen mit einer Lösung von Macrogol 400 (Polyethylenglycol) (5% m/V) in Methanol
- Etwa 5 min lang auf 100 bis 105 °C erhitzen oder 30 min lang bei Raumtemperatur liegen lassen
- Unter UV-Lampe (365 nm) auswerten.

Einige Untersuchungen zur Qualitätssicherung

1. Reinheit
Verdorbenheit: Die Droge darf weder ranzig riechen noch schmecken.
Fremde Bestandteile:
- 100 g Droge auf fremde Bestandteile durchsehen.

Höchstens 2 g (2%) fremde Bestandteile.

2. Weitere Prüfungen: Ph. Eur. 6.0
In der Apotheke durchführbar: Trocknungsverlust (max. 8%), Asche (max. 8%).
Des Weiteren: HPLC-Bestimmung der Flavolignane an einer RP-18-Phase mit einem Phosphorsäure-Methanol-Gradienten.

Melissenblätter

(Ph. Eur. 6.4)
(Standardzulassung 1149.99.99, HMPC-Monographie)

Melissae folium
Folia Melissae

Getrocknete Laubblätter von *Melissa officinalis* L.

Zur Prüfung erforderlich:
- Identität: Ca. 2 g.
- Qualitätssicherung: Ca. 50 g (kein Verbrauch).

Identität

1. **Organoleptik** (Ph. Eur. 6.4, DAC 2007, Bd. III)
   Beim Zerreiben der Blätter aromatischer und schwach würziger, zitronenartiger Geruch und herber Geschmack.

2. **Beschreibung der Schnittdroge** (Ph. Eur. 6.4, DAC 2007, Bd. III)

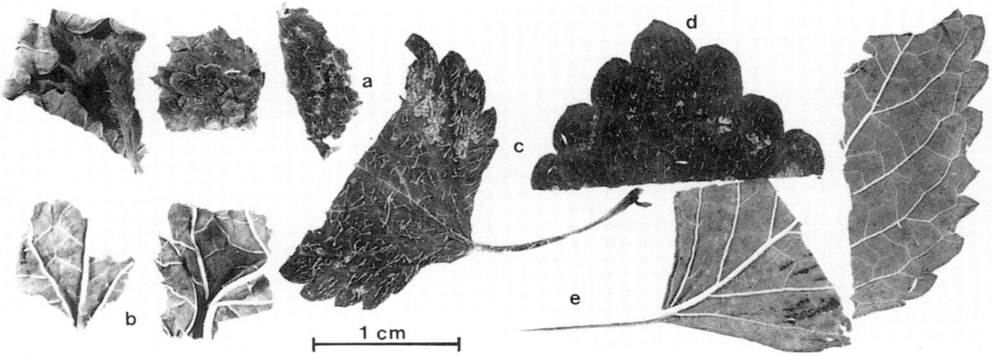

Abb. 1: Schnittdroge

Schnittdroge (Abb. 1): Etwas zerknitterte, dünne, sehr brüchige, unregelmäßige Blattstücke. Oberseite (a) sattgrün bis schwarzgrün mit einigen großen Borstenhaaren und wenig deutlichen Blattnerven. Unterseits (b) hellgraugrün mit stark hervortretender, weißlicher, fiedriger, grob netzadriger Nervatur. Blattrand (c) unregelmäßig gekerbt oder gezähnt. Blatt am oberen Ende (d) abgestutzt, am Grund fast herzförmig oder keilförmig verschmälert, mit bis zu 3,5 cm langem Stiel (e) (c, d, e nur an aufgeweichtem Material gut erkennbar).

3. Mikroskopie

▶ Ein Blattstück halbieren und eine Hälfte mit der Oberseite, die andere mit der Unterseite nach oben auf Objektträger in etwas Chloralhydrat-Lösung (RV) legen

▶ Mit Deckglas abdecken und ca. ½ min lang vorsichtig zum Sieden erhitzen.

Typische Merkmale: *Wellig-buchtige Epidermis, diacytische Spaltöffnungsapparate, Lamiaceendrüsenschuppen, Kegelhaare.*

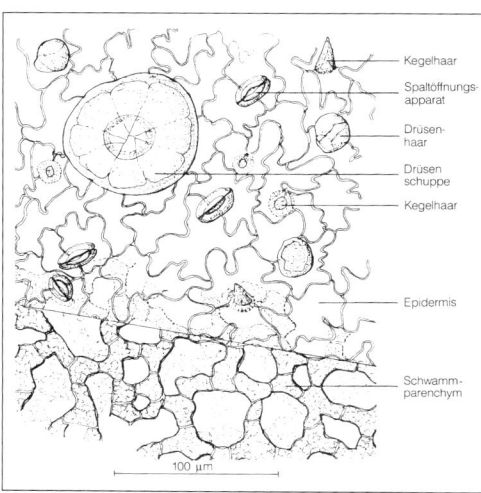

Abb. 2: Epidermis, Unterseite

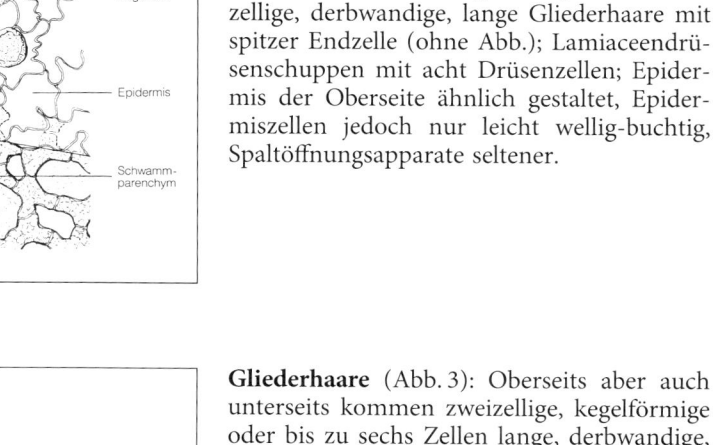

Epidermis, Unterseite (Abb. 2): Epidermiszellen stark wellig-buchtig, diacytische Spaltöffnungsapparate; in Aufsicht kreisförmig erscheinende, ein- oder zweizellige Kegelhaare mit glatter oder fein warziger Cuticula; kleine Drüsenhaare mit ein- bis dreizelligem Stiel und ein- oder zweizelligem Köpfchen; mehrzellige, derbwandige, lange Gliederhaare mit spitzer Endzelle (ohne Abb.); Lamiaceendrüsenschuppen mit acht Drüsenzellen; Epidermis der Oberseite ähnlich gestaltet, Epidermiszellen jedoch nur leicht wellig-buchtig, Spaltöffnungsapparate seltener.

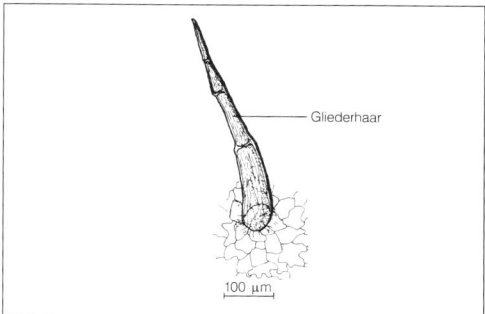

Abb. 3: Gliederhaare

Gliederhaare (Abb. 3): Oberseits aber auch unterseits kommen zweizellige, kegelförmige oder bis zu sechs Zellen lange, derbwandige, an den Querwänden angeschwollene Gliederhaare mit körniger Cuticula vor.

4. Dünnschichtchromatographie
Kieselgel HF$_{254}$. Untersuchungslösung:*
- 0,3 g frisch gepulverte Droge (Siebnummer 355) mit 5 ml Dichlormethan versetzen
- 2 bis 3 min lang schütteln
- Über 2 g wasserfreies Natriumsulfat filtrieren
- Mit 2 ml Dichlormethan nachwaschen
- Schonend zur Trockne eindampfen
- In 0,2 ml Ethylacetat aufnehmen.

Referenzlösung: 10 µl Citral, 5 µl Citronellal und 4 mg Guajazulen in 10 ml Toluol oder authentische Droge wie Untersuchungsmuster behandeln.
Aufzutragende Menge: 20 µl Untersuchungslösung und 10 µl Referenzlösung bandförmig (20 mm × 3 mm). [Zur Verwendung von HPTLC-Platten siehe Seite XV.]
Fließmittel: Ethylacetat – Hexan (10 + 90).
Laufhöhe: 10 cm, zweimal laufen lassen!
Laufzeit: Zweimal ca. 20 min.
- Abdunsten des Fließmittels
- Besprühen mit frisch (!) hergestellter Anisaldehyd-Lösung (RV)
- 5 bis 10 min lang bei 100 bis 105 °C erhitzen
- Am Tageslicht auswerten.

Wichtige Zonen: Eine rotviolette Zone (Caryophyllen und andere Kohlenwasserstoffe) auf der Höhe der Referenzsubstanz Guajazulen, eine grauviolette Zone (Citronellal) auf der Höhe der Referenzsubstanz Citronellal, zwischen dieser Zone der Untersuchungslösung und dem Citral die rosaviolette des Epoxidihydrocaryophyllens, auf der Höhe des Citrals eine oder zwei grauviolette, zwischen diesen und dem Start weitere grauviolette (z. B. Geraniol) oder violette Zonen (Abb. 4).

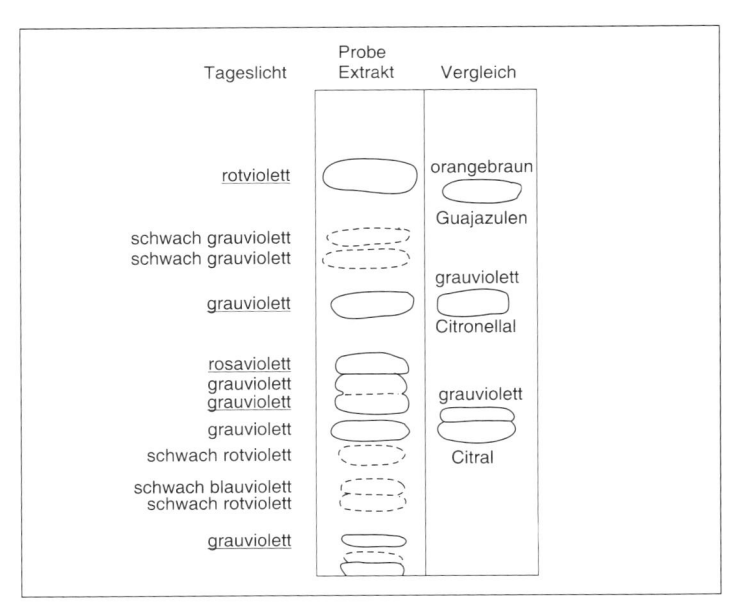

Abb. 4: Dünnschichtchromatogramm

---

* Die Ph. Eur. 6.4 gewinnt aus 2.0 g Blattdroge ein in 0.5 ml Xylol aufgefangenes Ätherisch-Öl-Destillat und chromatographiert über 15 cm ohne Kammersättigung

Einige Untersuchungen zur Qualitätssicherung

1. Reinheit
Fremde Bestandteile:
▶ 20 g Droge auf fremde Bestandteile durchsehen.

Höchstens 2 g (10%) Stängelanteile, deren Durchmesser größer als 1 mm ist und höchstens 0,4 g (2%) andere fremde Bestandteile.

2. Weitere Prüfungen (Ph. Eur. 6.4)
In der Apotheke durchführbar: Trocknungsverlust, Asche. Alternative Dünnschichtchromatographie (DAC 2007, Bd. III)
Des Weiteren: Spektralphotometrische Gehaltsbestimmung der Hydroxyzimtsäure-Derivate.

„Melissenöl"*

Oleum „Melissae" rectific.
Oleum „Melissae" citratum

Löslichkeit: Mischbar mit Ether, Ethanol 96% (V/V), Toluol.

Zur Prüfung erforderlich:
- Identität: Ca. 20 µl.
- Qualitätssicherung: Ca. 5,5 g.

Identität

1. Organoleptik
Klare oder schwach getrübte, gelbliche Flüssigkeit von zitronenähnlichem Geruch.

2. Relative Dichte
0,903 bis 0,910.

3. Dünnschichtchromatographie
Kieselgel F_{254}.
Untersuchungslösung: 20 µl Substanz in 0,2 ml Ethylacetat.
Referenzlösung (a): 20 µl authentische Substanz (falls verfügbar) in 0,2 ml Ethylacetat.
Referenzlösung (b): 4 µl Citral und 4 mg Gujazulen in 10 ml Toluol.
Aufzutragende Menge: Untersuchungslösung 10 µl, Referenzlösung 20 µl.
Fließmittel: Hexan – Ethylacetat (9 + 1).
Laufhöhe: 15 cm.

Nach Detektion Flecken im Tageslicht bei Rf ca. 0,06 (rotbraun), 0,13 (rötlich); 0,21 (grauviolett, Doppelfleck-Citral); 0,38 (braunviolett); 0,67 (rotviolett). Bei 365 nm fluoresziert der Citral-Fleck rot.

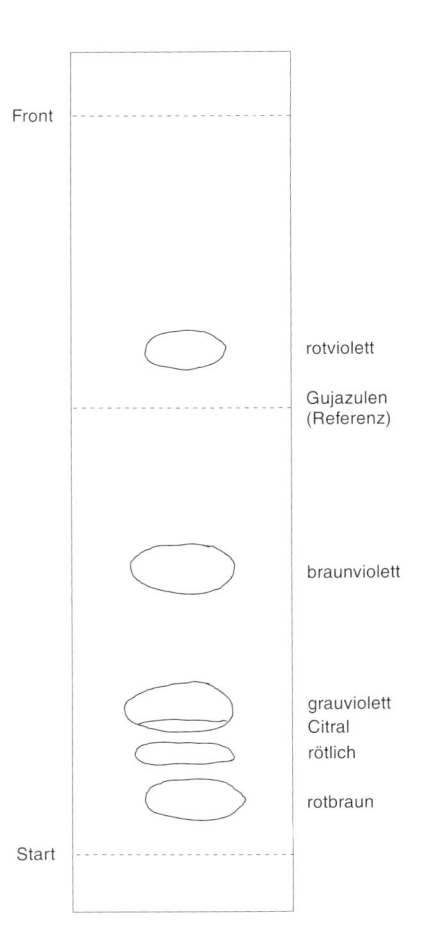

Front

rotviolett

Gujazulen
(Referenz)

braunviolett

grauviolett
Citral
rötlich

rotbraun

Start

---

* „Melissenöl" ist nicht das originale ätherische Öl aus Melissa officinalis, sondern ein Gemisch aus Citronellöl und Citronenöl. Es enthält 43-45% Citronellöl und 55-57% Citronenöl. Die Bezeichnung „Melissenöl" ist historisch bedingt. Melisse enthält nur maximal 0,3% ätherisches Öl (Angabe der Fa. Caesar und Loretz GmbH).

Laufzeit: Ca. 40 min.
- Abdunsten des Fließmittels
- Besprühen mit Anisaldehyd-Lösung (RV)
- Mindestens 20 min lang im Trockenschrank auf 100 bis 105 °C erhitzen
- Unter der UV-Lampe (365 nm) beurteilen.

Einige Untersuchungen zur Qualitätssicherung

1. Reinheit
A. Löslichkeit in Ethanol:
- 0,25 ml Substanz in 1,0 ml Ethanol 80 % (V/V) lösen
- Eine Std. lang unter gelegentlichem Umschütteln stehen lassen.

Keine ganz klare Lösung. Auch nach längerem Stehen bleibt eine Trübung.

B. Fette Öle und verharzte ätherische Öle in ätherischen Ölen:
- 1 Tropfen Substanz auf Filterpapier tropfen
- 24 Std. liegen lassen.

Ein durchscheinender Fleck zeigt fette Öle bzw. verharzte ätherische Öle an.

C. Säurezahl:
- Eine Mischung aus 12,5 ml Ethanol 96 % (V/V) und 12,5 ml Ether mit 0,5 ml Phenolphthalien-Lösung (RV) versetzen
- Vorsichtig tropfenweise mit 0,1 N-Kaliumhydroxid-Lösung (0,1 mol · 1^{-1}) bis zur mindestens 15 min anhaltenden Rosafärbung neutralisieren
- 5,000 g Substanz, genau gewogen, in dem Gemisch lösen
- 1,8 ml 0,1 N-Kaliumhydroxid-Lösung (0,1 mol · 1^{-1}) (F= 1,000) zugeben.

Nach Zugabe der Kaliumhydroxid-Lösung zur Substanz muss die Lösung mindestens 15 min lang rosa gefärbt sein. Andernfalls liegen unzulässige sauer reagierende Substanzen vor (die Säurezahl darf höchstens 2 betragen).

2. Weitere Prüfungen
In der Apotheke durchführbar: Keine.
Des Weiteren: Brechungsindex, Optische Drehung.

Mistelkraut
(DAB 2009)

Visci albi herba
Herba Visci albi

Die jüngeren, getrockneten Zweige mit Blättern, Blüten und Früchten von *Viscum album* L.

Zur Prüfung erforderlich:
▶ Identität: Ca. 2 g.
▶ Qualitätssicherung: 100 g (kein Verbrauch).

Identität

1. Organoleptik (DAB 2009, DAC 2009, Bd. III)
Eigenartiger Geruch und bitterer Geschmack.

2. Beschreibung der Schnittdroge (DAC 2009, Bd. III)

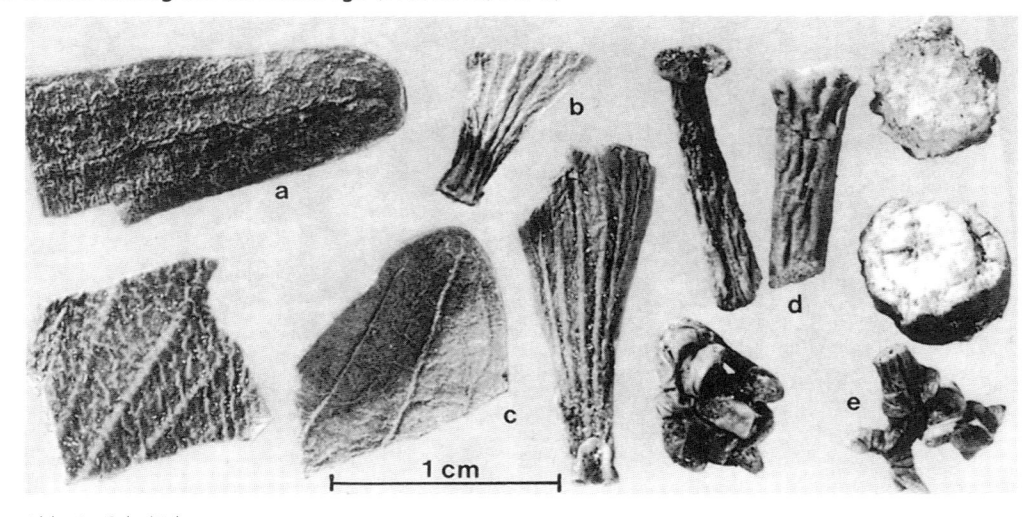

Abb. 1: Schnittdroge

Schnittdroge (Abb. 1): Stücke der 2 bis 8 cm langen und 1 bis 2 cm breiten, dicken, ledrigen, ganzrandigen, gelbgrünen Blätter, die vorn stumpf (a), zum Grunde hin verschmälert sind (b) und besonders unterseits die mehr oder weniger parallelen Nerven erkennen lassen (c). Grünlich- bis gelblichbraune, stark geschrumpfte, längsrunzelige, 2 bis 4 mm dicke Zweigstücke (d) mit den Abbruchstellen der meist gegenständigen Laubblätter. Gelegentlich sind kleine, zu drei bis fünf zusammensitzende, männliche oder weibliche Blüten (e) mit vierteiligem Perigon zu finden.

3. Mikroskopie

- Einige Blatt- und Stängelstücke etwa 2 min lang in Wasser aufkochen
- Blatt- bzw. Stängelstück mit dem Daumen an der Seite der Zeigefingerkuppe festhalten und mit frischer Rasierklinge Flächenschnitte anfertigen
- Schnitte auf Objektträger in Chloralhydrat-Lösung (RV) legen
- Mit Deckglas abdecken und ½ min lang zum Sieden erhitzen.

Typische Merkmale: *Polygonale Epidermiszellen mit breiten, charakteristischen, paracytischen Spaltöffnungsapparaten und sphäritartigen Calciumoxalatkristallen oder -drusen.*

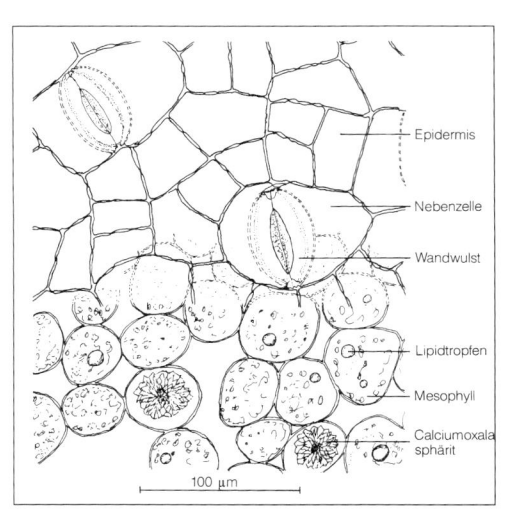

Abb. 2: Laubblatt, Epidermis, Aufsicht

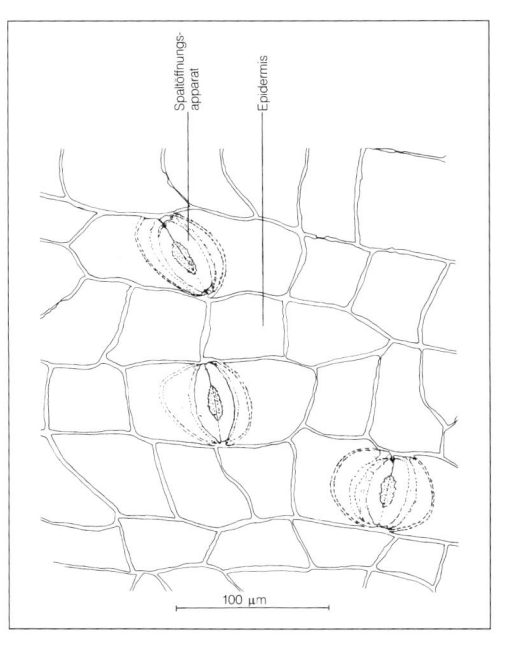

Abb. 3: Stängel, Epidermis, Aufsicht

Laubblatt, Epidermis, Aufsicht (Abb. 2): Die Epidermiszellen der Blattober- und Blattunterseite sind polygonal, derb wandig mit schwach erkennbarer Tüpfelung. Die Spaltöffnungsapparate sind paracytisch, in die Epidermis eingesenkt und werden von den zwei Nebenzellen mit einem von diesen gebildeten Wandwulst überdeckt. Das fast homogene Mesophyll besteht aus zahlreichen Lagen rundlicher oder polygonal-rundlicher Zellen, die zum Teil 30 bis 40 µm große Calciumoxalatdrusen oder aus Stäbchen und Nadeln aufgebaute, sehr feinzackige Sphärite enthalten. 8 bis 15 µm lange, oft etwas gebogene Stärkekörner können vorkommen (Wasserpräparat).

Stängel, Epidermis, Aufsicht (Abb. 2): Die in Längsreihen angeordneten Epidermiszellen jüngerer Stängel sind meist stark papillös, diejenigen älterer mehr oder weniger tangential gestreckt und durch sekundär gebildete, dünne Querwände unterteilt. Die sehr großen, paracytischen Spaltöffnungsapparate sind tief eingesenkt und von den papillösen Nebenzellen teilweise wulstig überdeckt. Ihr Spalt steht rechtwinklig zur Stängelachse.

4. Dünnschichtchromatographie
(Nach DAC 86; entfällt nach DAB 2009)
Kieselgel HF$_{254}$. Untersuchungslösung:
- 1 g gepulverte Droge (Siebnummer 300) mit 20 ml Methanol (50 % V/V) versetzen
- 20 min lang unter Rückfluss erhitzen
- Filtrieren
- Filtrat auf 5 ml einengen und mit 10 ml Ethylacetat ausschütteln
- Ethylacetatphase bis zur Trockne einengen
- Rückstand in 0,5 ml Ethylacetat aufnehmen.

Referenzlösung: 1 mg Kaffeesäure und je 2,5 mg Rutosid und Hyperosid in 10 ml Methanol oder authentische Droge wie Untersuchungsmuster behandeln.
Aufzutragende Menge: 30 µl Untersuchungslösung und 10 µl Referenzlösung bandförmig (20 mm × 3 mm). [Zur Verwendung von HPTLC-Platten siehe Seite XV.]
Fließmittel: Essigsäure 99 % – wasserfreie Ameisensäure – Wasser – Ethylacetat (7 + 7 + 18 + 68).

Wichtige Zonen: Eine orangefarbene Zone etwas oberhalb und eine hellblaue etwa auf der Höhe der Kaffeesäure. Zwei weit auseinander gezogene, blaugrüne zwischen der Kaffeesäure und dem Hyperosid sowie zwei hellgrüne kurz oberhalb des Hyperosids, zwei oder mehr orangefarbene und eine blaugrüne zwischen Hyperosid und Rutosid (Abb. 4).

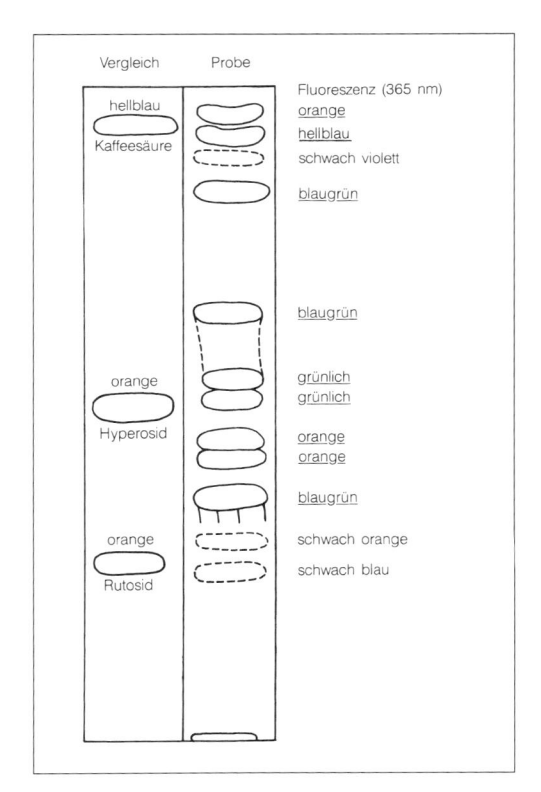

Abb. 4: Dünnschichtchromatogramm

Laufhöhe: 15 cm.
Laufzeit: Ca. 125 min.
- Abdunsten des Fließmittels im Warmluftstrom oder im Trockenschrank bei 100 bis 105 °C
- Besprühen der noch warmen Platte mit einer Lösung von Diphenylboryloxyethylamin (1% m/V) in Methanol
- Nachsprühen mit einer Lösung von Macrogol 400 (Polyethylenglycol) (5% m/V) in Methanol
- Einige min lang auf 100 bis 105 °C nacherhitzen oder 30 min lang bei Raumtemperatur liegen lassen
- Unter der UV-Lampe (365 nm) auswerten.

Einige Untersuchungen zur Qualitätssicherung

1. **Reinheit**
Fremde Bestandteile:
- 100 g Droge auf fremde Bestandteile durchsehen.

Höchstens 5 g (5%) Zweigteile, deren Durchmesser größer als 5 mm ist, höchstens 5 g (5%) verfärbte Bestandteile und höchstens 1 g (1%) sonstige fremde Bestandteile.

2. **Weitere Prüfungen** (DAB 2009)
In der Apotheke durchführbar: Trocknungsverlust, Asche.

Mönchspfefferfrüchte
(Ph. Eur. 8.0, HMPC-Monographie)

Agni casti fructus
Fructus Agni casti

Die ganzen, reifen, getrockneten Früchte von *Vitex agnus-castus* L.
Zur Prüfung erforderlich:
▶ Identität: Ca. 2 g.
▶ Qualitätssicherung: 100 g (kein Verbrauch).

Identität

1. Organoleptik
Salbeiartiger, aromatischer Geruch und würzig scharfer, pfefferartiger Geschmack.

2. Beschreibung der Ganzdroge (Ph. Eur. 8.0)

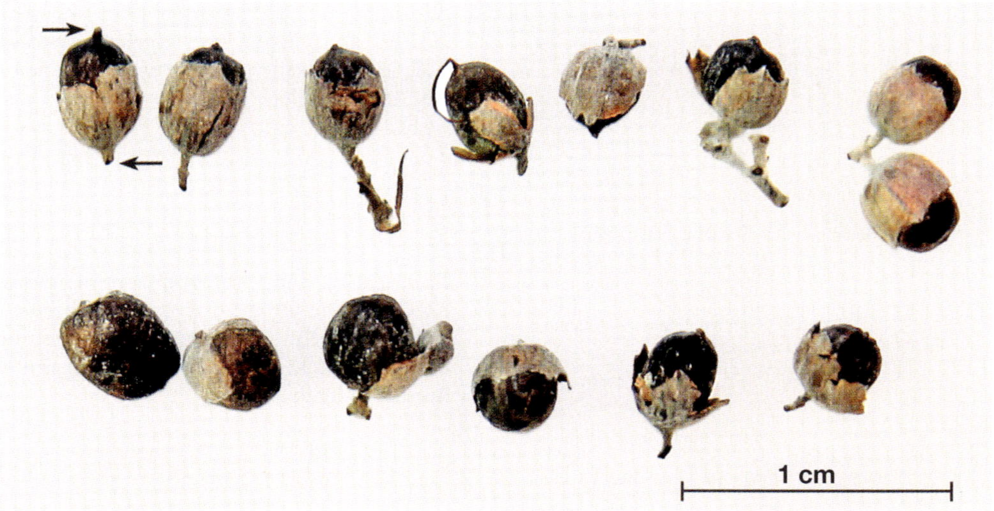

Abb. 1: Ganzdroge

Olivschwarze bis schwarzbraune, ovale bis kugelige Früchte mit einem Durchmesser bis zu 5 mm. Der ausdauernde, grünlich graue feinflaumig behaarte Kelch endet in 4 oder 5 Zipfeln und umschließt zwei Drittel bis drei Viertel der Frucht. An der Spitze der Frucht ist häufig die Ansatzstelle des Griffels zu erkennen (→), am gegenüberliegenden Ende kann sich noch der etwa 1 mm lange Stiel befinden (←). Im Querschnitt sind vier Fächer mit jeweils einem Samen erkennbar.

3. Mikroskopie

- Einige Früchte etwa 10 min lang in Wasser aufkochen
- Wasser abdekantieren und Früchte mit einem Gemisch aus 10 Teilen Ethanol 70 % (V/V) und 1 Teil Glycerol versetzen
- Kelch mit Präpariernadel und feiner Pinzette abtrennen und teils mit der Oberseite, teils mit der Unterseite nach oben auf Objektträger legen
- Mit frischer Rasierklinge von der Oberseite der Frucht dünne Schnitte abheben und auf Objektträger legen

außerdem bzw. oder

- Frucht zerstoßen und Pulver auf Objektträger streuen
- Alle Präparate mit wenig Chloralhydrat-Lösung (RV) versetzen
- Präparate mit Deckglas bedecken und kurz vorsichtig zum Sieden erhitzen.

Typische Merkmale: Dicht mit ein- bis dreizelligen, meist gewundenen Haaren besetzte Außenseite der Kelchblätter. Längliche, teils dickwandige Zellen der Innenseite der Kelchblätter. Polygonale zum Teil mit braunen Inhalt gefüllte, fensterzellenartig getüpfelte Epidermiszellen der Fruchtwand (Epikarp) mit zahlreichen, meist vierzelligen Drüsenschuppen. Mesokarp im äußeren Bereich mit dünnwandigen Zellen, die nach innen zu in wenig verdickte aber deutlich getüpfelte Zellen und schließlich in polygonale, sehr dickwandige Zellen mit Lumen mit trichterförmigen Tüpfeln übergehen. Es folgt die schmale äußere Schicht der Testa, die nächsten Lagen haben rippen- oder treppenförmige Verdickungsleisten. Dünnwandiges Endosperm mit Öltropfen und eventuell Resten der Aleuronkörner.

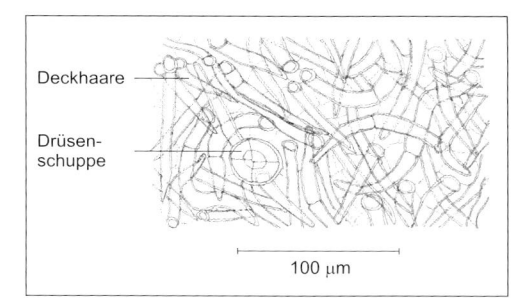

Epidermis des Kelches, Außenseite (Abb. 2): Die äußere Kelchepidermis besteht aus nur schlecht erkennbaren, polygonalen Zellen, die dicht mit gekrümmten oder gebogenen, ein- bis dreizelligen Deckhaaren besetzt sind. Gelegentlich finden sich Drüsenschuppen mit vier Drüsenzellen.

Abb. 2: Epidermis des Kelches, Außenseite

Epidermis der Kelchblätter, Innenseite (Abb. 3): Die Epidermis der Innenseite des Kelches besteht aus gestreckten, teils unregelmäßig verdickten Zellen und Gruppen von dünnwandigen Zellen.

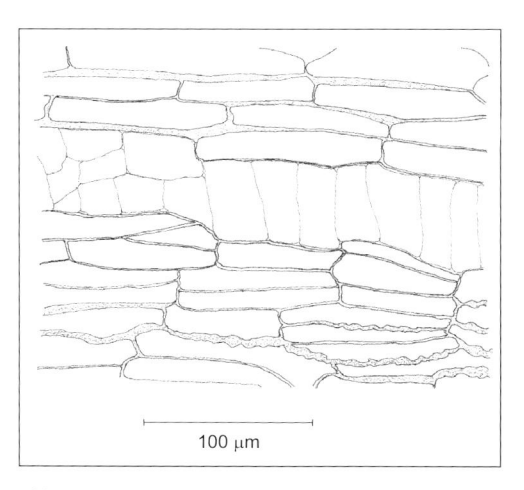

Abb. 3: Epidermis der Kelchblätter, Innenseite

Epidermis des Perikarps (Epikarp) (Abb. 4):
Die farblosen bis braunen Epidermiszellen sind polygonal und haben große, deutlich sichtbare Tüpfel. In unterschiedlich dichter Verteilung finden sich Drüsenhaare mit einzelligem Stiel und ein- bis vielzelligem – meist vierzelligem – Köpfchen.

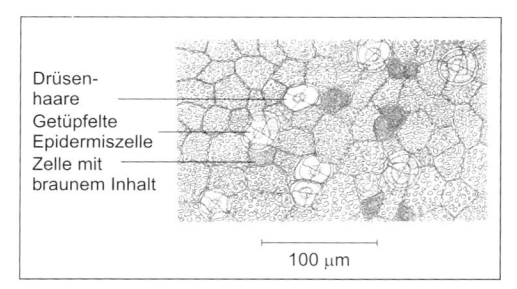

Abb. 4: Epidermis des Perikarps (Epikarp)

Fruchtwand und Samenschale, quer (Abb. 5):
Die äußeren Lagen des Mesokarps bestehen aus dünnwandigen Zellen, die zum Teil braunen Farbstoff enthalten und die sich bis in die Scheidewände der Fruchtfächer erstrecken können. Nach innen zu sind die Zellen stärker verdickt und deutlich getüpfelt. Die innersten Lagen bestehen aus polygonalen oder im Umriss variablen, sehr stark verdickten, tief gefurchten, hellgelblichen bis gelbbräunlichen Steinzellen mit einem sternförmigen Lumen. Die äußerste schmale Schicht der Testa besteht aus braunen kollabierten Zellen, die folgende aus unregelmäßigen, zum Teil recht großen Zellen mit netzförmigen, verholzten Wandverdickungen. Das Endosperm wird von dünnwandigen Zellen gebildet, die Fetttropfen und Aleuronkörner (im Chloralhydratpräparat meist nicht sichtbar) enthalten.

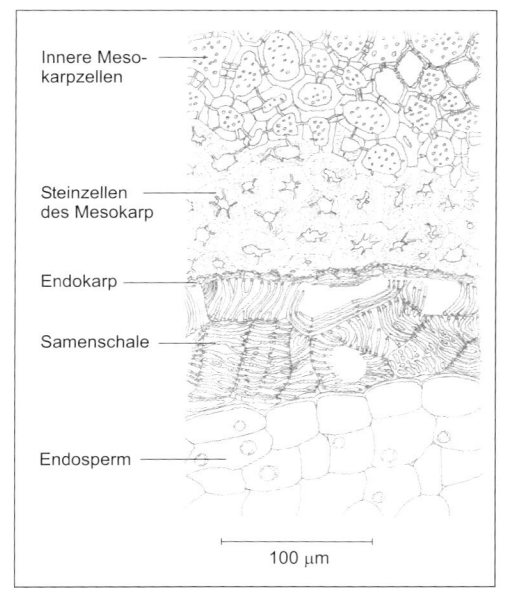

Abb. 5: Fruchtwand und Samenschale, quer

---

4. **Dünnschichtchromatographie** (Ph. Eur. 8.0, abgeändert)
   Kieselgel HF$_{254}$. Untersuchungslösung:
   ▶ 1 g gepulverte Droge (Siebnummer 355) mit 10 ml Methanol versetzen
   ▶ 10 min lang in einem Wasserbad von 60 °C erhitzen
   ▶ Abkühlen lassen
   ▶ Filtrieren.
   Referenzlösung: 3 mg Hyperosid, 5 mg Naphtholgelb S und 10 mg Phenazon in 10 ml Methanol lösen oder authentische Droge wie Untersuchungsmuster behandeln.
   Aufzutragende Menge: Je 10 µl Untersuchungs- und Referenzlösung bandförmig (20 mm x 3 mm). [Zur Verwendung von HPTLC-Platten siehe Seite XV].
   Fließmittel: Wasser – Methanol – Ethylacetat (8 + 15 + 77).

Mönchspfefferfrüchte — Teil II

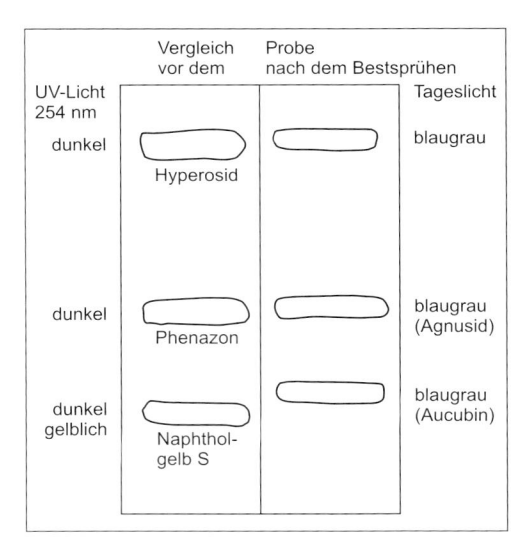

UV-Licht 254 nm	Vergleich vor dem	Probe nach dem Bestsprühen	Tageslicht
dunkel	Hyperosid		blaugrau
dunkel	Phenazon		blaugrau (Agnusid)
dunkel gelblich	Naphtholgelb S		blaugrau (Aucubin)

Abb. 6: Dünnschichtchromatogramm

Wichtige Zonen: *Im UV-Licht (254 nm) erscheinen die Zone des Hyperosids im oberen Drittel des Chromatogrammes dunkel, die des Phenazons im mittleren Drittel dunkel und die des Naphtholgelbs S im unteren Drittel dunkel mit gelblichem Farbstich. Im Chromatogramm der Untersuchungslösung erscheinen nach dem Besprühen im Tageslicht je eine blaugraue Zone auf der Höhe der Referenzsubstanzen Hyperosid und Phenazon (Agnusid) und etwas oberhalb des Naphtholgelbs S (Aucubin) (Abb. 6).*

Laufhöhe: 8 (!) cm.
Laufzeit: Ca. 15 min
- Platte bei Raumtemperatur an der Luft trocknen
- Chromatogramm der Referenzlösung unter UV-Licht (254 nm) auswerten
- Chromatogramme mit einer Lösung von 0,2 g Dimethylaminobenzaldehyd in 5,5 ml Salzsäure 35 % (m/m) und 4,5 ml Wasser besprühen
- Platte etwa 10 min lang bei 100 bis 105 °C erhitzen
- Am Tageslicht auswerten.

Einige Untersuchungen zur Qualitätssicherung

1. Reinheit
Fremde Bestandteile:
- 100 g Droge auf fremde Bestandteile durchsehen.

Höchstens 3 g (3 %) fremde Bestandteile.

- **Andere Vitex-Arten, insbesondere *Vitex negundo*:**
  Bei der Prüfung auf fremde Bestandteile auf Früchte mit einem wesentlich größeren Durchmesser als 5 mm prüfen.

Die Droge darf keine Früchte anderer Arten mit einem wesentlich größeren Durchmesser enthalten (Z. B. Vitex negundo).

2. Weitere Prüfungen (Ph. Eur. 8.0)
In der Apotheke durchführbar: Trocknungsverlust, Asche.
Des Weiteren: Spektralphotometrische Gehaltsbestimmung des Casticins mit Hilfe der Hochdruckflüssigchromatographie.

| Teil II | Muskatblüte | 1/4 |

Muskatblüte*
(EB 6)

Myristicae arillus
Macis

Der zusammengedrückte, getrocknete Samenmantel der Samen von *Myristica fragrans* HOUTT.

Zur Prüfung erforderlich:
▶ Identität: Ca. 2 g.
▶ Qualitätssicherung: 10 g.

Identität

1. Organoleptik
Stark würziger, muskatartiger Geruch und brennend würziger Geschmack.

2. Beschreibung der Ganzdroge

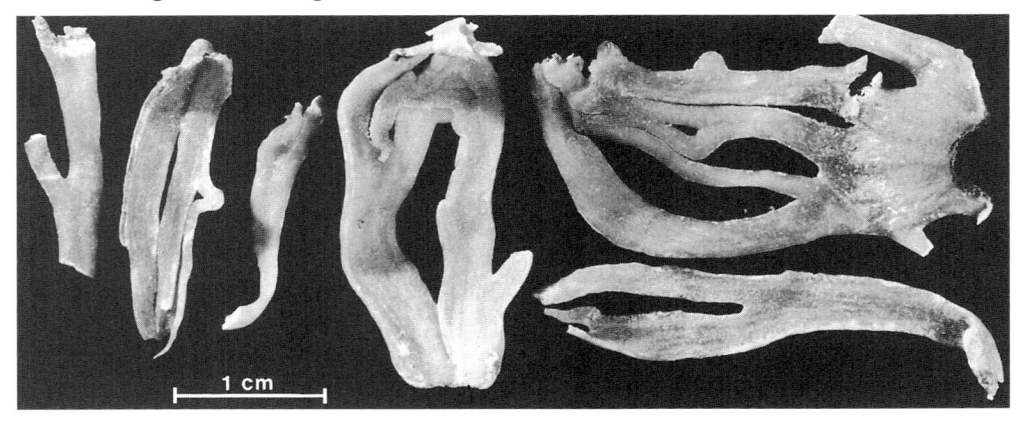

Abb. 1: Ganzdroge

Ganzdroge (Abb. 1): Meist unregelmäßige Bruchstücke der grau- bis orangegelben, flach zusammengedrückten, 1 mm dicken und 3 bis 4 cm langen, hornartigen, brüchigen, fettglänzenden und sich fettig anfühlenden, meist bandartigen Stücke des Samenmantels. Meist als orangegelbes, sich fettig anfühlendes Pulver gehandelt.

---

* **Stellungnahme der Kommission E:**
  Da die Wirksamkeit von Muskat-Zubereitungen nicht ausreichend belegt ist, ist eine therapeutische Anwendung unter Berücksichtigung der Risiken nicht vertretbar. Gegen die Anwendung als Geruchs- oder Geschmackskorrigens bestehen keine Bedenken.

3. Mikroskopie

- Von den bandartigen Stücken – ohne weitere Vorbereitung – mit frischer Rasierklinge Flächenschnitte von der Oberfläche anfertigen
- Schnitte oder Pulver auf Objektträger in Chloralhydrat-Lösung (RV) legen
- Mit Deckglas abdecken und ½ min lang zum Sieden erhitzen
- Außerdem von Schnitten aus tieferen Schichten oder Pulver ein Wasserpräparat machen.

Typische Merkmale: *Langgestreckte Epidermiszellen, Ölzellen in dünnwandigem Parenchym.*

Epidermis und inneres Gewebe, Aufsicht (Abb. 2): Langgestreckte, beidseitig zugespitzte, in den derben Wänden gelblich getönte Epidermiszellen und darunter blaßgelbe Öltropfen in rundlichen Exkretzellen in einem dünnwandigen, etwas kleinzelligeren Parenchym, das einen leicht körnigen Inhalt führt. Wird an den Rand des Wasserpräparates ein Tropfen 0,01 N-Iod-Lösung gegeben, färbt sich der aus bis 10 µm großen, rundlichen oder unregelmäßig stäbchenförmigen Körnern bestehende Inhalt rotbraun (Amylodextrin).

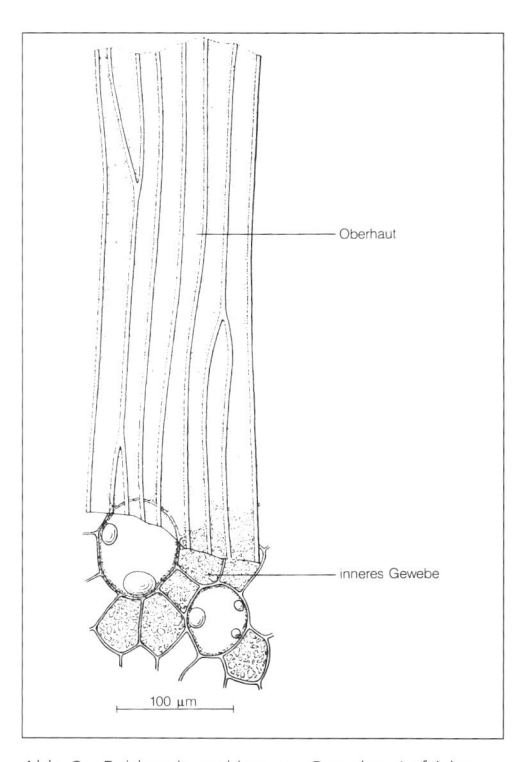

Abb. 2: Epidermis und inneres Gewebe, Aufsicht

4. Dünnschichtchromatographie

Kieselgel HF$_{254}$. Untersuchungslösung:
- 0,1 ml der unter „Gehaltsbestimmung" erhaltenen Lösung des ätherischen Öles in Xylol mit 1 ml Toluol verdünnen.

Referenzlösung: 10 µl Eugenol in 5 ml Toluol oder authentische Droge wie Untersuchungsmuster behandeln.

Aufzutragende Menge: Je 10 µl Untersuchungs- und Referenzlösung bandförmig (20 mm × 3 mm). [Zur Verwendung von HPTLC-Platten siehe Seite XV.]

Fließmittel: Ethylacetat – Toluol (10 + 90).
Laufhöhe: 10 cm.
Laufzeit: Ca. 20 min.
- Abdunsten des Fließmittels bei Raumtemperatur
- Besprühen mit Vanillin-Schwefelsäure-Sprühreagenz (RV)
- 5 bis 10 min lang bei 100 bis 105 °C erhitzen
- Am Tageslicht auswerten.

Wichtige Zonen: *Eine Safrolzone, die schwächer sein muss als die Hauptzone Myristicin, ferner Eugenol und Linalool (Abb. 3).*

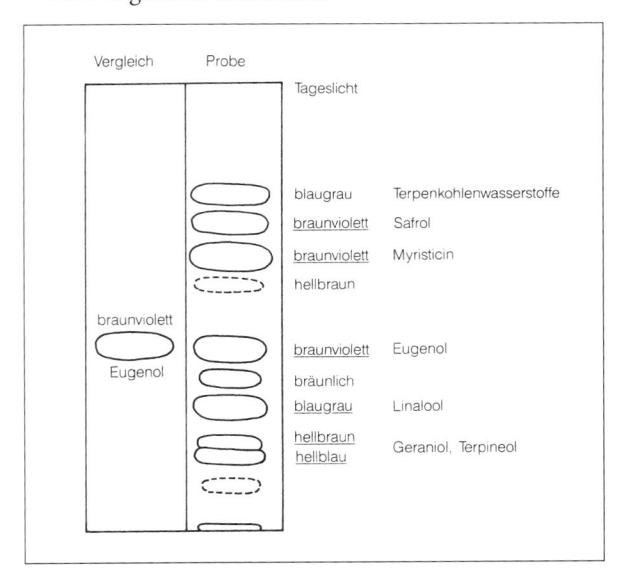

Vergleich	Probe	Tageslicht	
		blaugrau	Terpenkohlenwasserstoffe
		braunviolett	Safrol
		braunviolett	Myristicin
		hellbraun	
braunviolett Eugenol		braunviolett	Eugenol
		bräunlich	
		blaugrau	Linalool
		hellbraun hellblau	Geraniol, Terpineol

Abb. 3: Dünnschichtchromatogramm

Einige Untersuchungen zur Qualitätssicherung

1. Gehaltsbestimmung
Gehalt an ätherischem Öl:
- ▶ Einwaage: 6,0 g unmittelbar vorher grob zerkleinerte (Siebnummer 1400) oder gepulverte Droge
- ▶ 200 ml Wasser im 500-ml-Rundkolben
- ▶ Vorlage: 0,50 ml Xylol
- ▶ Destillation: 2 h lang bei 2 bis 3 ml in der min
- ▶ Volumen im Messrohr nach der Destillation mindestens 0,77 ml.

Entspricht einem Gehalt von mindestens 4,5 % (V/m) an ätherischem Öl.

Weitere Prüfungen (EB 6)
In der Apotheke durchführbar: Asche.

Mutterkraut
(Ph. Eur. 8.0, HMPC-Monographie)

Tanaceti parthenii herba
Herba Parthenii
Herba Chrysanthemi
  parthenii

Die getrockneten oberirdischen Teile von *Tanacetum parthenium* (L.) Schultz BIP.

Zur Prüfung erforderlich:
- Identität: Ca. 2 g.
- Qualitätssicherung: 100 g (kein Verbrauch).

Identität

1. Organoleptik (Ph. Eur. 8.0)
Campherartiger Geruch und bitterer Geschmack.

2. Beschreibung der Schnittdroge

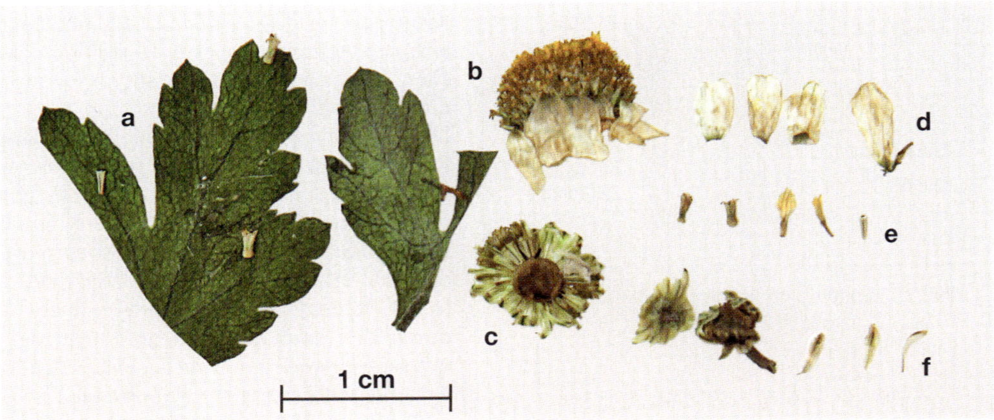

Abb. 1: Schnittdroge

Schnittdroge (Abb. 1): Fragmente der mit grob gekerbtem Rand und stumpfer Spitze versehenen, tief eingeschnittenen Fiederlappen (a) der gelblich grünen beiderseits schwach behaarten Blätter mit unterseits deutlich erkennbarem Mittelnerv. Zahlreiche Fragmente der Blütenstände. Mehr oder weniger vollständige Blütenstände (b) mit weißen Zungen- und gelben Röhrenblüten, Blütenstandsreste (c) ohne Blüten in Aufsicht oder von unten mit Blick auf die zahlreichen, sich überlappenden Hüllkelchblätter, einzelne weiße, weibliche Zungenblüten (d), zahlreiche gelbe, zwittrige Röhrenblüten (e) mit anhängenden Früchten, abgefallene, schmale, stumpfe, dünne Hüllkelchblätter (f) mit dünnem Rand. Fragmente der kantigen, längs gerillten bis 5 mm dicken Stängel.

3. **Mikroskopie**
   ▶ Mit Hilfe einer Pinzette unter der Lupe einige Zungenblüten, Röhrenblüten und Hüllkelchblätter aussortieren und auf Objektträger in Chloralhydrat-Lösung (RV) legen
   ▶ Einige Blattstücke durchbrechen und teils mit der Oberseite, teils mit der Unterseite nach oben auf Objektträger in Chloralhydrat-Lösung (RV) legen
   ▶ Alle Objekte mit Deckglas abdecken und ca. ½ min lang vorsichtig zum Sieden erhitzen.

Typische Merkmale: Epidermis mit in Aufsicht stark wellig buchtigen Wänden, anomocytische Spaltöffnungsapparate auf beiden Blattseiten, große mehrzellige, typische, einreihige Deckhaare, Asteraceendrüsenschuppen mit zwei- bis vierzelligem Stiel und zweireihigem, vierzelligen Köpfchen, Röhren- und Zungenblüten und etwa 25 μm große, kugelige Pollenkörnern mit drei Keimporen und stacheliger Exine.

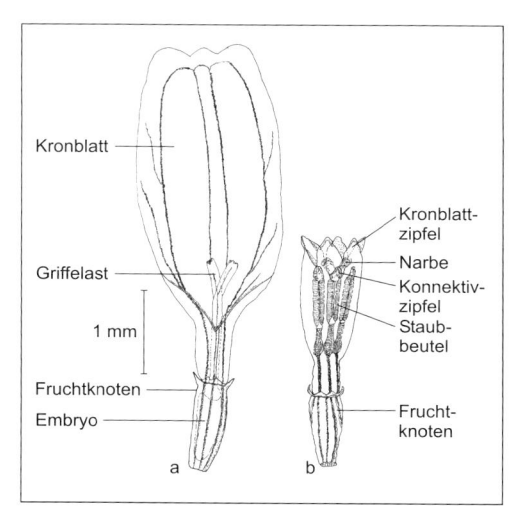

Abb. 2: Zungen- und Röhrenblüten

Zungen- und Röhrenblüten (Abb. 2): Randständige weibliche Zungenblüten (Abb. 2a) von 2 bis 7 mm Länge mit einer zwei- bis vier- typischerweise dreizipfligen flachen Blütenkrone, aus deren tütenförmig eingeschlagenem Grund zwei Narbenäste hervorragen. Der unterständige, bis 1,5 mm lange Fruchtknoten, trägt eine kurze gekerbte, häutige Krone. Er wird zu einer bis 1,5 mm langen, braunen Achäne mit 5 bis 10 weißen, länglichen Rippen (im Chloralhydrat-Präparat nicht erkennbar).
Die scheibenständigen, 3 bis 4 mm langen Röhrenblüten (Abb. 2b) sind gelb, fünfzipfelig und zwittrig. Im erweiterten Teil der Kronröhre stehen 5 miteinander eine Röhre bildende Staubblätter mit langen Antheren und deutlich erkennbarem Konnektivzipfel und freien Staubfäden. Der Griffel schiebt sich durch die Staubblattröhre und überragt sie mit seiner zweiästigen Narbe. Der Fruchtknoten entspricht dem der Randblüten, ist aber meist etwas kürzer.

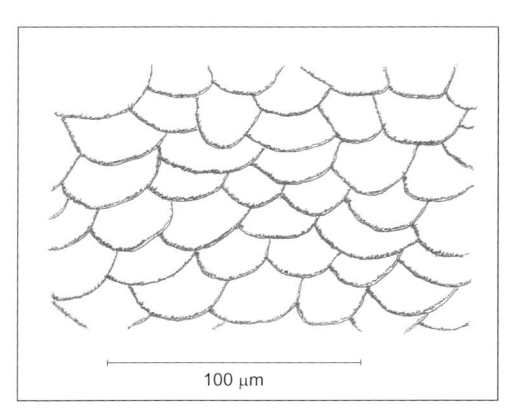

Abb. 3: Epidermis der Kronblätter

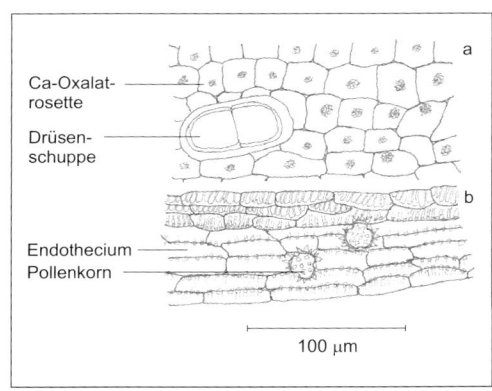

Abb. 4: Gewebe aus den Röhrenblüten

Epidermis der Kronblätter (Abb. 3): Die Epidermis der Kronblätter trägt besonders im oberen Bereich Papillen mit feiner Kutikularstreifung.

Gewebe aus den Röhrenblüten (Abb. 4): In den Röhrenblüten finden sich Zellen, die jeweils eine Kristallrosette enthalten und Asteraceendrüsenschuppen (Abb. 4a). Die Antheren haben ein fein quergestreiftes Endothecium, das teils in der Aufsicht, teils in der Seitenansicht gesehen wird (Abb. 4b). In den Pollensäcken und auf anderen Teilen der Blüten befinden sich bis 25 µm große Pollenkörner mit drei Keimporen und stacheliger Exine.

Hüll(kelch)blätter (Abb. 5): Die Epidermis der Hüll- bzw. Hüllkelchblätter besteht aus langgestreckten dünnwandigen Zellen, das darunter liegende Sklerenchym aus mehr oder weniger langgestreckten Zellen mit deutlich verdickten und fein getüpfelten Wänden.

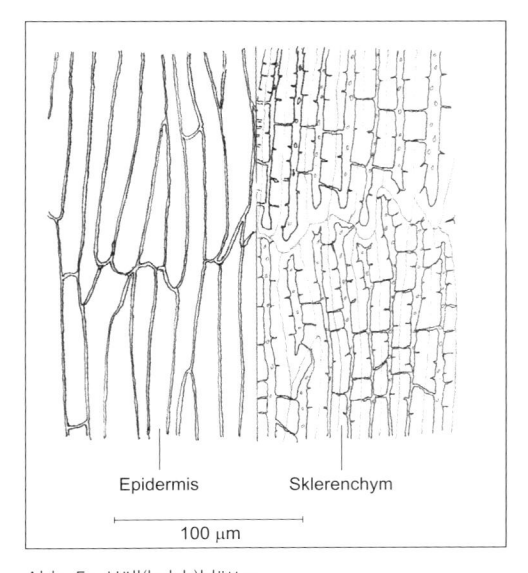

Abb. 5: Hüll(kelch)blätter

Blatt, Unterseite (Abb. 6): Die Epidermis der Unterseite hat in der Aufsicht stark wellig buchtige Wände und eine feine Kutikularstreifung. Die Spaltöffnungsapparate sind anomocytisch und meist von drei oder vier Nebenzellen umgeben. Die von einer blasigen Kutikula umgebenen Asteraceendrüsenschuppen tragen auf ein oder zwei Reihen paarweise angeordneter Stielzellen zwei Reihen von je zwei Drüsenzellen. Besonders auffällig sind die Deckhaare: Auf einer trapezförmigen Basalzelle sitzt eine Reihe von vier oder fünf dünnwandigen Zellen, auf deren letzter eine stark abgebogene, lange, flache und schlanke Endzelle sitzt. Unter der Epidermis liegt ein aus unregelmäßigen, mehr oder weniger rundlichen Zellen gebildetes Schwammparenchym. Die Epidermis der Oberseite ist ähnlich gebaut. Unter ihr folgt ein aus dichter angeordneten rundlichen Zellen bestehendes Palisadenparenchym.

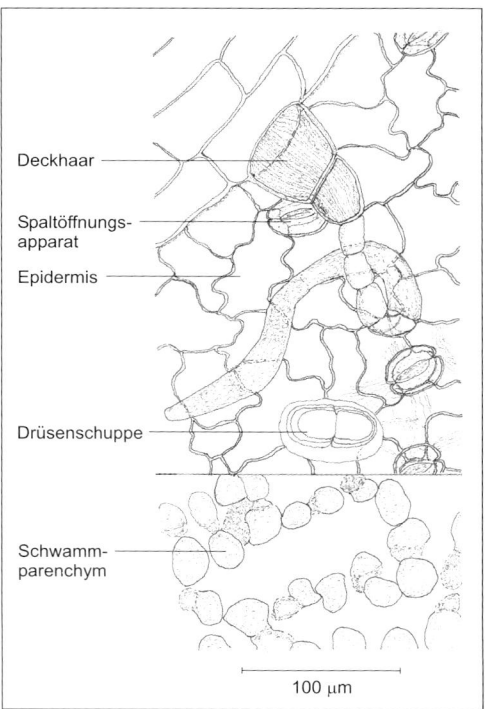

Abb. 6: Blatt, Unterseite

---

4. **Dünnschichtchromatographie** (DAC 2013 Al)
   Kieselgel HF$_{254}$. **Untersuchungslösung:**
   ▶ 1 g gepulverte Droge (Siebnummer 355) mit 20 ml Methanol versetzen
   ▶ 15 min lang in einem Wasserbad von 60 °C erhitzen
   ▶ Abkühlen lassen
   ▶ In Meßzylinder filtrieren
   ▶ Filtrat unter Nachwaschen von Kolben und Filter mit 2 bis 3 mal 3 ml Methanol bis 20 ml auffüllen
   ▶ Filtrat fast bis zur Trockne eindampfen
   ▶ Rückstand in 1 ml Methanol aufnehmen.
   Referenzlösung: 10 µl Linalool und 10 mg Resorcin in 5 ml Methanol lösen oder authentische Droge wie Untersuchungsmuster behandeln.
   Aufzutragende Menge: Je 20 µl Untersuchungs- und Referenzlösung bandförmig (20 mm x 3 mm). [Zur Verwendung von HPTLC-Platten siehe Seite XV].
   Fließmittel: Aceton – Toluol (15 + 85).
   Laufhöhe: 10 cm.
   Laufzeit: Ca. 20 min
   ▶ Platte bei Raumtemperatur an der Luft trocknen

Wichtige Zonen: Im oberen Drittel, bis herab in Höhe des Linalools liegen mehrere teils intensive, teils schwache violette Zonen. Etwas unterhalb der dunkelvioletten Linaloolzone liegt die intensive blauviolette Zone des Parthenolids, darunter eine weitere violette Zone. Oberhalb der rotorangefarbenen Zone des Resorcins liegt eine rotviolette Zone, zwischen dieser und dem Start mehrere gelbliche oder grünliche Zonen (Abb. 7).

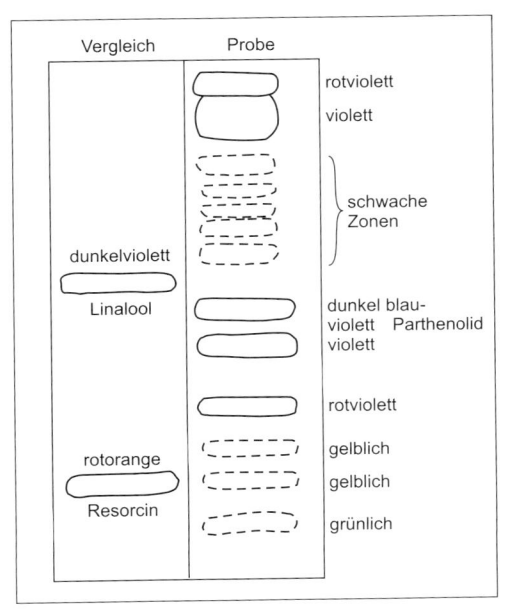

Abb. 7: Dünnschichtchromatogramm

- Mit einer Lösung von 0,5 g Vanillin in einer Mischung von 20 Volumteilen wasserfreiem Ethanol und 80 Volumteilen Schwefelsäure (96%) (Vanillin-Schwefelsäure-Sprühreagenz R-DAC (RV)) besprühen
- Platte bei 120 °C etwa 10 min lang unter Beobachtung erhitzen
- Am Tageslicht auswerten.

Einige Untersuchungen zur Qualitätssicherung

1. Reinheit
Fremde Bestandteile:
- 100 g Droge auf fremde Bestandteile durchsehen.

Höchstens 10 g (10%) Stängelanteile mit einem Durchmesser von über 5 mm und höchstens 2 g (2%) sonstige fremde Bestandteile.

2. Weitere Prüfungen (Ph. Eur. 8.0)
In der Apotheke durchführbar: Trocknungsverlust, Asche, abweichende Dünnschicht-Chromatographie.
Des Weiteren: Spektralphotometrische Gehaltsbestimmung von Parthenolid nach HPLC.

Myrrhe

(Ph. Eur. 8.0, HMPC-Monographie)

Myrrha

Das an der Luft gehärtete Gummiharz, das aus den Stämmen und Ästen von *Commiphora molmol* ENGLER und/oder anderen *Commiphora*-Arten durch Anschneiden erhalten werden kann oder durch spontanes Austreten entsteht.

Zur Prüfung erforderlich:
- Identität: Ca. 1 g.
- Qualitätssicherung: 1 g (1 g Verbrauch).

Identität

1. Organoleptik (Ph. Eur. 8.0, DAC 2013 Al)
Charakteristischer herb aromatischer Geruch und bitterer Geschmack.

2. Beschreibung der Ganzdroge (Ph. Eur. 8.0)

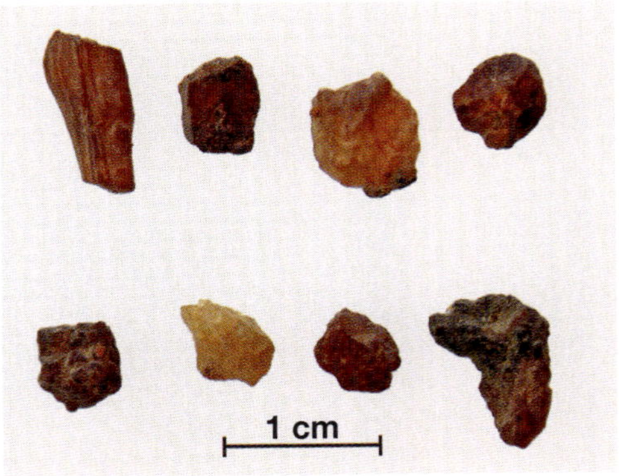

Ganzdroge (Abb. 1) Unregelmäßige oder rundliche Körner oder Klumpen verschiedener Größe von unterschiedlicher hell- oder dunkelorangebrauner Farbe. Die Oberfläche ist meistens mit einem grauen bis gelblich braunen Staub bedeckt. Der Bruch ist muschelig, die Bruchfläche gelb bis rötlich braun oder auch weißlich gefleckt. Dünne Bruchsplitter sind durchscheinend.

Abb. 1: Ganzdroge

3. Mikroskopie
- Die Droge wird durch Zerstoßen im Mörser gepulvert (Siebnummer 355)
- Etwas Pulver auf einem Objektträger in Chloralhydrat-Lösung (RV) geben
- Mit Deckglas abdecken und ca. 20 s lang vorsichtig zum Sieden erhitzen.

Myrrhe — Teil II

Typische Merkmale: Gelbliche Tropfen, durchsichtige Klumpen, Kork, Steinzellgruppen, dünnwandiges Parenchym, Sklerenchymfasern, Gefäßbruchstücke. Da Myrrhe aus verschiedenen Stammpflanzen gewonnen werden kann, können die Gewebefragmente stark variieren.

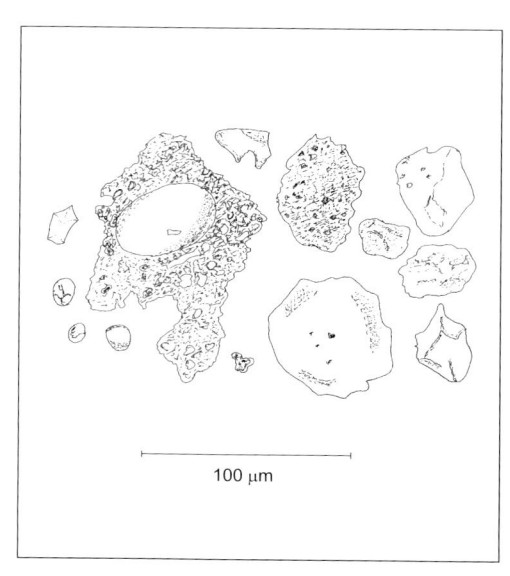

Abb. 2: Harzige Grundmasse

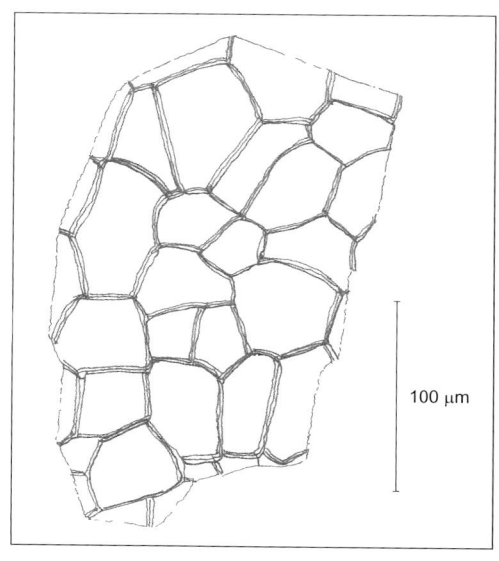

Abb. 3: Kork

Harzige Grundmasse (Abb. 2): In einer amorphen, gelblichen bis bräunlichen, flüssigen Phase finden sich zahlreiche unregelmäßige, teils dunkle, granulierte Massen, glassplitterähnliche farblose Partikel, farblose oder gelbe Öltropfen.

Kork (Abb. 3): Teils dünnwandige bräunliche, teils aber auch rötlich braune, dickwandige (ohne Abb.) Korkfragmente

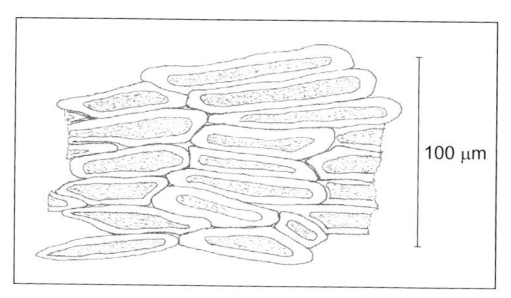

Abb. 4: Abschlussgewebe

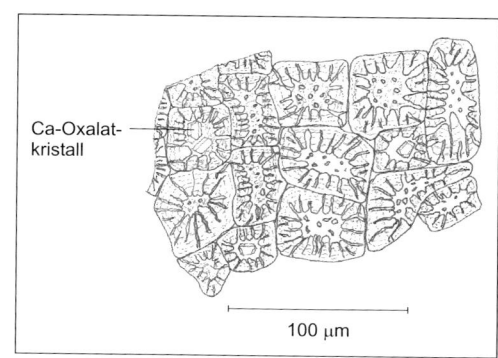

Abb. 5: Steinzellen

Abschlussgewebe (Abb. 4): Derbwandiges, gelbliches Abschlussgewebe.

Steinzellen (Abb. 5): Einzelne oder in Ballen vorkommende polyedrische bis längliche Steinzellen, teilweise mit stark verdickten, getüpfelten und verholzten Wänden. Das Lumen kann bräunlichen Inhalt oder Calciumoxalatkristalle enthalten.

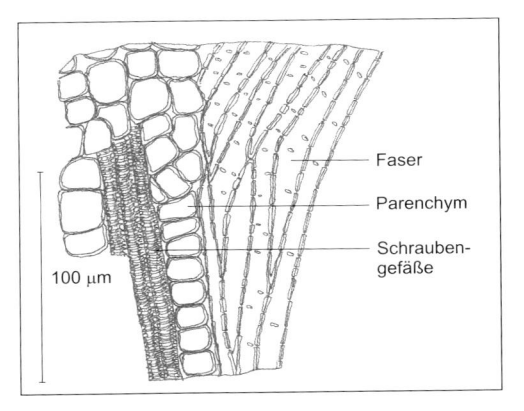

Parenchym und Fasern (Abb. 6): Rundliche Parenchymzellen und mehr oder weniger verdickte, getüpfelte Fasern, gelegentlich zusammen mit englumigen Schraubengefäßen.

Abb. 6: Parenchym und Fasern

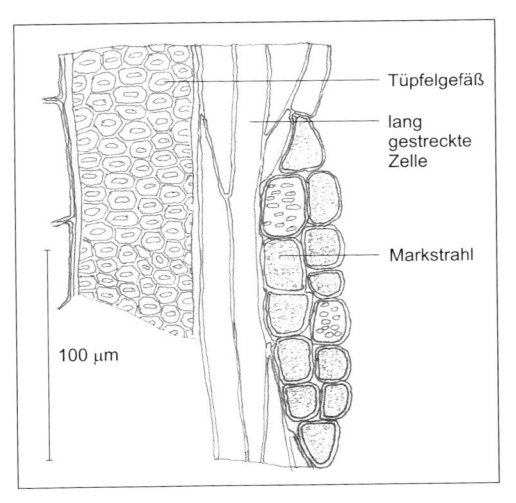

Teile des Xylems (Abb. 7): Fragmente des Xylems mit weitlumigen Tüpfelgefäßen, Markstrahlen und lang gestreckten Zellen.

Abb. 7: Teile des Xylems

Markstrahl, Radialschnitt (Abb. 8): Markstrahl im Radialschnitt, mit einzelnen Zellen mit kristallinem Inhalt und begleitet von langgestreckten Zellen.

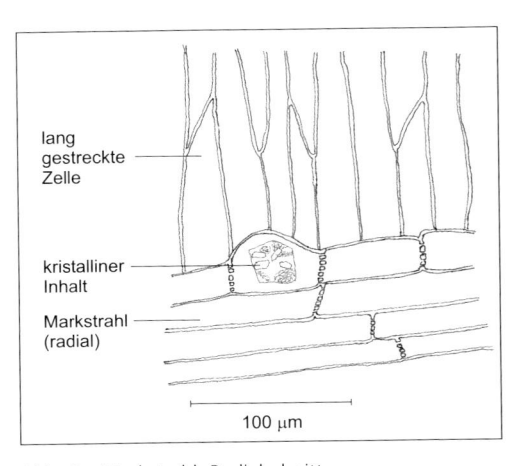

Abb. 8: Markstrahl, Radialschnitt

4. Dünnschichtchromatographie
Kieselgel HF$_{254}$. Untersuchungslösung:
▸ 0,5 g gepulverte Droge (Siebnummer 355) mit 5 ml Ethanol 96 % (V/V) versetzen
▸ 2 bis 3 min lang im Wasserbad erhitzen
▸ Abkühlen
▸ Filtrieren.

Referenzlösung: 10 mg Thymol und 40 µl Anethol in 10 ml Methanol oder authentische Droge wie Untersuchungsmuster behandeln.
Aufzutragende Menge: Je 10 µl Untersuchungs- und Referenzlösung bandförmig (20 mm x 3 mm).[Zur Verwendung von HPTLC-Platten siehe Seite XV.]
Fließmittel: Ethylacetat-Toluol (2 + 98).
Laufhöhe: 15 cm.
Laufzeit: Ca. 35 min

Wichtige Zonen: Eine alle anderen an Größe und Intensität übertreffende Zone etwas oberhalb des Anethols (Furanoeudesman-1,3-dien), schwache violette Zone in Höhe des Anethols, zwei intensive violette Zonen in Höhe des Thymols (obere: Curzerenon, untere: 2-Methoxyfuranodien). Weitere, meist violette Zonen sind vorhanden (Abb. 9).

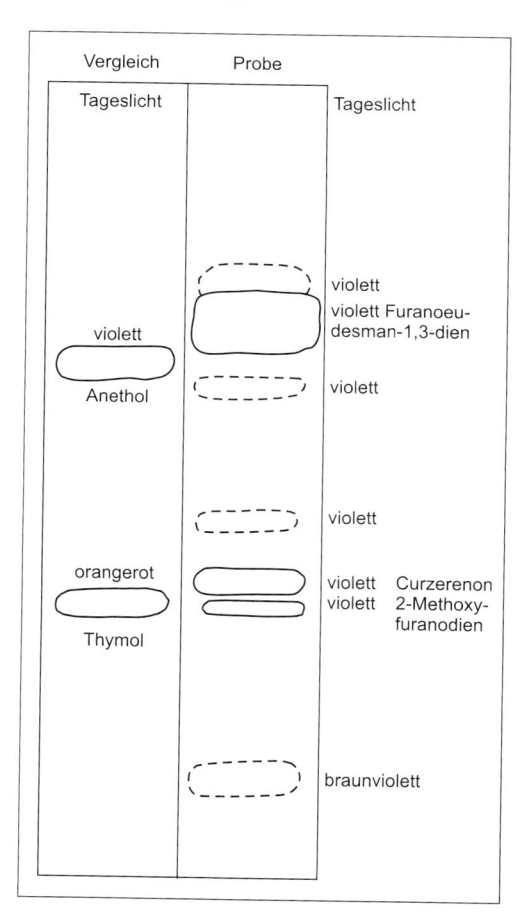

Abb. 9: Dünnschichtchromatogramm

- Platte an der Luft trocknen
- Vor dem Besprühen zur Prüfung auf Verfälschung (siehe Prüfung auf „Reinheit") im ultravioletten Licht von 365 nm auswerten
- Mit frisch (!) hergestellter Anisaldehyd-Lösung (RV) besprühen
- 10 min lang bei 100 bis 105 °C erhitzen
- Am Tageslicht auswerten.

Einige Untersuchungen zur Qualitätssicherung

1. Reinheit
A. Commiphora mukul:
Dünnschichtchromatographie (vgl. „Identität")
- Chromatogramm vor dem Besprühen mit Anisaldehyd-Lösung (RV) im UV-Licht von 365 nm auswerten.

Wichtige Zonen: Blau bis violett fluoreszierende Zonen im unteren Drittel weisen auf Commiphora mukul hin.

B. Ethanolunlösliche Bestandteile:
- 1,00 g gepulverte Droge (Siebnummer 250) in einem Kolben 10 min lang mit 30 ml Ethanol 96% (V/V) kräftig schütteln
- Überstehende Flüssigkeit durch einen getrockneten, gewogenen Glassintertiegel (16) filtrieren, Bodensatz möglichst im Kolben zurücklassen
- Extraktion zweimal mit 20 ml Ethanol 96% (V/V) wiederholen
- Bodensatz durch Nachspülen mit Ethanol 96% (V/V) quantitativ in Glasintertiegel überführen
- Tiegel mit Rückstand bei 100 bis 105 °C trocknen
- Tiegel mit Rückstand wiegen.

Der ethanolunlösliche Anteil darf höchstens 0,700 g (70%) betragen.

2. Weitere Prüfungen (Ph. Eur 8.0)
In der Apotheke durchführbar: Trocknungsverlust, Asche.

Teil II — Nelkenöl — 1/2

Nelkenöl
(Ph. Eur. 7.0)

Caryophylli floris
  aetheroleum
Oleum Caryophylli
Gewürznelkenöl
Syzygium-aromaticum-
  Blütenknospenöl
Clove Öl

Löslichkeit: Mischbar mit Ether, Toluol, Dichlormethan, Chloroform und fetten Ölen.

Zur Prüfung erforderlich:
- Identität: Ca. 1 Tropfen.
- Qualitätssicherung: Ca. 3 g.

Identität

1. Organoleptik
Klare, fast farblose bis gelbliche, an der Luft sich bräunende Flüssigkeit; charakteristischer Geruch; brennender Geschmack.

2. Relative Dichte
1,030 bis 1,063.

3. Dünnschichtchromatographie
Kieselgel F_{254}.
Untersuchungslösung: 10 µl Substanz in 1,0 ml Toluol.
Referenzlösung: 7 µl Eugenol und 7 µl Acetyleugenol in 1,0 ml Toloul.
Aufzutragende Menge: Je 20 µl bandförmig (15 mm x 3 mm).
Fließmittel: Toluol.
Laufhöhe: 10 cm. Zweimal mit 5 min Zwischentrocknung laufen lassen.
Laufzeit: Zweimal ca. 20 min
- Abdunsten des Fließmittels
- Unter der UV-Lampe (254 nm) Flecke markieren
- Besprühen mit Anisaldehyd-Reagenz (RV)
- 5 bis 10 min lang in Trockenschrank auf 100° bis 105 °C erhitzen.

Mehrere fluoreszenzmindernde Flecke, von denen der bei Rf ca. 0,3 in Höhe der Referenzsubstanz Eugenol liegen muss. Nach Detektion mehrere Flecke u. a. bei Rf ca. 0,9 (rotviolett-Caryophyllen) und 0,3 (blau-Eugenol).

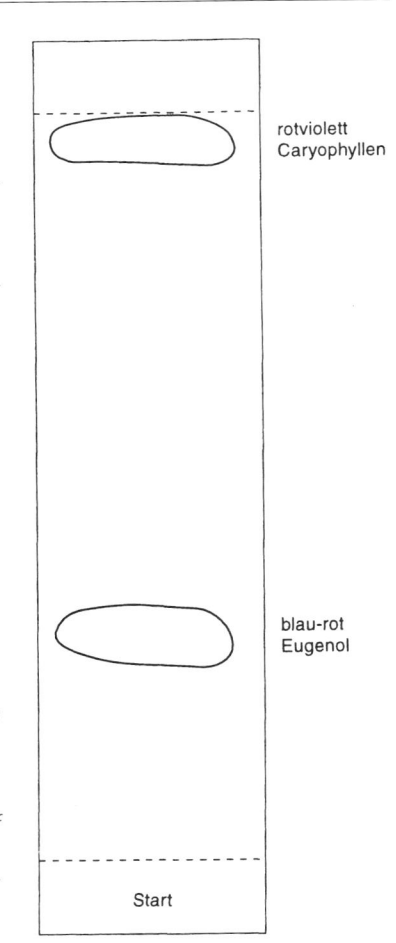

(DC-Platte: oberer Fleck — rotviolett Caryophyllen; unterer Fleck — blau-rot Eugenol; Start)

Einige Untersuchungen zur Qualitätssicherung

1. Reinheit

A. Sauer oder alkalisch reagierende Verunreinigungen:
- 0,5 ml Substanz mit 10 ml Wasser von 50 °C schütteln und nach Erkalten filtrieren
- 2 ml Filtrat mit 0,1 ml Bromphenolblau-Lösung Rl (RV) versetzen.

Die Lösung muss grün oder blau gefärbt sein. Gelbfärbung zeigt sauer reagierende Verunreinigungen an.

B. Fremde Phenole:
- 2 ml Filtrat nach A. mit 0,2 ml Eisen(III)-chlorid-Lösung R2 (1,3 % m/V) versetzen.

Die Lösung darf höchstens vorübergehend graugrünlich, aber nicht blauviolett gefärbt sein. Andernfalls liegen fremde Phenole vor (Eisen(III)-chlorid-Reaktion).

C. Löslichkeit in Ethanol:
- 1,0 ml Substanz in einen 25 ml-Messzylinder mit Glasstopfen füllen
- In einem Wasserbad auf 20 ° ± 0,2 °C temperieren
- Aus einer 20 ml-Bürette 2,0 ml Ethanol 70 % (V/V) in Anteilen von 0,1 ml zugeben
- Weitere 18,0 ml Ethanol 70 % (V/V) in Anteilen von je 0,5 ml unter kräftigem Schütteln zugeben.

Nach Zugabe von 2,0 ml Ethanol muss die Lösung klar sein und nach Zugabe weiterer 18,0 ml klar bleiben.

D. Fette Öle und verharzte ätherische Öle:
- 1 Tropfen Substanz auf Filterpapier tropfen
- 24 Std. lang liegen lassen.

Durchscheinender oder fettartiger Fleck zeigt fette Öle bzw. verharzte ätherische Öle an.

E. Fremde Ester:
- 1,0 ml Substanz in 3,0 ml einer frisch hergestellten 10prozentigen Lösung (m/V) von Kaliumhydroxid in Ethanol 96 % (V/V) mischen
- 2 min lang im siedenden Wasserbad erwärmen
- Abkühlen und 30 min lang stehenlassen
- Im Falle des Ausfallens eines kristallinen Niederschlages erneut zum Sieden erhitzen.

Es soll beim Abkühlen kein kristalliner Niederschlag ausfallen. Fällt ein Niederschlag aus, so muß sich dieser beim erneuten Sieden wieder lösen. Andernfalls liegen unzulässige Verunreinigungen durch fremde Ester vor.

2. Weitere Prüfungen (Ph. Eur. 1997, Ph. Eur. 7.0)
In der Apotheke durchführbar: Keine.
Des Weiteren: Brechungsindex, Optische Drehung, chromatographisches Profil (Gaschromatographie).

Odermennigkraut

(Ph. Eur. 6.0)
(Standardzulassung 2379.99.99)

Agrimoniae herba
Herba Agrimoniae

Die getrockneten, blühenden Sprossspitzen von *Agrimonia eupatoria* L.

Zur Prüfung erforderlich:
▶ Identität: Ca. 2 g.
▶ Qualitätssicherung: 100 g (kein Verbrauch).

Identität

1. Organoleptik (DAC 2007, Bd. III)
Schwacher, aromatischer Geruch und zusammenziehender, leicht bitterer Geschmack.

2. Beschreibung der Schnittdroge (Ph. Eur. 6.0, DAC 2007, Bd. III)

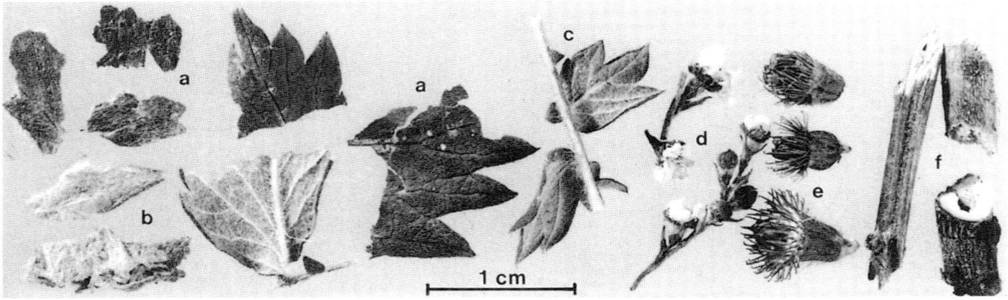

Abb. 1: Schnittdroge

Schnittdroge (Abb. 1): Stücke der unterbrochen, unpaarig gefiederten Blätter mit sitzenden, spitz eiförmigen bis lanzettlichen und grob gesägten Fiederblättern (a) und den Blattspindeln, an denen oft noch die im Wechsel mit den größeren auftretenden, kleineren Fiederblätter (c) sitzen. Die Blätter sind tief gezähnt bis gesägt, oberseits dunkelgrün bis bräunlich und zerstreut behaart (a), unterseits (b) hellgrün bis hellbräunlich, weichzottig behaart und drüsig punktiert. Daneben kommen Teile der ährenartigen Blütentraube mit kurz gestielten, in den Achseln kleiner, dreispaltiger, behaarter Deckblätter stehender Blüten vor (d), die einen Fruchtknoten mit zweiteiligem Griffel, zehn bis zwanzig Staubblätter, fünf gelbe bis rötlichbraune, verkehrteiförmige Kronblätter und fünf zu einem kreiseiförmigen Becher verwachsene Kelchblätter mit dreieckig-zugespitzten Zipfeln haben. Der außen dicht behaarte, zehnfurchige Kelchbecher trägt anstelle des Außenkelches einen mehrfachen Kranz von hakig eingebogenen Stacheln (e). Ferner finden sich Stücke des kaum verzweigten, kantigen oder zylindrischen, hohlen, weichzottig behaarten, grünen oder häufig rötlichen Stängels (f).

3. Mikroskopie

- Blattstück durchbrechen und ein Stück mit der Oberseite, das andere mit der Unterseite nach oben auf Objektträger legen
- Stängelstück etwa 20 min lang in Wasser legen, mit frischer Rasierklinge Flächenschnitt von der Außenseite machen
- Zu beiden Präparaten einige Tropfen Chloralhydrat-Lösung (RV) geben
- Mit Deckglas abdecken und etwa ½ min lang vorsichtig zum Sieden erhitzen.

Typische Merkmale: *Blattepidermis polygonal bis wellig-buchtig, Spaltöffnungsapparate anomocytisch, körnig raue, einzellige, dickwandige Deckhaare, kleine Drüsenhaare mit ein- oder mehrzelligem Köpfchen.*

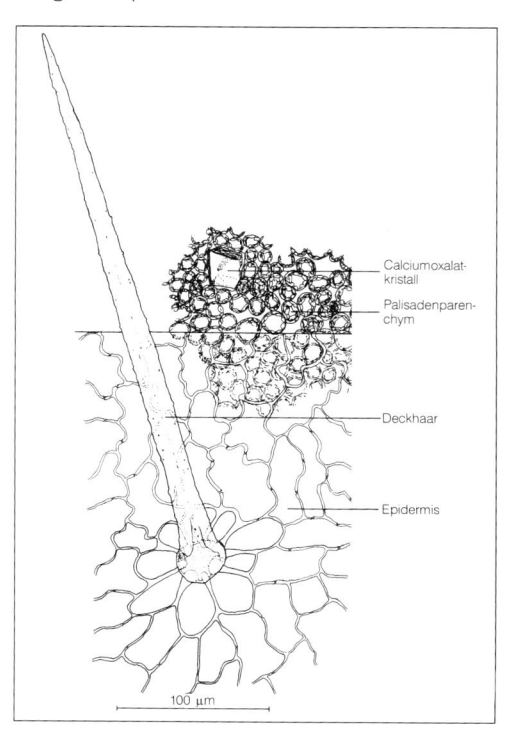

Abb. 2: Blatt, Epidermis, Oberseite

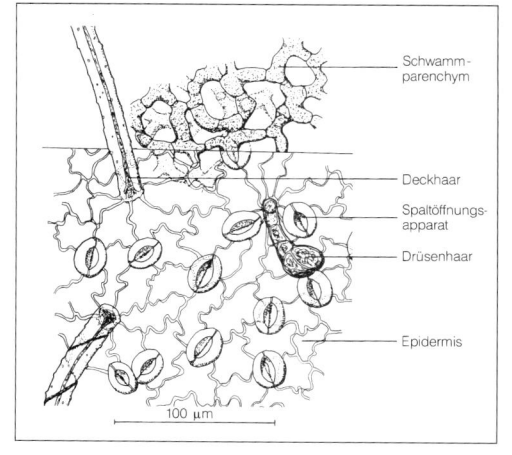

Abb. 3: Blatt, Epidermis, Unterseite

Blatt, Epidermis, Oberseite (Abb. 2): Polygonale bis wellig-buchtige und schwach getüpfelte Epidermiszellen, unter denen ein einlagiges Palisadenparenchym aus stabförmigen oder breiten, gegabelten Palisadenzellen liegt, sowie Zellen mit großen Calciumoxalateinzelkristallen (A. eupatoria) oder Calciumoxalatdrusen (A. procera). In geringer Anzahl kommen einzellige, starre, stark verdickte Deckhaare mit etwas körniger Oberfläche vor.

Blatt, Epidermis, Unterseite (Abb. 3): Die Epidermiszellen sind kleiner und stärker wellig-buchtig als an der Oberseite; anomocytische Spaltöffnungsapparate mit drei bis fünf Nebenzellen sind häufig. Die Unterseite ist dicht mit einzelligen Deckhaaren (Abb. 4) besetzt und trägt 50 bis 60 µm lange Drüsenhaare mit ein- bis dreizelligem, gebogenen Stiel und eiförmigem, bis 50 µm großen, einzelligen oder zwei- bis vierzelligen Köpfchen, dessen Zellen nebeneinander oder auch übereinander angeordnet sein können. Das Schwammparenchym ist mehrere Zellagen hoch.

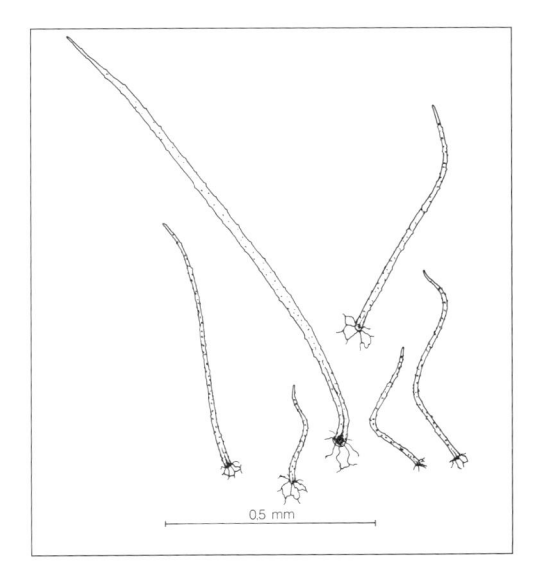

Blatt, Unterseite, Behaarung (Abb. 4): Auf der Blattunterseite kommen zahlreiche, einzellige, dickwandige, spitze, bis zu 2 mm lange Haare mit bräunlichem Lumen und kleinen Kutikularknötchen sowie spiraligen Linien an der Oberfläche vor. Ähnliche, jedoch derbere Haare befinden sich auf den Stängeln.

Abb. 4: Blatt, Unterseite, Behaarung

4. Dünnschichtchromatographie (Ph. Eur. 6.0, DAC 2007, Bd. III)
Kieselgel HF$_{254}$. Untersuchungslösung:
- 1,0 g gepulverte Droge (Siebnummer 355) mit 10 ml Methanol versetzen
- 10 min lang im Wasserbad bei 40 °C erhitzen
- Abkühlen und filtrieren.

Referenzlösung: Je 1 mg Isoquercitrosid oder Hyperosid und Rutosid in 3 ml Methanol lösen oder authentische Droge wie Untersuchungsmuster behandeln.
Aufzutragende Menge: 10 µl Untersuchungs und 10 µl Referenzlösung bandförmig (20 mm × 3 mm). [Zur Verwendung von HPTLC-Platten siehe Seite XV.]
Fließmittel: Wasserfreie Ameisensäure – Wasser – Ethylacetat (10 + 10 + 80).
Laufhöhe: 10 cm.
Laufzeit: Ca. 30 min.
- Abdunsten des Fließmittels bei 100 bis 105 °C
- Besprühen der noch warmen Platte mit einer Lösung von Diphenylboryloxyethylamin (1 % m/V) in Methanol
- Nachsprühen mit einer Lösung von Macrogol 400 (Polyethylenglycol) (5 % m/V) in Methanol
- Etwa 5 min lang auf 100 bis 105 °C erhitzen oder 30 min lang bei Raumtemperatur liegen lassen
- Unter der UV-Lampe (365 nm) auswerten.

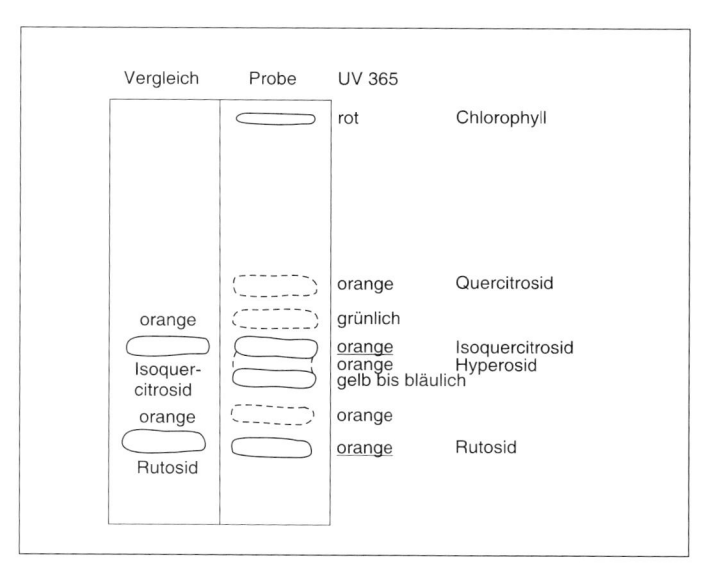

Wichtige Zonen: *Isoquercitrosid, Hyperosid und Rutosid sowie evtl., das Quercitrosid, das aber auch fehlen kann (Abb. 5).*

Abb. 5: Dünnschichtchromatogramm

Einige Untersuchungen zur Qualitätssicherung

1. **Reinheit**
   Fremde Bestandteile:
   ▶ 100 g Droge auf fremde Bestandteile durchsehen.

   Höchstens 2 g (2%) fremde Bestandteile.

2. **Weitere Prüfungen** (Ph. Eur. 6.0)
   In der Apotheke durchführbar: Trocknungsverlust, Asche.
   Des Weiteren: Spektralphotometrische Gehaltsbestimmung der Gerbstoffe.

Teil II — Ölbaumblätter

Ölbaumblätter*

(Ph. Eur. 8.0, HMPC-Monographie)

Oleae folium
Folia Oleae

Die getrockneten Blätter von *Olea europaea* L.

Zur Prüfung erforderlich:
- Identität: Ca. 3 g.
- Qualitätssicherung: Ca. 100 g (kein Verbrauch).

Identität

1. Organoleptik (DAC 2013 AI)
Die Blätter haben bitteren Geschmack.

2. Beschreibung der Schnittdroge (Ph. Eur. 8.0, DAC 2013 AI)

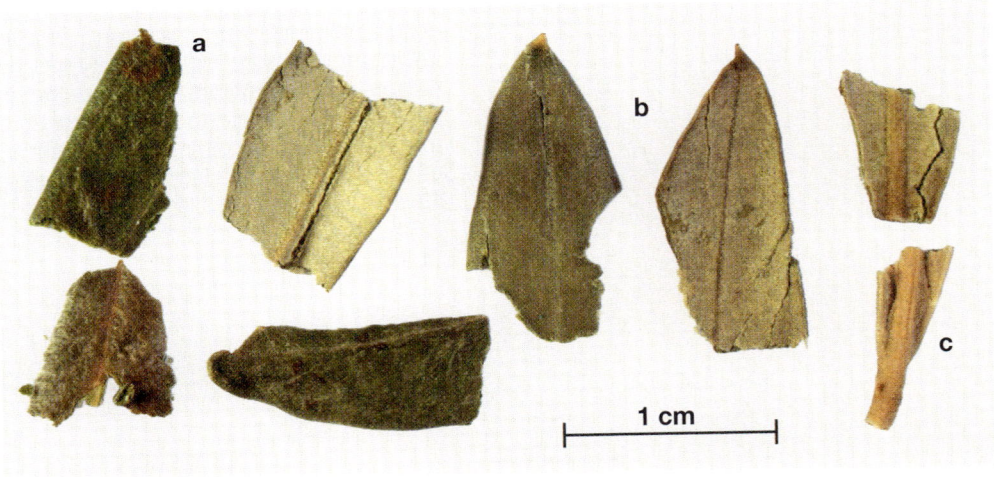

Abb. 1: Schnittdroge

Schnittdroge (Abb. 1): Teile der dicken ledrigen Blätter oberseits graugrün, glatt und glänzend, unterseits heller und besonders an den Hauptnerven behaart. Blatt ganzrandig und leicht zur Unterseite eingerollt (a). Blätter enden vorne in einer Spitze (b) und sind an der Basis in einen kurzen Stiel verjüngt (c).

---

* Da die Wirksamkeit bei den beanspruchten Anwendungsgebieten nicht ausreichend belegt ist, kann eine therapeutische Anwendung nicht befürwortet werden.

3. Mikroskopie

- Einige Blattstücke etwa 1 h lang in Wasser einweichen
- Blattstück mit dem Daumennagel an der Spitze der Zeigefingerkuppe festhalten und mit frischer Rasierklinge Flächenschnitte von der Ober- und Unterseite fertigen
- Schnitte auf Objektträger in Chloralhydrat-Lösung (RV) legen
- Mit Deckglas abdecken und kurz zum Sieden erhitzen
- Ein Blattstück in ein zugespitztes Styroporstück stecken und mit frischer Rasierklinge Querschnitt anfertigen
- Schnitte auf Objektträger in Chloralhydrat-Lösung (RV) legen
- Mit Deckglas abdecken und kurz zum Sieden erhitzen
- Bei der Verwendung von Drogenpulver sind zwar die Zellelemente und Gewebebruchstücke aber nicht der Aufbau der Gewebe und Organe erkennbar.

Typische Merkmale: Beiderseits kleine polygonale Epidermiszellen, unterseits mit anomocytischen Stomata und schildförmigen, vielzelligen Haaren. Im Mesophyll faserartige einzeln oder in Bündeln liegende Sklereiden. Im Palisadenparenchym feine Kristallnadeln.

Querschnitt (Abb. 2): Obere Epidermis aus kleinen dickwandigen Zellen mit dicker Kutikula. Unter der Epidermis und im Palisadenparenchym einzeln oder zu kleinen Bündeln zusammengefasste, faserartige, dickwandige nicht verholzte Sklereiden. Palisadenparenchym zwei bis drei Zellreihen hoch, mit feinen Kristallnadeln. Stark ausgeprägtes Schwammparenchym mit einer palisadenartigen Zelllage an der unteren Epidermis, in der sich zahlreiche Spaltöffnungen und schildförmige Haare mit einzelligem Stiel befinden.

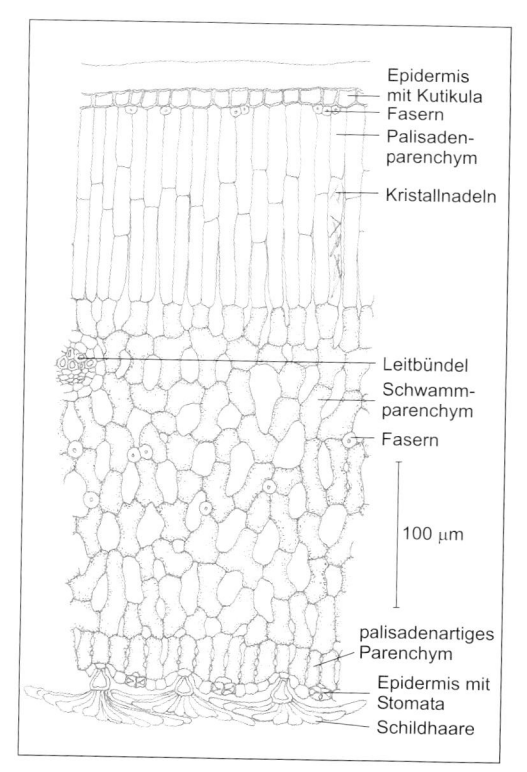

Abb. 2: Querschnitt

Labels: Epidermis mit Kutikula; Fasern; Palisadenparenchym; Kristallnadeln; Leitbündel; Schwammparenchym; Fasern; 100 µm; palisadenartiges Parenchym; Epidermis mit Stomata; Schildhaare

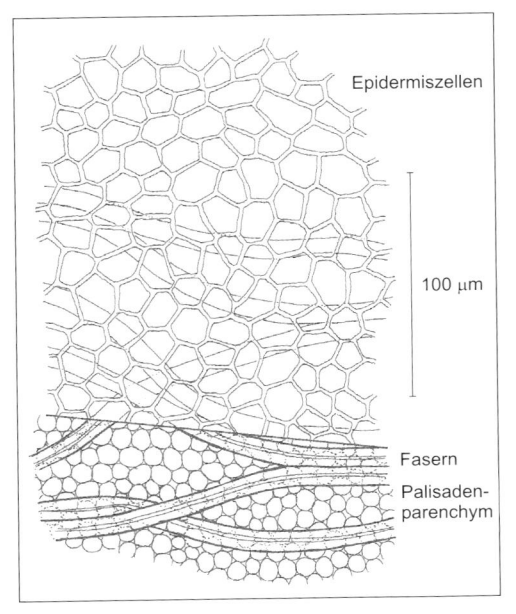

Abb. 3: Blattoberseite, Aufsicht

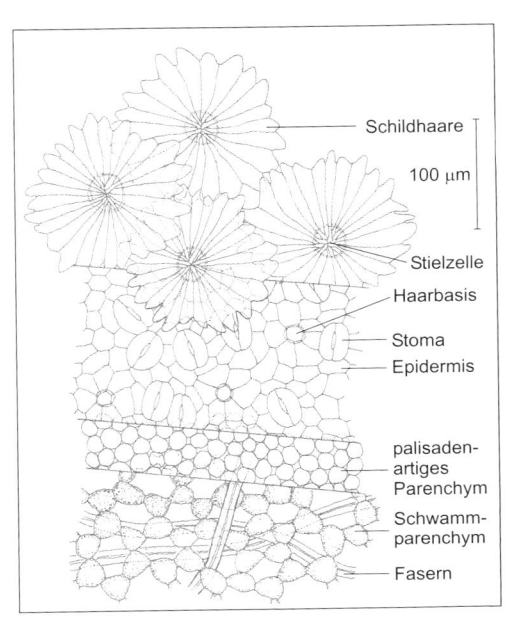

Abb. 4: Blattunterseite, Aufsicht

Blattoberseite, Aufsicht (Abb. 3): Unter den kleinen, dickwandigen, polygonalen Epidermiszellen ein Netz faserartiger Sklereiden mit stumpfem, gelegentlich geteilten Enden. Aus im Querschnitt rundlichen Zellen bestehendes Palisadenparenchym.

Blattunterseite, Aufsicht (Abb. 4): Die Epidermis Unterseite ist dicht mit an den Rändern überlappenden Schildhaaren aus (10-) 20–30 schmalen radial angeordneten Zellen besetzt, die am Rand zerfranst aussehen. Die dickwandige Stielzelle liegt zentral unter dem Schild und erscheint in Aufsicht kreisförmig. Epidermiszellen klein, polygonal mit zahlreichen anomocytischen Stomata. Unter der Epidermis eine Schicht wie Palisadenzellen wirkendes Schwammparenchym, dann ein lockeres Schwammparenchym mit eingestreuten faserartigen Sklereiden.

4. **Dünnschichtchromatographie** (Ph. Eur. 8.0, abgeändert)
   Kieselgel HF$_{254}$. Untersuchungslösung:
   ▶ 1,0 g gepulverte Droge (Siebummer 355) mit 10 ml Methanol versetzen
   ▶ 10 min lang im Wasserbad auf 60 °C erwärmen
   ▶ Erkalten lassen
   ▶ Filtrieren.
   Referenzlösung: 2 mg Kaffeesäure und 1 mg Scopoletin in 10 ml Methanol oder authentische Droge wie Untersuchungsmuster behandeln.
   Aufzutragende Menge: Je 10 µl Untersuchungs- und Referenzlösung bandförmig (20 mm × 3 mm). [Zur Verwendung von HPTLC-Platten siehe Seite XV.]

Fließmittel: Wasser – Methanol – Dichlormethan (1,5 + 15 + 85)
Laufhöhe: 10 cm.
Laufzeit: Ca. 20 min
- Abdunsten des Fließmittels bei Raumtemperatur
- Chromatogramme der Referenzsubstanzen unter der UV-Lampe (254 nm und 365 nm) auswerten
- Chromatogramme mit Vanillin-Reagenz (RV) besprühen und 5 min lang bei 100 bis 105 °C erhitzen
- Am Tageslicht auswerten.

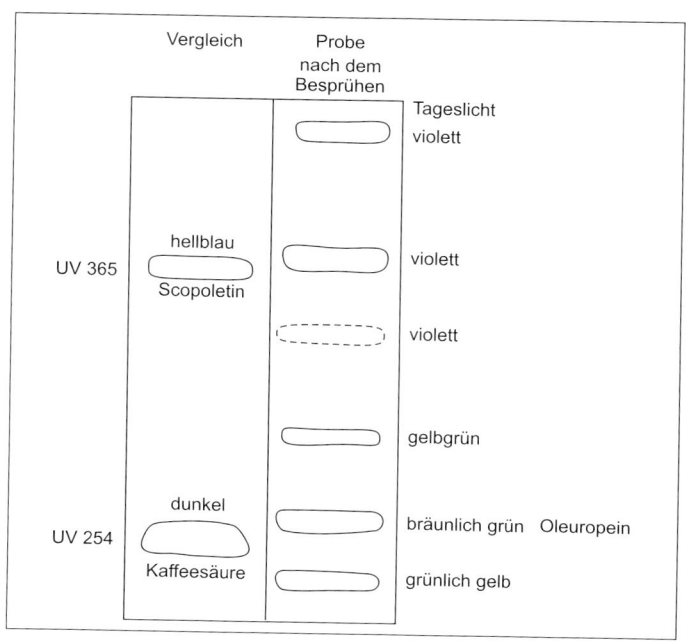

Wichtige Zonen: Kurz unter der Front eine violette Zone, kurz oberhalb des im UV-Licht (365 nm) hellblauen Scopoletins eine intensive violette bis dunkel violettblaue Zone. Unterhalb der im unteren Drittel liegenden Zone der Kaffeesäure liegt eine grünlichgelbe Zone, wenig über der Kaffeesäure eine intensive bräunlich grüne Zone (Oleuropein). Darüber liegen eine gelbgrüne und ein schwächere violette Zone (Abb. 5).

Abb. 5: Dünnschichtchromatogramm

Einige Untersuchungen zur Qualitätssicherung

1. Reinheit
Fremde Bestandteile:
- 100 g Droge auf fremde Bestandteile durchsehen.

Höchstens 2 g (2 %) fremde Bestandteile.

2. Weitere Prüfungen (Ph. Eur. 8.0)

In der Apotheke durchführbar: Trocknungsverlust, Asche. Alternative Dünnschichtchromatographie (DAC 2013 AI).
Des Weiteren: Spektralphotometrische Bestimmung des Oleuropein nach Hochdruckflüssigchromatographie.

Orthosiphonblätter

Orthosiphonis folium
Folia Orthosiphonis

(Ph. Eur. 6.4)
(Standardzulassung 1159.99.99)

Die getrockneten Laubblätter und Stängelspitzen von *Orthosiphon stamineus* BENTH. (*O. aristatus* MIQ.; *O. spicatus* BAK.).

Zur Prüfung erforderlich:
- Identität: Ca. 2 g.
- Qualitätssicherung: 100 g (kein Verbrauch).

Identität

1. Organoleptik
Schwach aromatischer Geruch.

2. Beschreibung der Schnittdroge

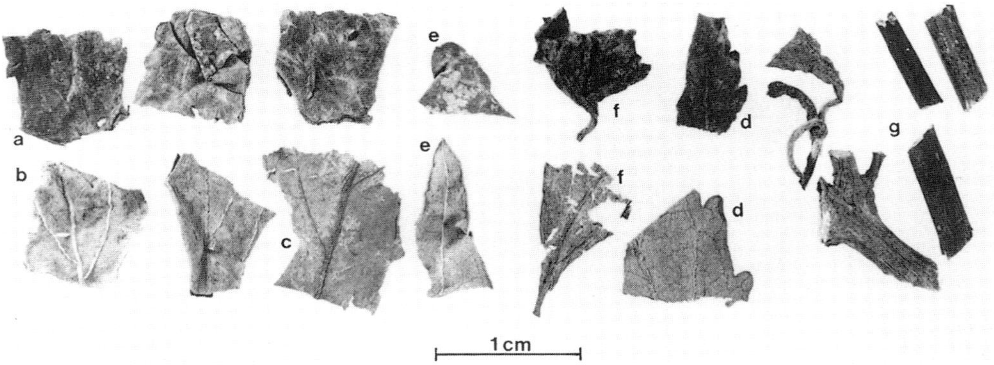

Abb. 1: Schnittdroge

Schnittdroge (Abb. 1): Oft stark gekräuselte, dünne, spröde, unregelmäßige Blattstücke. Oberseits (a) grünbraun bis sattgrün, unterseits (b) hell graugrün. Unterseits (c) hervortretende, größere Blattnerven. Blattstiele blau- bis braunviolett. Blattrand (d) unregelmäßig grob gesägt, bisweilen gekerbt, etwas nach unten gebogen. Blätter am oberen Ende (e) zugespitzt bis stumpf, am Grunde (f) keilförmig in einen kurzen, 4 bis 8 mm langen Stiel verschmälert. Geringe Anteile vierkantiger, dünner Stängelstücke und traubiger Blütenstände mit bläulichweißen bis violetten, noch nicht geöffneten Blüten dürfen vorkommen (zu Abb. 1 g siehe „Prüfung auf fremde Bestandteile").

3. Mikroskopie
▶ Dünneres, nicht allzu dunkles Blattstück halbieren und ein Stück mit der Oberseite, das andere mit der Unterseite nach oben in etwas Chloralhydrat-Lösung (RV) auf Objektträger legen

▶ Mit Deckglas abdecken und ca. ½ min lang vorsichtig zum Sieden erhitzen.

Typische Merkmale: Lamiaceendrüsenschuppen mit vier Drüsenzellen, wellig-buchtige Epidermis, diacytische Spaltöffnungsapparate.

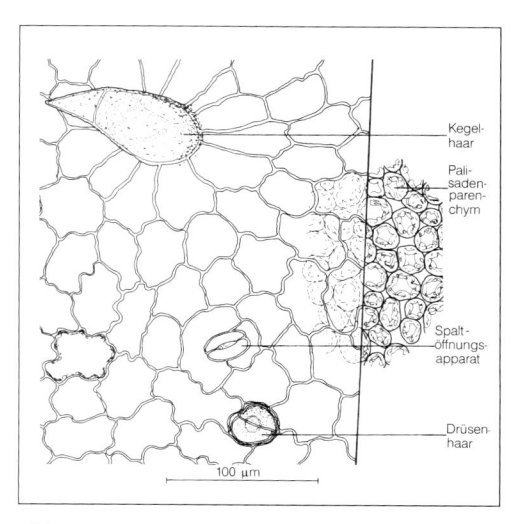

Abb. 2: Epidermis, Oberseite

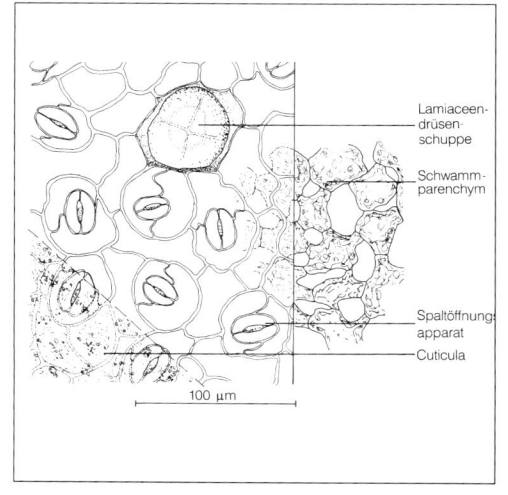

Abb. 3: Epidermis, Unterseite

Epidermis, Oberseite (Abb. 2): Epidermiszellen wellig-buchtig, sehr wenige Spaltöffnungsapparate mit zwei (diacytisch), selten drei Nebenzellen; einige Drüsenhaare mit ein- oder zwei-, aber meist vierzelligem Köpfchen, wenige ein- oder zweizeilige Kegelhaare mit bauchig verdickter Basalzelle; einreihiges, großzelliges, lockeres Palisadenparenchym durchscheinend.

Epidermis, Unterseite (Abb. 3): Epidermiszellen kleiner und stärker wellig-buchtig als oberseits; Spaltöffnungsapparate sehr viel häufiger; Drüsenhaare bzw. Drüsenschuppen und Kegelhaare wie oberseits, dazu am Blattrand und auf den Nerven ein- bis sechszellige, meist gekrümmte, lange Borstenhaare (ohne Abb.).

4. Dünnschichtchromatographie
Kieselgel HF$_{254}$. Untersuchungslösung:
▶ 1 g gepulverte Droge (Siebnummer 710) mit 10 ml Methanol versetzen
▶ 5 min lang im Wasserbad bei 60 °C erhitzen
▶ Abkühlen lassen
▶ Filtrieren.

Referenzlösung: 1 mg Sinensetin oder alternativ 2 mg Scopoletin in 10 ml Methanol lösen oder authentische Droge wie Untersuchungsmuster behandeln.
Aufzutragende Menge: 10 µl Untersuchungslösung und 10 µl Referenzlösung bandförmig (20 mm × 3 mm). [Zur Verwendung von HPTLC-Platten siehe Seite XV.]
Fließmittel: Methanol – Ethylacetat – Toluol (5 + 40 + 55).
Laufhöhe: 10 cm.
Laufzeit: Ca. 15 min.
▶ Abdunsten des Fließmittels
▶ Am Tageslicht und unter der UV-Lampe (365 nm) auswerten.

Wichtige Zonen: Sinensetin auf Höhe der Referenzsubstanz Sinensetin bzw. wenig unterhalb der Referenzsubstanz Scopoletin; bläuliche Zone unterhalb (Eupatorin) und oberhalb (Scutellareintetramethylether) des Sinensetins: verschiedene rote Zonen von Chlorophyllen (Abb. 4).

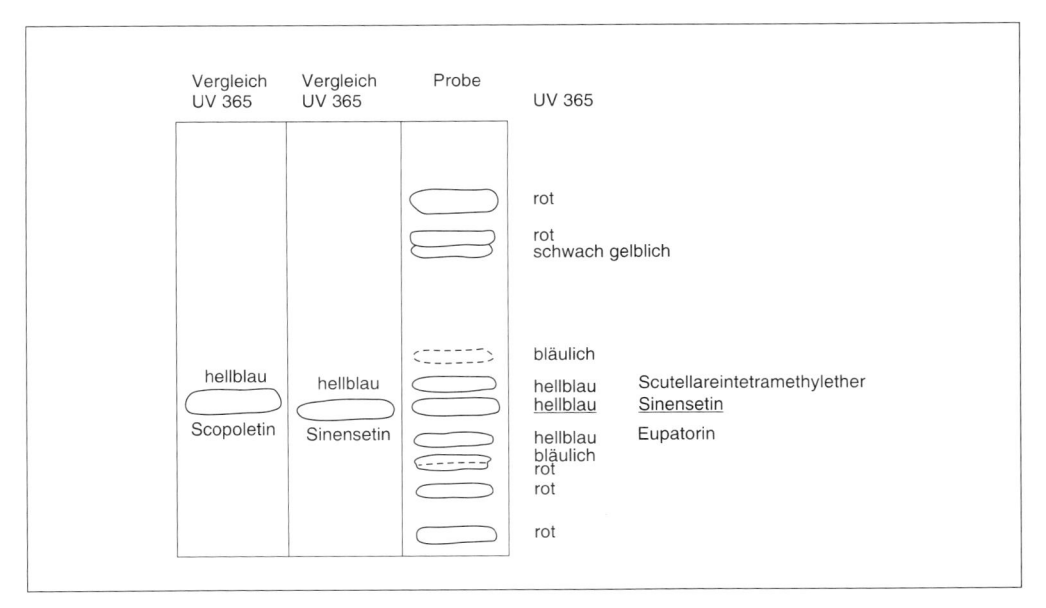

Abb. 4: Dünnschichtchromatogramm

Einige Untersuchungen zur Qualitätssicherung

1. Reinheit
 A. Fremde Bestandteile:
 ▶ 100 g Droge auf fremde Bestandteile durchsehen.

Höchstens 2 g (2%) fremde Bestandteile und höchstens 5 g (5%) Stängel mit einem Durchmesser über 1 mm (Abb. 1 g).

2. Weitere Prüfungen (Ph. Eur. 6.4)
 In der Apotheke durchführbar: Trocknungsverlust, Asche.
 Des weiteren: Spektralphotometrische Gehaltsbestimmung des Sinensetins nach HPLC.

Passionsblumenkraut

(Ph. Eur. 8.0, Standardzulassung 1619.99.99, HMPC-Monographie)

Passiflorae herba
Herba Passiflorae

Die getrockneten oberirdischen Teile von *Passiflora incarnata* L.

Zur Prüfung erforderlich:
- Identität: Ca. 2 g.
- Qualität: Ca. 100 g (Kein Verbrauch).

Identität

1. Organoleptik
Schwach aromatischer Geruch.

2. Beschreibung der Schnittdroge (DAC 2013 AI)

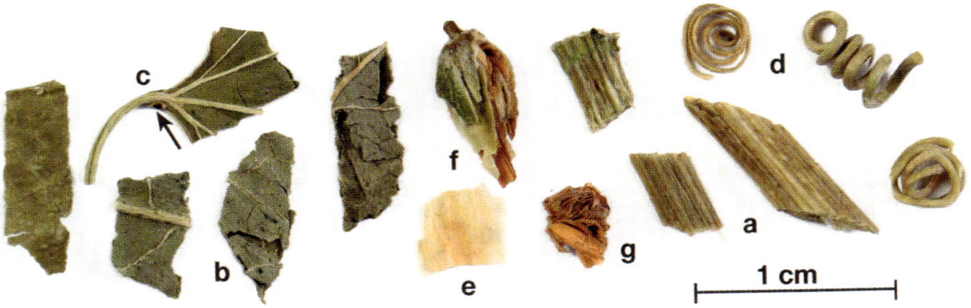

Abb. 1: Schnittdroge

Schnittdroge (Abb. 1): Stücke der meist bis zu 5 mm, gelegentlich 8 mm dicken, rundlichen, hohlen, längsgestreiften Stängel von grünlich grauer bis bräunlicher Farbe (a). Sie sind kahl oder schwach behaart. Grüne oder grünlich braune, dünne, leicht brüchige Fragmente der fein gezähnten (besonders an aufgeweichtem Material erkennbar), kahlen oder schwach behaarten Blätter mit unterseits hervortretendem Mittelnerv (b); Blattstiel mit 2 dunkel gefärbten Nektarien nahe der Blattspreite (c); Teile der korkenzieherartig gedrehten Sprossranken (d); weißliche bis bläuliche Blütenblattfragmente (e) und fädige Nebenkronblätter (f); gelegentlich Teile der grünlichen bis bräunlichen Früchte (g) mit flachen, bräunlich gelben, grubig punktierten Samen (nicht dargestellt).

3. Mikroskopie

- Ein Blattstück durchbrechen und einen Teil mit der Oberseite und den anderen mit der Unterseite nach oben auf Objektträger in Chloralhydrat-Lösung (RV) legen
- Mit Deckglas abdecken und etwa ½ min lang vorsichtig zum Sieden erhitzen
- Bei der Verwendung von Drogenpulver sind zwar die Zellelemente und Gewebebruchstücke aber nicht der Aufbau der Gewebe und Organe erkennbar.

Typische Merkmale: Wellig buchtige Epidermis der Oberseite mit durchschimmernden, von Drusen begleiteten Blattnerven, stark wellig buchtige Epidermis der Unterseite mit anomocytischen Stomata (drei oder vier Nebenzellen), ein- bis mehrzellige, dünnwandige Haare etwas gebogen, gelegentlich hakig gebogen.

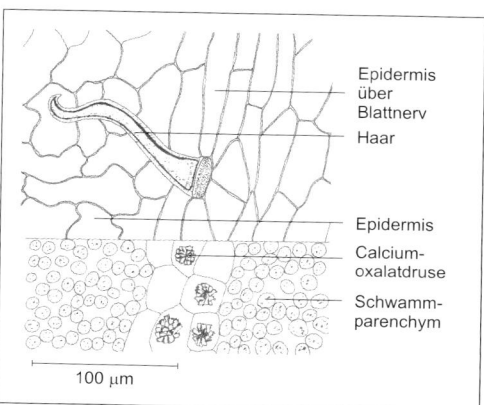

Abb. 2: Epidermis, Oberseite

Blattepidermis, Oberseite (Abb. 2): Leicht wellig buchtige Epidermiszellen mit durchschimmerndem Palisadenparenchym und netziger Nervatur, die von Drusenreihen begleitet wird. Einreihige ein- bis mehrzellige (meist bis dreizellige) gerade bis leicht gebogene Haare, zum Teil mit hakig gekrümmter Spitze.

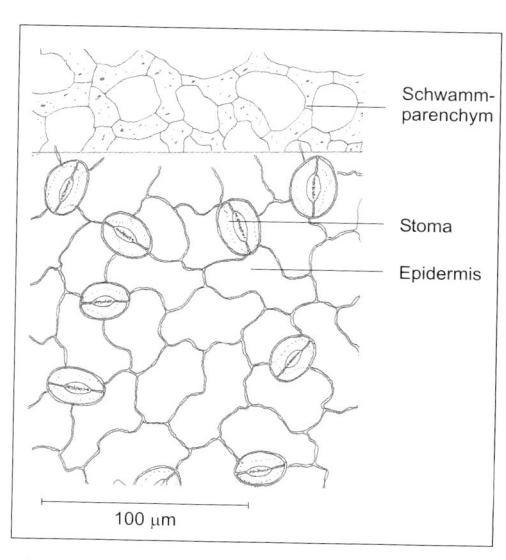

Abb. 3: Epidermis, Unterseite

Blattepidermis, Unterseite (Abb 3): Stark wellig gebogene Epidermiszellen mit anomocytischen Stomata (meist drei oder vier Nebenzellen), durchschimmerndem Palisadenparenchym und Drusen an den Blattnerven.

Behaarung an Blattnerven (Abb. 4) Besonders an stärkeren Blattnerven, dickwandige, wenigzellige, gebogene Haare.

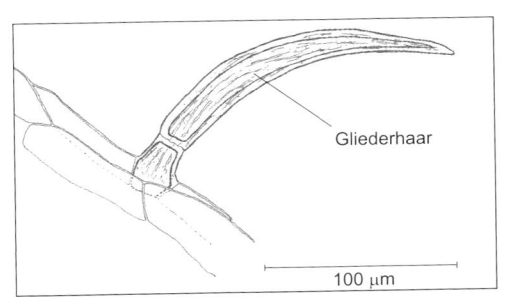

Gliederhaar

100 µm

Abb. 4: Behaarung an Blattnerven

4. Dünnschichtchromatographie (Ph. Eur. 8.0, DAC 2013 AI)
Kieselgel HF$_{254}$. Untersuchungslösung:
- 1 g gepulverte Droge (Siebnummer 355) mit 10 ml Methanol versetzen
- 10 min lang im Wasserband bei 60 °C erhitzen
- Abkühlen lassen
- Filtrieren.

Referenzlösung: Je 2,5 mg Hyperosid und Rutosid in 10 ml Methanol lösen oder authentische Droge wie Untersuchungsmuster behandeln.

Aufzutragende Menge: Je 10 µl Untersuchungs- und Referenzlösung bandförmig (20 mm × 3 mm) [Zur Verwendung von HPTLC-Platten siehe Seite XV.]

Fließmittel: wasserfreie Ameisensäure – Wasser – Ethylmethylketon – Ethylacetat (10 + 10 + 30 + 50).

Laufhöhe: 15 cm.

Laufzeit: Ca. 85 min
- Abdunsten des Fließmittels bei 100 – 105 °C
- Besprühen der noch warmen Platte mit einer Lösung von Diphenylboryloxyethylamin (1 % m/V) in Methanol
- Nachsprühen mit einer Lösung von Macrogol 400 (Polyethylenglycol) (5 % m/V) in Methanol
- Etwa 5 min lang auf 100 bis 105 °C erhitzen oder 30 min lang bei Raumtemperatur liegen lassen
- Unter der UV-Lampe (365 nm) auswerten.

Passionsblumenkraut — Teil II

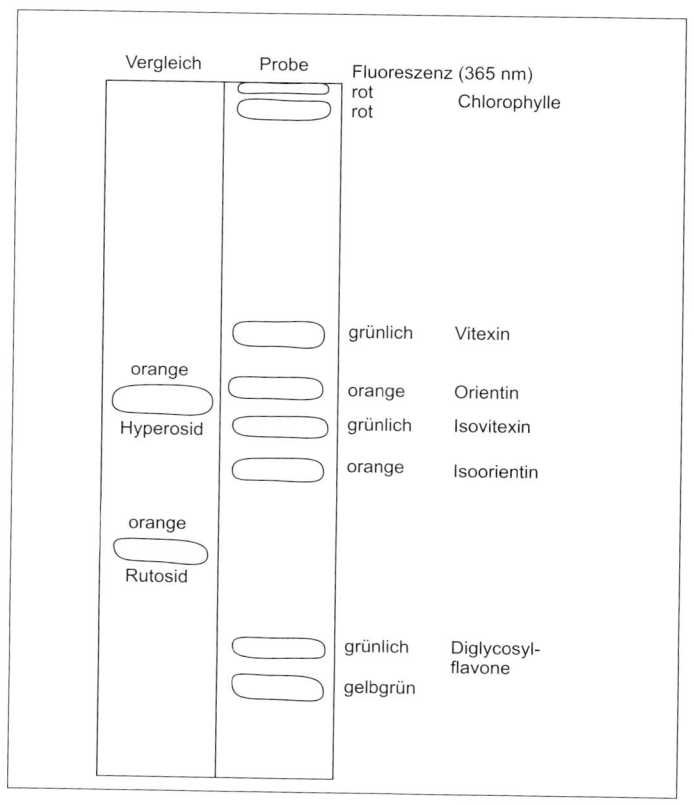

Wichtige Zonen: Oberhalb der Hyperosidzone eine orange (Orientin) und eine grünliche (Vitexin) Zone, unterhalb der Hyperosidzone eine grünliche (Isovitexin) und eine orange (Isoorientin) unterhalb der Rutosidzone zwei grünliche bzw. gelbe Zonen (Diglycosylflavone) (Abb. 5).

Dünnschichtchromatogramm:

Vergleich	Probe	Fluoreszenz (365 nm)
	rot	
	rot	Chlorophylle
	grünlich	Vitexin
orange (Hyperosid)	orange	Orientin
	grünlich	Isovitexin
	orange	Isoorientin
orange (Rutosid)		
	grünlich	Diglycosylflavone
	gelbgrün	

Abb. 5: Dünnschichtchromatogramm

Einige Untersuchungen zur Qualitätssicherung

1. Reinheit

A. Fremde Bestandteile:
- 100 g Droge auf fremde Bestandteile insbesondere andere *Passiflora*-Arten durchsehen.

Höchstens 2 g (2 %) fremde Bestandteile z. B. Wurzelstücke. Unbehaarte Blätter, blaue Nebenkronen und dunkle Samen deuten auf Passiflora coerulea.

B. Fremde Passiflora-Arten:
Dünnschichtchromatographie
- Das Chromatogramm unter „Prüfung auf Identität" wird ausgewertet.

Im Chromatogramm der Untersuchungslösung darf zwischen der Zone der Diglycosylflavone und des Isoorientins keine intensive, grünlich gelb oder orange fluoreszierende Zone liegen (P. coerulea und P. edulis) (Abb. 5).

2. Weitere Prüfungen (Ph. Eur. 8.0)

In der Apotheke durchführbar: Asche, Trocknungsverlust.
Des Weiteren: Spektralphotometrische Bestimmung der Flavonoide als Vitexin.

Teil II Perubalsam 1/2

Perubalsam
(Ph. Eur. 7.0)

Balsamum peruvianum
Myroxylon-balsamum
var. pereirae-Balsam

Löslichkeit: Mischbar mit wasserfreiem Ethanol, Chloroform und Rizinusöl; nicht mischbar mit fetten Ölen und Wasser.

Zur Prüfung erforderlich:
- Identität: Ca. 0,35 g
- Qualitätssicherung: 0,7 g.

Identität

1. Organoleptik
Zähflüssige, dunkelbraune, in dünner Schicht gelbbraune, durchscheinende Flüssigkeit, die nicht klebrig oder fadenziehend ist; an der Luft nicht eintrocknend; balsamischer, an Vanille und Benzoe erinnernder Geruch; milder, schwach bitterer, dann kratzender Geschmack.

2. Relative Dichte
1,14 bis 1,17.

3. Dünnschichtchromatographie
Kieselgel F_{254}.
Untersuchungslösung: 50 mg Substanz in 1,0 ml Ethylacetat
Referenzlösung: Ca. 2 mg Thymol, 40 µl Benzylbenzoat, 15 mg Benzylcinnamat in 2,5 ml Ethylacetat.
Aufzutragende Menge: Je 10 µl bandförmig (15 mm x 3 mm).
Fließmittel: Hexan – Ethylacetat – Essigsäure(98 % m/m), (90 + 10 + 0,5).
Laufhöhe: Zweimal 10 cm mit 5 min Zwischentrocknung.
Laufzeit: Je ca. 30 min.
- Abdunsten des Fließmittels
- Unter der UV-Lampe (254 nm) Flecke markieren
- Besprühen mit frisch hergestellter Molybdatophosphorsäure 20 %(RV)
- 5 bis 10 min lang auf 100° bis 105 °C erhitzen.

Fluoreszenzmindernde Flecke in Höhe der Referenzsubstanzen u. a. bei Rf ca. 0,8 (Benzylbenzoat) und 0,7 (Benzylcinnamat). Nach Besprühen blaue Flecke u. a. bei Rf ca. 0,8; 0,7 und 0,5 (Nerolidol) und am Start auf gelbem Grund. Der blaue Fleck des Nerolidols liegt etwas tiefer als der des Thymols in der Referenzlösung.

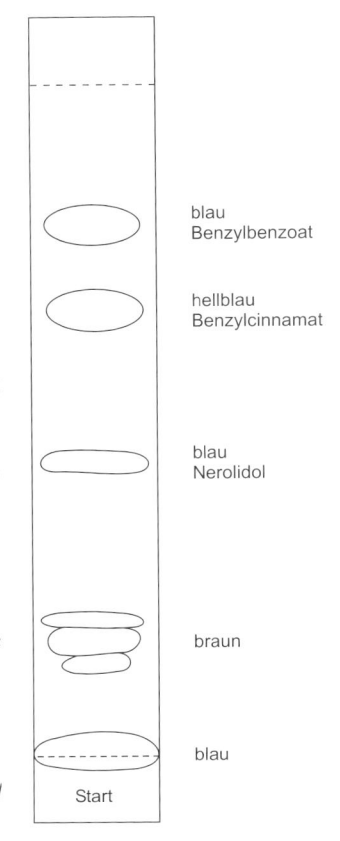

blau Benzylbenzoat

hellblau Benzylcinnamat

blau Nerolidol

braun

blau

Start

Apothekengerechte Prüfvorschriften · 15. Akt.-Lfg. 2012

Perubalsam

4. Reaktionen (DAB 7, DAC 2009, Bd. III)

A.
- 0,1 g Substanz mit 2 ml Wasser zum Sieden erhitzen und heiß filtrieren
- Filtrat erkalten lassen und 0,2 ml Kaliumpermanganat-Lösung (3 % m/V) zufügen.

Geruch nach Benzaldehyd (Extraktion von freier Zimtsäure, die durch Kaliumpermanganat zu Benzaldehyd oxidiertwird).

B. (DAC 2009, Bd. III)
- 0,2 g Substanz in 10 ml Ethanol 96 % (V/V) lösen
- 0,2ml Eisen(III)-chlorid-Lösung R2 (1,3 % m/V) zusetzen.

Grüne bis olivgrüne Färbung von phenolischen Inhaltsstoffen (Eisen(III)-chlorid-Reaktion).

Einige Untersuchungen zur Qualitätssicherung

1. Reinheit

A. Künstliche Balsame:
- 0,20 g Substanz mit 6 ml Petroläther (40 ° bis 60 °C) schütteln.

Die unlöslichen Teile müssen sich als klebrige Masse an der Glaswand festsetzen. Es dürfen keine Trübungen bzw. Gelbfärbungen des Petroläthers auftreten. Andernfalls liegen künstliche Balsame vor.

B. Terpentinöl (Ph. Eur. 1997):
- 4 ml filtrierte Petroläther-Lösung nach A. in einer Porzellanschale eindampfen (Vorsicht, Abzug!).

Der Rückstand darf nicht nach Terpentinöl riechen, andernfalls liegen Verunreinigungen durch Terpentinöl vor.

C. Kolophonium:
Dünnschichtchromatographie:
(vgl. Identität).

Kurz unterhalb der Zone des Nerolidols (Rfca. 0,5) darf keine blau gefärbte Zone erscheinen, die vor dem Besprühen Fluoreszenzminderung zeigte.

D. Fette Öle:
- 0,5 g Substanz in 1,5ml Chloralhydratlösung (0,75 g in 0,75 ml Wasser) (RV) lösen.

Die Substanz muss sich klar lösen. Trübungen und Rückstände zeigen Verunreinigungen durch fette Öle an.

2. Weitere Prüfungen (Ph. Eur. 7.0, DAC 2009, Bd. III)
In der Apotheke durchführbar: Verseifungszahl, Gehaltsbestimmung.

Pfeffer, Schwarzer
(DAB 6)

Fructus Piperis nigri
Piperis nigri fructus

Die vor der Reife geernteten, getrockneten Früchte von *Piper nigrum L.*

Zur Prüfung erforderlich:
▶ Identität: Ca. 2 g.

Identität

1. Organoleptik
Scharf würziger Geruch und brennend scharfer Geschmack.

2. Beschreibung der Ganzdroge

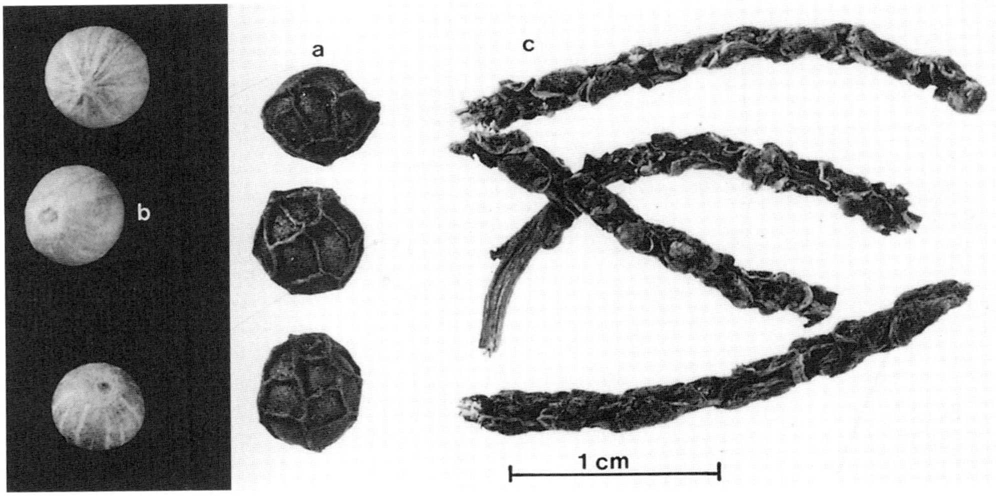

Abb. 1: Ganzdroge

Ganzdroge (Abb. 1): Schwarzbraune bis schwarzviolette, runzelige, kugelige, ungestielte Früchte von 3 bis 6 mm Durchmesser (a). Pfefferspindeln (c) dürfen nicht vorhanden sein (Abb. 1b zeigt weißen Pfeffer).

3. Mikroskopie

- Einige Früchte 5 min lang in Wasser aufkochen
- Etwa 10 min lang in einer Mischung von Ethanol 90% (V/V) und Glycerol (9 + 1 V/V) aufbewahren
- Eine Frucht mit dem Daumennagel in der Beuge des Zeigefingers festhalten und mit frischer Rasierklinge Flächenschnitte abheben, bis die Schnittebene in dem hellen, inneren Teil der Frucht verläuft
- Schnitte in Chloralhydrat-Lösung (RV) auf Objektträger legen
- Mit Deckglas abdecken und ½ min lang zum Sieden erhitzen.
- Ungekochte Frucht zerschneiden und etwas von dem hellen inneren Gewebe abkratzen
- Wasserpräparat von dem abgekratzten Pulver anfertigen.

Typische Merkmale: *Unterbrochene Steinzellschicht im äußeren Teil des Perikarps, geschlossene Steinzellschicht des Endokarps, sehr kleinkörnige Stärke.*

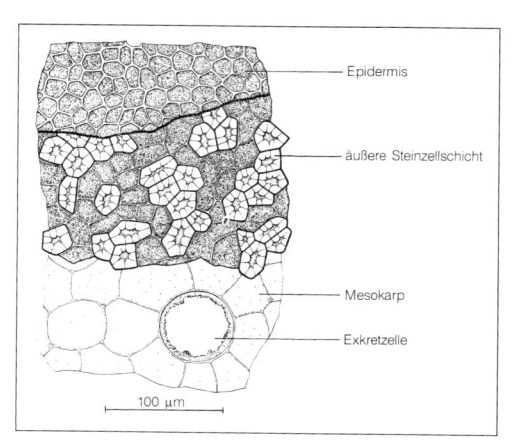

Abb. 2: Äußere Schichten des Perikarps

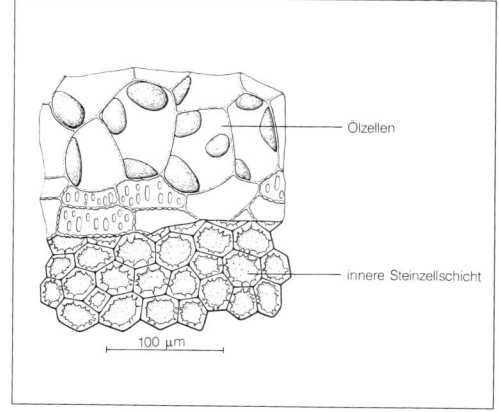

Abb. 3: Innere Schichten des Perikarps

Äußere Schichten des Perikarps (Abb. 2): Kleinzellige, derbwandige Epidermis mit dunkelbraunem Zellinhalt, darunter gruppenweise angeordnete, helle, in der Aufsicht polygonale, in der Seitenansicht würfelförmige bis langgestreckte, von braunen Parenchymzellen umgebene Steinzellen. Darunter farbloses, großzelliges Parenchym mit einzelnen, rundlichen Exkretzellen.

Innere Schichten des Perikarps (Abb. 3): Fast geschlossene Schicht polygonaler, farbloser Ölzellen mit stark lichtbrechenden Tröpfchen. Es folgen schwach verdickte, fensterartig getüpfelte Parenchymzellen und eine lückenlose Schicht aus regelmäßig polygonalen Steinzellen mit schwacher Tüpfelung und u-förmig gestalteter Wandverdickung, die in der Aufsicht nicht immer gut zu erkennen ist. Die Steinzellen sind farblos, erscheinen aber oft durch eine darunterliegende Pigmentzellschicht gleichmäßig braun gefärbt.

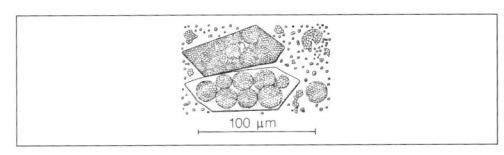

Abb. 4: Stärke

Stärke (Abb. 4): Die äußeren Lagen der dünnwandigen, farblosen Zellen des Perisperms enthalten Aleuron, die darunter liegenden sehr kleinkörnige (bis 2 µm), eckig-rundliche Stärkekörner, die entweder die Zelle ganz ausfüllen oder zu bis 20 µm großen Kugeln zusammengesetzt sind. Daneben kommen mit lichtbrechenden Öltröpfchen gefüllte Ölzellen vor.

4. Dünnschichtchromatographie
Kieselgel HF254. Untersuchungslösung:
▶ 0,5 g gepulverte Droge (Siebnummer 300) mit 5 ml Methanol versetzen
▶ ½ h lang unter häufigem Umschütteln extrahieren
▶ Filtrieren.

Referenzlösung: 10 µl Geraniol und 10 mg Phenacetin in 10 ml Methanol oder authentische Droge wie Untersuchungsmuster behandeln.

Wichtige Zonen: Piperin und Nebenalkaloide sowie zwei bis drei rot- bis blauviolette Zonen im oberen Teil des Dünnschichtchromatogramms (Abb. 5).

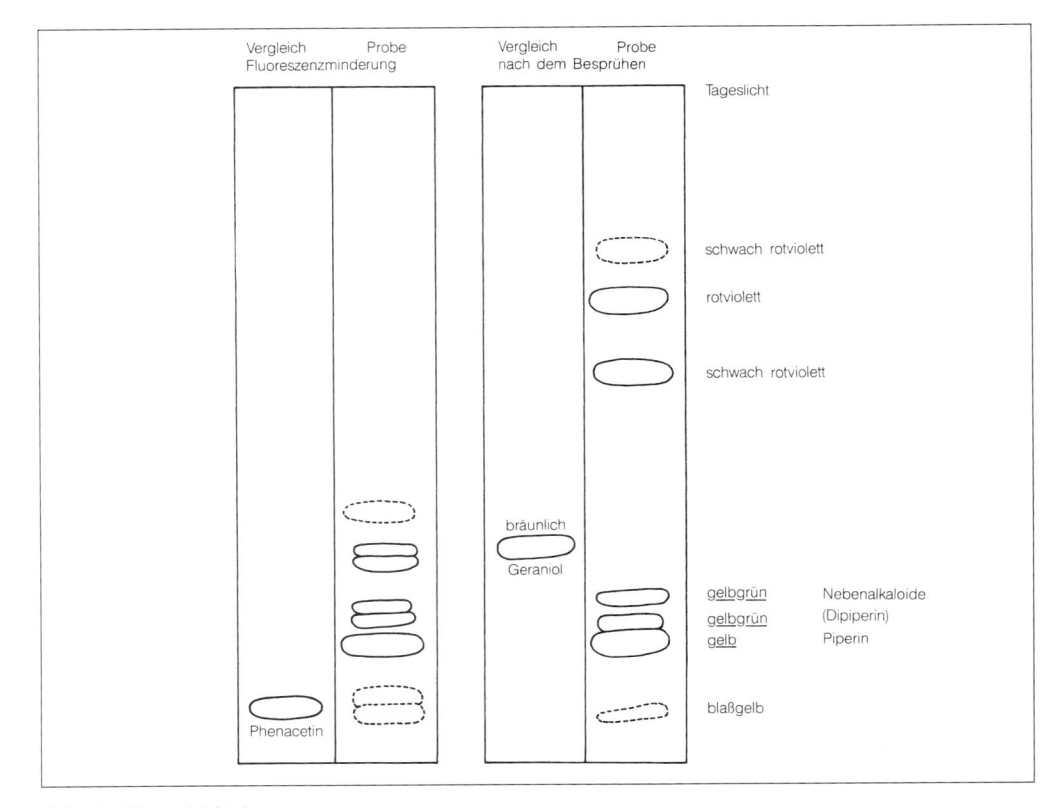

Abb. 5: Dünnschichtchromatogramm

Aufzutragende Menge: 20 µl Untersuchungslösung und 10 µl Referenzlösung bandförmig (20 mm × 3 mm). [Zur Verwendung von HPTLC-Platten siehe Seite XV.]
Fließmittel: Ethylacetat – Toluol (10 + 90).
Laufhöhe: 15 cm.
Laufzeit: Ca. 40 min.
- Abdunsten des Fließmittels
- Unter der UV-Lampe (254 nm) fluoreszenzmindernde Zonen markieren
- Besprühen mit frisch (!) hergestellter Anisaldehyd-Lösung (RV)
- 5 bis 10 min lang bei 105 bis 110 °C erhitzen
- Am Tageslicht auswerten.

5. Weitere Prüfungen (DAB 6)
In der Apotheke durchführbar: Asche.

Pfeffer, Weißer
(EB 6)

Fructus Piperis albi
Piperis fructus albus

Die von den äußeren Teilen der Fruchtwand befreiten, getrockneten, reifen Früchte von *Piper nigrum* L.

Zur Prüfung erforderlich:
▶ Identität: Ca. 2 g.

Identität

1. Organoleptik
Würziger Geruch und scharfer, aromatischer Geschmack.

2. Beschreibung der Ganzdroge
Ganzdroge (siehe Abb. 1b, Schwarzer Pfeffer): Blaß gelbgraue, glatte, kugelige Früchte von 3 bis 5 mm Durchmesser mit mehreren, von der Basis zum leicht erhabenen Scheitel meridianartig verlaufenden Rippen (Adern).

3. Mikroskopie
▶ Wie beim Schwarzen Pfeffer beschrieben.

Typische Merkmale: *Geschlossene Steinzellschicht des Endokarps, sehr kleinkörnige Stärke. Die beim schwarzen Pfeffer in der Abb. 2 dargestellten äußeren Schichten des Perikarps fehlen beim weißen Pfeffer. Alle anderen Elemente entsprechen den Angaben beim schwarzen Pfeffer.*

4. Dünnschichtchromatographie
▶ Durchführung und Ergebnis wie beim Schwarzen Pfeffer beschrieben.

5. Weitere Prüfungen (EB 6)
In der Apotheke durchführbar: Asche.

Teil II

Pfefferminzblätter

Menthae piperitae folium
Folia Menthae piperitae

(Ph Eur 6.0)
(Standardzulassung 1499.99.99, HMPC-Monographie)

Die getrockneten Blätter von *Mentha × piperita* L.

Zur Prüfung erforderlich:
- Identität: Ca. 2 g.
- Qualitätssicherung: 60 g (50 g Verbrauch).

Identität

1. **Organoleptik** (Ph. Eur. 6.0, DAC 2009, Bd III)
   Durchdringender, charakteristischer Geruch und aromatischer, brennend würziger Geschmack.

2. **Beschreibung der Schnittdroge** (Ph. Eur. 6.0, DAC 2009 Bd III)

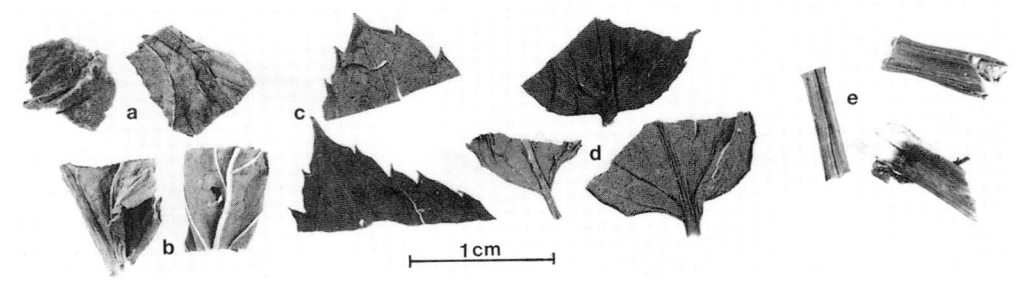

Abb. 1: Schnittdroge

Schnittdroge (Abb. 1): Brüchige, dünne, etwas aufgewölbte oder runzelige Blattstücke, oberseits (a) hell- bis dunkelgrün mit leicht eingesenkten Nerven, unterseits hell- bis bräunlichgrün mit weißlichgelben oder braunviolett überlaufenen, deutlich hervortretenden, stärkeren Nerven (b). Die Seitennerven bilden mit den Mittelnerven einen Winkel von etwa 45°. Auf beiden Seiten mit der Lupe erkennbare, eingesenkte, als gelbe Punkte erscheinende Drüsenschuppen und gelegentlich schwache Behaarung. Blattspreite oben zugespitzt (c), Blattrand ungleich scharf gesägt (c), an der Basis meist asymmetrisch in den bis 1 cm langen Blattstiel übergehend (d); (c und d sind meist nur an aufgeweichtem Material gut erkennbar). Vierkantige, bläulichviolett überlaufene oder grünviolette Stängelstücke mit einem Durchmesser bis zu 1,5 mm dürfen höchstens zu 5% vorkommen.

3. Mikroskopie

▶ Ein Blattstück halbieren und einen Teil mit der Oberseite, den anderen Teil mit der Unterseite nach oben auf Objektträger in etwas Chloralhydrat-Lösung (RV) legen

▶ Mit Deckglas abdecken und ca. ½ Min. lang vorsichtig zum Sieden erhitzen.

Typische Merkmale: *Wellig-buchtige Epidermis, diacytische Spaltöffnungsapparate, Lamiaceendrüsenschuppen mit acht Drüsenzellen, wenige mehrzellige Gliederhaare.*

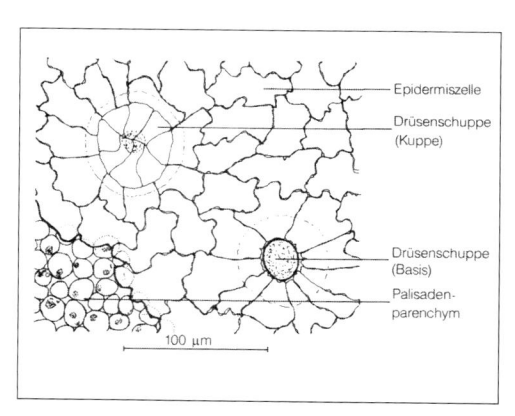

Abb. 2: Epidermis, Oberseite

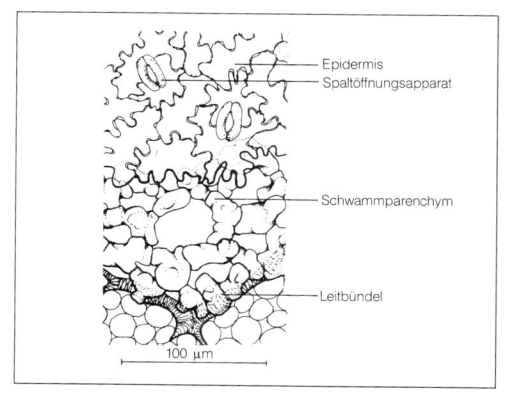

Abb. 3: Epidermis, Unterseite

Epidermis, Oberseite (Abb. 2): Epidermiszellen in etwa rechteckig, aber mit wellig-buchtigen, leicht getüpfelten, dünnen Wänden. Unter jeder Epidermiszelle drei bis sieben, meist vier bis fünf annähernd runde, aber etwas ungleich große Zellen des einreihigen Palisadenparenchyms mit grobscholligem bis kristallinem Inhalt. Elliptische, diacytische Spaltöffnungsapparate sind oberseits selten oder fehlen ganz. Die 50 bis 80 µm weiten Lamiaceendrüsenschuppen mit acht Drüsenzellen sitzen in je einer tief eingesenkten Grube, die von acht bis zwölf, die Basis strahlenförmig umgebenden Epidermiszellen gebildet wird. Daneben kommen Drüsenhaare und Gliederhaare mit einzelligem Köpfchen und einzelligem Stiel vor (Abb. 4).

Epidermis, Unterseite (Abb. 3): Die Epidermiszellen sind stärker wellig-buchtig als die der Oberseite. Unter ihnen liegt ein vier bis sechs Lagen hohes, interzellularenreiches Gewebe aus unregelmäßig keulen- bis sternförmigen Schwammparenchymzellen. Die Epidermis enthält viele diacytische Spaltöffnungsapparate sowie Drüsenhaare; Drüsenschuppen und Gliederhaare wie die der Blattoberseite. In der Nähe des Blattrandes sind die Epidermiszellen isodiametrisch, geradwandig und an den senkrecht nach außen weisenden Wänden leicht getüpfelt. Über den Blattnerven sind die Epidermiszellen gestreckt und geradwandig.

Gliederhaar, Drüsenhaar (Abb. 4): In geringer Menge finden sich mehrzellige, gebogene Gliederhaare mit warzig rauher Oberfläche, insbesondere am Blattnerv, daneben aber auch ein- oder zweizeilige oder größere Haare sowie Drüsenhaare mit einzelligem Stiel und einzelligem Köpfchen.

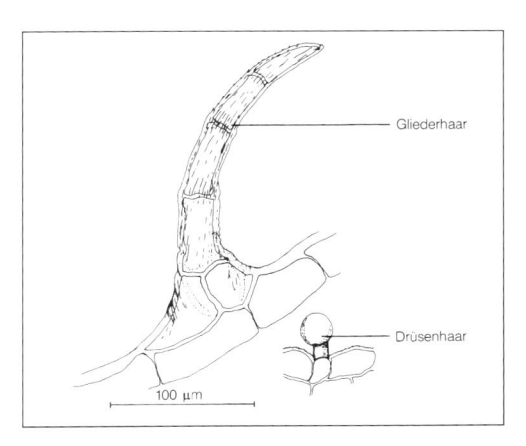

Abb. 4: Gliederhaar, Drüsenhaar

4. Dünnschichtchromatographie
Kieselgel HF$_{254}$. Untersuchungslösung:
A.
- 0,2 g frisch zerstoßene Blätter mit 2 ml Dichlormethan versetzen
- 10 min lang schütteln
- Filtrieren
- Bei etwa 40 °C zur Trockne eindampfen
- Rückstand in 0,1 ml Toluol aufnehmen, oder

B.
- 0,1 ml der unter „Gehaltsbestimmung" erhaltenen Lösung des ätherischen Öles in Xylol mit 10 ml Toluol verdünnen.

Referenzlösung: 50 mg Menthol, 20 µl Cineol, 10 mg Thymol und 10 µl Menthylacetat in 10 ml Toluol oder authentische Droge wie Untersuchungsmuster behandeln.
Aufzutragende Menge: 20 µl Untersuchungs- und 10 µl Referenzlösung bandförmig (20 mm × 3 mm).
Fließmittel: Ethylacetat – Toluol (5 + 95).
Laufhöhe: 15 cm.
Laufzeit: Ca. 55 min
- Abdunsten des Fließmittels bei Raumtemperatur
- Unter der UV-Lampe (254 nm) fluoreszenzmindernde Zonen markieren
- Platte mit frisch hergestellter Anisaldehyd-Lösung (RV) besprühen
- 5 bis 10 min lang bei 100° bis 105 °C erhitzen
- Am Tageslicht auswerten.

Pfefferminzblätter — Teil II

		Mentha piperita Extrakt	Referenz	Mentha crispa Extrakt	
	Tageslicht				Tageslicht
Kohlenwasserstoffe und Menthofuran	violett grauviolett grauviolett				violett grauviolett grauviolett
Menthylacetat Menthon	blauviolett grauviolett grünlich		blauviolett Menthylacetat rosa		grauviolett
Cineol	grauviolett* bräunlich blauviolett		Thymol bräunlich Cineol blauviolett		rot- bis grau-violett** schwach violett	Carvon u.a. Ketone
Menthol	blauviolett grauviolett gelblich grün blauviolett		Menthol		bläulich gelblich grün grauviolett gelblich grün

* Vor dem Besprühen unter der UV-Lampe (254 nm) schwache Löschung
** Vor dem Besprühen unter der UV-Lampe (254 nm) kräftige Löschung

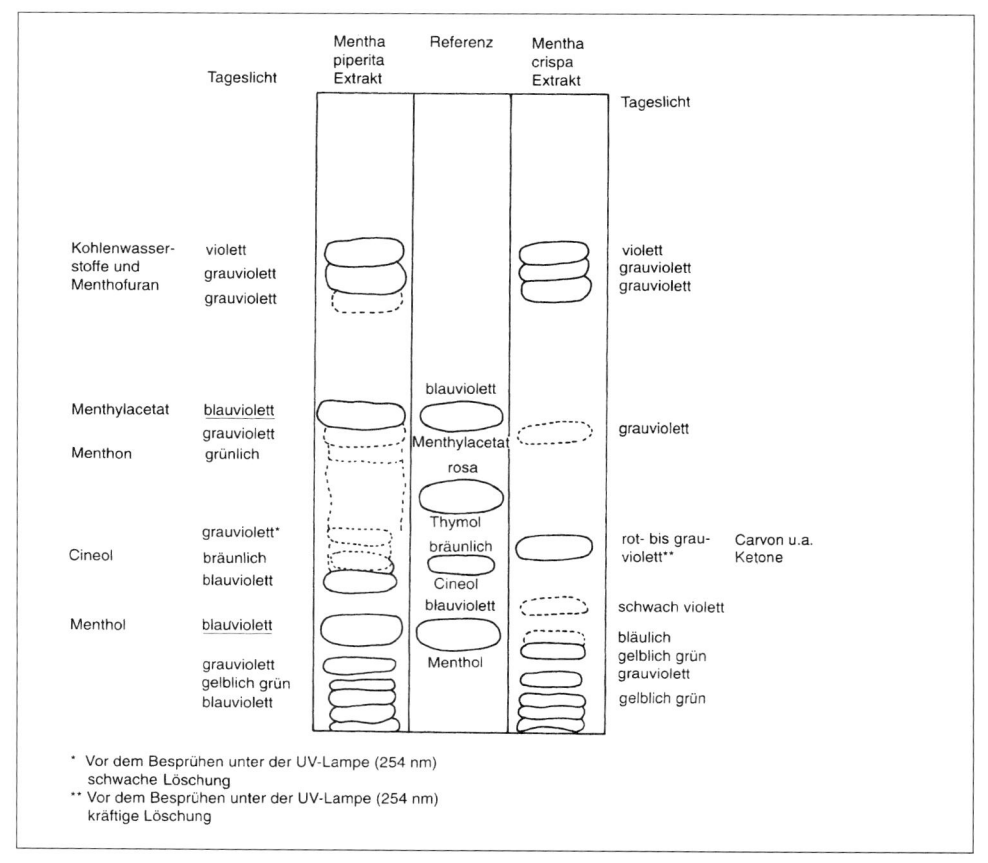

Abb. 5: Dünnschichtchromatogramm

Wichtige Zonen: Kohlenwasserstoffe, Menthofuran, Menthylacetat, schwache, dem Cineol entsprechende Zone, Menthol (Abb. 5).

Einige Untersuchungen zur Qualitätssicherung

1. Reinheit
Nichtzugelassene Arten:
- ▶ Dünnschichtchromatographie (vgl. Identität).

Vor dem Besprühen darf keine deutliche, fluoreszenzmindernde Zone unterhalb des Thymols vorhanden sein. Nach dem Besprühen darf keine intensive, graugrüne oder schwach blaugraue Zone auf der Höhe zwischen Cineol und Thymol erkennbar sein.

Fremde Bestandteile:
- ▶ 10 g Droge auf fremde Bestandteile durchsehen.

Höchstens 0,50 g (5 %) Stängelteile bis 1,5 mm Durchmesser, höchstens 0,20 g (2 %) andere fremde Bestandteile, höchstens 0,80 g (8 %) Blattanteile mit braunfleckigem Befall von Minzenrost (Puccinia menthae).

2. Gehaltsbestimmung
Gehalt an ätherischem Öl:
- ▶ Einwaage: 20,0 g zerstoßene Droge
- ▶ 200 ml Wasser im 500-ml-Rundkolben
- ▶ Vorlage: 0,50 ml Xylol
- ▶ Destillation: 2 h lang bei 3 bis 4 ml in der min
- ▶ Volumen im Messrohr nach der Destillation mindestens 0,74 ml.

Entspricht einem Gehalt von mindestens 1,2 % (V/m) an ätherischem Öl.

Weitere Prüfungen (Ph. Eur. 6.0)
In der Apotheke durchführbar: Wasser, Asche, salzsäureunlösliche Asche. Alternative Dünnschichtchromatographie (DAC 2009, Bd III)

Pfefferminzöl

(Ph. Eur. 7.0)
(Standardzulassung 7099.99.99)

Menthae piperitae
 aetheroleum
Oleum Menthae piperitae
Mentha-piperita-Krautöl
Peppermint Oil

Löslichkeit: Mischbar mit Ethanol 90 % (V/V), Ether, Chloroform, Dichlormethan, Toluol, Benzin, flüssigen Paraffinen, fetten Ölen.

Zur Prüfung erforderlich:
▶ Identität: 0,01 g.
▶ Qualitätssicherung: Ca. 5,5 g.

Identität

1. Organoleptik
Farblose, schwach gelbliche oder gelblichgrüne Flüssigkeit; charakteristischer Geruch; charakteristischer Geschmack, gefolgt von einem Kältegefühl.

2. Relative Dichte
0,900 bis 0,916.

3. Dünnschichtchromatographie
Kieselgel F_{254}.
Untersuchungslösung: 10 mg Substanz in 1,0 ml Toluol.
Referenzlösung: 5 mg Menthol, 2 µl Cineol, 1 µl Menthylacetat und 1 mg Thymol in 1,0 ml Toluol.
Aufzutragende Menge: Je 20 µl Untersuchunglösung und 10 µl Referenzlösung, bandförmig.
Fließmittel: Toluol – Ethylacetat (95 + 5).
Laufhöhe: 15 cm.

Im Chromatogramm der Untersuchungslösung können unterhalb der Referenzsubstanz Thymol (Rf ca. 0,4) fluoreszenzmindernde Flecke liegen (Carvon, Pulegon).

Nach Detektion mehrere Flecke u. a. bei Rf ca. 0,15 (blau – Menthol); 0,3 (rötlich-blau – Cineol) und 0,5 (blau – Menthylacetat), die in Höhe der Referenzsubstanzen liegen müssen. Zwischen Cineol und Thymol können graugrüne, graublaue oder rosa Flecke liegen (Carvon, Pulegon, Isomenthon) aber kein blauer Fleck zwischen Cineol und Menthol (Isopulegol: Minzöl). Bei Rf ca. 0,7 liegt eine violette bis rotviolette Zone (Kohlenwasserstoffe, Menthofuran).

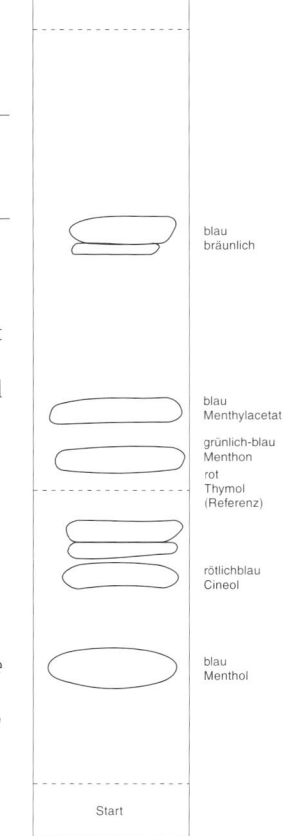

Laufzeit: Ca. 30 min.
- Abdunsten des Fließmittels
- Unter der UV-Lampe (254 nm) Flecke markieren
- Besprühen mit Anisaldehyd-Lösung (RV)
- 10 min lang im Trockenschrank auf 100 ° bis 110 °C erhitzen.

Einige Untersuchungen zur Qualitätssicherung

1. Reinheit*
A. Löslichkeit in Ethanol (DAB 10,1. NT):
- 0,25 ml Substanz in 1,0 ml Ethanol 70 % (V/V) lösen.

Die Substanz muss sich vollständig lösen. Die Lösung kann opaleszierend sein.

B. Sauer reagierende Substanzen (DAB 10,1. NT):
- 2,0 g Substanz mit 5 Tropfen Phenolphthalein-Lösung (RV) versetzen
- 0,1 ml 0,5 N-ethanolische Kaliumhydroxid-Lösung (0,5 mol · l^{-1}) zusetzen.

Die Lösung muss sich auf Zusatz von Kaliumhydroxid rot färben. Bleibt die Lösung farblos, liegen sauer reagierende Verunreinigungen vor.

C. Fette Öle und verharzte ätherische Öle:
- 1 Tropfen Substanz auf Filterpapier tropfen
- 24 Std. lang liegen lassen.

Durchscheinender oder fettartiger Fleck zeigt fette Öle bzw. verharzte ätherische Öle an.

D. Minzöl:
Dünnschichtchromatographie:
(vgl. Identität)

Zwischen Cineol und Menthol darf kein blauer Fleck auftreten (Verunreinigung durch Minzöl, Isopulegol).

2. Gehaltsbestimmung (DAB 10,1. NT)
A. Ester:
- Etwa 2,000 g Substanz, in einem 200-ml-Schliffkolben aus Borosilikatglas genau einwiegen
- Mit 2 ml Ethanol 90 % (V/V) und 5 Tropfen Phenolphthalein-Lösung (RV) versetzen
- Vorsichtig mit 0,5 N-ethanolischer Kaliumhydroxid-Lösung (0,5 mol · l^{-1}) neutralisieren
- 25,0 ml 0,5 N-ethanolische Kaliumhydroxid-Lösung (0,5 mol · l^{-1}) zusetzen
- Rückflusskühler aufsetzen, Siedesteinchen zugeben und 30 min lang im siedenden Wasserbad erhitzen
- 1 ml Phenolphthalein-Lösung (RV) zufügen
- Sofort mit 0,5 N-Salzsäure (1 mol · l^{-1}) titrieren (Verbrauch: n_1 ml)

Verseifungstitration. Neutralisation vorhandener Säuren, Verseifung der Ester und Rücktitration der hierzu nicht verbrauchten Kaliumhydroxid-Lösung.

---

* Die Ph. Eur. 5.0 und 7.0 schließen das Vorkommen von Carvon und Pulegon nicht aus.

- Unter gleichen Bedingungen jedoch ohne Substanz einen Blindversuch durchführen (Verbrauch; n_2 ml).

$$\text{Prozent Ester (m/m)} = \frac{9{,}915 \cdot (n_2 - n_1)}{\text{Einwaage}}$$

Die Substanz muss zwischen 4,5 % und 10,0 % (m/m) Ester (berechnet als Menthylacetat) enthalten.

B. Freie Alkohole (DAB 10,1. NT):
- Etwa 1,000 g Substanz in einen trockenen, verschließbaren 150 ml Acetylierungskolben genau einwiegen
- 3,0 ml Acetylierungsgemisch (RV) zufügen
- Verschlossenen Kolben mit Inhalt erneut auf 1 Milligramm genau wiegen (genaue Menge des Acetylierungsgemisches bestimmen)
- Trockenen Rückflusskühler aufsetzen
- 3 Std. lang im siedenden Wasserbad erhitzen, wobei der Flüssigkeitsspiegel im Wasserbad 2 bis 3 cm über dem des Kolbens liegen soll
- 50 ml Wasser durch den Kühler zugeben
- Kühler entfernen, Kolbenwände mit 10 ml spülen
- 15 min lang stehen lassen
- 1 ml Phenolphthalein-Lösung (RV) zusetzen
- Mit 0,5 N-Kaliumhydroxid-Lösung (0,5 mol $\cdot$ l^{-1}) titrieren (Verbrauch: n_1 ml)
- Unter gleichen Bedingungen, jedoch ohne Substanz einen Blindversuch durchführen. Hierbei muss die gleiche Menge Acetylierungsgemisch verwendet werden wie im Hauptversuch (Abweichung maximal 5 mg!) (Verbrauch: n_2 ml)

$$\text{Prozent freie Alkohole (m/m)} = \frac{7{,}815 \cdot (n_2 - n_1)}{\text{Einwaage}}$$

Acetylierung der freien Alkohole mit Acetanhydrid und Rücktitration des nicht verbrauchten Acetanhydrids mit Natriumhydroxid-Lösung.

Die Substanz muss mindestens 44 % (m/m) freie Alkohole (berechnet als Menthol) enthalten.

3. Weitere Prüfungen (Ph. Eur. 1997, Ph. Eur. 5.0, Ph. Eur. 7.0)

In der Apotheke durchführbar: Säurezahl.

Des Weiteren: Brechungsindex, Optische Drehung, chromatographisches Profil (durch Gaschromatographie).

Primelwurzel

Primulae radix
Radix Primulae

(Ph. Eur. 6.0)
(Standardzulassung 2389.99.99, HPMC-Monographie)

Der getrocknete Wurzelstock mit den Wurzeln von *Primula veris* L. und *Primula elatior* (L.) Hill allein oder in Mischung.

Zur Prüfung erforderlich:
- Identität: Ca. 2 g.
- Qualitätssicherung: 100 g (Kleinverbrauch).

Identität

1. **Organoleptik** (Ph. Eur. 6.0, DAC 2008, Bd III)
Schwach aromatischer, anisartiger Geruch und stark kratzender Geschmack.

2. **Beschreibung der Schnittdroge** (Ph. Eur. 6.0, DAC 2008, Bd III)

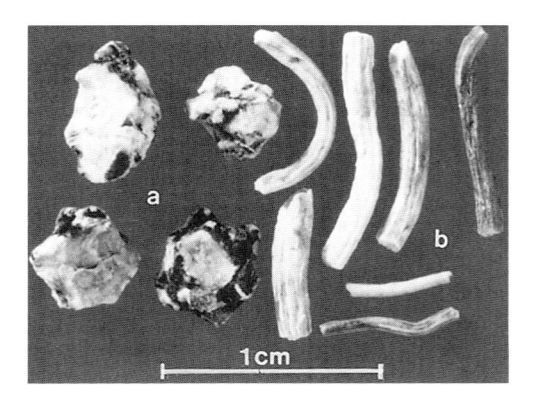

Schnittdroge (Abb. 1): Unregelmäßige, außen grobhöckerige, graubraune, im Querschnitt hellgraue oder rötlichgraue Stücke der 2 bis 4 mm dicken Wurzelstöcke (a), die Blatt- und Stängelnarben tragen können. Meist 1 mm, selten bis 3 mm dicke, längsgefurchte, bräunliche (P. elatior) oder gelblichweiße (P. veris), sehr brüchige Wurzelstücke (b), die auf dem Querschnitt eine breite, helle Rinde und einen kleinen, etwas dunkleren Zentralzylinder zeigen.

Abb. 1: Schnittdroge

3. **Mikroskopie**
- Einige Wurzelstock- und Wurzelstücke etwa ½ h lang in Wasser legen
- Anschließend die Stücke etwa 10 min lang in eine Mischung aus Ethanol 70 % (V/V) und Glycerol (9 + 1 V/V) legen
- Aufgeweichtes Stück mit dem Daumennagel an der Seite der Zeigefingerkuppe festhalten, Querschnittsfläche mit frischer Rasierklinge glätten und Querschnitte anfertigen

- In ähnlicher Weise bis in den Zentralzylinder hinein Längsschnitte von den Wurzeln anfertigen
- Einige Schnitte auf Objektträger in Wasser legen, weitere Schnitte in Chloralhydrat-Lösung (RV) legen
- Mit Deckglas abdecken und Chloralhydrat-Präparate ½ min lang zum Sieden erhitzen.

Typische Merkmale: Reste der Rhizodermis und Hypodermiszellen der Wurzeln, derbwandiges Parenchym mit Stärke, keine Calciumoxalatkristalle oder Fasern.

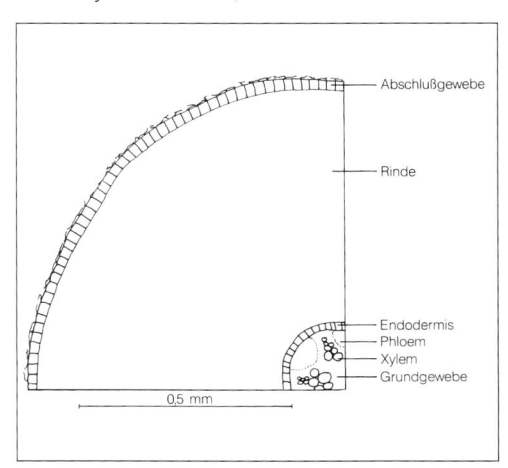

Abb. 2: Junge Wurzel, Querschnitt, Übersicht

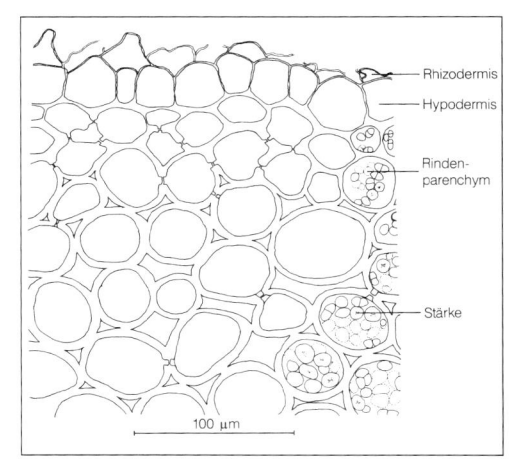

Abb. 3: Wurzel, Querschnitt, Abschlussgewebe und Rinde

Junge Wurzel, Querschnitt, Übersicht (Abb. 2): Unter einem aus Rhizodermis und Hypodermis bestehenden Abschlußgewebe liegt eine breite Rinde, die innen mit einer einlagigen, kleinzelligen Endodermis abschließt. Der Zentralzylinder enthält fünf oder mehr radiär angeordnete Xylem- und Phloemteile (pentarches bis polyarches Leitbündel) und ein zentrales, bei jungen Wurzeln parenchymatisches, bei älteren verholztes Grundgewebe.

Wurzel, Querschnitt, Abschlußgewebe und Rinde (Abb. 3): Unter dünnwandigen, gelblichbraunen, teils zerstörten, teils zu kurzen Papillen ausgestülpten Rhizodermiszellen liegt eine großzellige, dünnwandige, in der Regel stärkefreie Hypodermis. Das anschließende, in den äußeren Teilen interzellularenarme und kleinzellige Rindenparenchym besteht aus dickwandigen, getüpfelten Zellen, die mit einfacher, 5 bis 15 µm großer, rundlicher oder aus zwei oder drei Körnern zusammengesetzter Stärke gefüllt sind.

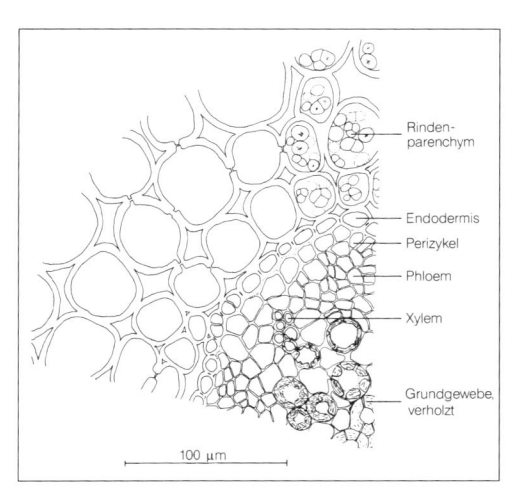

Ältere Wurzel, Querschnitt, Zentralzylinder
(Abb. 4): Die inneren Schichten des Rindenparenchyms sind großzellig und reich an Interzellularen. Die Endodermis ist kleinzellig und derbwandig, der Perizykel einschichtig. Das aus kleinzelligen Phloemteilen und Xylemen mit Gruppen bis 300 µm weiter Gefäße und Holzparenchym aufgebaute radiäre Leitbündel zeigt kein deutliches sekundäres Dickenwachstum. Das zentrale Grundgewebe kann noch parenchymatisch oder schon verdickt, verholzt und getüpfelt sein.

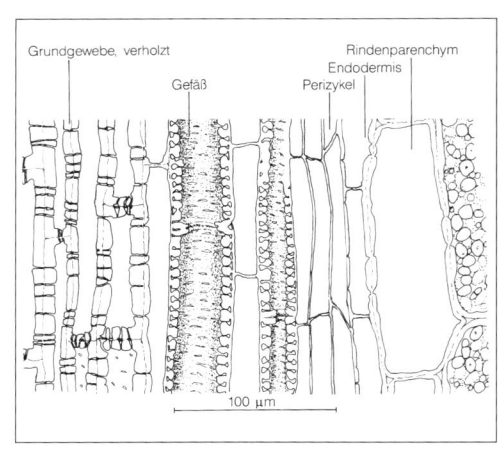

Abb. 4: Ältere Wurzel, Querschnitt, Zentralzylinder

Wurzel, Längsschnitt, Zentralzylinder
(Abb. 5): Die verdickten (ältere Wurzel) oder noch unverdickten (jüngere Wurzel) Zellen des Grundgewebes sind im Längsschnitt langrechteckig, die Gefäße haben meist netz- oder auch ringförmige Wandverdickungen, das Rindenparenchym ist langgestreckt.

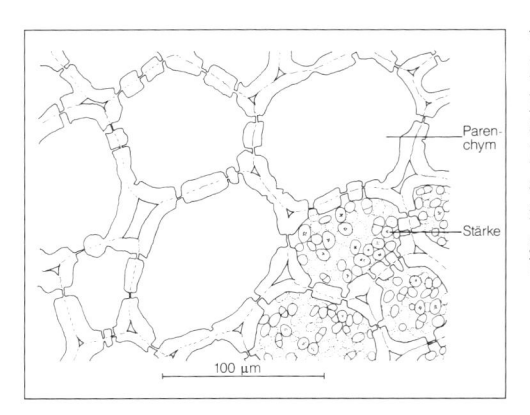

Abb. 5: Wurzel, Längsschnitt, Zentralzylinder

Wurzelstock, Querschnitt, Rinde
(Abb. 6): Das großzellige, interzellularenreiche Rindenparenchym ist dickwandig, getüpfelt und mit Stärke gefüllt. Das Mark ist ähnlich gebaut. Bei P. elatior kommen im Mark und gelegentlich auch in der Rinde große Gruppen von Steinzellen mit dicker, grünlicher, geschichteter und getüpfelter Wand vor (ohne Abb.). Die Leitbündel der Wurzelstöcke sind kollateral.

Abb. 6: Wurzelstock, Querschnitt, Rinde

4. Dünnschichtchromatographie
Kieselgel HF$_{254}$-Untersuchungslösung
- 1 g gepulverte Droge (Siebnummer 500) mit 10 ml Ethanol 70% (V/V) versetzen
- 15 min lang unter Rückflußkühlung zum Sieden erhitzen
- Filtrieren.

Referenzlösung: 10 mg Aescin in 1 ml Ethanol 70% (V/V) oder authentische Droge wie Untersuchungsmuster behandeln.

Aufzutragende Menge: Je 20 µl Untersuchungs- und Referenzlösung bandförmig (20 mm × 3 mm). [Zur Verwendung von HPTLC-Platten siehe Seite XV.]

Fließmittel: Oberphase einer Mischung aus Essigsäure 99% – Wasser – 1-Butanol (10 + 40 + 50).

Laufhöhe: 12 cm.

Laufzeit: Ca. 3 bis 3,5 h.
- Abdunsten des Fließmittels im Warmluftstrom oder im Trockenschrank bei 100 bis 105 °C
- Auswerten der Platte unter der UV-Lampe bei 254 nm auf fluoreszenzmindernde und bei 365 nm auf fluoreszierende Flecke
- Besprühen mit frisch (!) hergestellter Anisaldehyd-Lösung (RV)
- 5 bis 10 min lang bei 100 bis 105 °C erhitzen
- Am Tageslicht auswerten.

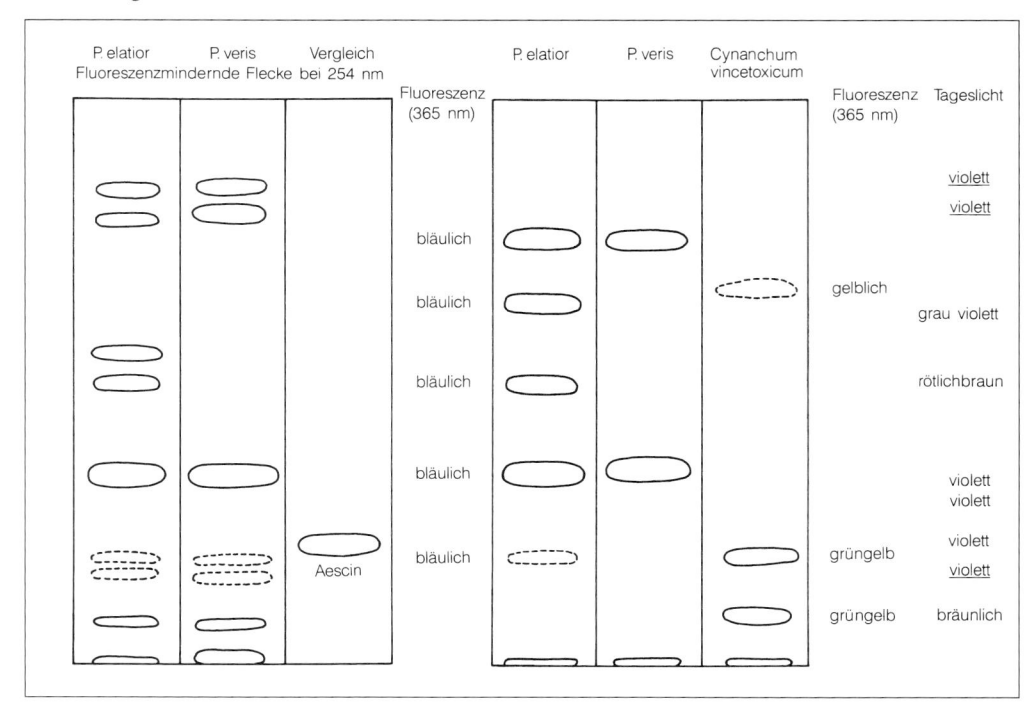

Abb. 7: Dünnschichtchromatogramm

Primelwurzel

Abb. 8: Dünnschichtchromatogramm

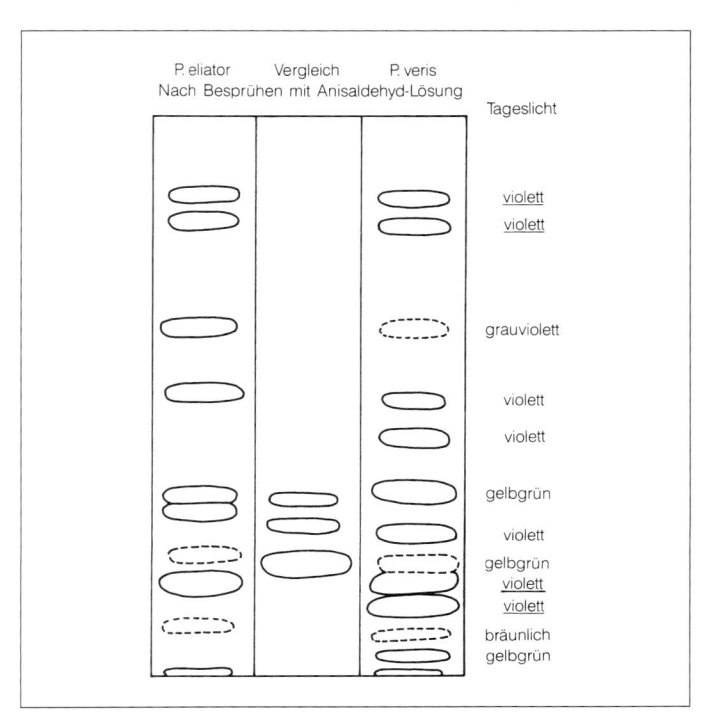

P. eliator | Vergleich | P. veris
Nach Besprühen mit Anisaldehyd-Lösung

Tageslicht: violett, violett, grauviolett, violett, violett, gelbgrün, violett, gelbgrün, violett, violett, bräunlich gelbgrün

Wichtige Zonen: *Zwei fluoreszenzmindernde Zonen unter der Fließmittelfront, eine starke oberhalb und einige weitere unterhalb der Referenzsubstanz Aescin, UV-Licht (254 nm), mehrere bei 365 nm schwach hellblau fluoreszierende Zonen zwischen der Fließmittelfront und dem Aescin (Abb. 7). Nach dem Besprühen sind oberhalb des Aescins im Chromatogramm der Untersuchungslösung mehrere violette oder gelbgrüne Zonen erkennbar, unterhalb liegen eine (R elatior) oder zwei (P. veris) starke violette Zonen (Abb. 8). Weitere Zonen können auftreten.*

Einige Untersuchungen zur Qualitätssicherung

1. **Reinheit**
   Wurzeln von Cynanchum vincetoxicum (Vincetoxicum hirundinaria)
   A.
   ▶ Mikroskopie (vgl. Identität).

   Wurzeln mit einem zentralen Teil, der doppelt so groß ist wie der von Primelwurzel und aus kleinen, dickwandigen Zellen und zahlreichen, großen Gefäßen besteht, sowie mit Calciumoxalatdrusen gefülltem Rindengewebe dürfen nicht auftreten (Wurzeln von Cynanchum vincetoxicum).

   B.
   ▶ Dünnschichtchromatographie (vgl. Identität).

   Auf dem Dünnschichtchromatogramm dürfen unterhalb des Aescins keine bei 365 nm hellblau oder grünlichgelb fluoreszierende Zonen erkennbar sein (Abb. 7, Wurzeln von Cynanchum vincetoxicum).

Weitere Prüfungen (Ph. Eur. 6.0)
In der Apotheke durchführbar: Trocknungsverlust, Asche salzsäurelösliche Asche. Alternative Dünnschichtchromatographie (DAC 2008, Bd. III)

Queckenwurzelstock

(Ph. Eur. 8.0, Standardzulassung 1169.99.99, HMPC-Monographie)

Graminis rhizoma
Rhizoma Graminis

Der von den Nebenwurzeln befreite, gewaschene und getrocknete Wurzelstock von *Agropyron repens* (L.) BEAUV. (*Elymus repens* (L.) GOULD).

Zur Prüfung erforderlich:
- Identität: Ca. 2 g.
- Qualitätssicherung: Ca. 105 g (5 g Verbrauch).

Identität

1. Organoleptik
Geschmack fade, schwach süßlich.

2. Beschreibung der Schnittdroge (Ph. Eur. 8.0, DAC 2013 Al)

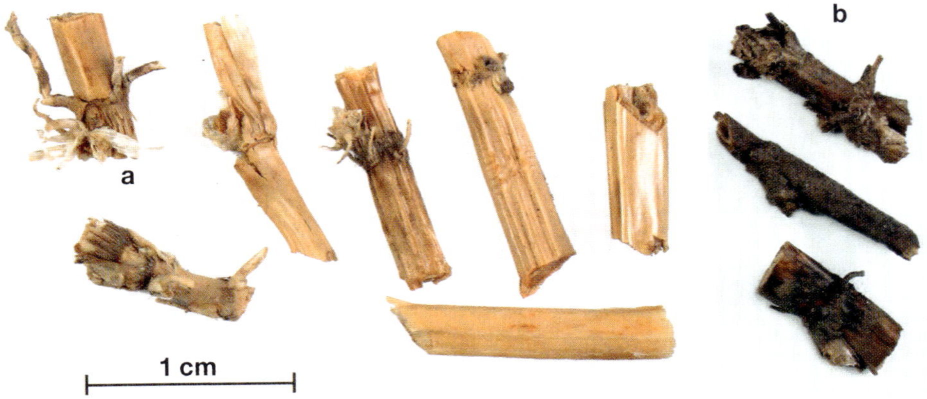

Abb. 1: Schnittdroge

Schnittdroge (Abb. 1): 2 bis 3 mm dicke und bis ca. 15 mm lange, gelbliche, hellbraune bis braune, glatte, glänzende, meist hohle, längs gefurchte Rhizomstücke. An den wenig erhabenen Knoten Reste der sehr dünnen Wurzeln und der zerfransten weißlichen bis bräunlichen Niederblätter (a). An den Knoten nicht hohl sondern mit gelblichem Mark.

3. Mikroskopie

- Einige Rhizomstücke ca. 30 min lang in kaltem Wasser einweichen
- Rhizomstück zwischen die Backen eines zugespitzten Styroporblöckchens klemmen und mit frischer Rasierklinge Querschnitt machen
- Dünne Oberflächenschnitte von der Längsseite anfertigen
- Einen Querschnitt in Wasser, die anderen Schnitte auf Objektträger in Chloralhydrat-Lösung (RV) legen
- Mit Deckglas abdecken (Aufkochen nicht erforderlich)
- Bei der Verwendung von gepulverter Droge, die Chloralhydratpräparate nicht aber das Wasserpräparat aufkochen. Im Pulverpräparat sind Zellen und Gewebestücke aber nicht der Aufbau der Organe und Gewebe erkennbar.

Typische Merkmale: *Typische Gramineenepidermis mit Langzellen und jeweils zwei Kurzzellen, charakteristische Endodermis. Schrauben-, Netz und Tüpfelgefäße, lang gestreckte Sklerenchymelemente, lang gestreckte Parenchymzellen.*

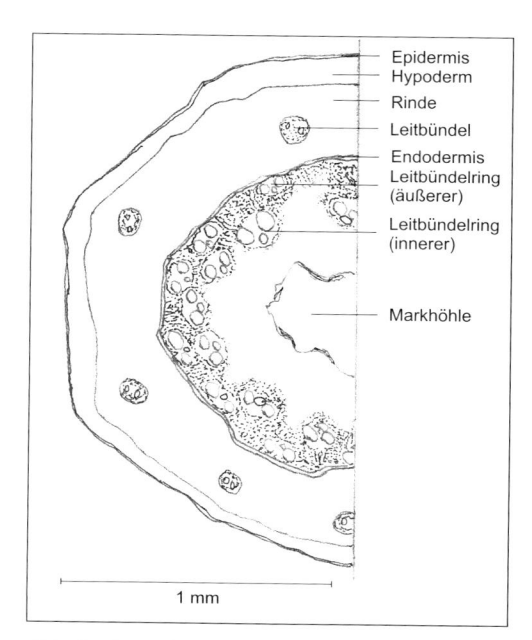

Abb. 2: Querschnitt (halb)

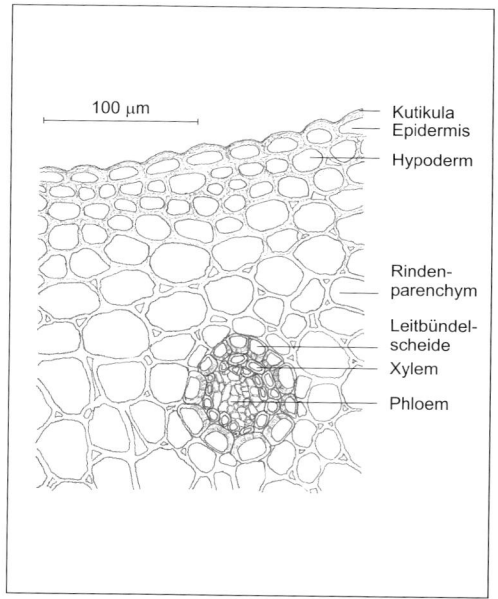

Abb. 3: Querschnitt Rinde

Querschnitt, Übersicht (Abb. 2): Die Rhizomstücke werden von einer Epidermis begrenzt, unter der ein weniglagiges Hypoderm liegt. In der Rinde liegen verstreut kleine Leitbündel. In dem von einer Endodermis begrenzten Zentralzylinder liegen umgeben von Sklerenchym zwei Ringe von Leitbündeln. Nach innen schließt Parenchym an. In der Markhöhle befinden sich Reste von Markgewebe.

Querschnitt, Rinde (Abb. 3): An eine dickwandige, von einer Kutikula bedeckte Epidermis schließen wenige Lagen eines Hypoderms an. Das Rindenparenchym ist im Querschnitt rundlich, im Längsschnitt zylindrisch mit zumeist kleinen Interzellularen. Die geschlossen-kollateralen, kleinen Leitbündel werden von einer Lage u-förmig verdickter Zellen umgeben.

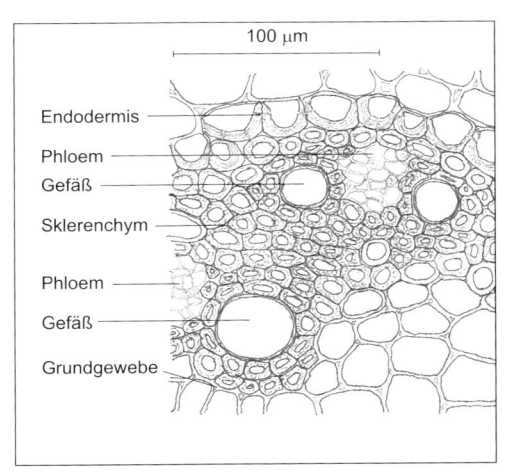

Querschnitt, Zentralzylinder (Abb. 4): Der Zentralzylinder wird von einer Lage stark entwickelter, u-förmig verdickter, in Längsrichtung gestreckter Endodermiszellen umgeben. Eingebettet in Sklerenchymelemente liegen zwei ringförmig angeordnete Reihen von kollateralen geschlossenen Leitbündeln mit gut erkennbaren Phloemen und Netz-, Ring- oder Tüpfelgefäßen. Das anschließende Parenchym ist im Querschnitt mehr oder weniger rundlich, in Längsrichtung gestreckt.

Abb. 4: Querschnitt, Zentralzylinder

Epidermis, Längsschnitt (Abb. 5): Die Epidermis besteht aus regelmäßig in parallelen Reihen angeordneten Langzellen, die mit in der Regel paarweise angeordneten Kurzzellen abwechseln. Die Wände sind stark verdickt und schwach wellig buchtig.

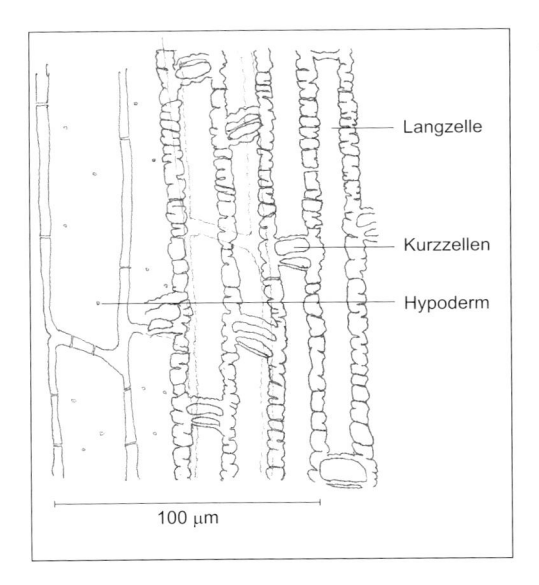

Abb. 5: Epidermis, Längsschnitt

Einige Untersuchungen zur Qualitätssicherung

1. **Reinheit**
   A. Fremde Bestandteile:
   ▶ 100 g Droge auf fremde Bestandteile, insbesondere grauschwarze Rhizomstücke (Abb. 1 b) durchsehen.

   Höchstens 15 g (15 %) grauschwarze Rhizomstücke

   B. Rhizome von *Cynodactylon* und *Imperata cylindrica*:
   Mikroskopie:
   ▶ Zur Prüfung werden in Wasser eingelegte Querschnitte oder das Wasserpräparat aus gepulvertem Material verwendet
   ▶ An die Seite des Objektträgers einen Tropfen Iod-Lösung (RV) geben und mit etwas Filterpapier durchziehen.

   Bei der Untersuchung mit dem Mikroskop weisen Stärkekörner, die sich mit Iod-Lösung (RV) dunkelblau färben auf Cynodon dactylon oder Imperata cylindrica hin.

2. **Wertbestimmung**
   ▶ Mit Wasser extrahierbare Substanzen:
   ▶ 5,0 g gepulverte Droge (Siebnummer 355) mit 200 ml siedendem Wasser übergießen
   ▶ Unter gelegentlichem Schütteln 10 min lang stehen lassen
   ▶ Erkalten lassen
   ▶ Mischung auf 200,0 ml auffüllen und filtrieren
   ▶ 20,0 ml des Filtrates auf dem Wasserbad zur Trockne eindampfen
   ▶ Rückstand im Trockenschrank bei 100 bis 105 °C trocknen
   ▶ Der Rückstand muss eine Masse von mindestens 0,125 g haben.

   Entspricht einem Extraktgehalt von mindestens 25 %.

3. **Weitere Prüfungen** (Ph. Eur. 8.0)
   In der Apotheke durchführbar: Trocknungsverlust, Asche, salzsäureunlösliche Asche.
   Des Weiteren: Dünnschichtchromatographie (DAC 2013 Al).

Ratanhiawurzel

(Ph. Eur. 6.0)
(Standardzulassung 1179.99.99)

Ratanhiae radix
Radix Ratanhiae

Die getrockneten unteridischen Organe von *Krameria triandra* RUIZ et PAV.

Zur Prüfung erforderlich:
▶ Identität: Ca. 2 g.
▶ Qualitätssicherung: 100 g (kein Verbrauch).

Identität

1. Organoleptik
Die Droge ist geruchlos; die Rinde schmeckt zusammenziehend, das Holz ist ohne Geschmack.

2. Beschreibung der Schnittdroge

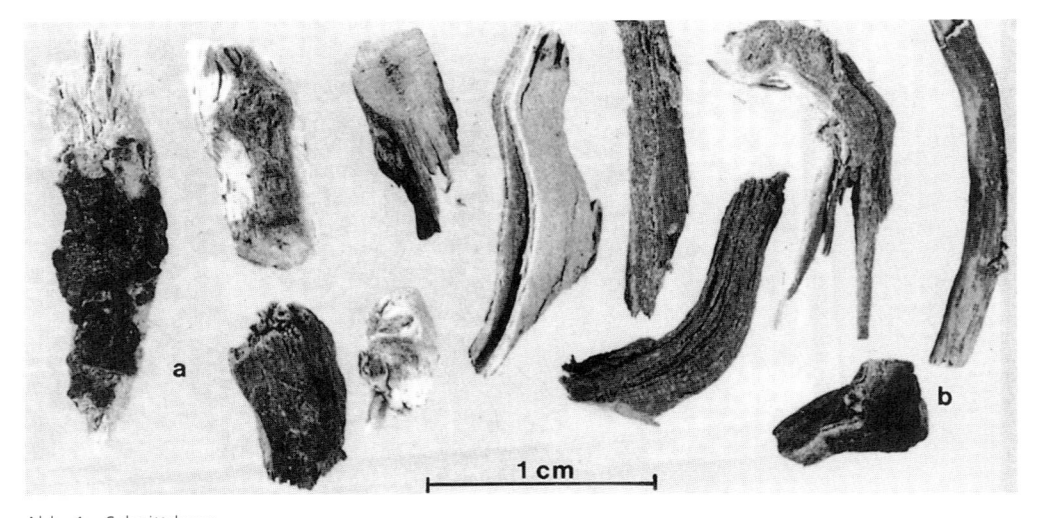

Abb. 1: Schnittdroge

Schnittdroge (Abb. 1): Unregelmäßig geschnittene Wurzelstücke mit sich leicht ablösendem, schwarzbraunen, glatten bis längsrunzeligen Kork (b) oder bei älterer Wurzel rissiger Borke (a). Das dichte, gelbbraune bis braunrote, im Bereich des Kernholzes oft dunkler gefärbte Wurzelholz ist feinporös und hart.

3. Mikroskopie

- Einige Wurzelstücke 10 min lang in Wasser aufkochen
- Stück zwischen Daumen und Zeigefinger festhalten, mit frischer, starrer Rasierklinge Querschnittsfläche glätten und Querschnitt für Übersichtzwecke anfertigen
- Von einem mit Rinde besetzten Stück tangentiale Längsschnitte durch den Kork und radiale Längsschnitte durch Rinde und Holz machen
- Schnitte auf Objektträger in Chloralhydrat-Lösung (RV) legen
- Mit Deckglas abdecken und kurz zum Sieden erhitzen
- Von Rinde und Holz nicht aufgekochter Stücke Pulver für Wasserpräparat abkratzen.

Typische Merkmale: *Lang gestreckte Fasern mit Kristallzellreihen im Rindenparenchym, dichtes Holz mit Tracheen, Fasertracheiden und Fasern sowie wenig Parenchym.*

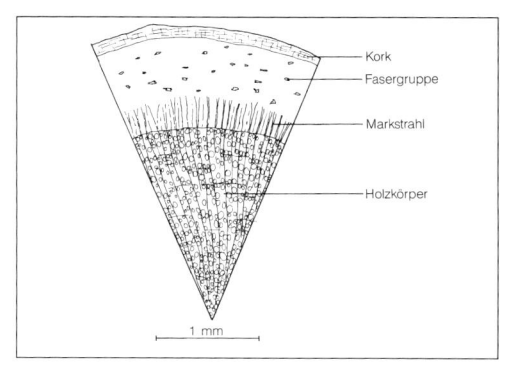

Abb. 2: Querschnitt, Übersicht

Querschnitt, Übersicht (Abb. 2): Unter einem zahlreiche Lagen hohen Kork liegen radial angeordnete Gruppen von Siebröhren, die mit zahlreichen, gelben, unverholzten Fasergruppen abwechseln, die häufig von Zellen mit Calciumoxalatkristallen umgeben werden. Die außen mehrzellreihigen Markstrahlen sind in Kambiumnähe einzellreihig. Der Holzkörper ist undeutlich strahlig und besitzt Gefäße, die einzeln oder in Gruppen angeordnet sind, Fasertracheiden, Fasern und eine Zellreihe breite Bänder von Parenchymgewebe, die benachbarte Marktstrahlen miteinander verbinden.

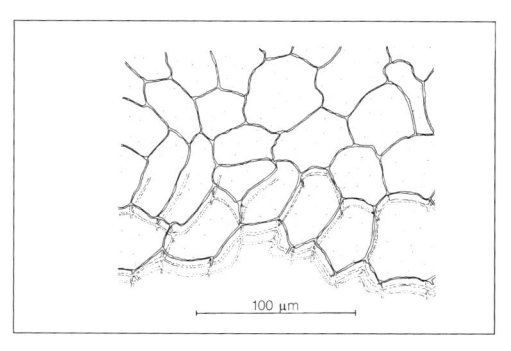

Abb. 3: Kork, Flächenschnitt, Aufsicht

Kork, Flächenschnitt, Aufsicht (Abb. 3): Die Korkzellen sind polygonal, dünnwandig und enthalten oft rotbraune Phlobaphene.

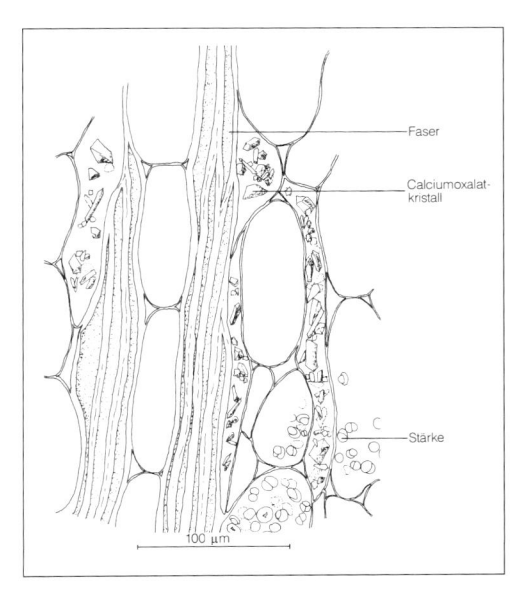

Abb. 4: Rinde, Längsschnitt

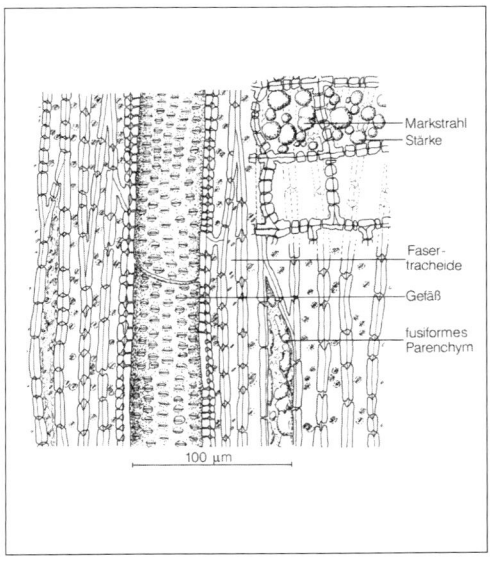

Abb. 5: Holz, Längsschnitt

Rinde, Längsschnitt (Abb. 4): Die Fasergruppen der Rinde bestehen aus sehr unterschiedlich weitlumigen, 12 bis 30 µm breiten und 400 bis 1100 µm langen Fasern, die von meist lang gestreckten Parenchymzellen mit Calciumoxalatsand oder Calciumoxalatkristallen umgeben werden. Im Parenchym kommen außerdem bis 12 µm große Calciumoxalatdrusen und kugelige oder länglichovale, bis 30 µm große, zum Teil aus zwei oder drei Körnern zusammengesetzte Stärke vor (Wasserpräparat).

Holz, Längsschnitt (Abb. 5): Der Holzkörper besteht aus 20 bis 60 µm weiten Gefäßen mit spaltenförmigen, behöften Tüpfeln, 20 µm breiten und 200 bis 600 µm langen Fasertracheiden mit schräg stehenden, behöften Tüpfeln, bis 15 µm weiten Fasern und dünnwandigen, 8 bis 12 µm breiten, 80 bis 150 µm langen (fusiformen) Parenchymzellen mit Stärke oder rotbraunen Gerbstoffen. Die Markstrahlen sind im Bereich des Holzkörpers einreihig und bestehen aus viereckig erscheinenden, radial nur wenig gestreckten, stärkehaltigen Zellen.

4. Dünnschichtchromatographie
Kieselgel HF$_{254}$ Untersuchungslösung:
- 1 g gepulverte Droge (Siebnummer 355) mit 10 ml einer Mischung von 3 Volumteilen Wasser und 7 Volumteilen Ethanol 96% (V/V) versetzen
- 10 min lang schütteln
- In einen Messzylinder filtrieren
- Gefäß und Filter mit soviel der Lösungsmittelmischung (ca. 2 × 2 ml) nachwaschen, bis 10 ml Filtrat erhalten werden
- Filtrat mit 10 ml Petroläther ausschütteln
- Abgetrennte Petrolätherphase mit 2 g wasserfreiem Natriumsulfat versetzen und schütteln
- Filtrieren

▶ Filtrat zur Trockne eindampfen
▶ Rückstand in 0,5 ml Methanol aufnehmen.
Referenzlösung: 1 mg Sudanrot G in 2 ml Methanol lösen oder authentische Droge wie Untersuchungsmuster behandeln.
Aufzutragende Menge: Je 10 µl Untersuchungs- und Referenzlösung bandförmig (20 mm × 3 mm). [Zur Verwendung von HPTLC-Platten siehe Seite XV.]
Fließmittel: Ethylacetat – Toluol (2 + 98).
Laufhöhe: 15 cm.
Laufzeit: Ca. 35 min.
▶ Abdunsten des Fließmittels bei Raumtemperatur
▶ Platte mit Echtblausalz B-Lösung (0,5 % m/V) besprühen
▶ Platte trocknen lassen
▶ Platte mit 0,1 M-ethanolischer Natriumhydroxid-Lösung (0,1 mol · l^{-1}, 0,4 % m/V) besprühen
▶ Am Tageslicht auswerten.

Wichtige Zonen: *Etwas oberhalb von Sudanrot G die violette Zone von Ratanhia-Phenol I, darunter eine bräunliche (Ratanhia-Phenol II) und eine bläulichgraue (Ratanhia-Phenol III) (Abb. 6).*

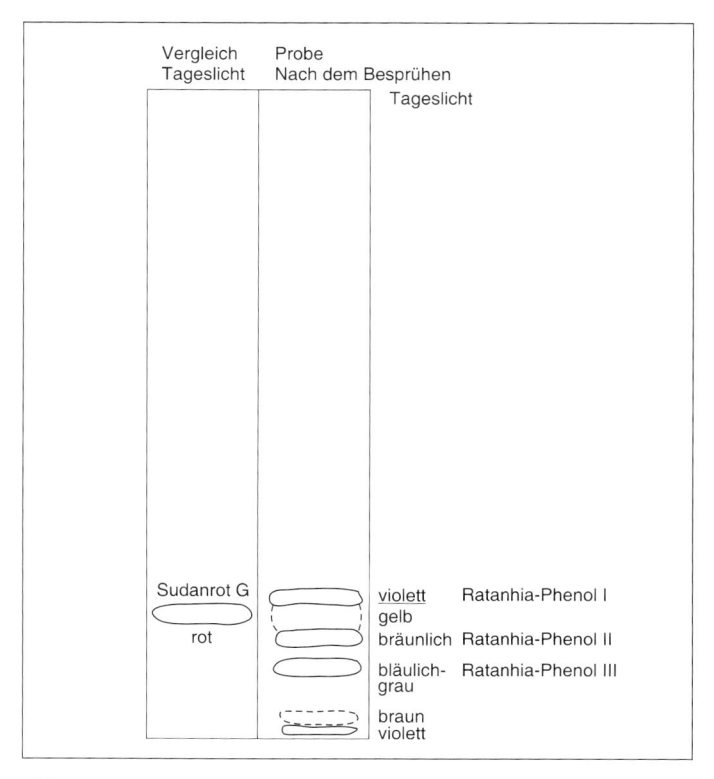

Abb. 6: Dünnschichtchromatogramm

Einige Untersuchungen zur Qualitätssicherung

1. Reinheit
Fremde Bestandteile:
- 100 g Droge auf fremde Bestandteile und andere Beimengungen durchsehen.

Höchstens 2 g (2%) fremde Bestandteile. Die Forderungen der Ph. Eur. 6.0 „höchstens 5 Prozent Fragmente des Wurzelschopfes oder von Wurzeln, deren Durchmesser 25 mm überschreitet" sowie „dass Wurzeln ohne Rinde nur in sehr kleinen Mengen vorhanden sein dürfen", lassen sich an Schnittdroge kaum sinnvoll überprüfen.

2. Weitere Prüfungen (Ph. Eur. 6.0)
In der Apotheke durchführbar: Asche, Trocknungsverlust.
Des Weiteren: Spektralphotometrische Gehaltsbestimmung der Gerbstoffe.

| Teil II | Reisstärke | 1/2 |

Reisstärke
(Ph. Eur. 6.3)

Oryzae amylum
Amylum Oryzae

Reisstärke wird aus den Früchten von Oryza sativa L. gewonnen. In kaltem Wasser und Ethanol praktisch unlöslich.

Zur Prüfung erforderlich:
- Identität: Ca. 1 Messerspitze.
- Qualitätssicherung: 11 g.

Identität

1. **Organoleptik** (Ph. Eur, 6.3, DAC 2007, Bd. III)
Sehr feines, weißes, geruch- und geschmackloses Pulver, das beim Reiben zwischen den Fingern knirscht.

2. **Mikroskopie** (Ph. Eur, 6.3, DAC 2007, Bd. III)
   - Wasserpräparat mit wenig Substanz.

   Stärkekörner (Abb. 1): Scharfkantig polyedrische, nur 4–6 µm große Einzelkörner, gelegentlich mit schwach erkennbarem Spalt, selten zusammengesetzt, aber zu großen, dem Umriss der Endospermzellen entsprechenden Massen verklebt.

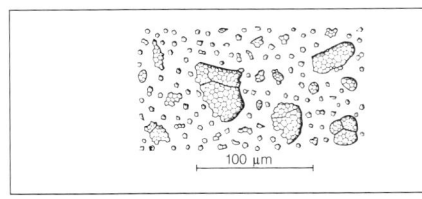

   Abb. 1: Stärkekörner

3. **Reaktionen** (Ph. Eur, 6.3, DAC 2007, Bd. III)
   A.
   - 1 g Droge mit 50 ml Wasser versetzen
   - 1 min lang zum Sieden erhitzen
   - Abkühlen lassen.

   Es bildet sich ein trüber, flüssiger Kleister.

   B.
   - 1 ml des unter A. erhaltenen Kleisters mit 1 Tropfen Iod-Lösung (RV) versetzen.

   Tiefblaue Färbung, die beim Erhitzen verschwindet und beim Abkühlen wieder auftritt (Iod-Einschlußverbindung).

Einige Untersuchungen zur Qualitätssicherung

1. Reinheit

A. pH-Wert:
- 5 g Droge mit 25,0 ml kohlendioxidfreiem Wasser versetzen
- 60 s lang schütteln
- 15 min lang stehen lassen
- pH-Wert mit Universalindikatorpapier messen.

Der pH-Wert muss zwischen 5,0 und 8,0 liegen.

B. Fremde Stärke:
- Mikroskopische Prüfung im Wasserpräparat (vgl. Identität).

Stärkekörner abweichender Form und Größe dürfen nicht vorhanden sein

C. Fremde Bestandteile:
- Dem Wasserpräparat der mikroskopischen Prüfung 1 bis 2 Tropfen N-Iodlösung (0,01 mol · l^{-1}) zusetzen.

Nicht mit Iod tiefblau werdende Partikel dürfen nur in äußerst geringen Mengen vorhanden sein

D. Trocknungsverlust:
- Etwa 1 g Substanz, genau gewogen, im Trockenschrank bei 130 °C 90 min lang trocknen.

Auswaage mindestens 0,85 g; der Trocknungsverlust darf höchstens 15 % betragen.

2. Weitere Prüfungen (Ph. Eur. 6.3)

In der Apotheke durchführbar: Eisen, Oxidierende Substanzen, Schwefeldioxid, Sulfatasche.
Des Weiteren: Mikrobielle Verunreinigung.

Rhabarberwurzel

(Ph. Eur. 6.0)
(Standardzulassung 1189.99.99, HMPC-Monographie)

Rhei radix
Radix Rhei
Rhizoma Rhei

Die getrockneten, unterirdischen Teile von *Rheum palmatum* L. oder *Rheum officinale* BAILL. oder Hybriden der beiden Arten, einzeln oder in Mischung. Sie sind meist geteilt, von Stängel, Außenrinde und Faserwurzeln befreit.

Zur Prüfung erforderlich:
- Identität: Ca. 2 g.
- Qualitätssicherung: 0,2 g.

Identität

1. **Organoleptik** (Ph. Eur. 6.0, DAC 2007, Bd. III)
Charakteristischer Geruch und bitterer, leicht zusammenziehender Geschmack.

2. **Beschreibung der Schnittdroge** (Ph. Eur. 6.0, DAC 2007, Bd. III)

Schnittdroge (Abb. 1): Unregelmäßig geformte, braungelbe bis blaß rosafarbene, meist etwas bestäubte Stücke mit auffallend orangeroter Marmorierung (a), Sprenkelung oder Streifung (b) und körnigem, bröckeligem Bruch. Der Querschnitt zeigt eine schmale äußere Zone mit dunkleren, radialen Linien. An jüngeren Wurzelteilen fehlt die Marmorierung. Diese Stücke sind ungeschält, außen dunkelbraun und haben mehr radiale Struktur (b).

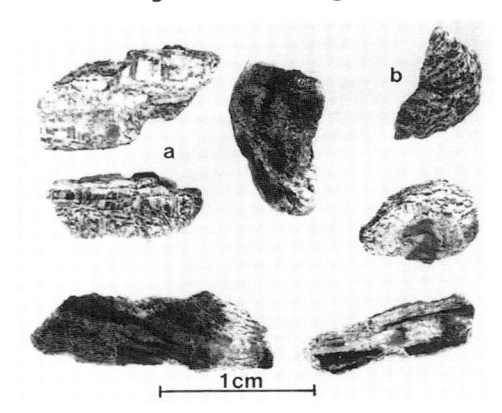

Abb. 1: Schnittdroge

3. **Mikroskopie**
- Mit Messer oder starrer Rasierklinge von der Längsseite eines Wurzelstückes etwas Material abkratzen oder schneiden
- Von einem Teil des Materials Wasserpräparat machen
- Den anderen Teil auf einem Objektträger mit Chloralhydrat-Lösung (RV) versetzen
- Mit Deckglas abdecken und ca. ½ Min. lang vorsichtig zum Sieder erhitzen.

Typische Merkmale: Kleinkörnige, zum Teil zusammengesetzte Stärke, sehr große Calciumoxalatdrusen in dünnwandigem Parenchym, weitlumige Gefäße, Gelbfärbung des Chloralhydratpräparates, Rotfärbung bei Zugabe von Natriumhydroxid-Lösung.

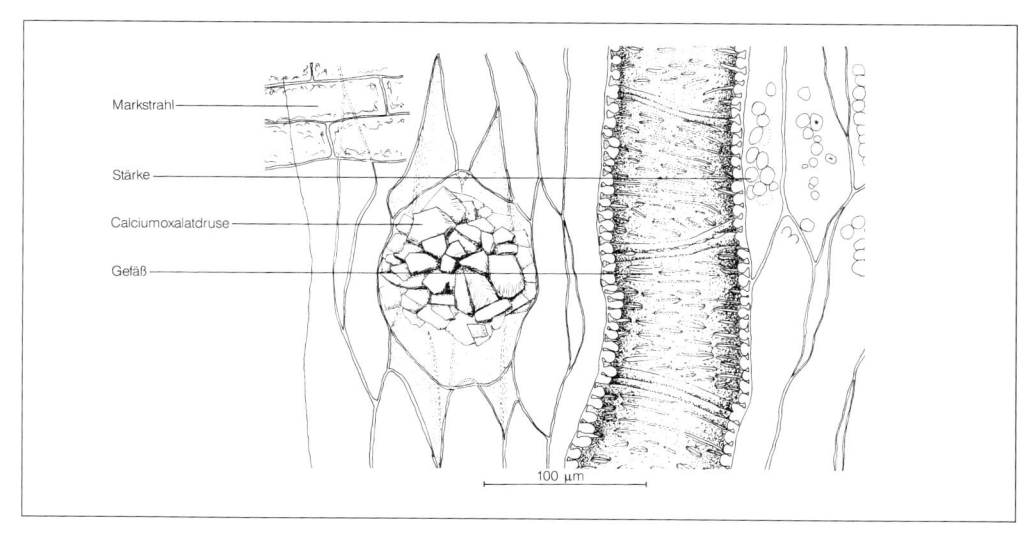

Abb. 2: Wurzel, Längsschnitt

Wurzel, Längsschnitt (Abb. 2): Die Wurzel hat viel dünnwandiges, im Querschnitt rundliches, im Längsschnitt langgestrecktes Parenchym, das reichlich einfache oder aus zwei bis vier Körnern zusammengesetzte Stärke von meist 10 bis 20, selten 2 bis 35 m Größe enthält. Einzelne, oft etwas größere Zellen enthalten eine bis über 100 μm große Calciumoxalatdruse. Die bis 175 μm breiten, in Gruppen von zwei bis fünf angeordneten Gefäße haben netzartige Wandverdickungen. Die zwei oder drei, selten ein bis vier Zellreihen breiten Markstrahlen aus radialgestreckten, dünnwandigen Zellen führen orangegelben bis rotbraunen Inhalt, der sich bei Zugabe von Natriumhydroxid-Lösung (8,5 % m/V) rot färbt. Alte Wurzeln haben sternförmig angeordnete, anomale Leitbündel, die aus einem ringförmigen Kambium entstehen, das nach innen Phloem und nach außen Xylen bildet.

4. Dünnschichtchromatographie
Kieselgel HF$_{254}$. Untersuchungslösung:
- 50 mg gepulverte Droge (Siebnummer 180) mit einer Mischung aus 1 ml Salzsäure 36 % (m/V) und 30 ml Wasser versetzen
- 15 min lang im Wasserbad erhitzen
- Erkalten lassen
- Mit 25 ml Ether ausschütteln
- Ether mit wasserfreiem Natriumsulfat trocknen
- Filtrieren
- Etherische Phase zur Trockne eindampfen
- Rückstand in 0,5 ml Ether aufnehmen.

Referenzlösung: 5 mg Emodin in 5 ml Ether oder authentische Droge wie Untersuchungsmuster behandeln.

Aufzutragende Menge: Je 20 µl Untersuchungs- und Referenzlösung bandförmig (20 mm × 3 mm). [Zur Verwendung von HPTLC-Platten siehe Seite XV.]
Fließmittel: wasserfreie Ameisensäure – Ethylacetat – Petrolether (1 + 24 + 75).
Laufhöhe: 10 cm.
Laufzeit: Ca. 15 min.
▶ Abdunsten des Fließmittels bei Raumtemperatur
▶ Unter der UV-Lampe (365 nm) auswerten
▶ Platte in ein Glasgefäß stellen, in dem sich eine kleine Petrischale mit Ammoniak-Lösung 25% (m/m) befindet
Oder:
▶ Platte mit methanolischer Kaliumhydroxid-Lösung (10% m/V) besprühen
▶ Am Tageslicht auswerten.

Wichtige Zonen: *Mehrere, bei 365 nm gelb fluoreszierende Zonen oberhalb der Referenzsubstanz Emodin (Chrysophanol und Physcion), auf der Höhe des Emodins und darunter (Rhein und Aloe-Emodin), die in Ammoniak-Atmosphäre oder beim Besprühen mit Kohlenhydroxid-Lösung rotorange bis rotviolett werden (Abb. 3).*

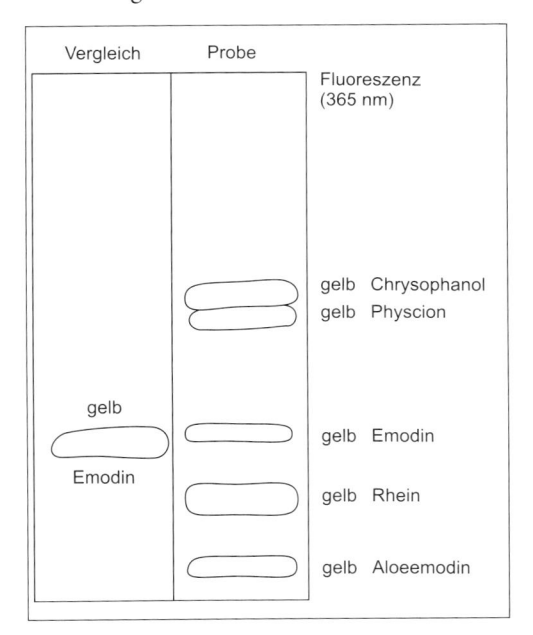

Abb. 3: Dünnschichtchromatogramm von Rhabarberwurzel

5. Reaktion
- 50 mg gepulverte Droge (Siebnummer 300) mit 25 ml Salzsäure 7% (m/V) versetzen
- 15 min lang auf dem Wasserbad erhitzen
- Erkalten lassen
- Mit 20 ml Ether ausschütteln
- Ether abtrennen
- 10 ml Ammoniak-Lösung 10% (m/V) zur Etherphase geben
- Schütteln.

Die wässrige Schicht färbt sich rot (Bornträger-Reaktion auf Anthrachinone).

Einige Untersuchungen zur Qualitätssicherung

1. Reinheit
Rheum-rhaponticum-Wurzel:
- Dünnschichtchromatographie:

Kieselgel HF$_{254}$. Untersuchungslösung:
- 0,2 g gepulverte Droge (Siebnummer 180) mit 2 ml Methanol versetzen
- 5 min lang bei 60 °C im Wasserbad erhitzen
- Abkühlen lassen
- Filtrieren.

Referenzlösung: 10 mg Rhaponticin in 10 ml Methanol.

Aufzutragende Menge: Je 20 µl Untersuchungs- und Referenzlösung bandförmig (20 mm × 3 mm). [Zur Verwendung von HPTLC-Platten siehe Seite XV.]

Fließmittel: Methanol – Dichlormethan (20 + 80).

Laufhöhe: 12 cm.

Laufzeit: Ca. 25 min
- Abdunsten des Fließmittels bei Raumtemperatur
- Unter der UV-Lampe (365 nm) betrachten
- Mit Molybdatophosphorsäure-Schwefelsäure-Lösung (RV) besprühen
- Am Tageslicht auswerten.

Rhabarberwurzel

Wichtige Zonen: Zwischen zwei orangefarbenen bis orangegelben Zonen im oberen Rf-Bereich und einer orangefarbenen im unteren Drittel darf keine hellblau fluoreszierende Zone liegen. Ebenso darf keine hellblau fluoreszierende Zone auf der Höhe der Referenzsubstanz Rhaponticin liegen (Abb. 4). Nach dem Besprühen mit Molybdatophosphorsäure-Schwefelsäure-Lösung würden die hellblau fluoreszierenden Zonen am Tageslicht blau erscheinen.

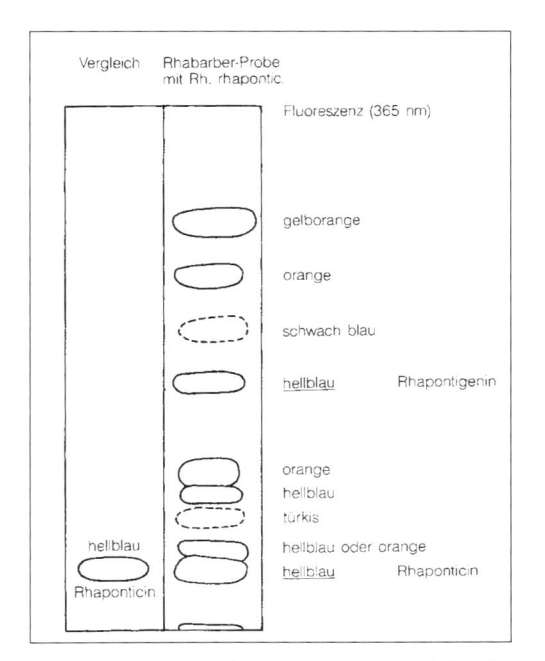

Abb. 4: Dünnschichtchromatogramm von Rhei radix verunreinigt mit Rheum rhaponticum

2. Weitere Prüfungen (Ph. Eur. 6.0)

In der Apotheke durchführbar: Fremde Bestandteile, Trocknungsverlust, Asche, salzsäureunlösliche Asche.

Des Weiteren: Spektralphotometrische Gehaltsbestimmung der Anthrachinone.

Teil II Ringelblumenblüten 1/4

Ringelblumenblüten

(Ph. Eur. 6.0)
(Standardzulassung 1209.99.99, HMPC-Monographie)

Calendulae flos
Flores Calendulae sine calycibus

Die völlig enfalteten, vom Blütenstandsboden abgetrennten, getrockneten Blüten gefülltblühender Varietäten von *Calendula officinalis* L.

Zur Prüfung erforderlich:
- Identität: Ca. 1,5 g.
- Qualitätssicherung: 50 g (kein Verbrauch).

Identität

1. Organoleptik (DAC 2007, Bd. III)
Schwacher Geruch und leicht bitterer, herber Geschmack.

2. Beschreibung der Ganz- und Schnittdroge (Ph. Eur. 6.0, DAC 2007, Bd. III)

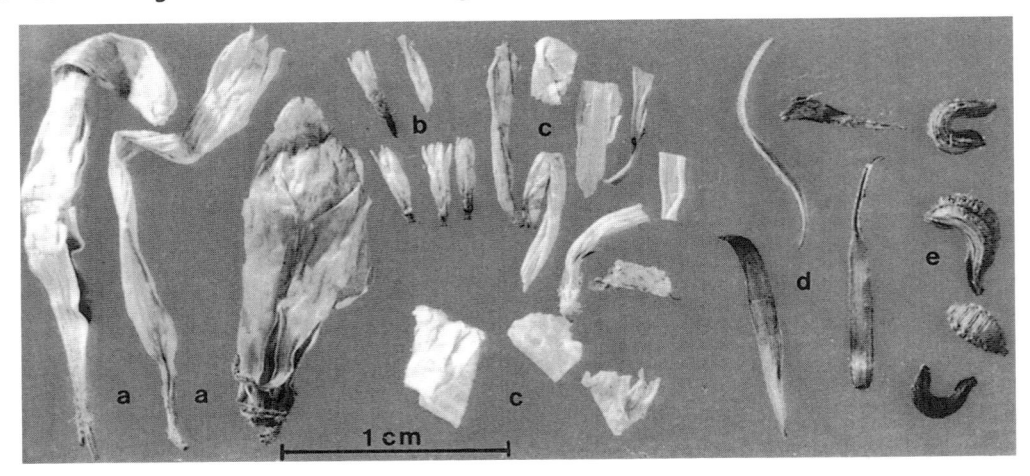

Abb. 1: Ganz- und Schnittdroge

- Einige Blüten in Wasser kurz aufkochen und auf Objektträger ausbreiten.

Ganz- und Schnittdroge (Abb. 1): Gelbe bis orangegelbe, glänzende, meist etwas zerknitterte, bis 25 mm lange, 5 bis 7 mm breite, linealische, an der Spitze dreizähnige, weibliche Zungenblüten (a) oder Bruchstücke davon (c). Sie werden von vier, im oberen Teil spitzbogenartig miteinander verbundenen Leitbündeln durchzogen und besitzen am gelbbräunlichen bis orangebräunlichen röhrenförmigen, teilweise gekrümmten, basalen Teil zahlreiche Haare. Vereinzelt bis etwa

5 mm lange Röhrenblüten (b) mit einer gelben, orangeroten oder rotvioletten Blütenkrone und einer gelbbräunlichen bis orangebräunlichen im unteren Teil behaarten Röhre. An beiden Blütenarten hängt meist ein gelbbrauner bis orangebrauner, teilweise etwas gekrümmter Fruchtknoten ohne Pappus. Kleine, kahnförmige oder eingerollte, am Rücken kurzstachelige, grob quergeriefte Früchte (e) können in geringer Zahl vorkommen (zu Abb. 1 d siehe Prüfungen auf „Reinheit").

3. Mikroskopie
▶ Blüten oder Teile der Blüten auf Objektträger in Chloralhydrat-Lösung (RV) legen

▶ Mit Deckglas abdecken und etwa ½ min lang vorsichtig zum Sieden erhitzen.

Typische Merkmale: Lang gestreckte Epidermiszellen mit Cuticularstreifung, mit lipophilen, runden Einschlüssen, mehrzellige Haare und Drüsenhaare im unteren Teil der Krone.

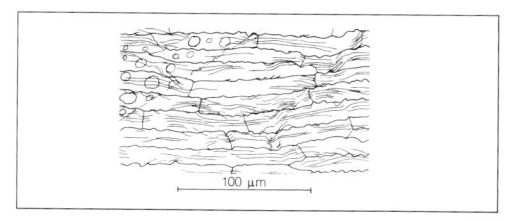

Abb. 2: Epidermis der Krone

Epidermis der Krone (Abb. 2): Die Epidermiszellen sind langgestreckt rechteckig mit geraden oder eckig-buchtigen Wänden. Sie sind zum Teil papillös vorgewölbt, haben eine längsgerichtete Cuticularstreifung und enthalten besonders oberseits zahlreiche, runde oder unregelmäßige, rundliche, lipophile Einschlüsse. Die Epidermiszellen auf der Innenseite der Röhrenblüten sind mehr oder weniger papillenförmig vorgewölbt und enthalten hellgelbe, lipophile Einschlüsse sowie Calciumoxalatdrusen (ohne Abb.).

Krone, Behaarung, Übersicht (Abb. 3), **Drüsenhaar** (Abb. 4): Am unteren Teil der Krone sitzen zahlreiche, mehrzellige, ein- oder zweireihige, dünnwandige Haare mit spitz zulaufender oder eiförmiger Endzelle. Kürzere Haare tragen zum Teil mehrzellige eiförmige Drüsenköpfchen.

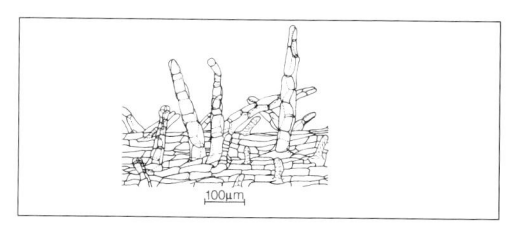

Abb. 3: Krone, Behaarung, Übersicht

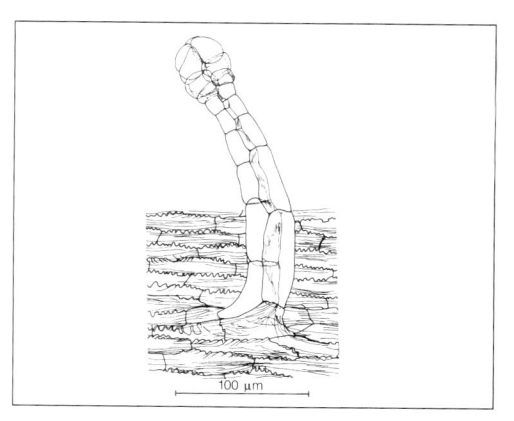

Abb. 4: Drüsenhaar

Narbenpapillen, Pollenkörner (Abb. 5): Der Griffel trägt eine zweiteilige Narbe, die an der Spitze zu kurzen Papillen ausgewachsen ist, auf denen häufig stachelige, bis 40 µm große Pollenkörner mit drei Keimporen liegen.

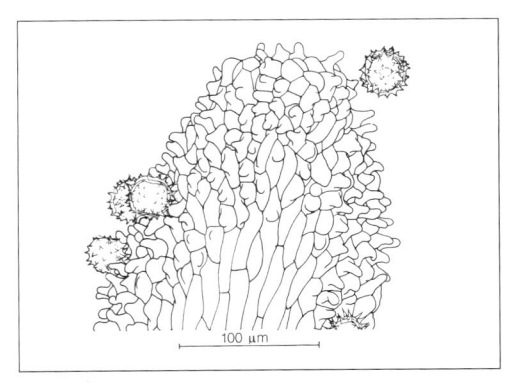

Abb. 5: Narbenpapillen, Pollenkörner

4. Dünnschichtchromatographie
Kieselgel HF$_{254}$. Untersuchungslösung
- 1 g gepulverte Droge (Siebnummer 500) mit 10 ml Methanol versetzen
- 2 min lang bei 60 °C im Wasserbad erhitzen
- Abkühlen lassen
- Filtrieren.

Referenzlösung: 3 mg Rutosid, 2 mg Kaffeesäure und 1 mg Chlorogensäure in 10 ml Methanol lösen oder authentische Droge wie Untersuchungsmuster behandeln.
Aufzutragende Menge: 20 µl Untersuchungslösung und 10 µl Referenzlösung bandförmig (20 mm × 3 mm). [Zur Verwendung von HPTLC-Platten siehe Seite XV.]

Wichtige Zonen: Blaue Zone etwa in Höhe der Kaffeesäure weiter unten eine gelbe, Chlorogensäure, Narcissin, Rutosid, Isorhamnetinrutinorhamnosid (Abb. 6).

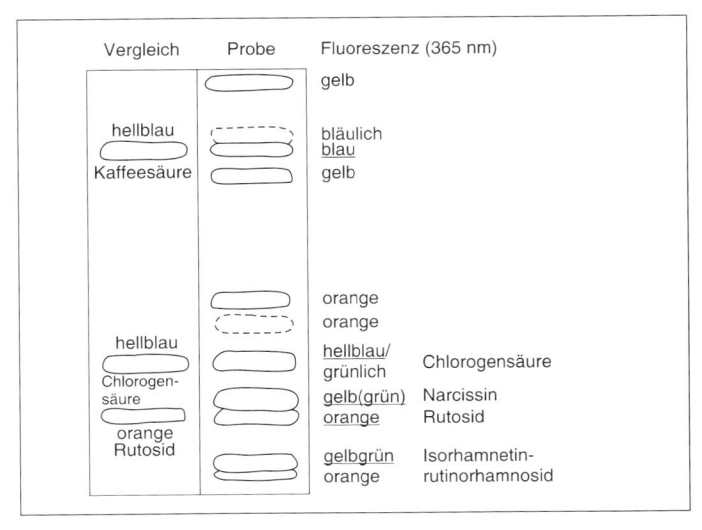

Vergleich	Probe	Fluoreszenz (365 nm)	
		gelb	
hellblau	------	bläulich	
		blau	
Kaffeesäure		gelb	
		orange	
	------	orange	
hellblau		hellblau/grünlich	Chlorogensäure
Chlorogen-säure		gelb(grün)	Narcissin
		orange	Rutosid
orange Rutosid		gelbgrün	Isorhamnetin-
		orange	rutinorhamnosid

Abb. 6: Dünnschichtchromatogramm

Fließmittel: wasserfreie Ameisensäure – Wasser – Ethylacetat (10 + 10 + 80).
Laufhöhe: 10 cm.
Laufzeit: Ca. 50 min.
- Abdunsten des Fließmittels im Warmluftstrom oder im Trockenschrank bei 100° bis 105 °C
- Besprühen der noch warmen Platte mit einer Lösung von Diphenylboryloxyethylamin (1% m/V) in Methanol
- Nach sprühen mit einer Lösung von Macrogol 400 (Polyethylenglycol) (5% m/V) in Methanol
- Etwa 5 min lang auf 100 bis 105 °C erhitzen oder 30 min lang bei Raumtemperatur liegen lassen
- Unter der UV-Lampe (365 nm) auswerten.

Einige Untersuchungen zur Qualitätssicherung

1. Reinheit
Fremde Bestandteile:
- 50 g Droge auf fremde Bestandteile durchsehen.

Höchstens 2,5 g (5%) Hüllkelchblätter (Abb. 1 d); sonstige fremde Bestandteile höchstens 1 g (2%). Auf die eventuell in geringer Menge vorkommenden Früchte (Abb. 1 e) wird weder in Ph. Eur. 6.0 noch in der Standardzulassung näher eingegangen.

2. Weitere Prüfungen (Ph. Eur. 6.0)
In der Apotheke durchführbar: Asche, Trocknungsverlust.
Des Weiteren: Quantitative spektralphotometrische Gehaltsbestimmung der Flavonoide.

Römische Kamille
(Ph. Eur. 6.0)
(Standardzulassung 1069.99.99)

Chamomillae romanae flos
Anthemidis flos
Flores Chamomillae romanae

Die getrockneten Blütenköpfchen der kultivierten, gefülltblütigen Varietät von *Chamaemelum nobile* (L.) ALL. (*Anthemis nobilis* L.).

Zur Prüfung erforderlich:
- Identität: Ca. 1 g.
- Qualitätssicherung: 120 g (20 g Verbrauch).

Identität

1. Organoleptik (DAC 2007, Bd III)
Starker, angenehmer, für die Art charakteristischer Geruch und bitterer, aromatischer Geschmack.

2. Beschreibung der Ganz- und Schnittdroge (Ph. Eur. 6.0, DAC 2007, Bd III)

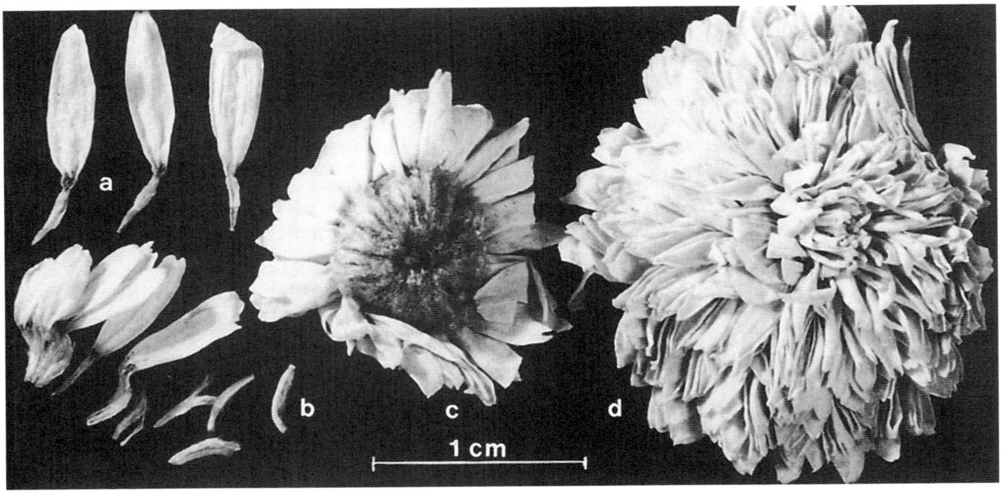

Abb. 1: Ganz- und Schnittdroge

Ganz- und Schnittdroge (Abb. 1): Halbkugelige, 1 bis 2 cm breite Blütenköpfchen (1 d) mit einem Hüllkelch aus zwei oder drei Reihen dicht dachziegelartig angeordneter, länglich eiförmiger, stumpflicher Hüllkelchblättchen mit trockenhäutigem Rand (1 c).

3. Mikroskopie

▶ Blütenköpfchen mit feiner Pinzette auseinanderzupfen und je einige Hüllkelchblätter, Spreublätter und Blüten auf Objektträger in einige Tropfen Chloralhydrat-Lösung (RV) legen

▶ Mit Deckglas abdecken und etwa ½ min lang vorsichtig zum Sieden erhitzen.

Typische Merkmale: *Papillöse Epidermis der Kronblattoberseite, Haare mit vier- oder fünfzelliger Basis und langer Endzelle, Asteraceendrüsenschuppen.*

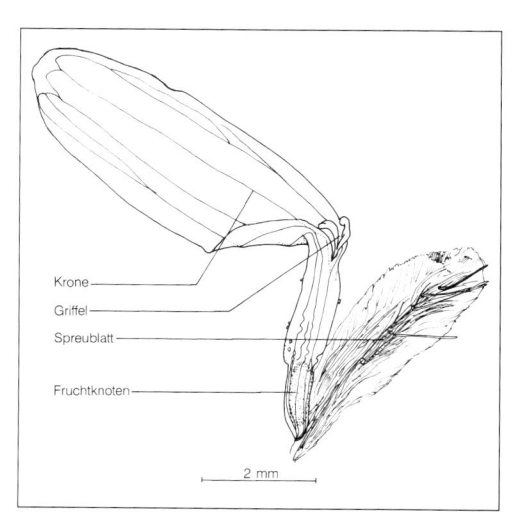

Zungenblüte mit Spreublatt (Abb. 2): Auf dem kegelförmigen, massiven Blütenstandsboden stehen zusammen mit kleinen, lanzettlichen, kahnfömigen, stumpfen, durchscheinenden Spreublättchen (Abb. 1 b, 2) zahlreiche mattweiße, lanzettliche, zungenförmige Blüten (Abb. 1 a, 2) und zentral einige wenige fahlgelbe Röhrenblüten. Der Fruchtknoten trägt einen fadenförmigen Griffel mit zweilappiger Narbe, ist unterständig und gelblich bis dunkelbraun.

Abb. 2: Zungenblüte mit Spreublatt

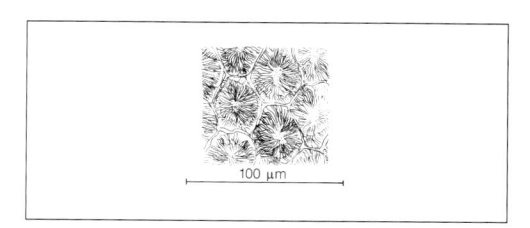

Zungenblüte, Epidermis, Oberseite (Abb. 3): Die Epidermis der Oberseite der Zungenblüte besteht aus rundlich polygonalen oder im Umriss leicht welligen, kurz papillös emporgewölbten Zellen mit feiner, auf die Mitte der Zelle hin ausgerichteter Kutikularstreifung. Die Epidermis der Unterseite besteht aus lang rechteckigen, geradwandig- oder etwas wellig-buchtigen Zellen mit längsstreifiger Kutikula. Fruchtknoten und Kronblattunterseite tragen Asteraceendrüsenschuppen (siehe Abb. 5).

Abb. 3: Zungenblüte, Epidermis, Oberseite

Haare von Hüllkelchblatt oder Spreublatt (Abb. 4), **Asteraceendrüsenschuppen** (Abb. 5): Die Epidermen der Hüllkelchblätter und Spreublätter sind einander sehr ähnlich. Sie bestehen aus langgestreckt faserförmigen, dünnwandigen Zellen, unter denen, besonders im mittleren Teil, stark verdickte und getüpfelte, faserförmige Zellen liegen. Beide Blattarten haben unterseits bis 500 µm lange Haare mit einer basalen Reihe von drei bis fünf kurzen Zellen und einer langen, oft gewundenen, dünnwandigen Endzelle sowie breitovale Asteraceendrüsenschuppen, die auf einem kurzen Stiel ein aus meist vier Etagen bestehendes Köpfchen tragen. Auf den Hüllkelchblättern kommen Spaltöffnungsapparate mit drei bis fünf Nebenzellen vor.

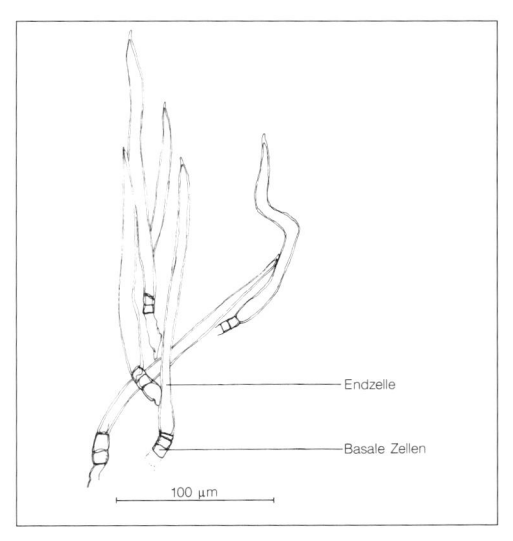

Abb. 4: Haare von Hüllkelchblatt oder Spreublatt

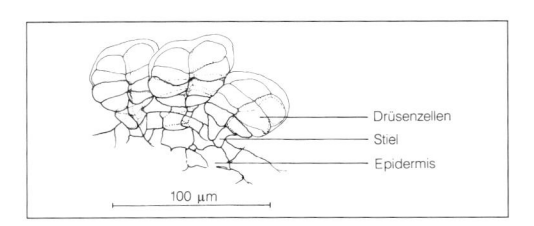

Abb. 5: Asteraceendrüsenschuppen

Pollenkörner (Abb. 6): Die 30 bis 35 µm großen Pollenkörner der wenigen Röhrenblüten sind rundlich und haben eine kurz und grob stachelige Exine und drei Keimöffnungen.

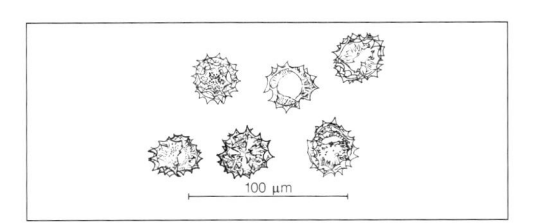

Abb. 6: Pollenkörner

4. Dünnschichtchromatographie
Kieselgel HF$_{254}$. Untersuchungslösung:
- 0,1 g gepulverte Droge (Siebnummer 710) mit 2 ml Methanol versetzen
- 10 min lang auf dem Wasserbad bei 60 °C extrahieren
- Abkühlen lassen
- Filtrieren.

Referenzlösung: 1 mg Kaffeesäure und 2,5 mg Hyperosid in 10 ml Methanol oder authentische Droge wie Untersuchungsmuster behandeln.
Aufzutragende Menge: Je 10 µl Untersuchungs- und Referenzlösung bandförmig (20 mm × 3 mm). [Zur Verwendung von HPTLC-Platten siehe Seite XV.]
Fließmittel: Wasser – wasserfreie Ameisensäure – Ethylacetat (5 + 10 + 100)*.
Laufhöhe: 10 cm.
Laufzeit: Ca. 35 min.
- Abdunsten des Fließmittels im Warmluftstrom oder im Trockenschrank bei 100° bis 105 °C
- Besprühen der noch warmen Platte mit einer Lösung von Diphenylboryloxyethylamin (1% m/V) in Methanol
- Nachsprühen mit einer Lösung von Macrogol 400 (Polyetylenglycol) (5% m/V) in Methanol
- Einige Minuten lang auf 100° bis 105 °C erhitzen oder 30 min lang bei Raumtemperatur stehen lassen
- Unter der UV-Lampe (365 nm) auswerten.

Wichtige Zonen: Apigenin und Luteolin etwa auf der Höhe der Kaffeesäure sowie Apigenin-7-glucosid und Apiin kurz oberhalb des Hyperosids (Abb. 7).

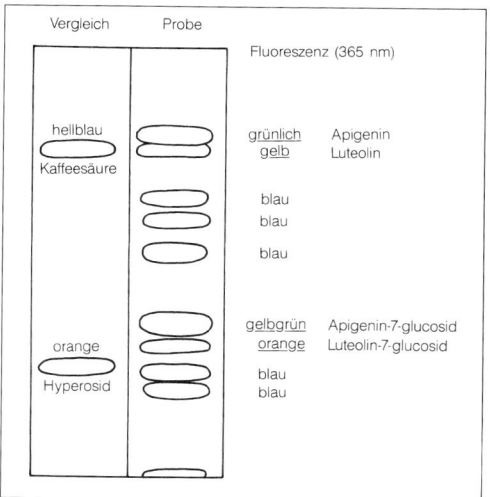

Abb. 7: Dünnschichtchromatogramm

---

* Für das in der Ph. Eur. 6.0 vorgesehene Fließmittel wird bei schlechterer Trennung eine längere Laufzeit benötigt.

Einige Untersuchungen zur Qualitätssicherung

1. Reinheit
   A. Durchmesser der Blütenköpfchen:
   ▶ 100 g Droge auf Blütenköpfchen mit einem Durchmesser von weniger als 8 mm durchsehen.

   Höchstens 3 g (3%) kleinere Blütenköpfchen, die von Chrysanthemum parthenium (L) BERNH. stammen, die außerdem keine Spreublätter besitzen.

   B. Beschaffenheit der Droge:
   ▶ Braune oder dunkel gefärbte Blütenköpfchen dürfen nicht anwesend sein.

   Missfarbige Droge deutet auf unsachgemäße Trocknung hin.

2. Gehaltsbestimmung
   Gehalt an ätherischem Öl:
   ▶ Einwaage: 20,0 g Droge
   ▶ 250 ml Wasser im 500-ml-Rundkolben
   ▶ Vorlage: 0,50 ml Xylol
   ▶ Destillation: 3 h lang bei 3 bis 3,5 ml in der min
   ▶ Volumen im Messrohr nach der Destillation mindestens 0,64 ml.

   Entspricht einem Gehalt von 0,7% (V/m) an ätherischem Öl.

3. Weitere Prüfungen (Ph. Eur. 6.0)
   In der Apotheke durchführbar: Trocknungsverlust, Asche.

Teil II **Rosenöl** 1/2

Rosenöl
(DAB 6)

Rosae aetheroleum
Oleum Rosae
Rosa-Arten-Kronblätteröl

Löslichkeit: Mischbar mit absol. Ethanol, Ether, Benzin, Chloroform, fetten Ölen, flüssigem Paraffin, Petroläther; unvollständig mischbar mit Ethanol 90% (V/V).

Zur Prüfung erforderlich:
- Identität: Ca. 1 Tropfen.
- Qualitätssicherung: Ca. 13 Tropfen.

Identität

1. Organoleptik
Farblose bis gelbliche Flüssigkeit, die nadel- oder lamellenförmige Kristalle enthalten kann; Rosengeruch; scharfer Geschmack. Beim Abkühlen unter 25 °C Abscheiden von Kristallen, bei ca. 14 °C Erstarren zu einem Kristallbrei.

2. Relative Dichte
0,850 bis 0,865 (bei 30 °C).

3. Dünnschichtchromatographie
Kieselgel F_{254}
Untersuchungslösung: 1 Tropfen Substanz in 9 Tropfen Ethanol 96% (V/V).
Vergleichslösung: 10 mg Geraniol in 1 ml Ethanol 96% (V/V).
Aufzutragende Menge: 2 µl bandförmig (15 mm × 3 mm).
Fließmittel: Toluol — Ethylacetat (19 + 1).
Laufhöhe: 12 cm.
Laufzeit: Ca. 40 min.
- Abdunsten des Fließmittels
- Besprühen mit Anisaldehyd-Lösung (RV)
- 5 bis 10 min lang im Trockenschrank auf 100 ° bis 105 °C erhitzen.

Mehrere Flecke u. a. bei Rf ca. 0,2 (rotviolett – Geraniol); 0,3 (violett); 0,5 (bräunlich); 0,6 (rotbraun) (vgl. auch Rosenwasser).

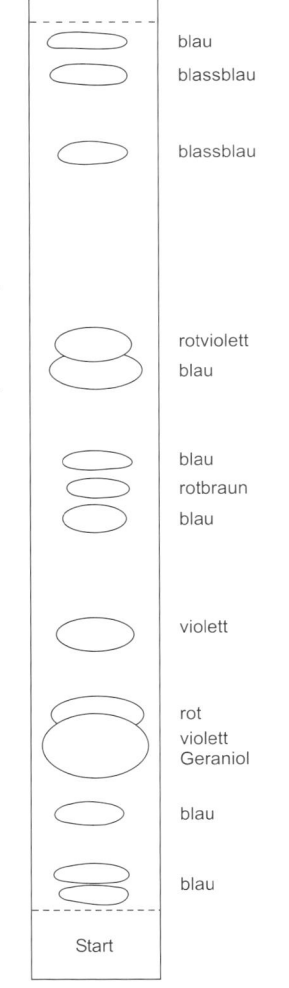

Chromatogramm (von oben nach unten):
- blau
- blassblau
- blassblau
- rotviolett
- blau
- blau
- rotbraun
- blau
- violett
- rot / violett / Geraniol
- blau
- blau
- Start

Einige Untersuchungen zur Qualitätssicherung

1. **Reinheit**
   A. Ethanol:
   ▶ Zwei Tropfen Substanz in einem Reagenzglas sorgfältig auf Wasser schichten.

   An der Berührungsfläche darf keine milchige Trübung auftreten. Andernfalls liegen Verunreinigungen durch Ethanol vor.

   B. Fette Öle und verharzte ätherische Öle:
   ▶ 1 Tropfen Substanz auf Filterpapier auftropfen
   ▶ 24 Std. lang liegenlassen.

   Durchscheinender oder fettartiger Fleck zeigt fette Öle und verharzte ätherische Öle an.

   C. Wasser:
   ▶ 10 Tropfen Substanz mit 1 ml Schwefelkohlenstoff mischen
   ▶ Bei Tageslicht gegen einen dunklen Untergrund mit 1 ml Schwefelkohlenstoff vergleichen.

   Es darf keine Trübung auftreten, andernfalls liegen Verunreinigungen durch Wasser vor.

2. **Weitere Prüfungen** (DAB 6, Helv. VI)
   In der Apotheke durchführbar: Schwermetalle, organische Halogenverbindungen, Peroxide.
   Des Weiteren: Brechungsindex, optische Drehung.

Rosmarinblätter
(Ph. Eur. 6.0)
(Standardzulassung 1219.99.99)

Rosmarini folium
Folia Rosmarini

Die getrockneten Laubblätter von *Rosmarinus officinalis* L.

Zur Prüfung erforderlich:
- Identität: Ca. 5 g.
- Qualitätssicherung: 125 g (25 g Verbrauch).

Identität

1. Organoleptik (Ph. Eur. 6.0, DAC 2007, Bd. III)
Stark aromatischer Geruch und aromatischer, schwach bitterer Geschmack.

2. Beschreibung der Schnittdroge (Ph. Eur. 6.0, DAC 2007, Bd. III)

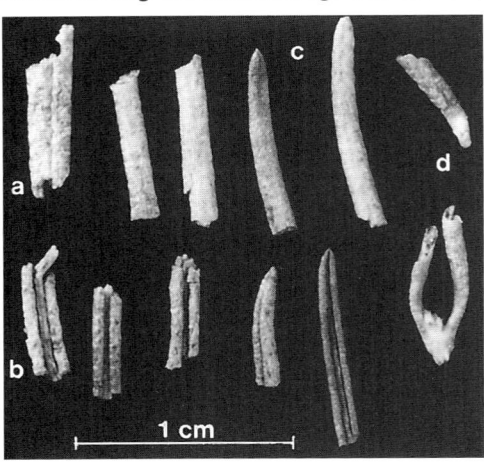

Abb. 1: Schnittdroge

Schnittdroge (Abb. 1): Nadelförmige, 1 bis 4 mm breite, derbe, aber brüchige Blattstücke, oberseits (a) graugrün, stark runzelig und von dem eingesenkten Mittelnerv rinnig durchzogen; meist kahl, nur junge Blätter oberseits behaart, Blattrand glatt. Blätter nach unten (b) sehr stark eingerollt. Die weißgrau-filzige Unterseite mit der stark hervortretenden Mittelrippe ist nur als schmaler Streifen sichtbar. Blätter am oberen Ende (c) stumpf, aber durch die Einrollung spitz erscheinend, am Grund (d) sitzend und bisweilen filzig behaart.
Geringe Anteile filzig behaarter Zweigstückchen und brauner, zweilippiger Kelche bzw. Kelchreste können vorkommen. (Siehe Prüfung auf Reinheit).

3. Mikroskopie
- Einige Blattstücke 5 min lang in Wasser aufkochen
- In eine Mischung aus Ethanol 70 % (V/V) und Glycerol (9 + 1 V/V) 10 min lang legen
- Mit frischer Rasierklinge mehrere Flächenschnitte von der Ober- bis in die Unterseite hinein anfertigen

▶ Andere Fragmente zwischen zugespitzes Styropor-Stückchen einklemmen und Querschnitte machen
▶ Alle Schnitte auf Objektträger in Chloralhydrat-Lösung (RV) legen
▶ Mit Deckglas abdecken und ½ min lang zum Sieden erhitzen.

Typische Merkmale: *Oberseits polygonale, unterseits stark wellig-buchtig Epidermis mit Etagensternhaaren, Lamiaceendrüsenschuppen und Drüsenhaaren.*

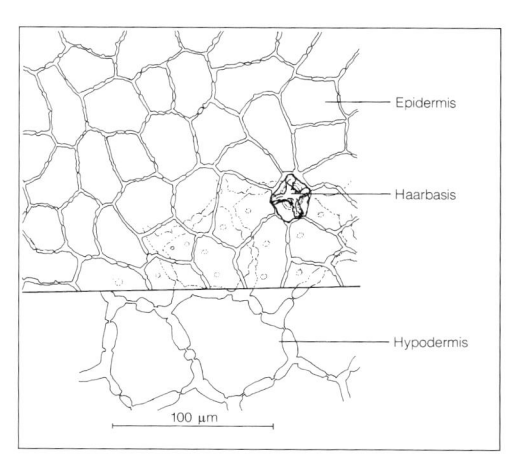

Epidermis, Oberseite (Abb. 2): Epidermiszellen polygonal, gerad- und derbwandig, getüpfelt, gelegentlich kommen Drüsenhaare oder Haarbasen vor. Darunter farbloses, großzelliges, kollenchymatisch verdicktes, getüpfeltes Hypoderm.

Abb. 2: Epidermis, Oberseite

Epidermis, Unterseite (Abb. 3): Kaum erkennbare, dünnwandige, wellig-buchtige Epidermiszellen mit vielen diacytischen Spaltöffnungsapparaten und strauchig-ästig verzweigten, mehrzelligen Gliederhaaren (Etagensternhaare) sowie große Lamiaceendrüsenschuppen und Drüsenhaare mit ein- oder zweizelligem Köpfchen.

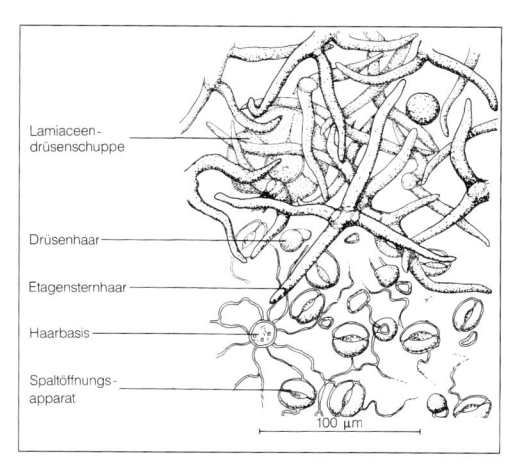

Abb. 3: Epidermis, Unterseite

Querschnitt (Abb. 4): Epidermiszellen oberseits mit stark kutiniserter, verdickter Außenwand. Darunter liegt fast überall ein einschichtiges Hypoderm, das an den Leitbündeln mehrschichtig trichterförmig sein und ins Mesophyll hineinragen kann; zwei oder drei Lagen Palisadenparenchym; lockeres Schwammparenchym; Epidermiszellen unterseits dünnwandig; Behaarung wie bei „Epidermis, Unterseite (Abb. 3)" beschrieben.

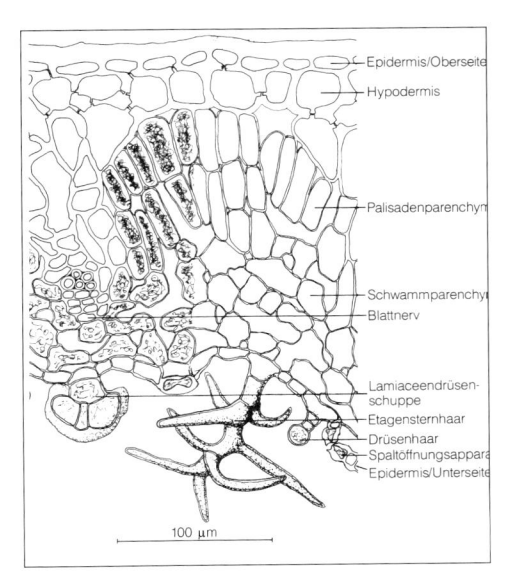

Abb. 4: Querschnitt

4. Dünnschichtchromatographie
Kieselgel HF_{254}:
A. Ätherisches Öl
Untersuchungslösung: 20 µl des unter „Gehaltsbestimmung" erhaltenen ätherischen Öles mit 1 ml Methanol verdünnen
Referenzlösung: 5 mg Borneol und Bornylacetat und 10 µl Cineol in 1 ml Methanol oder authentische Droge wie Untersuchungsmuster behandeln.
Aufzutragende Menge: 20 µl Untersuchungslösung und 10 µl Referenzlösung bandförmig (20 mm × 3 mm). [Zur Verwendung von HPTLC-Platten siehe Seite XV.]
Fließmittel: Ethylacetat – Toluol (5 + 95).
Laufhöhe: 15 cm.
Laufzeit: Ca. 40 min.
▶ Abdunsten des Fließmittels
▶ Besprühen mit frisch (!) bereiteter Anisaldehyd-Lösung (RV)
▶ 10 min lang im Trockenschrank bei 100 bis 105 °C erhitzen
▶ Am Tageslicht auswerten.

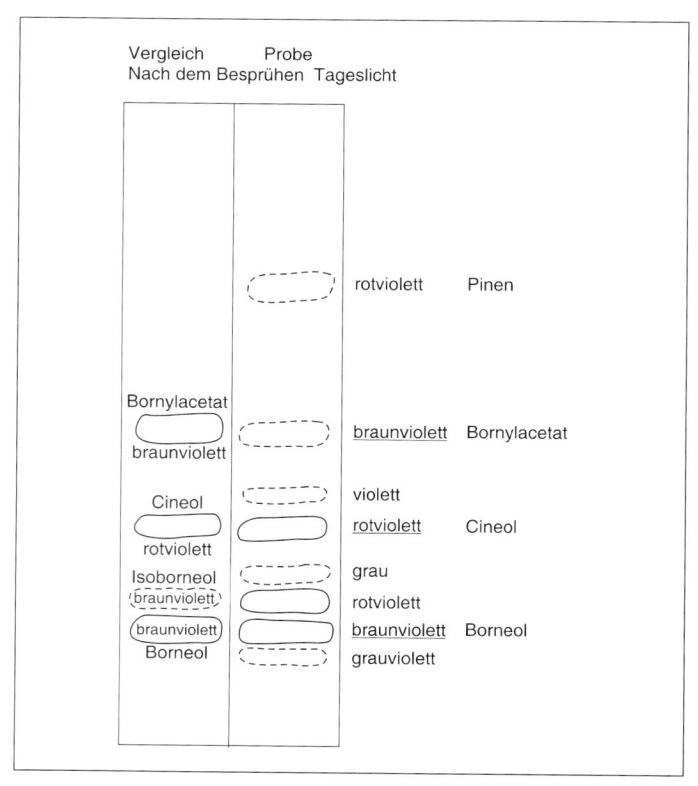

Wichtige Zonen: Bornylacetat, Cineol, Borneol (Abb. 5, synthetisches Borneol zeigt im DC 2 Zonen).

```
Vergleich        Probe
Nach dem Besprühen   Tageslicht

                              rotviolett     Pinen

Bornylacetat
                              braunviolett   Bornylacetat
braunviolett
    Cineol                    violett
                              rotviolett     Cineol
   rotviolett
   Isoborneol                 grau
  (braunviolett)              rotviolett
  (braunviolett)              braunviolett   Borneol
    Borneol                   grauviolett
```

Abb. 5: Dünnschichtchromatogramm

Kieselgel HF$_{254}$. Hydroxyzimtsäuren:
Untersuchungslösung:
▶ 1 g gepulverte Droge (Siebnummer 355) mit 10 ml Methanol verreiben
▶ Filtrieren.
Referenzlösung: 5 mg Rosmarinsäure und 1 mg Kaffeesäure in 10 ml Methanol lösen oder authentische Droge wie Untersuchungsmuster behandeln.
Aufzutragende Menge: 20 µl Untersuchungslösung und 10 µl Referenzlösung bandförmig (20 mm × 3 mm). [Zur Verwendung von HPTLC-Platten siehe Seite XV.]
Fließmittel: Wasserfreie Ameisensäure – Aceton – Dichlormethan (8,5 + 25 + 85).
Laufhöhe: 10 cm.
Laufzeit: Ca. 20 min.
▶ Abdunsten des Fließmittels bei Raumtemperatur
▶ Unter UV-Lampe (365 nm) auswerten.

| Teil II | Rosmarinblätter | 5/5 |

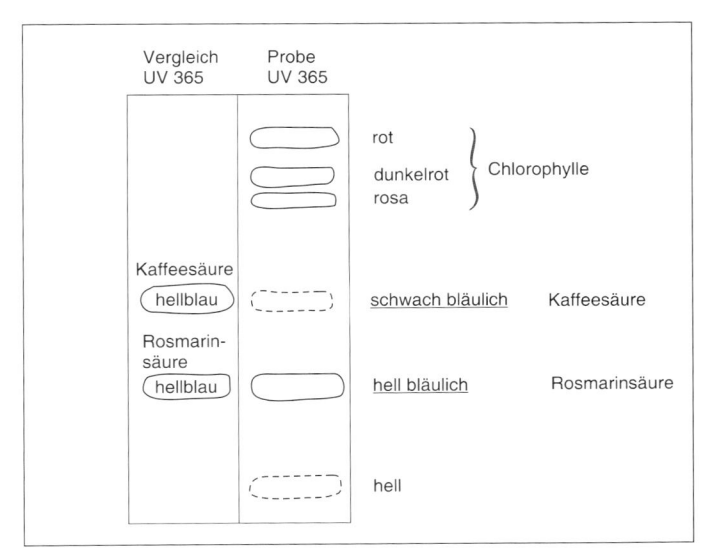

```
Vergleich    Probe
UV 365       UV 365
                         ⬭    rot      ⎫
                         ⬭    dunkelrot ⎬ Chlorophylle
                         ⬭    rosa     ⎭

Kaffeesäure
 ( hellblau )   (------)  schwach bläulich    Kaffeesäure
Rosmarin-
säure
 ( hellblau )   ⬭        hell bläulich       Rosmarinsäure

                (------)  hell
```

Wichtige Zonen: *Eine schwache Zone von Kaffeesäure und eine intensive von Rosmarinsäure (Abb. 6).*

Abb. 6: Dünnschichtchromatogramm

Einige Untersuchungen zur Qualitätssicherung

1. Reinheit
Fremde Bestandteile:
▶ 100 g Droge auf fremde Bestandteile durchsehen.

Höchstens 2 g (2%) fremde Bestandteile, höchstens 5 g (5%) verholzte, braune Stängelteile.

2. Gehaltsbestimmung
Gehalt an ätherischem Öl:
▶ Einwaage: 25,0 g zerstoßene Droge
▶ 300 ml Wasser im 1000-ml-Rundkolben
▶ Keine Vorlage
▶ Destillation: 3h lang bei 2 bis 3 ml in der min
▶ Volumen im Messrohr nach der Destillation mindestens 0,30 ml.

Entspricht einem Gehalt von mindestens 1,2 % (V/m) an ätherischem Öl.

3. Weitere Prüfungen (Ph. Eur. 6.0)
In der Apotheke durchführbar: Wasser, Asche.
Des Weiteren: Spektralphotometrische Gehaltsbestimmung der Hydroxyzimtsäure-Derivate.

Rosmarinöl
(Ph. Eur. 7.0)

Rosmarini aetheroleum
Oleum Rosmarini
Aetheroleum Rosmarini
Rosmarinus-officinalis-
 Blätteröl
Ätherisches Rosmarinöl
Rosemary Oil

Löslichkeit: Mischbar mit Dichlormethan, Ethanol, Ether, Toluol, fetten Ölen.

Zur Prüfung erforderlich:
- Identität: Ca. 20 mg.
- Qualitätssicherung: Ca. 12,3 g.

Identität

1. Organoleptik
Nahezu farblose bis schwach gelbliche Flüssigkeit; charakteristischer eukalyptusähnlicher Geruch; bitterer, kühlender Geschmack.

2. Relative Dichte
0,895 bis 0,920.

3. Dünnschichtchromatographie
Kieselgel F_{254}.
Untersuchungslösung: 20 mg Substanz in 1,0 ml Toluol.
Referenzlösung: 5 mg Borneol, 5 mg Bornylacetat und 10 µl Cineol in 10 ml Toluol.
Aufzutragende Menge: Je 10 µl bandförmig (15 mm x 3 mm).
Fließmittel: Toluol – Ethylacetat (95 + 5).
Laufhöhe: Zweimal je 10 cm.
Laufzeit: Zweimal 20 min mit 15 min Zwischentrocknung.
- Abdunsten des Fließmittels bei Raumtemperatur
- Besprühen mit frisch (!) bereitetem Anisaldehyd-Reagenz (RV)
- Im Trockenschrank 5 bis 10 min lang auf 100° bis 105 °C erhitzen
- Im Tageslicht auswerten

Mehrere Flecke u. a. bei Rf ca. 0,7 (braun-Bornylacetat); Rf ca. 0,5 (violett-Cineol); Rf ca. 0,3 (braun-Borneol) in Höhe der Vergleichssubstanzen mit etwa gleicher Farbe und Intensität. Weitere rötlich-violett gefärbte Zonen können auftreten.

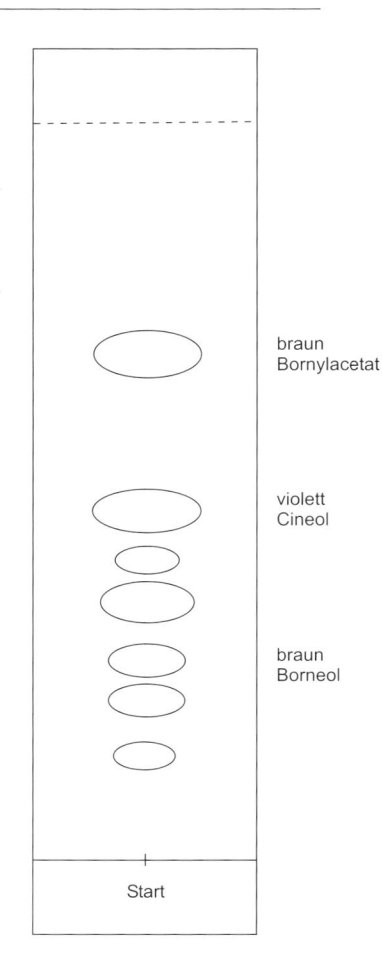

Einige Untersuchungen zur Qualitätssicherung

1. **Reinheit**
   A. Fremde Ester in ätherischen Ölen:
   ▶ 1,0 ml Substanz in 3,0 ml einer frisch hergestellten 10% Lösung (m/V) von Kaliumhydroxid in Ethanol 96% (V/V) lösen
   ▶ 2 min lang im siedenden Wasserbad erwärmen und abkühlen, 30 min lang stehen lassen.

   Es darf sich kein kristalliner Niederschlag bilden. Andernfalls liegen Verunreinigungen durch fremde Ester vor.

   B. Fette Öle, verharzte ätherische Öle in ätherischen Ölen:
   ▶ 1 Tropfen Substanz auf Filterpapier tropfen
   ▶ 24 Std. lang liegen lassen.

   Durchscheinender oder fettartiger Fleck zeigt fette Öle und verharzte ätherische Öle an.

   C. Wasserlösliche Anteile in ätherischen Ölen:
   ▶ In einen 50 ml Messzylinder 20 ml gesättigte Natriumchlorid-Lösung (RV) einfüllen
   ▶ Vorsichtig 10 ml Substanz darüber schichten und Phasengrenze markieren
   ▶ Durchmischen
   ▶ Absetzen lassen.

   Das Volumen der Substanzschicht darf nicht verändert sein. Andernfalls liegen unzulässige wasserlösliche Anteile vor.

2. **Weitere Prüfungen** (Ph. Eur. 7.0; DAC 2007, Bd. III)
   In der Apotheke durchführbar: Säurezahl.
   Des Weiteren: Brechungsindex, Optische Drehung, Chromatographisches Profil (Gaschromatographie).

Ruhrkrautblüten*

(DAC 2005, Standardzulassung 1649.99.99, HMPC-Monographie in Arbeit)

Helichrysi Flos
Flores Helichrysi
Flores Stoechados citrinae
Flores Gnaphalii arenarii

Die getrockneten Blütenstände von *Helichrysum arenarium* (L.) Moench:

Zur Prüfung erforderlich:
- Identität: Ca. 2 g.
- Qualitätssicherung: 100 g (kein Verbrauch).

Identität

1. Organoleptik (DAC 2005)
Schwach aromatischer Geruch und schwach bitterer Geschmack.

2. Beschreibung der Ganzdroge

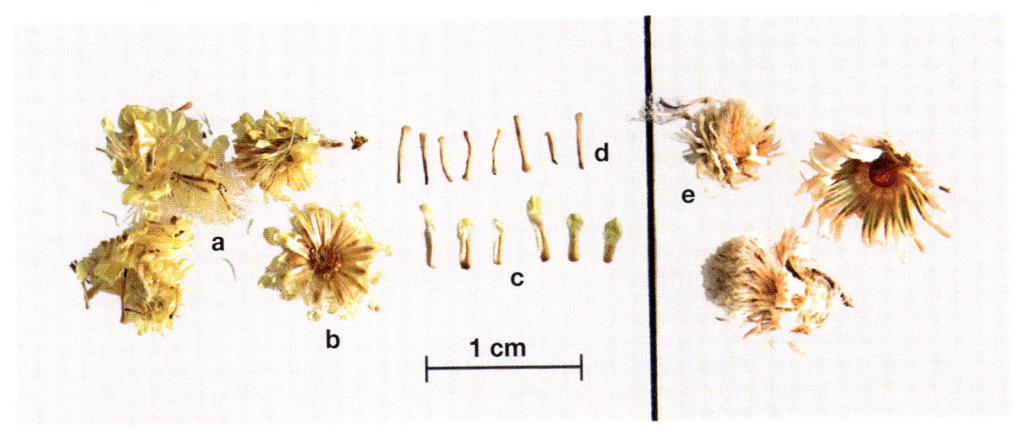

Abb. 1: Ganzdroge

---

* Die deutschsprachige Namensgebung ist uneinheitlich. Ruhrkrautblüten werden auch Sand-Strohblumen oder gelbe Katzenpfötchenblüten genannt. Nach Schmeil/Fitschen ist Ruhrkraut *Gnaphalium*, während *Helichrysum arenarium* die Strohblume ist. Das vom DAC zitierte Synonym Katzenpfötchenblüten steht im Schmeil/Fitschen für Blüten von *Antennaria dioica* (weiße Katzenpfötchenblüten).

Bis zu 7 mm weite Blütenkörbchen einzeln oder trugdoldig zu mehreren auf kurzen, filzig behaarten Stielen stehend (a). Die Blütenkörbchen werden von 30 bis 50 dachziegelartig, mehrreihig angeordneten, bis 5 mm langen, gelben Hüllblättern umgeben (b). Die äußeren Hüllblätter (c) sind eiförmig-lanzettlich und trockenhäutig, die inneren, schmallanzettlichen haben ein auffallendes, gewölbtes, zunächst locker anliegendes, nach dem völligen Trocknen abstehendes, kahles gelbes Anhängsel. Durch die wollige Behaarung sind die Blütenköpfchen miteinander verklebt. Auf dem kahlen Blütenstandsboden befinden sich zahlreiche 6 bis 7 mm lange, gelbe bis orangegelbe Röhrenblüten, von denen die eine Reihe bildenden Randblüten weiblich und die Scheibenblüten zwittrig sind (d). Der röhrenförmige Teil der Blüten (Abb. 2) läuft vorn in fünf dreieckige Zipfel aus. Alle Blüten haben einen haarartigen Pappus, der etwa so lang wie die Kronröhre ist und einen unterständigen, verhältnismäßig kurzen Fruchtknoten. (Zu Abb. 1e siehe „Prüfung auf „Fremde Bestandteile".)

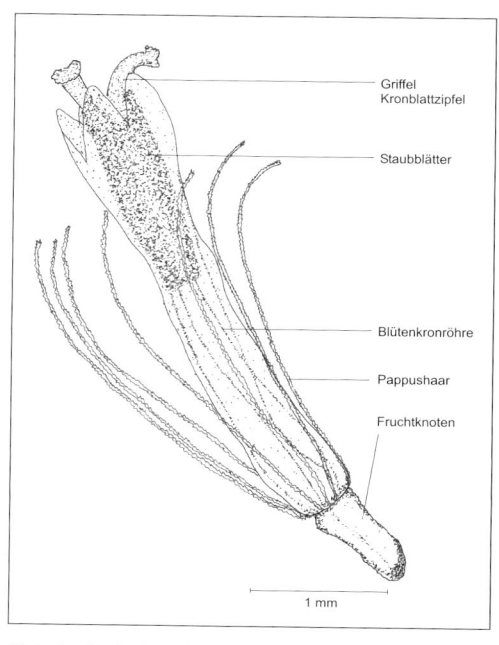

Abb. 2: Zwittrige Blüte

(Beschriftungen: Griffel, Kronblattzipfel, Staubblätter, Blütenkronröhre, Pappushaar, Fruchtknoten; Maßstab 1 mm)

3. Mikroskopie

- Einige Blütenköpfchen etwa 10 min lang in Wasser legen
- Blütenköpfchen in eine Mischung aus 10 Volumteilen 2-Propanol und 1 Volumteil Glycerol einlegen
- Mit der Pinzette einige Hüllblätter abzupfen und auf Objektträger legen
- Einige Röhrenblüten mit feiner Pinzette abzupfen und auf Objektträger legen
- Einzelne Röhrenblüten mit schmaler Pinzette fassen und auf glatter Unterlage mit Rasierklinge in Längsrichtung zerschneiden und Teile auf Objektträger legen

oder

- Droge pulverisieren und auf Objektträger streuen
- Zu allen Präparaten einige Tropfen Chloralhydrat-Lösung (RV) geben
- Mit Deckglas abdecken und kurz zu Sieden erhitzen.

Typische Merkmale: Langgestreckte Epidermis der Hüllblätter, die im unteren Bereich mit wollig filzigen, mehrzelligen Haaren besetzt sind; schlanke Pappusborsten, an den Kronzipfeln papillöse längliche Epidermis der Kronröhre mit mehrzelligen Drüsenhaaren, stachelige Pollenkörner.

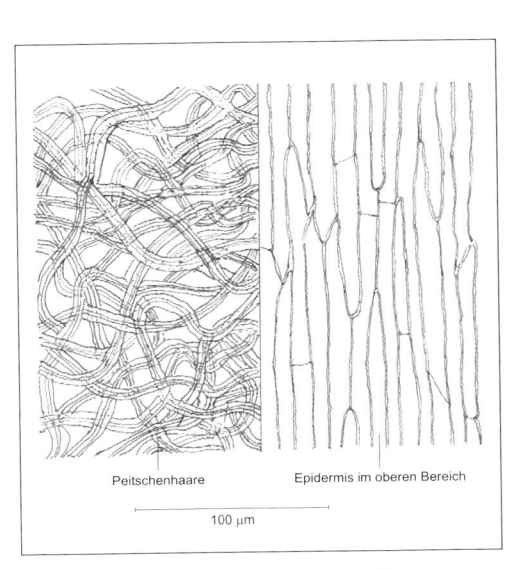

Abb. 3: Epidermis der Hüllblätter und Wollhaare

Epidermis der Hüllblätter und Wollhaare (Abb. 3): Bruchstück der Hüllblätter mit einer in Längsrichtung gestreckten, geradwandigen Epidermis, die beiderseits spitz oder in schräg, selten rechtwinklig gestellten Querwänden enden. Besonders im unteren Bereich zahlreiche Peitschenhaare mit zwei oder drei kurzen Basalzellen und einer sehr langen gewundenen Endzelle. Auf der äußeren Seite einzelne Asteraceen-Drüsenschuppen (ohne Abb.).

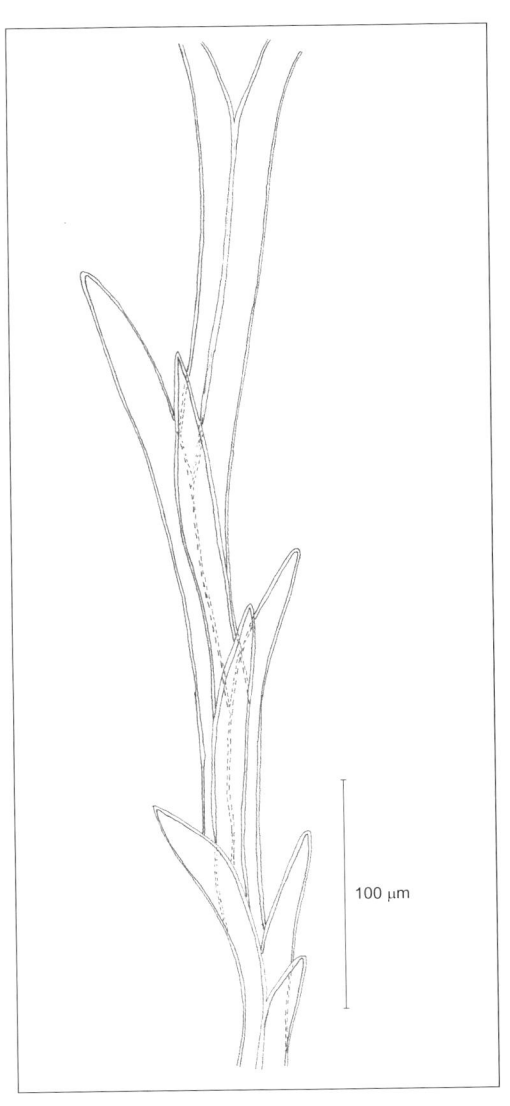

Abb. 4: Bruchstück eines Pappushaares

Bruchstück eines Pappushaares (Abb. 4): Langgestreckte aus wenigen nebeneinander liegenden Zellen bestehende Pappushaare mit abstehenden Spitzen.

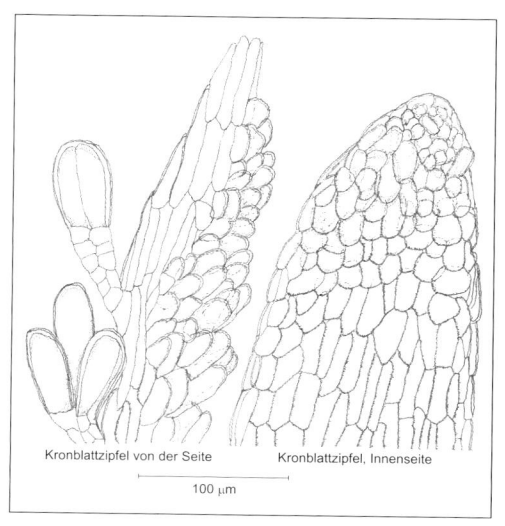

Abb. 5: Kronblattzipfel

Kronblattzipfel (Abb. 5): Im unteren Bereich mehr oder weniger lang gestreckte Epidermiszellen, die an der Spitze zu Papillen ausgezogen sind. Auf der Außenseite Asteraceendrüsenschuppen mit vielzelligem, zweireihigen Stiel und länglichen sezernierenden Zellen mit blasig abgehobener Kutikula.

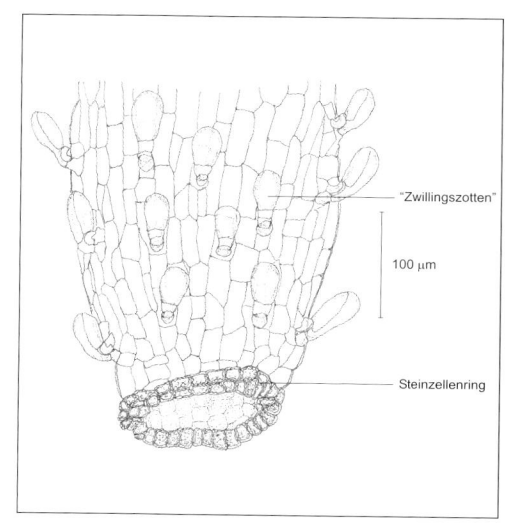

Abb. 6: Fruchtknoten, Basis

Fruchtknoten, Basis (Abb. 6): Von einem aus einer oder eventuell mehreren Reihen von Steinzellen bestehenden Ring kelchförmig verbreiterter Fruchtknoten mit wenig gestreckten Epidermiszellen und zahlreichen keulenförmigen „Zwillingszotten".

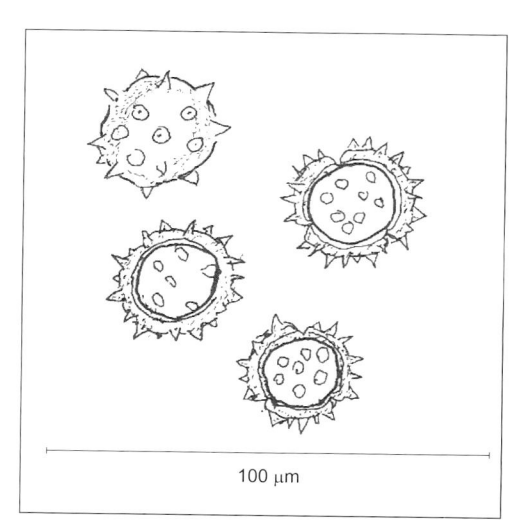

Abb. 7: Pollenkörner

Pollenkörner (Abb. 7): 20 bis 25 µm große, triporate Pollenkörner mit stacheliger Exine.

4. Dünnschichtchromatographie

Kieselgel HF$_{254}$. Untersuchungslösung:
- 1 g gepulverte Droge (Siebnummer 710) mit 10 ml Methanol versetzen
- 10 min lang im Wasserbad bei 60 °C erhitzen
- Abkühlen und filtrieren.

Referenzlösung: 1 mg Chlorogensäure und je 3 mg Quercetin und Quercitrin in 10 ml Methanol lösen oder authentische Droge wie Untersuchungsmuster behandeln.
Aufzutragende Menge: 20 µl Untersuchungslösung und 10 µl Referenzlösung bandförmig (20 mm x 3 mm).
[Zur Verwendung von HPTLC-Platten siehe Seite XV.]
Fließmittel: Wasser – wasserfreie Ameisensäure – Ethylacetat (10 + 10 + 80).
Laufhöhe: 10 cm.

Wichtige Zonen: In Höhe des im oberen Drittel liegenden Quercetins eine grünlich/orangefarbene Doppelzone, darunter eine hellblaue. In Höhe des Quercitrins eine intensive rötlich braune Zone. In Höhe der Referenzsubstanz Chlorogensäure eine blaugrüne Zone. Weitere Zonen können auftreten. (Abb. 8).

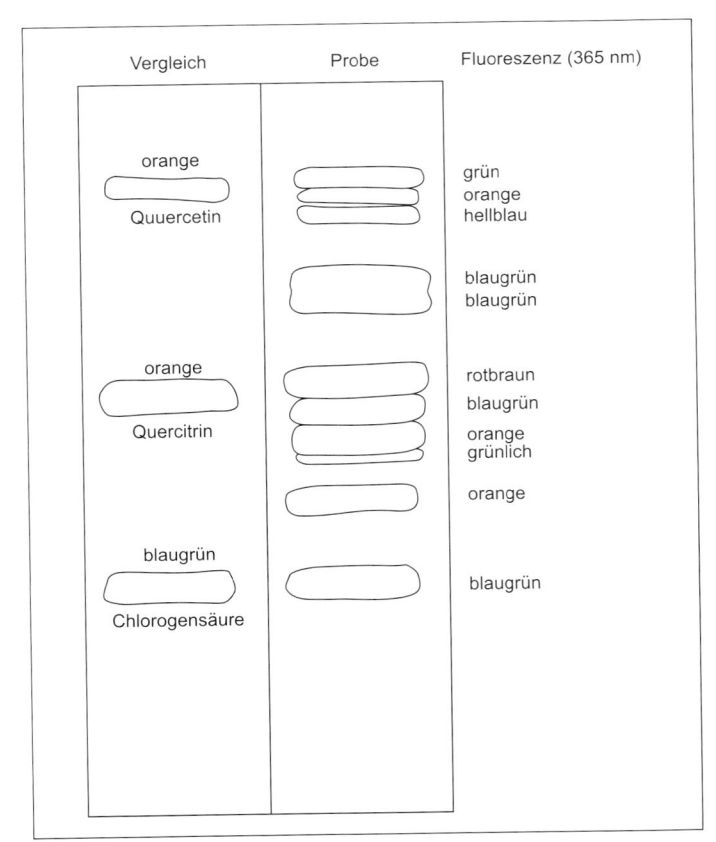

Abb. 8: Dünnschichtchromatogramm

Laufzeit: Ca. 30 min
- Abdunsten des Fließmittels bei 100 – 105 °C
- Besprühen der noch warmen Platte mit einer Lösung von Diphenylboryloxyethylamin (1 % m/V) in Methanol
- Nachsprühen mit einer Lösung von Macrogol 400 (Polyethylenglycol) (5 % m/V) in Methanol
- Etwa 5 min lang auf 100 bis 105 °C erhitzen oder 30 min lang bei Raumtemperatur liegen lassen
- Unter der UV-Lampe (365 nm) auswerten.

Einige Untersuchungen zur Qualitätssicherung

1. Reinheit
Fremde Bestandteile:
- 100 g Droge auf fremde Bestandteile durchsehen

Höchsten 2 g (2 %) fremde Bestandteile wie die gelblich braunen Blütenköpfchen mit mehr oder weniger vollständigem Kreis von Strahlenblüten von Helichrysum stoechas oder H. angustifolium (Abb 1e).

2. Blüten anderer Helichrysum-Arten
Dünnschichtchromatographie: (vgl. Identität)

Direkt oberhalb der rötlich braunen Hauptzone im mittleren Drittel darf zwischen Rf 0,6 und 0,7 keine orangefarbene Zone auftreten (Abb. 8).

3. Weitere Prüfungen (DAC 2005)
In der Apotheke durchführbar: Trocknungsverlust, Asche.
Des Weiteren: Spektralphotometrische Gehaltsbestimmung der Flavonoide. Alternative Dünnschichtchromatographie (DAC 2013 Al)

Schwarze-Johannisbeere-Blätter

(Ph. Eur. 8.0, DAC 2013/2, HMPC-Monographie)

Ribis nigri folium
Folia Ribis nigri

Die während oder kurz nach der Blütezeit gesammelten, getrockneten Laubblätter von *Ribes nigrum* L.

Zur Prüfung erforderlich:
- Identität: Ca. 3 g.
- Qualitätssicherung: 100 g (kein Verbrauch).

Identität

1. Beschreibung der Schnittdroge (Ph. Eur. 8.0, DAC 2013/2, DAC 2013 AI)

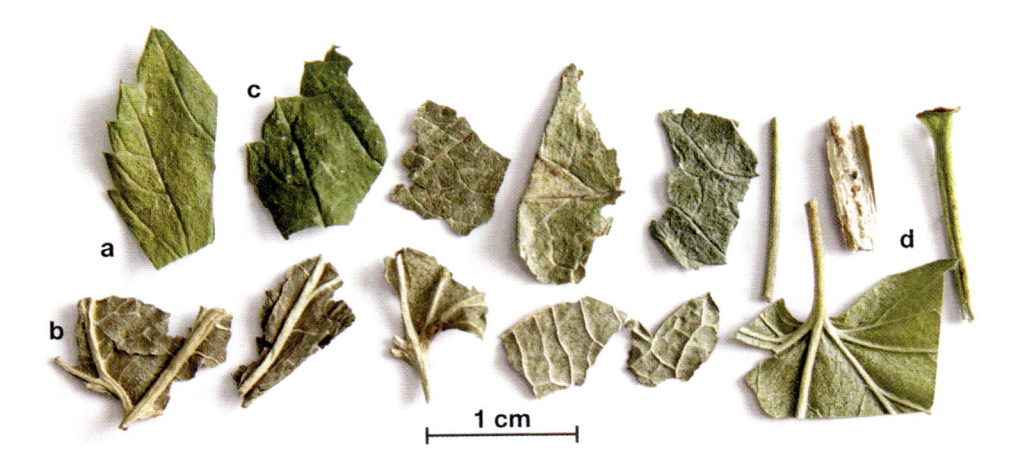

Abb. 1: Schnittdroge

Schnittdroge (Abb. 1): Runzelige, oft in mehreren Lagen aneinander hängende Blattstücke, die oberseits (a) dunkelgrün und wenig behaart, unterseits (b) hellgrün sind und an der Blattunterseite eine grobmaschig hervortretende Netznervatur mit schwacher Behaarung auf Seiten- und Hauptnerven und gelblich glänzende Punkte von Drüsenhaaren zeigen. Blattrandfragmente lassen die spitzen Zähnchen (c) des Blattrandes erkennen. Stücke der Blattstiele (d) sind gelbgrün bis braungrün und oberseits rinnenförmig.

2. Mikroskopie

- Einige Blattstücke 10 bis 15 min lang in Wasser legen
- Wasser abdekantieren und Drogenpartikel mit einer Mischung aus 9 Teilen Ethanol (90 % V/V) und 1 Teil Glycerol übergießen
- Blattstück in vorne zugespitztes gespaltenes Styroporblöckchen klemmen und mit frischer Rasierklinge Querschnitte anfertigen und auf Objektträger legen (Querschnitt zur Identifizierung nicht zwingend erforderlich)
- Dünnes, trockenes Blattstück durchbrechen und ein Stück mit der Oberseite, das andere mit der Unterseite nach oben auf Objektträger legen
- Zu allen Präparaten Chloralhydrat-Lösung (RV) fügen
- Mit Deckglas abdecken und ca ½ min lang zum Sieden erhitzen.

Typische Merkmale: Beiderseits wellig buchtige Epidermiszellen, anomocytische Spaltöffnungsapparate nur unterseits, Calciumoxalatdrusen im Mesophyll, unterseits große vielzellige Drüsenhaare, beiderseits, besonders am Blattrand, spitze, gebogene Deckhaare.

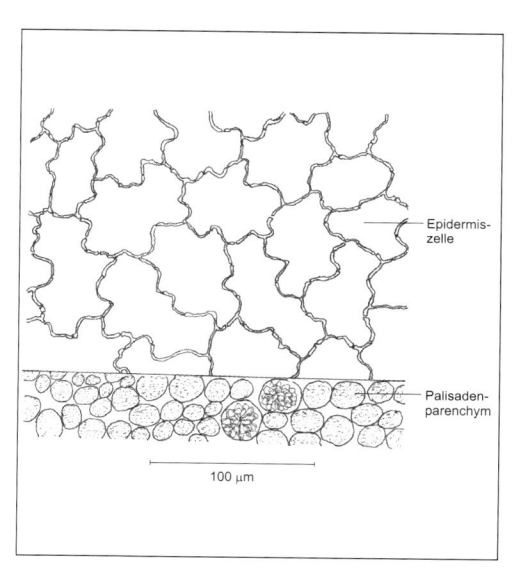

Abb. 2: Epidermis, oberseits

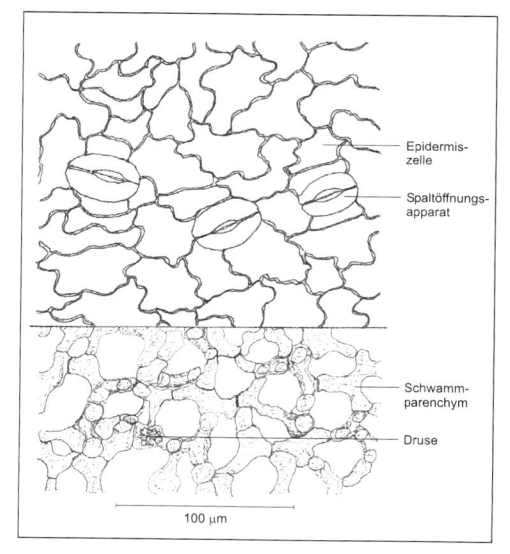

Abb. 3: Epidermis, unterseits

Epidermis, oberseits (Abb. 2): Epidermiszellen mit wellig buchtigen Wänden, Palisadenparenchym mit Calciumoxalatdrusen durchschimmernd.

Epidermis, unterseits (Abb. 3): Wellig buchtige Epidermiszellen mit anomocytischen Spaltöffnungsapparaten. Darunter lockeres Schwammparenchym mit bis 30 µm großen Drusen.

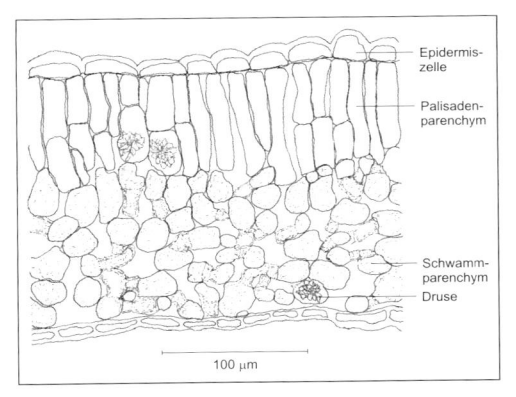

Blattquerschnitt (Abb. 4): Epidermis der Oberseite des bifazialen Blattes mit verdickter Außenwand, Palisadenparenchym meist einreihig, lockeres Schwammparenchym. Im Mesophyll bis 30 µm große Drusen.

Abb. 4: Blattquerschnitt

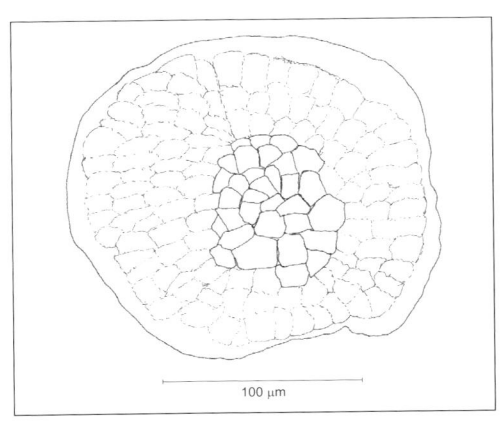

Drüsenhaar (Abb. 5): Bis 220 µm große, vielzellige Drüsenhaare, die aus einer kurzen Stielzelle und einer tellerförmig ausgebreiteten einlagigen, vielzelligen Schicht bestehen, deren Kutikula teilweise durch Sekret emporgewölbt ist. Zentrale Zellen des Haares stärker konturiert und gefärbt als die zum Rand hin.

Abb. 5: Drüsenhaar

Deckhaare (Abb. 6): Auf beiden Epidermen besonders am Blattrand und auf den Nerven einzellige, teilweise gebogene, spitze Deckhaare mit feinwarziger Kutikula.

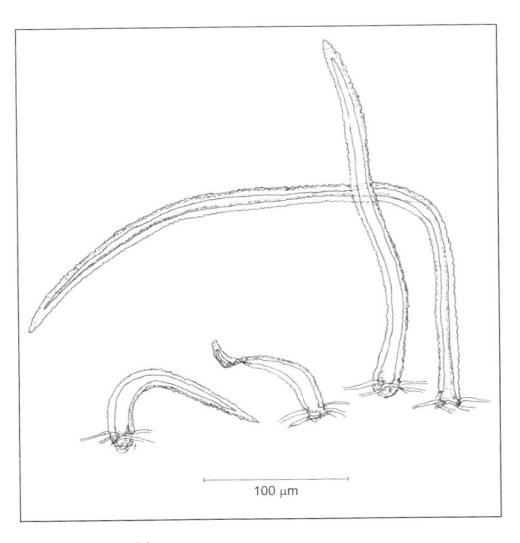

Abb. 6: Deckhaare

Schwarze-Johannisbeere-Blätter — Teil II

3. **Dünnschichtchromatographie** (Ph. Eur. 8.0, DAC 2013/2, DAC 2013 AI)
   Kieselgel HF$_{254}$. Untersuchungslösung:
   - 1 g gepulverte Droge (Siebnummer 710) mit 10 ml Methanol versetzen
   - 10 min lang in 60 °C heißem Wasserbad unter gelegentlichem Schütteln extrahieren
   - Erkalten lassen und filtrieren.

   Referenzlösung: Je 3 mg Hyperosid und Rutosid (Ph. Eur. 8.0 Isoquercitrosiol und Rutosid) in 10 ml Methanol lösen oder authentische Droge wie Untersuchungsmuster behandeln.
   Aufzutragende Menge: 10 µl Referenzlösung und 30 µl Untersuchungslösung bandförmig (20 mm x 3 mm). [Zur Verwendung von HPTLC-Platten siehe Seite XV.]
   Fließmittel: wasserfreie Ameisensäure – Wasser – Ethylacetat (10 + 10 + 80).
   Laufhöhe: 10 cm.
   Laufzeit: Ca. 35 min
   - Abdunsten des Fließmittels bei 100 bis 105 °C
   - Besprühen der noch warmen Platte mit einer Lösung von Diphenylboryloxyethylamin (1 % m/V) in Methanol
   - Nachsprühen mit einer Lösung von Macrogol 400 (Polyethylenglycol) (5 % m/V) in Methanol

Wichtige Zonen: *Nahe der Fließmittelfront rote Zonen der Chlorophylle und eine hellblaue Zone. Etwas oberhalb der orangefarbenen Zone des Hyperosids eine orangefarbene, darüber eine blaugrüne und eine orangefarbene Zone. Unterhalb des Hyperosids eine blaugrüne und in Höhe des Rutosids eine orangefarbene Zone. (Abb. 7).*

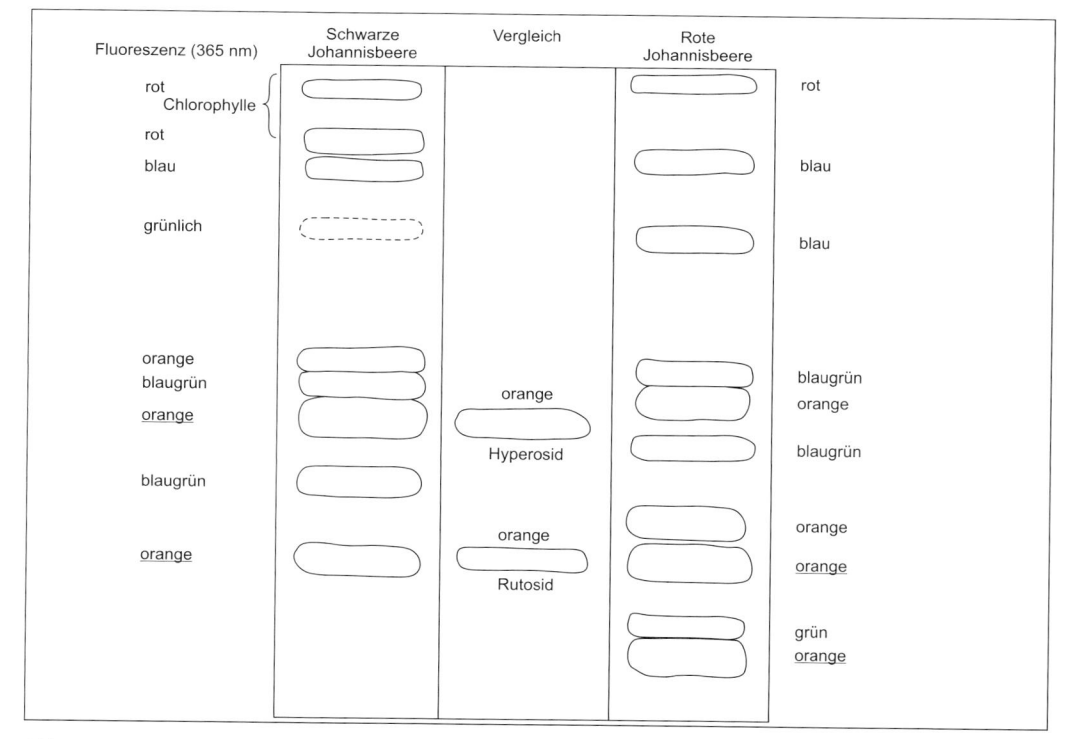

Abb. 7: Dünnschichtchromatogramm

| Teil II | Schwarze-Johannisbeere-Blätter | 5/5 |

- Etwa 5 min lang auf 100 bis 105 °C erhitzen oder 30 min lang bei Raumtemperatur liegen lassen
- Unter der UV-Lampe (365 nm) auswerten.

Einige Untersuchungen zur Qualitätssicherung

1. Reinheit
Fremde Bestandteile:
- 100 g Droge auf fremde Bestandteile durchsehen.

Höchstens 3 g (3%) fremde Bestandteile.

Andere Ribes-Arten:
- Dünnschichtchromatographie: (vgl. Identität).

Eine orangefarbene Zone kurz oberhalb des Startes weist auf andere Ribes-Arten hin (Rote Johannisbeere) (Abb. 7).

2. Weitere Prüfungen (Ph. Eur. 8.0, DAC 2013/2)
In der Apotheke durchführbar: Trocknungsverlust, Asche.
Des Weiteren: Geringfügig unterschiedliche Dünnschichtchromatographie bez. Ph. Eur. 8.0, DAC 2013/2, DAC 2013 AI, Spektralphotometrische Gehaltsbestimmung der Flavonoide als Isoquercitrosid.

Safran*
(DAC 2005)

Croci Stigma
Crocus

Die meistens von einem kurzen Griffelstück zusammengehaltenen, getrockneten Narben von *Crocus sativus* L.

Zur Prüfung erforderlich:
▶ Identität und Qualitätssicherung: Ca. 50 mg.

Identität

1. **Organoleptik** (DAC 2005, DAC 2007, Bd. III)
Aromatischer, charakteristischer Geruch und würziger, leicht bitterer, jedoch nicht süßlicher Geschmack. Safran färbt den Speichel beim Kauen gelb.

2. **Beschreibung der Ganzdroge** (DAC 2005, DAC 2007, Bd. III)

Ganzdroge (Abb. 1): In trockenem Zustand 20 bis 40, in aufgeweichtem 35 bis 50 mm lange, ziegelrote, unregelmäßig gebogene, längliche Stücke (a). In aufgeweichtem Zustand lassen sich die tütenförmigen, sich nach oben erweiternden Narben auseinanderfalten (b); sie laufen in einen feingezackten Rand aus. Blassgelbe, die drei Narben zusammenhaltende Griffelstücke (b) dürfen nicht länger als 5 mm sein.

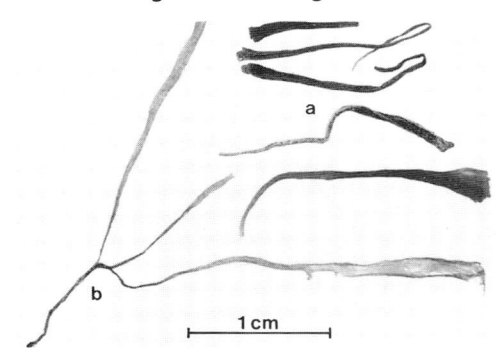

Abb. 1: Ganzdroge

3. **Mikroskopie**
   ▶ Stücke der Narben oder etwas Pulver auf dem Objektträger in etwas Chloralhydrat-Lösung (RV) legen
   ▶ Mit Deckglas abdecken und ½ min lang zum Sieden erhitzen.

---

* **Stellungnahme der Kommission E:**
Safran wird als Nervenberuhigungsmittel, bei Krämpfen und bei Asthma angewendet. Die Wirksamkeit bei den beanspruchten Anwendungsgebieten ist nicht belegt.

Typische Merkmale: *Gelbes Chloralhydratpräparat; große, runde Pollenkörner; dünnwandiges, undeutliches Gewebe.*

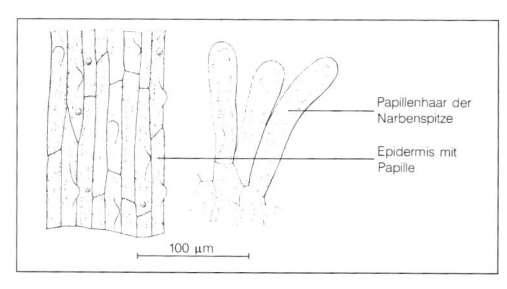

Abb. 2: Epidermis

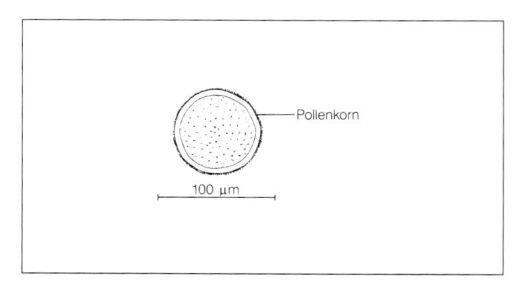

Abb. 3: Pollenkörner

Epidermis (Abb. 2): Gelb auslaufende Fragmente mit langgestreckten, dünnwandigen Epidermiszellen, die oft auf ihrer Mitte eine kleine Papille tragen. An der Narbenspitze ganze Zellen zu langen, fingerartigen Papillen ausgezogen. In den Fragmenten zum Teil kleine Leitbündel mit engen Schraubengefäßen.

Pollenkörner (Abb. 3): Bis 100 µm große, kugelige Pollenkörner mit sehr fein gekörnter Exine.

4. Dünnschichtchromatographie
Kieselgel HF$_{254}$. Untersuchungslösung:
- 10 mg gepulverte Droge (Siebnummer 180) in kleinem Reagenzglas mit 1 Tropfen Wasser benetzen
- Nach 2 bis 3 min 1 ml Methanol zugeben
- 20 min lang unter Lichtausschluss stehen lassen
- durch Glaswolle filtrieren.

Referenzlösung: Je 5 mg Naphtholgelb (2,4-Dinitro-1-naphthol) und Naphtolgelb S (8-Hydroxy-5,7-dinitro-2-naphthalinsulfonsäure, Dinatriumsalz) in 5 ml Methanol lösen oder authentische Droge wie Untersuchungsmuster behandeln.
Aufzutragende Menge: 10 µl Untersuchungslösung und 20 µl Referenzlösung bandförmig (20 mm × 3 mm). [Zur Verwendung von HPTLC-Platten siehe Seite XV.]
Fließmittel: Wasser – 2-Propanol – Ethylacetat (10 + 25 + 65).
Laufhöhe: 10 cm.
Laufzeit: Ca. 25 min.
- Abdunsten des Fließmittels
- Am Tageslicht sichtbare Zonen markieren.

| Teil II | Safran | 3/4 |

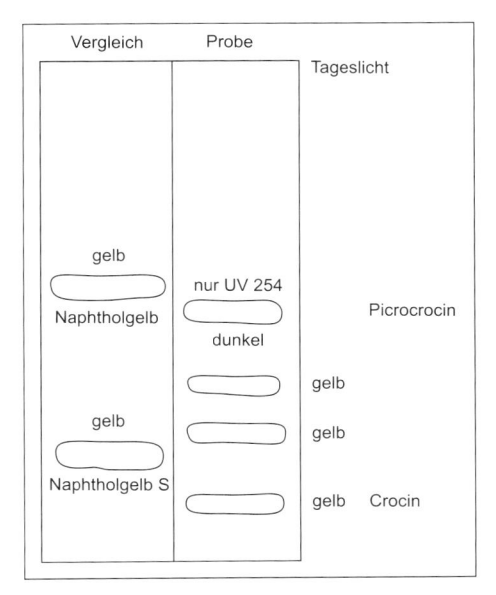

```
Vergleich    Probe
                      Tageslicht

    gelb
   ⌬          nur UV 254
 Naphtholgelb  ⌬            Picrocrocin
              dunkel
                ⌬      gelb
    gelb
   ⌬           ⌬       gelb
 Naphtholgelb S
                ⌬      gelb   Crocin
```

Abb. 4: Dünnschichtchromatogramm

Wichtig Zonen: *Im UV-Licht (254 nm) tritt eine dunkle Zone (Picrocrocin) etwas unterhalb der Referenzsubstanz Naphtholgelb auf. Im oberen Drittel kann eine weitere dunkle Zone sichtbar sein. Im Tageslicht erscheint etwas unterhalb der Zone des Naphtholgelb S eine gelbe Zone (Crocin) und oberhalb dieser Referenzsubstanz zwei weitere gelbe Zonen (Abb. 4).*

Einige Untersuchungen zur Qualitätssicherung

1. Reinheit
A. Fremde Farbstoffe, Zersetzungsprodukte:
▶ Dünnschichtchromatographie (Vgl. Identität).

B. Fremde Bestandteile:
▶ 50 bis 100 Drogenpartikel auf Wasseroberfläche streuen.

In dem bei Prüfung auf Identität erhaltenen Chromatogramm dürfen am Tageslicht keine weiteren gelben, orangefarbenen oder roten Zonen sichtbar sein. In dem Bereich zwischen dem Start und der gelben Zone mit dem niedrigsten Rf-Wert kann eine schwache Gelbfärbung auftreten, die unberücksichtigt bleibt (Abb. 4).
Safran-Partikel laufen gelb aus – nicht oder anders färbende Partikel zeigen Verunreinigungen an. Höchstens 7% fremde Partikel.

2. Weitere Prüfungen (DAC 2005)

In der Apotheke durchführbar: Färbevermögen, Trocknungsverlust, Asche. Alternative Dünnschichtchromatographie (DAC 2007, Bd. III).

Salbeiblätter

(Ph. Eur. 6.0)
(Standardzulassung 1229.99.99, HMPC-Monographie)

Salviae officinalis folium
Folia Salviae

Die getrockneten Laubblätter von *Salvia officinalis* L.

Zur Prüfung erforderlich:
- Identität: Ca. 5 g.
- Qualitätssicherung: 120 g (20 g Verbrauch).

Identität

1. **Organoleptik** (DAC 2007, Bd. III)
   Kräftig aromatischer Geruch und würziger, schwach bitterer Geschmack.

2. **Beschreibung der Schnittdroge** (Ph. Eur. 6.0, DAC 2007, Bd. III)

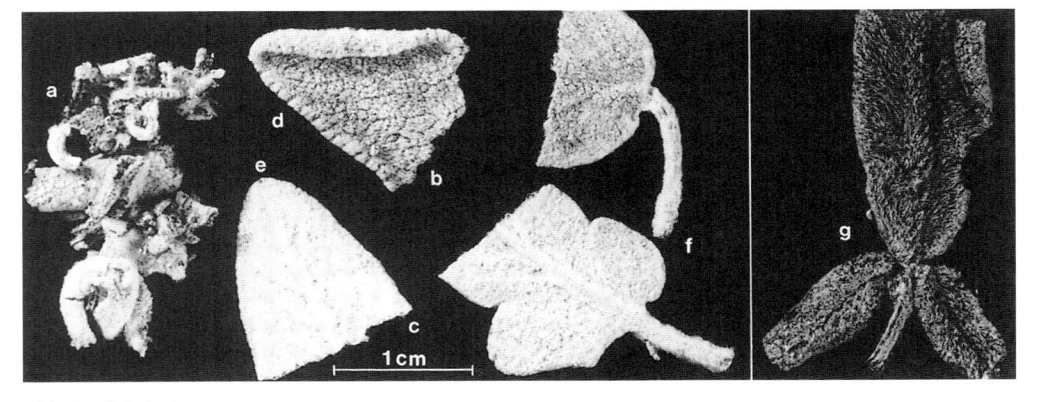

Abb. 1: Schnittdroge

Schnittdroge (Abb. 1): Spröde Blattstücke, die durch die starke Behaarung oft in kleinen, sich samtartig anfühlenden Klumpen (a) zusammenhängen, oberseits (b) graugrün und feinbuckelig, nur junge Blätter sind oberseits stark behaart. Blätter unterseits (c) weißfilzig und feingrubig. Der Blattrand (d) ist glatt oder fein gekerbt. Die Blätter sind an den oberen Enden abgerundet (e) oder kurz zugespitzt, am Grunde (f) in den Blattstiel verschmälert, abgerundet oder schwach herzförmig, bisweilen mit zwei öhrchenförmigen Einbuchtungen (zu Abb. 1 g siehe „Prüfung auf Reinheit").

3. Mikroskopie

- Mehrere Blattstücke 10 bis 15 min lang in Wasser legen, dem ein oder zwei Tropfen Netzmittel (z. B. Haushaltsspülmittel) zugesetzt wurden
- Wasser abdekantieren und Drogenpartikel mit einer Mischung aus Ethanol 90% (V/V) und Glycerol (9 + 1 V/V) übergießen
- Größeres Blattstück mit Daumennagel an der Seite der Zeigefingerkuppe festhalten und mit frischer, steil gestellter Rasierklinge zunächst Haare weitgehend entfernen und dann Flächenschnitte bis in das Mesophyll hinein anfertigen
- Schnitte auf Objektträger in Chloralhydrat-Lösung (RV) legen
- Mit Deckglas abdecken und ca. ½ min. lang vorsichtig zum Sieden erhitzen
- Zur Beobachtung der stark behaarten Blattstücke sind besonders Partien an den Rändern der Schnitte geeignet.

Typische Merkmale: *Viele mehrzellige (Peitschen- oder Woll-)Haare, Lamiaceendrüsenschuppen, kleine Drüsenhaare.*

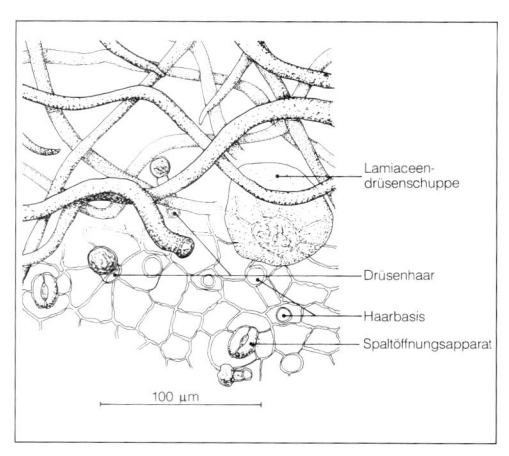

Abb. 2: Epidermis, Unterseite

Epidermis, Unterseite (Abb. 2): Die Unterseite zeigt Reste des Haarfilzes und der Haarabbruchstellen. Die Epidermiszellen sind dünnwandig, wellig-buchtig, Spaltöffnungsapparate mit zwei (diacytisch angeordneten) oder meist drei Nebenzellen sind zahlreich. Es kommen Lamiaceendrüsenschuppen mit acht, nur schwer erkennbaren Drüsenzellen und Drüsenhaare mit ein- oder zweizelligem Köpfchen vor.

Epidermis, Oberseite: Die Zellen oder Oberseite ähneln denen der Unterseite, die Epidermiszellen sind jedoch kaum wellig, etwas derbwandig und getüpfelt. Spaltöffnungsapparate sind selten.

| Teil II | Salbeiblätter | 3/5 |

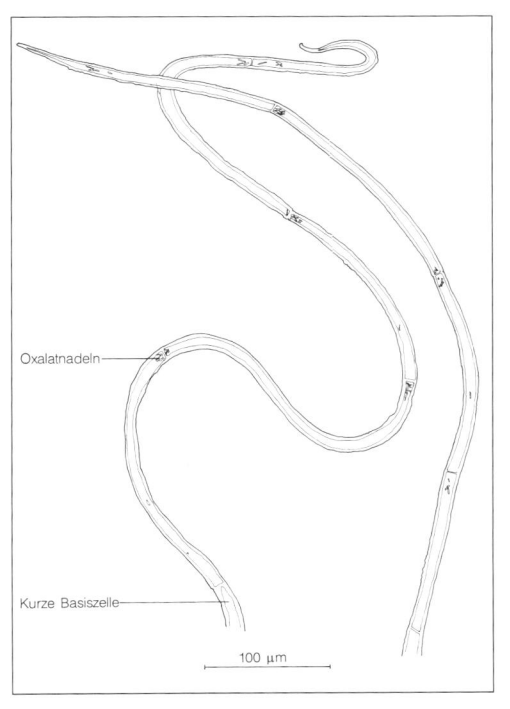

Haare (Abb. 3): Die Haare sind zwei- bis fünfzellig mit kurzer, verdickter, bis 20 µm breiter Basalzelle; die anderen Zellen sind stark verlängert, peitschenförmig gewunden, häufig mit kleinen Calciumoxalatnadeln. Die Haare an Ober- und Unterseite sind gleich gestaltet.

Abb. 3: Haare

4. Dünnschichtchromatographie
Kieselgel HF$_{254}$. Untersuchungslösung:
A.
▶ 0,5 ml der unter „Gehaltsbestimmung" erhaltenen Lösung des ätherischen Öles in Xylol mit 5 ml Toluol verdünnen
oder
B.
▶ Oder 0,5 g gepulverte Droge (Siebnummer 710) mit 5 ml wasserfreiem Ethanol versetzen
▶ 5 min lang schütteln
▶ Auslauf eines ca. 7 cm breiten Trichters mit wenig (!) Glaswolle oder Watte versehen
▶ Lösung darüber filtrieren.
Referenzlösung: Je 10 µl Thujon und Cineol in 10 ml Toluol oder authentische Droge wie Untersuchungsmuster behandeln.
Aufzutragende Menge: Je 10 µl Untersuchungs- und Referenzlösung bandförmig (20 mm × 3 mm). [Zur Verwendung von HPTLC-Platten siehe Seite XV.]
Fließmittel: Ethylacetat – Toluol (5 + 95).
Laufhöhe: 15 cm

Laufzeit: Ca. 30 min.
- Abdunsten des Fließmittels
- Besprühen mit Molybdatophosphorsäure (20 % m/V) in wasserfreiem Ethanol
- 10 min lang bei 100 ° bis 105 °C erhitzen
- Am Tageslicht auswerten.

Wichtige Zonen: Von oben nach unten: Terpenkohlenwasserstoffe, Thujon, Cineol und Borneol. (Abb. 4).

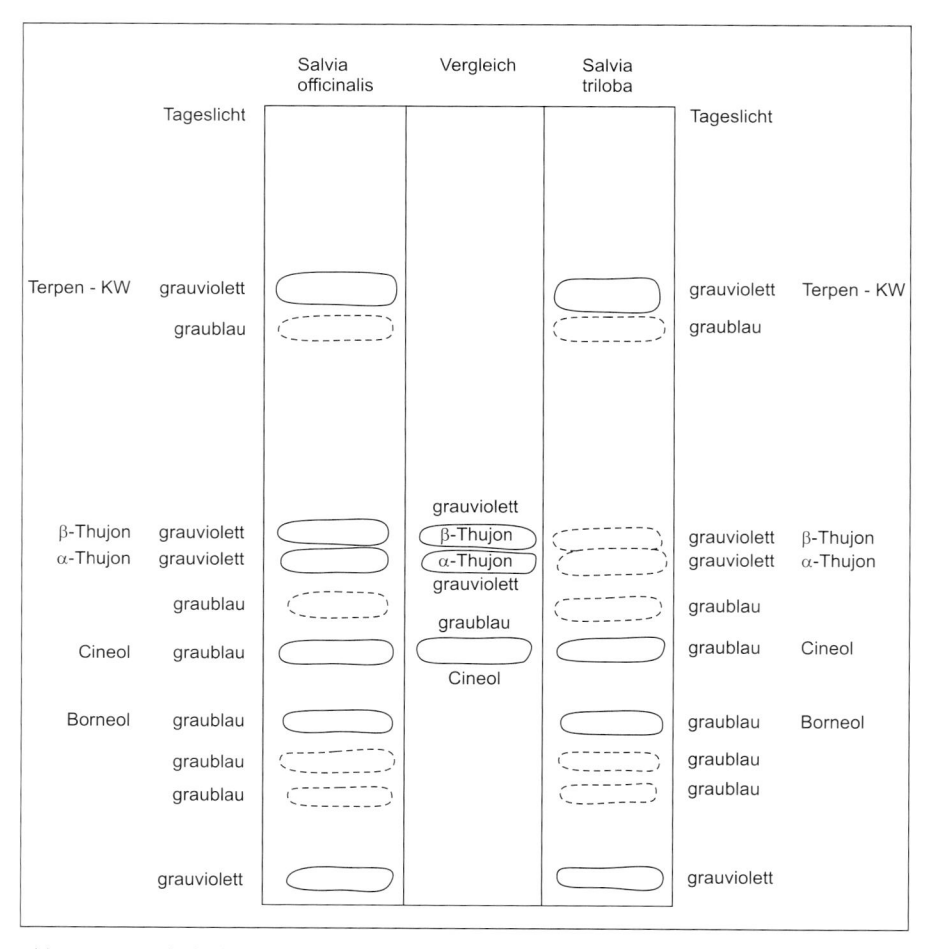

Abb. 4: Dünnschichtchromatogramm

Einige Untersuchungen zur Qualitätssicherung

1. Reinheit
Nicht zugelassene Arten und Unterarten:
A. Makroskopische Betrachtung
- ▶ Droge in Wasser kurz aufkochen, Blattstücke auseinanderfalten und untersuchen.

Vom übrigen Teil des Oberblattes deutlich abgesetzte, öhrchenförmige Lappen (Abb. 1 g) deuten auf Salvia triloba hin.

B. Mikroskopie (vgl. Identität).

Bei Blättern von Salvia triloba stehen die Haare der Oberseite starr ab. Sie sind an der Basis etwa doppelt so breit wie die von Salvia officinalis. Die Haare an der Unterseite ähneln denen von Salvia officinalis, sind aber etwas dicker.

C. Dünnschichtchromatographie (vgl. Identität).
Fremde Bestandteile:
- ▶ 100 g Droge auf fremde Bestandteile durchsehen.

Bei Salvia triloba ist die Thujon-Zone schwächer oder fehlt und die Cineol-Zone ist stärker. (Abb. 4).
Höchstens 3 g (3 %) Stängelanteile und 2 (2 %) sonstige fremde Bestandteile.

2. Gehaltsbestimmung
Gehalt an ätherischem Öl:
- ▶ Einwaage: 20,0 g unmittelbar vorher gepulverte Droge (Siebnummer 710)
- ▶ 250 ml Wasser im 500-ml-Rundkolben
- ▶ Vorlage: 0,50 ml Xylol
- ▶ Destillation: 2 h lang bei 2 bis 3 ml in der min
- ▶ Volumen im Messrohr nach der Destillation mindestens 0,80 ml.

Entspricht einem Gehalt von mindestens 1,5 % (V/m) an ätherischem Öl.

3. Weitere Prüfungen (Ph. Eur. 6.0)
In der Apotheke durchführbar: Wasser, Asche. Alternative Dünnschichtchromatographie (DAC 2007, Bd. III)

Dreilappiger Salbei
(Ph. Eur. 8.2)

Salviae trilobae folium
Folium Salviae trilobae
Griechische Salbeiblätter
Dreilappiges Salbeiblatt
Salvia-triloba-Blätter

Die ganzen oder zerkleinerten getrockneten Laubblätter von *Salvia fruticosa* Mill. (*Salvia triloba* L.f.)
Zur Prüfung erforderlich:
▶ Identität ca. 10 -20 g (um die Droge auch pulverisieren zu können)
▶ Qualitätssicherung ca. 50 g

Identität

1. Organoleptik
Der beim Zerreiben der trockenen Blätter entstehende Geruch erinnert an Eucalyptol (1,8-Cineol), der Geschmack kann als würzig und schwach bitter beschrieben werden.

2. Beschreibung der Schnittdroge

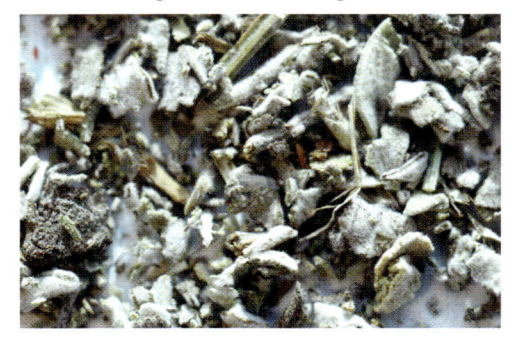

Abb. 1: Schnittdroge

Die Blattspreite ist länglich-eiförmig bis lanzettlich. Ihre Länge beträgt 0,8 bis 5 cm, ihre Breite 0,4 bis 2 cm. Der Blattrand ist fein gekerbt bis gewellt, sowohl die Blattober- (graufilzig) als auch die Blattunterseite (weißfilzig) sind dicht behaart. Am stumpfen Blattgrund sind zuweilen die gegenständigen Läppchen vorhanden, die für den Namen „triloba" verantwortlich sind. Der Blattstiel weist einen Durchmesser von etwa 1 mm auf und ist ebenfalls dicht weißfilzig behaart.
In der Vergrößerung erscheinen die Interkostalfelder als „Höcker" zwischen den tiefer liegenden Leitbündeln auf der Blattoberseite; sie tragen starre Gliederhaare, die nicht gewunden sind, wie die Haare auf der Blattunterseite.

3. Mikroskopie

▶ Zahlreiche ganze oder fragmentierte Deck- und Drüsenhaare, die frei oder an Bruchstücken der Epidermis haftend, im Chloralhydratpräparat vorkommen

▶ Die gegliederten Deckhaare sind einreihig, dickwandig, stumpf verschmälert, an der oberen Epidermis gerade, an der unteren Epidermis länger, gedreht und dichter gepackt; einige Drüsenhaare mit 1- oder 2-zelligem Köpfchen auf 1-4-zelligem Stiel, häufiger jedoch mit kurzem 1-zelligem Stiel und einem Köpfchen aus 8 kreisförmig angeordneten Zellen mit angehobener, gemeinsamer Kutikula;

▶ die obere Epidermis mit mehr oder weniger polygonalen Zellen mit getüpfelten, perlschnurartig verdickten Zellwänden und nur wenigen Spaltöffnungen vom diacytischen Typ; die untere Epidermis bestehend aus Zellen mit wellig-buchtigen Zellwänden und zahlreichen Spaltöffnungen vom diacytischen Typ.

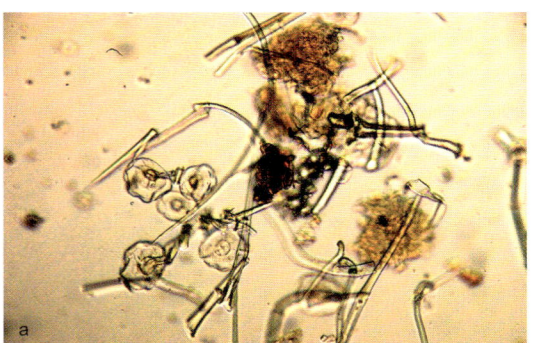

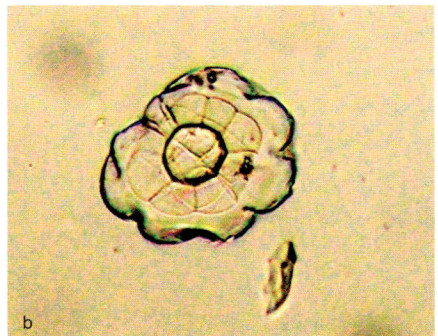

Abb. 2: Fragmentierte Deck- und Drüsenhaare; b: Köpfchen aus 8 kreisförmig angeordneten Zellen

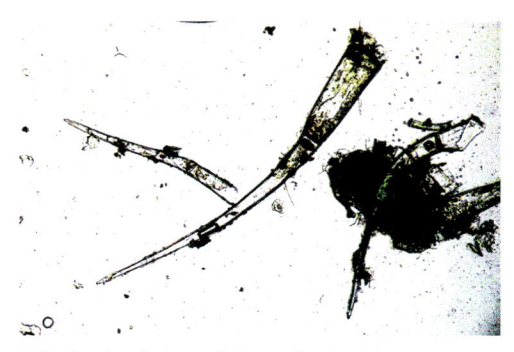

Abb. 3: Gegliederte dickwandige Deckhaare

Teil II   **Dreilappiger Salbei**   3/9

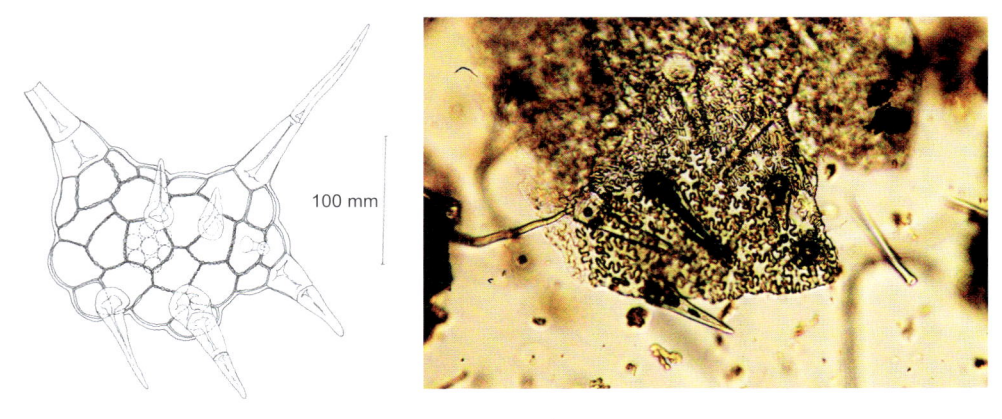

Abb. 4: Blattunterseite. Epidermiszellen, 1-2-zellige Haare, Drüsenschuppen

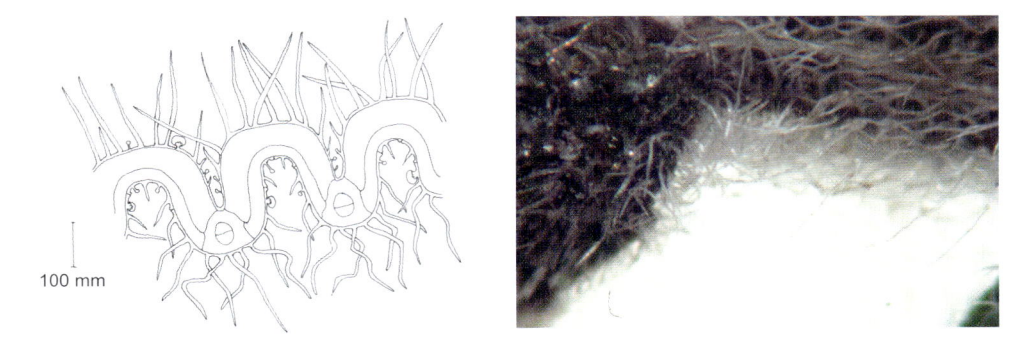

Abb. 5: Blattquerschnitt. a: Epidermis, Palisadenparenchym, Gliederhaare; b: Verfilzte Gliederhaare

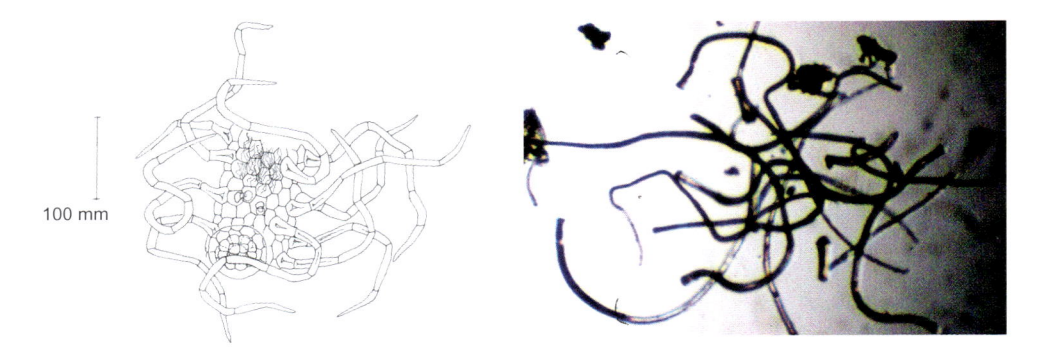

Abb. 6: Blattunterseite. Mehrzellige Gliederhaare

Apothekengerechte Prüfvorschriften · 20. Akt.-Lfg. 2016

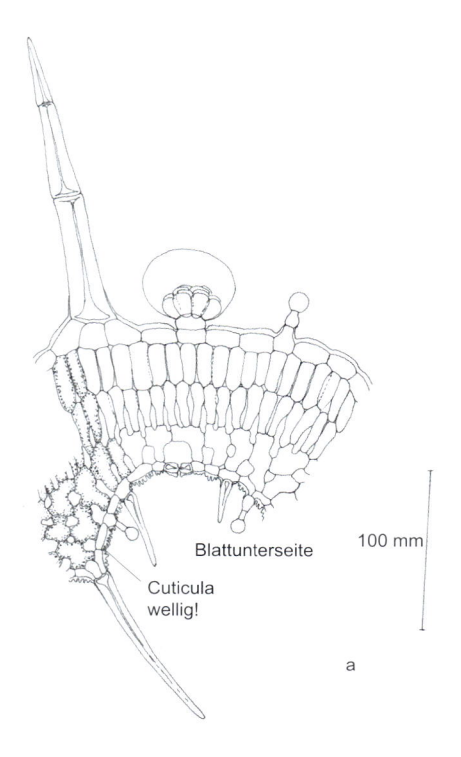

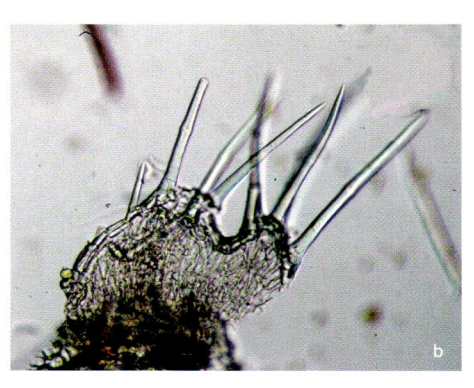

Abb. 7: a: Blattquerschnitt; b: Steife, dickwandige Gliederhaare mit Drüsenschuppe

4. Dünnschichtchromatographie
HPTLC Kieselgel 60 F_{254} Untersuchungslösung:
A. Flüchtige Inhaltsstoffe
▶ 0,5 g frisch pulverisierte Droge werden 5 min. lang mit 5,0 ml Dichlormethan im USB extrahiert, danach abzentrifugiert oder abfiltriert.
B. Flavonoide und andere nichtflüchtige Inhaltsstoffe
▶ 5 g pulverisierte Droge werden 15 min. lang mit 50 ml Methanol im USB behandelt, der Extrakt wird abfiltriert und zur Trockne eingeengt (am Rotationsverdampfer oder auf dem Wasserbad < 80 °C); der Rückstand wird in 2 ml Methanol aufgenommen, filtriert und zur Chromatographie verwendet.

Vorbehandlung/Bedingungen: Platten vor Gebrauch waschen, d. h., in einem Gemisch aus Methanol und Dichlormethan entwickeln, und bei 100 °C trocknen (auf der Heizplatte oder im Trockenschrank).

Referenzlösung: 1. Salvia officinalis (Extraktbereitung siehe Untersuchungslösung);
2. Griechisches Salbeiöl aus dem Handel, 20 µl in 20 ml Methanol;
3. Thujon (20 µl), 1,8-Cineol (25 µl), Borneol, Bornylacetat je 20 µl in je 20 ml Methanol;
4. Melissa officinalis; Blätter: 1 g auf 10 ml Methanol (für Rosmarinsäure);

5. Chlorogensäure, Rutin, Quercitrin je 1 mg in 1 ml Methanol;
6. Oleanolsäure : 1 mg in 1 ml Methanol;
7. Kämpferol, Quercetin, jeweils 1 mg in 1 ml Methanol.
Aufzutragende Menge: ###
Fließmittel: I: Toluol, Ethylacetat (95:5 V/V)
II: Toluol, Ethylacetat, wasserfreie Ameisensäure (80:20:10 V/V/V) mit Kammersättigung
III: Ethylacetat, Wasser, wasserfreie Ameisensäure, Methanol (100:8:5:4 V/V/V/V) ohne Kammersättigung
Laufstrecke/Laufzeit: I: (Terpene) 4 cm in 4,5 min, 6 cm in 10 min
II: (Aglyca) 4 cm in 5,5 min, 6 cm in 12 min
III: (Glycoside) 4 cm in 12 min, 6 cm in 25 min
Detektion: Anisaldehyd-Reagenz, Naturstoffreagenz

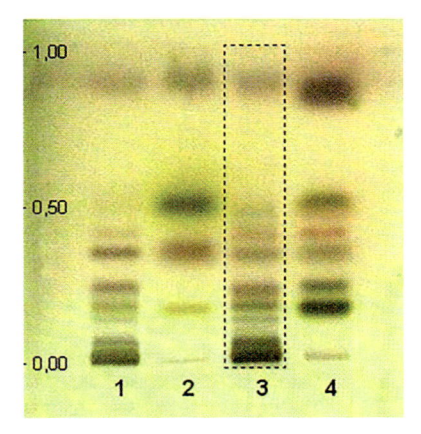

Abb. 8: DC von Salbeiextrakten auf einer 5 × 5 cm HPTLC Kieselgel Platte im **Fließmittel I**; Betrachtung nach Detektion mit dem Anisaldehyd-Reagenz im Tageslicht.
Bahn 1: *Salvia officinalis*-Dichlormethan-Extrakt 2 µl
Bahn 2: Borneol (R_f 0,17), 1,8-Cineol (R_f 0,37), Bornylacetat (R_f 0,51) 1 µl
Bahn 3: *Salvia triloba* Dichlormethan-Extrakt 2 µl
Bahn 4: Salbeiöl (Handelsware, 1:10 verdünnt, 1 µl): Borneol (R_f 0,17), 1,8-Cineol (R_f 0,37),
β-Caryophyllene (R_f 0,42), Bornylacetat (R_f 0,51)

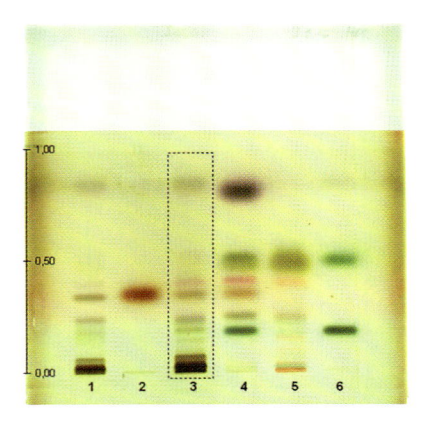

Abb. 9: DC von flüchtigen Bestandteilen aus Salbei auf einer 10 × 10 cm Platte im **Fließmittel I;** Betrachtung nach Detektion mit dem Anisaldehyd-Reagenz im Tageslicht.
Bahn 1: *Salvia officinalis*-Dichlormethan-Extrakt 3 µl
Bahn 2: 1,8-Cineol (Eucalyptol) (R_f 0,35), 1 µl
Bahn 3: *Salvia triloba*- Dichlormethan-Extrakt , 3 µl
Bahn 4: Salbeiöl (Handelsware 1:10 verdünnt, 2 µl): Borneol (R_f 0,18), 1,8-Cineol (R_f 0,35),
β-Caryophyllene (R_f 0,41), Thujon+Bornylacetat (R_f 0,47 + 0,50)
Bahn 5: Thujon (R_f 0,47) 1 µl
Bahn 6: Borneol (R_f 0,18) und Bornylacetat (R_f 0,50) 1 µl

Die untersuchten Salbeiextrakte zeigen nicht die erwarteten (deutlichen!) und in der Literatur erwähnten Unterschiede bei den Konzentrationen von 1,8-Cineol und Thujon, die vermutlich bei der Untersuchung der jeweiligen ätherischen Öle erhalten wurden.

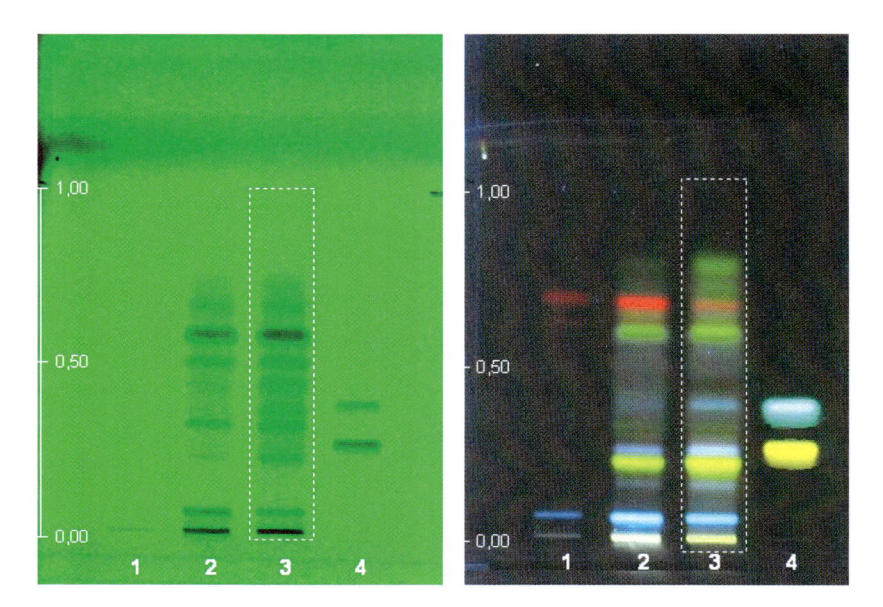

Abb. 10: DC von Salbeiextrakten auf einer 10 × 10 cm HPTLC-Kieselgel Platte (Ausschnitt) im **Fließmittel II** (Aglyca); Betrachtung (links A) unter UV $_{254}$, nach Detektion mit dem Naturstoffreagenz (rechts B) unter UV$_{366}$
Bahn 1: Melissenblätterextrakt 3 µl: Rosmarinsäure (R_f 0,07)
Bahn 2: *Salvia officinalis*-Extrakt 2 µl:(R_f 0,07 blau; R_f 0,24 gelb; R_f 0,27 blau; R_f 0,60 oliv)
Bahn 3: *Salvia triloba*-Extrakt 2 µl: (R_f 0,07blau; R_f 0,17 blau; R_f 0,24 gelb; R_f 0,27 blau; **R_f 0,40** blau, R_f 0,60 oliv, **R_f 0,75 und 0,81 oliv**)
Bahn 4: Quercetin (R_f 0,28) und Kämpferol (R_f 0,40) 2 µl

In Ermangelung eines Standards der Rosmarinsäure wurde ein Extrakt aus Melissenblättern verwendet. Die Rosmarinsäure (R_f 0,07) ist in beiden Salbei-Extrakten nachweisbar.
Auf der Höhe des Quercetins (R_f 0,28) ist in beiden Extrakten eine hellblaue Fluoreszenz zu beobachten. Sie kann dem blau fluoreszierenden Sinensetin oder ähnlichen methoxylierten Flavonen zugeordnet werden. Dies Ergebnis müsste aber noch verifiziert werden, da in der Literatur keine sicheren Angaben darüber zu finden sind.

Dreilappiger Salbei

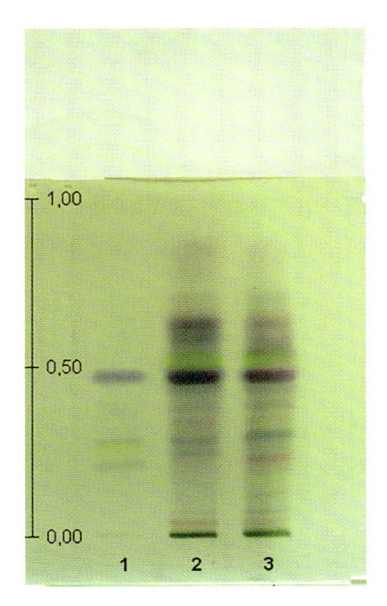

Abb. 11: DC von Salbeiextrakten auf einer 10 × 10 cm HPTLC-Kieselgel Platte (Ausschnitt) im **Fließmittel II** nach Detektion mit dem Anisaldehyd-Reagenz im Tageslicht
Bahn 1: Oleanolsäure 1 µl
Bahn 2: *Salvia officinalis*-Extrakt 2 µl
Bahn 3: *Salvia triloba*-Extrakt 2 µl

Oleanolsäure lässt sich erst nach Detektion mit dem Anisaldehyd-Reagenz nachweisen. In beiden Salbeiextrakten lassen sich in gleicher Höhe blaue Zonen detektieren.

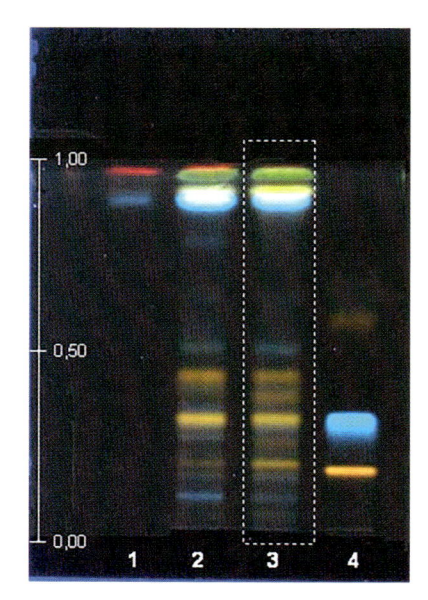

Abb. 12: DC von **Salbei-Flavonoidglycosiden** auf einer 10 (7) x 10 cm Kieselgel-HPTLC- Platte im **Fließmittel III**; Betrachtung nach Detektion mit dem Naturstoffreagenz unter UV_{366}.
Bahn 1: Melissenblätterextrakt 3 µl:
Rosmarinsäure (R_f 0,89)
Bahn 2: *Salvia officinalis*-Extrakt 2 µl:
(R_f 0,21, R_f 0,33, R_f 0,43 , R_f 0,89)
Bahn 3: *Salvia triloba*-Extrakt 2 µl : (R_f 0,21, **R_f 0,27**, R_f 0,33, **R_f 0,38**, R_f 0,43, R_f 0,89)
Bahn 4: Rutin R_f 0,19, Chlorogensäure, R_f 0,32, Quercitrin R_f 0,59, 1 µl

Deutlichere Unterschiede zwischen den beiden Salbei-Arten findet man im Profil der flavonoiden Verbindungen. Der Vergleich der Fingerprintbereiche von *Salvia triloba* (Bahn 3) und *Salvia officinalis* (Bahn 2) zeigt eindeutig mehr Banden für *Salvia triloba*. Die Zuordnung zu bestimmten Flavonoiden steht noch aus.

Fazit: Die flüchtigen Bestandteile kommen in unterschiedlichen Mengen sowohl in Salvia triloba (z. B. 1,8-Cineol 6-16 %) als auch in dem Vergleich Salvia officinalis vor. Sie eignen sich nicht – auch aufgrund der Neigung zur Bastardisierung der Pflanze – als einziges Unterscheidungskriterium. Eher geeignet wäre ein Vergleich der Flavonoid-Glykoside.

Einige Untersuchungen zur Qualitätssicherung

1. Reinheit
Fremde Bestandteile :
100 g auf fremde Bestandteile und Stängelanteile prüfen: *Höchstens 3 % Stängelanteile und höchstens 2 % fremde Bestandteile*

2. Gehaltsbestimmung
Ätherisches Öl: 20 g unmittelbar vor der Bestimmung geschnittene Droge im 500-ml-Rundkolben mit 250 ml Wasser destillieren; als Vorlage dienen 0,5 ml Xylol. Die Destillation erfolgt 2 h lang mit einer Geschwindigkeit von 2-3 ml je Minute.

3. Weitere Prüfungen
In der Apotheke durchführbar: Trocknungsverlust und Asche
Des Weiteren: HPLC zur Bestimmung der Flavonoide

Teil II | Salbeiöl | 1/2

Salbeiöl
(Helv. 8, 1997, DAC 2005)*

Salviae aetherolum
Oleum Salviae
Salvia-officinalis-Blätteröl

Löslichkeit: Mischbar mit wasserfreiem Ethanol 99,5% (V/V), Ether, Chloroform, fetten Ölen, flüssigen Paraffinen, Petrolether. Schwer mischbar mit Wasser. Löslich in Lösungen von Alkalisalzen verschiedener aromatischer Säuren.

Zur Prüfung erforderlich:
- Identität: Ca. 10 mg.
- Qualitätssicherung: Ca. 1,6 g.

Identität

1. Organoleptik
Klare, farblose bis gelbliche, wenig viskose Flüssigkeit; Geruch nach Eucalyptol; brennender Geschmack.

2. Relative Dichte
0,916 bis 0,932.

3. Dünnschichtchromatographie
Kieselgel F_{254}.
Untersuchungslösung: 10 mg Substanz in 1 ml Toluol.
Vergleichslösung: Je 10 mg Borneol, Bornylacetat und Cineol in 1 ml Toluol.
Aufzutragende Menge: Je 10 µl Untersuchungs- und Vergleichslösung bandförmig (15 mm x 3 mm).
Fließmittel: Toluol – Ethylacetat (95 + 5).

Bei Tageslicht nach Detektion mehrere Flecke u. a. bei Rf ca. 0,98; (rotviolett) ca. 0,65 (gelbbraun-Bornylacetat); ca. 0,60 (blassrosa-β-Thujon)[1]; ca. 0,40 (braunviolett-Cineol); ca. 0,2 (gelbbraun-Borneol). Unter der UV-Lampe (365 nm) bei Rf ca. 0,60 ziegelrote Fluoreszenz (Thujon)[1]; bei ca. 0,40 gelbe Fluoreszenz (Borneol); kurz unterhalb des Borneol-Flecks darf bei Rf ca. 0,15 kein starker blauvioletter Fleck auftreten.

Chromatogramm-Zonen (von oben nach unten):
- rotviolett
- gelbbraun Bornylacetat
- blassrosa β-Thujon
- braunviolett Cineol
- gelbbraun Borneol
- Start

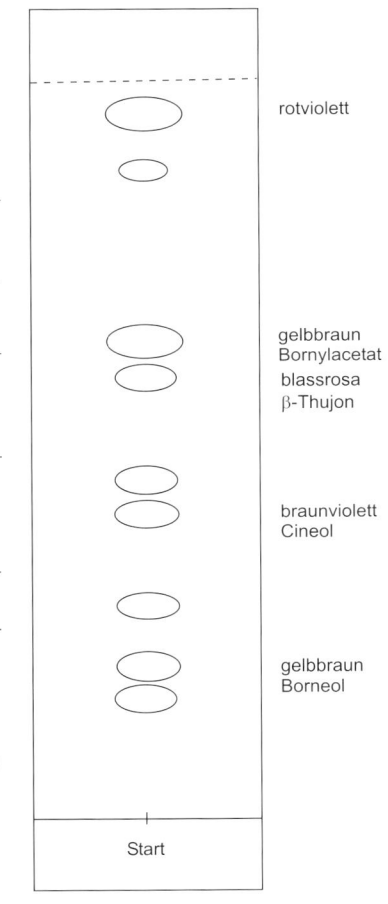

* Im DAC 2005 sind Prüfvorschriften für „Dalmatinische Salbeiöle" und „Spanisches Salbeiöl" (Ph. Eur. 7.0) aufgeführt. Eine Unterscheidung ist im Dünnschichtchromatogramm möglich: bei Spanischem Salbeiöl darf nur ein sehr schwacher Thujon-Fleck sichtbar sein (höchstens 0,5% Thujon). Außerdem unterscheiden sich die Öle in der Optischen Drehung und im „Chromatographischen Profil" (Gaschromatographie, in der Apotheke nicht durchführbar). „Spanisches Salbeiöl" wird aus Salvia lavendulifolia VAHL gewonnen, siehe auch Hager 2007 und Ph. Eur. 7.0).

Laufhöhe: 10 cm, zweimal laufen lassen (Zwischentrocknung).
Laufzeit: Zweimal je ca. 25 min.
- Abdunsten des Fließmittels
- Besprühen mit frisch (!) bereiteter Anisaldehyd-Lösung (RV)
- 10 min lang im Trockenschrank bei 100° bis 105°C erhitzen
- Im Tageslicht und unter der UV-Lampe (365 nm) betrachten.

Einige Untersuchungen zur Qualitätssicherung

1. **Reinheit** (Helv. 8, 1997)
   A. Öl von Salvia triloba:
   Dünnschichtchromatographie
   (vgl. Identität).

   Kurz unterhalb des Borneol-Flecks (Rf ca. 0,2) darf bei Rf ca. 0,15 kein starker blauvioletter Fleck auftreten (vgl. auch Salbeiblätter).

   B. Löslichkeit von ätherischen Ölen in Ethanol:
   - 0,5 g Substanz in 1,0 ml Ethanol 80% (V/V) lösen
   - In Reagenzgläsern bei Tageslicht von oben gegen einen dunklen Untergrund in gleicher Schichtdicke mit Ethanol 80% (V/V) vergleichen (Trübungsvergleich).

   Die Lösung muss klar sein. Trübungen zeigen Verunreinigungen an.

   C. Wasser in ätherischen Ölen:
   - 10 Tropfen Substanz mit 1 ml Schwefelkohlenstoff mischen
   - 10 min stehen lassen
   - In Reagenzgläsern bei Tageslicht von oben gegen einen dunklen Untergrund in gleicher Schichtdicke mit 1 ml Schwefelkohlenstoff vergleichen (Trübungsvergleich).

   Die Lösung muss klar bleiben. Ist sie getrübt, so liegen unzulässige Mengen Wasser vor.

   D. Fette Öle und verharzte ätherische Öle in ätherischen Ölen:
   - 1 Tropfen Substanz auf Filterpapier tropfen
   - 24 Std. lang liegen lassen.

   Durchscheinender oder fettartiger Fleck zeigt fette Öle bzw. verharzte ätherische Öle an.

   E. Fremde Ester in ätherischen Ölen:
   - 1,0 ml Substanz in 3,0 ml einer frisch hergestellten 10% Lösung (m/V) von Kaliumhydroxid in Ethanol 96% (V/V) lösen
   - 2 min lang im siedenden Wasserbad erhitzen
   - Abkühlen und 30 min lang stehen lassen.

   Es darf sich kein kristalliner Niederschlag bilden. Andernfalls liegen Verunreinigungen durch fremde Ester vor.

2. **Weitere Prüfungen** (Helv. 8, Ph. Eur. 1997, DAC 2005)
   In der Apotheke durchführbar: Keine.
   Des Weiteren: Brechungsindex, Optische Drehung, Chromatographisches Profil (Gaschromatographie).

Sandelholz, Rotes*
(DAC 2005)

Santali rubri lignum
Lignum Santali rubri

Das von der Rinde und vom hellen Splintholz befreite Kernholz vom unteren Teil des Stammes von *Pterocarpus santalinus* L. F.

Zur Prüfung erforderlich:
- Identität: Ca. 1 g.
- Qualitätssicherung: 50 g (kein Verbrauch).

Identität

1. Organoleptik
Beim Zerreiben schwach würziger Geruch und schwach zusammenziehender Geschmack.

2. Beschreibung der Schnittdroge

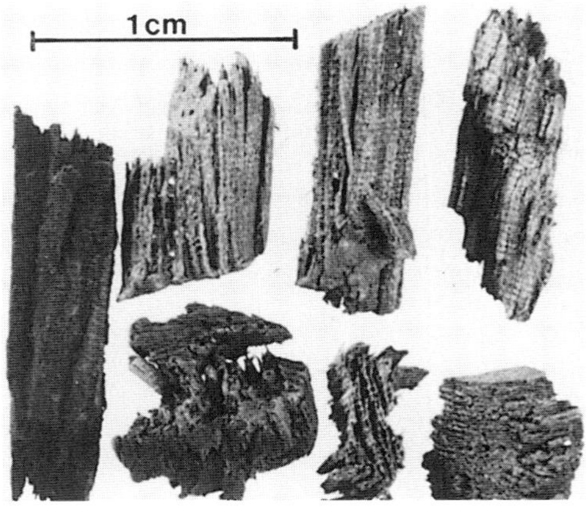

Schnittdroge (Abb. 1): Auffallend blutrote bis braunschwarze, grob- und schieffaserige Stücke mit seidig schimmerndem Glanz. Auf dem Querschnitt lassen sich feine, radial gerichtete Linien der Markstrahlen und zahlreiche tangentiale, hellere Linien von Holzparenchym (Lupe) erkennen, in denen weitporige, meist einzeln liegende Gefäße vorkommen.

Abb. 1: Schnittdroge

---

* **Stellungnahme der Kommission E:**
  Da die Wirksamkeit nicht belegt ist, ist eine therapeutische Anwendung von Rotem Sandelholz nicht zu befürworten.

3. Mikroskopie
- Einige Holzstücke etwa 10 min lang in Wasser aufkochen
- Ein Stück zwischen Daumen und Zeigefinger festhalten und mit frischer, starrer Rasierklinge Querschnittsfläche glätten
- Einige Querschnitte anfertigen
- Einige tangentiale Längsschnitte anfertigen
- Alle Schnitte auf Objektträger in Chloralhydrat-Lösung (RV) legen
- Mit Deckglas abdecken und etwa ½ min lang vorsichtig zum Sieden erhitzen.

Typische Merkmale: Rote Färbung des Chloralhydrat-Präparates, weitlumige Gefäße, einreihige Markstrahlen, viele Holzfasern, alle Zellwände sind rot bis rotbraun gefärbt.

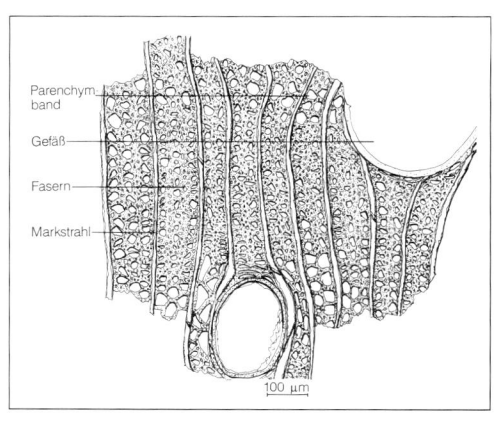

Querschnitt, Übersicht (Abb. 2): Die weitporigen Gefäße liegen einzeln, zerstreut zwischen den an dieser Stelle auseinander gedrückten Markstrahlen und sind durch Stränge von weitlumigem Holzparenchym miteinander verbunden, die im Wechsel mit Bändern dickwandiger Holzfasern auftreten. Die Anteile von Holzparenchym und Fasern sind in einzelnen Holzstücken sehr unterschiedlich. Die Schnitte laufen in Chloralhydrat-Lösung (RV) bereits in der Kälte rot aus. Alle Zellwände sind rot gefärbt.

Abb. 2: Querschnitt, Übersicht

Querschnitt, Detail (Abb. 3): Den weitlumigen Gefäßen liegen an der Innenseite unregelmäßige Ablagerungen rotbrauner Farbstoffe an. Die Parenchymzellen sind mäßig, die Sklerenchymfasern meist stark verdickt. Die Markstrahlen bestehen aus stark radial gestreckten Zellen, deren Querwände verdickt und getüpfelt sind.

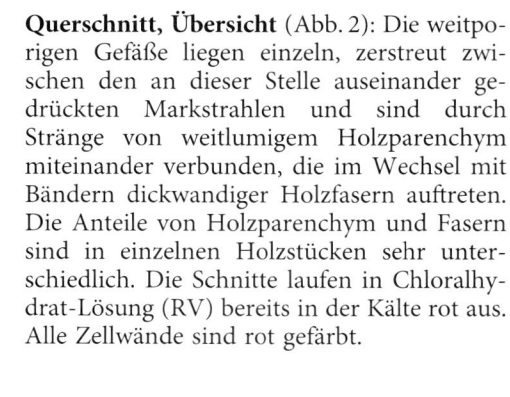

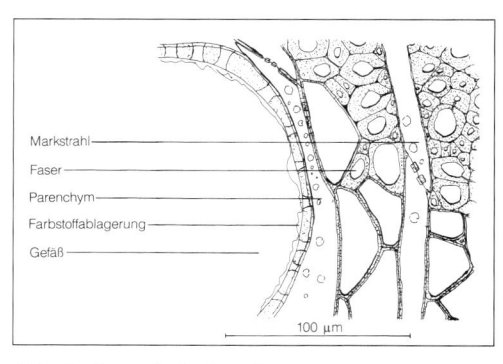

Abb. 3: Querschnitt, Detail

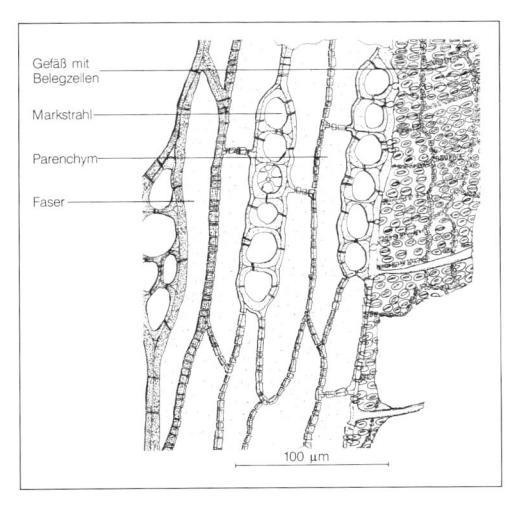

Tangentialer Längsschnitt (Abb. 4): Die bis 300 µm weiten Gefäße haben zahlreiche, behöfte Tüpfel mit quergestelltem Spalt. Die Markstrahlen sind drei bis acht Zellen hoch. Die Sklerenchymfasern sind langgestreckt, beidseitig zugespitzt, derbwandig und wenig getüpfelt. In den Parenchymzellen können bis 15 µm große Calciumoxalateinzelkristalle liegen.

Abb. 4: Tangentialer Längsschnitt

4. Reaktion
Farbstoffe:
▶ 0,5 g gepulverte Droge (Siebnummer 710) mit 10 ml Ether oder 10 ml Chloroform übergießen, schütteln und filtrieren.

Der Ether färbt sich gelb, das Chloroform gelbrot. Im UV-Licht (365 nm) fluoreszieren die Filtrate grüngelb.

Einige Untersuchungen zur Qualitätssicherung

1. Reinheit
Fremde Bestandteile:
▶ 50 g Droge auf fremde Bestandteile durchsehen.

Höchstens 1 g (2 %) fremde Bestandteile.

2. Weitere Prüfungen (DAC 2005)
In der Apotheke durchführbar: Asche, Trocknungsverlust.

Schachtelhalmkraut

(Ph. Eur. 6.0)
(Standardzulassung 1239.99.99, HPMC-Monographie)

Equiseti herba
Herba Equiseti

Die grünen, sterilen, getrockneten Sprosse von Equisetum arvense L.

Zur Prüfung erforderlich:
- Identität: Ca. 2 g.
- Qualitätssicherung: 101 g (1 g Verbrauch).

Identität

1. Organoleptik
Fast ohne Geruch und Geschmack; knirscht beim Kauen zwischen den Zähnen.

2. Beschreibung der Schnittdroge (Ph. Eur. 6.0, DAC 2007, Bd. III)

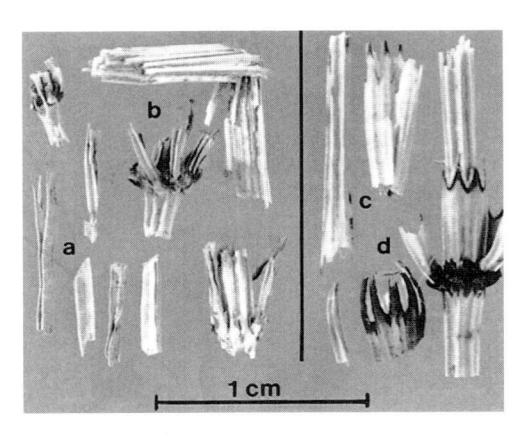

Abb. 1: Schnittdroge

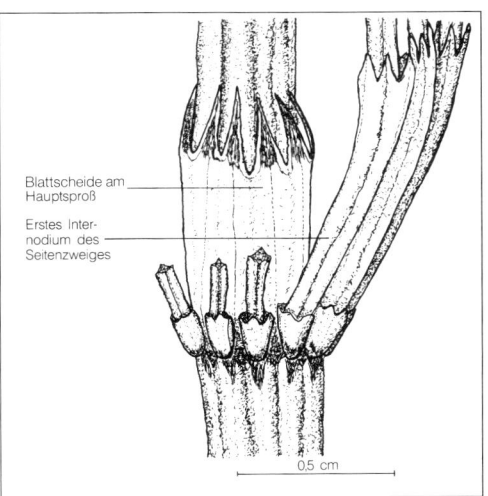

Abb. 2: Blattscheide am Knoten und Seitensprosse

Schnittdroge (Abb. 1), **Blattscheide am Knoten und Seitensprosse** (Abb. 2): Stücke der 1 bis 3,5, selten bis 5 mm dicken, mit vier bis vierzehn Längsrippen versehenen, sich etwas rauh anfühlenden Stücke der Hauptsprosse (1b) und der vier-, selten drei- oder fünfkantigen, fast geflügelt erscheinenden, bis 1 mm dicken Seitensprosse (1a). Der Zentralkanal hat eine Weite von ⅓ bis ⅔ des Hauptsprosses. Alle Knoten an Haupt- und Seitensprossen sind von trockenhäutigen Blattscheiden umhüllt (2). Diese tragen breit dreieckige oder lanzettliche, oft braune Zähne, deren Anzahl mit der Zahl der Rippen des umhüllten Sprosses übereinstimmt. Das erste Internodium eines jeden Seitenzweiges ist mindestens so lang wie oder länger als die zugehörige Scheide am Hauptspross (4 bis 14 mm) (zu Abb. 1c, d, siehe unter Prüfung auf Reinheit).

3. Mikroskopie

- Einige Stücke der Hauptsprosse etwa 5 min lang in Wasser aufkochen
- Stücke etwa 10 min lang in eine Mischung aus Ethanol 90 % (V/V) und Glycerol (9 + 1 V/V) legen
- Stück zwischen Daumen und Zeigefingerkuppe festhalten, mit frischer, starrer Rasierklinge Querschnittsfläche glätten und Querschnitte für Übersicht anfertigen
- Kleine Seitensprosse auf Objektträger flachdrücken
- Zu allen Präparaten Chloralhydrat-Lösung (RV) geben
- Mit Deckglas abdecken und etwa ½ min lang vorsichtig zum Sieden erhitzen.

Typische Merkmale: Länglich wellig-buchtige, dickwandige Epidermiszellen mit Höckern; über den Spaltöffnungsapparaten Nebenzellen mit auffallenden, strahligen Verdickungsleisten.

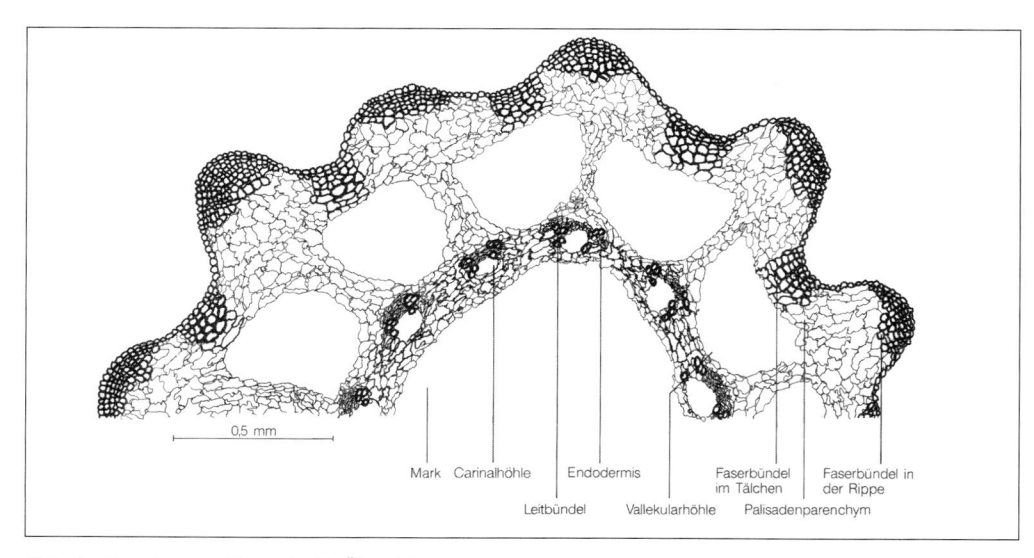

Abb. 3: Hauptspross, Querschnitt, Übersicht

Hauptspross, Querschnitt, Übersicht
(Abb. 3): Eine zentrale Markhöhle wird von einem Kreis kollateraler Leitbündel mit je einem engen Hohlraum (Carinalhöhle) umgeben. Die Anzahl der Leitbündel entspricht der Anzahl der Rippen. Der Leitbündelring wird von einer Endodermis eingehüllt, die in mikroskopischen Präparaten der Droge kollabiert und schwer erkennbar ist. Zwischen Endodermis und Epidermis liegt in jedem Tälchen ein etwa 300 µm weiter Hohlraum (Vallekularhöhle), der durch eine unter der Epidermis im Bereich der Tälchen liegende und bis fast an die Vallekularhöhle reichende Gruppe englumiger Fasern ausgesteift wird. Ein deutlich davon abgesetztes Faserbündel liegt in der Spitze der Rippen, darunter palisadenartiges, chlorophyllführendes Gewebe.

Epidermis, Aufsicht und Seitenansicht (Abb. 4): Die Epidermiszellen sind axial gestreckt mit leicht welligen, dicken Seitenwänden. In der Seitenansicht werden abgeflacht eckige bis unregelmäßig rundliche Höcker sichtbar, an deren Bildung jeweils zwei benachbarte Epidermiszellen zu etwa gleichen Teilen beteiligt sind. Die in den Tälchen in zwei oder drei Längsreihen angeordneten Spaltöffnungsapparate sind von zwei Nebenzellen mit leistenförmigen Verdickungen überwölbt, so dass sie auf den Spalt hin gestreift erscheinen.

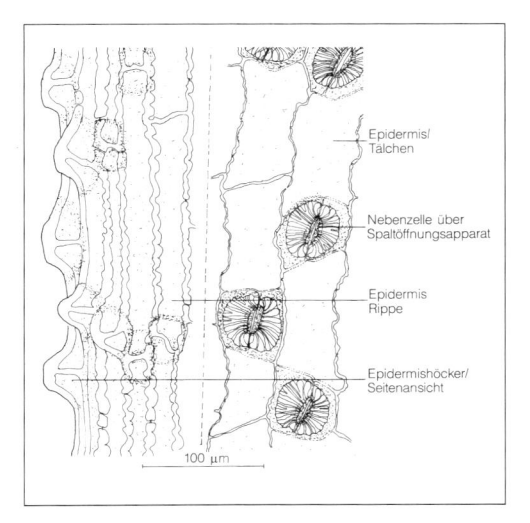

Abb. 4: Epidermis, Aufsicht und Seitenansicht

4. Dünnschichtchromatographie
Kieselgel HF$_{254}$. Untersuchungslösung:
- 1 g gepulverte Droge (Siebnummer 355) mit 10 ml Methanol versetzen
- 10 min lang bei 60 °C im Wasserbad unter gelegentlichem Schütteln extrahieren
- Abkühlen lassen
- Filtrieren.

Referenzlösung: 1 mg Kaffeesäure und je 2,5 mg Hyperosid und Rutosid in 10 ml Methanol oder authentische Droge wie Untersuchungsmuster behandeln.
Aufzutragende Menge: Je 10 µl Untersuchungs- und Referenzlösung bandförmig (20 mm × 3 mm). [Zur Verwendung von HPTLC-Platten siehe Seite XV.]
Fließmittel: Wasserfreie Ameisensäure – Essigsäure 99 % – Wasser – Ethylacetat (8 + 8 + 18 + 66).
Laufhöhe: 10 cm.
Laufzeit: Ca. 2 h.
- Abdunsten des Fließmittels im Warmluftstrom oder im Trockenschrank bei 100 ° bis 105 °C
- Besprühen der noch warmen Platte mit einer Lösung von Diphenylboryloxyethylamin (1 % m/V) in Methanol
- Nachsprühen mit einer Lösung von Macrogol 400 (Polyethylenglycol) (5 % m/V) in Methanol
- Etwa 5 min lang auf 100 ° bis 105 °C erhitzen oder 30 min lang bei Raumtemperatur liegen lassen
- Unter der UV-Lampe (365 nm) auswerten.

Wichtige Zonen: Zwei rot fluoreszierende Zonen unter der Fließmittelfront, eine grünliche auf der Höhe der Kaffeesäure und noch zwei blaugrüne darunter, eine gelborange auf der Höhe des Hyperosids, darunter bis etwa in den Bereich des Rutosids je nach Herkunft der Droge blau, gelb oder grünlich fluoreszierende Zonen (Abb. 5). Wegen der Bastardisierungstendenz und der chemischen Variabilität innerhalb der Gattung Equisetum kann auch von ordnungsgemäßer Droge ein bei einzelnen Flecken abweichendes Bild erhalten werden.

Schachtelhalmkraut — Teil II

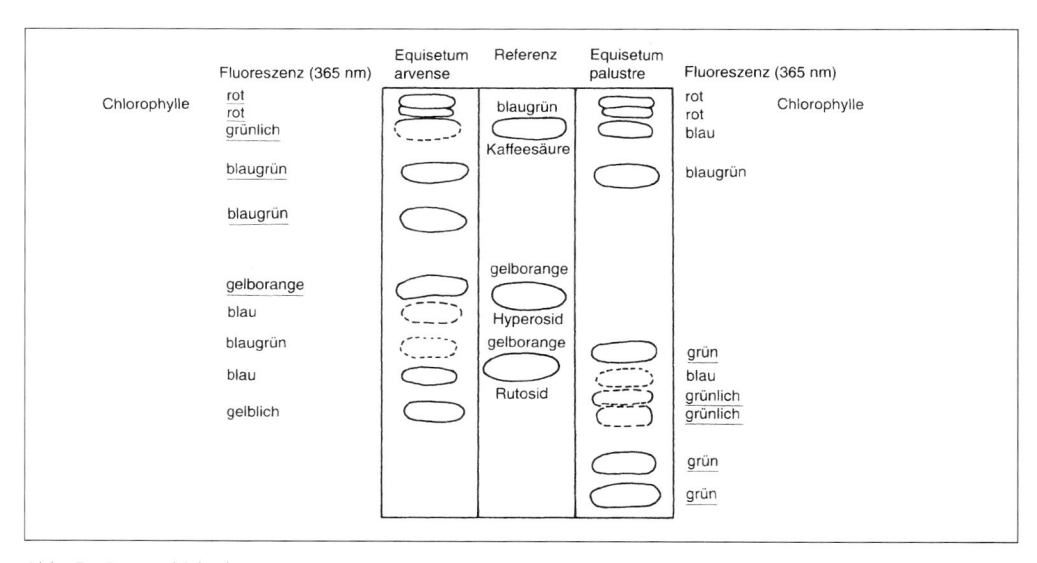

	Fluoreszenz (365 nm)	Equisetum arvense	Referenz	Equisetum palustre	Fluoreszenz (365 nm)	
Chlorophylle	rot rot grünlich		blaugrün Kaffeesäure		rot rot blau	Chlorophylle
	blaugrün				blaugrün	
	blaugrün					
	gelborange blau blaugrün blau gelblich		gelborange Hyperosid gelborange Rutosid		grün blau grünlich grünlich grün grün	

Abb. 5: Dünnschichtchromatogramm

Schachtelhalmkraut

Einige Untersuchungen zur Qualitätssicherung

1. Reinheit
   A. Fremde Bestandteile:
   ▶ Etwa 100 g Droge auf schwärzliche Rhizomteile und sonstige fremde Bestandteile durchsehen.

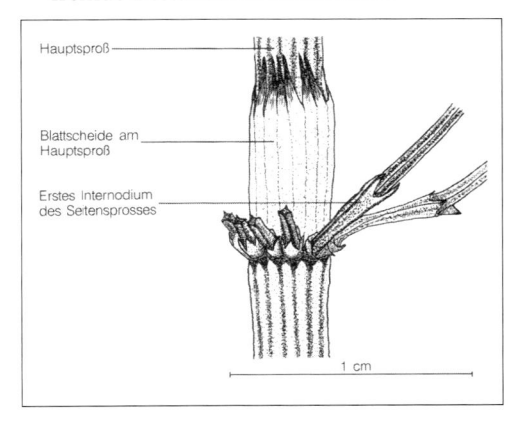

Abb. 6: Blattscheide am Knoten und Seitensprosse von E. palustre

Höchstens 3 g (3 %) schwärzliche Rhizomteile und 2 g (2 %) sonstige fremde Bestandteile. Höchstens 5 g (5 %) Sprosse von Hybriden und anderen Equisetum-Arten. Dabei dürfen folgende Teile nicht vorhanden sein: Grüne Sprosse mit spitzenständigen Sporangienständen; Sprosse, bei denen das erste Internodium des Seitensprosses kürzer als die zugehörige Scheide am Hauptspross ist (Abb. 1 d und 6, E. palustre); fünf- oder sechskantige Seitensprosse, die im Aufbau den Hauptsprossen entsprechen (Abb. 1 c); Hauptsprosse, die Faserbündel nur in den Rippen, aber nicht in den Tälchen haben oder bei denen die in den Tälchen liegenden Faserbündel nicht deutlich von denen in den Rippen abgesetzt sind oder die eine Markhöhle besitzen, die nur etwa die Größe der Vallekularhöhlen erreicht; Sprosse, deren Epidermishöcker nur von einer Zelle oder mal von einer und mal von zwei Zellen gebildet werden; Sprosse deren Nebenzellen über den Spaltöffnungsapparaten mehr Verdickungsleisten als in Abb. 4 dargestellt, zeigen.

B. Andere Equisetum-Arten und Hybriden:
Dünnschichtchromatographie (vgl. Identität).

Violett fluoreszierende Zonen oberhalb der Referenzsubstanz Rutosid und eine größere Zahl von blauen oder gelben bis gelbgrünen Zonen unterhalb des Rutosids als in Abb. 5 bei E. arvense, weisen auf unzulässige Arten hin (z. B. E. palustre in Abb. 5).

2. Weitere Prüfungen (Ph. Eur. 6.0)

In der Apotheke durchführbar: Trocknungsverlust, Asche, salzsäureunlösliche Asche.
Des Weiteren: Spektralphotometrische Gehaltsbestimmung der Flavonoide.

Schafgarbenkraut
(Ph. Eur. 6.0)
(Standardzulassung 1249.99.99)

Millefolii herba
Herba Millefolii

Die blühenden, getrockneten Triebspitzen von proazulenhaltigen Varietäten von *Achillea millefolium* L.

Zur Prüfung erforderlich:
- Identität: Ca. 2,5 g.
- Qualitätssicherung: 120 g (20 g Verbrauch).

Identität

1. Organoleptik (Ph. Eur. 6.0, DAC 2007, Bd. III)
Leicht aromatischer Geruch und etwas bitterer Geschmack.

2. Beschreibung der Schnittdroge (DAC 2007, Bd. III)

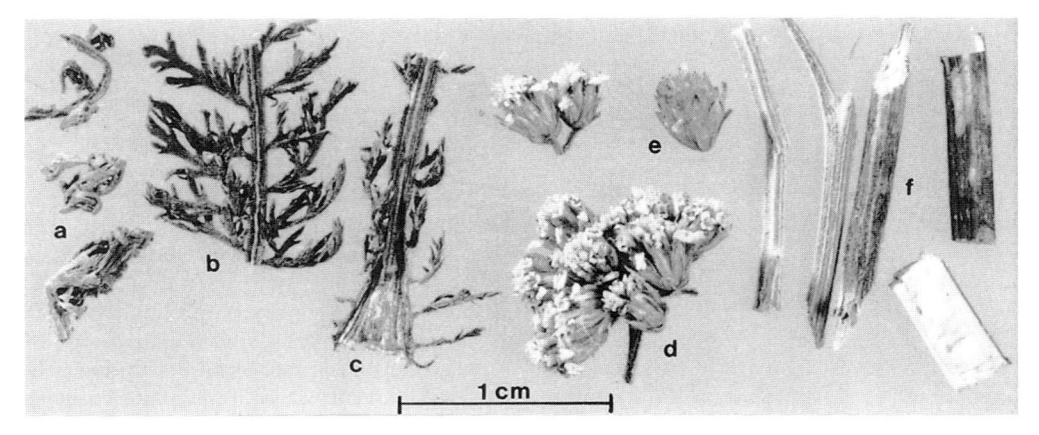

Abb. 1: Schnittdroge

Schnittdroge (Abb. 1), **Fiederblatt** (Abb. 2), **Blütenköpfchen** (Abb. 3): Stark geschrumpfte Stücke (1a) der dunkelgrünen bis fast kahlen oder bis graugrünen und samtig behaarten, zwei- bis dreifach fiederschnittigen Blätter (1b), deren Fieder in eiförmige bis lanzettliche oder linealische, weiß bespitzte Zipfel auslaufen. Die Grundblätter sind langgestielt, die Stängelblätter sitzend, mit unten verbreiterter, oft rotviolett überlaufener, sonst 0,5 bis 1 mm breiter Blattspindel (1c). Die zahlreichen, zu zusammengesetzten Trugdolden angeordneten Blütenköpfchen (1d, 3) sind 4 bis 8 mm groß, von einem Hüllkelch mit länglich-eiförmigen, sich in drei Reihen dachziegelartig deckenden Blättchen mit trockenhäutigem,

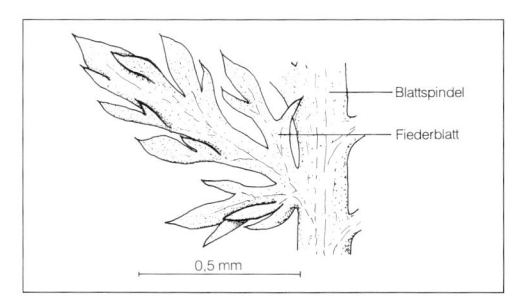

Abb. 2: Fiederblatt

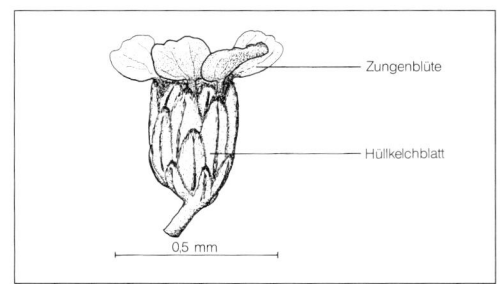

Abb. 3: Blütenköpfchen

meist braunem oder auch weißlichem Rand umgeben (1e). Die deutlich längsgefurchten Stängel sind meist graugrün, zuweilen rötlich angelaufen (1f), haben helles, teilweise geschwundenes Mark und dürfen nicht dicker als 3 mm sein.

3. Mikroskopie

- Einige Blütenköpfchen 10 min lang in Wasser legen
- Mit spitzer Pinzette und Präpariernadel Blütenköpfchen auseinander zupfen
- Einzelne Rand- und Scheibenblüten auf Objektträger legen
- Einige Röhrenblüten auf Objektträger zerdrücken
- Einige Blattstücke auf Objektträger auseinander ziehen
- Zu allen Präparaten Chloralhydrat-Lösung (RV) geben
- Mit Deckglas abdecken und etwa ½ min lang vorsichtig zum Sieden erhitzen.

Typische Merkmale: *Wellig-buchtige Blattepidermis mit anomocytischen Spaltöffnungsapparaten, Asteraceendrüsenschuppen und Gliederhaaren mit auffallend langer Endzelle. Kronblätter mit lang gestreckten, stellenweise auch papillös-rundlichen Epidermiszellen, die zum Teil Calciumoxalatdrusen enthalten. Grobstachelige Pollenkörner mit drei Keimöffnungen.*

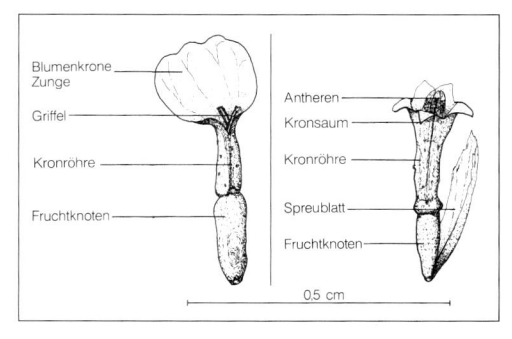

Abb. 4: Zungenblüte

Abb. 5: Röhrenblüte mit Spreublatt

Zungenblüte (Abb. 4), **Röhrenblüte mit Spreublatt** (Abb. 5): Auf einem gewölbten Blütenstandsboden stehen in der Achsel schmaler, mehrspitziger Spreublätter meist fünf weibliche Zungenblüten (4) und drei bis zwanzig zwittrige Röhrenblüten (5). Die Blumenkrone der Zungenblüten ist weißlich bis intensiv rosafarben, in der unteren Hälfte etwas aufgeblasen röhrenförmig, in der oberen in eine flache, breit herzförmige, dreizipflige Zunge ausgezogen.

Die Kronröhre der gelblichen, in der Droge oft bräunlichen Röhrenblüten läuft in einen zurückgebogenen, fünfzipfligen Saum aus. Die fünf gelben, zu einer den Griffel umschließenden Röhre verklebten Antheren setzen mit ihren Filamenten in der oberen Hälfte der Kronröhre an. Der Fruchtknoten beider Blütenformen ist unterständig, länglich und trägt einen zweischenkligen Griffel.

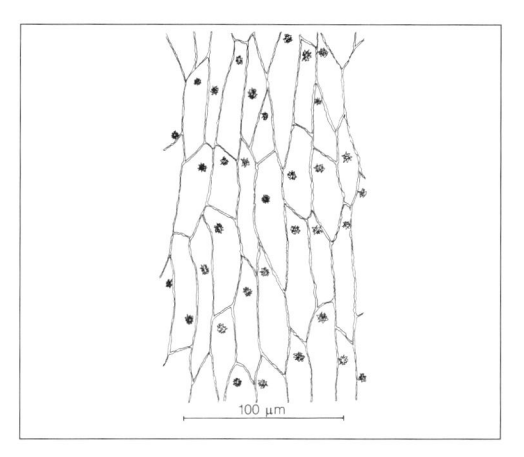

Abb. 6: Kronblatt, Epidermis, Aufsicht

Kronblatt, Epidermis, Aufsicht (Abb. 6): Die Epidermis der Kronröhre der Zungen- und Röhrenblüten besteht aus lang axial gestreckten Zellen. Beim Übergang vom röhren- zum trichterförmigen bzw. zum zungenförmigen Teil enthält die Epidermis der Innenseite deutlich größere Calciumoxalatdrusen als in den übrigen Teilen. Im oberen Bereich sind die Epidermiszellen der Röhrenblüten wellig-buchtig, lang gestreckt oder fast quadratisch. Die Epidermiszellen der Oberseite der Zungenblüten sind rundlich, mehr oder weniger deutlich wellig-buchtig und papillös.

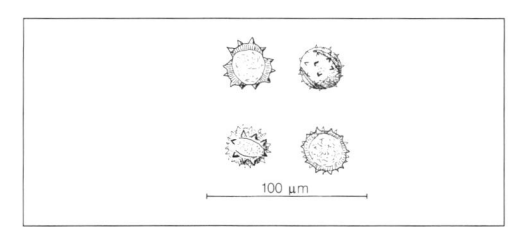

Abb. 7: Pollenkörner

Pollenkörner (Abb. 7): Die Pollenkörner der Röhrenblüten sind bis 30 μm groß, abgerundet dreieckig, mit drei Keimporen und grob stacheliger Exine. Die Staubblätter haben Endotheciumzellen mit zahlreichen, quer zur Längsrichtung verlaufenden Verdickungsleisten (ohne Abb.).

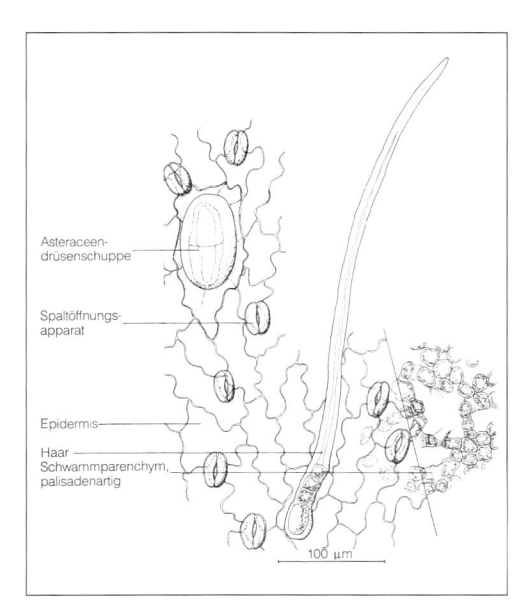

Abb. 8: Laubblatt, Epidermis, Unterseite

Laubblatt, Epidermis, Unterseite (Abb. 8): Die Epidermiszellen der Laubblätter sind beiderseits wellig-buchtig, in Längsrichtung der Zipfel gestreckt. Beiderseits kommen anomocytische Spaltöffnungsapparate mit drei oder vier Nebenzellen vor. Das Mesophyll besteht aus zwei oder drei Reihen von Palisadenzellen und einem Schwammparenchym, dessen zwei oder drei unterste Reihen palisadenartig ausgebildet sind. Haare mit in die Epidermis eingesenkter Basalzelle, vier bis sechs kurzen Stielzellen und einer 400 bis 1000 μm langen, gelegentlich durch ein oder drei Wände quergeteilten Endzelle kommen auf beiden Seiten der Laubblätter, den Hüllkelchblättern und an den Stängeln vor. Dazwischen finden sich tief eingesenkte, zwei, drei oder vier Zellpaare hohe Asteraceendrüsenschuppen.

4. Reaktion
Nachweis von Proazulen:
- 0,1 ml Prüflösung A. (siehe 5. Dünnschichtchromatographie) mit 2,5 ml Dimethylaminobenzaldehyd-Reagenz (RV) versetzen
- 2 min lang im siedenden Wasserbad erhitzen
- Erkalten lassen
- Mit 5 ml Petrolether ausschütteln.

Blau- oder Grünlichblaufärbung der wässrigen Phase (Proazulene).

5. Dünnschichtchromatographie
Kieselgel HF_{254}. Untersuchungslösung:
A. Prüflösung
- 2,0 g gepulverte Droge (Siebnummer 710) mit 25 ml. Ethylacetat versetzen
- 5 min lang schütteln
- Filtrieren
- Auf dem Wasserbad zur Trockne eindampfen
- Rückstand in 0,5 ml Toluol aufnehmen

oder

B.
- 0,2 ml des bei der Gehaltsbestimmung erhaltenen Öl-Xylol-Gemisches mit 0,2 ml Toluol versetzen.

Referenzlösung: Je 4 µl Guajazulen und Cineol in 4 ml Methanol oder authentische Droge wie Untersuchungslösung behandeln.

Aufzutragende Menge: 20 µl Untersuchungslösung und 10 µl Referenzlösung bandförmig (20 mm × 3 mm). [Zur Verwendung von HPTLC-Platten siehe Seite XV.]

Fließmittel: Ethylacetat – Toluol (5 + 95).
Laufhöhe: 15 cm.
Laufzeit: Ca. 40 min.
- Abdunsten des Fließmittels im Kaltluftstrom
- Am Tageslicht auswerten
- Besprühen mit frisch (!) hergestellter Anisaldehyd-Lösung (RV)
- 5 bis 10 min lang bei 100 bis 150 °C erhitzen
- Am Tageslicht auswerten.

Wichtige Zonen: Vor dem Besprühen erscheint im Chromatogramm des Öles eine blaue Zone auf der Höhe der Referenzsubstanz Guajazulen. Nach dem Besprühen zeigt das Chromatogramm des Extraktes zwei rotviolette Zonen oberhalb und eine blauviolette etwas unterhalb der Referenzsubstanz Guajazulen, das des Öles nur eine schwach violette oberhalb des im Öl nachweisbaren Azulens. In der unteren Hälfte des Chromatogrammes zeigen Extrakt und Öl etwa das gleiche Bild: eine blauviolette Zone oberhalb der Referenzsubstanz Cineol (Epoxidihydrocaryophyllen), eine rotbraune oder graurote Zone auf der Höhe des Cineols und mehrere violette oder bräunliche darunter (Abb. 9).

Teil II   **Schafgarbenkraut**   5/6

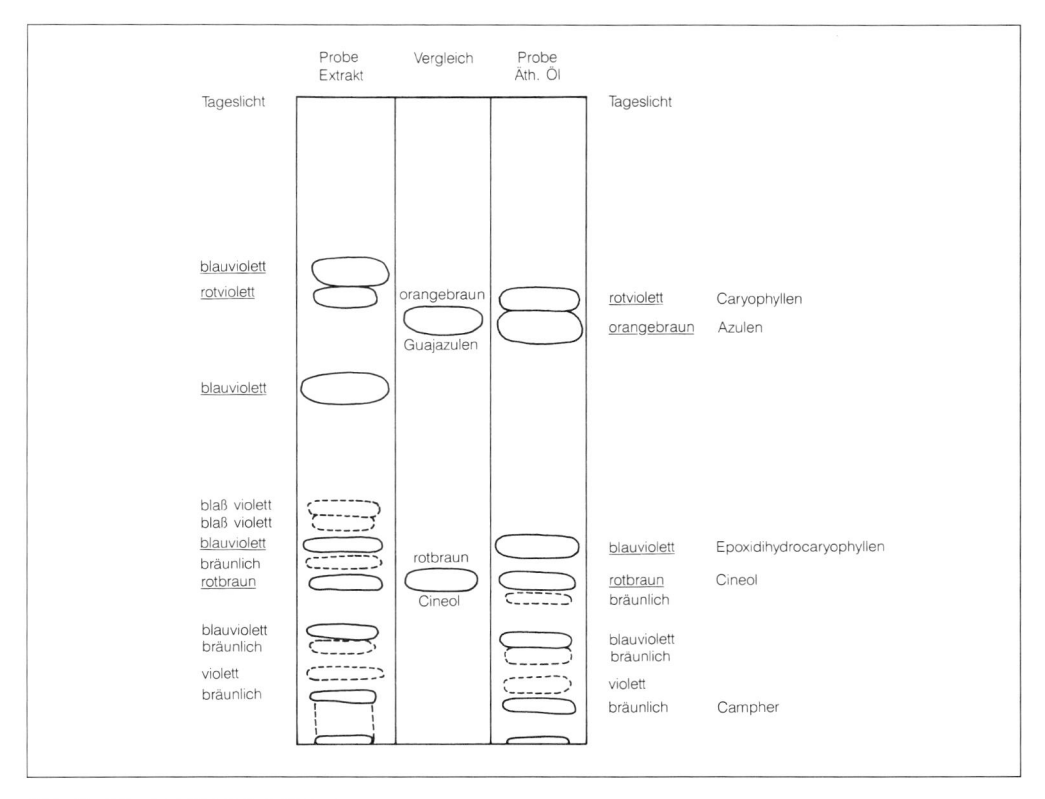

Abb. 9: Dünnschichtchromatogramm

Einige Untersuchungen zur Qualitätssicherung

1. Reinheit
Fremde Bestandteile:
- 100 g Droge auf fremde Bestandteile durchsehen.

Höchstens 5 g (5%) Stängel über 3 mm Durchmesser und höchstens 2 g (2%) sonstige fremde Bestandteile.

2. Gehaltsbestimmung
Gehalt an ätherischem Öl:
- Einwaage: 20,0 g geschnittene Droge
- 500 ml Wasser und 9 ml Ethylenglycol im 1000-ml-Rundkolben
- Vorlage: 0,20 ml Xylol
- Destillation: 2h lang bei 2 bis 3 ml in der min

- ▶ Kühlung abstellen und weiterdestillieren, bis die blaugefärbten, wasserdampfflüchtigen Bestandteile das untere Ende des Kühlers erreichen
- ▶ Kühlung sofort wieder anstellen – Abscheidungsraum darf sich nicht erwärmen
- ▶ Noch weitere 5 min lang destillieren
- ▶ In einen 250-ml-Rundkolben 50 ml Wasser und 0,4 ml Xylol geben
- ▶ 1000-ml-Kolben entfernen und gegen den 250-ml-Rundkolben ersetzen
- ▶ 15 min lang destillieren
- ▶ 10 min lang warten
- ▶ Volumen im Messrohr ablesen.

Ermittlung des Blindwertes:
- ▶ Messrohr der Destillationsapparatur bis zum Überlauf mit Wasser füllen
- ▶ 0,20 ml Xylol auf die Wassersäule im Messrohr geben
- ▶ 50 ml Wasser im 250-ml-Rundkolben
- ▶ Vorlage im Destillationskolben: 0,40 ml Xylol
- ▶ 15 min lang destillieren
- ▶ Volumen im Messrohr ablesen = Blindwert.

Die Differenz zwischen dem Blindwert und dem bei der Bestimmung ermittelten Wert muss mindestens 0,04 ml betragen. Entspricht einem Gehalt von mindestens 0,2 % (V/m) an ätherischem Öl.

3. **Weitere Prüfungen** (Ph. Eur. 6.0)
In der Apotheke durchführbar: Trocknungsverlust, Asche, salzsäureunlösliche Asche.
Des Weiteren: Spektralphotometrische Gehaltsbestimmung des Azulengehaltes im ätherischen Öl.

| Teil II | Schlehdornblüten | 1/4 |

Schlehdornblüten*

(DAC 2005)

Pruni spinosae flos
Flores Pruni spinosae
Flores Acaciae
Schlehenblüten

Die entfalteten, getrockneten Blüten von *Prunus spinosa* L.

Zur Prüfung erforderlich:
- Identität: Ca. 2 g.
- Qualitätssicherung: 50 g (kein Verbrauch).

Identität

1. **Organoleptik** (DAC 2005, DAC 2007, Bd. III)
Schwacher Geruch und schwach bitterer Geschmack.

2. **Beschreibung der Ganzdroge** (DAC 2005, DAC 2007, Bd. III)

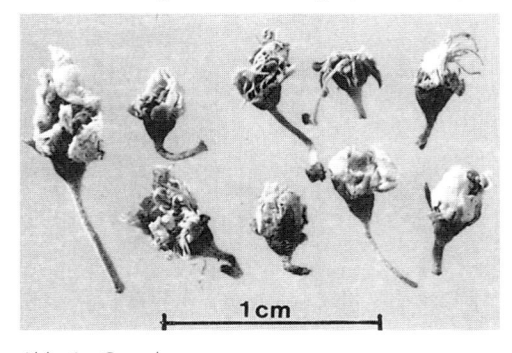

Abb. 1: Ganzdroge

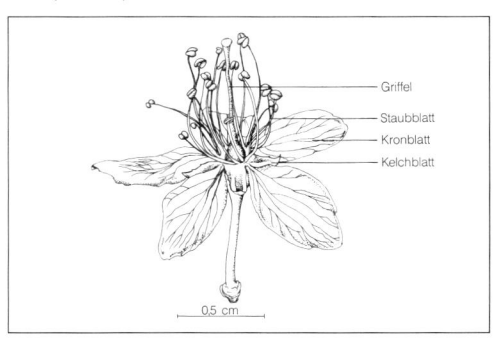

Abb. 2: Blüte, Gesamtansicht

- Einige Blüten 10 bis 20 min lang in kaltem, mit etwas Netzmittel (z. B. Haushaltsspülmittel) versetztem Wasser aufbewahren
- 10 min lang in eine Mischung aus Ethanol 90 % (V/V) und Glycerol (9 + 1 V/V) legen.

Ganzdroge (Abb. 1), **Blüte, Gesamtansicht** (Abb. 2), **Blüte, aufgeschnitten** (Abb. 3): In getrocknetem Zustand (1) 4 bis 5 mm große, kurz gestielte Blüten mit kreisförmigem, grünlichem bis braungrünem Achsenbecher, der fünf durchschnittlich 2 mm lange, breit lanzettliche, aufrechte Kelchblätter trägt sowie

---

* **Stellungnahme der Kommission E:**
Da die Wirksamkeit nicht ausreichend belegt ist, kann eine therapeutische Anwendung nicht empfohlen werden. Gegen die Verwendung als Schmuckdroge in Teemischungen bestehen keine Bedenken.

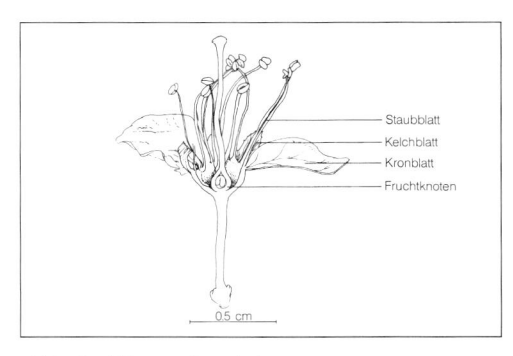

Abb. 3: Blüte, aufgeschnitten

fünf, oft auch einzeln in der Droge vorkommende, gelblichweiße bis bräunliche, nach dem Aufweichen 4 bis 6 mm lange, kurzgenagelte Kronblätter (2). Die etwa zwanzig Staubblätter sind ungefähr so lang wie Kronblätter und tragen auf langen Filamenten kleine, eiförmige Theken. Am Grunde des Achsenbechers und mit diesem nicht verwachsen (3) sitzt ein einfächriger Fruchtknoten mit langem Griffel und kopfiger Narbe.

3. Mikroskopie

- ▶ Eingeweichte Blüten mit spitzer Pinzette und Präpariernadel in ihre Einzelteile zerlegen
- ▶ Kronblätter und Kelchblätter abzupfen und auf Objektträger legen
- ▶ Einige Staubblätter auf Objektträger zerdrücken
- ▶ Zu allen Präparaten einige Tropfen Chloralhydrat-Lösung (RV) geben
- ▶ Mit Deckglas abdecken und ½ min lang zum Sieden erhitzen.

Typische Merkmale: *Dickwandige, einzellige Haare auf Achsenbecher und Kelchblättern, welligbuchtige, leicht papillöse Epidermis der Blumenkrone, Endothecium mit bügelförmigen Wandverdickungen, rundliche Pollenkörner mit drei Keimporen.*

Kelchblatt, Epidermis (Abb. 4): Die Epidermiszellen der Kelchblätter sind polygonal bis leicht wellig-buchtig, derbwandig, mehr oder weniger getüpfelt und mit einer gut erkennbaren Kutikularstreifung versehen. Auf der Außenseite kommen große, rundliche, anomocytische Spaltöffnungsapparate vor. Am basalen Teil der Kelchblattzipfel und besonders auf dem Achsenbecher finden sich zahlreiche, einzellige, derbwandige, zum Teil stark gebogene, bis 150 µm lange Haare mit verdickter, getüpfelter Basis. Das Kelchblattgewebe enthält kleine Calciumoxalatdrusen.

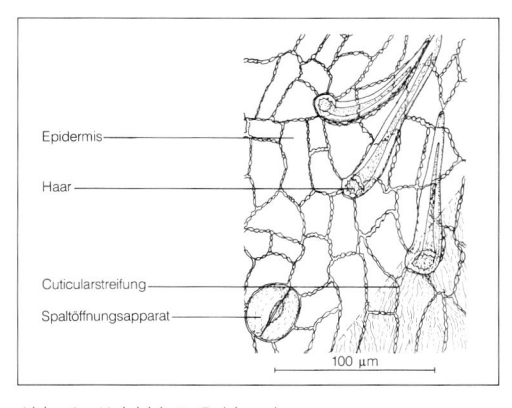

Abb. 4: Kelchblatt, Epidermis

Kronblatt, Epidermis (Abb. 5): Die Epidermiszellen der Kronblätter sind von unregelmäßig rundlichem bis wellig-buchtigem Umriss mit feiner Kutikularstreifung und mehr oder weniger stark papillös, was besonders am Blattrand und über der Nervatur deutlich wird.

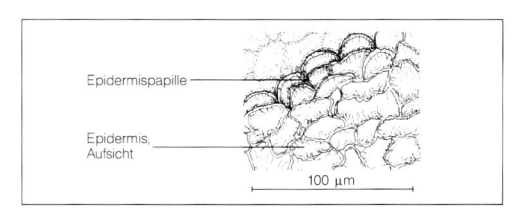

Abb. 5: Kronblatt, Epidermis

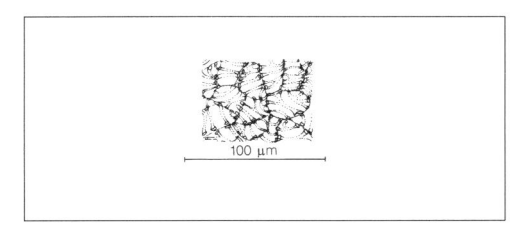

Abb. 6: Staubblatt, Endothecium

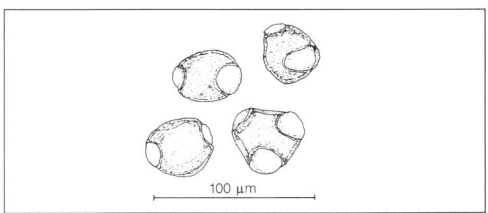

Abb. 7: Pollenkörner

Staubblatt, Endothecium (Abb. 6): Die unregelmäßig polygonalen bis etwas gestreckten Endotheciumzellen haben jeweils mehrere, zum Teil miteinander verbundene, derbe Verdickungsleisten.

Pollenkörner (Abb. 7): Die bis 50 µm großen Pollenkörner sind rundlich oder abgerundet dreieckig mit dünner, leicht körniger Exine und haben drei große Keimporen.

4. Dünnschichtchromatographie
Kieselgel HF$_{254}$. Untersuchungslösung:
▶ 1 g gepulverte Droge (Siebnummer 710) mit 10 ml Methanol versetzen
▶ 5 min lang bei 60 °C im Wasserbad erhitzen
▶ Abkühlen lassen
▶ Filtrieren.

Wichtige Zonen: Mindestens sieben (Kämpferol-3-O-arabinosid, Quercetin-3-O-arabinosid, Kämpferol-3,7-O-dirhamnosid, Quercetin-3-O-glucosid, Kämpferoldiglykosid, Rutosid) kräftig orangefarbene oder gelbgrüne Zonen, davon etwa vier zwischen der Front und der Referenzsubstanz Quercitrin, die restlichen zwischen dem Quercitrin und dem Rutosid (Abb. 8).

Vergleich	Probe	UV 365	
		rot	Chlorophyll
		gelb	
		blaugrün	
		gelbgrün	
		gelb/orange	
orange		orange	
Quercitrin		orange	
		grünlich	
		grünlich	
hellblau		hellblau	
Chlorogensäure		gelbgrünlich	
orange		orange	
Rutosid		orange	

Abb. 8: Dünnschichtchromatogramm

Referenzlösung: Je 3 mg Rutosid und Quercitrin und 1 mg Chlorogensäure in 10 ml Methanol oder authentische Droge wie Untersuchungsmuster behandeln.
Aufzutragende Menge: 20 µl Untersuchungslösung und 10 µl Referenzlösung bandförmig (20 mm × 3 mm). [Zur Verwendung von HPTLC-Platten siehe Seite XV.]
Fließmittel: Wasserfreie Ameisensäure – Wasser – Ethylacetat (13 + 20 + 67)
Laufhöhe: 15 cm.
Laufzeit: Ca. 95 min.
- Abdunsten des Fließmittels im Warmluftstrom oder im Trockenschrank bei 100 bis 105 °C
- Besprühen der noch warmen Platte mit einer Lösung von Diphenylboryloxyethylamin (1% m/V) in Methanol
- Nachsprühen mit einer Lösung von Macrogol 400 (Polyethylenglycol) (5% m/V) in Methanol
- Etwa 5 min lang auf 100 bis 105 °C erhitzen oder 30 min lang bei Raumtemperatur liegen lassen
- Unter der UV-Lampe (365 nm) auswerten.

Einige Untersuchungen zur Qualitätssicherung

1. Reinheit
Fremde Bestandteile:
- 50 g Droge auf fremde Bestandteile durchsehen.

Höchstens 5 g (10%) Blatt- und Zweigstücke und höchstens 1 g (2%) sonstige fremde Bestandteile.

2. Weitere Prüfungen (DAC 2005)
In der Apotheke durchführbar: Trocknungsverlust, Asche. Alternative Dünnschichtchromatographie (DAC 2007, Bd. III)
Des Weiteren: Spektralphotometrische Gehaltsbestimmung der Flavonoide.

Teil II — Schlüsselblumenblüten — 1/4

Schlüsselblumenblüten
Primelblüten

(DAC 2005)
(Standardzulassung 1659.99.99, HMPC-Monographie)

Primulae flos cum calyce
Flores Primulae cum calycibus
Primelblüten

Die ganzen, getrockneten Blüten von *Primula veris* L. (syn. *Primula officinalis* [L.] HILL.) und *Primula elatior* (L.) HILL., deren Hybriden oder Mischungen davon.

Zur Prüfung erforderlich:
- Identität: Ca. 2 g.
- Qualitätssicherung: 50 g (kein Verbrauch).

Identität

1. Organoleptik (DAC 2005, DAC 2007, Bd. III)
Schwach honigartiger Geruch und süßlicher Geschmack.

2. Beschreibung der Ganz- und Schnittdroge (DAC 2005, DAC 2007, Bd. III)
- Einige Blüten oder Blütenteile 5 bis 10 min lang in Wasser legen
- Einige der eingeweichten Blüten mit der Rasierklinge längsspalten.

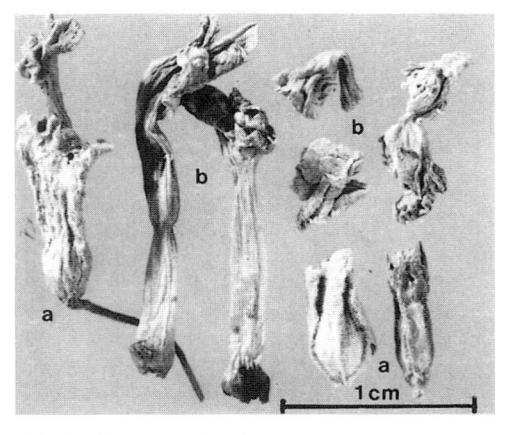

Abb. 1: Ganz- und Schnittdroge

Ganz- und Schnittdroge
A. Primula veris: (Abb. 1): Die vor dem Einweichen stark geschrumpften, gelben Blüten haben einen 9 bis 20 mm langen, gelblichgrünen bis braungelben Kelch (1a) und einen bis 2 cm langen Blütenstiel.
Der röhrige, über der Mitte etwas erweiterte, dicht flaumig behaarte Kelch hat fünf flügelartig hervortretende Rippen und endet in fünf dreieckigen, oft stachelspitzigen Kelchblattzipfeln. Die zitronen- bis eidottergelbe Krone (1b) ist 20 bis 25 mm lang, im oberen Teil glockenförmig erweitert (2). Ihre fünf, eine glockig-konkave Krone bildenden Kronblattzipfel sind verkehrt-herzförmig und besitzen am Grunde orangegelbe Flecke, die am aufgeweichten Material kaum noch erkennbar sind.

B. Primula elatior: (Abb. 2): Abweichend von *Primula veris* haben die Blüten einen 5 bis 20 mm langen Blütenstiel und einen 8 bis 14 mm langen, walzenförmigen, eng anliegenden scharfkantigen Kelch, der in 5 lanzettlich zugespitzte Zähne ausläuft. Die Blumenkrone hat einen Durchmesser von 15 bis 25 mm, ist länger als die von Primula veris und hat flacher ausgebreitete Zipfel. Der Kronröhre sind bei beiden Arten fünf Staubblätter angeheftet, deren Antheren ober-oder unterhalb der auf einem dünnen Griffel stehenden kopfigen Narbe des kugeligen, einfächerigen Fruchtknotens liegen.

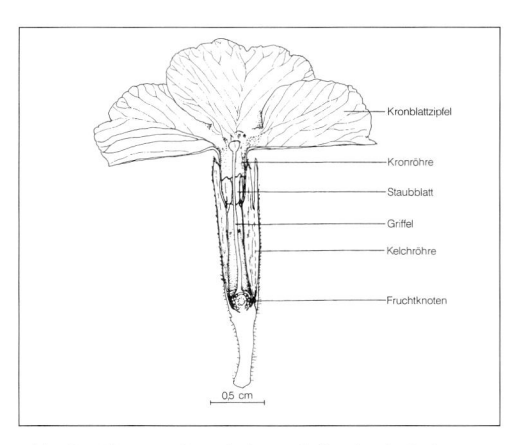

Abb. 2: Blüte, aufgeschnitten *(Primula elatior)*

3. Mikroskopie
▶ Von dem zuvor in Wasser aufgeweichten Material Stücke von Kelchblatt, Krone und Staubblättern auf Objektträger in Chloralhydrat-Lösung (RV) legen

▶ Mit Deckglas abdecken und ½ min lang zum Sieden erhitzen.

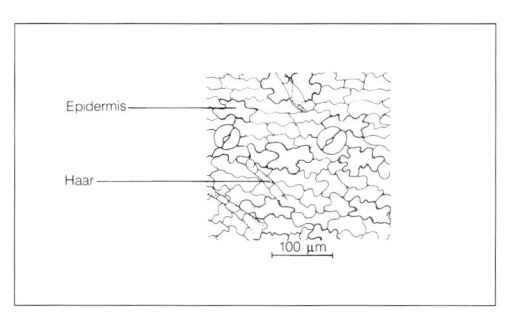

Abb. 3: Kelch, Epidermis

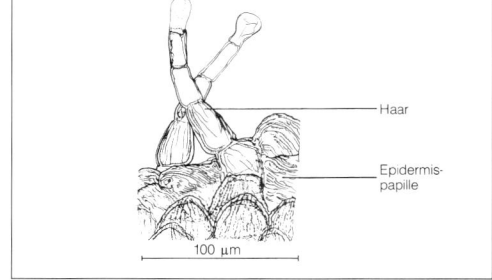

Abb. 4: Kelchblattzipfel, Epidermis

Kelch, Epidermis (Abb. 3), **Kelchblattzipfel, Epidermis** (Abb. 4): Wellig-buchtige Epidermiszellen mit Kutikularstreifung und zwei-bis vierzelligen Haaren mit birnenförmiger Endzelle (3). An der Spitze der Kelchblätter ist die Epidermis rundlich-polygonal (4).

Kronblattzipfel, Epidermis (Abb. 5): Die Epidermiszellen der Kronblattzipfel haben polygonalen Umriss, sind beiderseits stumpf kegelförmig papillös *(P. veris)* und haben eine von der Spitze der Papillen ausgehende Kutikularstreifung. Bei *P. elatior* sind die Papillen spitz-kegelförmig. Die Epidermiszellen der Kronröhre sind lang gestreckt rechteckig.

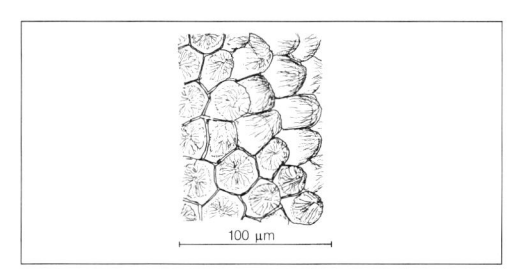

Abb. 5: Kronblattzipfel, Epidermis

| Teil II | Schlüsselblumenblüten | 3/4 |

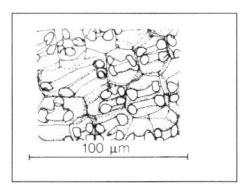

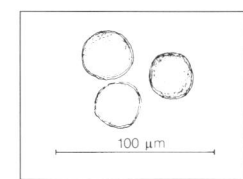

Abb. 6: Endothecium

Abb. 7: Pollenkorn

Endothecium (Abb. 6): Die länglichen bis polygonalen Endotheciumzellen sind durch eine oder zwei dicke Leisten ausgesteift (Bügelendothecium).

Pollenkorn (Abb. 7): Die Pollenkörner sind kugelrund, 18 bis 25 oder 30 bis 35 µm groß und haben eine feinkörnige Exine ohne deutliche Keimporen.

4. Dünnschichtchromatographie
Kieselgel HF$_{254}$. Untersuchungslösung:
▶ 1 g gepulverte Droge (Siebnummer 710) mit 10 ml Methanol versetzen
▶ 10 min lang im Wasserbad bei 60 °C erhitzen
▶ Abkühlen lassen
▶ In einen Messzylinder filtrieren
▶ Durch Nachwaschen mit Methanol (ca. 2 mal 2 ml) auf 10 ml auffüllen.

Referenzlösung: Je 1 mg Kaffeesäure und Chlorogensäure und 3 mg Rutosid in 10 ml Methanol lösen oder authentische Droge wie Untersuchungsmuster behandeln.

Aufzutragende Menge: 20 µl Untersuchungslösung- und 10 µl Referenzlösung bandförmig (20 mm × 3 mm). [Zur Verwendung von HPTLC-Platten siehe Seite XV.]

Fließmittel: wasserfreie Ameisensäure – Essigsäure 99 % – Wasser – Ethylacetat (7 + 7 + 14 + 72).

Laufhöhe: 10 cm.

Wichtige Zonen: Hellblaue Zone in Höhe der Kaffeesäure, zwischen Chlorogensäure und Kaffeesäure eine orangefarbene und eine grünliche bis gelbliche Zone, in Höhe der Chlorogensäure eine grünblaue, zwischen Rutosid und Chlorogensäure eine grünliche, in Höhe des Rutosids eine orangefarbene, zwischen dem Start und dem Rutosid eine gelbe und eine nicht vollständig getrennte orangefarbene Doppelzone (Abb. 8).

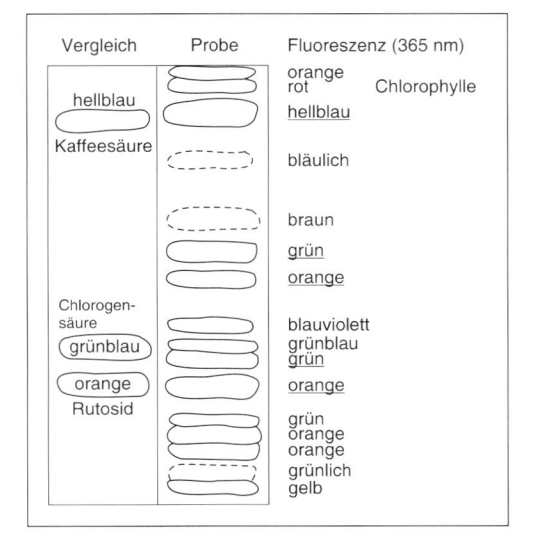

Vergleich | Probe | Fluoreszenz (365 nm)

hellblau — orange / rot / hellblau — Chlorophylle
Kaffeesäure
— bläulich
— braun
— grün
— orange
Chlorogensäure (grünblau) — blauviolett / grünblau / grün
(orange) — orange
Rutosid — grün / orange / orange
— grünlich gelb

Abb. 8: Dünnschichtchromatogramm

Laufzeit: Ca. 35 min.
- Abdunsten des Fließmittels bei 100 bis 105 °C
- Besprühen der noch warmen Platte mit einer Lösung von Diphenylboryloxyethylamin (1 % m/V) in Methanol
- Nachsprühen mit einer Lösung von Macrogol 400 (Polyethylenglycol) (5 % m/V) in Methanol
- Etwa 5 min lang bei 100 bis 105 °C erhitzen oder 30 min lang bei Raumtemperatur liegen lassen
- Unter der UV-Lampe (365 nm) auswerten.

Einige Untersuchungen zur Qualitätssicherung

1. **Reinheit**
   Fremde Bestandteile:
   - 50 g Droge auf grüne Blüten und sonstige fremde Bestandteile durchsehen.

   Höchstens 15 g (30 %) grüne Blüten; und 1 g (2 %) sonstige fremde Bestandteile.

2. **Weitere Prüfungen** (DAC 2005)
   In der Apotheke durchführbar: Asche, Trocknungsverlust.

Schöllkraut
(Ph. Eur. 6.0)

Chelidonii herba
Herba Chelidonii

Die zur Blütezeit gesammelten, oberirdischen, getrockneten Teile von Chelidonium majus L.

Zur Prüfung erforderlich:
- Identität: Ca. 2 g.
- Qualitätssicherung: 50 g (kein Verbrauch).

Identität

1. Organoleptik
Schwach dumpfer Geruch und brennend scharfer, bitterer Geschmack.

2. Beschreibung der Schnittdroge (Ph. Eur. 6.0, DAC 2007, Bd. III)

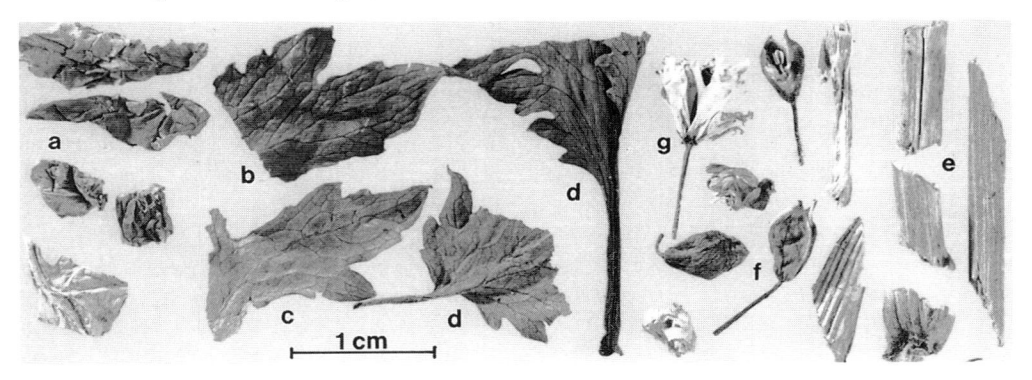

Abb. 1: Schnittdroge

Schnittdroge (Abb. 1): Einzeln vorkommende oder geknäuelte, stark zerknitterte und geschrumpfte (a), oberseits (b) kahle, matt blaugrüne, unterseits (c) zerstreut behaarte, hell graugrüne, dünne Blattstücke. Die grundständigen Blätter sind langgestielt, die stängelständigen kurz (d) oder sitzend. Die Blätter zeigen eine meist dunkle, fiedrige Netznervatur und sind unpaarig buchtig-fiederschnittig bis fast gefiedert, mit fünf bis sieben Abschnitten. Die seitlichen Abschnitte sind eiförmig bis länglich, am Grunde oft bis zur Basis hin mit kleinen, nebenblattartigen Lappen. Die Endabschnitte sind größer; meist verkehrt-eiförmig und dreilappig. Besonders an aufgeweichten Stücken kann der gekerbte Blattrand (b, c, d) erkannt werden. Meist flachgedrückte, gelbliche bis grünlich braune, spärlich flaumig behaarte, längsgerieft Stängelstücke (e) sind häufig. Gelegentlich finden sich von zwei grünen bis grünbraunen Kelchblättern umgebene Blütenknospen (f), geknittert geschrumpfte Stücke der vier breit-eiförmigen, 8 bis 10 mm langen, gelben Kronblätter oder ganze Blüten (g), in denen die zahlreichen Staubblätter und der zweizählige, oberständige Fruchtknoten meist noch erhalten sind. Selten finden sich lange, dunkle, zwischen den Samen tief eingeschnürte Schoten oder nierenförmige, 1,5 bis 2 mm lange, rötlich braune bis schwarze, netzgrubige Samen.

3. Mikroskopie
- ▶ Blattstück auseinanderfalten, durchbrechen und ein Stück mit der Oberseite, das andere mit der Unterseite nach oben auf Objektträger legen
- ▶ Einige Staubblätter oder Blüten auf Objektträger zerdrücken
- ▶ Zu allen Präparaten einige Tropfen Chloralhydrat-Lösung (RV) geben
- ▶ Mit Deckglas abdecken und ca. ½ min lang vorsichtig zum Sieden erhitzen

Typische Merkmale: *Wellig-buchtige Blattepidermis, anomocytische Spaltöffnungsapparate nur unterseits, sehr große, dünnwandige, oft kollabierte Haare.*

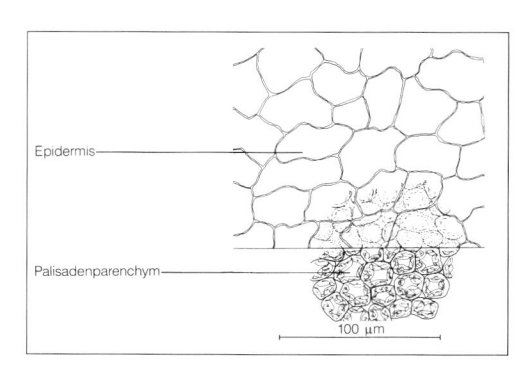

Blatt, Epidermis, Oberseite (Abb. 2): Die Epidermiszellen der Oberseite sind polygonal, unregelmäßig gerundet bis schwach welligbuchtig. Darunter liegt ein einschichtiges Palisadenparenchym.

Abb. 2: Blatt, Epidermis, Oberseite

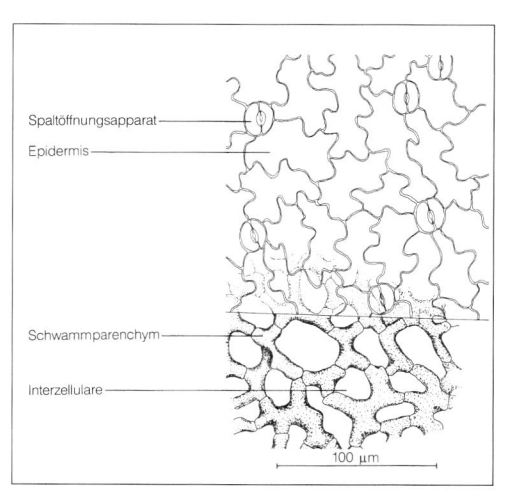

Blatt, Epidermis, Unterseite (Abb. 3): Die Epidermiszellen der Unterseite sind stärker wellig-buchtig als die der Oberseite, dazwischen von drei bis sieben Nebenzellen umgebene, anomocytische Spaltöffnungsapparate. Das vier- bis sechsschichtige Schwammparenchym ist interzellularenreich. In der Nähe der Leitbündel finden sich etwa 15 µm weite Milchröhren mit gelbbraun gefärbtem Inhalt (Ohne Abb.).

Abb. 3: Blatt, Epidermis, Unterseite

Haar (Abb. 4): Auf der Blattunterseite, reichlicher auf den Stängeln, kommen 400 bis 2000, gelegentlich bis 3000 µm lange, an den Blättern fünf- bis zehnzellige, am Stängel bis zu dreißigzellige Haare aus 50 bis 200 µm langen, dünnwandigen, oft kollabierten Zellen vor.

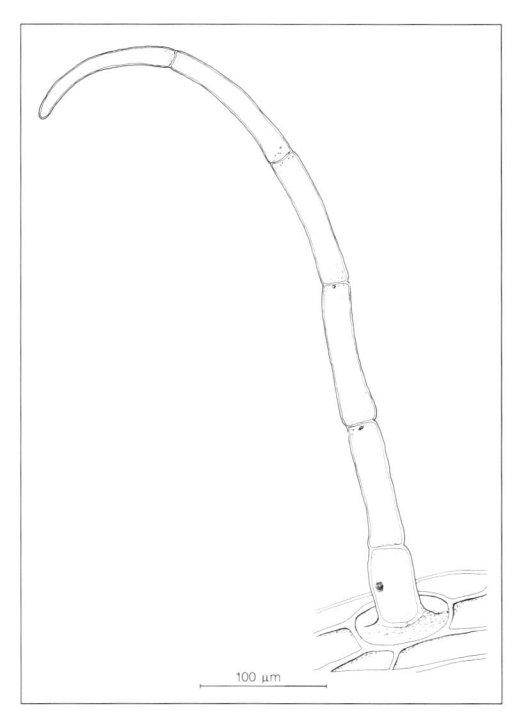

Abb. 4: Haar

Pollenkorn (Abb. 5): Die kugeligen Pollen mit drei Keimporen und fein punktierter Exine sind 30 bis 45 µm groß und liegen in Antheren, deren Endothecium leistenartige Wandverdickungen hat und das in Aufsicht getüpfelt erscheint. Die Epidermiszellen der Kronblätter sind geradwandig bis schwach wellig, am oberen Rand etwas papillös mit zahlreichen, blassgelben Lipidtropfen (ohne Abb.).

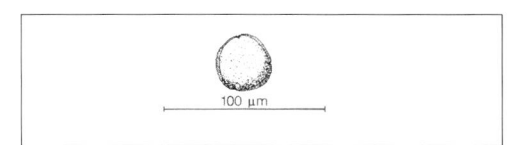

Abb. 5: Pollenkorn

4. Dünnschichtchromatographie
Kieselgel HF$_{254}$. Untersuchungslösung:
- 0,4 g gepulverte Droge (Siebnummer 710) mit 50 ml Essigsäure 12 % (m/V) versetzen
- 30 min lang unter häufigem Umschwenken im Wasserbad unter Rückfluss extrahieren
- Abkühlen lassen
- Filtrieren
- Filtrat mit Ammoniak-Lösung 26 % (m/m) bis zur deutlich alkalischen Reaktion versetzen
- Zweimal mit je 30 ml Dichlormethan ausschütteln
- Mit wasserfreiem Natriumsulfat trocknen
- Filtrieren
- Im Vakuum zur Trockne einengen
- Rückstand in 1 ml Methanol lösen.

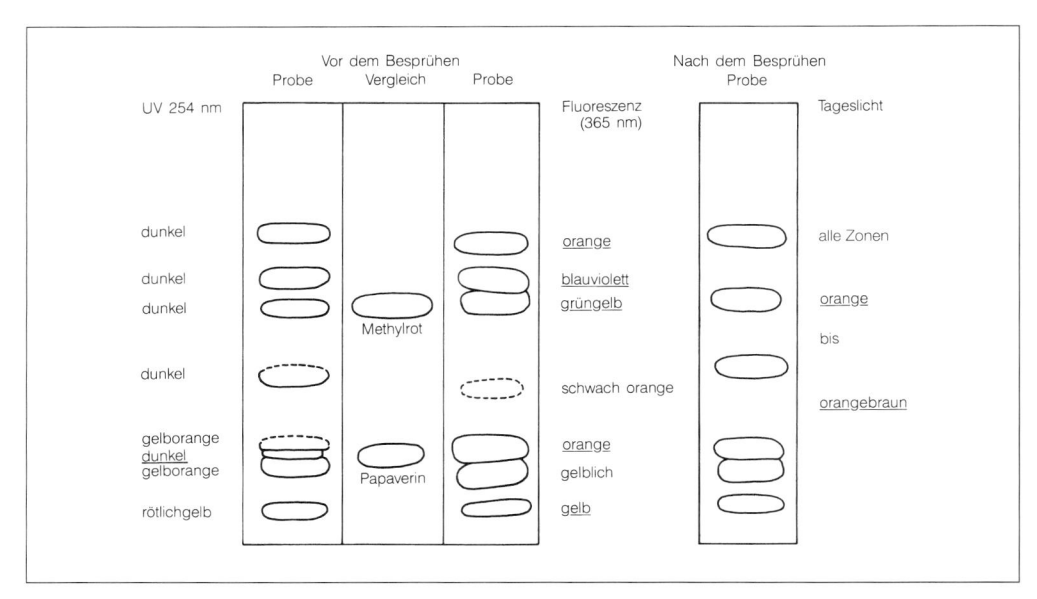

Abb. 6: Dünnschichtchromatogramm

Referenzlösung: 2 mg Papaverinhydrochlorid und 2 mg Methylrot in 10 ml Ethanol 96 % (V/V) oder authentische Droge wie Untersuchungsmuster behandeln.

Aufzutragende Menge: Je 10 µl Untersuchungs- und Referenzlösung bandförmig (20 mm × 3 mm). [Zur Verwendung von HPTLC-Platten siehe Seite XV.]

Fließmittel: wasserfreie Ameisensäure – Wasser – 1-Propanol (1 + 9 + 90).

Laufhöhe: 10 cm.

Laufzeit: Ca. 2 h.

- Abdunsten des Fließmittels im Warmluftstrom
- Auswerten der Platte unter der UV-Lampe (254 nm und 365 nm)*
- Besprühen mit Natriumwismutiodid-Lösung (RV)
- Nach dem Trocknen mit Natriumnitrit-Lösung (10 % m/V) sprühen
- Am Tageslicht auswerten.

Wichtige Zonen: Im oberen Rf-Bereich eine Dreiergruppe orange, blauviolett und grüngelb fluoreszierender (365 nm) Zonen. Zwischen den Referenzsubstanzen Methylrot und Papaverin findet sich eine bei 254 nm fluoreszenzmindernde Zone (Chelidonin). Auf der Höhe des Papaverins liegt eine bei 254 nm fluoreszenzmindernde Zone, darunter eine bei 365 nm kräftig orange fluoreszierende Zone (Sanguinarin und darunter Chelerythrin). Darauf folgt eine bei 254 nm rötlichgelb und bei 365 nm gelb fluoreszierende Zone. Nach dem Besprühen mit Natriumwismutiodid-Lösung färben sich Papaverin und Chelidonin gelborange, Sanguinarin und Chelerythrin orange bis orangebraun, zusätzlich finden sich weitere gelbbraune bis orangebraune Zonen (Abb. 6). Durch das Nachsprühen mit Natriumnitrit werden die Alkaloidzonen braun bis graubraun (Abb. 6).

---

* Die Ph. Eur. verzichtet auf die Auswertung unter der UV-Lampe (254 nm und 365 nm).

Einige Untersuchungen zur Qualitätssicherung

1. **Reinheit**
   Fremde Bestandteile:
   ▶ 50 g Droge auf fremde Bestandteile durchsehen.   *Höchstens 5 g (10%) fremde Bestandteile.*

2. **Weitere Prüfungen** (Ph. Eur. 6.0)
   In der Apotheke durchführbar: Trocknungsverlust, Asche.
   Des Weiteren: Spektralphotometrische Gehaltsbestimmung der Alkaloide. Alternative Dünnschichtchromatographie (DAC 2007, Bd. III).

Schwarzkümmel

Nigellae semen
Semen Nigellae
Semen Cumini nigri

Die reifen Samen von *Nigella sativa* L.

Zur Prüfung erforderlich:
- Identität: Ca. 1 g.
- Qualitätssicherung: 100 g (kein Verbrauch).

Identität

1. Organoleptik
Beim Zerreiben muskatnussähnlicher, campferartiger Geruch und anfangs bitterer, später scharf würziger Geschmack.

2. Beschreibung der Ganzdroge

Ganzdroge (Abb. 1): Reife Samen 2 bis 3,5 mm lang und bis 2 mm dick, im Umriss ei- oder keilförmig, auf dem Rücken schwach gewölbt, drei- oder vierkantig, abgeflacht, matt, schwarz, schwach netzaderig und feingekörnt. Die dünne Samenschale umschließt ein weißes oder bläuliches Endosperm, an dessen einem Ende der kleine Embryo liegt.

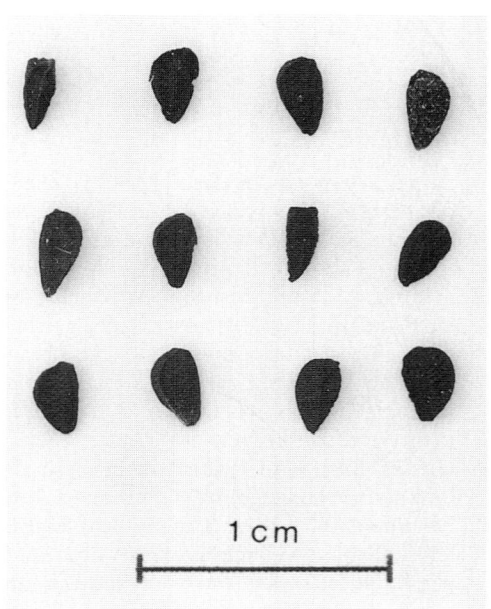

Abb. 1: Ganzdroge von Schwarzkümmel

3. Mikroskopie

- Samen 1 bis 2 h lang in kaltem Wasser einweichen oder 10 min lang kochen
- Samen aufrecht in zugespitztes gespaltenes Styroporblöckchen einklemmen und mit frischer Rasierklinge Querschnitte anfertigen
- weiteren Samen quer in Styroporblöckchen einklemmen und in Längsrichtung verlaufende Oberflächenschnitte anfertigen
- Schnitte auf Objektträger in Chloralhydrat-Lösung (RV) legen
- Mit Deckglas abdecken und etwa 10 s lang vorsichtig zum Sieden erhitzen

Typische Merkmale: Dickwandige Zellen mit schwarzbraunen Wänden und dunklem Inhalt, Außenwand in eine stumpf kegelförmige Papille verlängert oder breit höckerförmig. Dünnwandige zusammengedrückte hellere Parenchymzellen. Dünnwandige farblose Zellen mit fettem Öl und Aleuron.

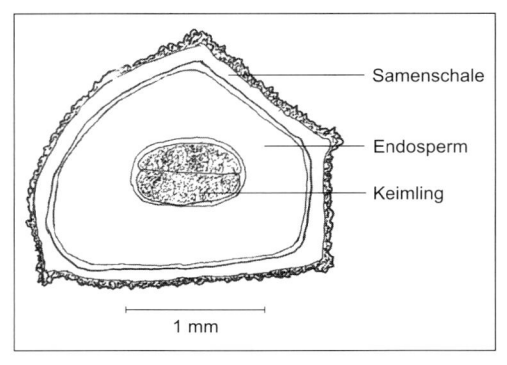

Abb. 2: Samen, Querschnitt, Übersicht

Samen, Querschnitt, Übersicht (Abb. 2): Drei- oder vierkantiger Umriss. Mehrschichtige Samenschale, helles Endosperm und je nach Position des Querschnittes zentral gelegener Keimling.

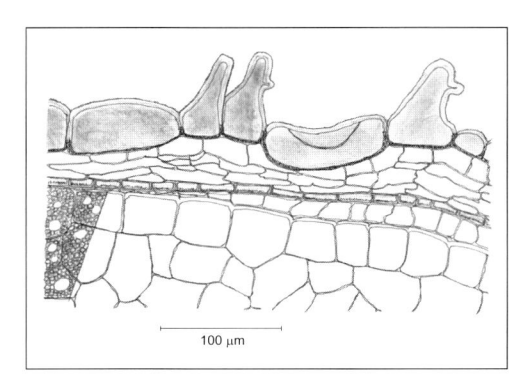

Abb. 3: Samen, Querschnitt, Detail

Samen, Querschnitt Detail (Abb. 3): Die Epidermis der Samenschale besteht aus schwarzbraunen Zellen, die teils in eine stumpf kegelförmige Papille verlängert sind, die gelegentlich einen nasenförmigen Auswuchs trägt, teils sind sie flach, breit mit leicht gewölbter oder eingesenkter Außenwand. Sie sind auf der Oberfläche fein gekörnt. Auf die Epidermis folgen mehrere Reihen dünnwandiger, meist stark zusammengedrückter, heller Zellen. Es folgt eine Reihe flacher Zellen mit braunen Wänden und hellbraunen Inhalt. Als innerste Lage der Samenschale folgt eine teils kollabierte Schicht größerer, dünnwandiger, farbloser Zellen. Das dünnwandige Endosperm ist mit Aleuronkörnern und Öltropfen gefüllt.

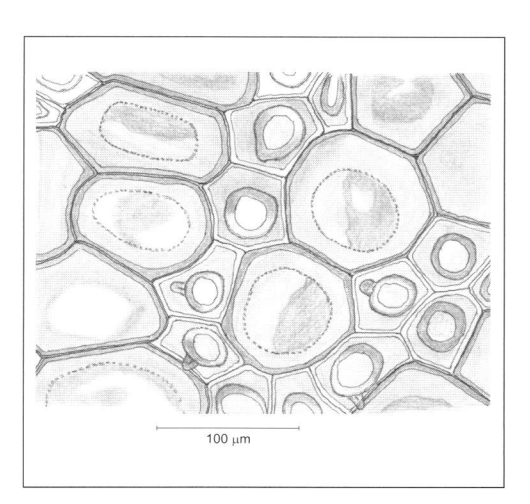

Abb. 4: Samenschalenepidermis, Aufsicht

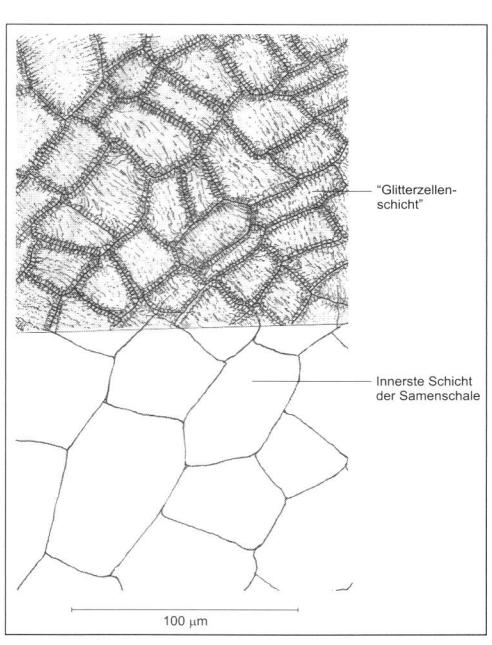

Abb. 5: Innere Schichten der Samenschale

Samenschalenepidermis, Aufsicht (Abb. 4): In der Aufsicht erscheinen abwechselnd Reihen oder Gruppen von kleinflächigen Epidermiszellen mit papillös gewölbter Außenwand, die gelegentlich zu nasenförmigen Ausstülpungen ausgewachsen sind und großflächigeren Zellen, die zentral eine Ausstülpung oder Eindellung erkennen lassen. Die Zellen sind mehr oder weniger tiefbraun, die Oberfläche der Wände ist fein gekörnt.

Innere Schichten der Samenschale (Abb. 5): Die polygonalen oder länglich rechteckigen Zellen der inneren hellbraun gefärbten Schicht haben feine leistenförmige Wandverdickungen („Gitterzellenschicht"). Die innerste Schicht der Samenschale ist polygonal, großzellig und dünnwandig.

4. Dünnschichtchromatographie
Kieselgel HF$_{254}$. Untersuchungslösung:
- 1 g frisch gepulverte Droge mit 4 ml Methanol 3 min lang intensiv schütteln
- Filtrieren.

Referenzlösung: 10 µl Linalylacetat in 10 ml Toluol.
Aufzutragende Menge: 20 µl Untersuchungs- und Referenzlösung bandförmig (20 × 3 mm). [Zur Verwendung von HPTLC-Platten siehe Seite XV.]
Fließmittel: Toluol – Ethylacetat (95:5).
Laufhöhe: 10 cm.

Laufzeit: Ca. 20 min.
- Fließmittel abdunsten lassen
- Platte unter der UV-Lampe (254 nm) betrachten
- Mit frisch hergestelltem Anisaldehyd-Reagenz (RV) besprühen
- Einige min lang bei 105 °C erhitzen
- Im Tageslicht auswerten.

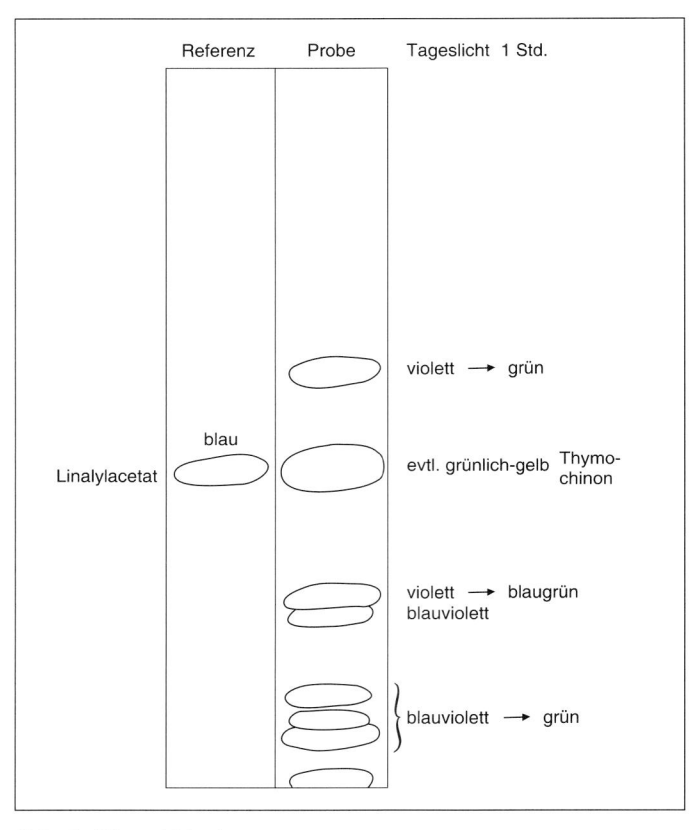

Wichtige Zonen: Im Chromatogramm der Referenzlösung sind im UV 254 keine fluoreszenzmindernden Zonen sichtbar. Das Chromatogramm der Untersuchungslösung zeigt dagegen eine deutlich fluoreszenzmindernde Zone (Thymochinon) im mittleren Rf-Bereich. Nach der Detektion tritt bei der Referenzlösung im mittleren Bereich die blauviolette Zone des Linalylacetats auf. Die Untersuchungslösung zeigt auf gleicher Höhe die grünlich-gelbe Zone des Thymochinons. Darüber liegt die violette Zone des fetten Öls, darunter treten eine rotviolette und mehrere blauviolette Zonen auf (Abb. 6).

Abb. 6: Dünnschichtchromatogramm

Einige Untersuchungen zur Qualitätssicherung

1. Reinheit
Fremde Bestandteile:
- 100 g Droge auf fremde Bestandteile durchsehen.

Höchstens 2 g (2 %) fremde Bestandteile bzw. 5 g (5 %) Samen anderer Arten.

In der Apotheke durchführbar: Trocknungsverlust (max. 10 %), Asche (max. 10 %).

Schwarzkümmelöl

Nigellae sativae oleum
Albaracka oil

Aus dem Samen von Nigella sativa durch schonende mechanische Kaltpressung und anschließender Filtration gewonnenes fettes Öl. Das erhaltene Öl kann noch ca. 0,5 bis 1,5 % ätherisches Öl enthalten.
Löslichkeit/Mischbarkeit: Löslich in Ethanol 96 Vol%, in Dichlormethan und in Ether schwach opaleszierend. Mischbar mit fetten und ätherischen Ölen.
Zur Prüfung erforderlich:
- Identität: Ca. 30-35 µl.
- Qualitätssicherung: Ca. 6 g.

Identität

1. Organoleptik
Klare bis schwach trübe, gelblich bis rötliche Flüssigkeit mit aromatisch würzigem Geruch und leicht bitterem, scharfen Geschmack.

2. Relative Dichte
0,915 bis 0,922.

3. Erstarrungstemperatur:
-16 bis -18 °C.

4. Dünnschichtchromatographie
HPTLC-Fertigplatten RP-18.
Untersuchungslösung: 1 Tropfen Öl in 1 ml Dichlormethan.
Referenzlösung: 1 Tropfen authentische Referenzsubstanz in 1 ml Dichlormethan.
Aufzutragende Menge: Je 1 Tropfen (1 bis 2 µl).
Fließmittel:
a. Ether.
b. Dichlormethan – wasserfreie Essigsäure – Aceton (2 + 4 + 5).

Die Substanz muss ein mit der authentischen Referenzsubstanz übereinstimmendes Chromatogramm ergeben.

Laufhöhe:
a. 0,5 cm (zweimal).
b. 8 cm (zweimal).
Laufzeit:
a. 0,5 Min. (zweimal).
b. 30 Min. (zweimal).
- Substanz 0,5 cm vom unteren Plattenrand auftragen
- 1 cm vom unteren Plattenrand mit Bleistift seitliche Markierungen anbringen
- Mit Fließmittel A bis zu dieser Markierung entwickeln
- Trocknen
- Vorgang wiederholen
- Mit Fließmittel B über 8 cm entwickeln
- Trocknen lassen
- Vorgang wiederholen
- Mit Molybdatophosphorsäure 10% (RV) in Ethanol 96% (V/V) bis zur gleichmäßigen Gelbfärbung besprühen
- 3 min lang auf 120 °C erhitzen
- Im Tageslicht auswerten.

Einige Untersuchungen zur Qualitätssicherung

1. Reinheit
A. Verdorbenheit:
- Geruch und Geschmack des warmen Öls prüfen.

Ranziger Geruch oder Geschmack zeigt Verdorbenheit an.

B. Säurezahl:
- 25 ml eines Gemisches aus gleichen Teilen Ethanol 96% (V/V) und Ether mit 0,5 ml Phenolphthalein-Lösung Rl (RV) versetzen
- 0,1 N-Kaliumhydroxid-Lösung (0,1 mol · l^{-1}) bis zur 15 Sek. lang bestehenden Rosafärbung zusetzen
- 5,61 g Substanz in diesem Gemisch lösen
- 22,00 ml 0,1 N-Kaliumhydroxid-Lösung (0,1 mol · l^{-1}) zusetzen.

Es muss eine mindestens 15 Sek. lang bestehen bleibende Rosafärbung auftreten. Andernfalls ist die Säurezahl zu hoch (freie Säuren aus verseiftem Öl).

2. Weitere Prüfungen
In der Apotheke durchführbar: Unverseifte Anteile, Iodzahl, Verseifungszahl, Peroxidzahl.
Des Weiteren: Brechungsindex.

Senfsamen, Schwarze
(DAC 2005)

Sinapis nigrae semen
Semen Sinapis

Die reifen, getrockneten Samen von *Brassica nigra* (L.) W. D. J. KOCH.

Zur Prüfung erforderlich:
▶ Identität: Ca. 1 g.
▶ Qualitätssicherung: 50 g (kein Verbrauch).

Identität

1. Organoleptik (DAC 2005, DAC 2007, Bd. III)
Trockene Samen ohne Geruch; zerdrückte, mit Wasser befeuchtete Samen entwickeln den scharfen, schleimhautreizenden Geruch nach Senf. Der Geschmack ist anfangs ölig, schwach säuerlich, dann allmählich brennend scharf.

2. Beschreibung der Ganzdroge (DAC 2005, DAC 2007, Bd. III)

Ganzdroge (Abb. 1): 1 bis 1,5 mm große, kugelige oder eiförmige, außen dunkelrotbraune (a), innen gelbe Samen, die bei Lupenbetrachtung netzig-grubig erscheinen. Der Nabelfleck ist als heller Punkt erkennbar (zu Abb. 1b siehe „Weißer Senf").

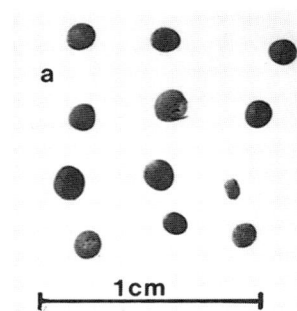

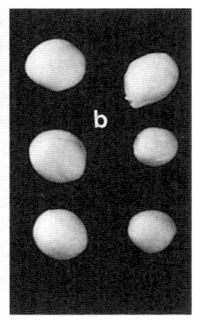

Abb. 1: Ganzdroge

3. Mikroskopie
▶ Einige Samen auf Objektträger zerdrücken, andere mit steil gestellter Rasierklinge mehrfach in kleine Stücke zerschneiden
▶ Einige Tropfen Chloralhydrat-Lösung (RV) zugeben
▶ Mit Deckglas abdecken und etwa ½ min lang vorsichtig zum Sieden erhitzen.

Typische Merkmale: *Gefeldert erscheinende, dunkle Schicht aus kleinen, englumigen Palisadenzellen, Pigmentzellschicht, ölhaltiges Gewebe des Embryos.*

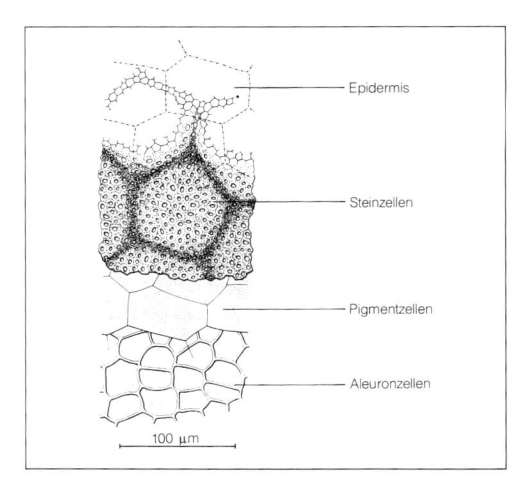

Abb. 2: Samenschale, Aufsicht

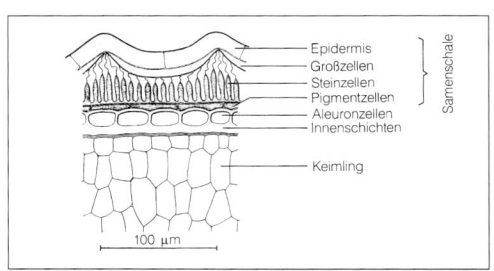

Abb. 3: Samenschale, Querschnitt

Samenschale, Aufsicht (Abb. 2): Gelbbraune bis rotbraune Schicht (Steinzell- oder Palisadenzellschicht) aus 4 bis 10 µm weiten, dickwandigen Zellen. Die Schicht lässt ein polygonales, dunkler wirkendes Maschennetz erkennen. Jedes Feld gibt den Umriss einer über der Palisadenzellschicht liegenden Großzelle wieder, die als solche nicht zu erkennen ist. Darüber liegt eine farblose, hyaline, aus polygonalen Zellen aufgebaute Schleimepidermis. Unter der Palisadenschicht folgt eine Schicht dünnwandiger Zellen, die ganz mit einem gelbbraunen bis rotbraunen Farbstoff gefüllt sind (Pigmentzellschicht) und anschließend eine aus derbwandigen, polygonalen, farblosen Zellen aufgebaute Aleuronschicht.

Samenschale, Querschnitt (Abb. 3): Die unter der Schleimepidermis liegende Großzellenschicht ist kollabiert, so dass die flachen, farblosen Zellen der Schleimepidermis eingesunken erscheinen. Dadurch zeigt die Oberfläche der Samenschale eine wellenartige Struktur. Die Wände der Palisadenzellen sind im oberen Teil unverdickt, im unteren verdickt, verholzt und meist gelbbraun bis rotbraun gefärbt. Die Pigmentzellen werden als dunkle Linie zwischen der Palisadenzellschicht und der farblosen, aus im Querschnitt breit rechteckigen Zellen bestehenden Aleuronschicht sichtbar. Zwischen Aleuronschicht und den kleinzelligen, dünnwandigen, ölhaltigen Zellen des Keimlings liegt eine strukturlose, glasige Schicht.

4. Dünnschichtchromatographie
Kieselgel HF$_{254}$. Untersuchungslösung:
- 0,5 g gepulverte Droge (Siebnummer 710) mit 5 ml Methanol versetzen
- 5 min lang im Wasserbad auf 60 °C erhitzen
- Filtrieren
- Filtrat bis fast zur Trockne eindampfen
- Rückstand in 1 ml Methanol aufnehmen.

Referenzlösung: 1 mg Papaverinhydrochlorid und 1 mg Resorcin* in 2 ml Methanol lösen oder authentische Droge wie Untersuchungsmuster behandeln.

---

* Die Referenzsubstanz Resorcin ist im DAC nicht vorgeschrieben.

Teil II **Senfsamen, Schwarze** 3/4

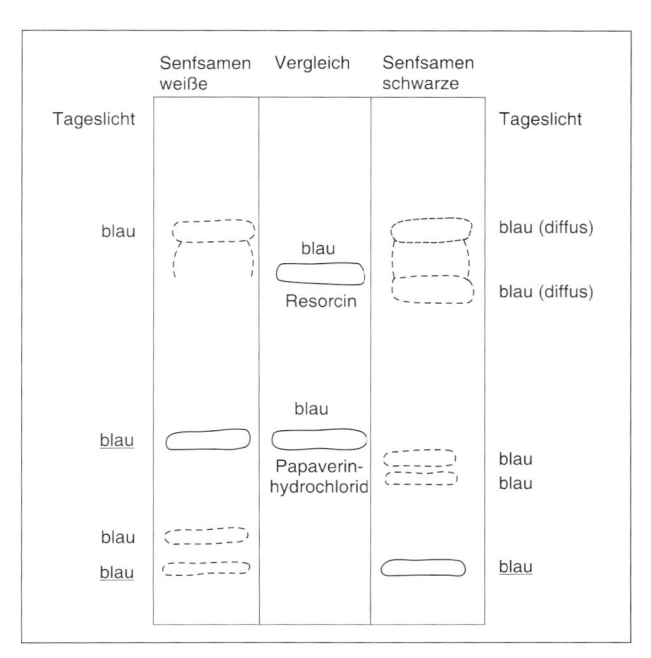

Abb. 4: Dünnschichtchromatogramm

Aufzutragende Menge: 20 µl Untersuchungslösung und 10 µl Referenzlösung bandförmig (20 mm × 3 mm). [Zur Verwendung von HPTLC-Platten siehe Seite XV.]
Fließmittel: Erstes Fließmittel: Petroläther
- An der Luft trocknen lassen
- Zweites Fließmittel: Wasser – Essigsäure 99 % – 1-Propanol – 1-Butanol (16 + 16 + 16 + 52).

Laufhöhe: Erstes Fließmittel: 12 cm, zweites Fließmittel: 10 cm.
Laufzeit: Erstes Fließmittel: 20 min, Zweites Fließmittel: 2 h.
- Abdunsten des Fließmittels bei 110 °C bis zum Verschwinden des Fließmittelgeruches*
- Mit einer Mischung von 10 ml Salzsäure 36 % und 40 ml Methanol besprühen
- 10 min lang auf 110 °C erhitzen
- 2,5 g Eisen(III)-chlorid und 50 mg Kaliumhexacyanoferrat(III) unmittelbar vor Gebrauch in 50 ml Wasser lösen
- Die noch heiße Platte mit dieser Mischung besprühen
- Am Tageslicht auswerten.

Wichtige Zonen: *Eine starke und zwei schwache blaue Zonen zwischen dem Start und der Referenzsubstanz Papaverinhydrochlorid, schwache blaue Zonen etwas unterhalb und etwas oberhalb der Referenzsubstanz Resorcin (Abb. 4).*

---

* Der DAC schreibt vor dem Besprühen eine Auswertung unter der UV-Lampe (254 nm) vor.

Apothekengerechte Prüfvorschriften · 13. Akt.-Lfg. 2010

Einige Untersuchungen zur Qualitätssicherung

1. Reinheit
Fremde Bestandteile:
- ▶ 50 g Droge auf fremde Bestandteile sowie nach Größe, Farbe, mikroskopischem Bild oder Geschmack von der Beschreibung abweichende Samen durchsehen.

Höchstens 1 g (2 %) fremde Bestandteile wie z. B. Samen anderer Brassica-Arten.

2. Weitere Prüfungen (DAC 2005)
In der Apotheke durchführbar: Asche,
Des Weiteren: Gehaltsbestimmung des durch Wasserdampfdestillation abgetrennten Senföles mittels HPLC (Allylsenföl).

Senfsamen, Weiße
(DAC 2005)

Erucae semen
Semen Erucae
Semen Sinapis albae

Die reifen, getrockneten Samen von *Sinapis alba* L.

Zur Prüfung erforderlich:
- ▶ Identität: Ca. 2 g.
- ▶ Qualitätssicherung: 50 g (kein Verbrauch).

Identität

1. **Organoleptik** (DAC 2005, DAC 2007, Bd. III)
   Trockener Samen ohne Geruch; zerdrückte, mit Wasser befeuchtete Samen entwickeln scharfen, schleimhautreizenden Geruch nach Senf. Der Geschmack ist anfangs ölig, dann allmählich brennend scharf.

2. **Beschreibung der Ganzdroge** (DAC 2005, DAC 2007, Bd. III)
   Ganzdroge (Abb. 1b wie bei „Schwarze Senfsamen"): 2 bis 2,5 mm große, kugelige, gelbliche bis hell rötlichgelbe, innen hellgelbe Samen (Abb. 1b), die bei der Lupenbetrachtung netzig-grubig punktiert erscheinen.

3. **Mikroskopie**
   - ▶ Einige Samen auf Objektträger zerdrücken, andere mit steilgestellter Rasierklinge mehrmals kleinschneiden
   - ▶ Einige Tropfen Chloralhydrat-Lösung (RV) zugeben
   - ▶ Mit Deckglas bedecken und etwa 1/2 min lang vorsichtig zum Sieden erhitzen.

   Typische Merkmale: *Kaum gefelderte, farblose Schicht aus kleinen, englumigen Palisadenzellen, großzellige Schicht aus zylindrischen Schleimzellen, zweilagige, derbwandige Großzellschicht, ölhaltiges Gewebe des Embryos.*

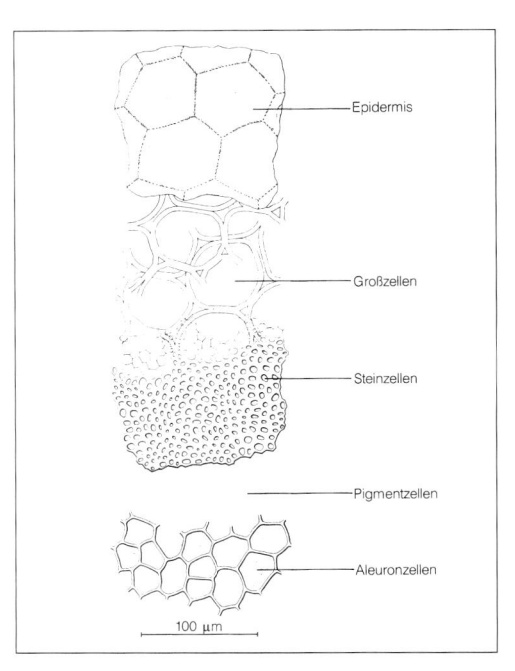

Samenschale, Aufsicht (Abb. 2): Unter einer in Aufsicht polygonalen, farblosen, dünnwandigen Epidermis, deren mit Schleim gefüllte Zellen mehrere konzentrische Ringe zeigen, liegen zwei, selten drei Lagen von derb wandigen Zellen (Großzellen), deren unterste gelegentlich eine schwache Felderung in der darunter liegenden Schicht aus 5 bis 10 µm weiten, stark verdickten, farblosen Zellen (Steinzellschicht, Palisadenzellschicht) verursacht. Die nachfolgende, der Pigmentzellschicht des schwarzen Senfsamens in Größe und Form entsprechende Schicht ist farblos. Es folgt eine aus derbwandigen, polygonalen, farblosen Zellen aufgebaute Aleuronschicht.

Abb. 2: Samenschale, Aufsicht

Samen, Querschnitt (Abb. 3): Die Zellen der Schleimepidermis erscheinen im Querschnitt breit rechteckig und oben abgerundet. Die in zwei, selten drei Schichten übereinander liegenden Großzellen sind flachgedrückt und bis auf die den Steinzellen anliegende Fläche derb wandig. Die Wände der Palisadenzellen sind im oberen Teil unverdickt, im unteren U-förmig verdickt. Die Pigmentzellen bilden eine farblose Linie zwischen den Steinzellen und dem angrenzenden, aus breit rechteckigen Zellen bestehenden Aleurongewebe. Die Innenschichten bis zu dem ölhaltigen, kleinzelligen Gewebe des Keimlings sind weitgehend kollabiert.

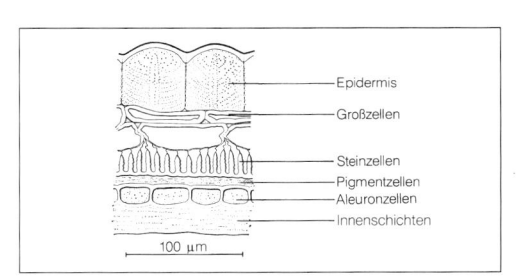

Abb. 3: Samen, Querschnitt

4. Dünnschichtchromatographie
Kieselgel HF$_{254}$.
Wie bei „Schwarze Senfsamen" beschrieben.

Wichtige Zonen: Eine starke und eine schwache blaue Zone zwischen dem Start und der Referenzsubstanz Papaverinhydrochlorid, eine starke blaue Zone in Höhe dieser Referenzsubstanz, schwache blaue Zone etwas oberhalb der Referenzsubstanz Resorcin (Abb. 4 bei „Schwarze Senfsamen").

Einige Untersuchungen zur Qualitätssicherung

1. Reinheit
Fremde Bestandteile:
▶ 50 g Droge auf fremde Bestandteile durchsehen.

Höchstens 1 g (2 %) fremde Bestandteile, wie z. B. Samen anderer Brassica- und Sinapisarten mit abweichender Größe, Farbe und anderem mikroskopischen Bild.

2. Weitere Prüfungen (DAC 2005)
In der Apotheke durchführbar: Asche.

Sennesblätter

(Ph. Eur. 6.0)
(Standardzulassung 7399.99.99, HMPC-Monographie)

Sennae folium
Folia Sennae

Die getrockneten Fiederblättchen von *Cassia senna* L., *(Cassia acutifolia* DELILE) bekannt als Alexandriner- oder Khartum-Senna, oder von *Cassia angustifolia* VAHL, bekannt als Tinnevelly-Senna, oder einer Mischung beider Arten.

Zur Prüfung erforderlich:
- Identität: Ca. 2 g.
- Qualitätssicherung: Ca. 110 g (10 g Verbrauch).

Identität

1. Organoleptik
Schwacher, aber charakteristischer Geruch und zunächst schleimiger, dann schwach bitterer und unangenehmer Geschmack.

2. Beschreibung der Schnittdroge

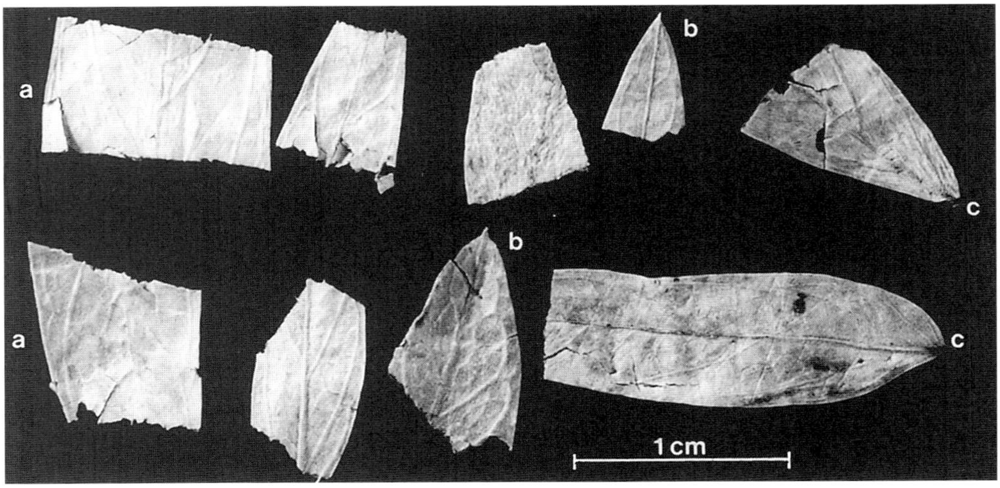

Abb. 1: Schnittdroge

Schnittdroge (Abb. 1): Dünne, brüchige, meist flache Stücke der graugrünen bis braungrünen *(C. senna)* oder gelbgrünen bis braungrünen *(C. angustifolia)* Fiederblättchen mit glattem Rand (a), vorn zugespitzt *(C. angustifolia)* (b, obere Reihe) oder mit kleiner Stachelspitze *(C. senna)* (b, untere Reihe). Die Fiederblättchen sind am Grunde mehr oder weniger deutlich ungleichhälftig (c), beiderseits fein und kurz behaart *(C. senna)* oder schwach behaart *(C. angustifolia)*. Die Nervatur ist fiederig, unterseits hervortretend. Die bei C. senna mit dem Mittelnerv einen Winkel von etwa 60 ° bildenden Seitennerven sind am Rand miteinander verbunden.

3. Mikroskopie
▶ Möglichst hellere, dünnere Blattstücke durchbrechen, die eine Hälfte mit der Oberseite, die andere mit der Unterseite nach oben auf Objektträger in etwas Chloralhydrat-Lösung (RV) legen

▶ Mit Deckglas abdecken und ca. ½ Min. lang vorsichtig zum Sieden erhitzen.

Typische Merkmale: *Paracytische Spaltöffnungsapparate, einzellige, gebogene Haare, Drusen im Mesophyll und Reihen von Einzelkristallen an den Blattnerven.*

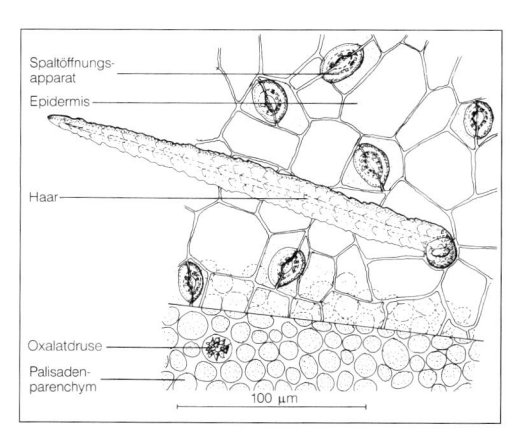

Abb. 2: Epidermis, Oberseite

Epidermis, Oberseite (Abb. 2): Polygonale, derb- und geradwandige Epidermiszellen, einzellige, häufig gebogene, der Epidermis anliegende, dickwandige, warzige, bis 250 µm lange Haare (Pistolenhaare); um die Haarbasen sechs- bis zehnstrahlig angeordnete Epidermiszellen. Die Spaltöffnungsapparate sind paracytisch, mit zwei ungleich großen Nebenzellen. Unter der Epidermis sind in Aufsicht fast kreisrunde Palisadenzellen mit nur kleinen Interzellularen erkennbar. Einzelne Palisadenzellen sind quer zur Längsrichtung unterteilt und enthalten eine oder mehrere Calciumoxalatdrusen.

Epidermis, Unterseite: Das Blatt ist äquifacial, deshalb ist die Epidermis der Unterseite sehr ähnlich gebaut. Die Spaltöffnungsapparate sind häufiger, die Palisadenzellen sind kleiner, unregelmäßiger. Besonders hinter den Spaltöffnungsapparaten befinden sich große, rundliche bis elliptische Interzellularen.

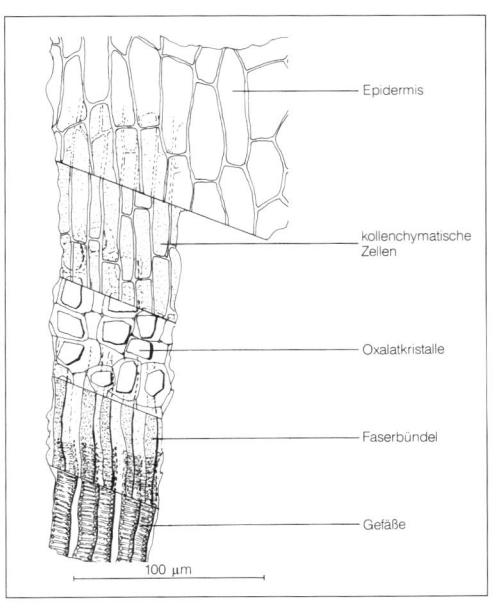

Aufsicht auf Blattnerv (Abb. 3): Die Epidermiszellen über dem Blattnerv sind lang gestreckt, darunter liegen längliche, leicht kollenchymatische Zellen. Dann folgt ein dichter Mantel von Zellen mit Calciumoxalateinzelkristallen, der sklerenchymatische Fasern und das Leitbündel mit engen Gefäßen mit schraubigen Verdickungsleisten umgibt.

Abb. 3: Aufsicht auf Blattnerv

4. Dünnschichtchromatographie
Kieselgel HF$_{254}$. Untersuchungslösung:
- 0,5 g gepulverte Droge (Siebnummer 180) mit einer Mischung aus 2,5 ml Ethanol 90% (V/V) und 2,5 ml Wasser versetzen
- Zum Sieden erhitzen
- Abzentrifugieren
- Überstand verwenden.

Referenzlösung:
- Je 10 mg Sennosid A, Sennosid B und Rhein in einer Mischung aus 5 ml Ethanol 90% (V/V) und 5 ml Wasser
  oder
- 10 mg Sennaextrakt CRS in 1 ml einer derartigen Mischung lösen
  oder
- authentische Droge wie Untersuchungsmuster behandeln.

Aufzutragende Menge: 10 µl Untersuchungslösung und 10 µl Referenzlösung bandförmig (20 mm × 2 mm).
Fließmittel: Essigsäure 99% – Wasser – Ethylacetat – 1-Propanol (1 + 29 + 40 + 40).
Laufhöhe: 10 cm.

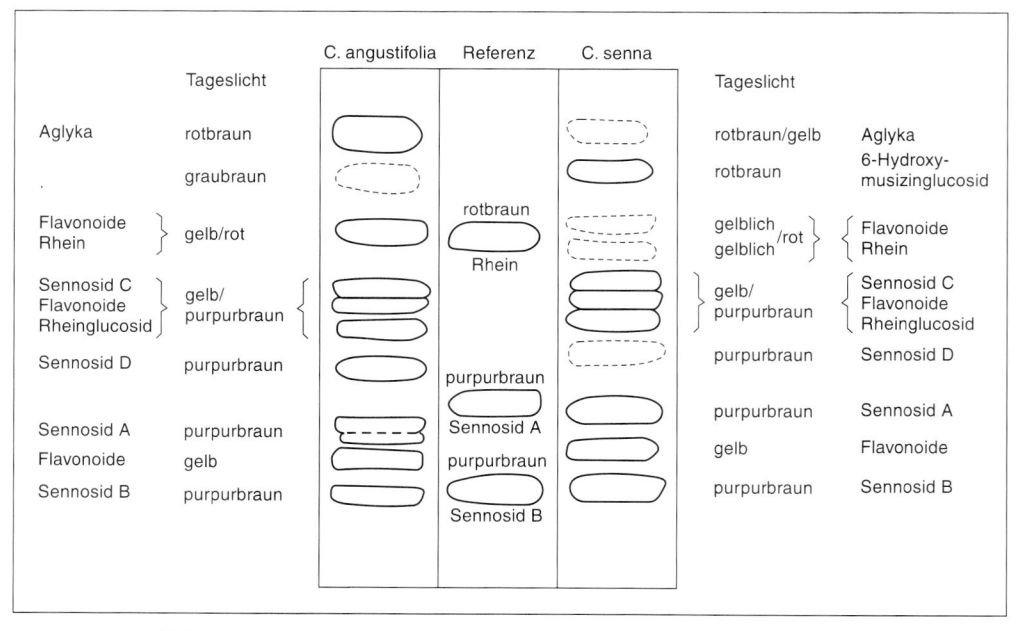

Abb. 4: Dünnschichtchromatogramm

	Tageslicht	C. angustifolia	Referenz	C. senna	Tageslicht	
Aglyka	rotbraun				rotbraun/gelb	Aglyka
	graubraun				rotbraun	6-Hydroxy-musizinglucosid
Flavonoide Rhein }	gelb/rot		rotbraun Rhein		gelblich/rot gelblich }	{ Flavonoide Rhein
Sennosid C Flavonoide Rheinglucosid }	gelb/ purpurbraun				gelb/ purpurbraun	{ Sennosid C Flavonoide Rheinglucosid
Sennosid D	purpurbraun				purpurbraun	Sennosid D
			purpurbraun		purpurbraun	Sennosid A
Sennosid A	purpurbraun		Sennosid A			
Flavonoide	gelb		purpurbraun		gelb	Flavonoide
Sennosid B	purpurbraun		Sennosid B		purpurbraun	Sennosid B

Laufzeit: Ca. 70 min.
- Abdunsten des Fließmittels im Warmluftstrom
- Platte mit Salpetersäure 20 % (m/V) besprühen (vorsichtig, Platte darf nicht triefend nass werden)
- 10 min lang bei 120 °C erhitzen
- Nach dem Abkühlen bis zum Erscheinen der Zonen mit Kaliumhydroxid-Lösung (5 % m/V) in Ethanol 50 % (V/V) besprühen
- Am Tageslicht auswerten.

Wichtige Zonen: *Purpurbraune Zone der Sennoside B, A, D, C in diesen Reihenfolgen sowie bei C. senna des 6-Hydroxymusizinglucosids (Abb. 4).*

5. Reaktion
- Etwa 25 mg gepulverte Droge (Siebnummer 180) in einem Erlenmeyerkolben mit 50 ml Wasser und 2 ml Salzsäure 36 % (m/m) versetzen
- 15 min lang im Wasserbad erhitzen
- Abkühlen lassen
- Mit 40 ml Ether ausschütteln
- Abgetrennte Etherschicht über wasserfreiem Natriumsulfat trocknen
- 5 ml dieser Lösung zur Trockne eindampfen
- Rückstand mit 5 ml Ammoniak-Lösung 10 % (m/V) versetzen.

Die Lösung färbt sich gelb oder orange; 2 min lang im Wasserbad erhitzen: Die Farbe schlägt nach Rotviolett um (Bornträger-Reaktion auf Anthrachinone).

Einige Untersuchungen zur Qualitätssicherung

1. Reinheit
Fremde Bestandteile:
- 100 g Droge auf Stängelteile und sonstige fremde Bestandteile durchsehen.

Höchstens 3 g (3%) Stängelteile und 1 g (1%) sonstige fremde Bestandteile.

2. Weitere Prüfungen (Ph. Eur. 6.0)
In der Apotheke durchführbar: Salzsäureunlösliche Asche, Asche, Trocknungsverlust, Alternative Dünnschichtchromatographie für Sennesblättertrockenextrakt (DAC 2007, Bd. III).
Des Weiteren: Spektralphotometrische Gehaltsbestimmung der Sennoside.

Sennesfrüchte

Tinnevelly-Sennesfrüchte (Ph. Eur. 6.0)
Alexandriner-Sennesfrüchte (Ph. Eur. 6.0)
(Standardzulassung 1259.99.99 und 1269.99.99, HMPC-Monographie)

Sennae fructus angustifoliae
Sennae fructus acutifoliae
Folliculi Sennae

Tinnevelly-Sennesfrüchte bestehen aus den getrockneten Früchten von *Cassia angustifolia* VAHL. Alexandriner-Sennesfrüchte bestehen aus den getrockneten Früchten von *Cassia acutifolia* DEL. (Cassia senna L.).

Zur Prüfung erforderlich:
▶ Identität: Ca. 2 g.

Identität

1. Organoleptik
Schwacher Geruch und schwacher, etwas bitterer Geschmack.

2. Beschreibung der Schnittdroge

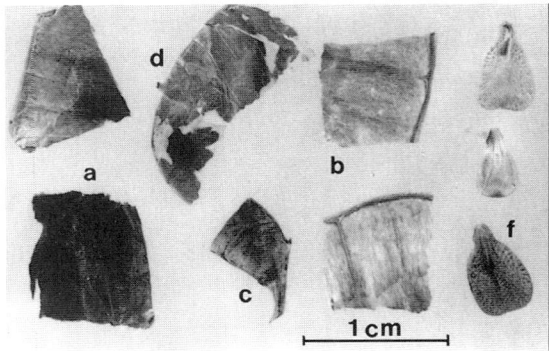

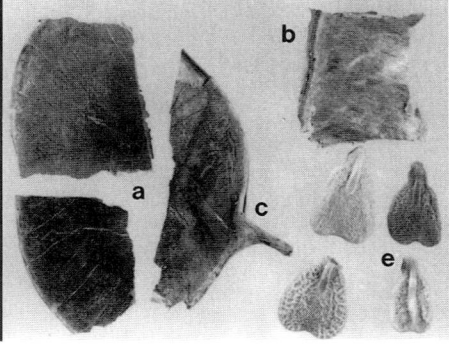

Abb. 1: Schnittdroge

Schnittdroge: Cassia acutifolia (rechts), **Cassia angustifolia** (links) (Abb. 1): Eckige, flach zusammengedrückte, nur an den Stellen, an denen die meist herausgefallenen Samen saßen, etwas aufgewölbte, am Rande oft klappig, zusammenhängende Stücke der häutiglederigen Früchte, die außen gelbgrün bis gelbbraun, besonders über den Samen aber dunkler braun gefärbt erscheinen (a). Innen sind sie heller mit glänzender, fein gestreifter Innenhaut (b), am Grunde etwas unsymmetrisch zusammengezogen mit dem Rest des abgebrochenen Stieles (c), vorne abgerundet mit einem der Bauchnaht genäherten Griffelrest (d). Die Samen sind flach, breit verkehrt-herz- bis keilförmig mit kurzem, stumpfem Schnabel, grün bis hellbraun, gegen den Schnabel zu beiderseits mit einer bis fast zur halben Länge des Samens reichenden, schmalen, spatelförmigen, in der Mitte vertieften Schwiele. Die Samen von Cassia acutifolia (e, rechte Bildhälfte) sind oberflächlich mit einem Netz hervortretender Falten versehen, die Samen von Cassia angustifolia (f, linke Bildhälfte) mit einem unzusammenhängenden Netz querverlaufender und geschlängelter Falten. Die beiden Arten lassen sich in geschnittenem Zustand makroskopisch kaum unterscheiden.

3. Mikroskopie

- ▶ Am Rand eventuell zusammenhängende Stücke der Fruchtwand auseinanderklappen
- ▶ Ein Stück nach innen knicken, dabei abblätternde Epidermis mit feiner Pinzette abheben
- ▶ Abgehobene Epidermis und das von der Epidermis befreite Stück mit der Außenseite nach oben auf Objektträger in Chloralhydrat-Lösung (RV) legen
- ▶ Mit Deckglas abdecken und ca. ½ min lang vorsichtig zum Sieden erhitzen.

Typische Merkmale: Mehrere Lagen sich kreuzender Faserplatten, darüber eine Zellschicht mit Calciumoxalateinzelkristallen, polygonale Epidermiszellen mit paracytischen Spaltöffnungsapparaten.

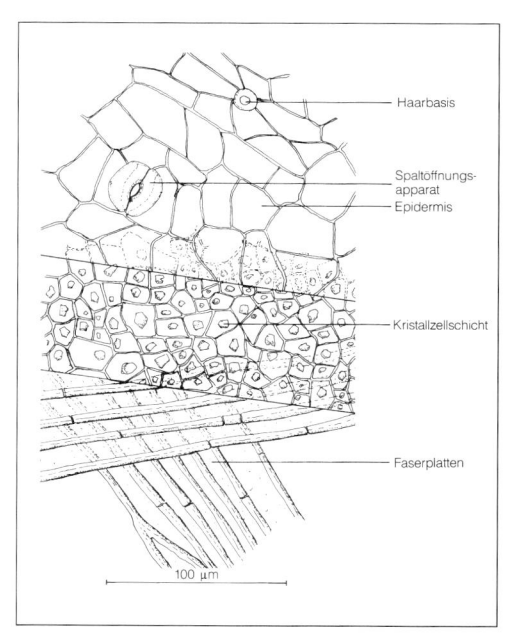

Abb. 2: Fruchtwand, Aufsicht

Fruchtwand, Aufsicht (Abb. 2): Die Epidermis besteht aus polygonalen bis etwas gestreckten, gerad- und dünnwandigen Zellen. Vereinzelt finden sich undeutlich paracytische bis anomocytische Spaltöffnungsapparate und einzelne, der Epidermis anliegende, bis 150 µm lange, dickwandige Haare mit warziger Cuticula oder rundliche Abbruchstellen der Haare. Unter der Epidermis liegen mehrere Lagen dünnwandiger Zellen, deren innerste Zellen je einen Calciumoxalatkristall aufweist. Anschließend folgen zwei bis vier Lagen mit wenig verdickten, langen, plattenförmig angeordneten Fasern, deren äußerste Lagen schräg bis rechtwinklig zu den inneren verlaufen (kreuzende Faserplatten des Endokarps). In einem schmalen Streifen an der Bauchnaht oder Rückenseite kommen anstelle von Fasern unregelmäßig derbwandige, reich getüpfelte Zellen vor. An der Innenseite der Fruchtwand liegen mehrere Lagen obliterierter, dünnwandiger Zellen.

4. Dünnschichtchromatographie
Kieselgel HF$_{254}$. Untersuchungslösung:
- 0,5 g gepulverte Droge (Siebnummer 300) mit einer Mischung aus 2,5 ml Ethanol 90% (V/V) und 2,5 ml Wasser versetzen
- Zum Sieden erhitzen
- Abzentrifugieren und Überstand verwenden.

Referenzlösung:
- Je 10 mg Sennosid A, Sennosid B und Rhein in einer Mischung aus 5 ml Ethanol 90% (V/V) und 5 ml Wasser oder
- 10 mg Sennaextrakt CRS in 1 ml einer derartigen Mischung lösen oder
- Authentische Droge wie Untersuchungsmuster behandeln.

Aufzutragende Menge: Je 10 μl Untersuchungs- und Referenzlösung bandförmig (20 mm × 3 mm). [Zur Verwendung von HPTLC-Platten siehe Seite XV.]
Fließmittel: Essigsäure 99% – Wasser – Ethylacetat – 1-Propanol (1 + 29 + 40 + 40).
Laufhöhe: 10 cm.

Wichtige Zonen: Rote bis purpurbraune Zonen von Rhein-8-glucosid, den Sennosiden C, D, A, B und bei Alexandriner-Sennesfrüchten das bei hohem Rf-Wert laufende 6-Hydroxymusizin-8-glucosid, das bei Tinnevelly-Sennesfrüchten fehlt (Abb. 3).

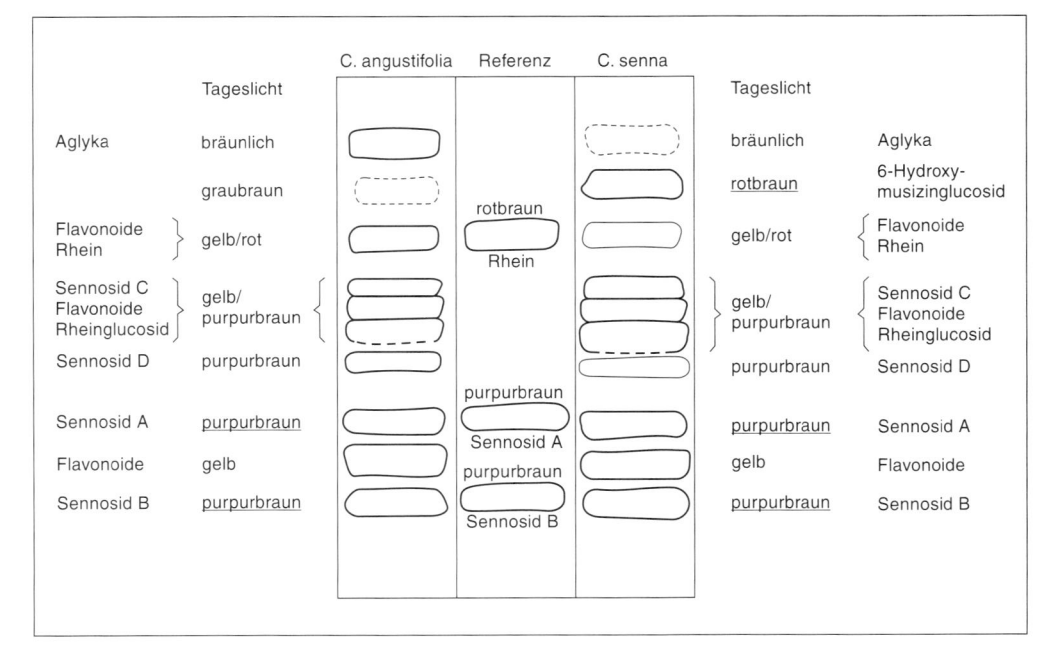

Abb. 3: Dünnschichtchromatogramm

Laufzeit: Ca. 70 min.
- Abdunsten des Fließmittels im Warmluftstrom
- Platte mit Salpetersäure 12,5% (m/V) besprühen (vorsichtig, Platte darf nicht triefend naß werden)
- 10 min lang bei 120 °C erhitzen
- Nach dem Abkühlen bis zum Erscheinen der Flecke mit Kaliumhydroxid-Lösung (5% m/V) in Ethanol 50% (V/V) besprühen
- Am Tageslicht auswerten.

5. Reaktion
- Etwa 25 mg gepulverte Droge (Siebnummer 300) in einem Erlenmeyer-Kolben mit 50 ml Wasser und 2 ml Salzsäure 36% (m/m) versetzen
- 15 min lang im Wasserbad erhitzen
- Abkühlen lassen
- Mit 40 ml Ether ausschütteln
- Abgetrennte Etherschicht über wasserfreiem Natriumsulfat trocknen
- 5 ml dieser Lösung zur Trockne eindampfen
- Rückstand mit 5 ml Ammoniak-Lösung 10% (m/V) versetzen.

Gelbe oder orange Färbung. 2 min lang im Wasserbad erhitzen: Die Farbe schlägt nach Rotviolett um (Bornträger-Reaktion auf Anthrachinone).

6. Weitere Prüfungen (Ph. Eur. 6.0)
In der Apotheke durchführbar: Fremde Bestandteile, Trocknungsverlust, Asche, salzsäureunlösliche Asche.

Des Weiteren: Spektralphotometrische Gehaltsbestimmung der Anthrachinonglykoside.

Spitzwegerichblätter
(Ph. Eur. 6.0)

Plantaginis lanceolatae folium
Herba Plantaginis lanceolatae

Die getrockneten, oberirdischen Teile von *Plantago lanceolata* L. (s. l.)

Zur Prüfung erforderlich:
- Identität: Ca. 2 g.
- Qualitätssicherung: 30 g (kein Verbrauch).

Identität

1. Organoleptik (Ph. Eur. 6.0, DAC 2009, Bd. III)
Schwacher, heuartiger Geruch und leicht salziger, höchstens schwach bitterer Geschmack.

2. Beschreibung der Schnittdroge ((Ph. Eur. 6.0, DAC 2009, Bd. III)

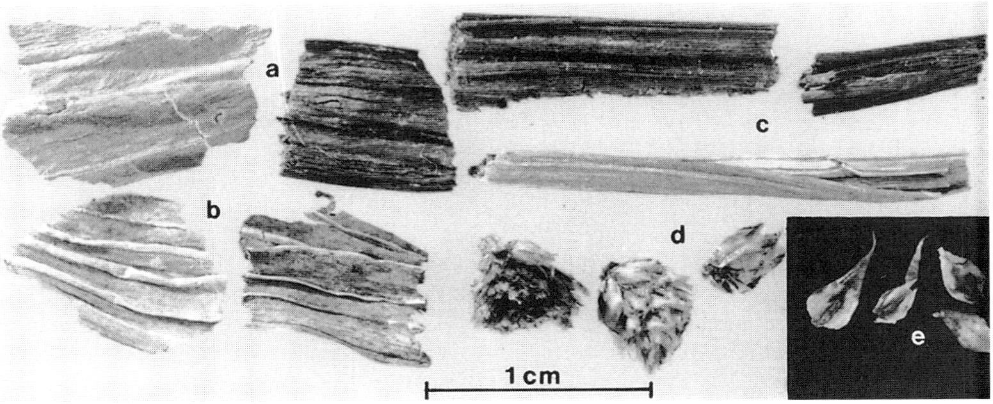

Abb. 1: Schnittdroge

Schnittdroge (Abb. 1): Stücke der länglichen bis lanzettlichen, bis 4 cm breiten, oliv- bis braungrünen Laubblätter (a), mit glattem bis undeutlich gezähntem Blattrand und drei bis sieben fast parallel verlaufenden, unterseits (b) hervorstehenden Nerven. Je nach Varietät sind sie kahl oder kurz-seidenartig oder wenig zottig behaart. Die an der Basis bisweilen rotviolett überlaufenen Blätter sind in den kurzen bis sehr langen Blattstiel verschmälert (c). Die bis 50 cm langen Blütenschäfte sind fünffurchig und tragen walzliche, bräunlichweiße Blütenstände (d), deren Deckblätter (e) oder Blüten auch einzeln in der Schnittdroge vorkommen.

3. Mikroskopie

▶ Einige Blattstücke durchbrechen, zum Teil mit der Oberseite, zum Teil mit der Unterseite nach oben auf Objektträger in Chloralhydrat-Lösung (RV) legen

▶ Mit Deckglas abdecken und ca. ½ min lang vorsichtig zum Sieden erhitzen.

Typische Merkmale: *Meist diacytische Spaltöffnungsapparate auf Ober- und Unterseite in welligbuchtiger Epidermis, kleine Drüsenhaare, gelegentlich große Gelenkhaare, keinerlei Calciumoxalatkristalle.*

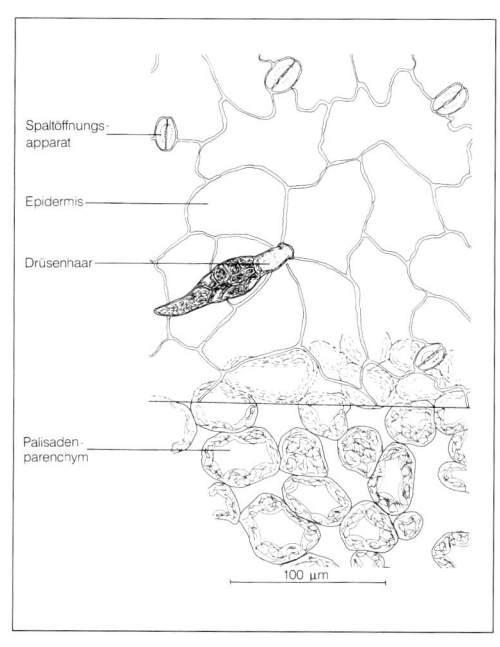

Abb. 2: Blatt, Epidermis, Oberseite

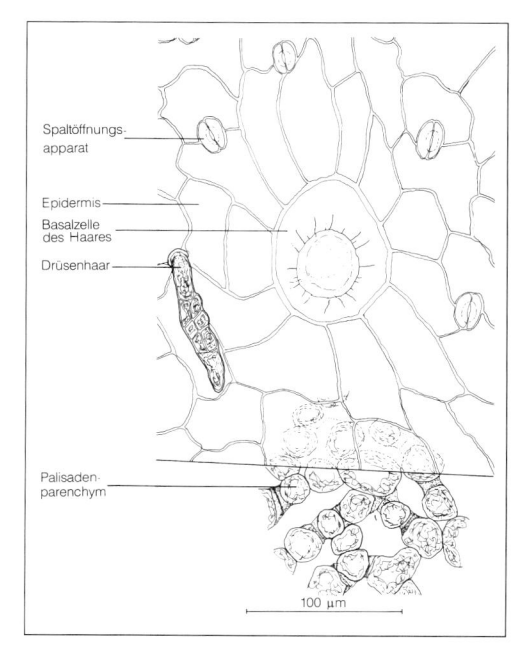

Abb. 3: Blatt, Epidermis, Unterseite

Blatt, Epidermis, Oberseite (Abb. 2): Welligbuchtige Epidermis mit Spaltöffnungsapparaten, die meist von zwei diacytisch angeordneten, machmal auch von drei oder vier Nebenzellen umgeben sind. Darunter liegt ein zwei oder drei Zellreihen hohes Palisadenparenchym. Vereinzelt kommen Drüsenhaare mit zylindrischer Stielzelle, einem aus mehreren Reihen kleiner Zellen bestehendem, spitzeiförmigem Köpfchen und einer gestreckten Endzelle vor.

Blatt, Epidermis, Unterseite (Abb. 3): Die Epidermiszellen, die Spaltöffnungsapparate und die Drüsenhaare der Unterseite entsprechen denen der Oberseite. Unter der Epidermis liegt ein ein oder zwei Lagen hohes palisadenparenchymähnliches, von dem Schwammparenchym häufig nur wenig unterschiedenes Gewebe.

Blatt, Haare (Abb. 4): Hauptsächlich auf der Blattunterseite finden sich, besonders an den Nerven und am Blattrand, Haare oder ihre Abbruchsteilen (Abb. 3). Die Haare bestehen aus einer sehr kurzen, die übrigen Epidermiszellen an Größe übertreffenden, fast kugeligen, in der Epidermis versenkten Basalzelle, einer kurzen, zylinderförmigen Halszelle, an die zwei oder auch mehrere lange, verdickte Zellen anschließen, wobei die obere Zelle etwas über die untere zu zwei einander gegenüberliegenden Ausbuchtungen klauenartig heruntergezogen ist, so dass ein auffälliges „Gelenk" entsteht (Gelenkhaare). Übereinanderliegende „Gelenke" sind kreuzweise um etwa 90° versetzt. Die Endzelle hat meist ein fadenförmiges Lumen, läuft spitz aus oder ist häufig abgebrochen. Außerdem finden sich lange, dünnwandige, vielfach gedrehte Deckhaare, häufig mit zum Teil kollabierten Zellen (ohne Abb.).

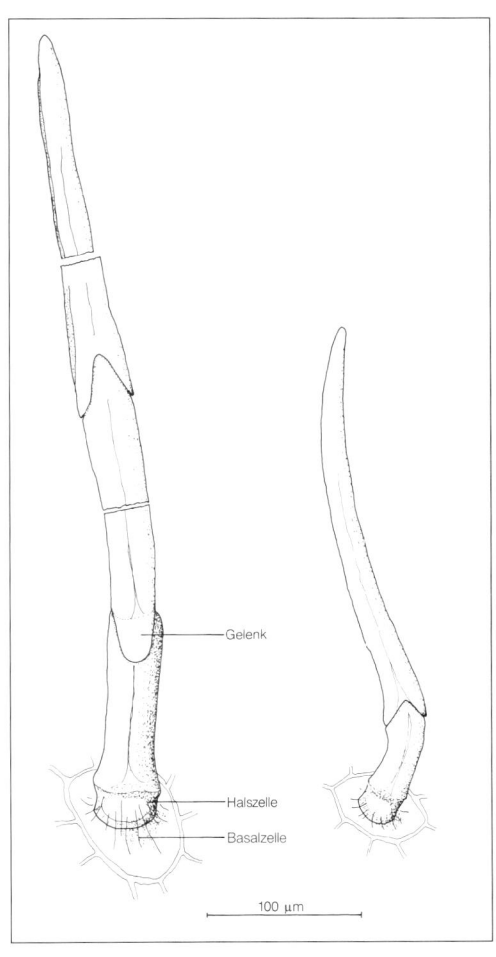

Abb. 4: Blatt, Haare

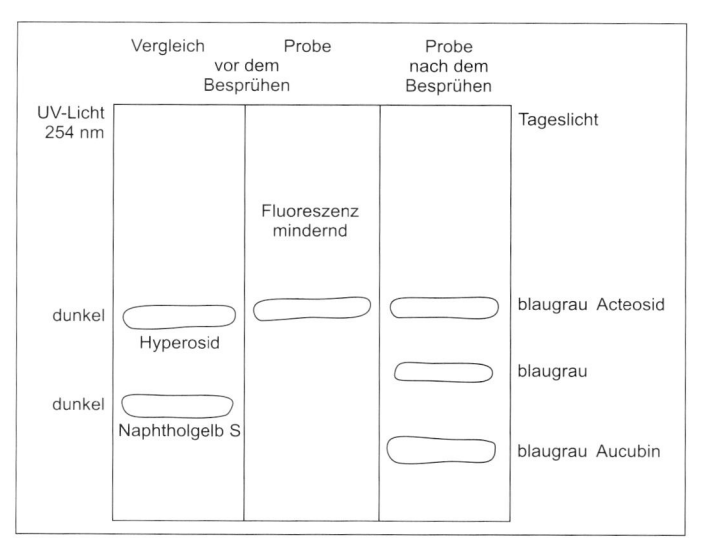

Abb. 5: Dünnschichtchromatogramm

4. Dünnschichtchromatographie
Kieselgel HF$_{254}$. Untersuchungslösung:
Lösungsmittelmischung: Wasser – Methanol (30 + 70 V/V)
- 1,0 g gepulverte Droge (Siebnummer 355) mit 10 ml Lösungsmittelmischung versetzen
- 30 min lang schütteln
- Filtrieren
- Glasgefäß und Filter mit ca. 2 mal 5 ml Lösungsmittelmischung nachspülen, bis insgesamt 15 ml Filtrat erhalten werden.

Anstelle der von der Ph. Eur. vorgeschriebenen Referenzsubstanzen Acteosid und Aucubin.
Referenzlösung: 5 mg Naphtholgelb S und 3 mg Hyperosid* in 10 ml Methanol oder authentische Droge wie Untersuchungsmuster behandeln. [Zur Verwendung von HPTLC-Platten siehe Seite XV.]
Fließmittel: Essigsäure 99 % – wasserfreie Ameisensäure – Wasser – Ethylacetat (7,5 + 7,5 + 18 + 67).
Laufhöhe: 8 cm.
Laufzeit: Ca. 30 min.
- Abdunsten des Fließmittels bei Raumtemperatur
- Chromatogramme im UV-Licht (254 nm) auswerten
- Besprühen mit einer Lösung von 0,2 g Dimethylaminobenzaldehyd in 5,5 ml Salzsäure 36 % (m/m) und 4,5 ml Wasser
- Etwa 10 min lang bei 100 bis 105 °C erhitzen
- Am Tageslicht auswerten.

Wichtige Zonen: Das im mittleren Drittel liegende Hyperosid und das im unteren Drittel liegende, am Tageslicht gelbe Naphtolgelb S mindern die Fluoreszenz im UV-Licht (254 nm). Vor dem Besprühen tritt im UV-Licht (254 nm) im Chromatogramm der Untersuchungslösung eine deutliche die Fluoreszenz mindernde Zone in Höhe des Hyperosids auf. Nach dem Besprühen zeigt das Chromatogramm der Untersuchungslösung etwa in Höhe des Hyperosids eine blaugraue Zone (Acteosid), etwas oberhalb des Naphtolgelb S eine schwächer blaugraue Zone und etwas unterhalb eine intensive blaugraue Zone (Aucubin) (Abb. 5).

* Die Detektion weicht von der Vorschrift der Ph. Eur. ab.

| Teil II | Spitzwegerichblätter | 5/5 |

Einige Untersuchungen zur Qualitätssicherung

1. Reinheit
A. Fremde Bestandteile:
► 30 g Droge auf fremde Bestandteile durchsehen.
B. Digitalis lanata:
Siehe „Identität", Dünnschichtchromatoraphie
► Das Chromatogramm unter „Prüfung der Identität" wird nach dem Besprühen am Tageslicht und im UV-Licht (365 nm)

Höchstens 1,67 g (5%) dunkelbraune bis schwarzbraune Bestandteile und höchstens 0,67 g (2%) sonstige fremde Bestandteile.
Wichtige Zonen: *Eine intensive rosafarbene Zone kurz über dem Start und eine im UV-Licht (365 nm) hellblaue Zone kurz darüber deuten auf Digitalis lanata-Blätter. Zwischen den Referenzsubstanzen können bis zu 3 am Tageslicht gelbe Zonen auftreten (Abb. 6).*

Abb. 6: Dünnschichtchromatogramm

2. Weitere Prüfungen: (Ph. Eur. 6.0)
In der Apotheke durchführbar: Trocknungsverlust, Asche, Extraktgehalt (Standardzulassung).
Alternative Dünnschichtchromatographie (DAC 2007, Bd. III).
Des Weiteren: Spektralphotometrische Gehaltsbestimmung als Acteosid.

Steinkleekraut
(Ph. Eur. 6.0, HMPC-Monographie)

Meliloti herba
Herba Meliloti

Die getrockneten Blätter und Blütenstände von *Melilotus officinalis* (L.) PALL.

Zur Prüfung erforderlich:
- Identität: Ca. 2 g.
- Qualitätssicherung: 100 g (kein Verbrauch).

Identität

1. Organoleptik (DAC 86)
Angenehm cumarinartiger Geruch und schleimiger, schwach bitterer, etwas scharfer Geschmack.

2. Beschreibung der Schnittdroge

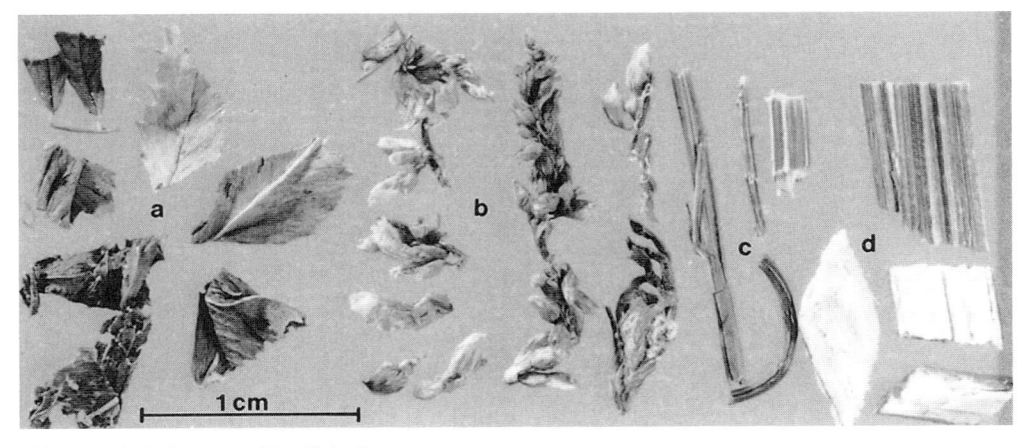

Abb. 1: Schnittdroge von M. officinalis

- Einige Blätter und Blüten 10 min lang in Wasser aufweichen
- 10 min lang in eine Mischung aus Ethanol 90 % (V/V) und Glycerol (9 + 1 V/V) legen
- Blüte und Blatt makroskopisch ggf. unter zu Hilfenahme einer Lupe betrachten.

Schnittdroge von M. officinalis (Abb. 1), **Fiederblatt** (Abb. 2), **Blüte** (Abb. 3), **Frucht** (Abb. 4): Hellgrüne, leicht runzelige Stücke (1a) der dreizählig gefiederten Blätter, deren mittleres Fiederblättchen deutlich länger gestielt ist als die seitlichen. Die Fiederblättchen

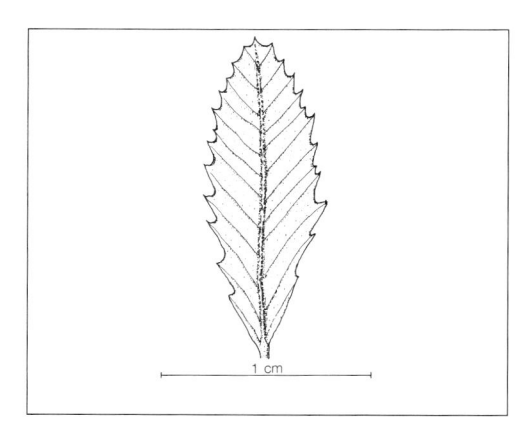

Abb. 2: Fiederblatt

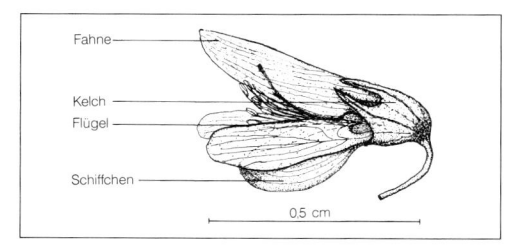

Abb. 3: Blüte

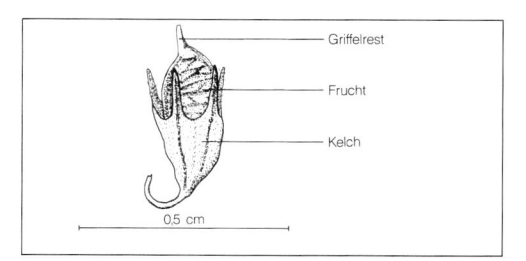

Abb. 4: Frucht

sind dünn, die aus dem unteren Sproßbereich verkehrteiförmig bis eiförmig, die aus dem oberen eiförmig-lanzettlich (2), meist kahl, mit sechs bis dreizehn oder acht bis vierzehn Paar Seitennerven, die in den teils stumpfen, teils spitzen Zähnen des gesägten Blattrandes enden. Die Nebenblätter, die gelegentlich noch an den Stängeln zu finden sind, sind ganzrandig, lanzettlich. Teile der vielblütigen, lockeren, einseitswendigen, traubigen Blütenstände sind häufig (1b). Die nickenden Blüten sitzen auf einem 2 bis 3 mm langen Stiel in der Achsel eines rötlich gewimperten Tragblattes. Der Kelch (3) hat eine glockige Röhre mit fünf ungleich langen Zipfeln. Die gelbe, 4 bis 7 mm lange Krone besteht aus Fahne und zwei Flügeln, die etwa gleich lang, aber deutlich länger als das Schiffchen sind. Die Filamente von neun der zehn Staubblätter sind zu einer, den Fruchtknoten einschließenden Rinne verwachsen, das zehnte ist frei. Die Frucht ist eiförmig oder verkehrt-eiförmig, durch den Griffelrest stachelspitzig, in reifem Zustand braun oder schwarz, 3 bis 6 mm lang, 2,5 bis 3 mm breit und durch undeutlich verbundene Quernerven querrunzelig (Abb. 4). Von den 4 oder 5 Samenanlagen entwickelt sich eine zum Samen. Hellgrüne, schmale, hohle, längsgeriefte Stängelteile können vorkommen (1c). Mehrere Millimeter breite, holzige, markige Stängelteile (1d) sollen bei einer der Definition der Ph. Eur. entsprechenden Droge fehlen.

3. Mikroskopie
▶ Blattstück durchbrechen und ein Stück mit der Oberseite, das andere mit der Unterseite nach oben auf Objektträger legen
▶ Blüte auf Objektträger auseinanderzupfen oder zerdrücken
▶ Zu beiden Präparaten einige Tropfen Chloralhydrat-Lösung (RV) geben
▶ Mit Deckglas abdecken und ca. ½ min lang vorsichtig zum Sieden erhitzen.

Typische Merkmale: *Polygonale bis wellig-buchtige Blattepidermis mit Spaltöffnungsapparaten auf beiden Seiten, charakteristische Knotenstockhaare, gelegentlich Drüsenhaare, Kristallzellreihen an Blattnerven, rundliche oder elliptische Pollenkörner mit drei Keimöffnungen.*

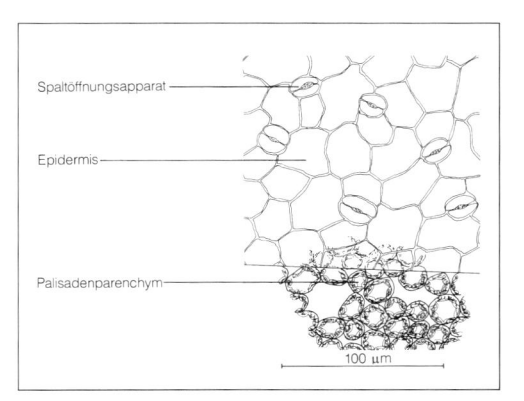

Abb. 5: Blatt, Epidermis, Oberseite

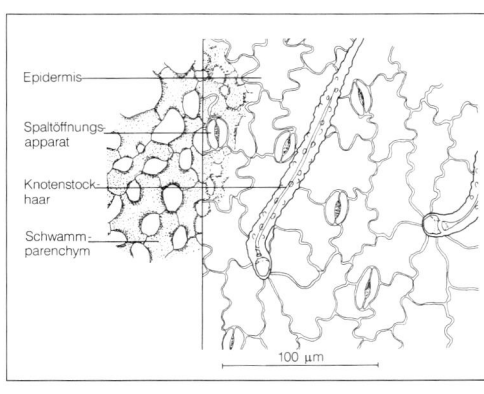

Abb. 6: Blatt, Epidermis, Unterseite

Blatt, Epidermis, Oberseite (Abb. 5): Die Epidermiszellen sind polygonal, geradwandig bis leicht wellig, die Spaltöffnungsapparate anisocytisch oder anomocytisch von drei bis fünf Nebenzellen umgeben. Darunter liegt ein einreihiges, durch Querteilung gelegentlich auch zwei Zellagen hohes, lockeres Palisadenparenchym.

Blatt, Epidermis, Unterseite (Abb. 6): Die Epidermiszellen der Unterseite sind größer, stärker wellig-buchtig, die Spaltöffnungsapparate entsprechen denen der Oberseite. Beiderseits, unterseits jedoch reichlicher, kommen mehrzellige Haare vor, deren unterste, mehr oder weniger vorgewölbte Basalzelle von mehreren Epidermiszellen strahlig umgeben wird. Auf ein oder zwei, mal dünn-, mal dickwandigeren, kurzen Stielzellen sitzt eine lange, schief aufgesetzte oder abgebogene, sehr dickwandige, zugespitzte Endzelle mit grobwarziger Kutikula (Knotenstockhaare). Das kleinzellige Schwammparenchym ist etwa von gleicher Höhe wie das Palisadenparenchym.

Kristallzellreihen am Leitbündel (Abb. 7): Die unter einer Epidermis aus langgestreckten Zellen liegenden Leitbündel werden von Kristallzellreihen mit Calciumoxalateinzelkristallen und Fasern umgeben.

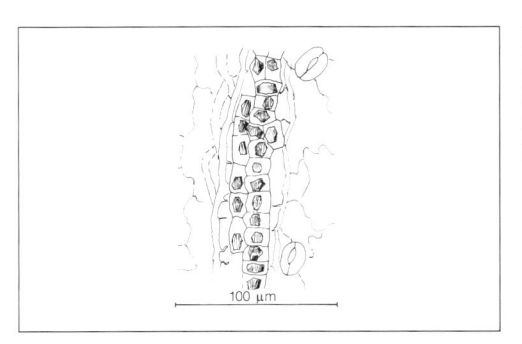

Abb. 7: Kristallzellreihen am Leitbündel

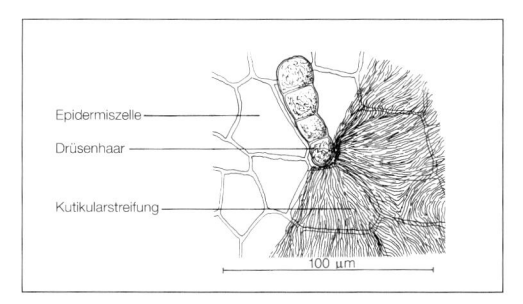

Abb. 8: Kelch, Epidermis, Drüsenhaar

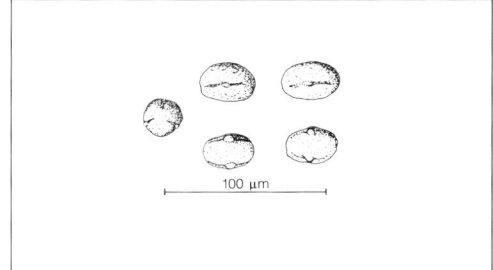

Abb. 9: Pollenkörner

Kelch, Epidermis, Drüsenhaar (Abb. 8): In der polygonalen, geradwandigen bis buchtigen Epidermis des Kelches kommen zahlreiche Knotenstockhaare und Drüsenhaare mit ein- bis dreizelligem Stiel und ein- oder zweizeiligem Köpfchen vor. Ähnliche Drüsenhaare auf den Blättern haben ein ei- bis keulenförmiges, mehrzelliges Köpfchen (ohne Abb.).

Pollenkörner (Abb. 9): Die in Aufsicht rundlichen, in der Seitenansicht elliptischen Pollenkörner haben drei unter der Mitte zu einer Pore erweiterte Keimspalten und eine glatte Exine. Sie liegen in Pollensäcken, die von einem Endothecium mit sternförmigen Wandverdickungen ausgekleidet sind (ohne Abb.).

4. Dünnschichtchromatographie*
Kieselgel HF$_{254}$. Untersuchungslösung:
- 1 g gepulverte Droge (Siebnummer 710) mit 0,1 ml Natriumhydroxid-Lösung 8,5 % (m/V) und 10 ml Methanol versetzen
- 5 min lang bei 60 °C auf dem Wasserbad erhitzen
- Abkühlen lassen
- Filtrieren.

Referenzlösung: 5 mg Cumarin und 1 mg Scopoletin in 10 ml Methanol oder authentische Droge wie Untersuchungsmuster behandeln.
Aufzutragende Menge: Je 30 µl Untersuchungs- und Referenzlösung bandförmig (20 mm × 3 mm).
Fließmittel: 70 ml Ether mit 30 ml verdünnter Essigsäure (12 % m/V) schütteln, Oberphase abtrennen und mit 30 ml Toluol versetzen.
Laufhöhe: 15 cm.
Laufzeit: Ca. 45 min.
- Abdunsten des Fließmittels bei Raumtemperatur
- Markieren der fluoreszenzmindernden Zonen unter der UV-Lampe (254 nm)
- Besprühen mit ethanolischer Kaliumhydroxid-Lösung (0,5 mol · l^{-1}
- Sofort unter der UV-Lampe (365 nm) auswerten.

Wichtige Zonen: Nach dem Besprühen eine oder zwei dunkelrote Zonen zwischen der gelbgrün fluoreszierenden Zone des Cumarins und der Fließmittelfront, eine intensiv gelbgrüne auf der Höhe des Cumarins, auf der Höhe des Scopoletins 2 oder 3 blaugrün oder rot fluoreszierende Zonen und zwischen Scopoletin und Cumarin 3 unterschiedlich gefärbte Zonen (Abb. 10).

---
* Die Vorschrift weicht geringfügig von der der Ph. Eur. ab.

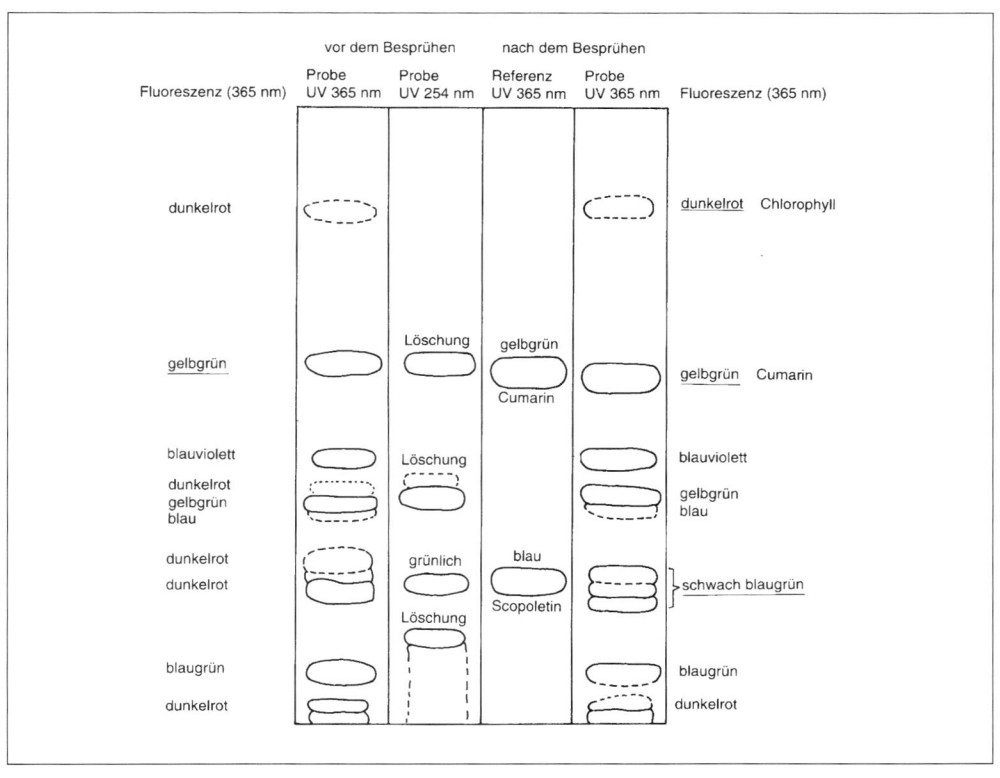

Abb. 10: Dünnschichtchromatogramm

Einige Untersuchungen zur Qualitätssicherung

1. Reinheit
Fremde Bestandteile:
▶ 100 g Droge auf fremde Bestandteile durchsehen.

Höchstens 2 g (2 %) Stängelanteile mit einem Durchmesser von mehr als 3 mm und höchstens 2 % andere fremde Bestandteile.

2. Weitere Prüfungen (Ph. Eur. 6.0)
In der Apotheke durchführbar: Trocknungsverlust, Asche.
Des weiteren: Spektralphotometrische Gehaltsbestimmung des Cumarins.

Sternanis

(Ph. Eur. 6.0)
(Standardzulassung 2419.99.99)

Anisi stellati fructus
Fructus Anisi stellati

Die getrockneten Sammelfrüchte von *Illicium verum* HOOKER fil.

Zur Prüfung erforderlich:
- Identität: Ca. 2 g
- Qualitätssicherung: 5 g

Identität

1. Organoleptik (Ph. Eur. 6.0, DAC 2007, Bd. III)
Die Fruchtschalen haben aromatischen Geruch nach Anis bzw. Anethol und brennend würzigen Geschmack. Die Samen sind geruchlos.

2. Beschreibung der Ganz- und Schnittdroge (Ph. Eur. 6.0, DAC 2007, Bd. III)

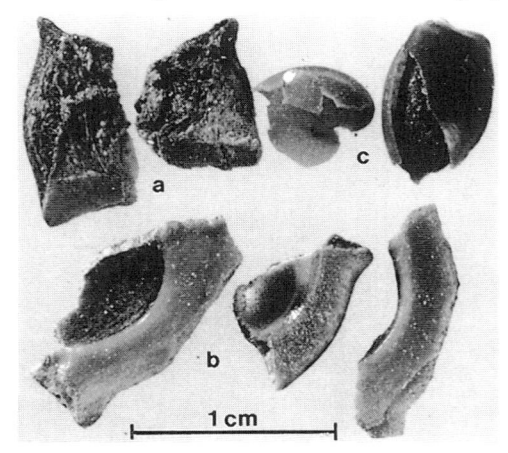

Abb. 1: Schnittdroge

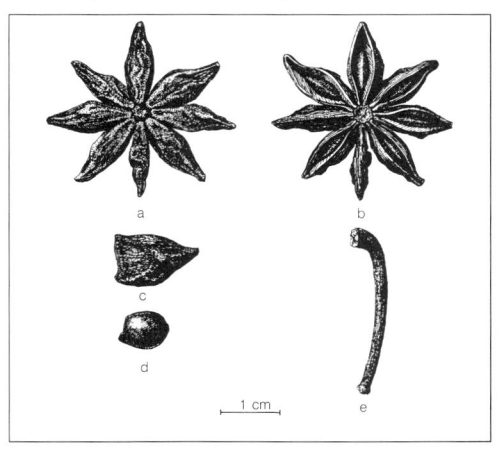

Abb. 2: Ganzdroge

Ganzdroge (Abb. 2), **Schnittdroge** (Abb. 1): Rotbraune, korkig-holzige Sammelfrüchte, die aus sechs bis elf, meist acht, sternförmig um eine 6 mm hohe, stumpf endende, mittelständige Säule (Columella) angeordneten (2a, b), kahnförmigen, 12 bis 20 mm langen, 6 bis 11 mm hohen, meist ungleich entwickelten Teilfrüchten bestehen. Die in eine stumpfe Spitze ausgezogene Einzelfrucht (2c) ist außen graubraun und grob runzelig (1a), innen glänzend, rotbraun und glatt (1b). Die reifen Früchte sind an der Bauchnaht aufgesprungen (2b) und lassen je einen eiförmigen, zusammengedrückten, bis 8 mm großen Samen von glänzender, kastanienbrauner Farbe erkennen (2b, d, 1c). Die Columella ist am oberen Ende flach vertieft und endet meist in der Höhe der Fruchtblattränder (2b). Am unteren Ende ist sie häufig noch mit dem gekrümmten und verdickten Fruchtstiel verbunden (1e).

3. Mikroskopie
- Einige Stücke der Fruchtblätter und Samen etwa 10 min lang in Wasser aufkochen
- Fruchtblattstück zwischen Daumen und Zeigefingerkuppe festhalten und mit frischer Rasierklinge Querschnitte durch den glatten und den gewölbten Teil der Innenseite anfertigen sowie Flächenschnitte von der runzeligen Außenseite
- Stück der Samenschale mit Pinzette abziehen, in ein vorne zugespitztes und gespaltenes Stück Styropor stecken und Querschnitt machen
- Alle Schnitte auf Objektträger in Chloralhydrat-Lösung (RV) legen
- Mit Deckglas abdecken und ca. ½ min lang vorsichtig zum Sieden erhitzen.

Typische Merkmale: *Lang gestreckte Palisadenzellen oder mehrere Lagen von Steinzellen des Endokarps, steinzellartige Palisaden aus der Samenschale, Fruchtwandepidermis mit starken Kutikularleisten.*

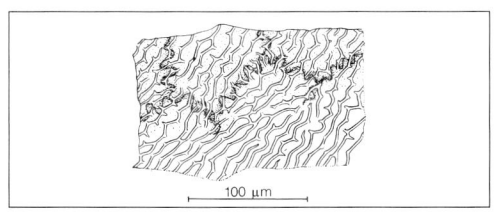

Abb. 3: Fruchtwand, äußere Epidermis, Aufsicht

Fruchtwand, äußere Epidermis, Aufsicht (Abb. 3): Epidermiszellen mit wellig-buchtigem Umriss, stark verdickter Außenwand und auffallenden, welligen Kutikularleisten.

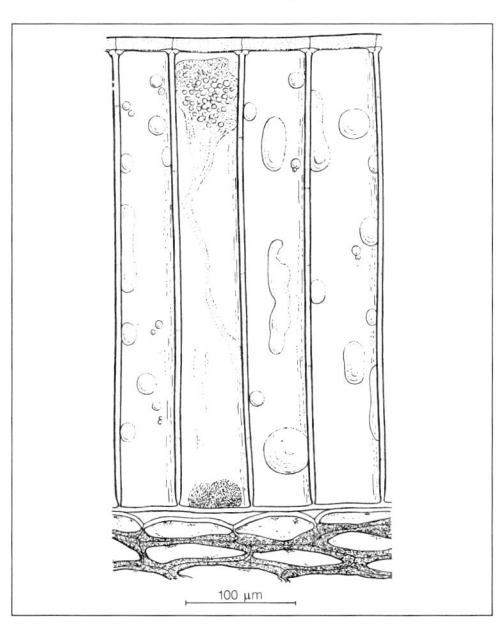

Abb. 4: Fruchtwand, Endokarp, gewölbter Teil, Querschnitt

Fruchtwand, Endokarp, gewölbter Teil, Querschnitt (Abb. 4): Im Bereich des gewölbten Teiles besteht das Endokarp (innere Epidermis der Fruchtwand) aus lang gestreckten, geradwandigen Zellen (Palisadenzellen), an die nach innen zu ein Parenchym mit zum Teil dickeren, aber immer braunen Wänden anschließt.

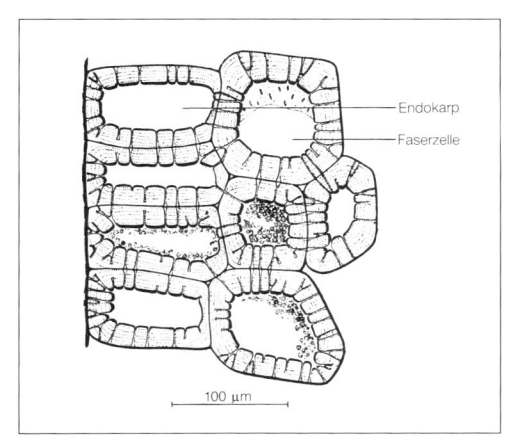

Abb. 5: Fruchtwand, Endokarp, Bereich der aufgesprungenen Bauchnaht, Querschnitt

Fruchtwand, Endokarp, Bereich der aufgesprungenen Bauchnaht, Querschnitt (Abb. 5): Von den unter Abb. 4 beschriebenen Zellen des Endokarps beobachtet man einen Übergang zu kurzen, stark verdickten und getüpfelten Steinzellen. Zum Mesokarp hin schließen sich Faserzellen an, die im Querschnitt den Steinzellen ähnlich sind.

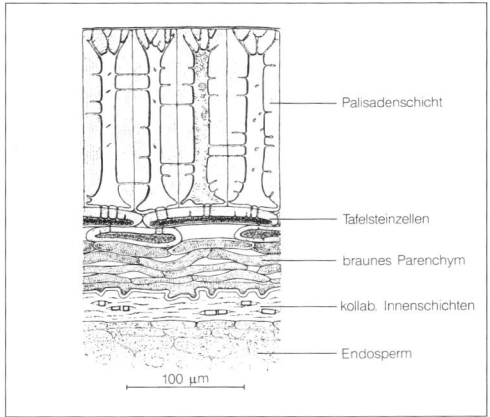

Abb. 6: Samenschale, Querschnitt

Samenschale, Querschnitt (Abb. 6): Die Epidermis der Samenschale besteht aus palisadenförmigen Zellen mit gelblichen, außen und an den Längswänden, aber nicht an der Innenwand, stark verdickten, deutlich getüpfelten Steinzellen. In der Aufsicht erscheinen diese Zellen bei hoher Einstellung polygonal, bei tiefer wellig-buchtig. Unter der Epidermis liegen flache, in der Außenwand stärker verdickte, in der Aufsicht tafelförmige Steinzellen mit rotbraunem Inhalt.

4. Dünnschichtchromatographie
Kieselgel HF_{254}. Untersuchungslösung:
- 2,0 g gepulverte Droge (Siebnummer 355) mit 10 ml Methanol versetzen
- 5 min lang bei 60 °C erwärmen
- Erkalten lassen
- Filtrieren.

Referenzlösung: Je 1 mg Kaffeesäure und Chlorogensäure und je 2,5 mg Quercitrin, Hyperosid und Rutosid in 10 ml Methanol oder authentische Droge wie Untersuchungsmuster behandeln.
Aufzutragende Menge: 20 µl Untersuchungslösung und 10 µl Referenzlösung bandförmig (20 mm × 3 mm). [Zur Verwendung von HPTLC-Platten siehe Seite XV.]
Fließmittel: Wasserfreie Ameisensäure – Essigsäure 99% – Wasser – Ethylacetat (7,5 + 7,5 + 17 + 68).
Laufhöhe: 10 cm.

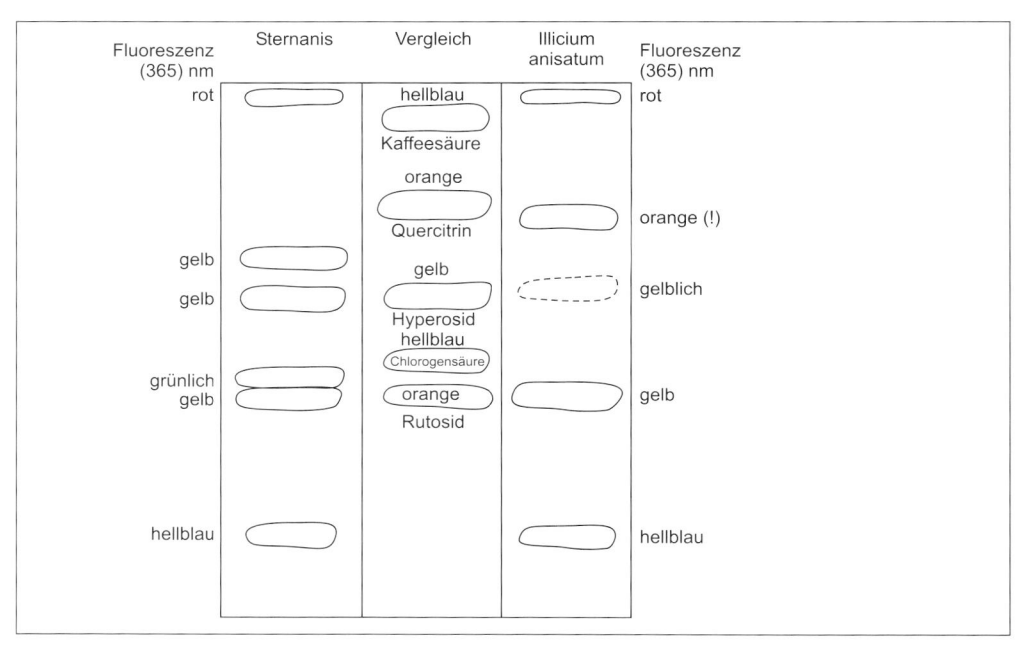

Abb. 7: Dünnschichtchromatogramm

Laufzeit: Ca. 40 min.
▶ Abdunsten des Fließmittels bei 100 bis 105 °C
▶ Besprühen der noch warmen Platte mit einer Lösung von Diphenylboryloxyethylamin (1 % m/V) in Methanol
▶ Nachsprühen mit einer Lösung von Macrogel 400 (Polyethylenglycol) (5 % m/V) in Methanol
▶ Etwa 5 min lang auf 100 bis 105 °C erhitzen oder 30 min lang bei Raumtemperatur liegen lassen
Unter der UV-Lampe (365 nm) auswerten.

Wichtige Zonen: Das Chromatogramm der Referenzlösung zeigt zu Beginn des mittleren Drittels die gelb bis orangefarben fluoreszierende Zone des Rutosids, darüber die hellblaue der Chlorogensäure und die gelbe des Hyperosids. Im oberen Drittel liegen die gelbe Zone des Quercitrins und die hellblaue der Kaffeesäure. Das Chromatogramm der Untersuchungslösung zeigt zwischen dem Start und der Rutosidzone eine blaue, auf Höhe der Rutosidzone eine gelbe, darüber eine grünliche Zone. Auf Höhe der Hyperosidzone liegt eine schwache gelbliche und etwa darüber wieder eine gelbliche Zone. Zwischen der Zone der Kaffeesäure und der Front liegt eine rote Zone (Abb. 7).

Einige Untersuchungen zur Qualitätssicherung

1. Reinheit
Shikimi-Früchte, Früchte von *Illicium anisatum* L. (= *I. religiosum*) und andere *Illicium* spp.:
A. Organoleptik:

B. Ganzdroge, Shikimi-Früchte (Abb. 8):

Säuerlich, harzig und dann eigenartig bitter schmeckende Früchte dürfen nicht vorkommen.
Weniger als 20 mm hohe, mehr gelbbraune, dickbauchige, breit klaffende Früchte (8a, b), in Seitenansicht geschwungene Früchte mit scharf geschnäbelter, nach oben gebogener, deutlicher Spitze (8c) und gerade, am distalen Ende unverdickte Fruchtstiele und andere der Beschreibung nicht entsprechende Früchte dürfen nicht vorkommen.

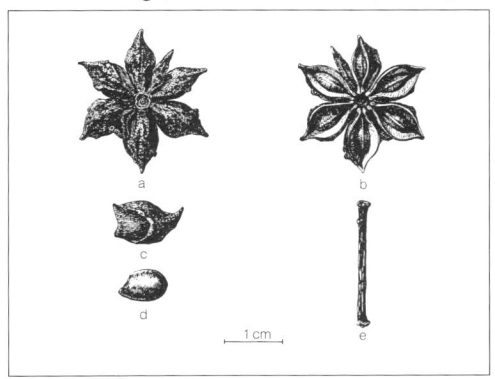

Abb. 8: Ganzdroge und Shikimi-Früchte

C. Mikroskopie:
▶ Früchte auseinander brechen und etwas Material aus dem Bereich der Columella abkratzen
▶ Chloralhydrat-Präparat anfertigen.

Steinzellen der Columella von Sternanis (Abb. 9a): Die Columella und Fruchtstiele von Sternanis enthalten verdickte, unregelmäßig verzweigte Steinzellen.

Steinzellen der Columella von Shikimi-Früchten (Abb. 9b): Kleine, elliptische oder kugelige, sehr stark verdickte Steinzellen mit nur unbedeutenden Ausstülpungen dürfen nicht vorkommen.

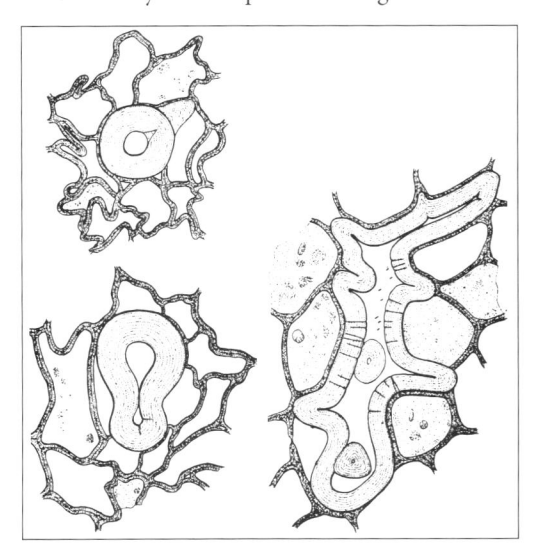

Abb. 9a: Steinzellen aus der Columella von Sternanis

Abb. 9b: Steinzellen aus der Columella der Shikimi-Früchte

D. **Dünnschichtchromatographie** (vgl. Identität).

Folgende Zonen weisen auf eine Verfälschung hin: eine gelb fluoreszierende in Höhe oder oberhalb des Quercitrins, eine gelbe in Höhe oder oberhalb der Kaffeesäure, eine gelb bis orangefarbene unmittelbar oberhalb des Hyperosids (Abb. 7).

2. Gehaltsbestimmung
Gehalt an ätherischem Öl:
- 50,0 g Droge unmittelbar vor der Bestimmung grob zerkleinern (Siebnummer 1400)
- Gut mischen
- 10 g dieser Mischung pulverisieren (Siebnummer 710)
- 2,50 g zur Bestimmung einwiegen
- 100 ml Wasser im 250-ml-Rundkolben
- Vorlage: 0,50 ml Xylol
- Destillation: 2 h lang bei 2 bis 3 ml in der min
- Volumen im Messrohr nach Destillation mindestens 0,67 ml.

Entspricht einem Gehalt von mindestens 7 % (V/m) an ätherischem Öl.

3. Weitere Prüfungen (Ph. Eur. 6.0)
In der Apotheke durchführbar: Fremde Bestandteile, Wasser, Asche.

Des Weiteren: Gaschromatographische Gehaltsbestimmung des *trans*-Anethols im Ätherischen Öl

Sternanisöl

Anisi stellati aetheroleum

(Ph. Eur. 7.0)

Löslichkeit: Mischbar mit Ethanol (90% V/V), Ether, Toluol, Chloroform, Dichlormethan, Petrolether, flüssigen Paraffinen und fetten Ölen; praktisch nicht mischbar mit Wasser.

Zur Prüfung erforderlich:
- Identität: 20 µl.
- Qualitätssicherung: Ca. 1 g (ohne Erstarrungstemperatur).

Identität

1. Organoleptik
Klare, farblose bis blassgelbe Flüssigkeit, die in der Kälte erstarrt; würziger Geruch; aromatischer, süßlicher Geschmack.

2. Dünnschichtchromatographie
Kieselgel GF$_{254}$.
Untersuchungslösung: 20 µl Substanz in 1 ml Toluol.
Referenzlösung: 10 µl Linalool, 30 µl Anisaldehyd und 200 µl Anethol in 15 ml Toluol. 1 ml Lösung wird mit Toluol zu 5 ml verdünnt.
Aufzutragende Menge: Je 5 µl.
Fließmittel: Toluol – Ethylacetat (98 + 2).
Laufhöhe: 15 cm.
Laufzeit: Ca. 40 min.
- Fließmittel abdunsten
- Detektion unter UV-Licht (254 nm)
- Besprühen mit Vanillin-Reagenz (RV)
- 10 min lang im Trockenschrank auf 110 °C erhitzen.

Fluoreszenzminderung bei Rf ca. 0,25 (Anisaldehyd) und Rf ca. 0,6 (Anethol). Nach Detektion mehrere Flecken, insbesondere bei Rf ca. 0,15 (Linalool, blau) und Rf ca. 0,6 (Anethol, rot). Ein brauner Fleck oberhalb des Anisaldehyd-Flecks deutet auf Anisöl hin (Fenchon).

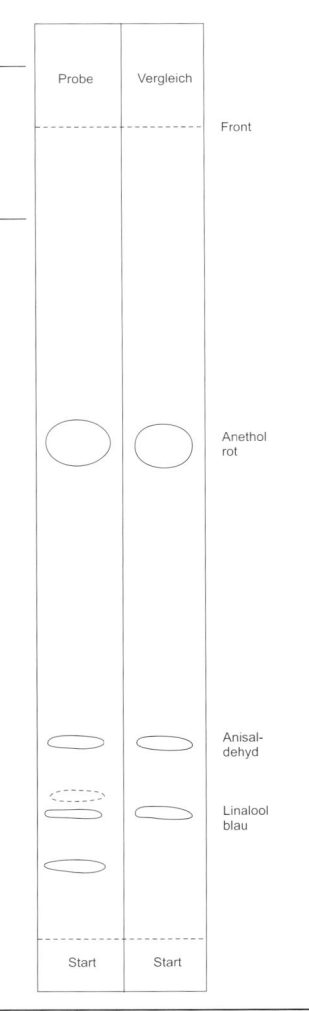

Apothekengerechte Prüfvorschriften · 15. Akt.-Lfg. 2012

Einige Untersuchungen zur Qualitätssicherung

1. **Reinheit**
   A. Relative Dichte:
   ▶ 0,979 bis 0,985.

   B. Erstarrunstemperatur:
   ▶ 15 bis 19 °C.

   C. Fette Öle, verharzte ätherische Öle:
   ▶ 1 Tropfen Substanz auf Filterpapier geben
   ▶ 24 Std. lang liegen lassen.

   Es darf kein durchscheinender, fettartiger Fleck zu sehen sein.

2. **Weitere Prüfungen** (Ph. Eur. 7.0, DAC 2007, Bd. III)
   In der Apotheke durchführbar: Keine.
   Des Weiteren: Brechungsindex, Chromatographisches Profil (Gaschromatographie), Pseudo-iso-eugenyl-2-methylbutyrat (Gaschromatographie), Fenchon (Gaschromatographie).

Stiefmütterchen mit Blüten, Wildes

Violae herba cum flore
Herba Violae

(Ph. Eur. 6.0)
(Standardzulassung 1679.99.99)

Die zur Blütezeit gesammelten, getrockneten, oberirdischen Teile von *Viola tricolor* L. und/oder *Viola arvensis* (MURRAY).

Zur Prüfung erforderlich:
▶ Identität: Ca. 7 g.
▶ Qualitätssicherung: 100 g (kein Verbrauch).

Identität

1. Organoleptik (DAC 2007, Bd. III)
Fast ohne Geruch und mit schwach eigenartigem, leicht süßlichem, beim Kauen etwas schleimigem Geschmack.

2. Beschreibung der Schnittdroge (Ph. Eur. 6.0, DAC 2007, Bd. III)

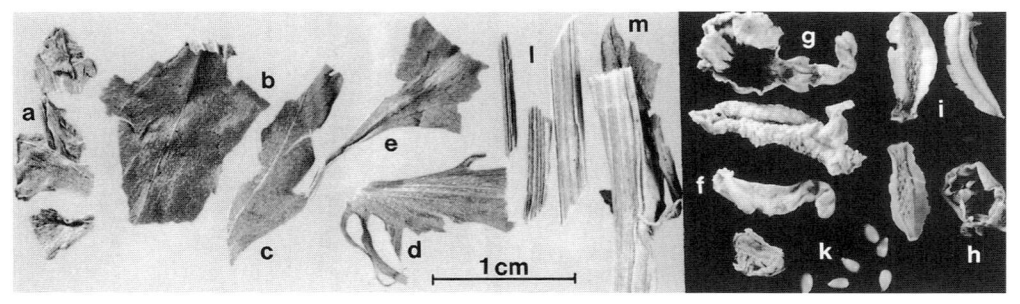

Abb. 1: Schnittdroge

Schnittdroge (Abb. 1): Meist stark zerknitterte, dünne, brüchige, hellgrüne Blattstücke (a), die nach dem Aufweichen als Stücke der vom unteren Teil des Stängels stammenden, herz- oder eiförmigen (b) oder der oberen länglichen oder lanzettlichen Laubblätter mit gekerbtem (c) oder gesägtem Rand erkannt werden können. Die ursprünglich am Grunde eines jeden Laubblattes stehenden, beiden großen, fiederspaltigen Nebenblätter (d) mit großen, lanzettlichen oder gekerbten oder leicht gesägten Endzipfeln sind meist abgefallen. Die Laubblätter sind deutlich gestielt (e). Die langgestielten, zygomorphen Blüten haben fünf Kelchblätter, die am Rande je ein lappenartiges Anhängsel tragen. Die Kronblätter (f, g) sind bei *V. arvensis* etwa so lang wie der Kelch und gelblichweiß bis gelb gefärbt; das untere trägt einen Sporn und hat eine violette Zeichnung (g). Bei *V. tricolor* sind sie länger als der Kelch und die beiden oberen leuchtend blauviolett oder blau, die unteren meist heller blauviolett oder gelblich bis weißlich, am Grunde gelb. Daneben kommen hornartig glatte, gelbliche, dreiklappige Früchte (h) oder die einzelnen Klappen mit den rauhen, an der Innenseite liegenden Plazenten (i) und einzeln liegende, 1,5 mm lange, eiförmige, gelbe Samen vor (k). Die hohlen, schwach kantigen, längsgestreiften, hellgrünen bis gelblichgrünen Stängel (1) sind kahl oder schwach behaart und tragen häufig noch Reste der Laub- und Nebenblätter (m).

3. Mikroskopie
- ▶ Blattstück durchbrechen und ein Stück mit der Oberseite, das andere mit der Unterseite nach oben auf Objektträger legen
- ▶ Kronblatt mit Sporn auf Objektträger in kleinere Stücke zerschneiden
- ▶ Staubblätter auf Objektträger zerdrücken
- ▶ Zu allen Präparaten einige Tropfen Chloralhydrat-Lösung (RV) geben
- ▶ Mit Deckglas abdecken ½ min lang vorsichtig zum Sieden erhitzen.

Typische Merkmale: *Polygonale bis längliche, wellig-buchtige Epidermiszellen, anisocytische Spaltöffnungsapparate, große Calciumoxalatdrusen im Mesophyll, spitz kegelförmige Haare an den Blättern; kegelförmige Papillen, lange Deckhaare und Buckelhaare auf den Kronblättern, große pentacolpate oder tetracolpate Pollenkörner.*

Laubblatt, Epidermis, Oberseite (Abb. 2): Polygonale bis längliche Epidermiszellen mit wellig-buchtiger Wand und meist von drei Nebenzellen umgebenen, anisocytischen Spaltöffnungsapparaten, einzelnen großen Schleimzellen und schwacher Kutikularstreifung. Das Palisadenparenchym ist einreihig.

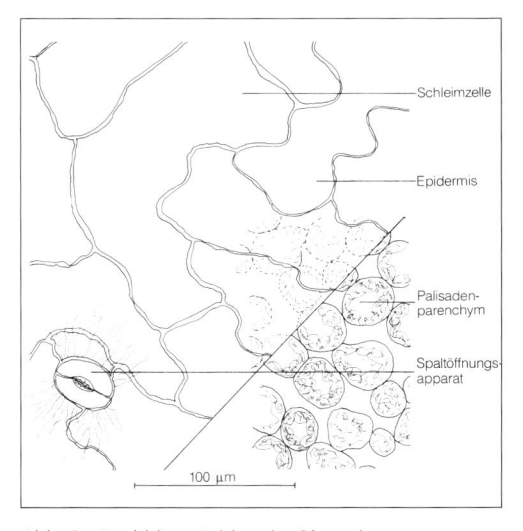

Abb. 2: Laubblatt, Epidermis, Oberseite

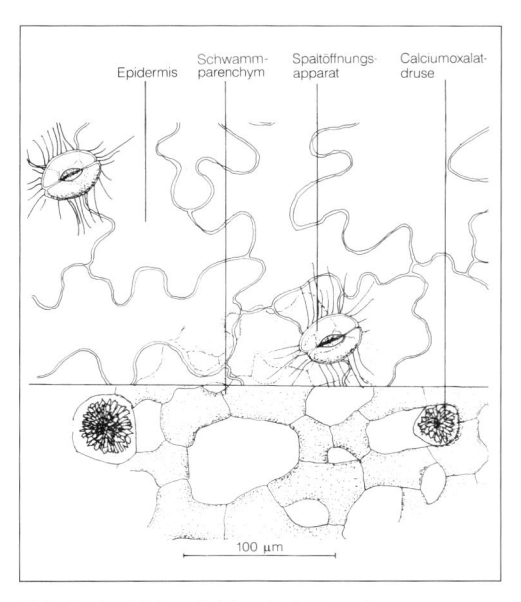

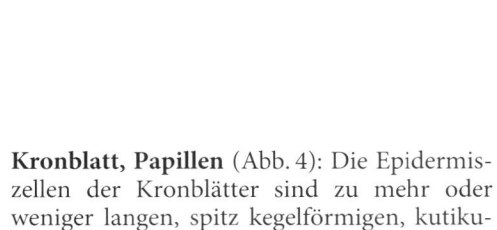

Laubblatt, Epidermis, Unterseite (Abb. 3): Die Epidermiszellen sind stark wellig-buchtig. Die Kutikularstreifung ist auf die unterseits häufigen Spaltöffnungsapparate ausgerichtet. In dem mehrschichtigen Schwammparenchym liegen einzelne, rundliche Zellen mit 20 bis 35, zuweilen bis 45 µm großen Calciumoxalatdrusen. Besonders am Rand und auf den Blattnerven kommen einzellige, spitz kegelförmige, an der Basis etwa 50 µm breite Haare (Kegelhaare) vor (ohne Abb.).
Die Kelchblätter entsprechen in ihrem Bau den Laubblättern. An den Zähnen des Blattrandes befinden sich große, kugelige oder birnenförmige Drüsenzotten (ohne Abb.).

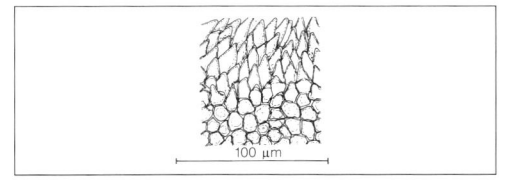

Abb. 3: Laubblatt, Epidermis, Unterseite

Kronblatt, Papillen (Abb. 4): Die Epidermiszellen der Kronblätter sind zu mehr oder weniger langen, spitz kegelförmigen, kutikulargestreiften Papillen ausgezogen.

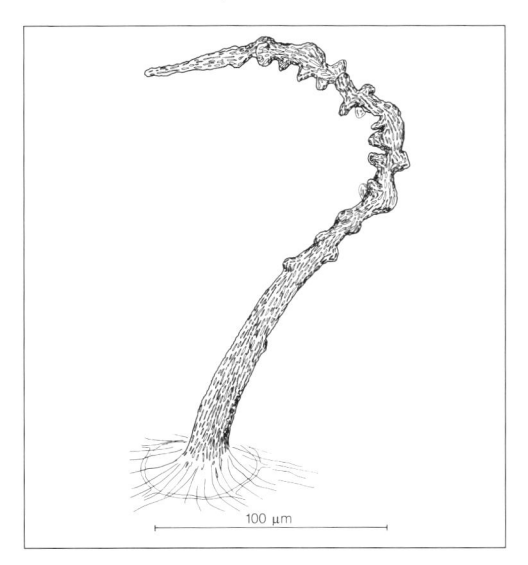

Abb. 4: Kronblatt, Papillen

Kronblatt, Buckelhaare (Abb. 5):
Am Grunde der unteren Kronblätter sowie auf den Staub- und Fruchtblättern kommen zahlreiche, gewundene, dünnwandige, einzellige Deckhaare vor. Am Spornring tragen diese Haare buckelartige Vorsprünge (Buckelhaare).

Abb. 5: Kronblatt, Buckelhaare

Pollenkörner (Abb. 6): Die 40 bis 50, zum Teil bis 60 µm großen Pollenkörner tragen bei *V. arvensis* meist fünf, bei *V. tricolor* vier Keimöffnungen. Sie liegen in Pollensäcken, deren Endothecium verschiedenartige Verdickungsleisten hat, die an den Ecken der Zellen oft kleeblattartig angeordnet sind.

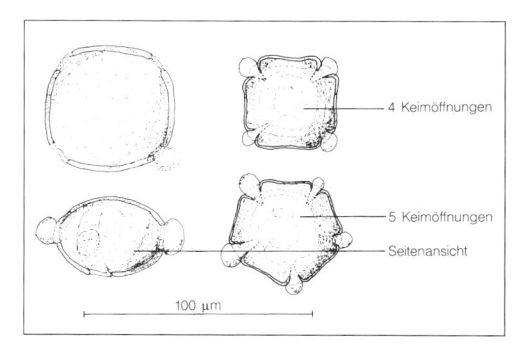

Abb. 6: Pollenkörner

4. Dünnschichtchromatographie
Kieselgel HF$_{254}$. Untersuchungslösung:
- 2 g gepulverte Droge (Siebnummer 355) mit 10 ml Ethanol 70 % (V/V) versetzen
- 5 min lang im Wasserbad bei 65 °C erhitzen
- Abkühlen lassen
- In einen Messzylinder filtrieren
- Durch Nachwaschen mit Ethanol 70 % (V/V) (ca. 2 oder 3 mal 2 ml) auf 10 ml auffüllen.

Wichtige Zonen: Eine blaue Zone in Höhe der Kaffeesäure, eine – unter Umständen schwache – gelb oder orange fluoreszierende Zone etwa in Höhe des Hyperosids; eine orangegelb oder gelbgrünlich fluoreszierende Zone zwischen Rutosid und Hyperosid; eine intensive orange fluoreszierende Zone in Höhe des Rutosids, zwei gelb oder grüngelb fluoreszierende Zonen unterhalb des Rutosids und darunter eine gelbliche. Wegen der Variablilität der Sorten kann es Abweichungen geben (Abb. 7).

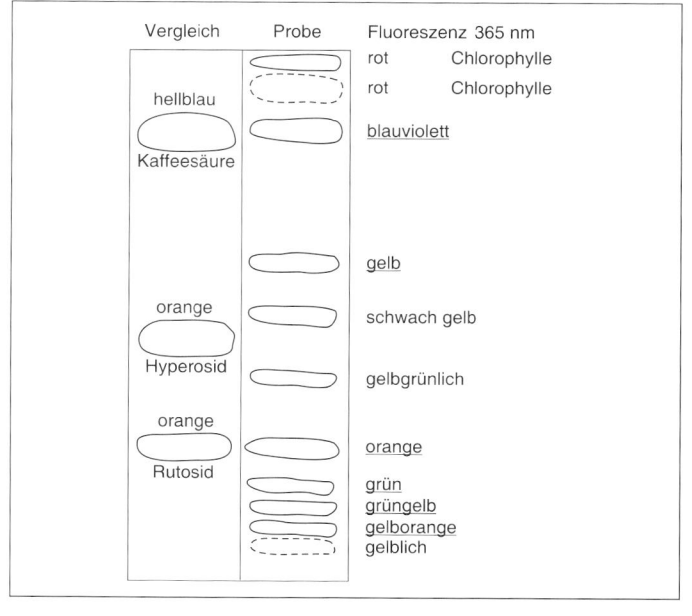

Abb. 7: Dünnschichtchromatogramm

Referenzlösung: Je 3 mg Rutosid und Hyperosid und 1 mg Kaffeesäure in 10 ml Methanol lösen oder authentische Droge wie Untersuchungsmuster behandeln.
Aufzutragende Menge: Je 10 µl Untersuchungs- und Referenzlösung bandförmig (20 mm × 3 mm). [Zur Verwendung von HPTLC-Platten siehe Seite XV.]
Fließmittel: wasserfreie Ameisensäure – Essigsäure 99 % – Wasser – Ethylacetat (7,5 + 7,5 + 18 + 67).
Laufhöhe: 12 cm.
Laufzeit: Ca. 55 min.
- Abdunsten des Fließmittels bei 100 bis 105 °C oder im Warmluftstrom
- Besprühen der noch warmen Platte mit einer Lösung von Diphenylboryloxyethylamin (1 % m/V) in Methanol
- Nachsprühen mit einer Lösung von Macrogol 400 (Polyethylenglycol) (5 % m/V) in Methanol
- Etwa 5 min lang auf 100 bis 105 °C erhitzen oder 30 min lang bei Raumtemperatur liegen lassen
- Unter der UV-Lampe (365 nm) auswerten.

Einige Untersuchungen zur Qualitätssicherung

1. Reinheit
Fremde Bestandteile:
- 100 g Droge auf fremde Bestandteile durchsehen.

Höchstens 3 g (3 %) fremde Bestandteile.

2. Wertbestimmung
Quellungszahl:
- Drei Parallelversuche wie folgt ansetzen:
- 1 g gepulverte Droge (Siebnummer 355) in einem verschließbaren, in 0,5 ml unterteilten Messzylinder (Länge der Einteilung von 0 bis 25 ml etwa 125 mm) mit 1 ml Ethanol 90 % (V/V) anfeuchten
- Langsam 25 ml Wasser zugeben
- 1 h lang stehen lassen und in Abständen von 10 min schütteln
- Nach einer weiteren ½ h eventuell auf der Flüssigkeitsoberfläche schwimmende Drogenpartikel oder größere Flüssigkeitsvolumina in der Drogenschicht durch Drehen und vorsichtiges Kippen des Messzylinders um die Längsachse beseitigen
- 3 h nach dem letzten Schütteln Volumen der Drogenschicht und des anhaftenden Schleimes ablesen.

Der Durchschnitt der Drogenvolumina der drei Parallelansätze muss mindestens 9 ml betragen (Quellungszahl 9).

3. Weitere Prüfungen (Ph. Eur. 6.0)
In der Apotheke durchführbar: Asche. Alternative Dünnschichtchromatographie (DAC 2007, Bd. III).
Des Weiteren: Spektralphotometrische Gehaltsbestimmung der Flavonoide.

Süßholzwurzel

(Ph. Eur. 6.6)
(Standardzulassung 1309.99.99)

Liquiritiae radix
Radix Liquiritiae
Liquiritiae radix sine cortice
Radix Liquiritiae sine Cortice

Die geschälten oder ungeschälten, getrockneten Wurzeln und Ausläufer von *Glycyrrhiza glabra* L. und/oder *Glycyrrhiza inflata* Bat. und/oder *Glycyrrhiza uralensis* Fisch.

Zur Prüfung erforderlich:
▶ Identität: Ca. 2 g.
▶ Qualitätssicherung: 2,5 g.

Identität

1. **Organoleptik** (DAC 2007, Bd. III)
   Schwacher, aber charakteristischer, leicht aromatischer Geruch und sehr süßer, schwach zusammenziehender Geschmack.

2. **Beschreibung der Schnittdroge** (Ph. Eur. 6.6, DAC 2007, Bd. III)

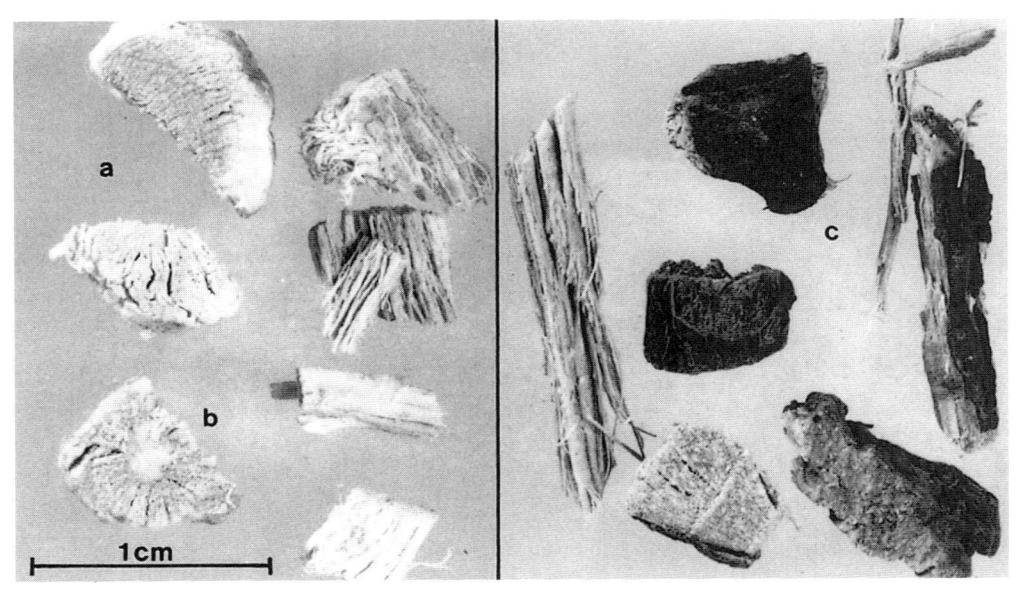

Abb. 1: Schnittdroge

Schnittdroge (Abb. 1): Geschälte Süßholzwurzel (linke Bildhälfte) besteht aus meist würfelförmig geschnittenen, außen hell- bis dunkelgelben, faserig-rauhen Wurzelstücken. Die ziemlich schmale, blass- bis bräunlichgelbe Rinde wird durch eine dunkle Kambiumzone von dem strahligen, bisweilen durch radiale Trockenrisse zerklüfteten Holz, das bis in die Mitte des Organs reicht (a), getrennt. Die sehr ähnlich aussehenden Ausläuferstücke (b) zeigen ein durch hellere oder dunklere Farbe abgesetztes Mark. Ungeschälte Süßholzwurzel (rechte Bildhälfte) ist meist unregelmäßiger geschnitten, grobrissiglängsfaserig, mit hell- bis dunkelbrauner, runzeliger, querrissiger oder bisweilen borkiger Außenseite (c).

3. Mikroskopie

- Einige auf dem Querschnitt Rinde und Holz erkennen lassende Ausläufer- oder Wurzelstücke etwa ½ Std. lang in Wasser legen
- Stücke in eine Mischung aus Ethanol 90 % (V/V) und Glycerol (9 + 1 V/V) legen, 10 min lang darin belassen
- Stück an der Seite des Zeigefingers mit Daumen festhalten, mit frischer, starrer Rasierklinge Querschnittsfläche glätten und einige Querschnitte anfertigen

- Auf gleiche Art von geglättetem Stück einige radiale Längsschnitte durch das Holz anfertigen
- Ein oder zwei kleine Fragmente auf Objektträger in Wasser, die anderen in Chloralhydrat-Lösung (RV) legen
- Mit Deckglas abdecken und Chloralhydrat-Präparat ca. ½ min lang vorsichtig zum Sieden erhitzen.

Typische Merkmale: *Lange Fasern mit Kristallzellreihen, weitlumige Netz- oder Tüpfelgefäße, kleinkörnige Stärke.*

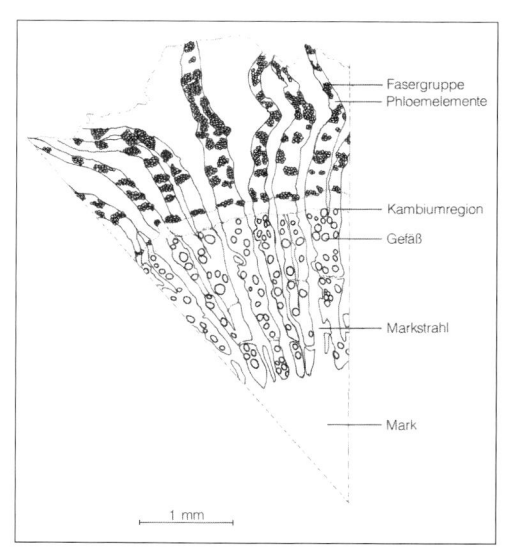

Abb. 2: Geschälter Ausläufer, Querschnitt, Übersicht

Geschälter Ausläufer, Querschnitt, Übersicht (Abb. 2): Die nach außen spitz zulaufenden, unregelmäßig gebogenen Phloemteile bestehen aus Fasergruppen, zu Keratenchym umgebildeten Siebröhrengruppen und Parenchym. Zwischen den Phloemsträngen liegen in Kambiumnähe zwei bis acht Zellen breite, nach außen hin sich stark erweiternde Markstrahlen. Der Holzteil besteht aus von Parenchym umgebenen, zwei- bis sechszähligen Gefäßgruppen und verschieden großen Faserbündeln. Zwischen den, bei den Ausläufern bis an das parenchymatische Mark reichenden, Xylemsträngen liegen schmale Markstrahlen. Bei Wurzelstücken fehlt ein zentrales Mark.

Kambiumregion, Querschnitt (Abb. 3): Die Kambiumzone besteht aus mehreren Lagen schmaler, dünnwandiger Zellen, die in den Markstrahlen weniger deutlich ausgebildet sind. Die nach außen abgegebenen Zellen differenzieren sich unter anderem zu kleinzelligen Siebröhrengruppen, die weiter außen zu Keratenchym umgebildet sind, und zehn bis fünfzig Zellen umfassenden Gruppen 15 µm breiter Fasern. Sie sind zumeist von Kristallzellreihen umgeben. Im Holzteil liegen ähnliche Fasergruppen und von Parenchym umgebene, zwei- bis sechszählige Gruppen bis 150 µm weiter Tracheen oder auch Tracheiden. Die 2 bis 5 Zellen breiten Markstrahlen sind radial gestreckt und führen Stärke sowie bisweilen Calciumoxalatkristalle.

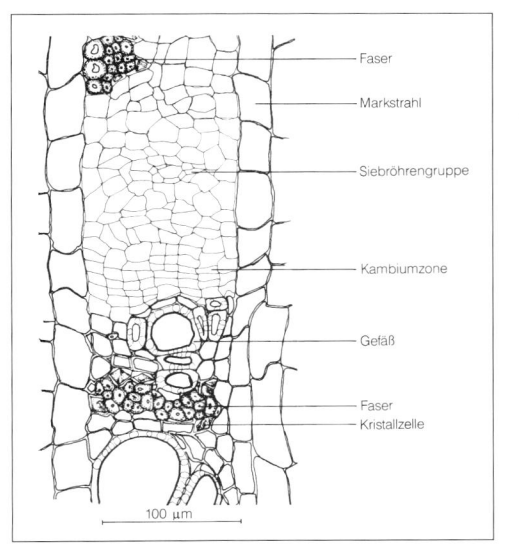

Abb. 3: Kambiumregion, Querschnitt

Holzteil am Übergang zum Mark, Querschnitt (Abb. 4): Der Bau der Xylemteile entspricht dem der Abb. 3. Am Übergang vom Mark zum sekundären Xylem finden sich gelegentlich Xylemprimanen. Das Markparenchym der Ausläufer besteht aus rundlichpolygonalen, Stärke und Calciumoxalatkristalle führenden Zellen.

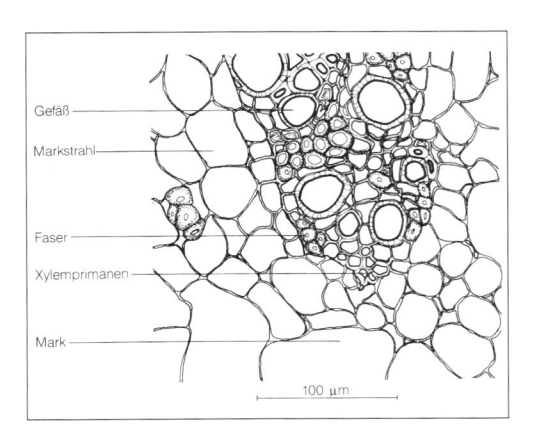

Abb. 4: Holzteil am Übergang zum Mark, Querschnitt

Xylem, Längsschnitt (Abb. 5): Die bis 150 µm weiten Gefäße haben behöft getüpfelte oder netzförmig verdickte Wände und bestehen aus kurzen Gliedern. Sie werden von einer Lage Parenchymzellen (Belegzellen) umgeben, die sich durch stärker verdickte und getüpfelte Wände vom übrigen, dünnwandigen Holzparenchym unterscheiden. Die englumigen Fasern sind beiderseits lang zugespitzt und nur in den äußeren, gelblich gefärbten Wandschichten verholzt. Sie werden von dünnwandigen Zellen umgeben, die je einen, bis 35 µm großen Calciumoxalatkristall führen.

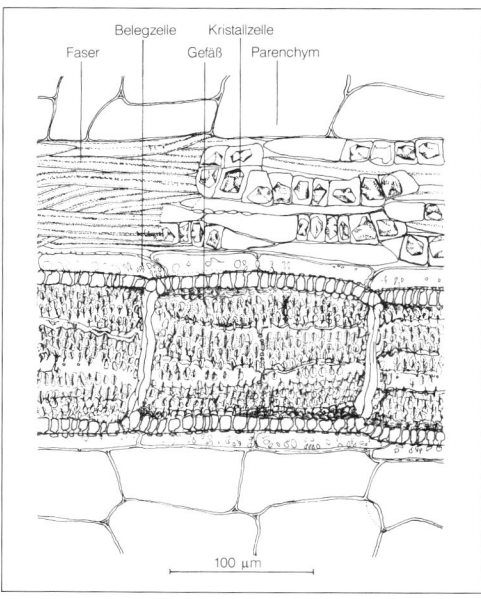

Abb. 5: Xylem, Längsschnitt

Stärke (Abb. 6): In den Parenchymzellen der Rinde, des Holzes, der Markstrahlen und evtl. des zentralen Markes kommen ovale bis stäbchenförmige, 2 bis 30 µm, meist 10 bis 20 µm große, zuweilen mit Kernspalte versehene Stärkekörner vor.

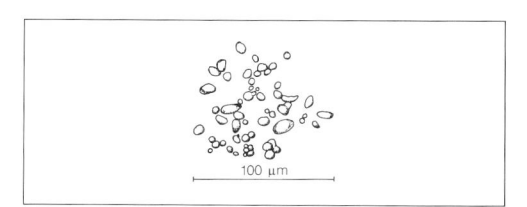

Abb. 6: Stärke

4. Dünnschichtchromatographie
Kieselgel HF$_{254}$. Untersuchungslösung:
- 0,50 g gepulverte Droge (Siebnummer 180) in einem 50-ml-Rundkolben mit 16,0 ml Wasser und 4,0 ml Salzsäure (25% m/V) versetzen
- 30 min lang unter Rückfluss im Wasserbad erhitzen
- Abkühlen und filtrieren
- Filtrat verwerfen
- Filter und Rundkolben 60 min lang bei 105 °C trocknen
- Filter in Rundkolben einbringen
- 20 ml Ether zusetzen
- 5 min lang im Wasserbad unter Rückfluss bei 40 °C erhitzen
- Abkühlen und filtrieren
- Filtrat zur Trockne eindampfen
- Rückstand in 5,0 ml Ether lösen.

Referenzlösung: Je 5 mg Glycyrrhetinsäure und Thymol in 5 ml Methanol lösen oder authentische Droge wie Untersuchungsmuster behandeln.
Aufzutragende Menge: Je 10 µl Untersuchungslösung und Referenzlösung bandförmig (20 mm × 3 mm). [Zur Verwendung von HPTLC-Platten siehe Seite XV.]
Fließmittel: Ammoniak-Lösung 26% (m/m) – Wasser – Ethanol 96% (V/V) – Ethylacetat (1 + 9 + 25 + 65).
Laufhöhe: 15 cm.
Laufzeit: Ca. 65 min.
- Abdunsten des Fließmittels im Warmluftstrom
- Unter UV-Lampe (254 nm) fluoreszenzmindernde Zonen markieren
- Mit frisch (!) hergestellter Anisaldehyd-Lösung (RV) besprühen
- 10 min lang bei 100° bis 105 °C erhitzen
- Am Tageslicht auswerten.

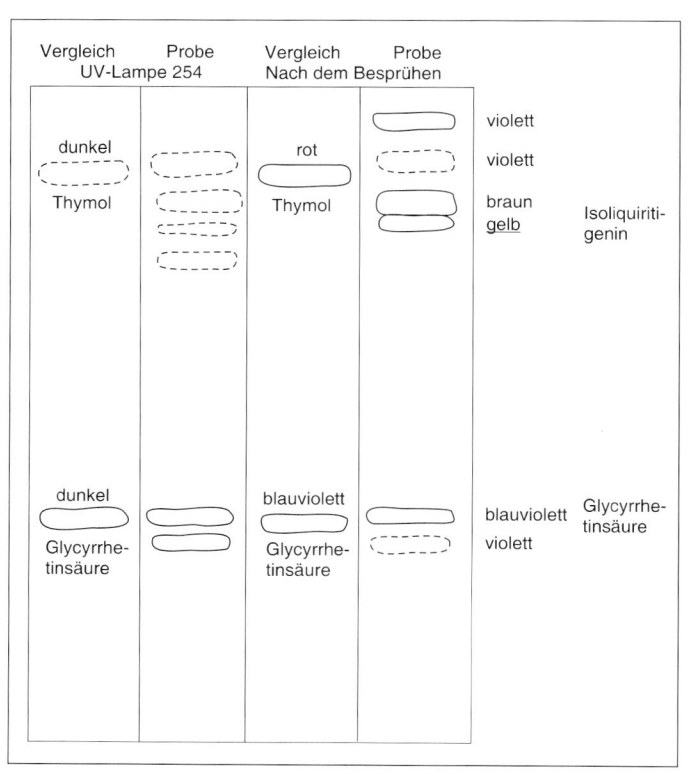

Wichtige Zonen: Die Zone der Referenzsubstanz Glycyrrhetinsäure tritt im Chromatogramm im unteren Rf-Bereich auf und erscheint im UV-Licht dunkel. Eine mindestens so starke Zone muss im Chromatogramm der Untersuchungslösung auftreten. Nach dem Besprühen wird die Zone der Glycyrrhetinsäure in beiden Chromatogrammen blauviolett und die Zone des Thymols im oberen Drittel rot. Eine schon vor dem Besprühen gelblich erscheinende Zone unterhalb der Referenzsubstanz Thymol wird nach dem Besprühen gelb (Isoliquiritigenin). Weitere Zonen können vorhanden sein (Abb. 7).

Abb. 7: Dünnschichtchromatogramm

---

5. Weitere Prüfungen (Ph. Eur. 6.6)
In der Apotheke durchführbar: Trocknungsverlust, Asche, salzsäureunlösliche Asche.
Des Weiteren: Spektralphotometrische Gehaltsbestimmung der Glycyrrhetinsäure nach Hochdruckflüssigchromatographie.

Taigawurzel
(Ph.Eur. 8.0, HMPC Monographie)

Eleutherococci radix
Radix Eleutherococci

Die getrockneten, ganzen oder geschnittenen unterirdischen Teile von *Eleutherococcus senticosus* (Rupr. et Maxim) Maxim.

Zur Prüfung erforderlich:
- Identität: Ca. 3 g.
- Qualitätssicherung: 100 g (kein Verbrauch).

Identität

1. Organoleptik
Geruch: charakteristisch, leicht beißend, Geschmack: bitter, zusammenziehend.

2. Beschreibung der Schnittdroge

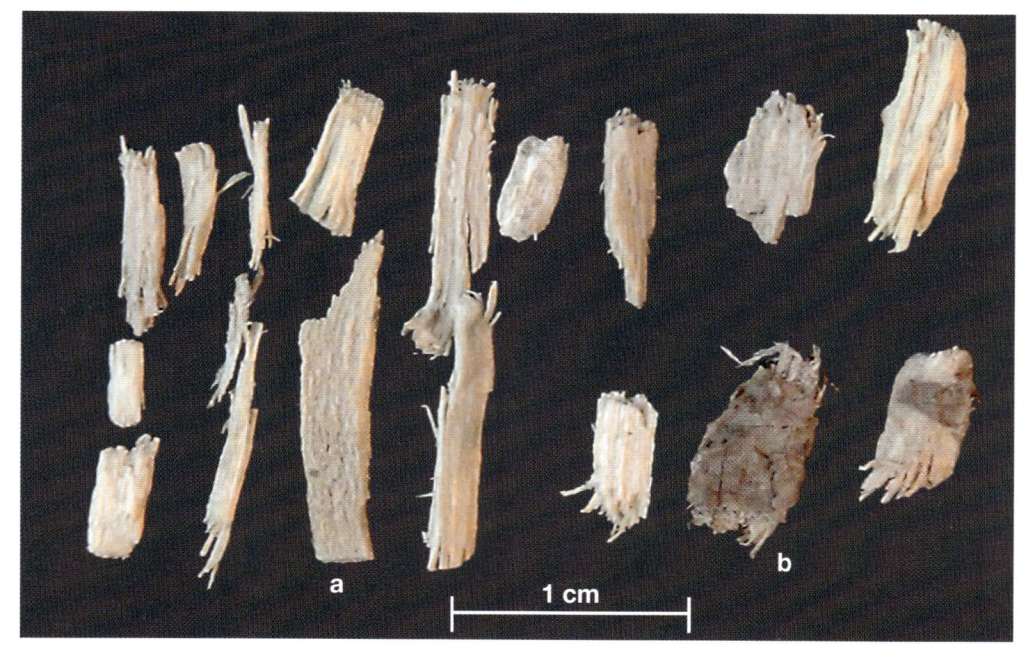

Abb. 1: Schnittdroge

Graubraune bis schwarzbraune, längs gefurchte Bruchstücke der knotigen, unregelmäßig zylindrischen Rhizome mit rauer Oberfläche (a). Das Kernholz ist hellbraun, das Splintholz hellgelb. Der Bruch zeigt im Rindenteil kurze, dünne Fasern und ist besonders im inneren Teil des Xylems grobfaserig (a).

Die an der Rhizomunterseite ansetzenden zahlreichen, zylindrischen und knotigen Wurzeln (b) haben eine glatte graubraune bis schwarzbraune Oberfläche. Die nur 0,5 mm dicke Wurzelrinde schließt eng an das blassgelbe Xylem an. An geschälten Stellen ist die Wurzel gelbbraun.

3. Mikroskopie
- Einige Drogenteile ca. 5 min lang in Wasser kochen
- In eine Mischung aus 10 Teilen Ethanol 70% (V/V) und 1 Teil Glycerol überführen
- Mit frischer Rasierklinge Querschnitte und längs orientierte radiale und tangentiale Schnitte bis in die Mitte anfertigen
- Alle Schnitte auf Objektträger in Chloralhydrat-Lösung (RV) legen

- mit Deckglas abdecken und ca. ½ min lang vorsichtig zum Sieden erhitzen

oder

- Droge pulvern (Siebnummer 710) und Chloralhydratpräparat wie zuvor anfertigen oder zur Untersuchung der Stärke Wasserpräparat anfertigen.

Typische Merkmale: *Vereinzelt Elemente des Korkes in Aufsicht oder im Querschnitt mit den anliegenden Rindenteilen. Gruppen, dickwandiger verholzter Fasern der Rinde, schizogene Exkretgänge mit gelbem Inhalt, große Calciumoxalatdrusen in der Rinde. Quer getroffene zu zwei oder drei zusammenliegende weitlumige Tracheen, dazwischen Holzparenchym und Fasern. Mehrreihige je nach Schnittrichtung quer zu den Tracheen verlaufende Markstrahlzellen.*

Kork, Aufsicht, (Abb. 2): Lagen polygonaler, dünnwandiger Kork-Zellen, darunter kollenchymatische Hypodermzellen, Rindenparenchym mit großen Interzellularen und Calciumoxalatdrusen, einzeln oder in Gruppen liegende Bastfasern sowie langgestreckte gelbe Exkretgänge und kleine, einfache bis dreiteilige Stärkekörner (ohne Abb.)

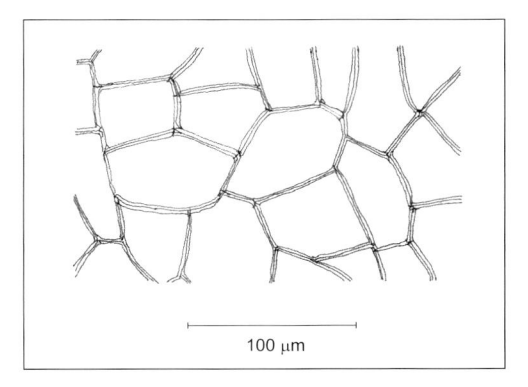

Abb. 2: Kork, Aufsicht

Querschnitt, sekundäres Xylem (Abb. 3): Gruppen weniger großer weitlumiger Tracheen, die von vielen englumigen Gefäßen und Holzparenchym umgeben werden, dazwischen Gruppen von stark verdickten englumigen, verholzten Fasern. Die sekundären Xyleme werden von zwei oder drei Reihen breiten, stark getüpfelten Markstrahlen durchzogen

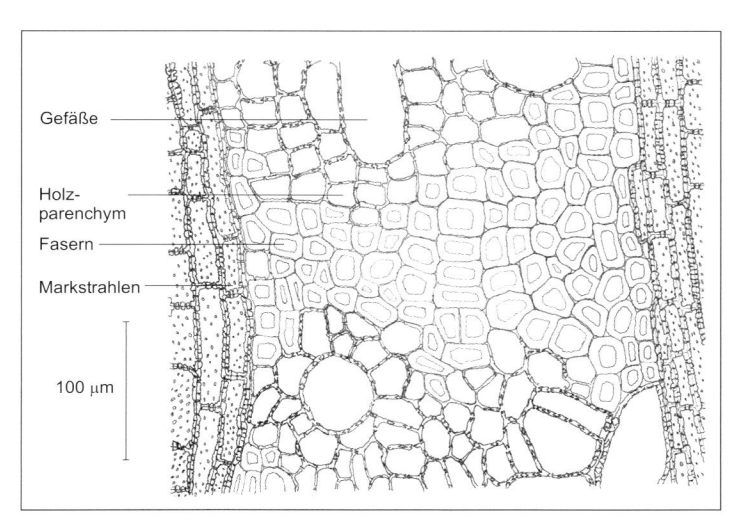

Abb. 3: Querschnitt, sekundäres Xylem

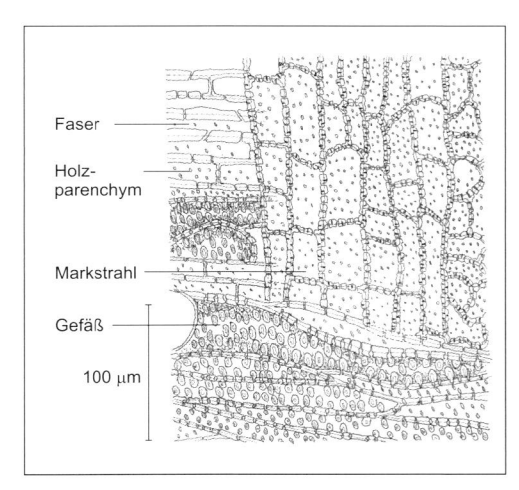

Abb. 4: Xylem, radialer Längsschnitt

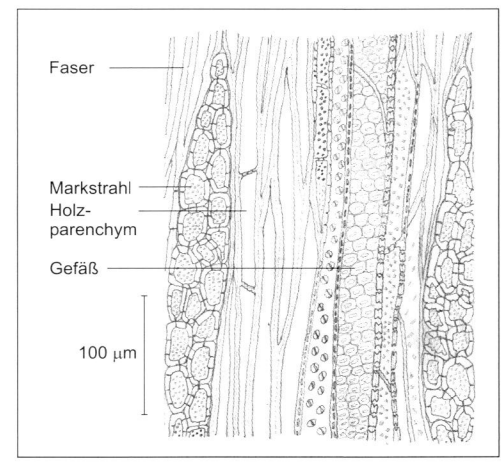

Abb. 5: Xylemelemente, tangentialer Längsschnitt

Xylem, radialer Längsschnitt (Abb. 4): Gefäße mit Katzenaugentüpfeln, mehrreihige quer zu den Gefäßen verlaufende Markstrahlen mit stark getüpfelten verholzten Wänden, parallel zu den Gefäßen verlaufende Fasern und Holzparenchymzellen.

Xylem, tangentialer Längsschnitt (Abb. 5): Xylem mit Katzenaugengefäßen, wenig getüpfelten verholzten Fasern, sowie Holzparenchym und quer geschnittene meist ein bis drei Reihen breite und viele Reihen hohe Markstrahlen mit stark verdickten Zellen.

4. Dünnschichtchromatographie (Ph.Eur. 8.0)
Kieselgel HF$_{254}$. Untersuchungslösung:
- 1,0 g gepulverte Droge (Siebnummer 355) mit 10 ml Ethanol 50% versetzen
- 1 h lang unter Rückfluss zum Sieden erhitzen
- Abkühlen lassen und filtrieren
- Filtrat auf dem Wasserbad, gegebenenfalls unter vermindertem Druck zur Trockne eindampfen
- Rückstand in 2,5 ml einer Mischung von 5 Volumteilen Wasser und 20 Volumteilen Ethanol (50%) lösen
- Lösung filtrieren.
- **Referenzlösung:** 2,0 mg Aesculin und 2,0 mg Catalpol (nicht zwingend erforderliche Referenzsubstanz) in 20 ml einer Mischung von 2 Volumteilen Wasser und 8 Volumteilen Ethanol 50% lösen oder authentische Droge wie Untersuchungsmuster behandeln.
- **Aufzutragende Menge:** Je 20 µl Untersuchungs- und Referenzlösung, bandförmig (20 mm x 3 mm). [Zur Verwendung von HPTLC-Platten siehe Seite XV.]
- **Fließmittel:** Wasser- Methanol – Dichlormethan (4 + 30 + 70).
- **Laufhöhe:** 10 cm.
- **Laufzeit:** Ca. 30 min
- Platte an der Luft trocknen lassen
- Chromatogramm der Referenzlösung unter UV-Lampe (365 nm) auswerten

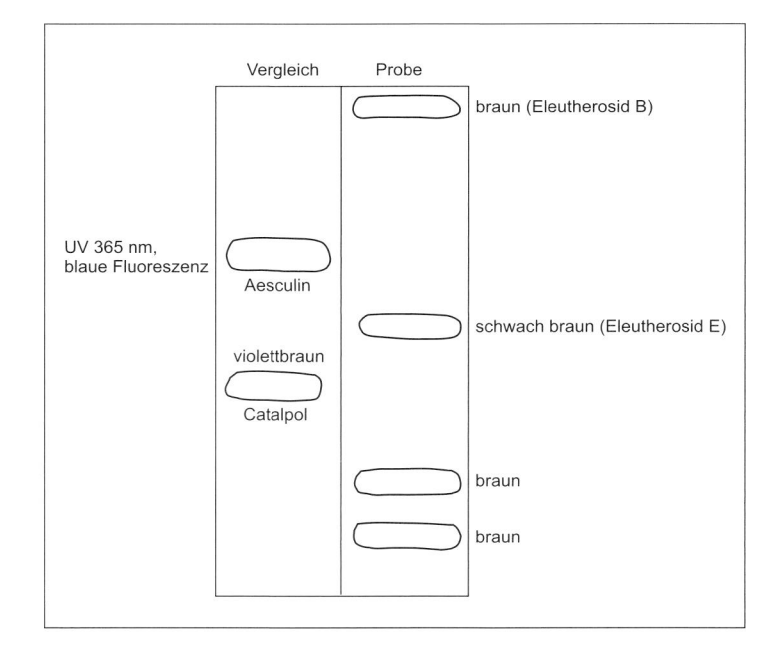

Wichtige Zonen: Am Übergang vom mittleren zum oberen Drittel die fluoreszierende Zone des Aesculins, gegebenenfalls die violettbraune Zone des Catalpols im mittleren Drittel. Kurz unter der Front die braune Zone des Eleutherosids B, etwa in der Mitte der mittleren Zone die rötlich braune Zone des Eleutherosids E, im unteren Drittel zwei braune Zonen (Abb. 6).

- Mit frisch (!) hergestellter Anisaldehyd-Lösung (RV) besprühen
- Bei 100–105 °C 5 bis 10 min lang erhitzen
- Am Tageslicht auswerten.

Einige Untersuchungen zur Qualitätssicherung

1. **Reinheit**
   Fremde Bestandteile:
   - 100 g Droge auf fremde Bestandteile, durchsehen.

   Höchstens 3 g (3 %) fremde Bestandteile.

2. **Weitere Prüfungen** (PH. Eur. 8.0)
   In der Apotheke durchführbar: Trocknungsverlust, Asche.
   Des Weiteren: Flüssigchromatographische Gehaltsbestimmung der Eleutheroside.

Tang

(Ph. Eur. 8.0, HMPC-Monographie in Arbeit)

Fucus vel Ascophyllum

Der zerkleinerte, getrocknete Thallus von *Fucus vesiculosus* L. oder *Fucus serratus* L. oder *Ascophyllum nodosum* L.
Zur Prüfung erforderlich:
▶ Identität: Ca. 2 g.

Eigenschaften

1. Organoleptik
Salziger und schleimiger Geschmack, unangenehmer, fischartiger Geruch.

Identität

2. Beschreibung der Droge

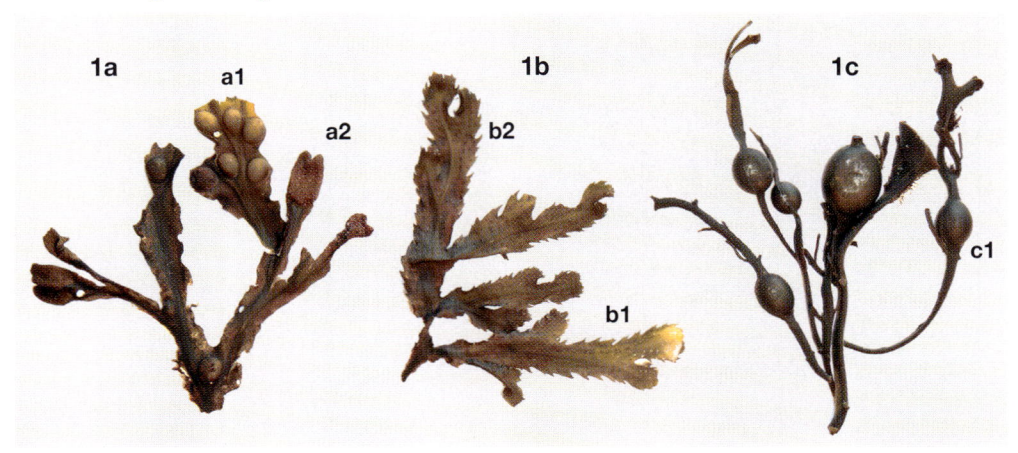

Abb. 1: Drogenteile

Drogenteile (Abb. 1): Schwarzbraune bis grünlich braune Bruchstücke von hornartiger Konsistenz, gelegentlich von weißen Ausblühungen bedeckt. *F. vesiculosus* (Abb. 1a) zeigt typische bandförmige, gabelig verzweigte, glattrandige Laminae mit hervortretenden „Mittelrippen" (Pseudonerven). Sie tragen gelegentlich einzeln oder paarig Schwimmblasen (a1). Die Enden bestimmter Thallusäste sind von ovaler Gestalt und etwas verbreitert, sie tragen zahlreiche Reproduktionsorgane sogenannte Konzeptakeln (a2).

Die blattartige Lamina von *F. serratus* (Abb. 1b) hat einen gezackten Rand (b1) und keine Schwimmblasen, seine Konzeptakel tragenden Thallusäste sind nur gering verdickt (b2). Der Thallus von *A. nodosum* (Abb. 1c) ist unregelmäßig verzweigt, glatt und ohne „Mittelrippe". Er zeigt einzelne ovale Schwimmblasen (c1); sichelförmige Konzeptakel finden sich am Ende kleiner Thallusäste (ohne Abb.).

3. Mikroskopie

- Einige Drogenstücke ca. 10 min lang in Wasser einweichen
- Wasser abdekantieren und Droge mit einer Mischung von 9 Teilen Ethanol 70% (V/V) und 1 Teil Glycerol übergießen
- Nach ca 10 min mit frischer Rasierklinge Quer- und Längsschnitte anfertigen
- Mehrere Schnitte auf Objektträger in Chloralhydrat-Lösung (RV) einlegen
- Mit Deckglas abdecken

oder

- Droge pulvern (Siebnummer 355) und Wasser- sowie Chloralhydratpräparat anfertigen.

Typische Merkmale: Aufsicht auf Oberflächengewebe, das aus regelmäßigen, isodiametrischen Zellen mit bräunlich grünem Inhalt besteht. Tiefer liegendes Gewebe aus derbwandigen, isodiametrischen Zellen, die nach innen großzelliger werden und schließlich in langen Fäden angeordnete fast farblose Zellen. Dickwandige Zellen, die in Reihen und dicht gepackten Gruppen vorliegen, sind gelegentlich sichtbar (ohne Abb.) Die Handelsware besteht üblicherweise überwiegend aus Ascophyllum nodosum.

Oberflächengewebe, Aufsicht (*A. nodosum*); (Abb. 2.): Mehr oder weniger regelmäßige isodiametrische Zellen mit dicken Wänden und körnigem braunen bis braungrünen Inhalt

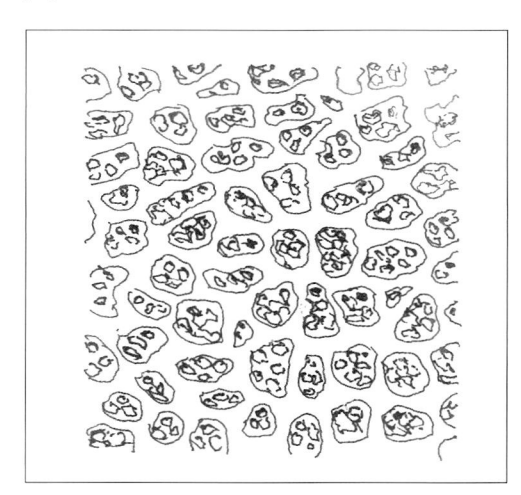

Abb. 2: Oberflächengewebe, Aufsicht (*A. nodosum*)

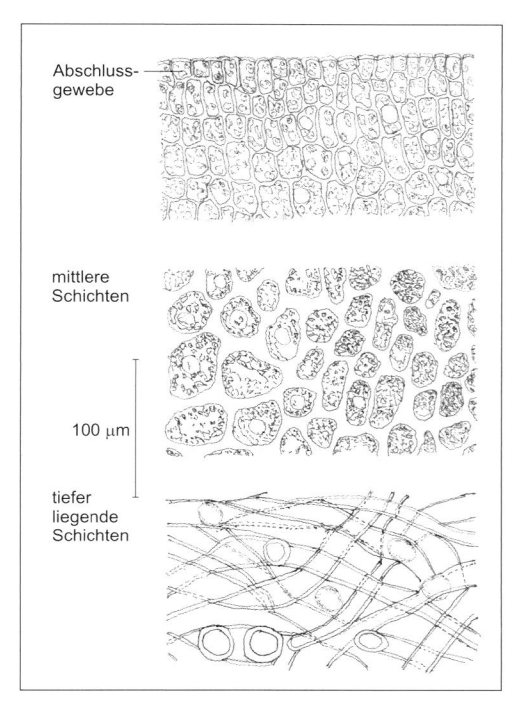

Längsschnitt (Abb. 3): Etwas längliche Zellen des Abschlussgewebes, auf die nach innen derbwandige, allmählich größer werdende Zellen mit körnigem Inhalt folgen. Innen längliche miteinander verschlungene, farblose Zellen.

Abb. 3: Längsschnitt (*A. nodosum*)

4. Reaktionen
Nachweis der Alginsäure:
- 1 g gepulverte Droge (Siebnummer 355) mit 20 ml einer 2 prozentigen Lösung (V/V) von Salzsäure (36% m) kräftig schütteln
- Abfiltrieren
- Rückstand mit 10 ml Wasser waschen,
- Abfiltrieren
- Mit 10 ml einer Lösung von Natriumcarbonat (20% m/V) versetzen und schütteln
- Abzentrifugieren
- Überstehende Flüssigkeit mit Schwefelsäure 96% (m/m) auf einen pH-Wert von 1,5 einstellen.

Es bildet sich langsam ein weißer, flockiger Niederschlag von Alginsäure.

Einige Untersuchungen zur Qualitätssicherung

1. **Wertbestimmung**
   Quellungszahl:
   - Drei Parallelversuche wie folgt ansetzen:
   - 1 g gepulverte Droge (Siebnummer 355) in einem verschließbaren, in 0,5 ml unterteiltem 25-ml-Mess-Zylinder (Länge der Einteilung von 0 bis 25 ml etwa 125 mm) mit 1,0 ml Ethanol 90 % (V/V) anfeuchten
   - Langsam 25 ml Wasser zugeben
   - 1 h lang stehen lassen und in Abständen von 10 min schütteln
   - Nach einer weiteren ½ h eventuell auf der Flüssigkeits-Oberfläche schwimmende Drogenpartikel oder größere Flüssigkeitsvolumina in der Drogenschicht durch Drehen und vorsichtiges Kippen des Messzylinders um die Längsachse beseitigen
   - 3 h nach dem letzten Schütteln Volumen der Drogen-Schicht und des anhaftenden Schleimes ablesen.

   Der Durchschnitt der Drogenvolumina der drei Parallelansätze muss mindestens 6 ml betragen (Quellungszahl 6).

2. **Weitere Prüfungen** (Ph. Eur. 8.0)
   In der Apotheke durchführbar: Trocknungsverlust, Asche, salzsäureunlösliche Asche, Gehaltsbestimmung des Gesamt-Iods
   Des Weiteren: Prüfung auf Arsen, Blei, Cadmium, Quecksilber.

Beschriftung

Die Beschriftung gibt an, welche Tang-Spezies enthalten ist oder sind.

Taubnesselblüten, Weiße
(DAC 2005)

Lamii albi flos
Flores Lamii albi

Die schonend getrockneten Blütenkronen mit den ansitzenden Staubblättern von *Lamium album* L.

Zur Prüfung erforderlich:
- Identität: Ca. 1 g.
- Qualitätssicherung: 25 g (kein Verbrauch).

Identität

1. Organoleptik (DAC 2005, DAC 2007, Bd. III)
Fast geruchlos, aber mit schwach bitterem Geschmack.

2. Beschreibung der Ganzdroge (DAC 2005, DAC 2007, Bd. III)

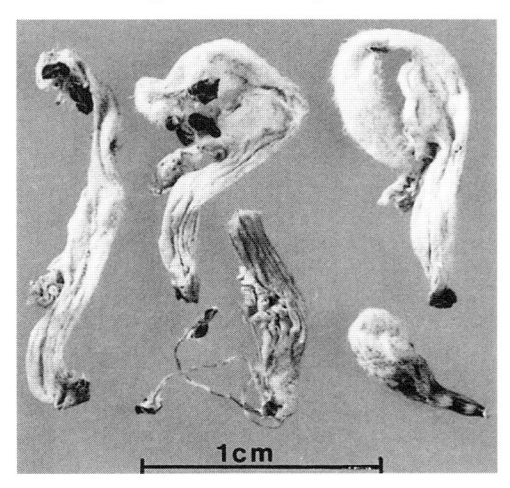

Abb. 1: Ganzdroge

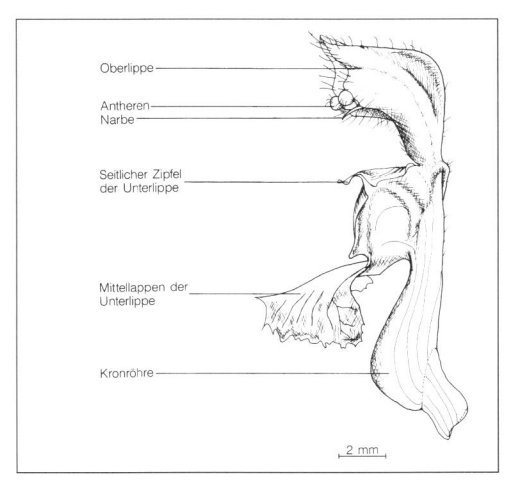

Abb. 2: Ganzdroge in aufgeweichtem Zustand

- Einige Blüten 10 min lang in kaltes Wasser legen
- Blüten danach 10 min lang in eine Mischung aus Ethanol 90 % (V/V) und Glycerol (9 + 1 V/V) legen.

Ganzdroge (Abb. 1), **Ganzdroge in aufgeweichtem Zustand** (Abb. 2): Die in getrocknetem Zustand 10 bis 15 mm große Blüte ist gelblichweiß, runzelig zusammengefallen (1). Die aufgeweichte Blüte (2) zeigt eine gekrümmte, über dem Grunde nach vorn zu einem Höcker aufgetriebene Röhre, die innen einen Haarkranz trägt. Die Unterlippe der im oberen Teil zweilippigen Krone hat einen breiten, verkehrt-herzförmigen, gezähnelten, an den Seiten herabgeschlagenen Mittellappen und zwei in je einen langen Zahn ausgezogene, kleine Seitenlappen. Unter der behaarten, stark helmförmig gewölbten Oberlippe liegen zwei kurze und zwei längere Staubblätter mit dunklen, bräunlichen Antheren.

3. Mikroskopie
▶ Aufgeweichte Blüte mit Pinzette und Präpariernadel auf Objektträger auseinander ziehen
▶ Einige Staubblätter auf Objektträger zerquetschen

▶ Zu beiden Präparaten etwas Chloralhydrat-Lösung (RV) geben
▶ Mit Deckglas abdecken und ½ min lang zum Sieden erhitzen.

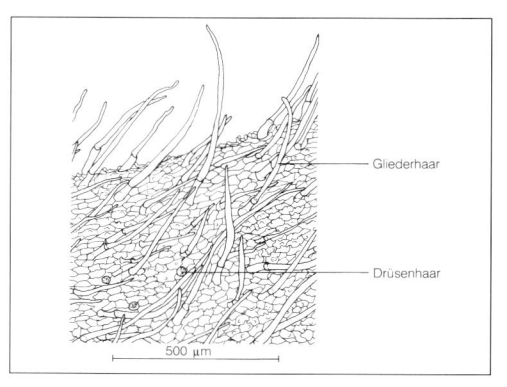

Abb. 3: Behaarung der Oberlippe, Übersicht

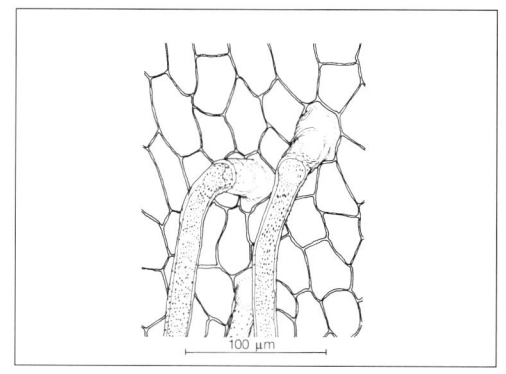

Abb. 4: Behaarung der Oberlippe, Detail

Behaarung der Oberlippe, Übersicht (Abb. 3) und **Detail** (Abb. 4): Auf der Außenseite der Oberlippe kommen 300 bis 500 µm lange, zwei- oder dreizellige, derbe, gekörnelte Haare mit abgeknickter, verlängerter Endzelle sowie kleine Drüsenhaare vor. In der Kronröhre finden sich bis 450 µm lange, einzellige, glatte, an der Spitze verdickte Haare des Haarkranzes sowie eckzahnförmige Haare mit stark verdickter Spitze (ohne Abb.).

Drüsenhaare der Filamente (Abb. 5): An den Filamenten finden sich bis 350 µm lange Drüsenhaare mit langer Basalzelle und einer kurzen Zelle unter dem ein- bis vierzelligen Köpfchen, daneben lange, dünnwandige, mehrzellige Haare und an den Antheren bis 800 µm lange, einzellige, dünnwandige, fein-gekörnelte Haare (ohne Abb.).

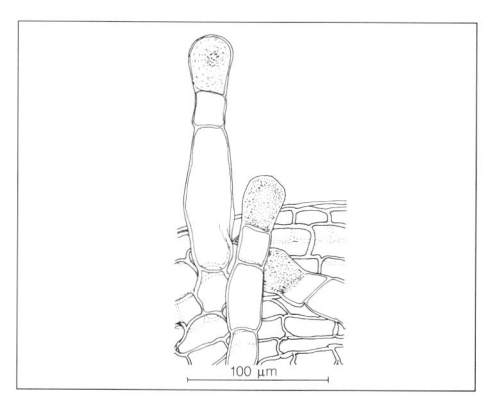

Abb. 5: Drüsenhaare der Filamente

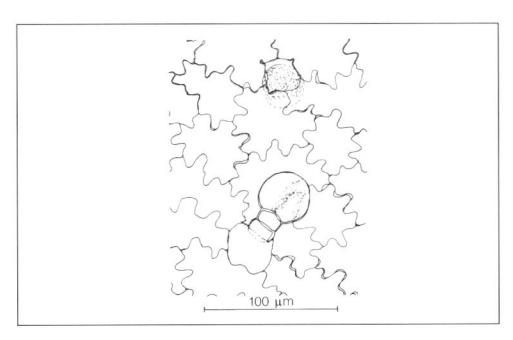

Abb. 6: Drüsenhaare

Drüsenhaare (Abb. 6): Zwischen den ein- oder mehrzelligen großen Haaren kommen an verschiedenen Stellen der Korolle kleine Drüsenhaare mit zwei- oder gelegentlich auch vierzelligem Köpfchen und einem kurzen Stiel vor.

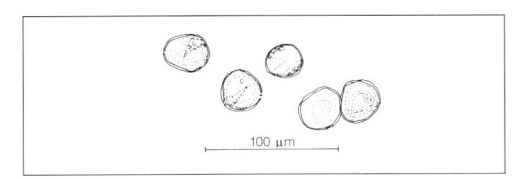

Abb. 7: Pollenkörner

Pollenkörner (Abb. 7): Die Pollenkörner sind etwa 30 μm groß, kugelig bis ellipsoidisch und glatt. Sie haben drei Keimöffnungen.

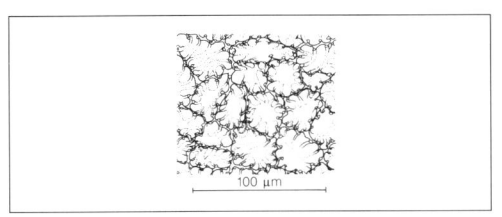

Abb. 8: Endothecium

Endothecium (Abb. 8): Das Endothecium hat bügelförmige, zu einem Netz oder einer unregelmäßigen Bodenplatte (Sternendothecium) miteinander verbundene Verdickungsleisten.

4. Dünnschichtchromatographie:
Kieselgel HF$_{254}$. Untersuchungslösung:
- 3 g gepulverte Droge (Siebnummer 710) mit 50 ml Wasser versetzen
- 15 min lang schütteln
- In einen Messzylinder filtrieren
- Gefäß und Filter mit soviel Wasser (ca. 2 × 10 ml) nachwaschen, bis 50 ml Filtrat erhalten werden
- Filtrat zweimal mit je 25 ml Ethylacetat ausschütteln
- Vereinigte organische Phasen über Rundfilter mit ca. 1 g wasserfreiem Natriumsulfat filtrieren
- Filtrat unter vermindertem Druck zur Trockne eindampfen
- Rückstand in 0,2 ml Ethylacetat aufnehmen.

Referenzlösung: 2 mg Kaffeesäure in 10 ml Methanol lösen oder authentische Droge wie Untersuchungsmuster behandeln.

Aufzutragende Menge: Je 20 μl Untersuchungs- und Referenzlösung bandförmig (20 mm × 3 mm). [Zur Verwendung von HPTLC-Platten siehe Seite XV.]

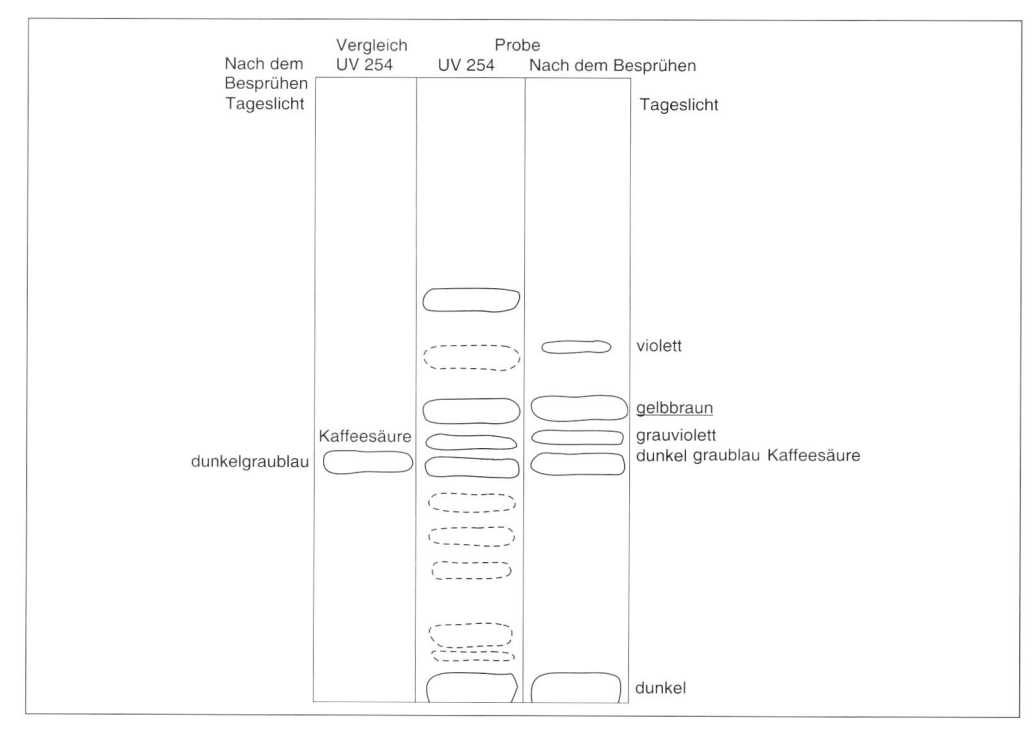

Abb. 9: Dünnschichtchromatogramm

Fließmittel: Wasserfreie Ameisensäure – Ethylformiat – Toluol (10 + 40 + 50).
Laufhöhe: 15 cm.
Laufzeit: Ca. 35 min.
- Abdunsten des Fließmittels bei 100–105 °C
- Chromatogramm unter der UV-Lampe (254 nm) auswerten
- Platte mit Eisen(III)-chlorid-Lösung R1 (10,5 % m/V) besprühen
- Im UV-Licht (254 nm) und am Tageslicht auswerten.

Wichtige Zonen: Unter der UV-Lampe (254 nm) dunkle Zone in Höhe der Kaffeesäure, darüber eine weitere intensive Zone. Nach dem Besprühen wird die Kaffeesäurezone tief graublau, 1 oder 2 Zonen darüber werden bräunlich (Abb. 9).

Einige Untersuchungen zur Qualitätssicherung

1. Reinheit
Fremde Bestandteile
- 25 g Droge auf fremde Bestandteile durchsehen.

Höchstens 0,5 g (2 %) fremde Bestandteile.

2. Weitere Prüfungen (DAC 2005)
In der Apotheke durchführbar: Trocknungsverlust, Asche.

Tausendgüldenkraut

Centaurii herba
Herba Centaurii

(Ph. Eur. 6.0)
(Standardzulassung 1319.99.99, HMPC-Monographie)

Die oberirdischen, zur Blütezeit gesammelten, getrockneten Teile von *Centaurium erythraea* RAFN s. l. einschließlich *C. majus* (H. et. L.) ZELTNER und *C. suffruticosum* (GRISEB.) RONN. (syn.: *Erythraea centaurium* PERSOON C. *umbellatum* GILIBERT; *C. minus* GARS.)

Zur Prüfung erforderlich:
▶ Identität: Ca. 2 g.
▶ Qualitätssicherung: 101 g (1 g Verbrauch).

Identität

1. Organoleptik (Ph. Eur. 6.0, DAC 2007, Bd. III)
Schwach eigenartiger Geruch und stark bitterer Geschmack.

2. Beschreibung der Schnittdroge (Ph. Eur. 6.0, DAC 2007, Bd. III)

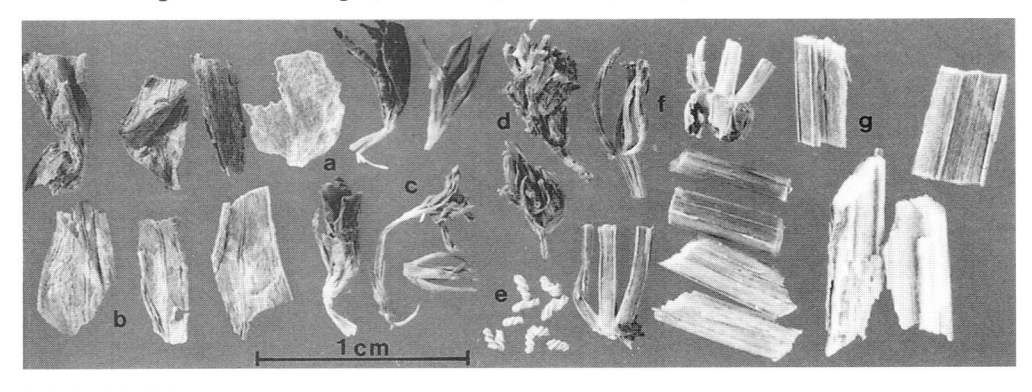

Abb. 1: Schnittdroge

Schnittdroge (Abb. 1), **Blüte** (Abb. 2), **Samen** (Abb. 3): Stücke der eiförmigen bis lanzettlichen, 1 bis 5 cm langen und 0,8 bis 2 cm breiten, ganzrandigen, drei- bis sieben-, meist fünfnervigen, grundständigen Laubblätter, die meist stumpf in den Blattstiel verschmälert (1a) sind. Die Stängelblätter sind schmal lanzettlich (1b) bis elliptisch, ungestielt und dreinervig. Die zahlreichen, einzeln (1c) oder in gedrängten Teilblütenständen (1d) vorkommenden Blüten (2) haben einen aus fünf lanzettlichen, gelbgrünen bis grünlichen, verwachsenen Blättern bestehenden Kelch, eine bis 15 mm lange, im unteren Teil röhrige, weißliche bis rötliche, oben in fünf lange, elliptische, braunviolette bis purpurfarbene Zipfel ausgezogene Krone. Die Antheren der fünf im Schlund oder am Grund der Kron-

Abb. 2: Blüte

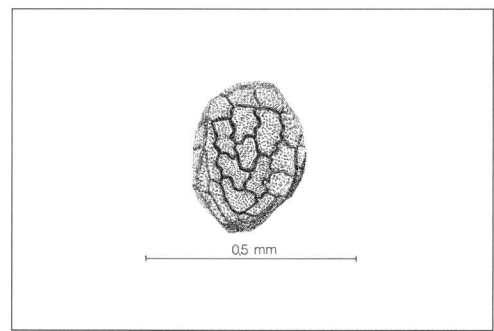

Abb. 3: Samen

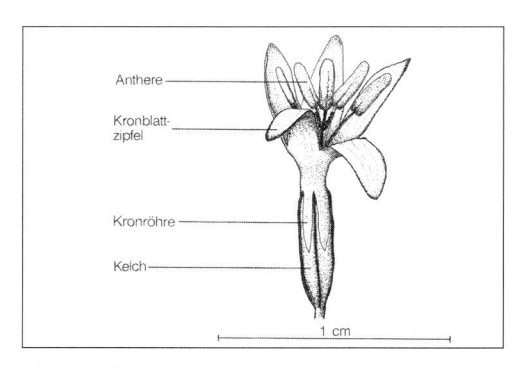

blätter inserierten Staubblätter sind nach dem Verblühen schraubig gedreht und kommen in großer Zahl einzeln (1e) in der Schnittdroge vor. Gelegentlich finden sich Teile der zylindrischen, 7 bis 10 mm langen, aus einem zweizähligen, oberständigen Fruchtknoten hervorgegangenen Kapsel. Sie enthält viele, auch

einzeln vorkommende, 0,2 bis 0,3 mm große, braune Samen (3) mit grobnetziger Oberfläche. Teile der einfachen, abgerundet vierkantigen, hohlen, hellgrünen, nur im oberen Teil verzweigten Stängel (1g) und der verzweigten Blütenstandsachsen (1f) sind häufig.

3. Mikroskopie
▶ Einige Blattstücke und Blüten auf Objektträger legen
▶ Antheren einiger Staubblätter zerquetschen

▶ Mit einigen Tropfen Chloralhydrat-Lösung (RV) versetzen
▶ Mit Deckglas abdecken und etwa ½ min lang vorsichtig zum Sieden erhitzen.

Typische Merkmale: *Blattstücke mit wellig-buchtiger Epidermis, anisocytischen Spaltöffnungsapparaten und Kutikularstreifung sowie vielen Calciumoxalatkristallen im Mesophyll; geradwandige oder feinwellige Kronblattepidermis, Pollen mit drei Keimöffnungen.*

Blattepidermis, Oberseite, Aufsicht (Abb. 4): Die Zellen beider Epidermen sind in Aufsicht wellig-buchtig, bisweilen mit einer auf die beiderseits vorkommenden, von drei Nebenzellen umgebenen, anisocytischen Spaltöffnungsapparate ausgerichteten Kutikularstreifung. Das Palisadenparenchym der schwach bifazialen Blätter besteht aus meist zwei Reihen relativ kurzer Palisadenzellen, das Schwammparenchym aus mehreren relativ dichten Zellagen. Zahlreiche Mesophyllzellen enthalten je einen prismatischen oder drusenartigen Calciumoxalatkristall.

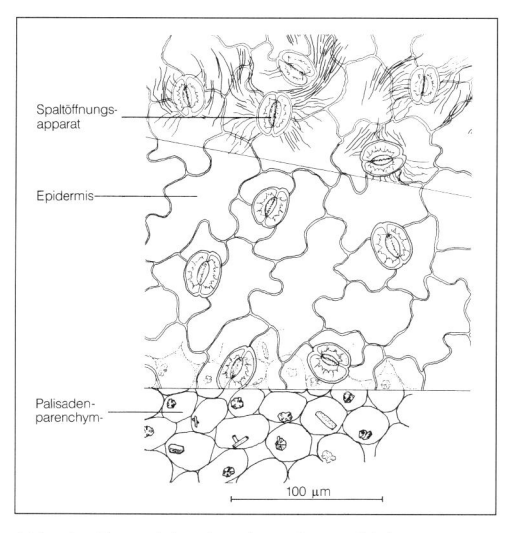

Abb. 4: Blattepidermis, Oberseite, Aufsicht

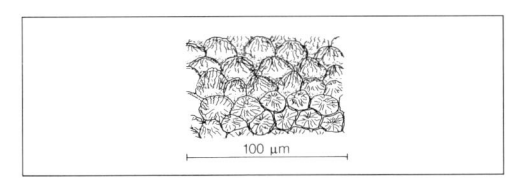

Abb. 5: Epidermis, Kronzipfel, Innenseite

Epidermis, Kronzipfel, Innenseite (Abb. 5): Die Zellen der nach innen gerichteten Epidermis der Kronzipfel sind annähernd isodiametrisch, papillös und haben radiär gestreifte Kutikula, die der Außenseite sind langgestreckt, geradwandig oder feinwellig (ohne Abb.).

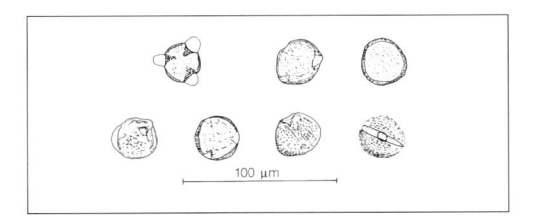

Abb. 6: Pollenkörner

Pollenkörner (Abb. 6): Die 25 bis 30 µm großen Pollenkörner sind abgerundet dreieckig bis ellipsoidisch mit drei in je einer Furche liegenden Keimporen in der feinpunktierten Exine.

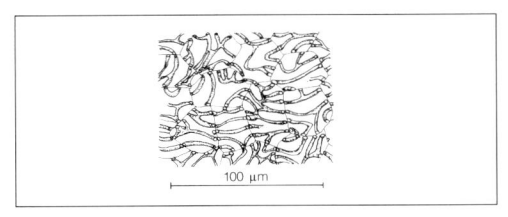

Abb. 7: Endothecium

Endothecium (Abb. 7): Die Endotheciumzellen haben leistenförmige oder angedeutet netzartige Wandverdickungen.

Tausendgüldenkraut — Teil II

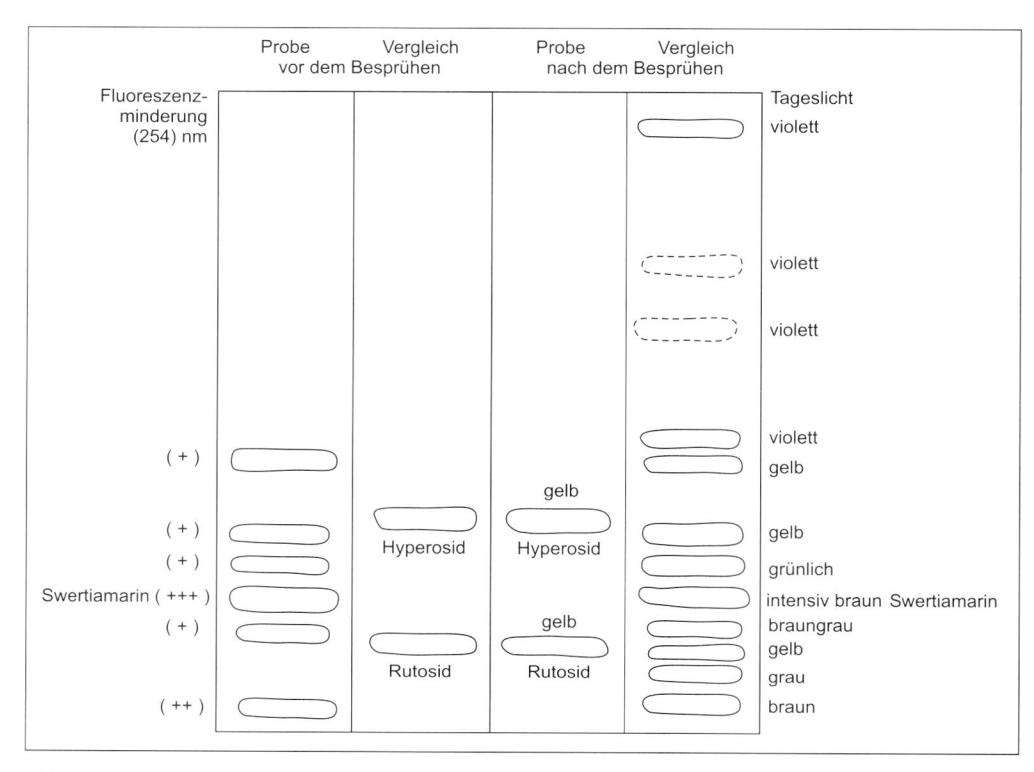

Abb. 8: Dünnschichtchromatogramm

(Probe vor dem Besprühen / Vergleich vor dem Besprühen / Probe nach dem Besprühen / Vergleich nach dem Besprühen)

Fluoreszenzminderung (254) nm:
- (+)
- (+)
- (+)
- Swertiamarin (+++)
- (+)
- (++)

Probe vor dem Besprühen: Hyperosid; Rutosid

Vergleich vor dem Besprühen: gelb (Hyperosid); gelb (Rutosid)

Tageslicht (nach dem Besprühen): violett, violett, violett, violett/gelb, gelb, grünlich, intensiv braun Swertiamarin, braungrau, gelb, grau, braun

4. Dünnschichtchromatographie

Kieselgel HF$_{254}$. Untersuchungslösung:
- 1 g gepulverte Droge (Siebnummer 355) mit 25 ml Methanol versetzen
- 15 min lang schütteln
- Filtrieren
- Filtrat bei höchstens 50 °C eindampfen
- Rückstand mit kleinen Mengen Methanol aufnehmen, bis 5 ml Lösung erhalten werden.

Referenzlösung: 10 mg Rutosid in 10 ml Methanol oder authentische Droge wie Untersuchungsmuster behandeln.

Aufzutragende Menge: Je 10 µl Untersuchungs- und Referenzlösung bandförmig (20 mm × 3 mm). [Zur Verwendung von HPTLC-Platten siehe Seite XV.]

Fließmittel: Wasser – wasserfreie Ameisensäure – Ethylacetat (4 + 8 + 88).

Laufhöhe: 12 cm ohne Kammersättigung.

Laufzeit: ca. 45 min.
- Abdunsten des Fließmittels im Kaltluftstrom
- Fluoreszenzmindernde Zonen unter der UV-Lampe (254 nm) markieren

Wichtige Zonen: Die Zonen des Hyperosid und des Rutosid mindern im UV-Licht (254 nm) die Fluoreszenz. Im Chromatogramm der Untersuchungslösung erscheinen mehrere fluoreszenzmindernde Zonen. Am stärksten ist die Zone des Swertiamarins etwas oberhalb der Rutosidzone. Nach dem Besprühen erscheinen im oberen Drittel mehrere schwach violette Zonen, im mittleren und unteren Drittel mehrere gelbe, grünliche, braune oder graue Zonen. Am intensivsten ist die braune Zone des Swertiamarins. (Abb. 8)

- Mit frisch (!) hergestellter Anisaldehyd-Lösung (RV) besprühen
- 5 bis 10 min lang bei 100 bis 105 °C erhitzen
- Am Tageslicht auswerten.

Einige Untersuchungen zur Qualitätssicherung

1. Reinheit
Fremde Bestandteile:
- 100 g Droge auf fremde Bestandteile durchsehen.

Höchstens 3 g (3 %) fremde Bestandteile.

2. Weitere Prüfungen (Ph. Eur. 6.0)
In der Apotheke durchführbar: Trocknungsverlust, Asche, Bestimmung des Bitterwertes.

Teebaumöl
(Ph. Eur. 7.0)

Melaleucae aetheroleum
Oleum Melaleucae

Löslichkeit: Mischbar mit Ethanol (90 % V/V), Ether, Toluol, Chloroform, Dichlormethan, Petrolether, flüssigen Paraffinen und fetten Ölen; praktisch nicht mischbar mit Wasser.

Zur Prüfung erforderlich:
▶ Identität: 0,1 ml.
▶ Qualitätssicherung: Ca. 5 g.

Identität

1. Organoleptik
Klare, farblose bis blassgelbe Flüssigkeit; leicht beweglich; charakteristischer Geruch.

2. Dünnschichtchromatographie
Kieselgel G.
Untersuchungslösung: 0,1 ml Substanz in 5 ml Heptan.
Referenzlösung: 30 µl Cineol, 60 µl Terpinen-4-ol und 10 mg α-Terpineol in 10 ml Heptan.
Aufzutragende Menge: Je 10 µl.
Fließmittel: Heptan – Ethylacetat (8 + 2).
Laufhöhe: 8 cm.
Laufzeit: Ca. 10 min.
▶ Fließmittel abdunsten
▶ Besprühen mit Anisaldehyd-Reagenz (RV)
▶ 10 min lang im Trockenschrank auf 110 °C erhitzen.

Braun-violette Flecken bei Rf ca. 0,5 (Cineol), Rf ca. 0,29 (Terpinen-4-ol) und Rf ca. 0,15 (α-Terpineol). Weitere Flecken im Chromatogramm der Untersuchungslösung.

Einige Untersuchungen zur Qualitätssicherung

1. **Reinheit**
   A. Relative Dichte:
   ▶ 0,885 bis 0,906.

2. **Weitere Prüfungen** (Ph. Eur. 7.0)
   In der Apotheke durchführbar: Dünnschichtchromatographie (DAC 2007, Bd. III)
   Des Weiteren: Brechungsindex, Optische Drehung, Chromatographisches Profil (Gaschromatographie).

Terpentinöl
(Ph. Eur. 8.2)

Terebinthinae aetheroleum
Terebinthinae aetheroleum
  rectificatum
Oleum Terebinthinae
  rectificatum
Pinus-Arten-Terpentinöl
  (gereinigt)
Terpentinöl vom Strand-
  kiefer-Typ
Gereinigtes Terpentinöl

Löslichkeit: Mischbar mit Ethanol (96% V/V), Ether und Petrolether.

Zur Prüfung erforderlich:
- Identität: Ca. 0,1 ml.
- Qualitätssicherung: Ca. 11 g.

Identität

1. Organoleptik
Klare, farblose bis blassgelbe Flüssigkeit von charakteristischem Terpentingeruch; scharfer, kratzender Geschmack.

2. Relative Dichte (Ph. Eur. 8.2; DAC 2008)
0,856 bis 0,872.

3. Dünnschichtchromatographie
Kieselgel F_{254}.
Untersuchungslösung: 50 µl Substanz in 1 ml Toluol.
Vergleichslösung: 2 µl Terpineol in 1 ml Toluol.
Aufzutragende Menge: Je 10 µl bandförmig (15 mm x 3 mm).
Fließmittel: Dichlormethan.
Laufhöhe: Zweimal je 10 cm mit 5 min langer Zwischentrocknung.
Laufzeit: Jeweils ca. 20 min
- Abdunsten des Fließmittels
- Besprühen mit Anisaldehyd-Lösung (RV)
- Im Trockenschrank 5 bis 10 min lang auf 100° bis 105 °C erhitzen.

Mehrere Flecke u. a. bei Rf ca. 0,99 (rotviolett), 0,7 (rot) und 0,3 (rot, Terpineol).

Terpentinöl — Teil II

Einige Untersuchungen zur Qualitätssicherung

1. **Reinheit** (Ph. Eur. 8.2)
   A. Säurezahl:
   - 50 ml eines Gemisches aus gleichen Teilen Ethanol (96% V/V) und Ether mit 0,5 ml Phenolphthalein-Lösung R1 (RV) versetzen
   - 0,1 M-Kaliumhydroxid-Lösung (0,1 mol/l) bis zur 15 s bestehen bleibenden Rosafärbung zusetzen
   - 5,61 g Substanz in diesem Gemisch lösen
   - 1,00 ml 0,1 M-Kaliumhydroxid-Lösung (0,1 mol/l) zusetzen.

   Es muss eine mindestens 15 s lang bestehen bleibende Rosafärbung auftreten. Andernfalls ist die Säurezahl zu hoch (> 1,0).

   B. Nichtflüchtige Bestandteile:
   - 5,000 g Substanz, genau gewogen, in einer Porzellanschale 3 h lang auf dem Wasserbad erhitzen (Abzug!)
   - Im Exsikkator trocknen und wägen.

   Der Rückstand darf nicht mehr als 2,5% betragen.

   C. Fette Öle und verharzte ätherische Öle:
   - 1 Tropfen Substanz auf Filterpapier tropfen
   - 24 h lang liegenlassen.

   Durchscheinender oder fettartiger Fleck zeigt fette Öle und verharzte ätherische Öle an.

2. **Weitere Prüfungen** (Ph. Eur. 8.2, DAC 2008, DAC 2014 Al)
   In der Apotheke durchführbar: Siedeverhalten, Peroxidzahl, alternative DC-Methode
   Des Weiteren: Brechungsindex, optische Drehung, chromatographisches Profil.

Teufelskrallenwurzel

(Ph. Eur. 6.2)
(HMPC-Monographie)

Harpagophyti radix
Radix Harpagophyti

Die vor dem Trocknen zerkleinerten, knollenförmigen, sekundären Wurzeln von *Harpagophytum procumbens* DC und/oder *H. zeyheri* DECNE.

Zur Prüfung erforderlich:
- Identität: Ca. 3 g.
- Qualitätssicherung: 100 g (kein Verbrauch).

Identität

1. **Organoleptik** (Ph. Eur. 6.2, DAC 2007, Bd. III)
   Ohne Geruch und von etwas süßlichem, bitterem Geschmack.

2. **Beschreibung der Schnittdroge** (Ph. Eur. 6.2, DAC 2007, Bd. III)

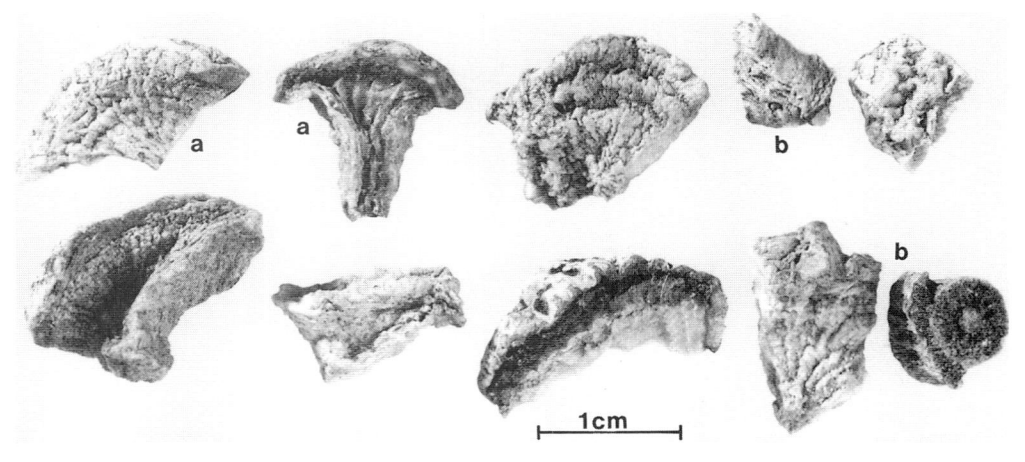

Abb. 1: Schnittdroge

Schnittdroge (Abb. 1): Unregelmäßig fächer- bis keilförmige (a), in der Mitte zusammengefallene, gelblichbraune bis hellrostfarbene, harte, schwer brechbare Stücke mit nach innen gekrümmtem Korkmantel, zusammen mit graubraunen, unregelmäßig kantigen Stücken (b) mit hellen Längsstreifen sowie abgerissenen Stücken des Korkmantels.

3. Mikroskopie

- Einige größere Stücke etwa 5 min lang in Wasser aufkochen
- In eine Mischung aus Ethanol 70% (V/V) und Glycerol (9 + 1 V/V) legen
- Nach etwa 5 bis 10 min Wurzelstück zwischen Daumen und Zeigefingerkuppe festhalten, mit frischer Rasierklinge Querschnittsfläche glätten und Querschnitte für ein Übersichtsbild und dünne radiale Längsschnitte aus Rinde und Holzkörper anfertigen
- Alle Schnitte auf Objektträger in Chloralhydrat-Lösung (RV) legen
- Mit Deckglas abdecken und ½ min lang zum Sieden erhitzen.

Typische Merkmale: *Einzelne große Steinzellen, weitlumige, kurzgliedrige Gefäße, viel dünnwandiges Parenchym mit Harztropfen oder braunen Ballen.*

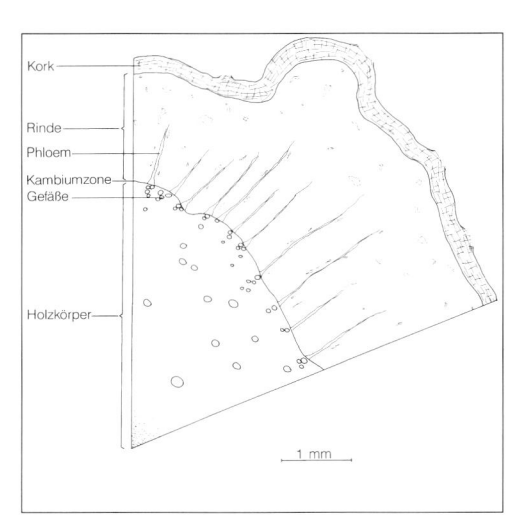

Abb. 2: Querschnitt, Übersicht

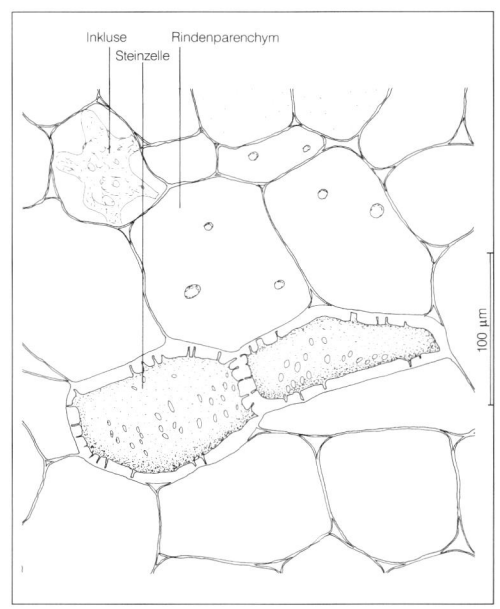

Abb. 3: Rinde, Längsschnitt

Querschnitt, Übersicht (Abb. 2): Ein 0,3 bis 0,5 mm dicker, außen zerrissener, mehrschichtiger Kork umgibt eine 4 bis 8 mm breite Rinde mit schmalen, nach außen sich verjüngenden, an der etwas dunkler erscheinenden Kambiumzone beginnenden Streifen von Phloemen. Im sehr lockeren Holzkörper setzen sich die Streifen als undeutlich radial, manchmal auch ringförmig angeordnete Bänder von weiten Gefäßen fort, die einzeln oder in kleinen Gruppen liegen.

Rinde, Längsschnitt (Abb. 3): Unter den gelblichbraunen, dünnwandigen, tafelförmigen Korkzellen großlumige, dünnwandige Rindenzellen, die teils harzige Tröpfchen, teils unregelmäßige, rotbraune Ballen (Inklusen) enthalten. Die Parenchymzellen färben sich mit Phloroglucin-Lösung (RV) grün. Daneben vereinzelte, großlumige, verholzte und getüpfelte, eckige Steinzellen.

Holzkörper, radialer Längsschnitt (Abb. 4): Im Holzkörper 100 bis 150 µm weite, gelbliche, netzartig verdickte Gefäße aus relativ kurzen (70 bis 200 µm langen) Gliedern, teilweise begleitet von tracheidalen Elementen und umgeben von dünnwandigen Parenchymzellen, die länglich rechteckig, mit etwas schräg gestellten Querwänden oder quadratisch oder flach rechteckig sein können.

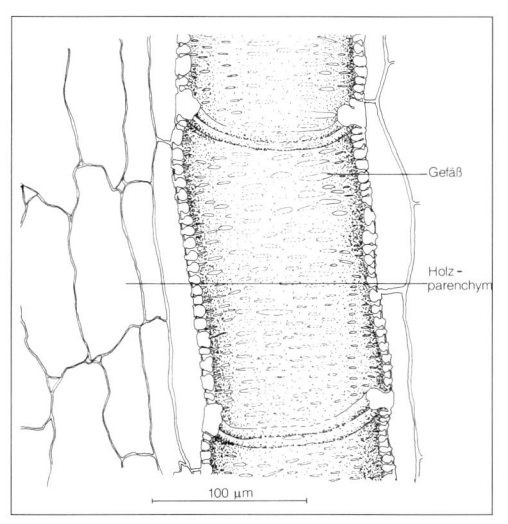

Abb. 4: Holzkörper, radialer Längsschnitt

4. Dünnschichtchromatographie
Kieselgel HF$_{254}$. Untersuchungslösung:
- 1 g gepulverte Droge (Siebnummer 355) mit 10 ml Methanol versetzen
- 10 min lang im Wasserbad bei 60 °C erhitzen
- Abkühlen lassen
- Filtrieren
- Im Vakuum bei maximal 40 °C auf etwa 2 ml einengen.

Wichtige Zonen: Im Chromatogramm der Referenzlösung erscheint unter der UV-Lampe (254 nm) das Phenazon bzw. das eine Zonenhöhe tiefer liegende Harpagosid dunkel.
Im Chromatogramm der Untersuchungslösung treten mehrere Fluoreszenz mindernde Zonen auf. Die im mittleren Drittel liegende geht auf Zimtsäure zurück, die sich nach dem Besprühen nicht verfärbt, während andere Zonen (gelb)braun (z. B. Procumbin) oder grün (Harpagosid) werden (Abb. 5).

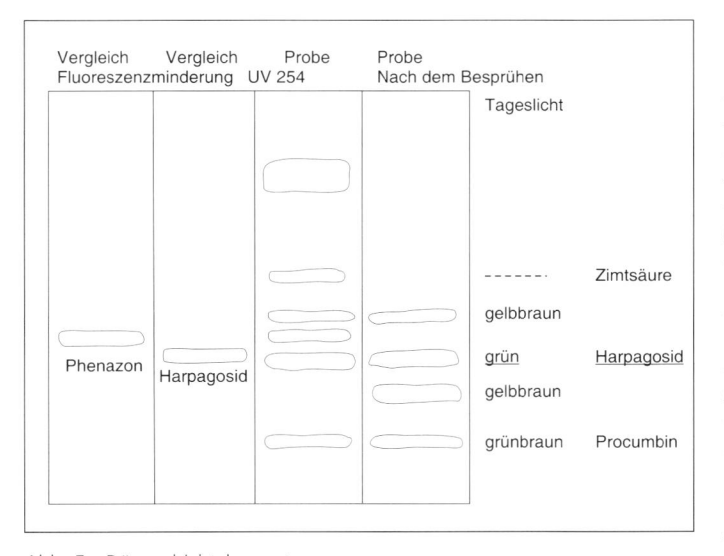

Abb. 5: Dünnschichtchromatogramm

Referenzlösung: 1 mg Harpagosid oder alternativ 1 mg Phenazon in 1 ml Methanol oder authentische Droge wie Untersuchungsmuster behandeln.
Aufzutragende Menge: Je 20 µl Untersuchungslösung und Referenzlösung bandförmig (20 mm × 3 mm). [Zur Verwendung von HPTLC-Platten siehe Seite XV.]
Fließmittel: Wasser – Methanol – Ethylacetat (8 + 15 + 77).
Laufhöhe: 10 cm.
Laufzeit: Ca. 20 min.
- Abdunsten des Fließmittels im Warmluftstrom
- Unter der UV-Lampe (254 nm) fluoreszenzmindernde Zonen markieren
- Besprühen mit einer Lösung von Phloroglucin (1 % m/V) in Ethanol 96 % (V/V)
- Nachsprühen mit Salzsäure 36 % (m/m)
- 5 bis 10 min lang bei 80 °C erhitzen
- Am Tageslicht auswerten.

Einige Untersuchungen zur Qualitätssicherung

1. Reinheit
Fremde Bestandteile:
- 100 g Droge auf fremde Bestandteile, insbesondere schwarzbraune Stücke mit dickerer Rinde, die nicht bitter schmecken, durchsehen.

Höchstens 2 g (2 %) fremde Bestandteile. Schwarzbraune Stücke stammen von primären Speicherwurzeln.

Stärke:
- Etwas Material von Rinde und Holzkörper abkratzen
- Auf Objektträger in einen Tropfen Wasser bringen
- Mit Iod-Lösung (RV) versetzen, Deckglas auflegen
- Mikroskopisch kontrollieren.

Blau- bis schwarzviolette Stärkekörner dürfen nicht erkennbar sein.

2. Weitere Prüfungen (Ph. Eur. 6.2)
In der Apotheke durchführbar: Trocknungsverlust, Asche. Alternative Dünnschichtchromatographie (DAC 2009, Bd. III)
Des Weiteren: Gehaltsbestimmung des Harpagosids mit Hilfe der Hochdruckflüssigchromatographie.

Thymian

(Ph. Eur. 6.4)
(Standardzulassung 1329.99.99, HMPC-Monographie)

Thymi herba
Herba Thymi

Die von den getrockneten Stängeln abgestreiften Laubblätter und Blüten von *Thymus vulgaris* L., *Thymus zygis* L. oder eine Mischung von beiden Arten.

Zur Prüfung erforderlich:
▶ Identität: Ca. 2 g.
▶ Qualitätssicherung: 120 g (20 g Verbrauch).

Identität

1. Organoleptik (Ph. Eur. 6.4, DAC 2007, Bd. III)
Aromatischer Geruch und aromatischer, etwas scharfer Geschmack.

2. Beschreibung der Droge (Ph. Eur. 6.4, DAC 2007, Bd. III)

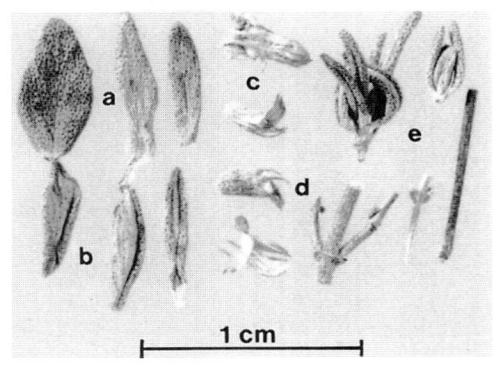

Abb. 1: Droge von Thymus vulgaris

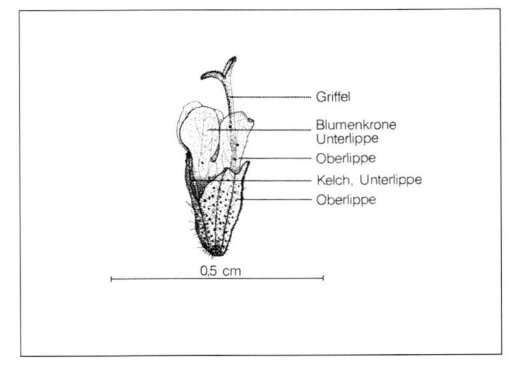

Abb. 2: Weibliche Blüte

Droge von Thymus vulgaris (Abb. 1), **weibliche Blüte** (Abb. 2): Sehr kurzgestielte oder fast sitzende, 4 bis 12 mm lange und bis 3 mm breite, lineal-lanzettliche bis eiförmige (1a) derbe Laubblätter mit glattem, nach unten eingerolltem Rand (1b). Sie sind oberseits (1a) grün und meist kahl, unterseits graugrün und dicht filzig behaart mit deutlich hervortretendem Mittelnerv. Auf den beiden Seiten der Laubblätter, wie auch auf den Kelchen und Stängeln sind bei schwacher Vergrößerung (Lupe!) die Lamiaceendrüsenschuppen als gelbbraune Punkte erkennbar. Die Blüten (1c, 2) haben einen 3 bis 4 mm langen, grünen, gelegentlich braunviolett überlaufenen Kelch mit kurzer, glockenförmiger, steifhaariger Röhre, kurzer, häufig etwas zurückgebogener, dreizähniger Oberlippe und einer Unterlippe mit zwei lanzettlich-pfriemlichen, bewimperten Zähnen. Nach dem Abblühen ist der Kelchschlund durch einen Kranz langer, steifer Haare verschlossen (1 d). Die ursprünglich 4 bis 6 mm lange, in der Droge stark geschrumpfte Blütenkrone (2) ist weißlich bis fast purpurfarben, mit ungeteilter, fast flacher, ausgerandeter Oberlippe und dreizipfliger Unterlippe. Einige Blüten haben vier Staubblätter, die wenig oder kaum über die Oberlippe herausragen und einen Griffel mit zweiteiliger Narbe (zwittrige Blüten). Anderen Blüten fehlen die Staubblätter (weibliche Blüten, Abb. 2). Der oberständige Fruchtknoten ist vierteilig und liefert vier 0,7 bis 1 mm lange, abgeflacht-eiförmige, hell- bis dunkelbraune Früchte (Klausenfrüchte). Zweigspitzen mit mehr oder weniger weit entwickelten Blättern und Blüten sowie dünne, nicht verholzte Stängelteile (1 e) unter 1 mm Dicke sind häufig.

Thymus zygis hat kürzere (1,7 bis 6,5 mm), ebenfalls sitzende, linearische bis nadelförmige, höchstens 1,8 mm breite, vorne fast spitze Blätter. Die weißen, zuweilen rötlichen Blüten sind in der Droge makroskopisch kaum von *Thymus vulgaris* zu unterscheiden.

3. Mikroskopie
- Einige Blätter teils mit der Oberseite, teils mit der Unterseite nach oben auf Objektträger legen
- Blüten auf Objektträger legen und zerdrücken
- Einige Tropfen Chloralhydrat-Lösung (RV) zugeben
- Mit Deckglas abdecken und etwa ½ Min. lang vorsichtig zum Sieden erhitzen.

Typische Merkmale: Wellig-buchtige Epidermis mit beidseitig vorkommenden, diacytischen Spaltöffnungsapparaten, oberseits einzellige Eckzahnhaare, unterseits zweizellige Kniehaare (oder nur gebogene Haare), Pollenkörner mit sechs Keimspalten, hell- bis dunkelbraune Klausenfrüchtchen mit wellig-buchtiger subepidermaler Schicht.

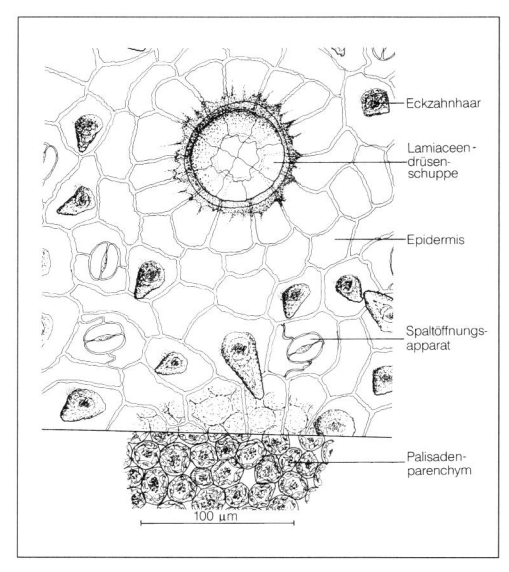

Abb. 3: Laubblatt, Epidermis, Oberseite

Laubblatt, Epidermis, Oberseite (Abb. 3): Die Epidermiszellen der Oberseite sind schwach wellig, derbwandig und etwas getüpfelt, oft in der Mitte ein kurzes, körnig raues, einzelliges Haar (Eckzahnhaar) tragend. Am Grunde des Lumens liegen zahlreiche Kristallnadeln. Die Spaltöffnungsapparate sind diacytisch mit zwei ungleich großen Nebenzellen. Die Basis der tief in die Epidermis eingesenkten, oft gelblichbraunen Lamiaceendrüsenschuppen wird von zwölf bis fünfzehn kranzförmig angeordneten, gestreckten Epidermiszellen umgeben. Das Köpfchen hat zehn bis meist zwölf dünnwandige Drüsenzellen. Die Drüsenhaare sind aus einem einzelligen Stiel und einem rundlichen bis eiförmigen Köpfchen aufgebaut. Das Mesophyll besteht aus einem zweilagigen Palisadenparenchym und einem mehrschichtigen, interzellularenreichen Schwammparenchym.

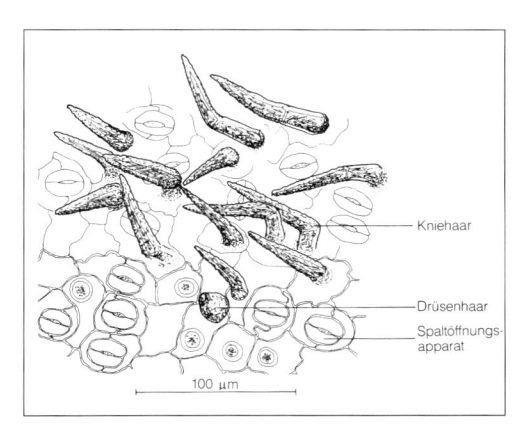

Abb. 4: Laubblatt, Epidermis, Unterseite

Laubblatt, Epidermis, Unterseite (Abb. 4): Die Epidermis der Unterseite ähnelt derjenigen der Oberseite. Die Epidermiszellen sind kleiner, stärker wellig-buchtig, die Spaltöffnungsapparate häufiger und die Haare meist zweizellig. Sie bestehen aus einer fast senkrecht stehenden Stielzelle und einer knieförmig abgewinkelten Endzelle (Kniehaare). Die Haarzellen enthalten ebenfalls Calciumoxalatnadeln.

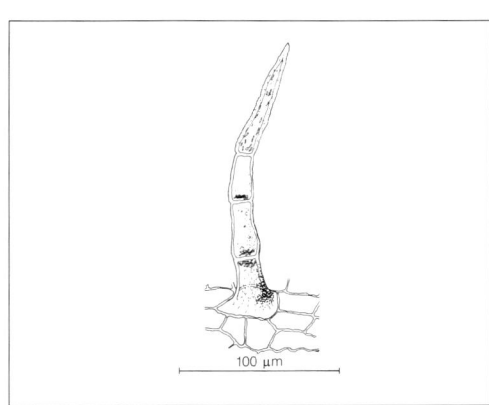

Abb. 5: Kelchblatt, Epidermis, Behaarung

Kelchblatt, Epidermis, Behaarung (Abb. 5): Die Epidermiszellen der Außenseite der Kelchröhre sind meist gestreckt, wellig, bisweilen derbwandig, mit wellig-gestreifter Kutikula. Sie tragen ebenfalls Lamiaceendrüsenschuppen, Deck- und Drüsenhaare und außerdem ein- bis vierzellige, bis 500 µm lange, aufrechte, derbwandige Gliederhaare mit rauer Kutikula. Die Haare des Kelchschlundes sind bis 1000 µm lang und fünf- bis siebenzellig (ohne Abb.).

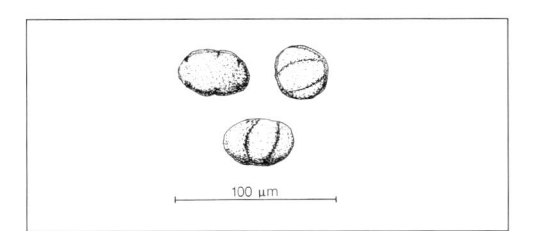

Abb. 6: Pollenkörner

Pollenkörner (Abb. 6): Die in der Aufsicht rundlichen, in der Seitenansicht elliptischen, bis 35 µm großen Pollenkörner haben sechs Keimspalten und eine feinpunktierte Exine. Sie liegen in Pollensäcken mit bogen- oder sternförmig verdicktem Endothecium (ohne Abb.).

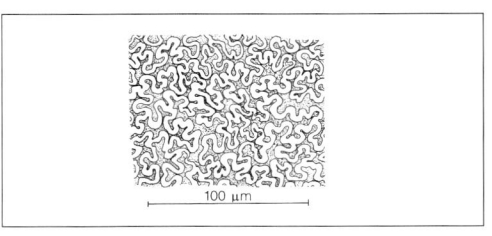

Abb. 7: Klausenfrüchte

Klausenfrucht (Abb. 7): Die gelbbraunen bis rotbraunen Klausenfrüchte haben unter einer unscheinbaren, dünnwandigen Epidermis eine Zellschicht mit unregelmäßig verdickten, stark wellig-buchtigen Wänden und intensiv gefärbtem Lumen.

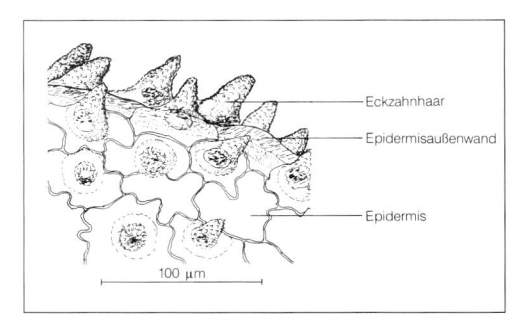

Abb. 8: *Thymus zygis*, Laubblattoberseite, Eckzahnhaare

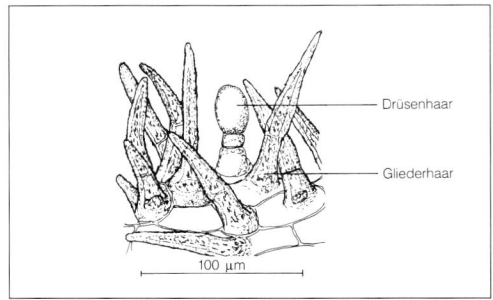

Abb. 9: *Thymus zygis*, Laubblattunterseite, Haare

Thymus zygis, Laubblattoberseite, Eckzahnhaare (Abb. 8): Die Epidermiszellen an der Oberseite des Laubblattes von *Thymus zygis* haben eine stark verdickte Außenwand. Das Lumen der Zellen ist kaum größer als die Dicke der Außenwand (besonders gut an den Rändern des Blattes zu erkennen). Die Epidermiszellen tragen kleine, dickwandige Eckzahnhaare mit körniger Oberfläche.

Thymus zygis, Laubblattunterseite, Haare (Abb. 9): Auf der Unterseite der Blätter kommen statt der Kniehaare meist zwei- oder dreizellige, nicht abgewinkelte, starre, dickwandige Haare mit Calciumoxalatkristallen vor. Auf beiden Seiten der Blätter finden sich Drüsenhaare mit einzelligem Köpfchen und kurzem Stiel.

4. Dünnschichtchromatographie
Kieselgel HF$_{254}$. Untersuchungslösung:
A.
- 1 g gepulverte Droge (Siebnummer 355) mit 5 ml Dichlormethan versetzen
- 2 bis 3 min lang schütteln
- Auslauf eines Trichters mit wenig Watte verschließen
- Etwa 2 g wasserfreies Natriumsulfat darauf geben
- Lösung durch diesen Trichter filtrieren oder

B.
- 35 µl des bei der Gehaltsbestimmung

erhaltenen ätherischen Öles in Xylol mit 5 ml Ethylacetat verdünnen.

Referenzlösung: 10 mg Thymol in 5 ml Ethylacetat oder authentische Droge wie Untersuchungsmuster behandeln.
Aufzutragende Menge: Je 20 µl Untersuchungs- und Referenzlösung bandförmig (20 mm × 3 mm). [Zur Verwendung von HPTLC-Platten siehe Seite XV.]
Fließmittel: Dichlormethan
Laufhöhe: 15 cm.
Laufzeit: Ca. 35 min.
- Abdunsten des Fließmittels im Kaltluftstrom
- Besprühen mit frisch (!) hergestellter Anisaldehyd-Lösung (RV)
- 5 bis 10 min lang bei 100° bis 105 °C erhitzen
- Am Tageslicht auswerten.

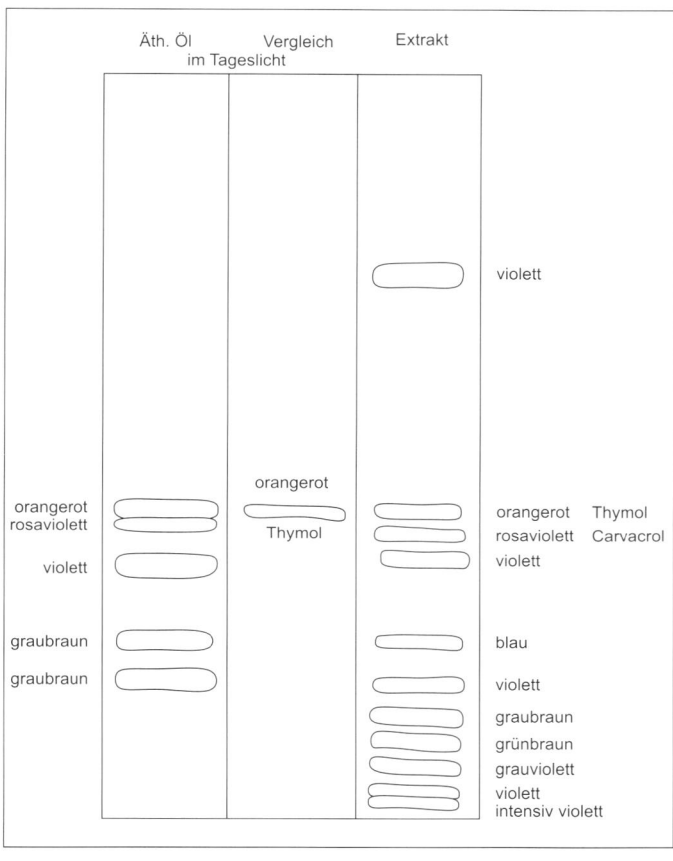

Wichtige Zonen: *Das Chromatogramm der Referenzlösung zeigt die orangerote bis rote Zone des Thymols im mittleren Drittel. Das Chromatogramm des Extraktes zeigt diese und darunter eine rosaviolette Zone (Carvacrol). Darunter folgen mehrere graubraune und violette Zonen. Das Chromatogramm des Ätherischen Öles zeigt die Zonen des Thymols und Carvacrols und drei bis 4 weitere Zonen darunter (Abb. 10).*

Abb. 10: Dünnschichtchromatogramm

Einige Untersuchungen zur Qualitätssicherung

1. Reinheit
Fremde Bestandteile:
▶ 100 g Droge auf fremde Bestandteile durchsehen.

Höchstens 10 g (10 %) Stängelanteile mit mehr als 1 mm Dicke und mehr als 15 mm Länge. Blätter, die am Grund lange Haare (Wimpern) tragen, sonst aber schwach behaart sind, dürfen nicht vorkommen (Thymus serpyllum).

2. Gehaltsbestimmung
Gehalt an ätherischem Öl:
- Einwaage: 30,0 g Droge
- 400 ml Wasser im 1000-ml-Rundkolben
- Destillation: 2 h lang bei 2 bis 3 ml in der min
- Volumen im Messrohr nach der Destillation mindestens 0,40 ml.

Entspricht einem Gehalt von 1,2 % (V/m) an ätherischem Öl.

3. Weitere Prüfungen (Ph. Eur. 6.4)
In der Apotheke durchführbar: Wasser, Asche, salzsäureunlösliche Asche.
Des Weiteren: Quantitative gaschromatographische Phenolbestimmung in dem ohne Xylolvorlage gewonnenen ätherischen Öl.

Thymianöl vom Thymol-Typ
(Ph. Eur. 8.0)

Thymi typo thymolo aetheroleum
Thymi aetheroleum
Oleum Thymi
Thymus vulgaris und/oder Thymus zygis-Blütenöl bzw. Blätteröl
Aetheroleum Thymi
Thyme Oil

Löslichkeit: Mischbar mit wasserfreiem Ethanol (99,5% V/V), Ether, Petrolether und Schwefelkohlenstoff. Schwer mischbar mit Wasser. Löslich in Lösungen von Alkalisalzen verschiedener aromatischer Säuren.

Zur Prüfung erforderlich:
- Identität: Ca. 20 mg.
- Qualitätssicherung: Ca. 7 g.

Identität

1. Organoleptik
Gelbliche oder rötlichgelbe bis rötlichbraune Flüssigkeit; Geruch nach Thymol; würziger Geschmack.

2. Dünnschichtchromatographie (Ph. Eur. 8.0, Helv. VII)
Kieselgel F_{254}.
Untersuchungslösung: 20 mg Substanz in 1 ml Pentan.
Referenzlösung: Ca. 15 mg Thymol, 4 µl Linalool, 1 µl Carvacrol und 3 mg α-Terpineol in 1 ml Pentan.
Aufzutragende Menge: Je 20 µl Untersuchungs- und Referenzlösung, bandförmig (15 mm x 3 mm).
Fließmittel: Toluol – Ethylacetat (95 + 5).
Laufhöhe: 15 cm.

Unter der UV-Lampe fluoreszenzmindernde Flecke bei
Rf ca. 0,8 und Rf ca. 0,4 (Thymol).
Nach Detektion mehrere Flecke bei
Rf ca. 0,8 (rotviolett);
Rf ca. 0,4 (orangerot-Thymol);
Rf ca. 0,35 (rotviolett-Carvacrol);
Rf ca. 0,2 (violett-Linalool);
Rf ca. 0,12 (rotviolett-α-Terpineol).

Laufzeit: Ca. 30 min
- Abdunsten des Fließmittels im Kaltluftstrom
- Unter der UV-Lampe (254 nm) Flecke markieren
- Besprühen mit frisch (!) hergestellter Anisaldehyd-Lösung (RV)

- ▶ 5 bis 10 min lang im Trockenschrank bei 100° bis 105 °C erhitzen
- ▶ Im Tageslicht auswerten.

Einige Untersuchungen zur Qualitätssicherung

1. Reinheit
A. Wasser:
- ▶ 10 Tropfen Substanz mit 1 ml Schwefelkohlenstoff mischen
- ▶ 10 min lang stehen lassen
- ▶ In Reagenzgläsern bei Tageslicht von oben gegen einen dunklen Untergrund in gleicher Schichtdicke mit 1 ml Schwefelkohlenstoff vergleichen (Trübungsvergleich).

Die Lösung muss klar bleiben. Ist sie getrübt, so liegen unzulässige Mengen Wasser vor.

B. Fette Öle und verharzte ätherische Öle in ätherischen Ölen:
- ▶ 1 Tropfen Substanz auf Filterpapier tropfen
- ▶ 24 Std. lang liegen lassen.

Durchscheinender oder fettartiger Fleck zeigt fette Öle bzw. verharzte ätherische Öle an.

C. Fremde Ester in ätherischen Ölen:
- ▶ 1,0 ml Substanz in 3,0 ml einer frisch hergestellten 10% Lösung (m/V) von Kaliumhydroxid in Ethanol 96% (V/V) lösen
- ▶ 2 min lang im siedenden Wasserbad erhitzen
- ▶ Abkühlen und 30 min lang stehen lassen.

Es darf sich kein kristalliner Niederschlag bilden. Andernfalls liegen Verunreinigungen durch fremde Ester vor.

D. Relative Dichte (Ph. Eur. 8.0):
- ▶ 0,915 bis 0,935

2. Gehaltsbestimmung (DAB 6, Helv. VIII, ÖAB 1990)
- ▶ 5,0 ml Substanz in einen 100 ml Cassiakolben (DAB 9) einfüllen.
- ▶ Mit 25 ml 4 N-Natriumhydroxid-Lösung versetzen
- ▶ 55 ml Wasser zufügen und kräftig schütteln
- ▶ Mit gesättigter Natriumchlorid-Lösung (RV) auffüllen, bis sich die untere Grenze des nicht gelösten Öles innerhalb der Skala im Hals des Kolbens befindet
- ▶ Unter gelegentlichem Drehen, Klopfen bzw. Aufstoßen des Kolbens 24 Std. lang stehen lassen, bis sich alles Restöl im Hals des Kolbens gesammelt hat
- ▶ Volumen des Restöls ablesen.

Lösung der Phenole in der Natronlauge und Messung des Restöles.

Das Volumen des Restöls muss zwischen 2,0 ml und 3,2 ml liegen, entsprechend einem Gehalt von 60% (m/m) bis 70% (m/m) an Phenolen, berechnet als Thymol.

3. Weitere Prüfungen (Ph. Eur. NT 2000, Ph. Eur. 5.0, Ph. Eur. 8.0)
In der Apotheke durchführbar: Weitere dünnschichtchromatographische Prüfung.
Des Weiteren: Brechungsindex, Optische Drehung (Helv. VII, ÖAB 1990), Chromatographisches Profil (durch Gaschromatographie).

Tormentillwurzelstock

(Ph. Eur. 6.00)
(Standardzulassung 1689.99.99)

Tormentillae rhizoma
Rhizoma Tormentillae
Blutwurz-Wurzelstock

Die von den Wurzeln befreiten, getrockneten Wurzelstöcke von *Potentilla erecta* (L.) RAEUSCH (*Potentilla tormentilla* STOKES).

Zur Prüfung erforderlich:
- ▶ Identität: Ca. 2 g.
- ▶ Qualitätssicherung: 100 g (kein Verbrauch).

Identität

1. Organoleptik (Ph. Eur. 6.0, DAC 2007, Bd. III)
Ohne Geruch und mit stark zusammenziehendem Geschmack.

2. Beschreibung der Schnittdroge (Ph. Eur. 6.0, DAC 2007, Bd. III)

Schnittdroge (Abb. 1): Knollige (a) bis unregelmäßige, auf der rot- bis schwarzbraunen Außenseite runzelige oder höckerige Rhizomstücke, die zum Teil stark zerklüftet sind (b). Das rötliche Gewebe wird von unregelmäßigen, weißlichen Faser- und Gefäßbündeln durchsetzt (b).

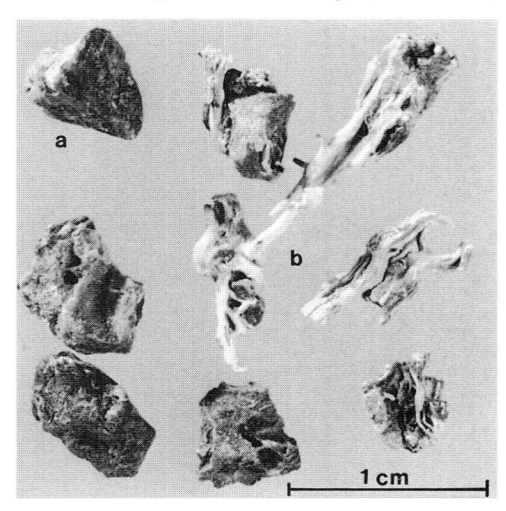

Abb. 1: Schnittdroge

3. Mikroskopie

- Einige Stücke ca. ½ h lang in kaltes Wasser legen
- Stücke in Mischung aus Ethanol 90 % (V/V) und Glycerol (9 + 1 V/V) legen
- Mit frischer, starrer Rasierklinge Schnitte anfertigen, in denen die weißlichen Fasern und Gefäßbündel möglichst längs getroffen werden
- Einige der Schnitte auf Objektträger in Wasser, die anderen in Chloralhydrat-Lösung (RV) legen
- Mit Deckglas abdecken und Chloralhydrat-Präparate ½ min lang zum Sieden erhitzen.

Typische Merkmale: *Derbwandiges, zum Teil rotbraunes Parenchym mit Calciumoxalatdrusen, Phlobaphenzellen und Stärke, unregelmäßige, kurze Gefäße, derbwandiges Holzparenchym und faserförmige Zellen.*

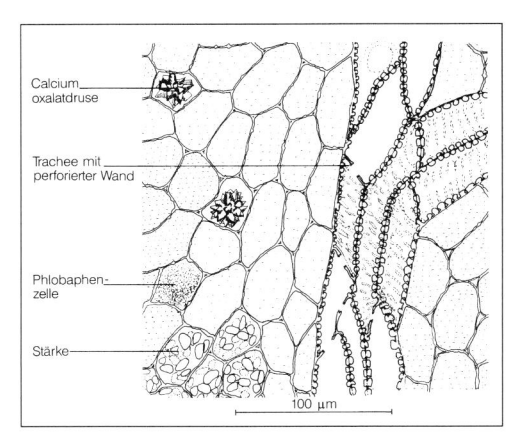

Abb. 2: Parenchym mit Gefäßgruppe

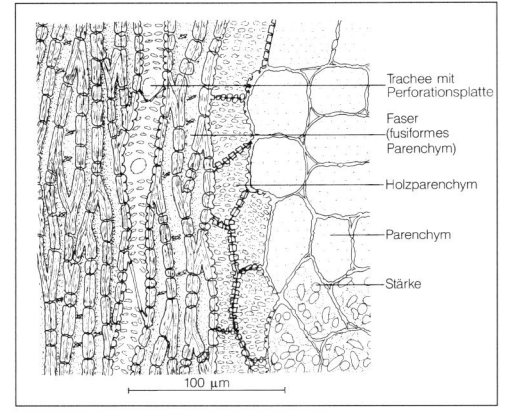

Abb. 3: Fasern und Gefäßgruppe

Parenchym mit Gefäßgruppe (Abb. 2): Derbwandiges, braunes, von bis zu 20 µm großen Stärkekörnern gefülltes Parenchym, das von einer Gruppe von 20 bis 40 µm weiten, kurzgliederigen Gefäßen und tracheidalen Elementen durchzogen wird. Einige der Parenchymzellen enthalten bis 60 µm große Calciumoxalatdrusen, andere rotbraune Phlobaphenklumpen. An der Außenseite derartiger Stücke können tiefbraune, dünne, tafelförmige Korkzellen vorkommen (ohne Abb.).

Fasern und Gefäßgruppe (Abb. 3): Die 20 bis 40 µm weiten Tüpfelgefäße mit seitlicher Perforationsplatte werden von lang gestreckten, dickwandigen, getüpfelten Fasern und derbwandigem Holzparenchym begleitet. Daneben kommen weniger stark verdickte, kaum verholzte, stärkeführende Parenchymzellen vor.

4. Dünnschichtchromatographie
Kieselgel HF$_{254}$. Untersuchungslösung:
- 0,5 g gepulverte Droge (Siebnummer 355) mit 10 ml Wasser versetzen
- 10 min lang schütteln
- Filtrieren
- Filtrat zweimal mit je 10 ml Ethylacetat ausschütteln
- Auslauf eines Trichters mit wenig Watte oder Glaswolle verschließen
- Ca. 6 g wasserfreies Natriumsulfat darauf geben
- Ethylacetatphasen durch diesen Trichter filtrieren
- Filtrat zur Trockne einengen
- Rückstand in 1 ml Ethylacetat aufnehmen.

Referenzlösung: 1 mg Cianidanol (Catechin) in 1 ml Methanol.
Aufzutragende Menge: Je 10 µl Untersuchungs- und Referenzlösung bandförmig (20 mm × 3 mm). [Zur Verwendung von HPTLC-Platten siehe Seite XV.]
Fließmittel: Essigsäure 99% – Ether – Hexan – Ethylacetat (20 + 20 + 20 + 40).
Laufhöhe: 10 cm.
Laufzeit: Ca. 25 min.
- Abdunsten des Fließmittels bei Raumtemperatur
- Platte mit Echtblausalz B-Lösung (0,5% m/V) besprühen
- Am Tageslicht auswerten
- Platte Ammoniakdämpfen aussetzen (dieses Vorgehen der Ph. Eur. 6.0 bringt keine weiteren Erkenntnisse und kann unterbleiben).

Wichtige Zonen: *Intensive rötliche Zone des Catechins, darunter 2 deutliche sowie zwei oder mehr weniger deutliche zwischen diesen und dem Start (Abb. 5).*

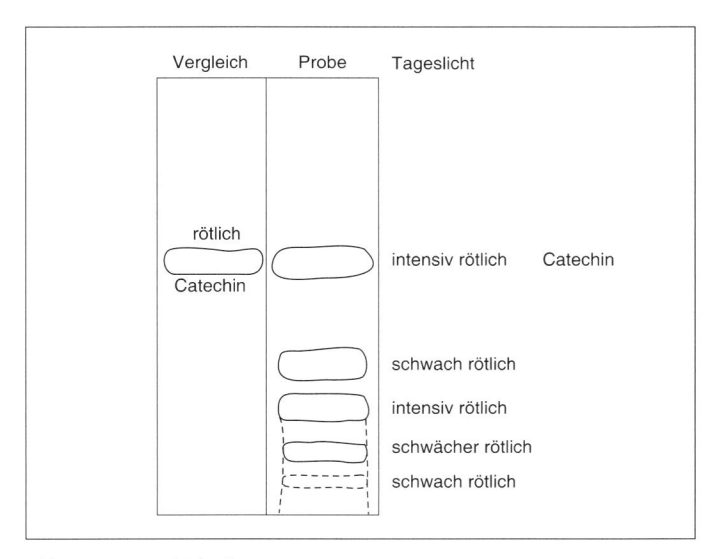

Abb. 4: Dünnschichtchromatogramm

Einige Untersuchungen zur Qualitätssicherung

1. Reinheit
Fremde Bestandteile:
- ▶ 100 g Droge auf Wurzeln und Stängel und sonstige fremde Bestandteile durchsehen.

Höchstens 3 g (3 %) Wurzeln und Stängel und höchstens 2 g (2 %) sonstige fremde Bestandteile.

2. Weitere Prüfungen
In der Apotheke durchführbar: Trocknungsverlust, Asche (Ph. Eur. 6.0); Trocknungsverlust, Asche (Standardzulassung). Alternative Dünnschichtchromatographie (DAC 2007, Bd. III).

Des Weiteren: Quantitative spektralphotometrische Bestimmung der mit Casein fällbaren Gerbstoffe (Standardzulassung); quantitative spektralphotometrische Bestimmung der mit Hautpulver fällbaren Gerbstoffe (Ph. Eur. 6.0).

Vanille
(Schweiz. Lebensmittelbuch, 5. Aufl.)

Vanillae fructus
Fructus Vanillae

Die geschlossenen, vor der Reife gesammelten, fermentierten und getrockneten Kapseln von *Vanilla planifolia* G. JACKS.

Zur Prüfung erforderlich:
▶ Identität: Ca. 1 g.

Identität

1. Organoleptik
Angenehm aromatischer Geruch nach Vanillin und kräftig aromatischer, leicht bitterer Geschmack.

2. Beschreibung der Ganzdroge
Vanillefrüchte werden als Pulver oder als ganze Frucht gehandelt: Biegsam-zähe, langgestreckte, 5 bis 10 mm breite und 15 bis 25 cm lange, einfächerige Kapseln mit verschmälerter, gekrümmter, hakiger Basis und dunkelbrauner bis schwärzlicher, längsfurchiger Oberfläche, die fettig glänzend erscheint und manchmal von weißen bis gelblichen, nadelförmigen Vanillinkristallen bedeckt ist.

3. Mikroskopie
▶ Frucht durchschneiden und etwa 1 cm lange Stücke ca. 30 min lang in kaltes Wasser legen
▶ In Mischung aus Ethanol 90 % (V/V) und Glycerol (9 + 1 V/V) legen
▶ Nach etwa 10 min Stück zwischen Zeigefinger und Daumennagel festhalten und mit frischer Rasierklinge Querschnitte und Flächenschnitte bzw. Längsschnitte anfertigen
▶ Schnitte oder ggf. zu untersuchendes Pulver auf Objektträger in einige Tropfen Chloralhydrat-Lösung (RV) legen
▶ Mit Deckglas abdecken und ca. ½ min lang vorsichtig zum Sieden erhitzen.

▶ Zu dunkle Präparate lassen sich wie folgt aufhellen:
▶ Schnitte oder Pulver mit 1 bis 3 Tropfen konzentrierter Wasserstoffperoxid-Lösung 30 % (m/V) und 1 bis 3 Tropfen Ammoniak-Lösung 17 % (m/m) versetzen
▶ Ohne Deckglas erhitzen, bis das Präparat nicht mehr naß, sondern nur noch feucht ist
▶ Einige Tropfen Chloralhydrat-Lösung (RV) zugeben
▶ Mit Deckglas abdecken und bis zum Vertreiben der Sauerstoffblasen vorsichtig erhitzen
▶ Verlorengegangene Flüssigkeit durch Zugabe von etwas Glycerol ersetzen.

Typische Merkmale: Rundlich-polygonale, derbwandige Epidermiszellen mit Calciumoxalatkristall, darunter getüpfelte Hypodermis, Zellen mit typischer Verdickung und große Raphidenbündel im Mesokarp, kleine Samen.

Vanillefrucht, Querschnitt (Abb. 1): Abgerundet dreieckiger Umriß mit zwei dunklen Linien, die die Öffnungsstellen der Kapsel markieren. In den Hohlraum im Zentrum ragen sechs Plazenten mit zahlreichen, ca. 300 µm großen, schwärzlichen Samen. Zwischen den Plazenten sind die Zellen des Endokarps zu langen Papillen ausgewachsen.

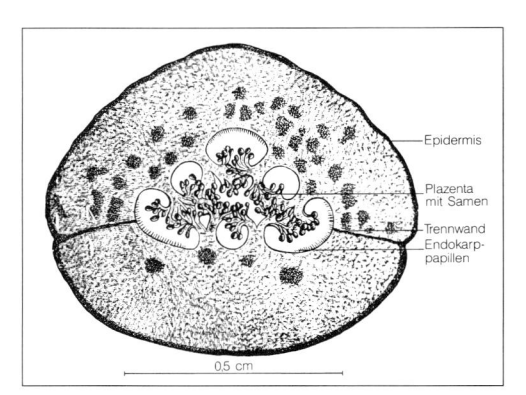

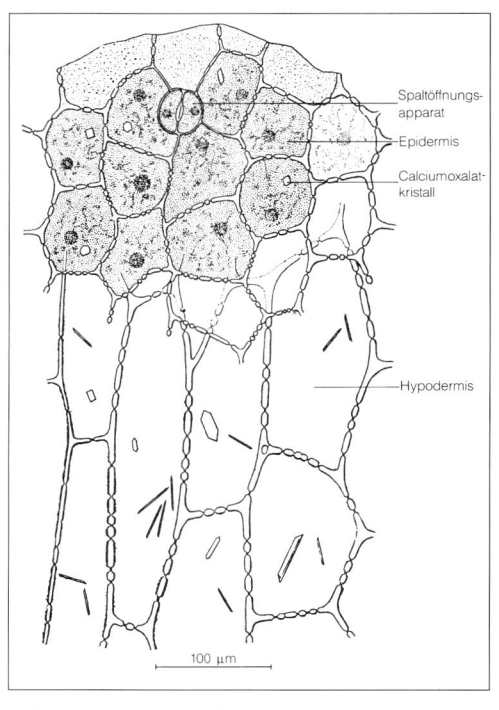

Abb. 1: Vanillefrucht, Querschnitt

Epidermis, Aufsicht (Abb. 2): Die Epidermis besteht aus rundlich-polygonalen, derbwandigen, getüpfelten Zellen mit dunklem Inhalt und meist je einem kleinen Calciumoxalatkristall. Gelegentlich kommen Spaltöffnungsapparate mit drei oder vier Nebenzellen vor. Darunter liegen größere, gestreckte Hypodermiszellen mit verdickter, deutlich getüpfelter Wand, die zum Teil stäbchen- oder plattenförmige Einzelkristalle enthalten.

Abb. 2: Epidermis, Aufsicht

Verdicktes Parenchym (Abb. 3): Unter der Hypodermis liegen einzelne, rechteckige Zellen mit spiraliger (Bourbon-Vanille) oder netz-leistenförmiger (Mexiko-Vanille) Wandverdickung.

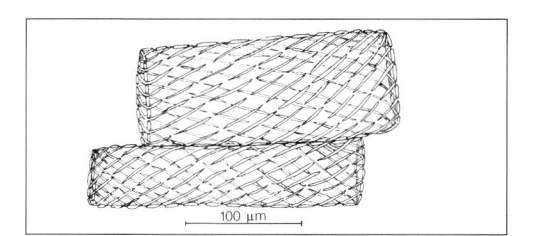

Abb. 3: Verdicktes Parenchym

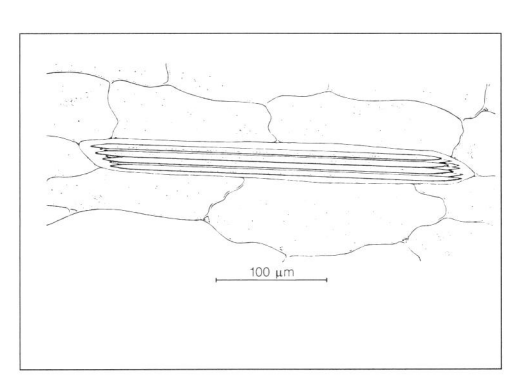

Abb. 4: Raphidenbündel aus dem Mesokarp

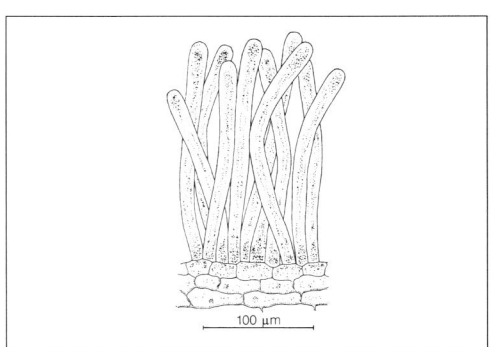

Abb. 5: Endokarppapillen

Raphidenbündel aus dem Mesokarp (Abb. 4): In dem dünnwandigen, braunen, oft nur schwer in seinen Zellformen differenzierbaren Mesokarpparenchym, liegen einzelne Zellen, die bis 500 µm lange oder längere derbe Raphidenbündel enthalten sowie Leitbündel (ohne Abb.) mit Spiral- oder Netzgefäßen und weitlumigen Fasern sowie Holzparenchym.

Endokarppapillen (Abb. 5): Zwischen den Plazenten sind die Zellen des Endokarps zu 500 µm langen, schmalen Papillen ausgewachsen, die miteinander durch ausgeschiedenes Sekret verklebt sind.

Samen (Abb. 6): Die eiförmigen, 260 bis 330 µm großen Samen sind dunkelbraun bis schwarz. Nach dem Aufhellen mit Ammoniak/Wasserstoffperoxid erkennt man polygonale bis gestreckte, U-förmig verdickte Epidermiszellen.

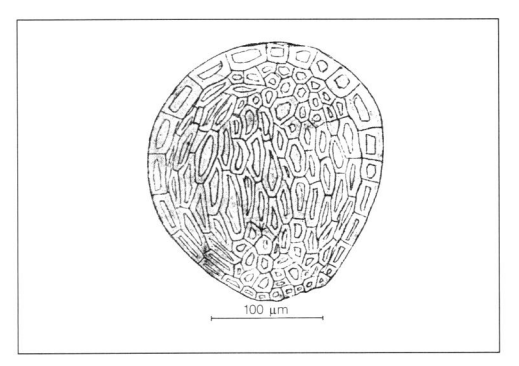

Abb. 6: Samen

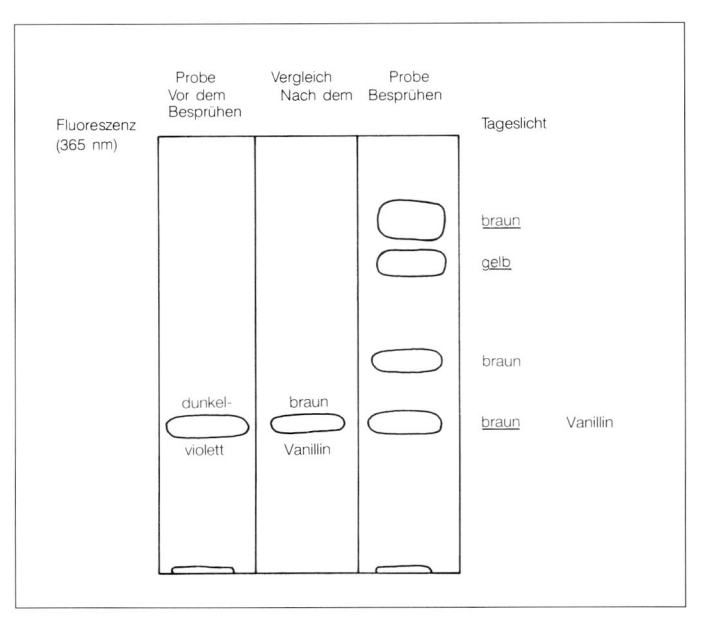

Abb. 7: Dünnschichtchromatogramm

4. Dünnschichtchromatographie
Kieselgel HF$_{254}$. Untersuchungslösung:
- 0,2 g gepulverte Droge (Siebnummer 550) mit 4 ml Dichlormethan versetzen
- 10 min lang schütteln
- Filtrieren.

Referenzlösung: 10 mg Vanillin in 10 ml Methanol.
Aufzutragende Menge: Je 20 µl Untersuchungs- und Referenzlösung bandförmig (20 mm × 3 mm).
Fließmittel: Aceton – Chloroform (5 + 95).
Laufhöhe: 10 cm.
Laufzeit: Ca. 20 min.
- Abdunsten des Fließmittels im Kaltluftstrom
- Auswerten unter der UV-Lampe (365 nm)
- Besprühen mit methanolischer Echtblausalz-Lösung (RV)
- Nachsprühen mit 0,1 N-Natriumhydroxid-Lösung
- Platte kurze Zeit bei 105 bis 110 °C erhitzen
- Am Tageslicht auswerten.

Wichtige Zonen: *Vor dem Besprühen unter der UV-Lampe (365 nm) ist nur die dunkelviolette Zone des Vanillins im Chromatogramm der Untersuchungs- und Referenzlösung erkennbar; nach dem Besprühen zeigt das Chromatogramm der Untersuchungslösung von oben nach unten eine braune, kurz darunter eine gelbe, deutlich oberhalb des Vanillins eine braune und die ebenfalls braune Zone des Vanillins. Die Zone des Vanillins im Dünnschichtchromatogramm der Untersuchungslösung muß mindestens so groß sein wie die im Dünnschichtchromatogramm der Referenzlösung (2% Vanillin, Abb. 7).*

Weitere Prüfungen (SLB 5)
In der Apotheke durchführbar: Asche, salzsäureunlösliche Asche, gravimetrische Vanillinbestimmung.

Teil II | **Wacholderbeeren** | 1/5

Wacholderbeeren
(Ph. Eur. 6.0)
(Standardzulassung 1369.99.99)

Juniperi fructus
Fructus Juniperi

Die reifen, getrockneten Beerenzapfen von *Juniperus communis* L.

Zur Prüfung erforderlich:
▶ Identität: Ca. 2 g.
▶ Qualitätssicherung: 120 g (20 g Verbrauch).

Identität

1. **Organoleptik** (Ph. Eur. 6.0, DAC 2007, Bd. III)
   Besonders beim Zerdrücken stark aromatischer Geruch und süßlich würziger Geschmack.

2. **Beschreibung der Ganzdroge** (Ph. Eur. 6.0, DAC 2007, Bd. III)

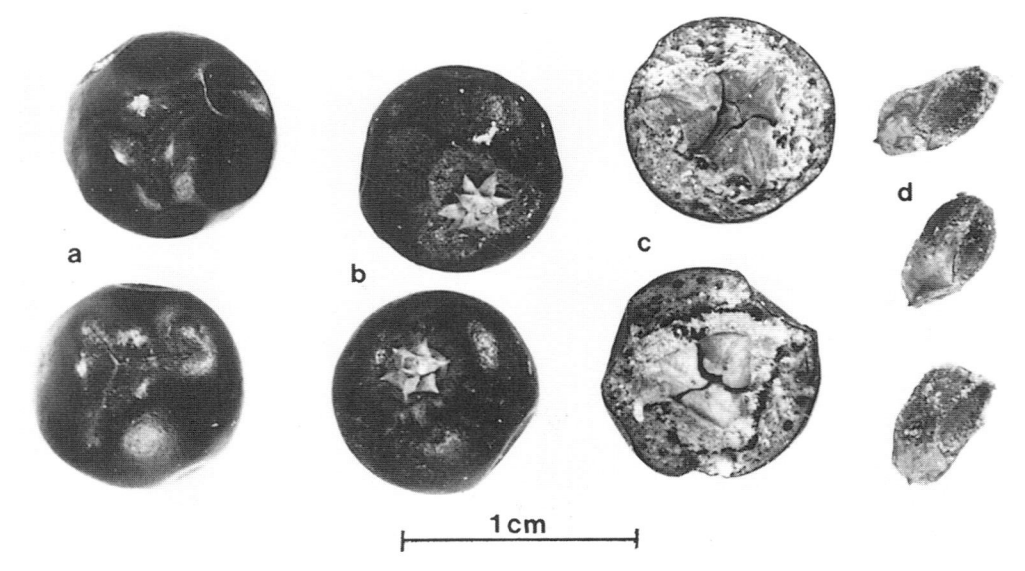

Abb. 1: Ganzdroge

Ganzdroge (Abb. 1): Bis 10 mm große, kugelige, violett- bis schwarzbraune, häufig bläulich bereifte Beerenzapfen aus drei miteinander verwachsenen, fleischigen Fruchtschuppen. Am Scheitel ein dreistrahliger, geschlossener Spalt mit drei undeutlichen Höckern (a); an der Basis einige vertrocknete, dreizählige Wirtel schuppenförmiger Blätter des unteren Teiles des Blütenzapfens (b).
Samen: Innerhalb des bräunlichen, krümeligen Gewebes der Fruchtschuppen liegen drei (c), seltener zwei kleine, längliche, dreikantige, an der Rückseite etwas abgerundete, oben zugespitzte, sehr harte Samen (d), die im unteren Teil außen mit den Fruchtschuppen verwachsen, untereinander jedoch frei sind. An ihrer Außenfläche liegen eiförmige, sehr große Exkretblätter mit harzig klebrigem Inhalt.

3. Mikroskopie
- Beerenzapfen mit dem Daumennagel in der Beuge des Zeigefingers festhalten und mit frischer Rasierklinge Flächenschnitte von der Epidermis bis weit in das krümelige Gewebe hinein anfertigen
- Samen mit der Pinzette herauspräparieren, auf harte Unterlage legen und mit starkem Messer spalten
- Von den äußeren Partien der Spaltfläche Querschnitte mit frischer, starrer Rasierklinge anfertigen
- Alle Schnitte auf Objektträger in Chloralhyrat-Lösung (RV) legen
- Mit Deckglas abdecken und ½ min lang zum Sieden erhitzen.

Typische Merkmale: Dickwandige, tief rotbraune Epidermiszellen, tonnenförmige Idioblasten aus der Fruchtschuppe, stark verdickte Steinzellen mit Calciumoxalatkristallen aus der Samenschale.

Fruchtschuppe, Epidermis, Aufsicht (Abb. 2): Von starker, zum Teil rissiger Kutikula bedeckte, unregelmäßig polygonale Epidermiszellen mit getüpfelten, geraden, dicken Wänden und tief rotbraunem Inhalt. Die Zellen des dreistrahligen Spaltes am Scheitel sind papillenartig, ineinander verzahnt. Spaltöffnungsapparate vom anomocytischen Typ mit mehreren Nebenzellen sind meist nur an den oberen Teilen der Frucht zu finden (ohne Abb.).

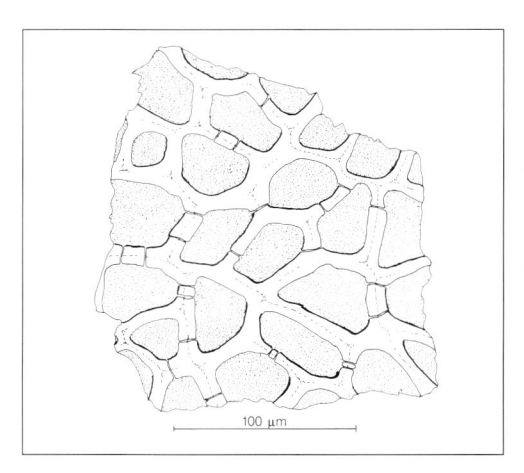

Abb. 2: Fruchtschuppe, Epidermis, Aufsicht

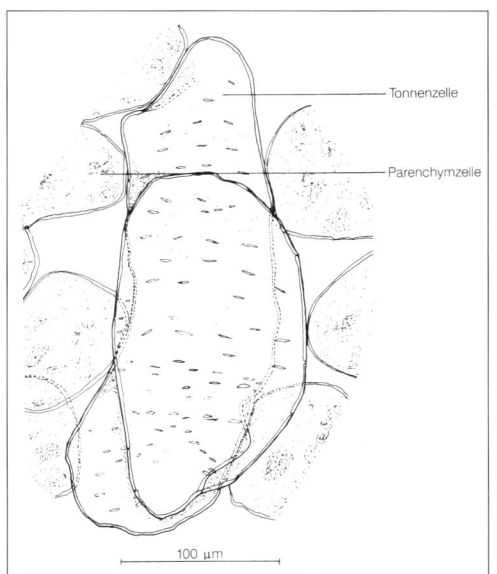

Parenchym der Fruchtschuppe (Abb. 3): Unter der Epidermis zunächst wenige Lagen stark kollenchymatisch verdickter Zellen, dann interzellularenreiches, dünnwandiges Parenchym mit hellem bis bräunlichem, körnigem Inhalt. Es folgen einzeln oder in Gruppen liegende, unregelmäßig gestaltete, sehr große, gelbliche Idioblasten mit leicht verdickter, bisweilen schwach verholzter Wand und wenigen, meist spaltenförmigen Tüpfeln (Tonnenzellen). Die bis zu 2000 µm großen, von mehreren Lagen zartwandiger Zellen umgebenen Exkretbehälter sind oft nur undeutlich erkennbar.

Abb. 3: Parenchym der Fruchtschuppe

Samenschale, Querschnitt (Abb. 4): Samenschale aus kleinzelligen, derbwandigen Epidermiszellen mit körnigem, bräunlichem Inhalt, darunter wenige Lagen Parenchym. Es folgen mehrere Lagen stark verdickter, farbloser, wenig getüpfelter Steinzellen. Die weiter außen gelegenen sind regelmäßig polygonal, die weiter innen gelegenen radial gestreckt und von unregelmäßigem Umriss. Im Lumen führt jede Steinzelle einen, selten mehrere Oxalatkristalle und besonders die weiter außen liegenden oft Lipidtröpfchen.

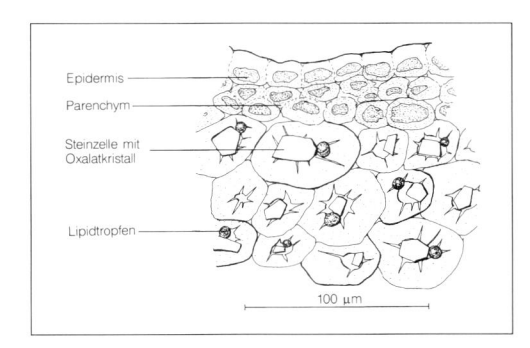

Abb. 4: Samenschale, Querschnitt

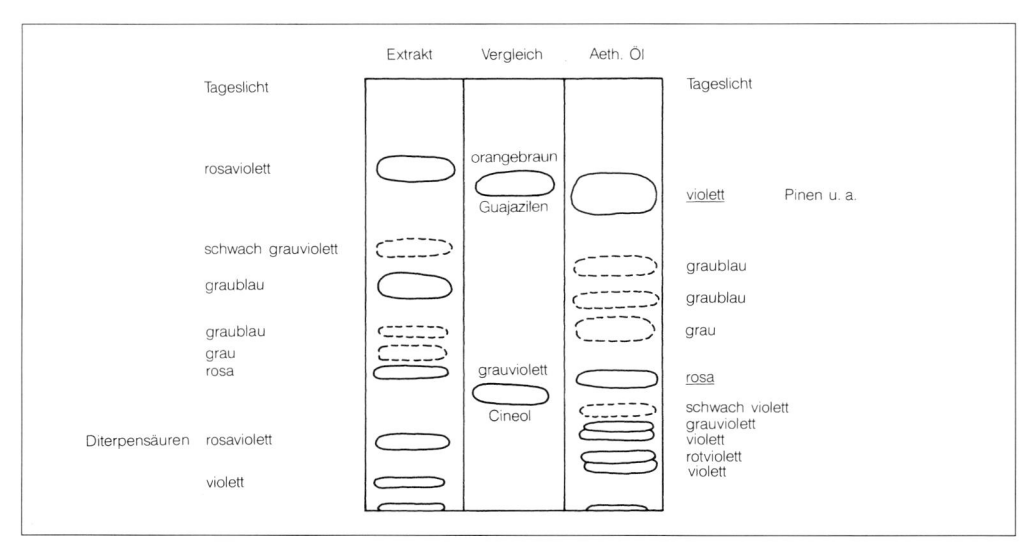

Abb. 5: Dünnschichtchromatogramm

Tageslicht (Extrakt):
- rosaviolett
- schwach grauviolett
- graublau
- graublau
- grau
- rosa
- Diterpensäuren rosaviolett
- violett

Extrakt / Vergleich / Aeth. Öl:
- orangebraun — Guajazulen
- grauviolett — Cineol

Tageslicht (Aeth. Öl):
- violett   Pinen u. a.
- graublau
- graublau
- grau
- rosa
- schwach violett
- grauviolett
- violett
- rotviolett
- violett

4. Dünnschichtchromatographie

Kieselgel HF$_{254}$. Untersuchungslösung:*

A.
- ▶ 0,5 g zerquetschte Droge mit 5 ml Dichlormethan versetzen
- ▶ 2 bis 3 min lang schütteln
- ▶ Auslauf eines Trichters mit etwas Watte verschließen
- ▶ 2 g wasserfreies Natriumsulfat darauf geben
- ▶ Lösung dadurch filtrieren

oder

B.
- ▶ 0,1 ml der unter „Gehaltsbestimmung" erhaltenen Lösung des ätherischen Öles in Xylol mit 0,9 ml Hexan verdünnen.

Referenzlösung: 10 µl Cineol und 4 mg Guajazulen in 10 ml Methanol oder authentische Droge wie Untersuchungsmuster behandeln.

Aufzutragende Menge: 20 µl Untersuchungs- und 20 µl Referenzlösung bandförmig (20 mm × 3 mm). [Zur Verwendung von HPTLC-Platten siehe Seite XV.]

Fließmittel: Ethylacetat – Toluol (5 + 95).

Laufhöhe: 10 cm.

Laufzeit: Ca. 20 min.
- ▶ Abdunsten des Fließmittels im Kaltluftstrom
- ▶ Besprühen mit frisch (!) hergestellter Anisaldehyd-Lösung (RV)
- ▶ 5 bis 10 min. lang bei 100 ° bis 105 °C erhitzen
- ▶ Am Tageslicht auswerten.

*Die Ph. Eur. schreibt die Prüfung mittels des ätherischen Öles vor.

Wichtige Zonen: Eine intensiv violette Zone (Monoterpen- und Sesquiterpenkohlenwasserstoffe) auf der Höhe der Referenzsubstanz Guajazulen, mehrere (meist vier) grauviolette, graublaue oder graue Zonen bis zu einer rosafarbenen kurz oberhalb der Referenzsubstanz Cineol. Unterhalb dieser Referenzsubstanz im Extrakt eine rosaviolette Zone (Diterpensäuren). Das Dünnschichtchromatogramm des Öles unterscheidet sich von dem des Extraktes durch abweichende Intensität der Zonen im oberen Bereich und ein anderes Zonenmuster im unteren Rf-Bereich (Abb. 5).

Einige Untersuchungen zur Qualitätssicherung

1. Reinheit
Minderwertige Droge:
▶ 100 g Droge auf unreife, grüne oder mißfarbene Beerenzapfen und sonstige Verunreinigungen durchsehen.

Andere Wacholderarten:
Beschreibung der Ganzdroge und Mikroskopie (vgl. Identität).
▶ Bei der Prüfung auf minderwertige Droge dürfen keine fremden Wacholderarten gefunden werden.

Höchstens 5 g (5%) unreife oder missfarbene Beerenzapfen und höchstens 2 g (2%) sonstige fremde Bestandteile.

Glänzend braunrote, 10 bis 12 mm große (Juniperus oxycedrus und Juniperus phoenicea) oder bis 15 mm große (Juniperus oxycedrus ssp. macrocarpa) oder 5 bis 8 mm große, meist zweisamige, fast schwarze, bläulichweiß bereifte Früchte, bei denen die kleinen Höcker nicht in der Nähe des Scheitels sondern weiter unten erscheinen (Juniperus sabina), müssen fehlen. Bei einigen Verfälschungen werden bei der mikroskopischen Untersuchung keine oder verzweigte Tonnenzellen gefunden (Juniperus sabina).

2. Gehaltsbestimmung
Gehalt an ätherischem Öl:
▶ Einwaage: 20,0 g leicht zerquetschte Droge
▶ 200 ml Wasser im 500-ml-Rundkolben
▶ Vorlage: 0,50 ml Xylol.
▶ Destillation: 90 min lang bei 3 bis 4 ml in der min.
▶ Volumen im Messrohr nach der Destillation mindestens 0,70 ml.

Entspricht einem Gehalt von mindestens 1,0% (V/m) an ätherischem Öl.

3. Weitere Prüfungen (Ph. Eur. 6.0)
In der Apotheke durchführbar: Wasser, Asche.

Wacholderöl
(Ph. Eur. 7.0, Helv. VII)

Iuniperi aetheroleum
Oleum Juniperi
Wacholderbeeröl
Juniperus-communis-
 Beerenzapfenöl
Ätherisches Wacholderöl
Aetheroleum Juniperi
Juniper Oil

Löslichkeit: Mischbar mit wasserfreiem Ethanol 99% (V/V), Ether, Chloroform, fetten Ölen, flüssigem Paraffin, Petrolether, Schwefelkohlenstoff; praktisch nicht mischbar mit Wasser. Löslich in Lösungen von Alkalisalzen verschiedener aromatischer Säuren.

Zur Prüfung erforderlich:
- Identität: Ca. 0,2 ml.
- Qualitätssicherung: Ca. 2 ml.

Identität

1. Organoleptik
Leicht bewegliche, klare, farblose grünliche oder gelbliche bis bräunliche Flüssigkeit; Geruch nach Wacholderbeeren; brennender, schwach bitterer Geschmack.

2. Relative Dichte
0,857 bis 0,876.

3. Dünnschichtchromatographie
Kieselgel F254.
Untersuchungslösung: 0,2 ml Substanz in 5 ml Heptan.
Vergleichslösung: 10 mg Cineol, 4 mg Guajazulen und 4 mg Terpineol in 10 ml Heptan.
Aufzutragende Menge: Je 20 µl bandförmig (15 mm x 3 mm).
Fließmittel: Toluol – Ethylacetat (95 + 5).
Laufhöhe: 15 cm.
Laufzeit: 35 min.
- Abdunsten des Fließmittels
- Besprühen mit frisch (!) hergestellter Anisaldehyd-Lösung (RV)
- 10 min lang bei 100° bis 105 °C im Trockenschrank erhitzen
- Im Tageslicht auswerten
- Unter der UV-Lampe (365 nm) betrachten.

Wacholderöl

Teil II

Nach Detektion bei Tageslicht mehrere Flecken u. a. bei Rf ca. 0,85 (violettrot) kurz oberhalb der Vergleichssubstanz Guajazulen; Rf ca. 0,55 (rötlich); Rf 0,4 (rosa) kurz oberhalb der Vergleichssubstanz Cineol; Rf ca. 0,15 (rötlich), kurz oberhalb der Vergleichssubstanz Terpineol. Bei 365 nm mehrere fluoreszierende Flecken: Rf ca. 0,85, 0,55 und 0,4 (hellrot); 0,15 gelb.

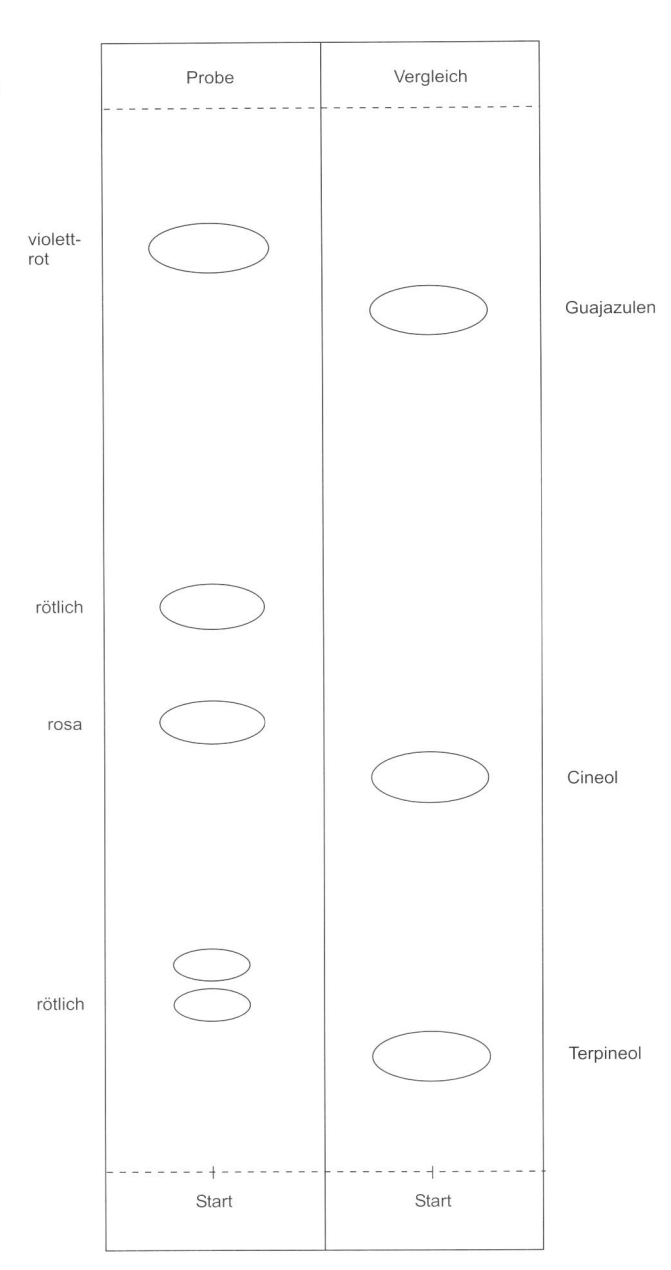

Einige Untersuchungen zur Qualitätssicherung

1. Reinheit
   A. Löslichkeit in Ethanol:
   ▶ 0,5 ml Substanz in 5 ml Ethanol 96% (V/V) unter Schütteln lösen
   ▶ Bei Tageslicht gegen einen dunklen Untergrund in gleicher Schichtdicke mit Ethanol 96% (V/V) vergleichen (Trübungsvergleich).

   Das Öl muss sich in Ethanol klar bis höchstens trüb lösen.

   B. Wasser:
   ▶ 10 Tropfen Substanz mit 1 ml Schwefelkohlenstoff mischen
   ▶ 10 min lang stehen lassen
   ▶ In Reagenzgläsern bei Tageslicht von oben gegen einen dunklen Untergrund in gleicher Schichtdicke mit 1 ml Schwefelkohlenstoff vergleichen (Trübungsvergleich).

   Die Lösung muss klar bleiben. Ist sie getrübt, so liegen unzulässige Mengen Wasser vor.

   C. Fette Öle und verharzte ätherische Öle (Ph. Eur. 5.0):
   ▶ 1 Tropfen Substanz auf Filterpapier tropfen
   ▶ 24 Std. lang liegen lassen.

   Durchscheinender oder fettartiger Fleck zeigt fette Öle bzw. verharzte ätherische Öle an.

   D. Fremde Ester:
   ▶ 1,0 ml Substanz in 3,0 ml einer frisch hergestellten 10prozentigen Lösung (G/V) von Kaliumhydroxid in Ethanol 96% (V/V) lösen
   ▶ 2 min lang im siedenden Wasserbad erhitzen
   ▶ Abkühlen und 30 min lang stehen lassen.

   Es darf sich kein kristalliner Niederschlag bilden. Andernfalls liegen Verunreinigungen durch fremde Ester vor.

2. Weitere Prüfungen (Ph. Eur. 5.0, DAB 7, Helv. VII, Ph. Eur. 7.0)
   In der Apotheke durchführbar: Alkalisch oder sauer reagierende Verunreinigungen, wasserlösliche Anteile, Schwermetall-Ionen, Halogenhaltige Verunreinigungen, Relative Dichte, Peroxidzahl.
   Des Weiteren: Optische Drehung, Brechungsindex, Chromatographisches Profil (Gaschromatographie).

Walnussblätter

(DAC 2005)
(Standardzulassung 2429.99.99)

Juglandis folium
Folia Juglandis

Die getrockneten Laubblätter von *Juglans regia* L.
Zur Prüfung erforderlich:
► Identität: Ca. 2 g.

Identität

1. Organoleptik (DAC 2005, DAC 2007, Bd. III)
Schwach würziger Geruch und herber, etwas kratzender Geschmack.

2. Beschreibung der Schnittdroge (DAC 2005, DAC 2007, Bd. III)

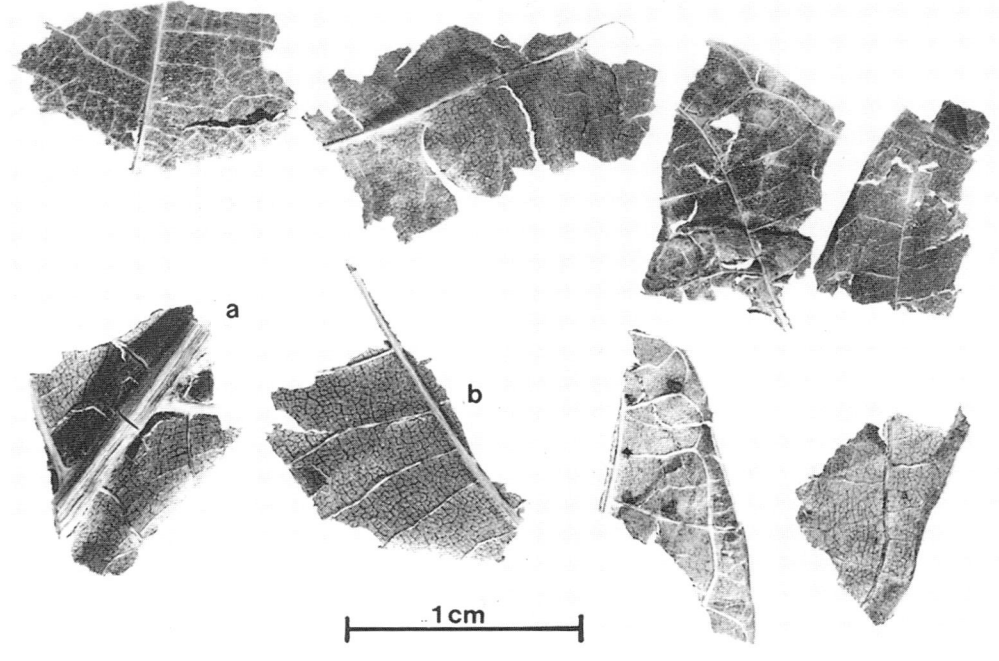

Abb. 1: Schnittdroge

Schnittdroge (Abb. 1): Zumeist annähernd quadratisch geschnittene, brüchige Stücke von dunkel graugrüner bis braungrüner Farbe mit glattem Blattrand. Die unterseits hervorstehende Nervatur besteht aus braunen Hauptnerven und Seitennerven erster Ordnung (a) sowie von diesen häufig rechtwinklig abgehenden, meist helleren Seitennerven zweiter Ordnung (b) sowie Teile der Blattstiele (ohne Abb.).

3. Mikroskopie
▶ Ein helleres Blattstück mit deutlich erkennbaren Seitennerven erster und zweiter Ordnung durchbrechen, das eine Stück mit der Oberseite, das andere mit der Unterseite nach oben auf Objektträger in Chloralhydrat-Lösung (RV) legen
▶ Mit Deckglas abdecken und ca. ½ min lang vorsichtig zum Sieden erhitzen.

Typische Merkmale: *Charakteristische, bräunlich erscheinende Nervatur, wellig-buchtige Epidermis mit Drüsenschuppen und Drüsenhaaren, große Calciumoxalatdrusen im Palisadenparenchym und kleinere an den Blattnerven.*

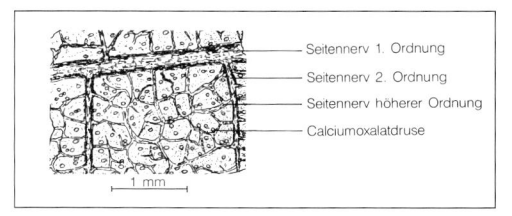

Abb. 2: Übersichtsbild

Übersichtsbild (Abb. 2): Die Seitennerven zweiter Ordnung gehen annähernd rechtwinklig von den Seitennerven erster Ordnung ab und sind durch kleinere Nerven netzartig miteinander verbunden. Die Nerven erscheinen in der Durchsicht braun, am Rand dunkler als in der Mitte. An den Nerven und im Mesophyll kommen viele, zum Teil sehr große Calciumoxalatdrusen vor.

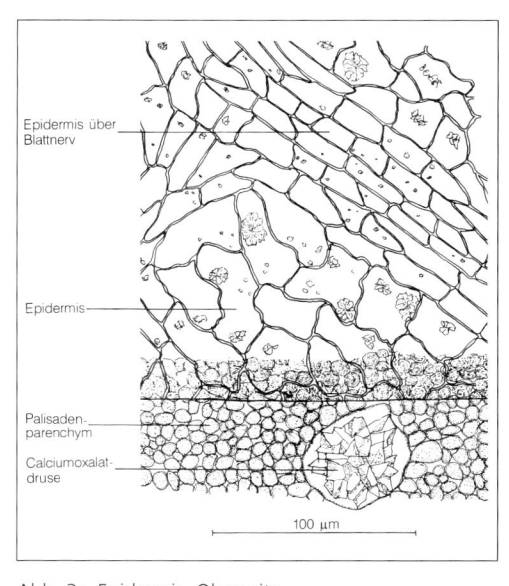

Abb. 3: Epidermis, Oberseite

Epidermis, Oberseite (Abb. 3): Die Epidermiszellen sind wellig, nur über den Nerven geradwandig, häufig mit körnig kristallinem Inhalt. Die Form der Epidermiszellen ist zumeist nur an den Bruchkanten des Blattstückes zu erkennen. Darunter liegt ein kleinzelliges Palisadenparenchym, durchsetzt von farblosen Zellen mit zum Teil sehr großen Calciumoxalatdrusen.

Epidermis, Unterseite (Abb. 4): Die Epidermis der Unterseite besteht aus oft sehr schwer erkennbaren, geradwandigen Epidermiszellen mit großen, anomocytischen Spaltöffnungsapparaten. Sie trägt große, den Lamiaceendrüsenschuppen ähnliche Haarbildungen sowie kleine Drüsenhaare mit vierzelligem Köpfchen. Das Schwammparenchym ist locker gebaut. Besonders in der Nähe der Blattnerven kommen Calciumoxalatdrusen vor.

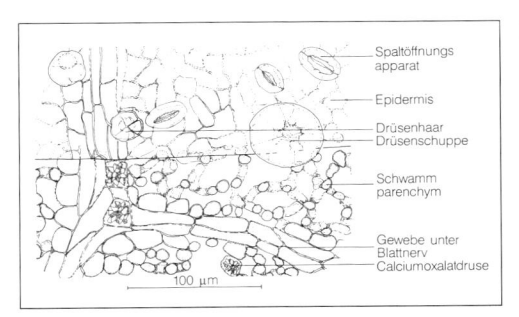

Abb. 4: Epidermis, Unterseite

Büschelhaare (Abb. 5): Am Abgang der Seitennerven erster Ordnung von den Hauptnerven kommen unterseits in Gruppen zusammenstehende, einzellige, derbwandige Haare mit spiraliger Struktur in der Außenwand und braunem Inhalt vor.

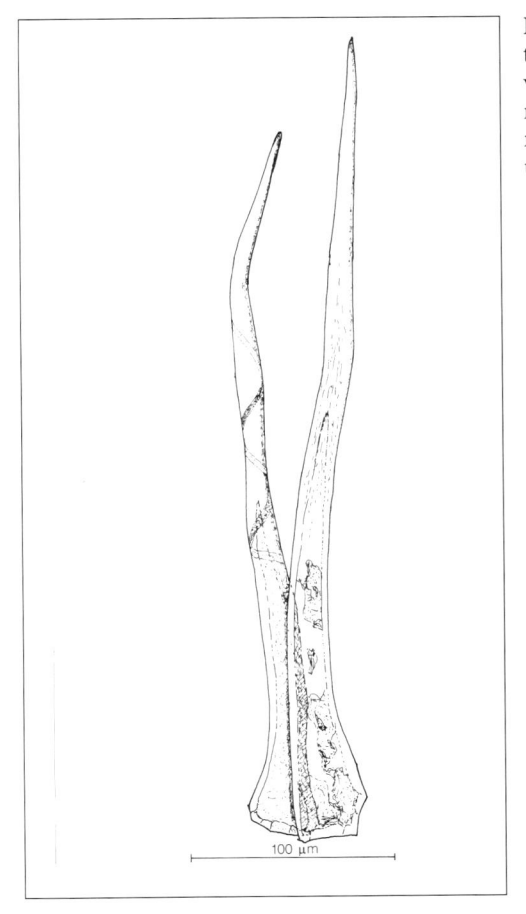

Abb. 5: Büschelhaare

4. Dünnschichtchromatographie
Kieselgel HF$_{254}$. Untersuchungslösung:
- 1 g gepulverte Droge (Siebnummer 710) mit 10 ml Methanol versetzen
- 5 min lang im Wasserbad auf 60 °C erhitzen
- Erkalten lassen
- Filtrieren.

Referenzlösung: 3 mg Hyperosid und 1 mg Kaffeesäure in 10 ml Methanol oder authentische Droge wie Untersuchungsmuster behandeln.

Aufzutragende Menge: 20 µl Untersuchungslösung und 10 µl Referenzlösung bandförmig (20 mm × 3 mm). [Zur Verwendung von HPTLC-Platten siehe Seite XV.]

Fließmittel: wasserfreie Ameisensäure – Wasser – Ethylacetat (6 + 6 + 88).

Laufhöhe: 10 cm, zweimal laufen lassen, unter Zwischentrocknung im Warmluftstrom.

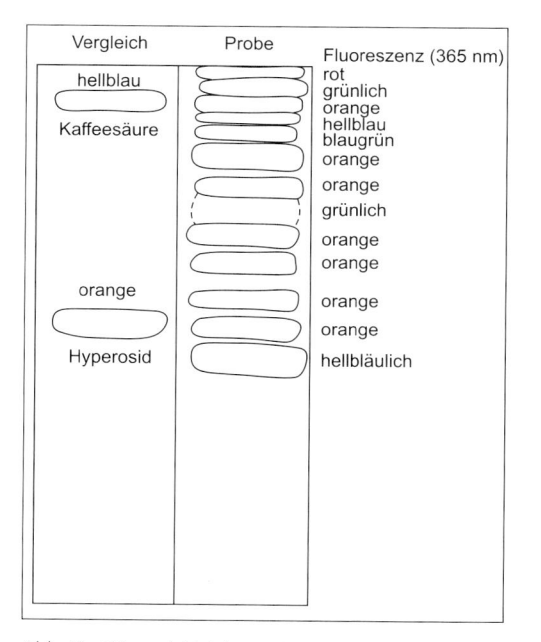

Abb. 6: Dünnschichtchromatogramm

Wichtige Zonen: *Oberhalb der hellblauen Referenzsubstanz Kaffeesäure treten eine rote, eine grünliche, eine orangefarbene und auf Höhe der Referenzsubstanz Kaffeesäure eine schmale blaue Zone auf. Zwischen der Kaffeesäure und der orangefarbenen Zone des Hyperosid treten mehrere orangefarbene und grünliche Zonen auf. Auf Höhe des Hyperosid liegt eine orangefarbene und darunter eine hellblaue Zone (Abb. 6).*

Laufzeit: Ca. 2 × 25 min.
- Abdunsten des Fließmittels im Warmluftstrom oder im Trockenschrank bei 100 bis 105 °C
- Besprühen der noch warmen Platte mit einer Lösung von Diphenylboryloxyethylamin (1% m/V) in Methanol
- Nachsprühen mit einer Lösung von Macrogol 400 (Polyethylenglycol) (5% m/V) in Methanol
- Einige Minuten lang auf 100 bis 105 °C erhitzen oder 30 min lang bei Raumtemperatur liegen lassen
- Unter der UV-Lampe (365 nm) auswerten.

5. Weitere Prüfungen (DAC 2005)

In der Apotheke durchführbar: Fremde Bestandteile, Trocknungsverlust, Asche. Alternative Dünnschichtchromatographie (DAC 2007, Bd. III).

Des Weiteren: Spektralphotometrische Bestimmung der Gerbstoffe

Weidenrinde
(Ph. Eur. 8.0, HMPC-Monographie)

Salicis cortex
Cortex salicis

Die getrocknete Rinde junger Zweige oder ganze getrocknete Stücke junger Zweige des laufenden Jahres verschiedener Arten der Gattung *Salix*, einschließich *S. purpurea* L., *S. daphnoides* Vill. und *S. fragilis* L.

Zur Prüfung erforderlich:
- Identität: Ca. 3 g.
- Qualitätssicherung: Ca. 100 g (kein Verbrauch).

Identität

1. Organoleptik
Adstringierender, bitterer Geschmack

2. Beschreibung der Schnittdroge

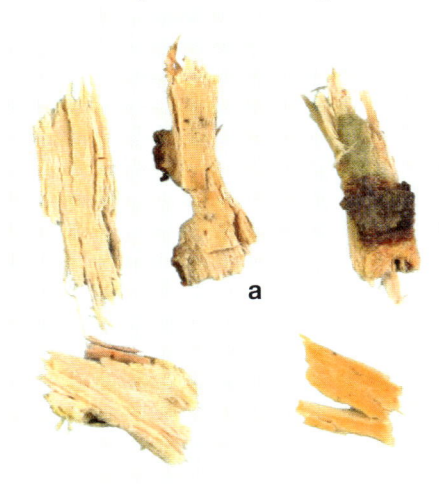

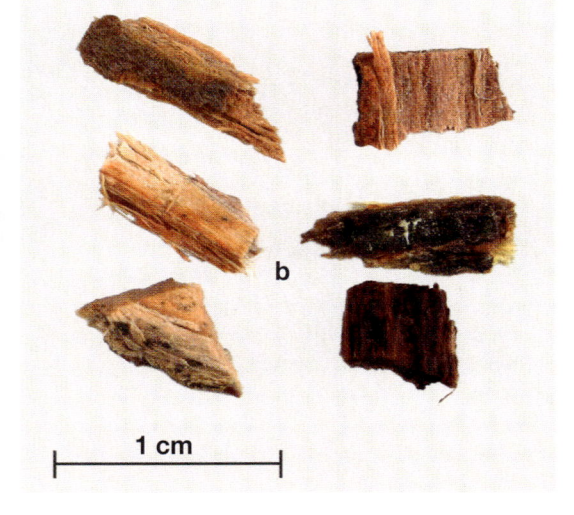

Abb. 1: Schnittdroge

Schnittdroge (Abb. 1): 1 bis 2 mm dicke, mitunter eingerollte Stücke mit grünlich gelber bis bräunlich grauer, glatter oder schwach gerunzelter Oberfläche. Innenseite fein längs gestreift. Bruch in den äußeren Bereichen kurz-, in der inneren Rinde grobfaserig, je nach Art blassgelb (a) oder rötlich braun (b). Gegebenenfalls höchstens 10 mm dicke Stücke der jungen Zweige des laufenden Jahres (ohne Abb.)

3. Mikroskopie

- ▶ Rindenstücke mit heißem Wasser übergießen und etwa 10 min lang darin belassen
- ▶ Rindenstücke quer zur Längsrichtung in zugespitztes, gespaltenes Styroporblöckchen einklemmen und mit frischer Rasierklinge Querschnitte machen
- ▶ Tangentiale Längsschnitte von der Oberfläche oder radiale Längsschnitte anfertigen
- ▶ Schnitte auf Objektträger in Chloralhydrat-Lösung (RV) einlegen und mit Deckglas abdecken; bei Bedarf (Lufteinschlüsse) kurz aufkochen
- ▶ Bei der Verwendung von Drogenpulver sind zwar die Zellelemente und Gewebebruchstücke aber nicht der Aufbau der Gewebe und Organe erkennbar.

Typische Merkmale: *Bräunliches unregelmäßiges Abschlussgewebe, englumige Fasern mit Kristallzellreihen, meist derbwandiges Parenchym mit Calciumoxalatdrusen. Je nach Stammpflanze Steinzellgruppen.*

Querschnitt, Übersicht (Abb. 2): Unter einem gelben bis braunen, dickwandigen Abschlussgewebe aus wenigen Schichten primäre Rinde mit kollenchymatischem Parenchym und Faserzellgruppen. Anordnung der Fasergruppen und Auftreten von Steinzellgruppen je nach Art unterschiedlich (Abb.: *Salix fragilis*). Im Bereich der sekundären Rinde alternierend in Reihen angeordnete Faserbündel (Hartbast) und Weichbast aus großlumigen Siebröhren und Parenchym unterbrochen von einzelligen Markstrahlen.

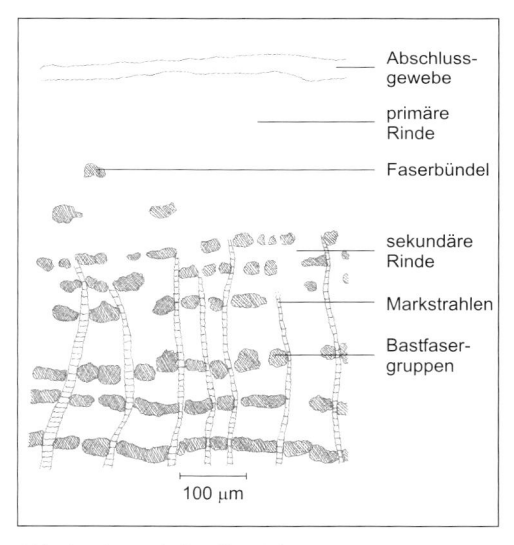

Abb. 2: Querschnitt, Übersicht

Weidenrinde

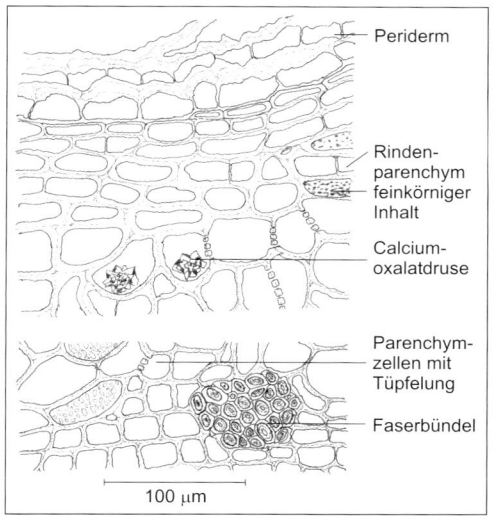

Abb. 3: Querschnitt primäre Rinde

Querschnitt, primäre Rinde (Abb. 3): Korkschicht aus meist nur 2 oder 3 Zellreihen stark suberinisierter Korkzellen, darunter Periderm aus wenigen Reihen tangential gestreckter Zellen. Parenchym der primären Rinde aus rundlichen bis ovalen derbwandigen Zellen, zum Teil mit grob getüpfelten Zellwänden („Fensterzellen"), zahlreiche stumpfkantige Calciumoxalatdrusen. Bündel von Fasern mit stark verdickten Zellwänden und kaum sichtbarem Lumen. Teilweise begleitet von Zellen mit Calciumoxalatprismen (Kristallzellreihen).

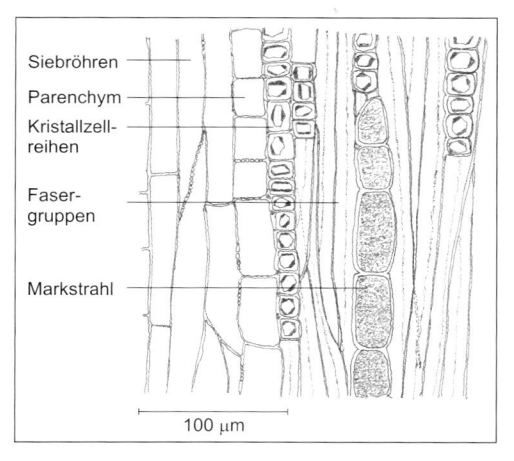

Abb. 4: Tangentialer Längsschnitt

Tangentialer Längsschnitt (Abb. 4): Bündel der stark verdickten Fasern mit kaum erkennbarem Lumen begleitet von Zellen mit Calciumoxalatprismen (Kristallzellreihen), einreihige Markstrahlen, Parenchym und Siebröhren.

Radialer Längsschnitt (Abb. 5): Bündel von Fasern mit kaum erkennbarem Lumen und Kristallzellreihen, Parenchym mit Calciumoxalatdrusen, quer verlaufende, wenig verdickte Markstrahlzellen.

Labels: Markstrahl, Calciumoxalatprismen, Calciumoxalatdrusen, Parenchym

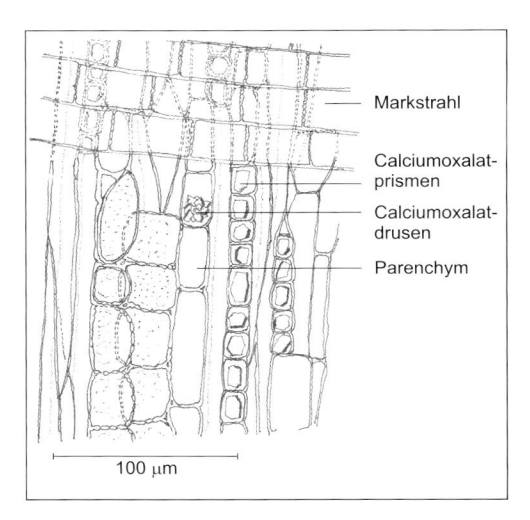

100 µm

Abb. 5: Radialer Längsschnitt

4. **Dünnschichtchromatographie** (Ph. Eur. 8.0, abgeändert)
   Kieselgel HF$_{254}$. Untersuchungslösung A:
   ▶ 1 g gepulverte Droge (Siebnummer 355) mit 10 ml Methanol versetzen
   ▶ 10 min lang unter häufigem Schütteln im Wasserbad auf 50 °C erwärmen
   ▶ Abkühlen lassen
   ▶ Filtrieren.
   Untersuchungslösung B:
   ▶ 5 ml Untersuchungslösung A mit 1 ml einer Lösung von wasserfreiem Natriumcarbonat 5 % (m/V) versetzen
   ▶ 10 min lang im Wasserbad auf 60 °C erwärmen
   ▶ Abkühlen lassen
   ▶ Erforderlichenfalls filtrieren.
   Referenzlösung: 2 mg Salicin in 1 ml Methanol* oder authentische Droge wie Untersuchungsmuster behandeln.
   Aufzutragende Menge: Je 10 µl beider Untersuchungslösungen und der Referenzlösung bandförmig (20 mm × 3 mm). [Zur Verwendung von HPTLC-Platten siehe Seite XV.]
   Fließmittel: Wasser – Methanol – Ethylacetat (8 + 15 + 77).
   Laufhöhe: 15 cm.
   Laufzeit: Ca. 55 min
   ▶ Fließmittel im Warmluftstrom abdunsten lassen
   ▶ Platte mit einer Mischung von 1 ml Schwefelsäure 96 % und 19 ml Methanol besprühen
   ▶ 5 min lang auf 100 bis 105 °C erhitzen
   ▶ Im Tageslicht auswerten.

---

* Die von der Ph. Eur vorgeschriebene Referenzsubstanz Chlorogensäure wird zur Auswertung nicht benötigt.

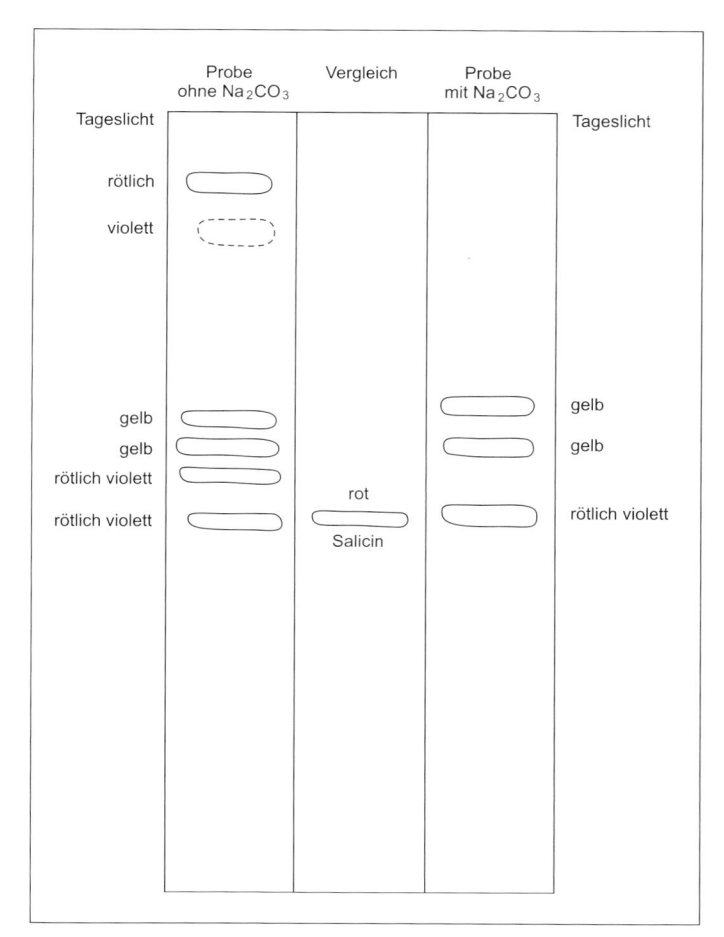

Probe ohne Na₂CO₃	Vergleich	Probe mit Na₂CO₃	
Tageslicht			Tageslicht
rötlich			
violett			
		gelb	gelb
gelb		gelb	gelb
rötlich violett			
rötlich violett	rot / Salicin		rötlich violett

Wichtige Zonen: *Das Chromatogramm der Untersuchungslösung A zeigt im oberen und mittleren Drittel mehrere rötliche, violette oder gelbe Zonen und eine rötlich violette auf Höhe des Salicins. Das Chromatogramm der Untersuchungslösung B zeigt unter anderem eine intensive rötlich violette Zone auf Höhe des Salicins (Abb. 6).*

Abb. 6: Dünnschichtchromatogramm

Einige Untersuchungen zur Qualitätssicherung

1. Reinheit
Fremde Bestandteile:
- 100 g Droge auf Zweigstücke mit einem Durchmesser von mehr als 10 mm und andere fremde Bestandteile durchsehen.

Höchstens 3 g (3%) Zweigstücke mit einem Durchmesser von mehr als 10 mm und höchstens 2 g (2%) andere fremde Bestandteile.

2. Weitere Prüfungen (Ph. Eur. 8.0)
In der Apotheke durchführbar: Trocknungsverlust, Asche. Alternative Dünnschichtchromatographie (DAC 2013 AI).
Des Weiteren: Spektralphotometrische Gehaltsbestimmung des gesamten Salicins nach Hochdruckflüssigchromatographie, Prüfung auf Cadmium.

Weidenröschenkraut und Schmalblättriges Weidenröschenkraut

Epilobii herba
Herba Epilobii

E. angustifolii herba
Herba Epilobii angustifolii

Weidenröschenkraut: Die getrockneten oberirdischen Teile von *Epilobium parviflorum* SCHREIB. und anderen kleinblütigen Epilobium-Arten.
Schmalblättriges Weidenröschenkraut: Die getrockneten oberirdischen Teile von *Epilobium angustifolium* L.

Zur Prüfung erforderlich:
- Identität: Ca. 2 g.
- Qualitätssicherung: 50 g (kein Verbrauch).

Identität

1. Organoleptik
Adstringierender, etwas bitterer Geschmack.

2. Beschreibung der Schnittdroge

Schnittdroge (*E. parviflorum*, Abb. 1): Die Droge besteht meist überwiegend aus 1–3 mm dicken Stängelstücken, tiefgrünen, zerknitterten Blattbruchstücken und nur wenig Blüten- und Fruchtanteilen. Die Stängel sind längsrinnig, z. T. fein drüsig behaart, die Blätter weisen eine undeutlich netzige Nervatur auf und sind je nach *Epilobium*-Art spärlich oder deutlich behaart, ganzrandig oder mit fein gezähntem Rand; Blütenteile sind blassviolett. Die Früchte sind lange, auf vier Seiten aufspringende Kapseln, in denen zahlreiche, 0,5–2 mm lange, braune bis schwarze Samen liegen, die einen in der Schnittdroge meist abgebrochenen Haarschopf tragen.

E. angustifolium: Im Gesamteindruck grünlichbraun. Stängelstücke rundlich bis schwach kantig, 2 bis 8 mm im Durchmesser. Blattfragmente oberseits dunkelgrün, unterseits deutlich heller. Abzweigung der Seitennerven 1. Ordnung fast rechtwinkelig, diese am

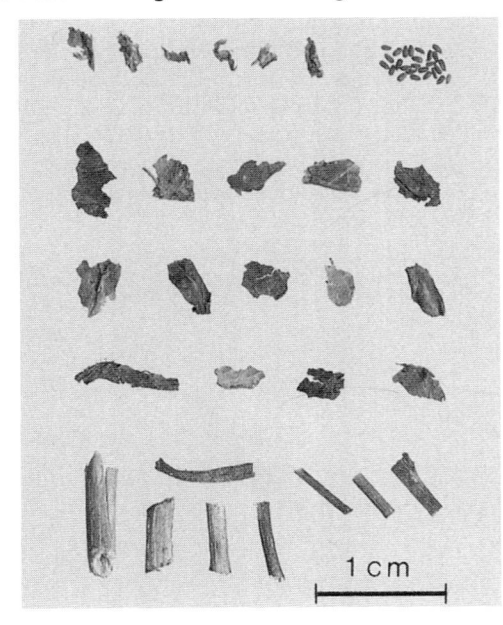

Abb. 1: Schnittdroge Weidenröschen

Rand anastomosierend (typisch!) (Abb. 2). Blattflächen meist vollständig kahl. Blütenfragmente violett bis rosa, selten weißlich.

Kelchblattoberseite und Rand kahl. Narbeninnenseite und Griffelgrund behaart.

3. Mikroskopie

- ▶ Einige Fragmente von Laubblättern, Blüten, Fruchtkapseln und Samen auf Objektträger legen

- ▶ Einige Tropfen Chloralhydrat-Lösung (RV) zugeben
- ▶ Mit Deckglas abdecken und kurz zum Sieden erhitzen.

Typische Merkmale: E. parviflorum: Schlauchhaare mit einer kleinen Ausstülpung. Raphiden in Schleimzellen, diese ausfüllend oder deutlich kürzer. Raphidenzellen gleichmäßig verteilt. E. angustifolium: Laubblätter mit besonders feinem Adernetz. Schlauchhaare fehlen. Raphidenzellen fast ausschließlich entlang der Blattnerven.

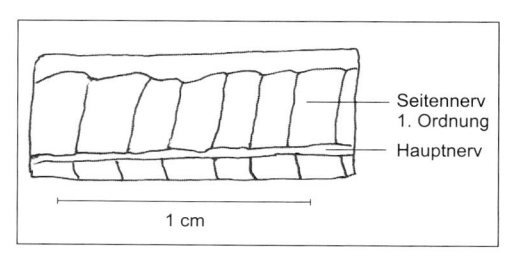

Abb. 2: Seitennerven im Blatt des schmalblättrigen Weidenröschens

Epilobium angustifolium:
Raphidenbündel im Blatt (Abb. 3): Die Schleimzellen mit den meist in Bündeln zum Teil auch unregelmäßig verteilt vorkommenden Raphiden liegen fast ausschließlich parallel zu den Blattnerven in unmittelbarer Nähe der Leitbündelscheiden oder innerhalb der Scheiden.

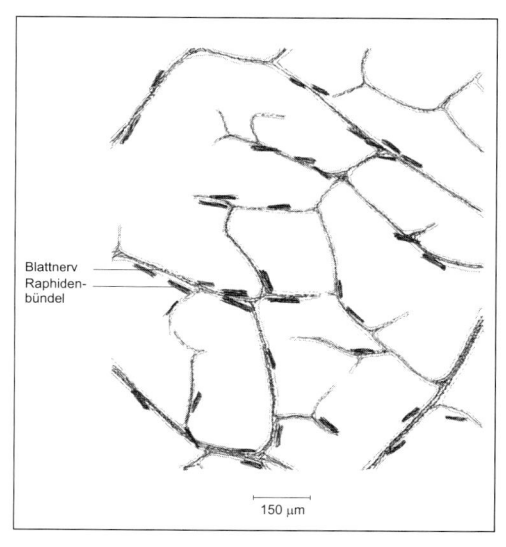

Abb. 3: Raphidenbündel im Blatt

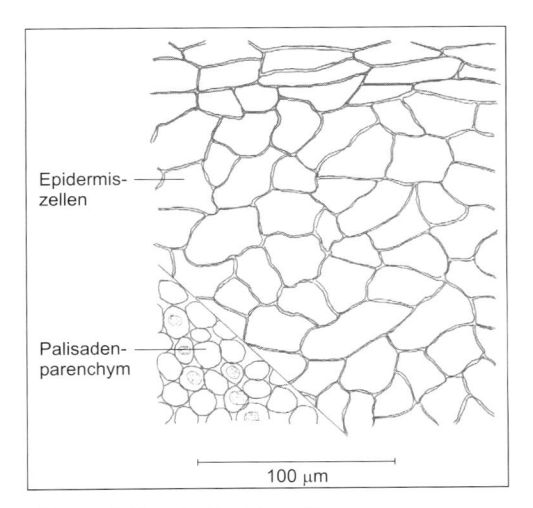

Abb. 4: Epidermis, Blattoberseite

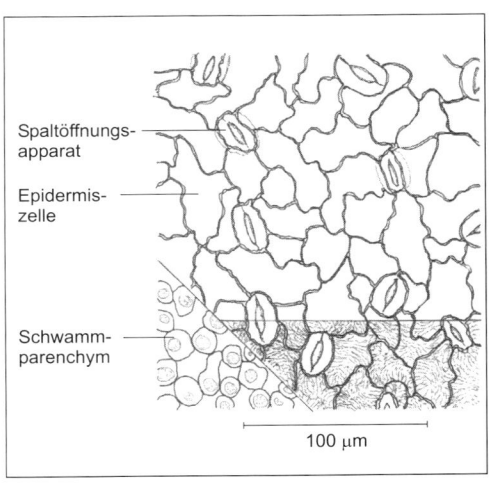

Abb. 5: Epidermis, Blattunterseite

Epidermis Blattoberseite (Abb. 4): Die Blattoberseite des bifazialen Blattes ist fast völlig kahl und hat schwach wellig buchtige, polygonale Epidermiszellen. Spaltöffnungsapparate fehlen. Unter der Epidermis ist das Palisadenparenchym erkennbar.

Epidermis, Blattunterseite (Abb. 5): Die ebenfalls kahle, kutikulargestreifte Epidermis der Blattunterseite ist stärker wellig buchtig als die der Oberseite und enthält viele anomocytische Spaltöffnungsapparate. Das Schwammparenchym besteht aus in der Aufsicht rundlichen bis keulenförmigen Zellen.

Samen (Abb. 6): Die ein feines Anhängsel tragenden, unbehaarten Samen haben höchstens schwach papillöse Epidermiszellen. Sie können ebenfalls Raphidenbündel führen. Bei anderen Epilobiumarten ist die Epidermis mehr oder weniger ausgeprägt papillös. Der bis über 1 cm lange Haarschopf aus einzelligen, dünnwandigen Haaren ist in der Schnittdroge meist abgebrochen.

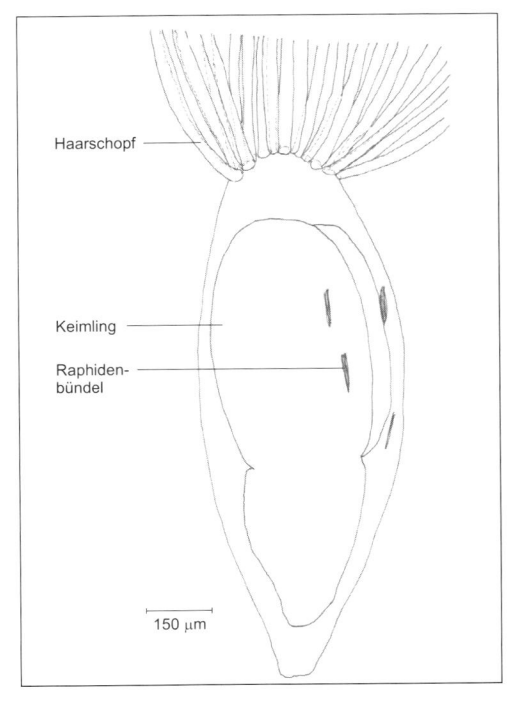

Abb. 6: Samen

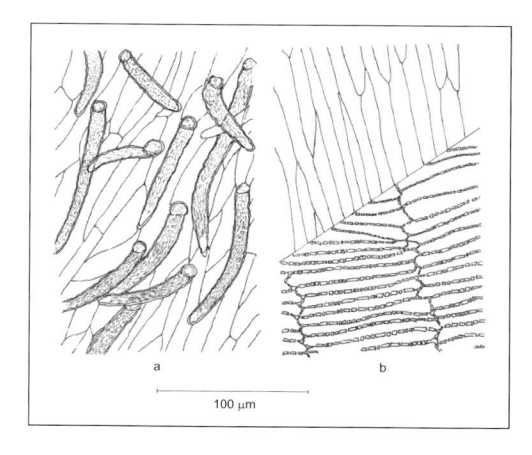

Abb. 7: Außen- und Innenseite der Kapsel

Außen und Innenseite der Kapsel (Abb. 7): Die aus langgestreckten, dünnwandigen Zellen bestehende Epidermis der Außenseite der Fruchtkapsel (a) ist zum Teil sehr dicht mit Deckhaaren besetzt, die vorne mehr oder weniger zugespitzt sind. Unter den schmalen, dünnwandigen langgestreckten Epidermiszellen der Innenseite (b) liegt eine Schicht verdickter, deutlich getüpfelter Zellen, die teils regelmäßigt parallel, teils unregelmäßig angeordnet sind und am mittleren Leitbündel in ein Bündel langgestreckter Zellen übergehen

Kleinblütige Epilobiumarten (Epilobium parviflorum)

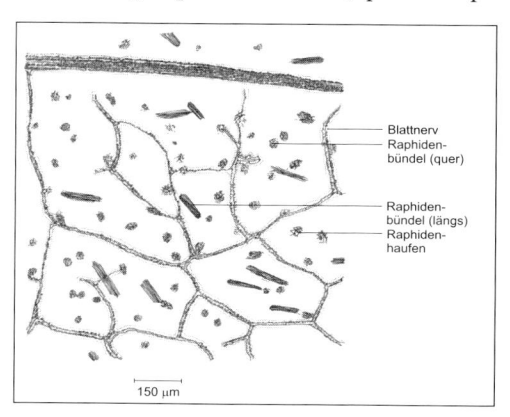

Abb. 8: Raphidenbündel im Blatt

Raphidenbündel im Blatt (Abb. 8): Abweichend von Epilobium angustifolium sind bei anderen, somit auch bei den kleinblütigen Arten die Raphidenbündel oder Raphidenhaufen unregelmäßig im Mesophyll verteilt und je nach Art teils in Längsrichtung teils auch in Aufsicht in rundlichen Zellen, gleichsam im Querschnitt, anzutreffen.

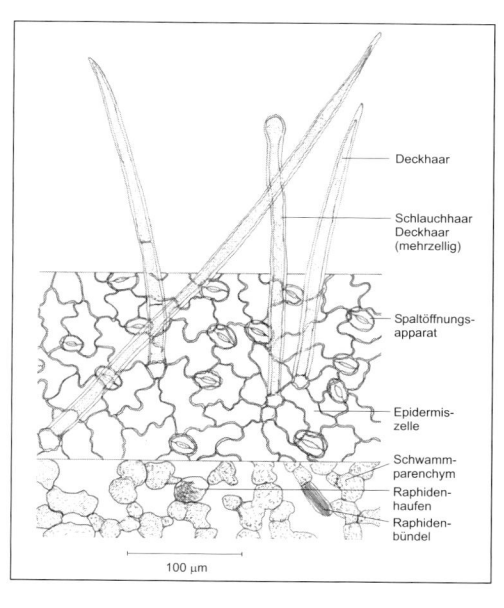

Abb. 9: Epidermis, Blattunterseite

Epidermis, Blattunterseite (Abb. 9): Die Epidermis der Blattunterseite mit stark wellig buchtigen Epidermiszellen trägt zahlreiche spitze, langgestreckte, gelegentlich etwas buckelige, meist einzellige, selten mehrzellige Deckhaare und vorne mehr oder weniger keulenförmig abgerundete Haare (Schlauchhaare). Die Spaltöffnungsapparate sind anomocytisch mit 3 bis 5 Nebenzellen. Die weniger stark wellig buchtige Epidermis der Oberseite hat nur Deckhaare und keine Spaltöffnungsapparate.

Eine ähnliche Behaarung (Deckhaare und Schlauchhaare) findet sich auch auf den Stängeln und den Fruchtkapseln.

4. Dünnschichtchromatographie
Kieselgel HF$_{254}$. Untersuchungslösung:
- 1 g gepulverte Droge mit 10 ml Methanol versetzen
- 10 min lang unter Rückfluss extrahieren
- Filtrieren
- Zur Trockne eindampfen
- Mit 1 ml Methanol aufnehmen.

Referenzlösung: Je 5 mg Hyperosid und Quercitrin und 2,5 mg Chlorogensäure in 10 ml Methanol lösen oder authentische Droge wie Untersuchungsmuster behandeln. [Zur Verwendung von HPTLC-Platten siehe Seite XV.]

Fließmittel: Ethylacetat – Ethylmethylketon – wasserfreie Ameisensäure – Wasser (50 + 30 + 10 + 10).

Wichtige Zonen: Im Chromatogramm der Referenzlösung sind folgende Zonen mit steigenden Rf-Werten sichtbar: Chlorogensäure (blau), Hyperosid (orange) und Quercitrin (orange). Im Chromatogramm von Epilobium parviflorum sind etwa auf Höhe der Chlorogensäure-Referenzzone eine intensiv rotorange Zone und auf Höhe der Hyperosid-Referenzzone zwei blaue bzw. eine blaue und eine schwach gelbe Zone sichtbar. Im Chromatogramm von Epilobium angustifolium tritt hier eine intensiv gelborange Zone auf. Auf Höhe der Quercitrin-Referenzzone befindet sich eine schwach orangerote Zone. Nahe der Fließmittelfront sind eine blaue und eine oder mehrere rote Zonen sichtbar. Weitere Zonen können vorhanden sein (Abb. 10).

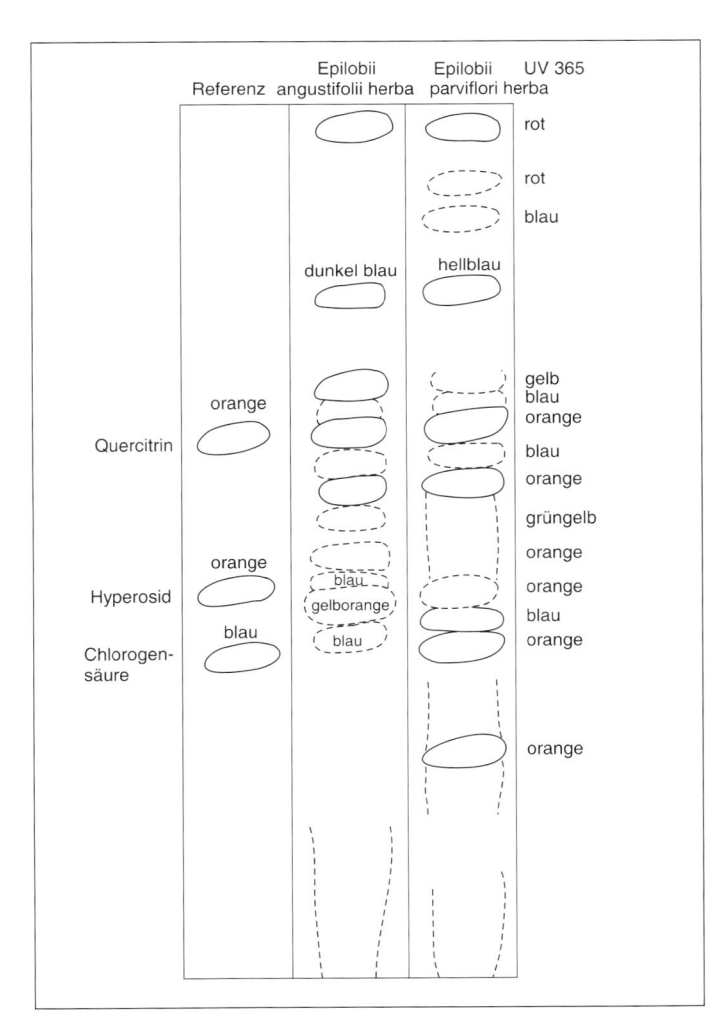

Abb. 10: Dünnschichtchromatogramm von Weidenröschenkraut

Laufhöhe: 12 cm.
Laufzeit: ca. 35 min.
- Abdunsten des Fließmittels bei 100 bis 105 °C
- Besprühen der noch warmen Platte mit einer Lösung von Diphenylboryloxyethylamin (1 % m/V) in Methanol
- Nachsprühen mit einer Lösung von Macrogel 400 (Polyethylenglycol) (5 % m/V) in Methanol
- Etwa 5 min lang bei 100 bis 105 °C erhitzen oder 30 min lang bei Raumtemperatur liegen lassen
- Unter der UV-Lampe (365 nm) auswerten.

Einige Untersuchungen zur Qualitätssicherung

1. Reinheit
Fremde Bestandteile:
- 50 g Droge auf fremde Bestandteile durchsehen.

Höchstens 1 g (2 %) fremde Bestandteile.

2. Weitere Prüfungen
In der Apotheke durchführbar: Trocknungsverlust, Asche.

Weißdornblätter mit Blüten
(Ph. Eur. 6.0)
(Standardzulassung 1349.99.99)

Crataegi folium cum flore
Folia Crataegi cum floribus

Die getrockneten, blühenden Zweigspitzen von *Crataegus monogyna* JACQ. emend. LINDMAN oder *Crataegus laevigata* (POIRET) DC. (*C. oxyacanthoides* THUILL), seltener von anderen europäischen *Crataegus*-Arten wie *Crataegus pentagyna* WALDST. et KIT ex WILLD., *Crataegus nigra* WALDST. et Kit., *Crataegus azarolus* L.

Zur Prüfung erforderlich:
- Identität: Ca. 2 g.
- Qualitätssicherung: 100 g (kein Verbrauch).

Identität

1. **Organoleptik** (DAC 2007, Bd. III)
Schwacher eigenartiger Geruch.

2. **Beschreibung der Schnittdroge** (Ph. Eur. 6.0, DAC 2007, Bd. III)

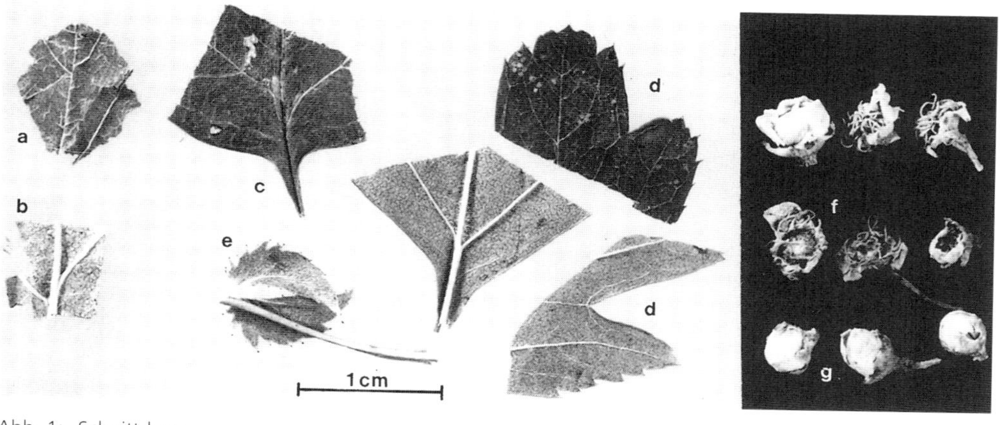

Abb. 1: Schnittdroge

Schnittdroge, Blätter (Abb. 1): Flache, oberseits dunkel- bis bräunlichgrüne (a), unterseits heller graugrüne (b), eckig geschnittene Stücke mit auffallender Netznervatur und leicht hervortretendem Hauptnerv (b). Je nach geernteter Art kahl bis zerstreut (*C. laevigata, C. monogyna, C. pentagyna*) oder dicht filzig behaart (*C. nigra, C. azarolus*). An einzelnen Stücken (d) lassen sich noch die teils gar nicht oder nur nahe der Spitzen (*C. azarolus, C. monogyna*), teils bis unter die Mitte (*C. laevigata, C. pentagyna, C. nigra*)

Weißdornblätter mit Blüten — Teil II

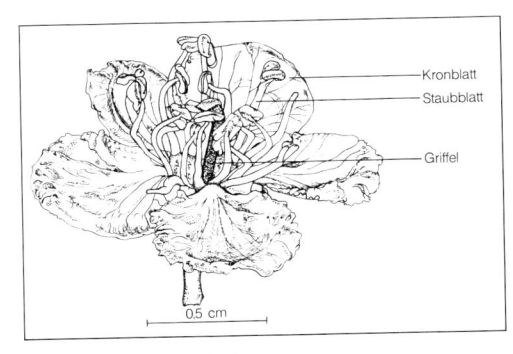

Abb. 2: Blüte in Aufsicht

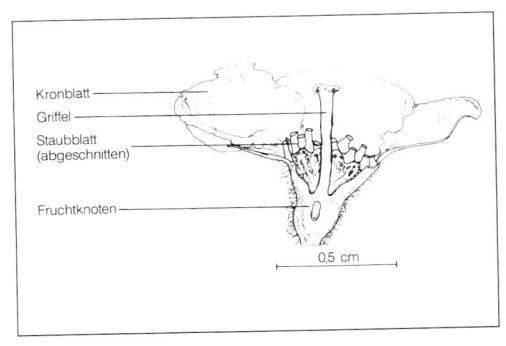

Abb. 3: Blüte längs durchschnitten, ohne Staubblätter

gezähnten Lappen der mehr oder weniger tief gelappten Blätter erkennen. Die Lappen sind länglich, zugespitzt oder fast stumpf *(C. monogyna, C. nigra)* oder kurz, breit und fast stumpf *(C. laevigata, C. pentagyna, C. azarolus)*. Blätter in den 5 bis 30 mm langen Blattstiel verschmälert (c). Die Nebenblätter sind lanzettlich pfriemlich, ganzrandig *(C. monogyna)* oder zugespitzt, ungleich eingeschnitten gesägt *(C. laevigata)* oder sichelförmig, gesägt bis gezähnt (e) *(C. pentagyna, C. azarolus)* oder breit ei- bis sichelförmig *(C. nigra)*.

Blüten (Abb. 1, 2 und 3): Am oberen Rand eines bräunlichgrünen, kahlen oder zottig behaarten Achsenbechers stehen fünf breit dreieckige bis lanzettliche, zurückgebogene Kelchzipfel, fünf gelblichweiße bis bräunliche, rundliche bis breiteiförmige, kurzgenagelte Kronblätter und viele Staubblätter (1f, 2). Der Fruchtknoten ist in den Achsenbecher eingesenkt, mit ihm verwachsen und wird von einem *(C. monogyna,* Abb. 3*)*, einem bis drei *(C. azarolus)*, zwei oder drei *(C. laevigata)* oder vier oder fünf *(C. pentagyna, C. nigra)* Griffeln gekrönt. Noch geschlossene Blüten kommen häufig vor (1g). Die grünbraunen bis dunkelbraunen, 1 bis höchstens 2,5 mm dicken, holzigen Zweigstücke lassen Reste der wechselständig angeordneten Blätter und eventuell der kleinen Nebenblätter erkennen.

3. Mikroskopie

- Einige Blattstücke und Blüten kurz in Wasser aufkochen und 5 bis 10 min lang in eine Mischung aus Ethanol 90 % (V/V) und Glycerol (9 + 1 V/V) legen
- Blattstück auf Fingerkuppe legen und mit frischer Rasierklinge kleine Flächenschnitte von Ober- und Unterseite abheben
- Blüte mit Lupe betrachten oder längs spalten
- Staubblatt entnehmen, auf Objektträger zerquetschen
- Kelchblatt abzupfen oder mit Rasierklinge Flächenschnitte von der Außenseite der Blütenachse anfertigen
- Schnitte und Quetschpräparate auf Objektträger in Chloralhydrat-Lösung (RV) legen
- Mit Deckglas abdecken und ½ min lang zum Sieden erhitzen.

Typische Merkmale: *Große, anomocytische Spaltöffnungsapparate, Calciumoxalatdrusen, Einzelkristalle, einzellige, meist gebogene Haare, abgerundet dreieckige Pollenkörner mit drei Keimporen, quergebändertes Endothecium.*

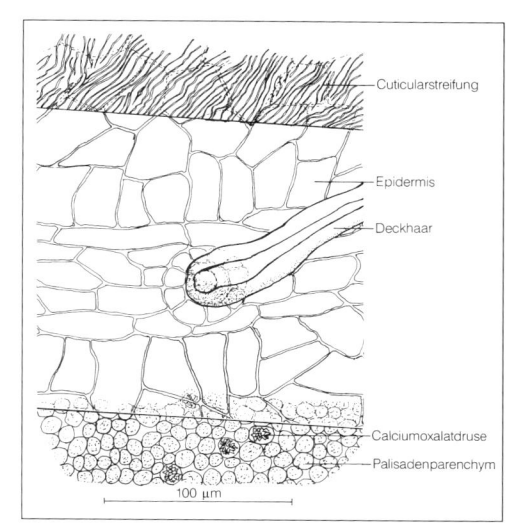

Abb. 4: Epidermis, Blattoberseite

Epidermis, Blattoberseite (Abb. 4): Epidermiszellen oberseits unregelmäßig polygonal mit mehr oder weniger deutlich gestreifter Cuticula, darunter zwei Lagen dicht angeordneter, englumiger, 7 bis 13 µm großer Palisadenzellen und Drusen im Mesophyll. Gelegentlich kommen dickwandige, fast gerade bis gekrümmte, einzellige Haare vor.

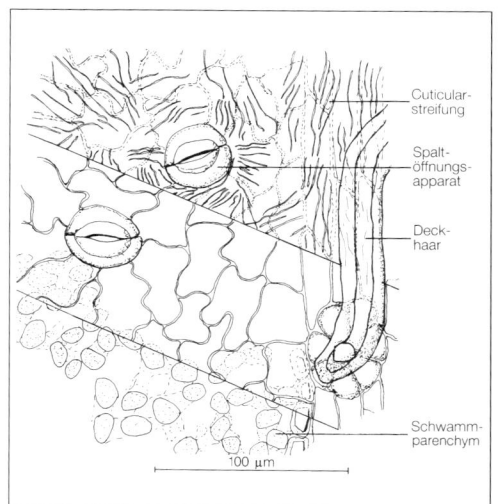

Abb. 5: Epidermis, Blattunterseite

Epidermis, Blattunterseite (Abb. 5): Die Epidermiszellen der Unterseite sind rundlich polygonal bis wellig-buchtig, mit mehr oder weniger deutlicher Kutikularstreifung. Die Unterseite hat viele große, anomocytische Spaltöffnungsapparate, darunter mehrere Lagen Schwammparenchym, im Mesophyll finden sich Drusen, an den Blattnerven Kristallzellreihen mit Einzelkristallen oder Drusen.

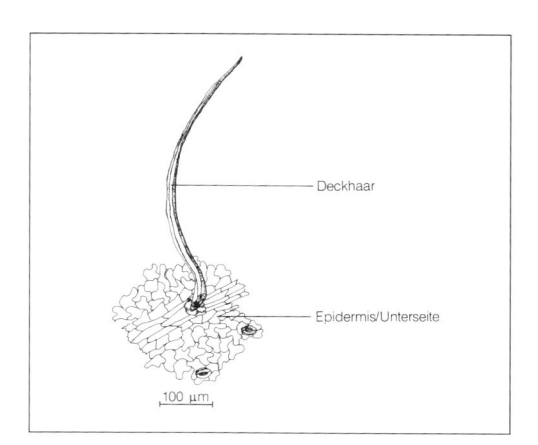

Abb. 6: Deckhaar, Blattunterseite

Deckhaar, Blattunterseite (Abb. 6): Deckhaare wie oberseits, jedoch häufiger.

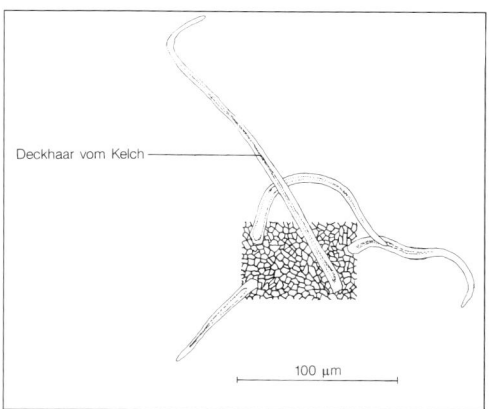

Abb. 7: Epidermis von Kelch und Achsenbecher

Epidermis von Kelch und Achsenbecher (Abb. 7): Epidermis wie bei den Laubblättern gestaltet, jedoch mit weniger Spaltöffnungsapparaten und meist stärker behaart.

Endothecium (Abb. 8), **Pollenkorn** (Abb. 9): Pollenkorn abgerundet dreieckig bis ellipsoid, bis 45 µm groß, mit drei Keimporen und glatt erscheinender Exine, Endothecium mit quer verlaufenden, bügelförmigen Verdickungsleisten.

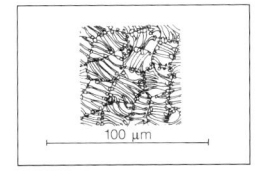

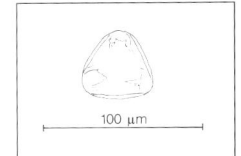

Abb. 8: Endothecium

Abb. 9: Pollenkorn

4. Dünnschichtchromatographie
Kieselgel HF$_{254}$. Untersuchungslösung:
- 1 g gepulverte Droge (Siebnummer 355) mit 10 ml Methanol versetzen
- Im Wasserbad bei 60 °C unter häufigem Schütteln 5 min lang extrahieren
- Abkühlen lassen
- Filtrieren.

Referenzlösung: Je 1 mg Chlorogensäure und Kaffeesäure (nicht in Ph. Eur.) und je 2,5 mg Rutosid (nicht in Ph. Eur.) und Hyperosid in 10 ml Methanol oder authentische Droge wie Untersuchungsmuster behandeln.

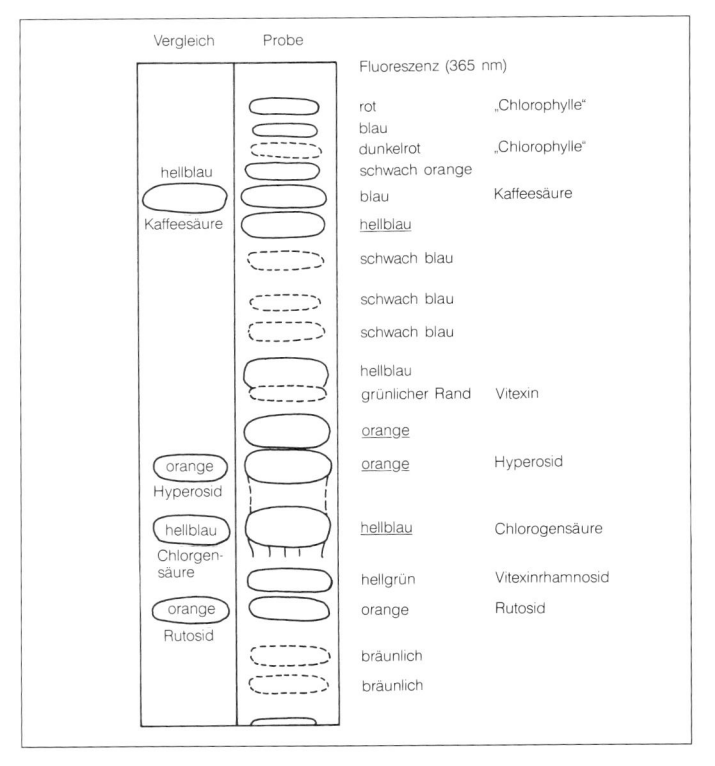

Abb. 10: Dünnschichtchromatogramm

Wichtige Zonen: Hellblaue Zone kurz unterhalb der Referenzsubstanz Kaffeesäure, je eine intensiv orangefarbene Zone kurz oberhalb und auf der Höhe (Hyperosid) der Referenzsubstanz Hyperosid, eine hellblaue (Chlorogensäure) auf der Höhe der Referenzsubstanz Chlorogensäure, eine hellgrüne (Vitexinrhamnosid) kurz oberhalb des Rutosids (Abb. 10). Außerdem können mehrere andere blaue, grünliche oder bräunliche Zonen auftreten. Da mehrere Stammpflanzen verwendet werden dürfen, kann das Dünnschichtchromatogramm bei den nicht ausdrücklich erwähnten Zonen von dem der Abb. 10 abweichen.

Aufzutragende Menge: 20 µl Untersuchungslösung und 10 µl Referenzlösung bandförmig (20 mm × 3 mm). [Zur Verwendung von HPTLC-Platten siehe Seite XV.]
Fließmittel: Wasser – wasserfreie Ameisensäure – Ethylmethylketon – Ethylacetat (10 + 10 + 30 + 50).
Laufhöhe: 15 cm.
Laufzeit: Ca. 90 min.
- Abdunsten des Fließmittels im Warmluftstrom oder im Trockenschrank bei 100° bis 105 °C
- Besprühen der noch warmen Platte mit einer Lösung von Diphenylboryloxyethylamin (1 % m/V) in Methanol
- Nachsprühen mit einer Lösung von Macrogol 400 (Polyethylenglycol) (5 % m/V) in Methanol
- Einige min lang bei 100° bis 105 °C erhitzen oder 30 min bei Raumtemperatur liegen lassen
- Unter der UV-Lampe (365 nm) auswerten.

Einige Untersuchungen zur Qualitätssicherung

1. Reinheit
Fremde Bestandteile:
- 100 g Droge auf fremde Bestandteile durchsehen.

Höchstens 8 g (8 %) verholzte Zweige mit einem Durchmesser von mehr als 2,5 mm und höchstens 2 g (2 %) sonstige fremde Bestandteile.

2. Weitere Prüfungen (Ph. Eur. 6.0)

In der Apotheke durchführbar: Trocknungsverlust, Asche. Alternative Dünnschichtchromatographie (DAC 2007, Bd. III).
Des Weiteren: Spektralphotometrische Gehaltsbestimmung der Flavonoide.

Weizenstärke
(Ph. Eur. 6.3)

Tritici amylum
Amylum Tritici

Weizenstärke wird aus den Früchten von *Triticum aestivum* L. *(T. vulgare* VILL.) gewonnen. In kaltem Wasser und Ethanol unlöslich.

Zur Prüfung erforderlich:
- Identität: Ca. 1 Messerspitze.
- Qualitätssicherung: 11 g.

Identität

1. Organoleptik (Ph. Eur. 6.3, DAC 2007, Bd. III)
Sehr feines, weißes, geruch- und geschmackloses Pulver, das beim Reiben zwischen den Fingern knirscht; praktisch unlöslich in kaltem Wasser und in Ethanol.

2. Mikroskopie (Ph. Eur. 6.3, DAC 2007, Bd. III)

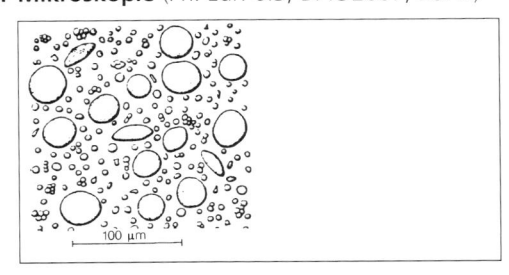

Abb. 1: Stärkekörner

- Wasserpräparat mit wenig Substanz.

Stärkekörner (Abb. 1): Große und kleine Körner und sehr selten Körner von mittlerer Größe. In Aufsicht rundliche, in Seitenansicht linsenförmige Körner von 10 bis 60 µm Durchmesser und kaum erkennbarer konzentrischer Schichtung, selten mit zentralem Spalt. Zahlreiche, rundliche bis polyedrische Kleinkörner von 2 bis 10 µm Durchmesser.

3. Reaktionen (Ph. Eur. 6.3, DAC 2007, Bd. III)

A.
- 1 g Droge mit 50 ml Wasser versetzen
- 1 min lang zum Sieden erhitzen
- Abkühlen lassen.

Es bildet sich ein trüber, flüssiger Kleister.

B.
- 1 ml des unter A. erhaltenen Kleisters mit 0,05 ml Iod-Lösung R1 (0,005 mol · l^{-1}) versetzen.

Tiefblaue Färbung, die beim Erhitzen verschwindet und beim Abkühlen wieder auftritt (Iod-Einschlussverbindung).

Einige Untersuchungen zur Qualitätssicherung

1. Reinheit

A. pH-Wert:
- 5 g Droge mit 25,0 ml kohlendioxidfreiem Wasser versetzen
- 60 s lang schütteln
- 15 min lang stehen lassen
- pH-Wert mit Universalindikatorpapier messen

Der pH-Wert muss zwischen 4,5 und 7 liegen.

B. Fremde Stärke:
- Mikroskopische Prüfung im Wasserpräparat (vgl. Identität)

Stärkekörner abweichender Form und Größe dürfen nicht vorhanden sein.

C. Fremde Bestandteile:
- Dem Wasserpräparat der mikroskopischen Prüfung 1 bis 2 Tropfen Iodlösung (0,01 mol · l^{-1}) zusetzen.

Nicht mit Iod tiefblau werdende Partikel dürfen nur in äußerst geringen Mengen vorhanden sein

D. Trocknungsverlust:
- Etwa 1 g Substanz, genau gewogen, im Trockenschrank bei 130 °C 90 min lang trocknen.

Auswaage mindestens 0,85 g; der Trocknungsverlust darf höchstens 15 % betragen.

2. Weitere Prüfungen (Ph. Eur. 6.3)

In der Apotheke durchführbar: Eisen, Oxidierende Substanzen, Schwefeldioxid, Sulfatasche.
Des Weiteren: Proteine, Mikrobielle Verunreinigung.

Wermutkraut

(Ph. Eur. 6.0)
(Standardzulassung 1339.99.99, HMPC-Monographie)

Absinthii herba
Herba Absinthii

Die zur Blütezeit gesammelten, getrockneten, oberen Sprossteile und Laubblätter oder die getrockneten, basalen Laubblätter allein oder in Mischung miteinander von *Artemisia absinthium* L.

Zur Prüfung erforderlich:
- Identität: Ca. 2 g.
- Qualitätssicherung: 151 g (51 g Verbrauch).

Identität

1. Organoleptik (DAC 2007, Bd. III)
Aromatischer Geruch und aromatischer, stark bitterer Geschmack.

2. Beschreibung der Schnittdroge (DAC 2007, Bd. III)

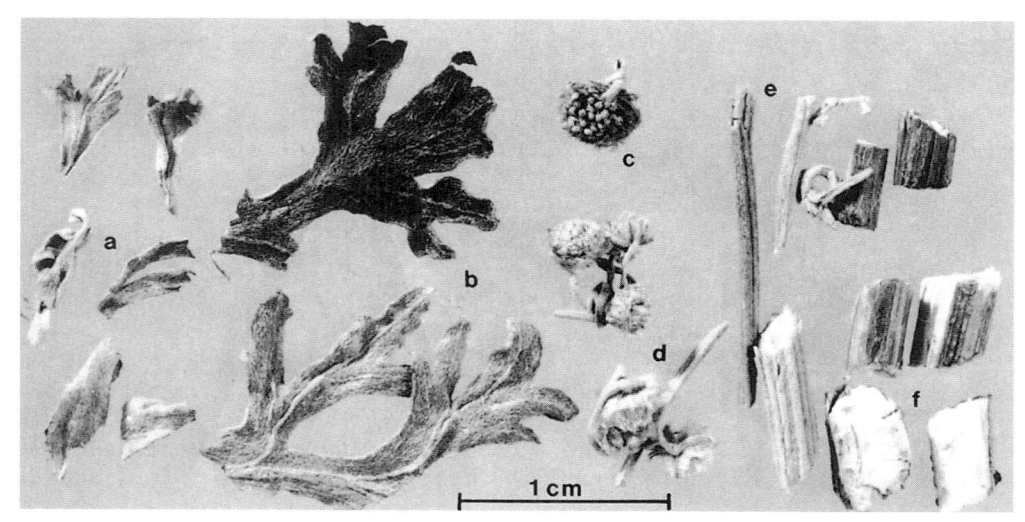

Abb. 1: Schnittdroge

Schnittdroge (Abb. 1): Teile der grauen bis grünlichen, zwei- bis dreifach fiederschnittigen, oberseits (b, oben) schwächer, unterseits (b, unten) seidig-filzig behaarten Laubblätter (a, b) mit etwa 2 mm breiten, lanzettlich bis lineal-lanzettlichen, fast ganzrandigen, an der Spitze stumpfen bis zugespitzten Zipfeln (b). Die Blätter können gestielt oder sitzend sein.

Teile der rispigen, zusammengesetzen Blütenstände (d) oder einzelne, annähernd kugelige, 2 bis 4 mm breite Blütenköpfchen (c), die in der Achsel lanzettlicher bis spatelförmiger Tragblättchen sitzen (d). Die äußeren der in mehreren Reihen angeordneten, grau-seidigfilzigen Hüllkelchblätter sind lineal-länglich, die inneren eiförmig, stumpf, breit und durchsichtig häufig berandet. Sie umgeben einen Blütenstandsboden, auf dem zwischen Spreuhaaren gelbliche, außen rein weibliche, innen zwittrige Röhrenblüten stehen. Die Stängel der blühenden Sprossspitzen (e) sind kantig, markig, an der Oberfläche silbergrau. Ältere Stängelstücke sind längsgerillt, markhaltig und sollen nicht dicker als 4 mm sein (f).

3. Mikroskopie

▶ Blattstücke durchbrechen und ein Stück mit der Oberseite, das andere mit der Unterseite nach oben auf Objektträger legen
▶ Blütenköpfchen auf Objektträger mit Rasierklinge längs spalten und mit Pinzette und Präpariernadel auseinander zupfen
▶ Einzelne Blüten auf Objektträger zerdrücken
▶ Zu allen Präparaten einige Tropfen Chloralhydrat-Lösung (RV) geben
▶ Mit Deckglas abdecken und ca. ½ min lang vorsichtig zum Sieden erhitzen.

Typische Merkmale: *Epidermis der Laubblätter mit wellig-buchtigen Wänden, anomocytische Spaltöffnungsapparate, T-Haare auf Laubblättern, Stängeln und Hüllkelchblättern (peitschenförmig), dort überall und auf den Blüten Asteraceendrüsenschuppen; Pollenkörner rundlich, mit drei Keimöffnungen.*

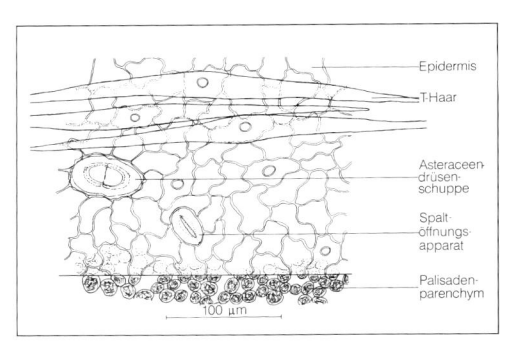

Abb. 2: Laubblatt, Epidermis, Unterseite

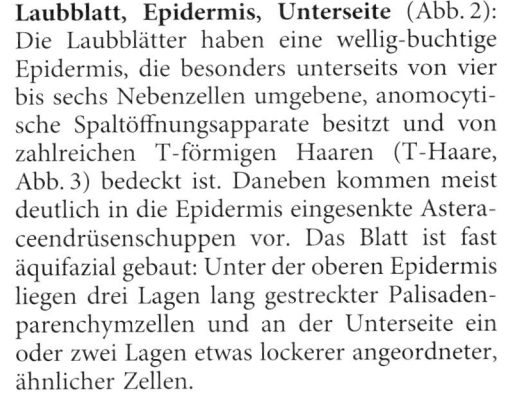

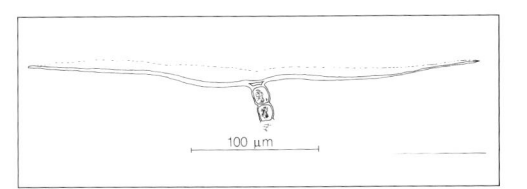

Abb. 3: T-Haar

Laubblatt, Epidermis, Unterseite (Abb. 2): Die Laubblätter haben eine wellig-buchtige Epidermis, die besonders unterseits von vier bis sechs Nebenzellen umgebene, anomocytische Spaltöffnungsapparate besitzt und von zahlreichen T-förmigen Haaren (T-Haare, Abb. 3) bedeckt ist. Daneben kommen meist deutlich in die Epidermis eingesenkte Asteraceendrüsenschuppen vor. Das Blatt ist fast äquifazial gebaut: Unter der oberen Epidermis liegen drei Lagen lang gestreckter Palisadenparenchymzellen und an der Unterseite ein oder zwei Lagen etwas lockerer angeordneter, ähnlicher Zellen.

T-Haar (Abb. 3): Auf Blättern, Stängeln und Hüllkelchblättern kommen T-Haare vor, die auf ein bis fünf kurzen Stielzellen eine beiderseits zugespitzte, quer darüber liegende Zelle tragen. Auf den Hüllkelchblättern ist die querliegende Zelle lang ausgezogen und peitschenförmig gewunden.

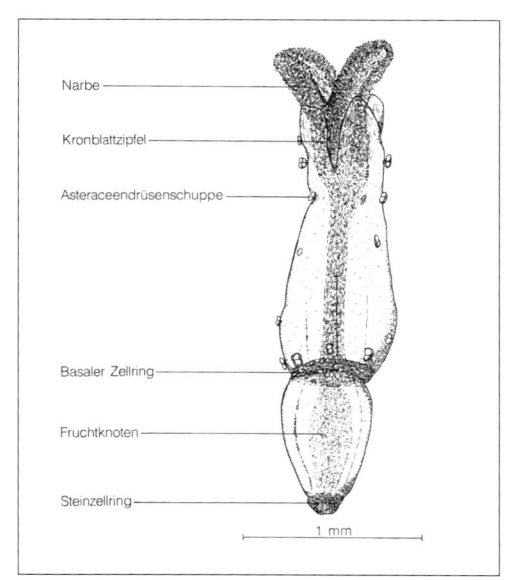

Abb. 4: Weibliche Blüte

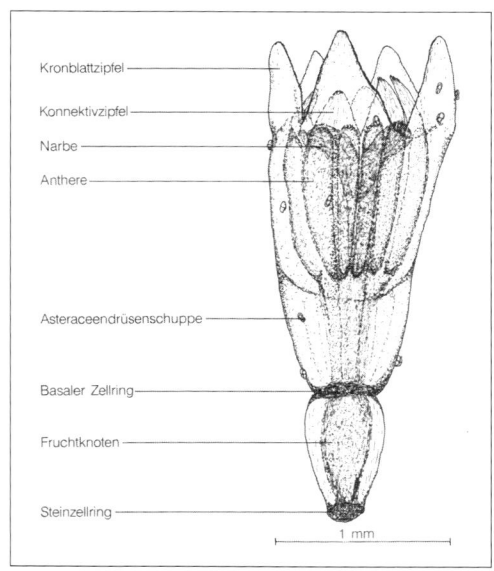

Abb. 5: Zwittrige Blüte

Weibliche Blüte (Abb. 4): Die weiblichen Randblüten haben einen kurzen, oft etwas gebogenen, unterständigen Fruchtknoten und eine sich nach oben verjüngende Kronröhre, die in zwei kurzen und zwei oder drei langen Zipfeln endet. Sie schließt einen Griffel mit zwei Narbenästen ein oder wird von diesem überragt.

Zwittrige Blüte (Abb. 5): Die zwittrigen Scheibenblüten haben auf einem kurzen, unterständigen Fruchtknoten eine unten röhrenförmige, oben glockig erweiterte Kronröhre mit fünf gleich langen Kronblattzipfeln. Die Filamente der fünf Staubblätter sind an der Kronröhre angewachsen. Die fünf zu einer Röhre verbundenen Antheren enden in breiten Konnektivzipfeln. Sie umschließen den später die Staubblattröhre überragenden, von einer zweiteiligen Narbe gekrönten Griffel. Beide Blütenarten tragen auf ihrer Außenseite Asteraceendrüsenschuppen.

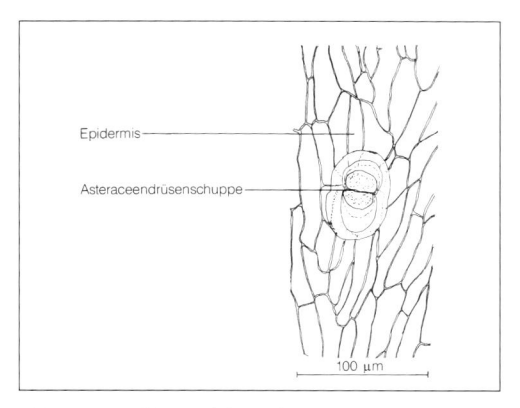

Abb. 6: Kronblattzipfel, Epidermis

Kronblattzipfel, Epidermis (Abb. 6): Die Kronblätter haben lang gestreckt-zugespitzte (Kronblattzipfel, Abb. 6) oder langrechteckige, zum Teil feinwellige oder auch quadratische bis rundlich-polygonale (ohne Abb.) Epidermiszellen und außenseits Asteraceendrüsenschuppen. In den Epidermiszellen können kleine Calciumoxalatdrusen vorkommen. An der Basis der Kronblattröhre gehen die Zellen in einen ein- oder mehrreihigen Ring fast quadratischer, verdickter Zellen über. An der Basis des Fruchtknotens befindet sich ein Ring aus quadratischen, schwach verdickten Steinzellen.

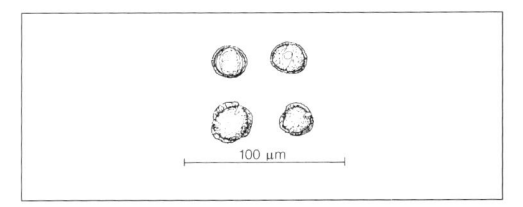

Abb. 7: Pollenkörner

Pollenkörner (Abb. 7): Die kugeligen, etwa 30 µm großen Pollenkörner haben drei Keimporen, eine nur sehr schwach körnige Exine und liegen in Pollensäcken, deren Endotheciumzellen rechtwinklig zur Längsrichtung der Zellen verlaufende Verdickungsleisten tragen, die netzartig verbunden sein können oder meist in einer Bodenplatte zusammenlaufen (ohne Abb.).

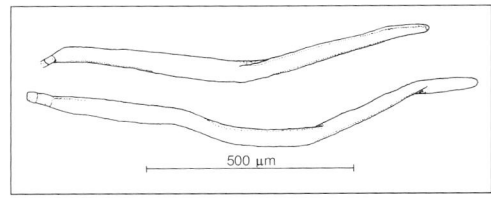

Abb. 8: Spreuhaare

Spreuhaare (Abb. 8): Zwischen den Blüten stehen 40 bis 60 µm breite und bis 1500 µm lange, dünnwandige, vorne abgerundete Spreuhaare, die aus wenigen, kurzen, basalen Stielzellen und einer langen dünnwandigen Endzelle bestehen.

4. Dünnschichtchromatographie
Kieselgel HF$_{254}$. Untersuchungslösung:
- 2 g gepulverte Droge (Siebnummer 355) in einem Kolben in 50 ml siedendes Wasser eintragen
- 5 min lang unter gelegentlichem Schütteln stehen lassen
- Mit 5 ml einer 10 %igen (m/V) Lösung von Bleiacetat versetzen und mischen
- Filtrieren
- Kolben und Filterrückstand mit 20 ml Wasser nachwaschen
- Filtrat mit 50 ml Dichlormethan ausschütteln
- Organische Phase abtrennen und mit 2–3 g trockenem Natriumsulfat versetzen
- Filtrieren
- Filtrat auf dem Wasserbad zur Trockne eindampfen
- Rückstand in 0,5 ml Ethanol 96 % (V/V) aufnehmen.

Referenzlösung: 1 mg Methylrot und 2 mg Resorcin in 5 ml Methanol lösen oder authentische Droge wie Untersuchungsmuster behandeln.

Aufzutragende Menge: Je 10 µl Untersuchungs- und Referenzlösung bandförmig (20 mm × 3 mm). [Zur Verwendung von HPTLC-Platten siehe Seite XV.]

Fließmittel: Aceton – Essigsäure 99 % – Toluol – Dichlormethan (10 + 10 + 30 + 50).

Laufhöhe: 15 cm.

Wermutkraut

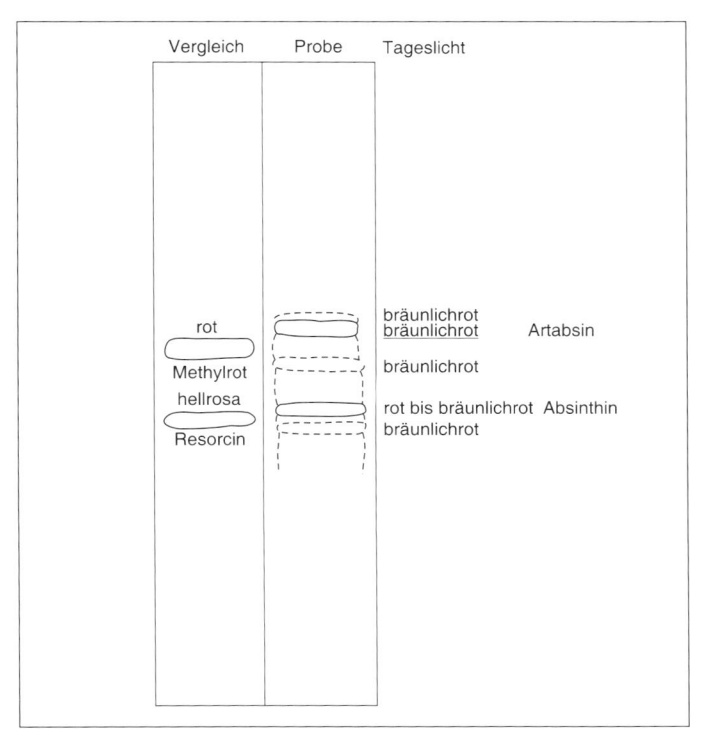

Wichtige Zonen: Die am Tageslicht blaue Zone des Artabsins, wenig oberhalb der Methylrotzone verfärbt sich beim Erhitzen nach bräunlichrot, außerdem rote bis bräunlichrote Zone des Absinthins in Höhe des Resorcins (Abb. 9).

Abb. 9: Dünnschichtchromatogramm

Laufzeit: Ca. 40 min.
- Abdunsten des Fließmittels bei Raumtemperatur
- 5 ml Schwefelsäure (96% m/m) unter Kühlen vorsichtig in 5 ml Acetanhydrid tropfen, Mischung tropfenweise unter Kühlen in 50 ml wasserfreies Ethanol geben. Platte mit dieser Mischung besprühen
- Farbige Zonen am Tageslicht auswerten
- Ca. 5 min lang unter Beobachtung bei 100 bis 105 °C erhitzen
- Am Tageslicht auswerten.

Einige Untersuchungen zur Qualitätssicherung

1. Reinheit
Fremde Bestandteile:
► 100 g Droge auf fremde Bestandteile und Stängelteile über 4 mm Dicke durchsehen.

Höchstens 5 g (5 %) Stängelteile über 4 mm Dicke und höchstens 2 g (2 %) fremde Bestandteile.

2. Gehaltsbestimmung
A. Gehalt an ätherischem Öl:
► Einwaage: 50,0 g Droge
► 500 ml Wasser im 1000-ml-Rundkolben
► Vorlage: 0,50 ml Xylol
► Destillation: 3 h lang bei 2 bis 3 ml in der min
► Volumen im Messrohr nach der Destillation mindestens 0,60 ml.

Entspricht einem Gehalt von mindestens 0,2 % (V/m) an ätherischem Öl.

3. Weitere Prüfungen (Ph. Eur. 6.0)
In der Apotheke durchführbar: Trocknungsverlust, Asche, salzsäureunlösliche Asche, Bestimmung des Bitterwertes. Alternative Dünnschichtchromatographie (DAC 2007, Bd. III).

Zimtöl
(Ph. Eur. 7.1)*

Cinnamomi zeylanici cortices aetheroleum
Oleum Cinnamomi
Ceylonzimtöl
Cinnamomum-zeylanicum-Rindenöl
Cinnamon Bark Oil, Ceylon

Löslichkeit: Mischbar mit Ether, Chloroform, Benzol und fetten Ölen; praktisch nicht mischbar mit Wasser.

Zur Prüfung erforderlich:
▶ Identität: Ca. 10 mg.
▶ Qualitätssicherung: Ca. 9 g.

Identität

1. Organoleptik
Klare, hellgelbe Flüssigkeit; angenehmer, charakteristischer Zimtgeruch; anfangs süß-aromatischer, dann brennend scharfer Geschmack.

2. Relative Dichte
1,000 bis 1,030.

3. Dünnschichtchromatographie
Kieselgel F_{254}.
Untersuchungslösung: 10 mg Substanz in 1 ml Toluol.
Vergleichslösung: Je 5 mg Eugenol und Zimtaldehyd in je 1 ml Toluol.
Aufzutragende Menge: Je 10 µl Untersuchungslösung und je 5 µl der Vergleichslösung bandförmig (15 mm x 3 mm).
Fließmittel: Zweifachentwicklung:
a. Dichlormethan
b. Toluol.
Laufhöhe: Je 10 cm mit Zwischentrocknung.

Nach Detektion mit Molybdatophosphorsäure mehrere Flecke u. a. bei Rf ca. 0,7 (blau-Eugenol) und 0,6 (blau-braun-Zimtaldehyd) in Höhe der Vergleichssubstanzen.

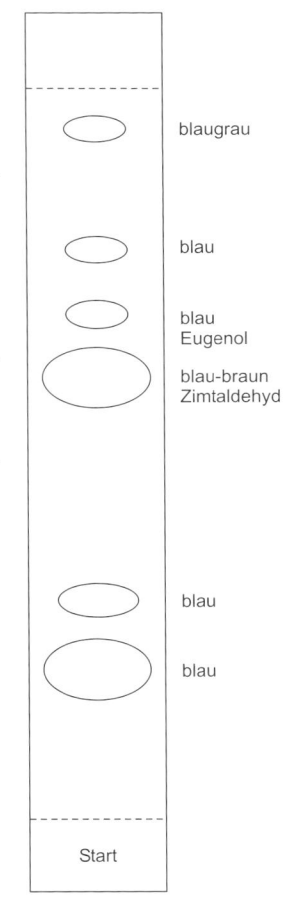

blaugrau

blau

blau
Eugenol

blau-braun
Zimtaldehyd

blau

blau

Start

---

* Die Ph. Eur. 5.0 und Ph. Eur. 7.0 enthalten neben dem hier beschriebenen Rindenöl auch das Blätteröl des Ceylon-Zimts. Die Öle unterscheiden sich in der Relativen Dichte (Blätteröl 1,030 bis 1,059) und im Gehalt an Zimtaldehyd (Rindenöl 55 bis 75%; Blätteröl weniger als 3%) und an Eugenol (Rindenöl weniger als 7,5%, Blätteröl 70 bis 85%).

Laufzeit: Je ca. 35 min.
- Abdunsten des Fließmittels
- Besprühen mit Molybdatophosphorsäure 20% (RV)
- 10 min lang im Trockenschrank auf 100 °C erhitzen.

Einige Untersuchungen zur Qualitätssicherung

1. **Reinheit**
    A. Aussehen der Lösung (DAC 1999):
    - 0,5 ml Substanz mit 1,5 ml Ethanol 70% (V/V) mischen
    - In Reagenzgläsern bei Tageslicht gegen einen dunklen Untergrund mit 2 ml Ethanol (70% V/V) vergleichen (Trübungsvergleich).

    Die Lösung muss klar sein. Trübungen zeigen Verunreinigungen an.

    B. Freie Säuren (DAB 7):
    - 1,000 g Substanz, genau gewogen, in 5,0 ml Ethanol 90% (V/V) lösen
    - 0,50 ml Phenolrot-Lösung (DAB 7) (RV) zusetzen
    - 1,35 ml 0,1 N-Natriumhydroxid-Lösung (0,1 mol · l^{-1}) zufügen.

    Die Lösung muss mindestens schwach rosa gefärbt sein. Andernfalls liegen unzulässige Mengen freier Säuren, z. B. Zimtsäure vor.

    C. Fette Öle und verharzte ätherische Öle in ätherischen Ölen (DAC 1999):
    - 1 Tropfen Substanz auf Filterpapier tropfen
    - 24 Std. lang liegen lassen.

    Durchscheinender oder fettartiger Fleck zeigt fette Öle bzw. verharzte ätherische Öle an.

    D. Fremde Ester (DAB 7):
    - 1,0 ml Substanz in 3,0 ml einer frisch hergestellten 10% Lösung (m/V) von Kaliumhydroxid in Ethanol 90% (V/V) lösen
    - 2 min lang im siedenden Wasserbad erhitzen
    - Abkühlen und 30 min lang stehen lassen.

    Es darf sich kein kristalliner Niederschlag bilden. Andernfalls liegen Verunreinigungen durch fremde Ester vor.

2. **Gehaltsbestimmung** (DAB 7)
    Eugenol und Zimtsäure:
    - 5,00 ml Substanz im Cassiakolben mit einer Mischung aus 27 ml verdünnter Natriumhydroxid-Lösung (8% m/V) und 45 ml Wasser versetzen
    - Unter häufigem kräftigem Schütteln 10 min lang im siedenden Wasserbad erhitzen
    - Durch Zugabe von gesättigter Natriumchlorid-Lösung (RV) und leichtes Klopfen und Drehen des Kolbens den nicht gelösten Substanzanteil in den Hals des Kolbens treiben
    - Kolben stehen lassen bis die Substanz von der wässrigen Flüssigkeit vollständig getrennt ist
    - Menge des nicht gelösten Substanzanteils ablesen (ml)

    Eugenol und Zimtsäure gehen als Natriumsalze in Lösung. Die nicht löslichen Anteile werden im Hals des Kolbens gesammelt. Entspricht einem Mindestgehalt von 5% bis 11% Eugenol und Zimtsäure. (Blätteröl 70 bis 85%> Eugenol).

▶ Bei 5,00 ml Ausgangssubstanz muss dieser Anteil zwischen 4,45 ml und 4,75 ml liegen.

Zimtaldehyd (DAB 7):
▶ 1,000 g Substanz, genau gewogen, in 20 ml Hydroxylamin-hydrochlorid-Lösung R2 (RV) lösen
▶ Sofort mit 0,5 N-ethanolischer Kaliumhydroxid-Lösung (0,5 mol · l^{-1}) bis zum Umschlag nach olivgrün titrieren
▶ Bei Raumtemperatur stehen lassen und so oft nachtitrieren bis die olivgrüne Färbung 5 min bestehen bleibt.

1 ml 0,5 N-ethanolische Kaliumhydroxid-Lösung (0,5 mol · l^{-1}) entspricht 66,10 mg Zimtaldehyd.

Verbrauch bei 1,000 g Einwagge 8,3 bis 11,3 ml 0,5 N-ethanolische Kaliumhydroxid-Lösung (0,5 mol · l^{-1}) (F= 1,000).

Entspricht einem Gehalt von 55 bis 75 % Zimtaldehyd (Blätteröl weniger als 3 %).

3. **Weitere Prüfungen** (Ph. Eur. 5.0, DAB 7, DAC 1999, Ph. Eur. 7.1)

   In der Apotheke durchführbar: Weitere Dünnschichtchromatographie, Wasserlösliche Anteile, halogenhaltige Verunreinigungen, Schwermetalle.
   Des Weiteren: Brechungsindex, Optische Drehung, Chromatographisches Profil (durch Gaschromatographie).

Zimt(rinde)

(Ph. Eur. 6.0)
(Standardzulassung 1709.99.99)

Cinnamomi cortex
Cinnamomi zeylanici cortex
Cortex Cinnamomi

Die vom Kork und dem darunterliegenden Parenchym befreite, getrocknete Rinde junger, auf zurückgeschnittenen Stöcken wachsender Schößlinge von *Cinnamomum zeylanicum* NEES. (*C. verum* PRESL.).

Zur Prüfung erforderlich:
- Identität: Ca. 1 g.
- Qualitätssicherung: 20 g.

Identität

1. Organoleptik (DAC 2007, Bd. III)
Würziger, arttypischer Geruch und leicht süßer, angenehm aromatischer, etwas brennender Geschmack.

2. Beschreibung der Ganzdroge und Schnittdroge (Ph. Eur. 6.0, DAC 2007, Bd. III)

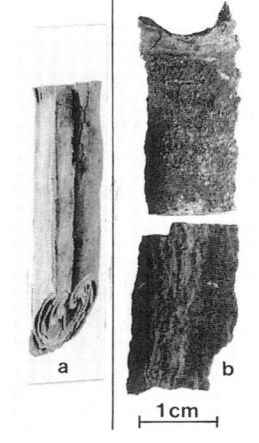

Abb. 1: Ganzdroge   Abb. 2: Schnittdroge

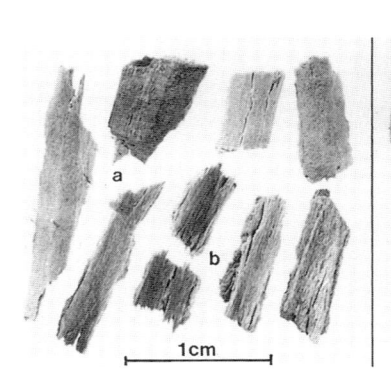

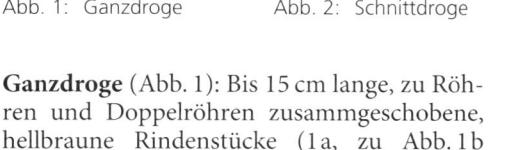

Ganzdroge (Abb. 1): Bis 15 cm lange, zu Röhren und Doppelröhren zusammgeschobene, hellbraune Rindenstücke (1a, zu Abb. 1b siehe „Reinheit").

Schnittdroge (Abb. 2): Die Schnittdroge (a) besteht aus 0,2 bis 0,8 mm dicken, brüchigen, leicht gewölbten Stücken, die außen hellbraun und durch mehr oder weniger glänzende, hellere Linien fein gestreift sind und Narben von Blättern und blattachselständigen Knospen aufweisen. Die Innenseite (b) ist etwas dunkler und matt, der Bruch kurzfaserig (zu Abb. 2c siehe „Reinheit").

3. Mikroskopie
- ▶ Mit frischer Rasierklinge tangentiale und radiale Längsschnitte anfertigen
- ▶ Schnitte auf Objektträger teils in Wasser, teils in Chloralhydrat-Lösung (RV) legen
- ▶ Mit Deckglas abdecken und Chloralhydrat-Präparat etwa ½ min. lang vorsichtig zum Sieden erhitzen.

Typische Merkmale: *Große Steinzellen, oft zusammen mit Bündeln langgestreckter Fasern, relativ kurze, einzeln oder in kleinen Gruppen liegende Fasern.*

Sklerenchymring der primären Rinde, Längsschnitt (Abb. 3): Von der Außenseite stammende, sehr lange, in Bündeln bis etwa 30 Zellen zusammenliegende, leicht getüpfelte Fasern mit anhängenden, 40 bis 150, meist 40 bis 70 µm großen, quadratischen bis langgestreckt-rechteckigen, regelmäßig verdickten und rundherum deutlich getüpfelten Steinzellen. Daneben liegen Reste des Parenchyms der primären Rinde.

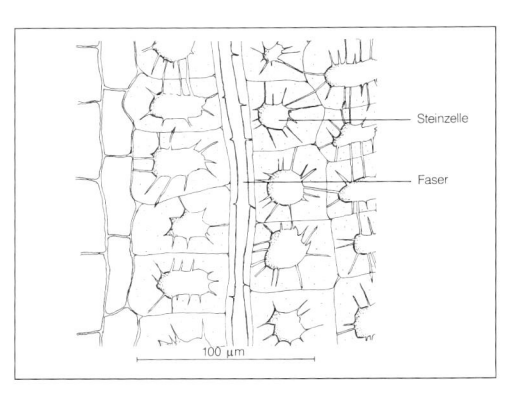

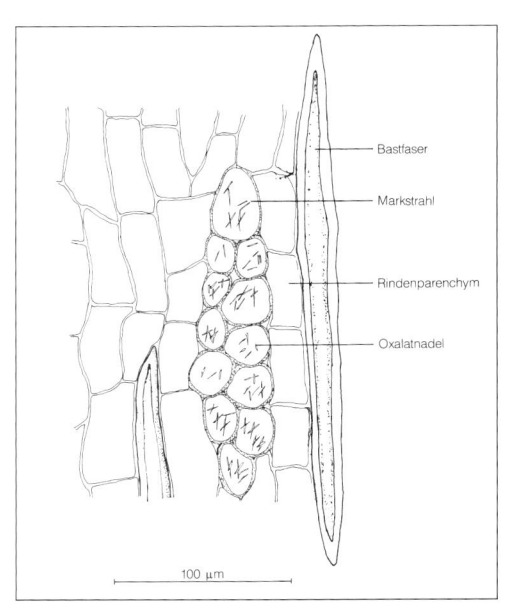

Abb. 3: Sklerenchymring der primären Rinde, Längsschnitt

Sekundäre Rinde, tangentialer Längsschnitt (Abb. 4): In der sekundären Rinde kommen bis 25 µm breite und bis 700 µm lange, einzeln oder in Gruppen bis zu drei zusammenliegende Fasern mit einem in tangentialer Ansicht breit erscheinenden Lumen vor. Daneben finden sich ein- bis dreireihige Markstrahlen mit sehr kleinen Calciumoxalatnadeln und braunes Parenchymgewebe.

Abb. 4: Sekundäre Rinde, tangentialer Längsschnitt

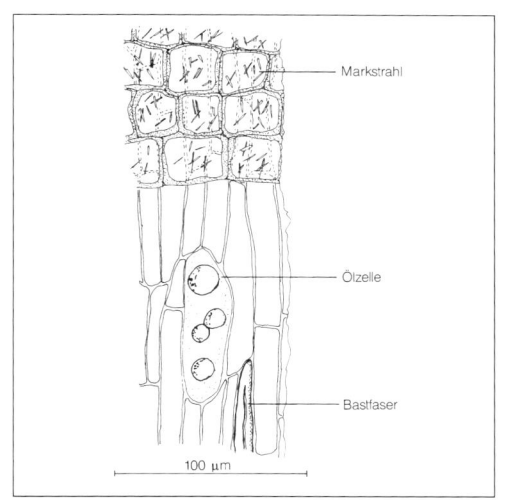

Sekundäre Rinde, radialer Längsschnitt (Abb. 5): Die Markstrahlen sind radial nur wenig gestreckt und verlaufen quer zu dünnwandigem, kleinzelligem Parenchym mit länglichen Schleimzellen oder auch Ölzellen, die oft stark lichtbrechende Tropfen enthalten. Die Fasern lassen im radialen Längsschnitt nur mehr ein strichförmiges Lumen erkennen.

Abb. 5: Sekundäre Rinde, radialer Längsschnitt

Stärkekörner (Abb. 6): Bis 8 µm große, einzeln oder bis 20 µm große, zu drei bis sechs zusammengesetzte Stärkekörner (Wasserpräparat).

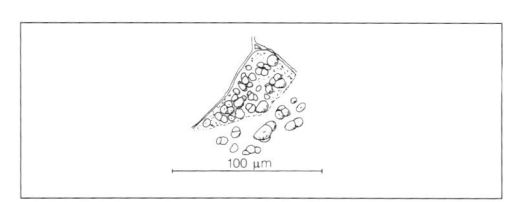

Abb. 6: Stärkekörner

4. Dünnschichtchromatographie*:
Kieselgel HF$_{254}$. Untersuchungslösung:

A.
▶ 0,1 ml der unter „Gehaltsbestimmung" erhaltenen Lösung des ätherischen Öles in Xylol mit 2 ml Toluol verdünnen

oder

B.
▶ 0,5 g gepulverte Droge (Siebnummer 710) mit 10 ml Dichlormethan versetzen
▶ 15 min lang schütteln
▶ Filtrieren
▶ Filter mit 3 ml Dichlormethan nachwaschen
▶ Filtrat vorsichtig zur Trockne einengen
▶ Rückstand in 0,5 ml Toluol aufnehmen.

---

* Das von der Ph. Eur. 6.0 vorgeschriebene Verfahren zeigt keine Vorteile gegenüber dem hier vorgeschriebenen und gestattet nicht den Nachweis der Verfälschung mit chinesischem Zimt.

Zimt(rinde) — Teil II

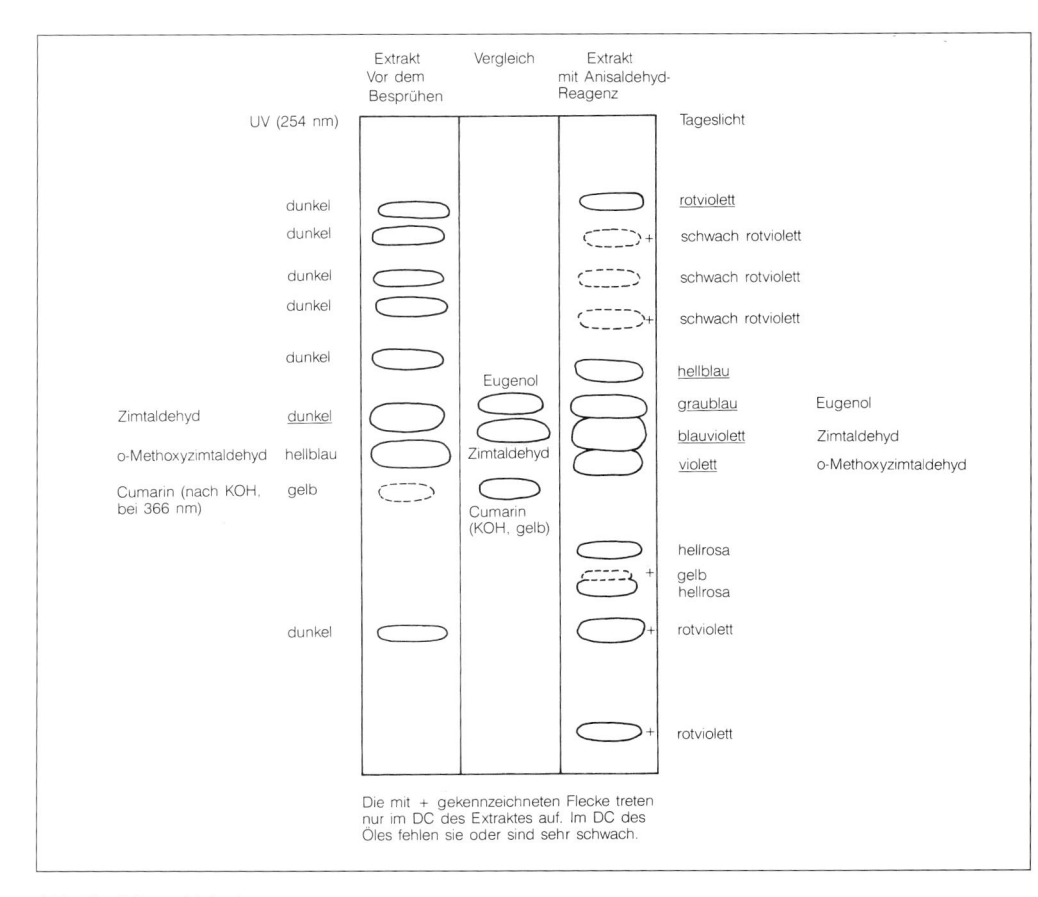

Abb. 7: Dünnschichtchromatogramm

UV (254 nm)	Extrakt Vor dem Besprühen	Vergleich	Extrakt mit Anisaldehyd-Reagenz	Tageslicht
dunkel				rotviolett
dunkel			+	schwach rotviolett
dunkel				schwach rotviolett
dunkel			+	schwach rotviolett
dunkel				hellblau
		Eugenol		
Zimtaldehyd / dunkel			graublau	Eugenol
o-Methoxyzimtaldehyd / hellblau		Zimtaldehyd	blauviolett	Zimtaldehyd
Cumarin (nach KOH, bei 366 nm) / gelb			violett	o-Methoxyzimtaldehyd
		Cumarin (KOH, gelb)		
			hellrosa	
			+ gelb hellrosa	
dunkel			rotviolett	
			+ rotviolett	

Die mit + gekennzeichneten Flecke treten nur im DC des Extraktes auf. Im DC des Öles fehlen sie oder sind sehr schwach.

Referenzlösung: 20,0 mg Cumarin in 10,0 ml Methanol lösen (Stammlösung). 2,0 ml Cumarin-Stammlösung, 50 µl Zimtaldehyd und 10 µl Eugenol mit Methanol zu 10,0 ml auffüllen oder authentische Droge wie Untersuchungsmuster behandeln.

Aufzutragende Menge: Auf der linken und der rechten Hälfte der Dünnschichtplatte jeweils 10 µl Untersuchungs- und Referenzlösung bandförmig (20 mm × 3 mm). [Zur Verwendung von HPTLC-Platten siehe Seite XV.]

Fließmittel: Dichlormethan.

Laufhöhe: 15 cm, zweimal laufen lassen!

Laufzeit: Zweimal ca. 35 min.

▶ Abdunsten des Fließmittels im Kaltluftstrom
▶ Unter der UV-Lampe (254 nm und 365 nm) Zonen markieren
▶ Linke Plattenhälfte mit Glasplatte abdecken und die rechte mit methanolischer Kaliumhydroxid-Lösung (10 % m/V) in Methanol (70 % V/V) besprühen
▶ Unter der UV-Lampe (365 nm) auswerten

Wichtige Zonen: *In dem mit Kaliumhydroxid-Lösung besprühten Chromatogramm erscheint im mittleren Rf-Bereich die gelbfluoreszierende Zone der Referenzsubstanz Cumarin. Auf gleicher Höhe kann eine schwache, gelbgrüne Zone im Chromatogramm der Untersuchungslösung auftreten. Nach dem Besprühen mit Anisaldehyd-Lösung werden sichtbar: Eugenol, Zimtaldehyd, o-Methoxyzimtaldehyd in der Mitte des Chromatogrammes. Bei Verwendung des ätherischen Öles fehlen einige der im unteren und oberen Rf-Bereich eingezeichneten Zonen (Abb. 7).*

| Teil II | Zimt(rinde) | 5/6 |

- Mit frisch (!) hergestellter Anisaldehyd-Lösung (RV) besprühen
- 5 bis 10 min lang bei 105° bis 110 °C erhitzen
- Sofort am Tageslicht auswerten.

Einige Untersuchungen zur Qualitätssicherung

1. Reinheit
Fremde Bestandteile:*

A. Beschreibung der Schnitt- und Ganzdroge (vgl. Identität).	*Rot- bis tiefbraune, 1 mm dicke oder dickere Stücke (Abb. 1b und 2c) mit stellenweise grauweißlicher Außenseite deuten auf Verfälschung mit chinesischem Zimt (Cinnamomum aromaticum NEES.) und Rinde älterer Sproßachsen (Seychellen-Zimt oder andere Zimtarten) hin.*
B. Mikroskopie* (vgl. Identität).	*Epidermiszellen, kleine Steinkorkzellen und unregelmäßig, oft u-förmig verdickte, meist kleinere Steinzellen sowie Fasern, die sowohl in tangentialer wie radialer Betrachtungsweise ein strichförmiges Lumen zeigen, weisen auf Verfälschung durch chinesischen Zimt hin. Größere, sehr knorrige, stark verdickte, zum Teil gegabelte Fasern mit unregelmäßigem Lumen und flache, blättchenförmige, rhombische oder würfelförmige Calciumoxalatkristalle und größere Raphiden oder Raphidenbündel stammen von alter Stammrinde (Seychellen-Zimt) oder Cinnamomum burmanii (Padang-Zimt). Bis 16 µm große, einzelne Stärkekörner und bis 30 µm große, zusammengesetzte Körner weisen auf chinesischen Zimt hin.*

---

* Fehlt in der Ph. Eur. 6.0.

C. **Dünnschichtchromatographie*** (vgl. Identität).

Die Zone auf der Höhe des Cumarins darf insbesondere nach dem Besprühen mit methanolischer Kaliumhydroxid-Lösung bei dem Extrakt nicht stärker sein als die der Vergleichslösung (Cinnamomum aromaticum).

2. **Gehaltsbestimmung**
   Gehalt an ätherischem Öl:
   - Einwaage: 20,0 g gepulverte Droge (Siebnummer 710)
   - 200 ml Salzsäure (0,1 mol · l^{-1}) in 500-ml-Rundkolben
   - Vorlage: 0,50 ml Xylol
   - Destillation: 3 h lang bei 2,5 bis 3,5 ml in der min
   - Volumen im Messrohr nach der Destillation mindestens 0,74 ml.

   Entspricht einem Gehalt von mindestens 1,2 % (V/m) an ätherischem Öl.

3. **Weitere Untersuchungen** (Ph. Eur. 1997)
   In der Apotheke durchführbar: Asche.

Zitronenverbenenblätter
(Ph. Eur. 8.0)

Verbenae citriodoratae folium
Folia Verbenae odoratae

Die getrockneten Blätter von *Aloysia citriodora* Palau (Syn. *Aloysia triphylla* (L. Her) Kuntze, *Verbena triphylla* L'Her., *Lippia citriodora* Kunth.)

Zur Prüfung erforderlich:
- Identität: Ca. 2 g.
- Qualitätssicherung: 100 g (25 g Verbrauch).

Identität

1. Organoleptik (Ph. Eur. 8.0)
Beim Zerkleinern an Zitrone erinnernder Geruch und bitterer Geschmack.

2. Beschreibung der Schnittdroge

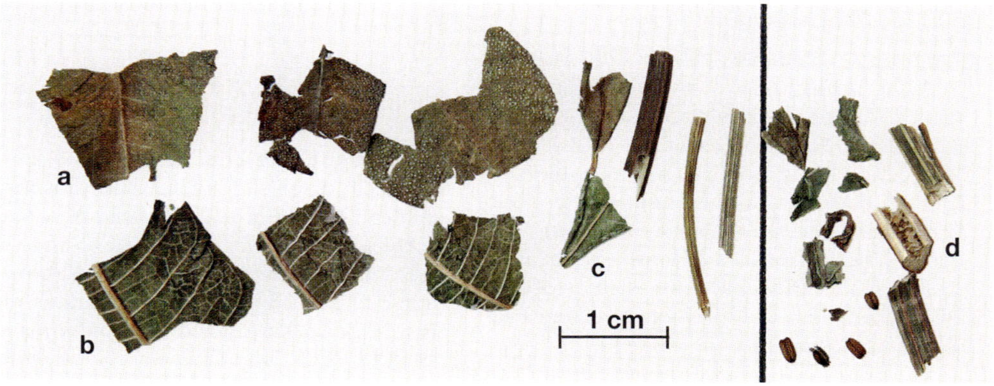

Abb. 1: Schnittdroge

Schnittdroge (Abb. 1): Bruchstücke der bis 2,5 cm breiten, beim Trocknen leicht nach oben eingerollten oder gefalteten, bis schwach welligen, ganzrandigen Blätter Die Oberseite ist dunkelgrün (a) und fühlt sich rau an, die Unterseite ist blassgrün und wird von einer deutlich hervortretenden hellen Mittelrippe (b) durchzogen. Die von ihr abgehenden sekundären Blattadern reichen bis zu den Blatträndern, zwischen den Seitennerven ist das Blatt nur undeutlich netznervig Die Blätter sind zur Basis hin keilförmig (c) zugespitzt. Die bis 3 mm breiten, hellgrünen bis bräunlichen Stiele (d) sind den fremden Bestandteilen zuzuordnen.

3. Mikroskopie
- ▶ Einige Blattstücke durchbrechen und teils mit der Oberseite, teils mit der Unterseite nach oben auf Objektträger in Chloralhydrat-Lösung (RV) legen
- ▶ Mit Deckglas abdecken und ca. ½ min lang vorsichtig zum Sieden erhitzen.

Typische Merkmale: *Epidermis oberseits mit fast glatter, unterseits mit stark wellig buchtiger Wand und anomocytischen Spaltöffnungsapparaten. Drüsenhaare und einzellige, dickwandige Haare auf beiden Blattseiten.*

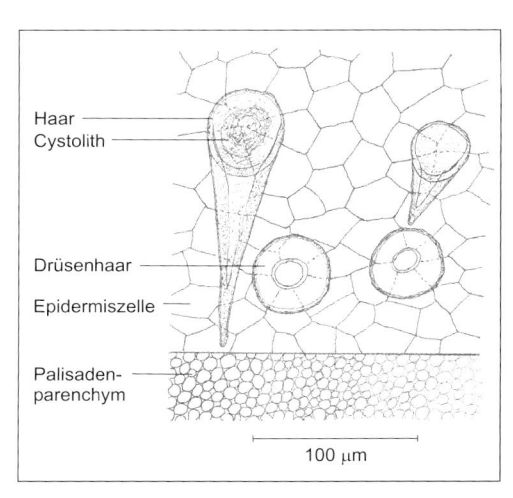

Abb. 2: Epidermis Oberseite

Epidermis, Oberseite (Abb. 2): Epidermis mit in Aufsicht nicht oder nur wenig wellig buchtigen Wänden. Drüsenhaare mit einzelligem Köpfchen. Zahlreiche einzellige dickwandige Haare mit körnig streifiger Kutikula, die Cystolithen enthalten können und von rosettenförmig angeordneten Zellen umgeben werden, die sich bis unter die Haarbasis verfolgen lassen. Unter der Epidermis dicht stehende rundliche Zellen, des zwei Lagen hohen Palisadenparenchyms.

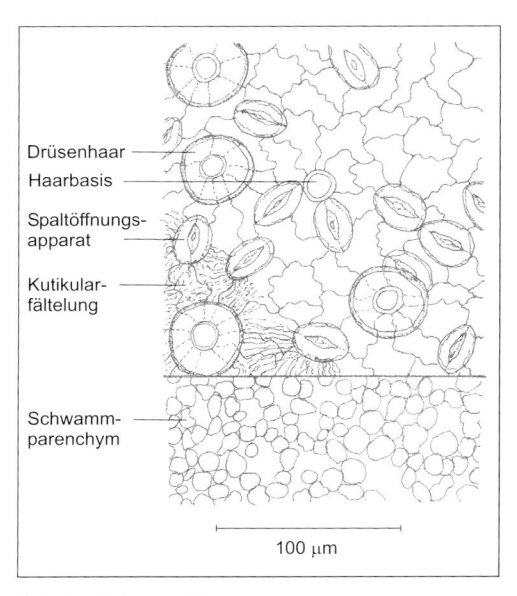

Abb. 3: Epidermis Unterseite

Epidermis, Unterseite (Abb. 3): Die in Seitenansicht mehr oder weniger papillös vorgewölbten (ohne Abb.) Epidermiszellen haben in Aufsicht stark wellig buchtige Wände und eine deutliche Kutikularstreifung. Zahlreiche anomocytische Spaltöffnungsapparate mit 5 bis 8 Nebenzellen und in die Epidermis eingesenkte (nur im Querschnitt erkennbar, ohne Abb.) Drüsenhaare mit einzelligem Stiel und einzelligem Köpfchen, unter der Epidermis ein Schwammparenchym aus in Aufsicht mehr oder weniger rundlichen Zellen.

4. Dünnschichtchromatographie
Kieselgel HF$_{254}$. Untersuchungslösung:
- 0,5 g gepulverte Droge (Siebnummer 710) mit 5 ml Methanol versetzen
- 10 min lang im Wasserbad von 60 °C erhitzen
- Abkühlen lassen
- Filtrieren.

Referenzlösung: Je 10 mg Arbutin und Rutosid in 10 ml Methanol oder authentische Droge wie Untersuchungsmuster behandeln.
Aufzutragende Menge: Je 20 µl Untersuchungs- und Referenzlösung, bandförmig (20 mm x 3 mm).[Zur Verwendung von HPTLC-Platten siehe Seite XV.]
Fließmittel: wasserfreie Ameisensäure – Essigsäure 99 % – Wasser – Ethylacetat (7,5 + 7,5 + 18 + 67).
Laufhöhe: 12 cm.
Laufzeit: Ca. 55 min
- Platte an der Luft trocknen lassen
- Mit frisch hergestellter Anisaldehyd-Lösung (RV) besprühen
- 10 min lang bei 100–105 °C erhitzen
- Am Tageslicht auswerten.

Wichtige Zonen: Mehrere violette Zonen im oberen Drittel des Chromatogrammes. Eine graugrüne Zone etwas oberhalb der Referenzsubstanz Arbutin, eine violette in Höhe des Rutosids. Zwischen den beiden letzten und unterhalb der Rutosidzone können mehrere violette Zonen liegen. (Abb. 4).

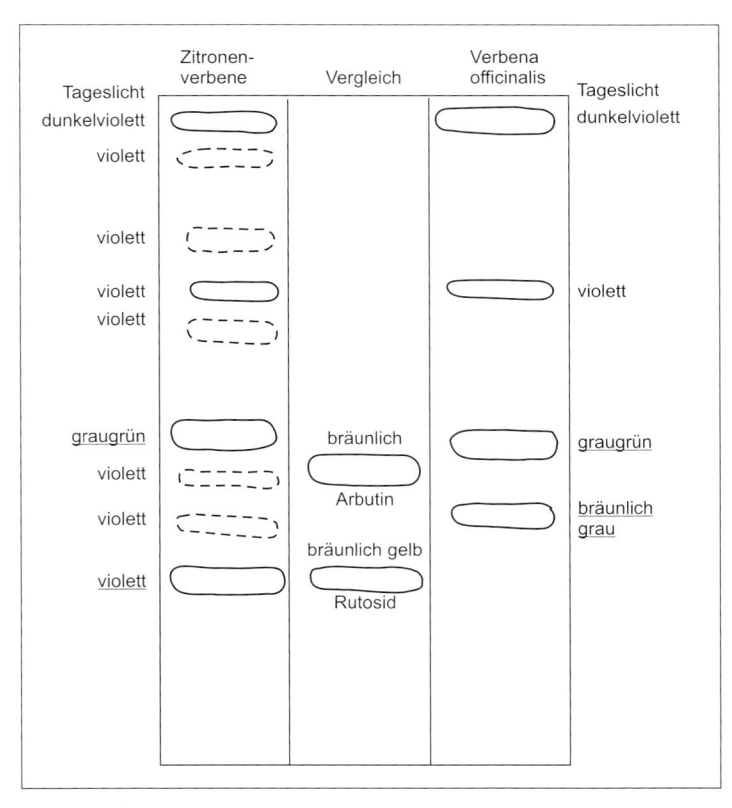

Abb. 4: Dünnschichtchromatogramm

Einige Untersuchungen zur Qualitätssicherung

1. **Reinheit**
   A. Fremde Bestandteile:
   ▶ 100 g Droge auf fremde Bestandteile, z. B. Stiele (Abb. 1 d) und Verwechslung mit Verbena officinalis (Eisenkraut) (Abb. 1 e) durchsehen.

   Höchstens 2 g (2 %) fremde Bestandteile.

   B. Verbena officinalis:
   Siehe „Identität", Dünnschichtchromatographie
   ▶ Das Chromatogramm unter „Identität" wird nach dem Besprühen am Tageslicht ausgewertet.

   Wichtige Zonen: *Eine bräunlich graue Zone zwischen den Zonen von Arbutin und Rutosid lässt auf Verbena officinalis schließen (Abb. 4).*

2. **Gehaltsbestimmung**
   Gehalt an ätherischem Öl:
   ▶ Einwaage: 25,0 g kurz vor der Bestimmung gepulverter Droge (Siebnummer 710).
   ▶ 500 ml 1%ige (m/V) Natriumchlorid-Lösung im 1000-ml Rundkolben
   ▶ Vorlage: 0,5 ml Xylol
   ▶ Destillation 3h lang bei 3 bis 3,5 ml in der min.
   ▶ Volumen im Messrohr nach der Destillation mindestens 0,57 ml bei Ganzdroge und 0,55 ml bei zerkleinerter Droge.

   Entspricht einem Gehalt von mindestens 0,3 % (m/V) bei Ganzdroge und mindestens 0,2 % bei zerkleinerter Droge.

3. **Weitere Prüfungen** (Ph. Eur. 8.0)
   In der Apotheke durchführbar: Trocknungsverlust, Asche, in Salzsäure unlösliche Asche.
   Des Weiteren: Spektralphotometrische Gehaltsbestimmung des Acteosids als Ferulasäure nach HPLC.

Teil II Zitwerwurzelstock 1/5

Zitwerwurzelstock*
(DAC 2007)

Zedoariae rhizoma
Rhizoma Zedoariae

Die getrockneten Scheiben, Längsviertel oder weiter zerkleinerten Stücke des Wurzelstocks von *Curcuma zedoaria* (BERG.) ROSC.

Zur Prüfung erforderlich:
- Identität: Ca. 3 g.
- Qualität: Ca. 120 g (20 g Verbrauch).

Identität

1. Organoleptik (DAC 2007)
Schwach aromatischer Geruch und würziger, schwach bitterer (schwach brennender (DAC 2007, Bd. III) Geschmack.

2. Beschreibung der Schnittdroge (DAC 2007, DAC 2013 AI)

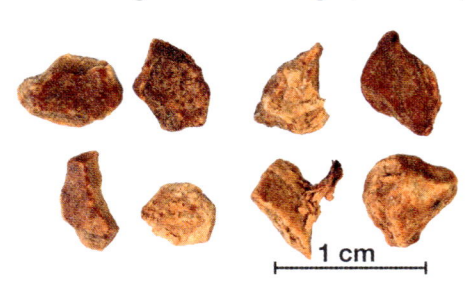

Schnittdroge (Abb. 1): Bräunlich graue, vereinzelt auch gelbe bis gelbgraue, unregelmäßig geformte, wenige Millimeter große, harte Rhizomstücke, zum Teil mit mehr oder weniger runzeligem Abschlussgewebe. Querschnittsfläche feinpunktiert, grau bis bräunlich mit 2 bis 5 mm dicker Rinde und großem, etwas eingesenktem Zentralzylinder.

Abb. 1: Schnittdroge

3. Mikroskopie
- Einige Drogenstücke pulvern (Siebnummer 500)
- Etwas Pulver auf einen Objektträger in einen Tropfen Wasser streuen, mit Deckglas abdecken (Wasserpräparat zur Stärkeuntersuchung).
- Etwas Pulver auf einen Objektträger in etwas Chloralhydrat-Lösung (RV) streuen,
- Mit Deckglas abdecken und etwa ½ min lang vorsichtig aufkochen.

---

* **Stellungnahme der Kommission E:**
Da die Wirksamkeit bei den beanspruchten Anwendungsgebieten nicht belegt ist, kann eine therapeutische Anwendung nicht befürwortet werden.

Zitwerwurzelstock

Teil II

Typische Merkmale: *Einfache 30 bis 55 µm lange, ei- oder keulenförmige Stärkekörner, dünnwandiges Parenchym mit Exkretzellen mit gelblichem ätherischen Öl oder dunklem Inhalt, derbwandige Epidermis mit einzelligen Haaren, Korkzellen unter der Epidermis, Spiral-, Treppen- und Netzgefäße.*

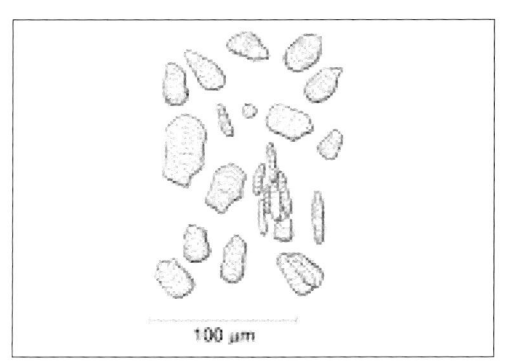

Stärkekörner (Abb. 2): Stets einfache, ei- oder keulenförmige, 30 bis 55 µm lange, 20 bis 30 µm breite und 7 bis 12 µm dicke Stärkekörner mit exzentrischem Bildungszentrum, meist in einer vorgezogenen Spitze am schmaleren Ende des Stärkekornes, und feiner, oft schwer erkennbarer, exzentrischer Schichtung.

Abb. 2: Stärkekörner

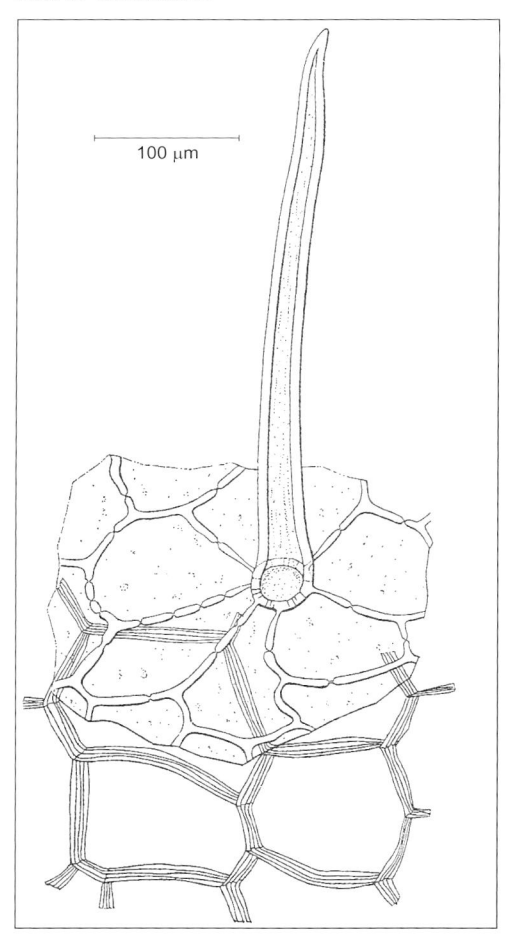

Epidermis mit Haar und Kork (Abb. 3): Großzellige, polygonale bis leicht wellige derbwandige, deutlich getüpfelte Epidermis, aus der große, einzellige gerade oder gebogene Haare entspringen. Unter der Epidermis liegen tafelförmige Korkzellen. Im Querschnitt ist die Korkschicht nur wenige Zellagen hoch und hat kein Phellogen (Etagenkork).

Abb. 3: Epidermis mit Haar und Kork

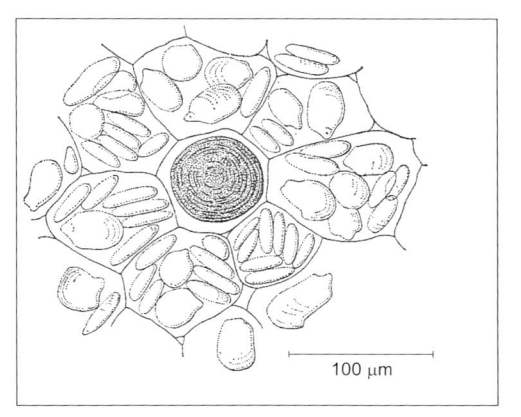

Parenchym (Abb. 4): Das ganze innere Gewebe besteht außer den einfach gebauten Leitbündeln aus dünnwandigem Parenchym, in dem Exkretzellen mit gelblichem ätherischem Öl oder dunkelbraunem Exkret eingestreut sind. In Begleitung der Spiral-, Treppen- und Netzgefäße kommen längliche Exkretzellen mit dunklem Inhalt vor (ohne Abb.).

Abb. 4: Parenchym

4. Dünnschichtchromatographie (DAC 2007, DAC 2013 AI)
Kieselgel HF$_{254}$. Untersuchungslösung:
- 2 g gepulverte Droge (Siebnummer 710) mit 5 ml Methanol versetzen
- Wiederholt schütteln
- Nach 30 min filtrieren.

Referenzlösung Je 10 µl Cineol und Guajazulen in 10 ml Methanol oder authentische Droge wie Untersuchungsmuster behandeln.
Aufzutragende Menge: Je 20 µl Untersuchungs- und Referenzlösung bandförmig (20 mm × 3 mm). [Zur Verwendung von HPTLC-Platten siehe Seite XV.]
Fließmittel: Ethylacetat – Toluol (5 + 95).
Laufhöhe: 15 cm.
Laufzeit: Ca. 35 min
- Abdunsten des Fließmittels bei Raumtemperatur
- Mit frisch (!) hergestelltem Anisaldehyd-Reagenz (RV) besprühen
- Bei 130 °C (!) etwa 5 bis 10 min lang unter Beobachtung bis zur deutlichen Farbentwicklung erhitzen
- Im Tageslicht auswerten.

Zitwerwurzelstock — Teil II

Wichtige Zonen: Eine rotviolette Zone in Höhe des rosafarbenen Guajazulens, eine Gruppe von 4 violetten bis braunvioletten Zonen etwas oberhalb des braunvioletten Cineols und eine kräftige braunviolette unterhalb des Cineols. Die Färbung kann variieren und weitere Zonen können auftreten (Abb. 5).

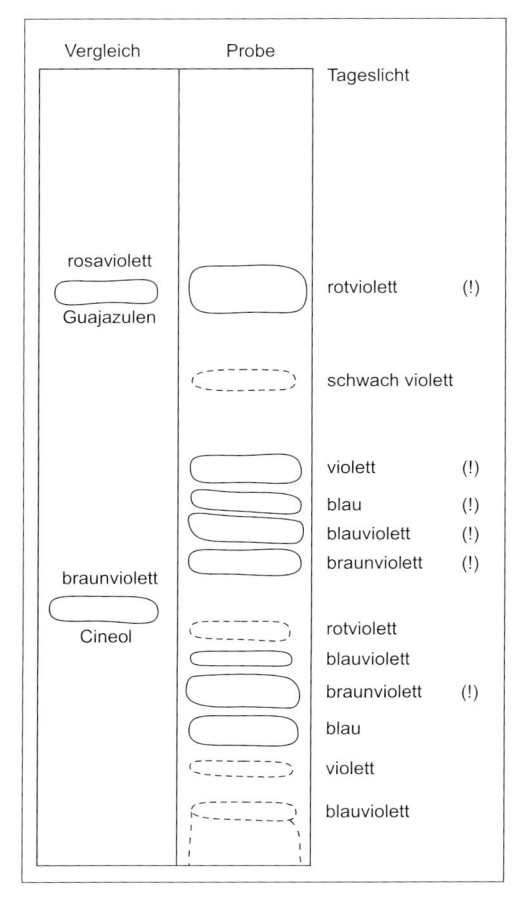

Vergleich	Probe	Tageslicht	
rosaviolett Guajazulen		rotviolett	(!)
		schwach violett	
		violett	(!)
		blau	(!)
		blauviolett	(!)
braunviolett Cineol		braunviolett	(!)
		rotviolett	
		blauviolett	
		braunviolett	(!)
		blau	
		violett	
		blauviolett	

Abb. 5: Dünnschichtchromatogramm

Einige Untersuchungen zur Qualitätssicherung

1. Reinheit
Fremde Bestandteile:
- 100 g Droge auf fremde Bestandteile durchsehen.

Höchstens 2 g (2 %) fremde Bestandteile

2. Gehaltsbestimmung
Gehalt an ätherischem Öl:
- Einwaage: 20,0 g unmittelbar vorher gepulverte Droge (Siebnummer 710)
- 500 ml Wasser im 1000-ml-Rundkolben
- Vorlage: 0,5 ml Xylol
- Destillation: 2h bei 2 bis 3 ml in der min
- Volumen im Messrohr nach der Destillation mindestens 0,7 ml bei Scheiben und Längsvierteln oder 0,66 ml bei Feinschnittdroge.

Entspricht einem Gehalt von mindestens 1 % (V/m) an ätherischem Öl bei Scheiben und Längsvierteln bzw. 0,8 % bei Feinschnittdroge.

3. Weitere Prüfungen (DAC 2007)
In der Apotheke durchführbar: Trocknungsverlust, Asche.

Stichwortregister

Halbfette Stichworte bezeichnen die ausführlichen Monographien

Absinthii herba, *siehe* Wermutkraut, Bd. 2
Acacia gummi dispersione desiccatum, *siehe* Gummi, Sprühgetrocknetes Arabisches, Bd. 1
Acaciae gummi, *siehe* Gummi, Arabisches, Bd. 1
Acacia-senegal-Gummi, *siehe* Gummi, Arabisches, Bd. 1
Acetic acid, Glacial, *siehe* Essigsäure 99%, Bd. 1
Aceton, Bd. 1
Acetonum, *siehe* Aceton, Bd. 1
Acetylsalicylsäure, Bd. 1
Aciclovir, Bd. 1
Aciclovirum, *siehe* Aciclovir, Bd. 1
Acidi formicici solutio spirituosa, *siehe* Ameisenspiritus, Bd. 1
Acidum aceticum 30 per centum, *siehe* Essigsäure 30%, Bd. 1
Acidum aceticum 96%, *siehe* Essigsäure 96%, Bd. 1
Acidum aceticum 99%, *siehe* Essigsäure 99%, Bd. 1
Acidum aceticum dilutum, *siehe* Essigsäure 30%, Bd. 1
Acidum aceticum glaciale, *siehe* Essigsäure 99%, Bd. 1
Acidum acetylosalicylicum, *siehe* Acetylsalicylsäure, Bd. 1
Acidum acetylsalicylicum, *siehe* Acetylsalicylsäure, Bd. 1
Acidum aethylisoamylbarbituricum, *siehe* Amobarbital, Bd. 1
Acidum agaricinicum sesquihydricum, *siehe* Agaricinsäure Sesquihydrat, Bd. 1
Acidum alginicum, *siehe* Alginsäure, Bd. 1
Acidum ascorbicum, *siehe* Ascorbinsäure, Bd. 1
Acidum ascorbinicum, *siehe* Ascorbinsäure, Bd. 1

Acidum benzoicum, *siehe* Benzoesäure, Bd. 1
Acidum benzoicum e resina, *siehe* Benzoesäure, Bd. 1
Acidum carbolicum, *siehe* Phenol, Bd. 1
Acidum carbolicum liquefactum, *siehe* Phenol, Verflüssigtes, Bd. 1
Acidum citricum anhydricum, *siehe* Citronensäure, Wasserfreie, Bd. 1
Acidum citricum monohydricum, *siehe* Citronensäure-Monohydrat, Bd. 1
Acidum diaethylbarbituricum, *siehe* Barbital, Bd. 1
Acidum folicum, *siehe* Folsäure, Bd. 1
Acidum formicicum, *siehe* Ameisensäure 25%, Bd. 1
Acidum formicicum 25 per centum, *siehe* Ameisensäure 25%, Bd. 1
Acidum formicicum 85 per centum, *siehe* Ameisensäure, Rohe, Bd. 1
Acidum formicicum 98 per centum, *siehe* Ameisensäure 98%, Bd. 1
Acidum formicicum anhydricum, *siehe* Ameisensäure 98%, Bd. 1
Acidum formicicum crudum 85%, *siehe* Ameisensäure, Rohe, Bd. 1
Acidum formicicum dilutum, *siehe* Ameisensäure 25%, Bd. 1
Acidum fumaricum, *siehe* Fumarsäure, Bd. 1
Acidum glutamicum, *siehe* Glutaminsäure, Bd. 1
Acidum hydrochloricum, *siehe* Salzsäure 10%, Bd. 1

Acidum hydrochloricum concentratum, *siehe* Salzsäure 36%, Bd. 1
Acidum hydrochloricum crudum, *siehe* Salzsäure, Rohe, Bd. 1
Acidum hydrochloricum dilutum, *siehe* Salzsäure 10%, Bd. 1
Acidum lacticum, *siehe* Milchsäure, Bd. 1
Acidum nitricum, *siehe* Salpetersäure, Bd. 1
Acidum nitricum 25 per centum, *siehe* Salpetersäure, Bd. 1
Acidum nitricum crudum, *siehe* Salpetersäure, Rohe, Bd. 1
Acidum oxalicum, *siehe* Oxalsäure, Bd. 1
Acidum para-amino-salicylicum, *siehe* p-Aminosalicylsäure, Bd. 1
Acidum phenylaethyl-barbituricum, *siehe* Phenobarbital, Bd. 1
Acidum salicyclicum cum vaselino albo 50 per centum, *siehe* Salicylsäure-Verreibung 50%, Bd. 1
Acidum salicylicum, *siehe* Salicylsäure, Bd. 1
Acidum tannicum, *siehe* Tannin, Bd. 1
Acidum tartaricum, *siehe* Weinsäure, Bd. 1
Acidum trichloaceticum, *siehe* Trichloressigsäure, Bd. 1
Acorus calamus (HAB 2009), *siehe* Kalmuswurzelstock, Bd. 2
Acorus-calamus-Wurzelöl, *siehe* Kalmusöl, Bd. 1
Acriflavinii chloridum, *siehe* Acriflaviniummonochlorid, Bd. 1

Acriflavinium chloratum, *siehe Acriflaviniummonochlorid, Bd. 1*
Acriflaviniummonochlorid, *Bd. 1*
Adeps benzoatus, *siehe Benzoeschmalz, Bd. 1*
Adeps Lanae, *siehe Wollwachs, Bd. 1*
Adeps Lanae anhydricus, *siehe Wollwachs, Bd. 1*
Adeps Lanae aquosum, *siehe Wollwachs, Wasserhaltiges, Bd. 1*
Adeps Lanae cum aqua, *siehe Wollwachs, Wasserhaltiges, Bd. 1*
Adeps solidus, *siehe Hartfett, Bd. 1*
Adeps suillus, *siehe Schweineschmalz, Bd. 1*
Adrenalinhydrogentartrat, *siehe Epinephrinhydrogentartrat, Bd. 1*
Adrenalini tartras, *siehe Epinephrinhydrogentartrat, Bd. 1*
Adrenalintartrat, *siehe Epinephrinhydrogentartrat, Bd. 1*
Adrenalinum bitartaricum, *siehe Epinephrinhydrogentartrat, Bd. 1*
Aethacridinium lacticum, *siehe Ethacridinlactat-Monohydrat, Bd. 1*
Aethanolum, *siehe Ethanol 96%, Bd. 1*
Aethanolum 70%, *siehe Ethanol 70% (V/V), Bd. 1*
Aethanolum 90%, *siehe Ethanol 90% (V/V), Bd. 1*
Aether, *siehe Ether, Bd. 1*
Aether aceticus, *siehe Ethylacetat, Bd. 1*
Aether anaestheticus, *siehe Ether zur Narkose, Bd. 1*
Aether pro narcosi, *siehe Ether zur Narkose, Bd. 1*
Aetheroleum Citronellae, *siehe Citronellöl, Bd. 2*
Aetheroleum Juniperi, *siehe Wacholderöl, Bd. 2*
Aetheroleum Rosmarini, *siehe Rosmarinöl, Bd. 2*
Aetheroleum Thymi, *siehe Thymianöl vom Thymol-Typ, Bd. 2*
Aethylis acetas, *siehe Ethylacetat, Bd. 1*
Aethylium aceticum, *siehe Ethylacetat, Bd. 1*
Aethylmorphini hydrochloridum, *siehe Ethylmorphinhydrochlorid, Bd. 1*
Aethylmorphinum hydrochloricum, *siehe Ethylmorphinhydrochlorid, Bd. 1*
Agaricin, *siehe Agaricinsäure-Sesquihydrat, Bd. 1*
Agaricinsäure, *siehe Agaricinsäure-Sesquihydrat, Bd. 1*
Agaricinsäure-Sesquihydrat, *Bd. 1*
Agni casti fructus, *siehe Mönchspfefferfrüchte, Bd. 2*
Agrimoniae herba, *siehe Odermennigkraut, Bd. 2*
Alaun, *siehe Aluminiumkaliumsulfat, Bd. 1*
Albaracka oil, *siehe Schwarzkümmelöl, Bd. 2*
Albumose-Silber, *siehe Silbereiweiß, Bd. 1*
Alchemillae herba, *siehe Frauenmantelkraut, Bd. 2*
Alcohol absolutus, *siehe Ethanol, Wasserfreies, Bd. 1*
Alcohol benzylicus, *siehe Benzylalkohol, Bd. 1*
Alcohol cetylicus, *siehe Cetylalkohol, Bd. 1*
Alcohol cetylicus et stearylicus emulsificans A, *siehe Cetylstearylalkohol (Typ A), Emulgierender, Bd. 1*
Alcohol cetylicus et stearylicus emulsificans B, *siehe Cetylstearylalkohol (Typ B), Emulgierender, Bd. 1*
Alcohol cetylstearylicus emulsificans, *siehe Cetylstearylalkohol (Typ A), Emulgierender, Bd. 1*
Alcohol isopropylicus, *siehe 2-Propanol, Bd. 1*
Alcohol isopropylicus 70%, *siehe 2-Propanol 70% (V/V), Bd. 1*
Alcohol methylicus, *siehe Methanol, Bd. 1*
Alcoholes adipis lanae, *siehe Wollwachsalkohole, Bd. 1*
Alcoholes Lanae, *siehe Wollwachsalkohole, Bd. 1*
Alcoholum benzylicum, *siehe Benzylalkohol, Bd. 1*
Alcoholum cetylicum, *siehe Cetylalkohol, Bd. 1*
Alcoholum isopropylicum, *siehe 2-Propanol, Bd. 1*
Alcoholum isopropylicum 70%, *siehe 2-Propanol 70% (V/V), Bd. 1*
Alginic acid, *siehe Alginsäure, Bd. 1*
Alginic acid, sodiumsalt, *siehe Natriumalginat, Bd. 1*
Alginsäure, *Bd. 1*
Alginsäure, Natriumsalz, *siehe Natriumalginat*
Alkoholische Iodlösung, *siehe Iod-Lösung, Ethanolhaltige, Bd. 1*
Allantoin, *Bd. 1*
Allantoinum, *siehe Allantoin, Bd. 1*
Allii ursini herba, *siehe Bärlauchkraut, Bd. 2*
Allylis isothiocyanas, *siehe Allylsenföl, Bd. 2*
Allylisothiocyanat, *siehe Allylsenföl, Bd. 2*
Allylsenföl, Allylisothiocyanat, *Bd. 2*
Aloe barbadensis, *siehe Aloe, Bd. 2*
Aloe capensis, *siehe Aloe, Bd. 2*
Aloe, *Bd. 2*
Aloe-Vera-Gel 1:1, *Bd. 1*
Althaeae folium, *siehe Eibischblätter, Bd. 2*
Althaeae sirupus, *siehe Eibischsirup, Bd. 1*
Althaeae radix, *siehe Eibischwurzel, Bd. 2*
Alumen, *siehe Aluminiumkaliumsulfat, Bd. 1*
Aluminii acetatis, *siehe Aluminiumacetattartrat-Lösung, Bd. 1*
Aluminii chloridum anhydricum, *siehe Aluminiumchlorid, Wasserfreies, Bd. 1*
Aluminii chloridum hexahydricum, *siehe Aluminiumacetattartrat-Lösung, Bd. 1*
Aluminium chloratum hexahydricum, *siehe Aluminiumacetattartrat-Lösung, Bd. 1*
Aluminiumacetattartrat-Lösung, *Bd. 1*
Aluminiumchlorid-Hexahydrat, *Bd. 1*
Aluminiumchlorid, technisch, *siehe Aluminiumchlorid, Wasserfreies, Bd. 1*

Stichwortregister

Aluminiumchlorid, Wasserfreies, Bd. 1
Aluminiumkaliumsulfat, Bd. 1
Alumium chloratum anhydricum, *siehe Aluminiumchlorid, Wasserfreies*, Bd. 1
Alumuniumchlorid 6 H₂O, *siehe Aluminiumchlorid-Hexahydrat*, Bd. 1
Aluminiumtrichlorid-Hexahydrat, *siehe Aluminiumchlorid-Hexahydrat*, Bd. 1
Ameisensäure 25 %, Bd. 1
Ameisensäure 85 %, Bd. 1
Ameisensäure 98 %, Bd. 1
Ameisensäure, Rohe, *siehe Ameisensäure 85 %*, Bd. 1
Ameisensäure, Verdünnte, *siehe Ameisensäure 25 %*, Bd. 1
Ameisensäure, Wasserfreie, *siehe Ameisensäure 98 %*, Bd. 1
Ameisenspiritus, Bd. 1
p-Aminosalicylsäure, Bd. 1
Ammoidin, *siehe Methoxsalen*, Bd. 1
Ammoniae solutio concentrata, *siehe Ammoniak-Lösung, Konzentrierte*, Bd. 1
Ammoniak-Lösung 10 %, Bd. 1
Ammoniak-Lösung, Konzentrierte, Bd. 1
Ammonii bituminosulfonas, *siehe Ammoniumbituminosulfonat*, Bd. 1
Ammonii bromidum, *siehe Ammoniumbromid*, Bd. 1
Ammonii chloridum, *siehe Ammoniumchlorid*, Bd. 1
Ammonii hydrogenocarbonas et carbamas, *siehe Ammoniumcarbonat*, Bd. 1
Ammonii hydroxidi solutio 10 per centum, *siehe Ammoniak-Lösung 10 %*, Bd. 1
Ammonii hydroxidi solutio 25 per centum, *siehe Ammoniak-Lösung, Konzentrierte*, Bd. 1
Ammonium bituminosulfonicum, *siehe Ammoniumbituminosulfonat*, Bd. 1
Ammonium bromatum, *siehe Ammoniumbromid*, Bd. 1
Ammonium carbonicum, *siehe Ammoniumcarbonat*, Bd. 1
Ammonium chloratum, *siehe Ammoniumchlorid*, Bd. 1
Ammonium sulfoichthyolicum, *siehe Ammoniumbituminosulfonat*, Bd. 1
Ammoniumbituminosulfonat, Bd. 1
Ammoniumbromid, Bd. 1
Ammoniumcarbonat, Bd. 1
Ammoniumchlorid, Bd. 1
Amobarbital, Bd. 1
Amobarbitalum, *siehe Amobarbital*, Bd. 1
Amphiphile Creme, *siehe Basiscreme*, Bd. 1
Amygdalae oleum raffinatum, *siehe Mandelöl, Raffiniertes*, Bd. 1
Amylase-Lipase-Protein-Gemisch, *siehe Pankreas-Pulver*, Bd. 1
Amyli hydrolysati sirupus, *siehe Glucose-Sirup*, Bd. 1
Amylum Maydis, *siehe Maisstärke*, Bd. 2
Amylum Oryzae, *siehe Reisstärke*, Bd. 2
Amylum Tritici, *siehe Weizenstärke*, Bd. 2
Andornkraut, Bd. 2
Aneurinchlorid, *siehe Thiaminchloridhydrochlorid*, Bd. 1
Aneurinchloridhydrochlorid, *siehe Thiaminchloridhydrochlorid*, Bd. 1
Aneurinum hydrochloricum, *siehe Thiaminchloridhydrochlorid*, Bd. 1
Angelicae radix, *siehe Angelikawurzel*, Bd. 2
Angelikawurzel, Bd. 2
Anis, Bd. 2
Anisi aetheroleum, *siehe Anisöl*, Bd. 2
Anisi fructus, *siehe Anis*, Bd. 2
Anisi stellati aetheroleum, *siehe Sternanisöl*, Bd. 2
Anisi stellati fructus, *siehe Sternanis*, Bd. 2
Anisöl, Bd. 2
Anserinae herba, *siehe Gänsefingerkraut*, Bd. 2
Anthemidis flos, *siehe Römische Kamille*, Bd. 2
Anthralin, *siehe Dithranolum*, Bd. 1
Antipyrin, *siehe Phenazon*, Bd. 1
Apfelsinenschalenöl, Bd. 2
Apomorphinhydrochlorid-Hemihydrat, Bd. 1
Apomorphini hydrochloridum, *siehe Apomorphinhydrochlorid-Hemihydrat*, Bd. 1
Apomorphini hydrochloridum hemihydricum, *siehe Apomorphinhydrochlorid-Hemihydrat*, Bd. 1
Apomorphinum hydrochloricum, *siehe Apomorphinhydrochlorid-Hemihydrat*, Bd. 1
Apricot kernel oil, *siehe Aprikosenkernöl, Raffiniertes*, Bd. 1
Aprikosenkernöl, Raffiniertes, Bd. 1
Aqua ad iniectabilia, *siehe Wasser für Injektionszwecke*, Bd. 1
Aqua Amygdalarum amararum, *siehe Bittermandelwasser*, Bd. 1
Aqua Aurantii Floris, *siehe Pomeranzenblütenwasser*, Bd. 1
Aqua bidestillata, *siehe Wasser für Injektionszwecke*, Bd. 1
Aqua demineralisata, *siehe Wasser, Gereinigtes*, Bd. 1
Aqua Menthae crispae, *siehe Krauseminzwasser*, Bd. 1
Aqua Menthae piperitae, *siehe Pfefferminzwasser*, Bd. 1
Aqua pro injectione, *siehe Wasser für Injektionszwecke*, Bd. 1
Aqua purificata, *siehe Wasser, Gereinigtes*, Bd. 1
Aqua Rosae, *siehe Rosenwasser*, Bd. 1
Arachidis oleum raffinatum, *siehe Erdnussöl, Raffiniertes*, Bd. 1
Arachis-hypogaea-Samenöl, *siehe Erdnussöl, Raffiniertes*, Bd. 1
Arachis oil, refined, *siehe Erdnussöl, Raffiniertes*, Bd. 1
Argenti albumino-acetylotannas sine borace, *siehe Silbereiweiß-Acetyltannat, Boraxfreies*, Bd. 1
Argenti nitras, *siehe Silbernitrat*, Bd. 1
Argentum albumino-acetylotannicum, *siehe Silbereiweiß-Acetyltannat, Boraxfreies*, Bd. 1
Argentum nitricum, *siehe Silbernitrat*, Bd. 1
Argentum proteinicum, *siehe Silbereiweiß*, Bd. 1

Stichwortregister

Arnicae flos, *siehe Arnikablüten, Bd. 2*
Arnicae tinctura, *siehe Arnikatinktur, Bd. 1*
Arnikablüten, *Bd. 2*
Arnikablütentinktur, *siehe Arnikatinktur, Bd. 1*
Arnikatinktur, *Bd. 1*
Artemisiae herba, *siehe Beifußkraut, Bd. 2*
Artischockenblätter, *Bd. 2*
Ascorbinsäure, *Bd. 1*
Aspirin, *siehe Acetylsalicylsäure, Bd. 1*
Äthacridinlactat, *siehe Ethacridinlactat-Monohydrat, Bd. 1*
Äther, *siehe Ether, Bd. 1*
Äther zur Narkose, *siehe Ether zur Narkose, Bd. 1*
Äthylalkohol, *siehe Ethanol 96%, Bd. 1*
Äthylmorphinhydrochlorid, *siehe Ethylmorphinhydrochlorid, Bd. 1*
Atropini sulfas, *siehe Atropinsulfat, Bd. 1*
Atropinsulfat, *Bd. 1*
Atropinum sulfuricum, *siehe Atropinsulfat, Bd. 1*
Ätznatron, *siehe Natriumhydroxid, Bd. 1*
Augentrostkraut, *Bd. 2*
Auranti tictura, *siehe Pomeranzentinktur, Bd. 1*
Aurantii amari epicarpium et, *siehe Bitterorangenschale, Bd. 2*
Aurantii amari flos, *siehe Bitterorangenblüten, Bd. 2*
Aurantii floris aqua, *siehe Pomeranzenblütenwasser, Bd. 1*
Aurantii pericarpium, *siehe Bitterorangenschale, Bd. 2*
Avocado oleum raffinatum, *siehe Avocadoöl, Raffiniertes, Bd. 1*
Avocadobirnenöl, *siehe Avocadoöl, Raffiniertes, Bd. 1*
Avocadoöl, Raffiniertes, *Bd. 1*

Bärentraubenblätter, *Bd. 2*
Bärlappsporen, *Bd. 2*
Bärlauchkraut, *Bd. 2*
Baldriantinktur, *Bd. 1*
Baldrianwurzel, *Bd. 2*
Baldrianwurzeltinktur, *siehe Baldriantinktur, Bd. 1*

Balsamum peruvianum, *siehe Perubalsam, Bd. 1*
Barbital, *Bd. 1*
Barbitalum, *siehe Barbital, Bd. 1*
Bardanae radix, *siehe Klettenwurzel, Bd. 2*
Barii sulfas, *siehe Bariumsulfat, Bd. 1*
Barium sulfuricum, *siehe Bariumsulfat, Bd. 1*
Bariumsulfat, *Bd. 1*
Basilici herba, *siehe Basilikumkraut, Bd. 2*
Basilikumkraut, *Bd. 2*
Basiscreme, *Bd. 1*
Basiscreme, Hydrophobe, *Bd. 1*
Basisgel, Hydrophobes, *Bd. 1*
Beclomethasondipropionat, *Bd. 1*
Beclometasondipropionat, Wasserfreies, *siehe Beclomethasondipropionat*
Beclometasondipropionat-Monohydrat, *Bd. 1*
Beclometasoni dipropionas, *siehe Beclometasondipropionat, Bd. 1*
Beclometasoni dipropionas monohydricus, *siehe Beclometasondipropionat-Monohydrat, Bd. 1*
Beifußkraut, *Bd. 2*
Belladonna folii tinctura normata, *siehe Belladonnatinktur, Eingestellte, Bd. 1*
Belladonnablättertrockenextrakt, Eingestellter, *Bd. 1*
Belladonnae extractum siccum normatum, *siehe Belladonnablättertrockenextrakt, Eingestellter, Bd. 1*
Belladonnae folii extractum siccum normatum, *siehe Belladonnablättertrockenextrakt, Eingestellter, Bd. 1*
Belladonnae tinctura normata, *siehe Belladonnatinktur, Eingestellte, Bd. 1*
Belladonnatinktur, Eingestellte, *Bd. 1*
Benalkonii chloridum, *siehe Benzalkoniumchlorid, Bd. 1*
Benediktenkraut, *Bd. 2*
Benzaldycyanhydrin, *Bd. 1*
Benzaldehydcyanhydrini solutio, *siehe Bittermandelwasser, Bd. 1*
Benzaldehydcyanhydrinum, *siehe Benzaldehydcyanhydrin, Bd. 1*

Benzalkonii chloridi solutio, *siehe Benzalkoniumchlorid-Lösung, Bd. 1*
Benzalkoniumchlorid, *Bd. 1*
Benzalkoniumchlorid-Lösung, *Bd. 1*
Benzin, *Bd. 1*
Benzinum, *siehe Benzin, Bd. 1*
Benzinum Petrolei, *siehe Benzin, Bd. 1*
Benzocain, *Bd. 1*
Benzocainum, *siehe Benzocain, Bd. 1*
Benzoesäure, *Bd. 1*
Benzoeschmalz, *Bd. 1*
Benzylalkohol, *Bd. 1*
Benzylis nicotinas, *siehe Benzylnicotinat, Bd. 1*
Benzylium nicotinicum, *siehe Benzylnicotinat, Bd. 1*
Benzylnicotinat, *Bd. 1*
Betacaroten, *siehe Betacarotin, Bd. 1*
Betacarotenum, *siehe Betacarotin, Bd. 1*
Betacarotin, *Bd. 1*
Betadex, *Bd. 1*
Betadexum, *siehe Betadex, Bd. 1*
Betainhydrochlorid, *Bd. 1*
Betaini hydrochloridum, *siehe Betainhydrochlorid, Bd. 1*
Betamethasondipropionat, *Bd. 1*
Betamethasonvalerat, *Bd. 1*
Betametasoni dipropionas, *siehe Betamethasondipropionat, Bd. 1*
Bethamethasoni valeras, *siehe Betamethasonvalerat, Bd. 1*
Betulae folium, *siehe Birkenblätter, Bd. 2*
Birkenblätter, *Bd. 2*
Bisabolol-alpha, *siehe α-Bisabolol (Racemat) mind. 85%, Bd. 1*
α-Bisabolol (Racemat) mind. 85%, *Bd. 1*
Bismutgallat, Basisches, *Bd. 1*
Bismuthi subgallas, *siehe Bismutgallat, Basisches, Bd. 1*
Bismuthi subnitras ponderosum, *siehe Bismutnitrat, Schweres basisches, Bd. 1*
Bismutnitrat, Schweres basisches, *Bd. 1*
Bismutum subgallicum, *siehe Bismutgallat, Basisches, Bd. 1*

Stichwortregister

Bismutum subnitricum, *siehe Bismutnitrat, Schweres basisches*, Bd. 1
Bitterfenchelöl, Bd. 2
Bitterkleeblätter, Bd. 2
Bittermandelwasser, Bd. 1
Bitterorangenblüten, Bd. 2
Bitterorangenschale, Pomeranzenschale, Bd. 2
Bittersalz, *siehe Magnesiumsulfat*, Bd. 1
Blaubeerblätter, *siehe Heidelbeerblätter*, Bd. 2
Blaubeeren, *siehe Heidelbeeren, Getrocknete*, Bd. 2
Blaugel, Bd. 1
Blutegel, Bd. 1
Blutwurz-Wurzelstock, *siehe Tormentillwurzelstock*, Bd. 2
Bockshornsamen, Bd. 2
Bohnenhülsen, Bohnenschalen, Bd. 2
Boldi folium, *siehe Boldoblätter*, Bd. 2
Boldoblätter, Bd. 2
Bolus alba, *siehe Ton, Weißer*, Bd. 1
Borax, *siehe Natriumtetraborat*, Bd. 1
Brassica-Arten-Samenöl, *siehe Rüböl*, Bd. 1
Brennnesselblätter, Brennnesselkraut, Bd. 2
Brennnesselkrauttinktur, Bd. 1
Brennnesselwurzel, Bd. 2
Brombeerblätter, Bd. 2
Bruchkraut, Bd. 2
Brustelixier, Bd. 1
Buchweizenkraut, Bd. 2
Bufexamac, Bd. 1
Bufexamacum, *siehe Bufexamac*, Bd. 1
Bursae pastoris Herba, *siehe Hirtentäschelkraut*, Bd. 2
Bursae pastoris tinctura, *siehe Hirtentäscheltinktur „Rademacher"*, Bd. 1
(E)-But-2-endisäure, *siehe Fumarsäure*, Bd. 1
trans-Butendisäure, *siehe Fumarsäure*, Bd. 1

Cacao oleum, *siehe Kakaobutter*, Bd. 1
Caffeine, *siehe Coffein*, Bd. 1
Calami aetheroleum, *siehe Kalmusöl*, Bd. 1
Calami rhizoma, *siehe Kalmuswurzelstock*, Bd. 2
Calcii carbonas, *siehe Calciumcarbonat*, Bd. 1
Calcii gluconas, *siehe Calciumgluconat*, Bd. 1
Calcii lactas pentahydricus, *siehe Calciumlactat-Pentahydrat*, Bd. 1
Calcii lactas trihydricus, *siehe Calciumlactat-Trihydrat*, Bd. 1
Calcii pantothenas, *siehe Calciumpantothenat*, Bd. 1
Calcinierte Soda, *siehe Wasserfreies Natriumcarbonat*, Bd. 1
Calciniertes, rohes Glaubersalz, *siehe Wasserfreies, rohes Natriumsulfat*, Bd. 1
Calcium carbonicum, *siehe Calciumcarbonat*, Bd. 1
Calcium hypophosphorosum, *siehe Calciumphosphinat*, Bd. 1
Calcium lacticum, *siehe Calciumlactat-Pentahydrat*, Bd. 1
Calcium lacticum trihydricum, *siehe Calciumlactat-Trihydrat*, Bd. 1
Calcium pantothenicum, *siehe Calciumpantothenat*, Bd. 1
Calcium phosphinas, *siehe Calciumphosphinat*, Bd. 1
Calcium phosphinatum, *siehe Calciumphosphinat*, Bd. 1
Calcium phosphinicum, *siehe Calciumphosphinat*, Bd. 1
Calciumcarbonat, Bd. 1
Calcium-D-pantothenat, *siehe Calciumpantothenat*, Bd. 1
Calciumgluconat Monohydrat, *siehe Calciumgluconat*, Bd. 1
Calciumgluconat, Bd. 1
Calciumhypophosphit, *siehe Calciumphosphinat*, Bd. 1
Calciumlactat-Pentahydrat, Bd. 1
Calciumlactat-Trihydrat, Bd. 1
Calciumpantothenat, Bd. 1
Calciumphosphinat, Bd. 1
Calendulae flos, *siehe Ringelblumenblüten*, Bd. 2
Calendulae tinctura, *siehe Ringelblumenblütentinktur*, Bd. 1
Callunae flos, *siehe Heidekrautblüten*, Bd. 2

Callunae herba, *siehe Heidekraut*, Bd. 2
Campher, Racemischer, Bd. 1
Campherspiritus, Bd. 1
Camphora racemica, *siehe Racemischer Campher*, Bd. 1
Cannabisblüten, Bd. 2
Cannabisflos, *siehe Cannabisblüten*, Bd. 2
Capsaicin, Bd. 1
Caraway Oil, *siehe Kümmelöl*, Bd. 2
Carbamid, *siehe Harnstoff*, Bd. 1
Carbamidum, *siehe Harnstoff*, Bd. 1
Carbinol, *siehe Methanol*, Bd. 1
Carbiomeri mucilago aquosa, *siehe Carbomergel, Wasserhaltiges*, Bd. 1
Carbo activatus, *siehe Kohle, Medizinische*, Bd. 1
Carbo medicinalis, *siehe Kohle, Medizinische*, Bd. 1
Carbolsäure, *siehe Phenol*, Bd. 1
Carbomera, *siehe Carbomere*, Bd. 1
Carbomere, Bd. 1
Carbomergel, 2-Propanolhaltiges, Bd. 1
Carbomergel, Wasserhaltiges, Bd. 1
Carbomeri mucilago cum 2-propanolo, *siehe Carbomergel, 2-Propanolhaltiges*, Bd. 1
Carbonicum calcinatum, *siehe Natriumcarbonat, Wasserfreies*, Bd. 1
Carboxymethylcellulose-Natrium, *siehe Carmellose-Natrium*, Bd. 1
Cardamomi fructus, *siehe Kardamomenfrüchte*, Bd. 2
Cardui mariae tinctura „Rademacher", *siehe Rademachersche Stechkörnertinktur*, Bd. 1
Carmellose sodium, *siehe Carmellose-Natrium*, Bd. 1
Carmellose-Natrium, Bd. 1
Carmellosum natricum, *siehe Carmellose-Natrium*, Bd. 1
all-trans-β-Caroten, *siehe Betacarotin*, Bd. 1
β-Caroten, *siehe Betacarotin*, Bd. 1
β-β-Caroten, *siehe Betacarotin*, Bd. 1

Stichwortregister

Carthami flos, *siehe Färberdistelblüten*, Bd. 2
Carum-carvi-Fruchtöl, *siehe Kümmelöl*, Bd. 2
Carvi aetheroleum, *siehe Kümmelöl*, Bd. 2
Carvi fructus, *siehe Kümmel*, Bd. 2
Caryophylli floris aetheroleum, *siehe Nelkenöl*, Bd. 2
Caryophylli flos, *siehe Gewürznelken*, Bd. 2
Cascararinde, Bd. 2
Castor oil, Refined, *siehe Rizinusöl, Raffiniertes*, Bd. 1
Castor oil, Virgin, *siehe Rizinusöl, Natives*, Bd. 1
Cedarwood oil, *siehe Cedernholzöl*, Bd. 2
Cedernholzöl, Bd. 2
Cellulosemethylether, *siehe Methylcellulose*, Bd. 1
Centaurii herba, *siehe Tausendgüldenkraut*, Bd. 2
Cera alba, *siehe Wachs, Gebleichtes*, Bd. 1
Cera flava, *siehe Wachs, Gelbes*, Bd. 1
Ceresin, *siehe Hartparaffin*, Bd. 1
Cetanol, *siehe Cetylalkohol*, Bd. 1
Cetiol, *siehe Oleyloleat*, Bd. 1
Cetrariae lichen, *siehe Isländisches Moos*, Bd. 2
Cetylalkohol, Bd. 1
Cetyli palmitas, *siehe Cetylpalmitat*, Bd. 1
Cetylpalmitat, Bd. 1
Cetylstearylalkohol, Emulgierender (Typ A), Bd. 1
Cetylstearylalkohol, Emulgierender (Typ B), Bd. 1
Ceylonzimtöl, *siehe Zimtöl*, Bd. 1
Chamomillae romanae flos, *siehe Römische Kamille*, Bd. 2
Chelidonii herba, *siehe Schöllkraut*, Bd. 2
Chinae tinctura composita, *siehe Chinatinktur, Zusammengesetzte*, Bd. 1
Chinarinde, Bd. 2
Chinatinktur, Zusammengesetzte, Bd. 1
Chinin, Bd. 1
Chininhydrochlorid, Bd. 1
Chinini hydrochloridum, *siehe Chininhydrochlorid*, Bd. 1

Chinini sulfas, *siehe Chininsulfat*, Bd. 1
Chininsulfat, Bd. 1
Chininum, *siehe Chinin*, Bd. 1
Chininum hydrochloricum, *siehe Chininhydrochlorid*, Bd. 1
Chininum purum, *siehe Chinin*, Bd. 1
Chininum sulfuricum, *siehe Chininsulfat*, Bd. 1
Chloralhydrat, Bd. 1
Chlorali hydras, *siehe Chloralhydrat*, Bd. 1
Chloralum hydratum, *siehe Chloralhydrat*, Bd. 1
Chloramphenicol, Bd. 1
Chloramphenicolum, *siehe Chloramphenicol*, Bd. 1
Chlorhexidindiacetat, Bd. 1
Chlorhexidindigluconat-Lösung, Bd. 1
Chlorhexidini diacetas, *siehe Chlorhexidindiacetat*, Bd. 1
Chlorhexidini digluconatis solutio, *siehe Chlorhexidindigluconat-Lösung*, Bd. 1
Chlorhexidinum aceticum, *siehe Chlorhexidindiacetat*, Bd. 1
Chloroform, Bd. 1
Chloroformium, *siehe Chloroform*, Bd. 1
Chlorophyllin, wasserlöslich (Pulver), Bd. 1
Cholest-5-en-3β-ol, *siehe Cholesterol*, Bd. 1
Cholesterin, *siehe Cholesterol*, Bd. 1
Cholesterol, Bd. 1
Cholesterolum, *siehe Cholesterol*, Bd. 1
Cignolin, *siehe Dithranolum*, Bd. 1
Cimicifugae racemosae rhizoma, *siehe Cimicifugawurzelstock*, Bd. 2
Cimicifugawurzelstock, Bd. 2
Cinchonae cortex, *siehe Chinarinde*, Bd. 2
Cinchonae succirubrae cortex, *siehe Chinarinde*, Bd. 2
Cinnabaris, *siehe Quecksilbersulfid, Rotes*, Bd. 2
Cinnamomi cortex, *siehe Zimt(rinde)*, Bd. 2
Cinnamomi zeylanici cortex, *siehe Zimt(rinde)*, Bd. 2

Cinnamomi zeylanici corticis aetheroleum, *siehe Zimtöl*, Bd. 2
Cinnamomum-zeylancium-Rindenöl, *siehe Zimtöl*, Bd. 2
Cinnamon Bark Oil, Ceylon, *siehe Zimtöl*, Bd. 2
Citri aetheroleum, *siehe Citronenöl*, Bd. 2
Citronella Oil, *siehe Citronellöl*, Bd. 2
Citronellae aetheroleum, *siehe Citronellöl*, Bd. 2
Citronellöl, Bd. 2
Citronenöl, Bd. 2
Citronensäure, Wasserfreie, Bd. 1
Citronensäure-Monohydrat, Bd. 1
Citrus-limon-Fruchtschalenöl, *siehe Citronenöl*, Bd. 2
Clioquinol, Bd. 1
Clioquinolum, *siehe Clioquinol*, Bd. 1
Clobetasol propionas, *siehe Clobetasolpropionat*, Bd. 1
Clobetasolpropionat, Bd. 1
Clotrimazol, Bd. 1
Clotrimazolum, *siehe Clotrimazol*, Bd. 1
CMC-Na, *siehe Carmellose-Natrium*, Bd. 1
Cnici benedicti herba, *siehe Benediktenkraut*, Bd. 2
Coal Tar, *siehe Steinkohlenteer*, Bd. 1
Codeini phosphas hemihydricus, *siehe Clotrimazol*, Bd. 1
Codeini phosphas sesquihydricus, *siehe Codeinphosphat-Sesquihydrat*, Bd. 1
Codeinphosphat-Hemihydrat, Bd. 1
Codeinphosphat-Sesquihydrat, Bd. 1
Codeinum phosphoricum, *siehe Clotrimazol*, Bd. 1
Codeinum phosphoricum sesquihydricum, *siehe Codeinphosphat-Sesquihydrat*, Bd. 1
Coffein, Bd. 1
Coffein-Monohydrat, Bd. 1
Coffeinum, *siehe Coffein*, Bd. 1
Coffeinum monohydricum, *siehe Coffein-Monohydrat*, Bd. 1

Coffeinum purum, *siehe Coffein, Bd. 1*
Cold Cream, *siehe Kühlcreme, Bd. 1*
Collodium, *Bd. 1*
Coriandri fructus, *siehe Koriander, Bd. 2*
Cortex Cascarae sagradae, *siehe Cascararinde, Bd. 2*
Cortex Chinae, *siehe Chinarinde, Bd. 2*
Cortex Cinnamomi, *siehe Zimt(rinde), Bd. 2*
Cortex Frangulae, *siehe Faulbaumrinde, Bd. 2*
Cortex Hamamelidis, *siehe Hamamelisrinde, Bd. 2*
Cortex Quercus, *siehe Eichenrinde, Bd. 2*
Cortex Rhamni purshianae, *siehe Cascararinde, Bd. 2*
Cortex salicis, *siehe Weidenrinde, Bd. 2*
Cortisol, *siehe Hydrocortison, Bd. 1*
Coumarin, *siehe Cumarin, Bd. 1*
Crataegi folium cum flore, *siehe Weißdornblätter mit Blüten, Bd. 2*
Creme, Anionische hydrophile, *Bd. 1*
Cremegrundlage DAC, Lipophile, *siehe Basiscreme, Hydrophobe, Bd. 1*
Cremor basalis, *siehe Basiscreme, Bd. 1*
Cremor basalis hydrophobicum, *siehe Basiscreme, Hydrophobe, Bd. 1*
Croci Stigma, *siehe Safran, Bd. 2*
Crocus, *siehe Safran, Bd. 2*
Cucurbita cultivars, *siehe Kürbiskernöl, Bd. 1*
Cucurbita pepo, *siehe Kürbiskernöl, Bd. 1*
Cucurbitae oelum, *siehe Kürbiskernöl, Bd. 1*
Cucurbitae peponis semen, *siehe Kürbissamen, Bd. 2*
Cucurbitae semen, *siehe Kürbissamen, Bd. 2*
Cumarin, *Bd. 1*
Cumarinum, *siehe Cumarin, Bd. 1*
Cupri sulfas pentahydricus, *siehe Kupfer(II)-sulfat-Pentahydrat, Bd. 1*

Cuprum sulfuricum, *siehe Kupfer(II)-sulfat-Pentahydrat, Bd. 1*
Curcumawurzelstock, *Bd. 2*
Curcumae rhizoma, *siehe Curcumawurzelstock, Bd. 2*
Cyamopsidis seminis pulvis, *siehe Guar, Bd. 2*
β-Cyclodextrin, *siehe Betadex, Bd. 1*
Cyclomaltoheptaose, *siehe Betadex, Bd. 1*
Cymbopogon-winterianus-Krautöl, *siehe Citronellöl, Bd. 2*
Cynarae folium, *siehe Artischockenblätter, Bd. 2*
Cynosbati fructus sine semine, *siehe Hagebuttenschalen, Bd. 2*
Cynosbati semen, *siehe Hagebuttenkerne, Bd. 2*

Demineralisiertes Wasser, *siehe Gereinigtes Wasser, Bd. 1*
Dexamethason, *Bd. 1*
Dexamethasonum, *siehe Dexamethason, Bd. 1*
Dexpanthenol, *Bd. 1*
Dexpanthenolum, *siehe Dexpanthenol, Bd. 1*
Dextrose, Wasserfreie, *siehe Glucose, Bd. 1*
Dextrose, Wasserhaltige, *siehe Glucose-Monohydrat, Bd. 1*
Dextrosum anhydricum, *siehe Glucose, Bd. 1*
Dextrosum monohydricum, *siehe Glucose-Monohydrat, Bd. 1*
Diäthylbarbitursäure, *siehe Barbital, Bd. 1*
Diclofenac-Natrium, *Bd. 1*
Diclofenacum natricum, *siehe Diclofenac-Natrium, Bd. 1*
Diethyläther, *siehe Ether, Bd. 1*
Digitoxin, *Bd. 1*
Digitoxinum, *siehe Digitoxin, Bd. 1*
Digitoxosid, *siehe Digitoxin, Bd. 1*
Dihydroxyanthranol, *siehe Dithranolum, Bd. 1*
Diltiazemhydrochlorid, *Bd. 1*
Diltiazemi hydrochloridum, *siehe Diltiazemhydrochlorid, Bd. 1*
Dimethylis sulfoxidum, *siehe Dimethylsulfoxid, Bd. 1*
Dimethylsulfoxid, *Bd. 1*

Diphenhydraminhydrochlorid, *Bd. 1*
Diphenhydramini hydrochloridum, *siehe Diphenhydraminhydrochlorid, Bd. 1*
Diphenhydraminium hydrochloricum, *siehe Diphenhydraminhydrochlorid, Bd. 1*
Dithranol, *Bd. 1*
Dithranolum, *siehe Dithranolum, Bd. 1*
DL-Campher, *siehe Campher, Racemischer, Bd. 1*
D-Mannit, *siehe Mannitol, Bd. 1*
Dostenkraut, *Bd. 2*
Dronabinol, *Bd. 1*
Dronabinolum, *siehe Dronabinol, Bd. 1*

Efeublätter, *Bd. 2*
Ehrenpreiskraut, *Bd. 2*
Eibischblätter, *Bd. 2*
Eibischsirup, *Bd. 1*
Eibischwurzel, *Bd. 2*
Eichenrinde, *Bd. 2*
Eisen(III)-chlorid-Hexahydrat, *Bd. 1*
Eisenkraut, *Bd. 2*
Eisessig, *siehe Essigsäure 99%, Bd. 1*
Electuarium Theriaca sine Opio, *siehe Theriak, Bd. 1*
Eleutherococci radix, *siehe Taigawurzel, Bd. 2*
Elixir e Succo Liquiritiae, *siehe Brustelixier, Bd. 1*
Emser Salz, Künstliches, *Bd. 1*
Enzianwurzel, *Bd. 2*
Ephedrakraut, *Bd. 2*
Ephedrae herba, *siehe Ephedrakraut, Bd. 2*
Ephedrinhydrochlorid, *Bd. 1*
Ephedrini hydrochloridum, *siehe Ephedrinhydrochlorid, Bd. 1*
Ephedrinum hydrochloricum, *siehe Ephedrinhydrochlorid, Bd. 1*
Epilobii angustifolii herba, *siehe Weidenröschenkraut und Schmalblättriges Weidenröschenkraut, Bd. 2*
Epilobii herba, *siehe Weidenröschenkraut und Schmalblättriges Weidenröschenkraut, Bd. 2*
Epinephrinhydrogentartrat, *Bd. 1*

Equiseti herba, *siehe Schachtelhalmkraut, Bd. 2*
Erdbeerblätter, *Bd. 2*
Erdnussöl, Raffiniertes, *Bd. 1*
Erdrauchkraut, *Bd. 2*
Ericae flos, *siehe Heidekrautblüten, Bd. 2*
Ericae herba, *siehe Heidekraut, Bd. 2*
Erucae semen, *siehe Senfsamen, Weiße, Bd. 2*
Erythromycin, *Bd. 1*
Erythromycinum, *siehe Erythromycin, Bd. 1*
Eschenblätter, *Bd. 2*
Essigsäure 30%, *Bd. 1*
Essigsäure 96%, *Bd. 1*
Essigsäure 99%, *Bd. 1*
Essigsäure, Verdünnte (DAB 6), *siehe Essigsäure 30%, Bd. 1*
Essigsäureäthylester, *siehe Ethylacetat, Bd. 1*
Ethacridini lactas, *siehe Ethacridinlactat-Monohydrat, Bd. 1*
Ethacridinlactat-Monohydrat, *Bd. 1*
Ethanol 70% (V/V), *Bd. 1*
Ethanol 90% (V/V), *Bd. 1*
Ethanol 96%, *Bd. 1*
Ethanol absolut, *siehe Ethanol, Wasserfreies, Bd. 1*
Ethanol, Wasserfreies, *Bd. 1*
Ethanolum 96 per centum, *siehe Ethanol 96%, Bd. 1*
Ethanolum anhydricum, *siehe Ethanol, Wasserfreies, Bd. 1*
Ether, *Bd. 1*
Ether zur Narkose, *Bd. 1*
Etherweingeist, *Bd. 1*
Ethylacetat, *Bd. 1*
Ethylalkohol, *siehe Ethanol 96%, Bd. 1*
Ethyläther, *siehe Ether, Bd. 1*
Ethylis acetas, *siehe Ethylacetat, Bd. 1*
2-(Ethylmercurithio)-benzoesäure-Natriumsalz, *siehe Thiomersal, Bd. 1*
Ethylmorphinhydrochlorid, *Bd. 1*
Ethylmorphini hydrochloridum, *siehe Ethylmorphinhydrochlorid, Bd. 1*
Eucalypti aetheroleum, *siehe Eucalyptusöl, Bd. 2*
Eucalypti folium, *siehe Eucalyptusblätter, Bd. 2*

Eucalyptus-Arten-Blattöl, *siehe Eucalyptusöl, Bd. 2*
Eucalyptusblätter, *Bd. 2*
Eucalyptusöl, *Bd. 2*
Euphrasiae herba, *siehe Augentrostkraut, Bd. 2*
Extractum Faecis, *siehe Hefe-Trockenextrakt, Bd. 1*

Faecis extractum, *siehe Hefe-Trockenextrakt, Bd. 1*
Fagopyri herba, *siehe Buchweizenkraut, Bd. 2*
Färberdistelblüten, *Bd. 2*
Färbersaflorblüten, *siehe Färberdistelblüten, Bd. 2*
Farfarae flos, *siehe Huflattichblüten, Bd. 2*
Farfarae folium, *siehe Huflattichblätter, Bd. 2*
Faulbaumrinde, *Bd. 2*
Fenchel, Bitterer, *Bd. 2*
Fenchelöl, *siehe Bitterfenchelöl, Bd. 2*
Ferri chloridum hexahydricum, *siehe Eisen(III)-chlorid-Hexahydrat, Bd. 1*
Ferrum sesquichloratum cristallisatum, *siehe Eisen(III)-chlorid-Hexahydrat, Bd. 1*
Ferrum(III)-chloratum 32767, *siehe Eisen(III)-chlorid-Hexahydrat, Bd. 1,*
Flohsamen, *Bd. 2*
Flohsamen, Indische, *Bd. 2*
Flohsamenschalen, Indische, *Bd. 2*
Flores Acaciae, *siehe Schlehdornblüten, Bd. 2*
Flores Arnicae, *siehe Arnikablüten, Bd. 2*
Flores Aurantii, *siehe Bitterorangenblüten, Bd. 2*
Flores Calendulae sine calycibus, *siehe Ringelblumenblüten, Bd. 2*
Flores Callunae, *siehe Heidekrautblüten, Bd. 2*
Flores Cannabis, *siehe Cannabisblüten, Bd. 2*
Flores Carthami, *siehe Färberdistelblüten, Bd. 2*
Flores Caryophylli, *siehe Gewürznelken, Bd. 2*
Flores Chamomillae romanae, *siehe Römische Kamille, Bd. 2*

Flores Chamomillae, *siehe Kamillenblüten, Bd. 2*
Flores Ericae, *siehe Heidekrautblüten, Bd. 2*
Flores Farfarae, *siehe Huflattichblüten, Bd. 2*
Flores Gnaphalii arenarii, *siehe Ruhrkrautblüten, Bd. 2*
Flores Graminis, *siehe Heublumen, Bd. 2*
Flores Graminum, *siehe Heublumen, Bd. 2*
Flores Helichrysi, *siehe Ruhrkrautblüten, Bd. 2*
Flores Hibisci, *siehe Hibiscusblüten, Bd. 2*
Flores Lamii albi, *siehe Taubnesselblüten, Weiße, Bd. 2*
Flores Malvae, *siehe Malvenblüten, Bd. 2*
Flores Primulae cum calycibus, *siehe Schlüsselblumenblüten, Bd. 2*
Flores Pruni spinosae, *siehe Schlehdornblüten, Bd. 2*
Flores Sambuci, *siehe Holunderblüten, Bd. 2*
Flores Stoechados citrinae, *siehe Ruhrkrautblüten, Bd. 2*
Flores Tiliae, *siehe Lindenblüten, Bd. 2*
Flores Verbasci, *siehe Königskerzenblüten, Wollblumen, Bd. 2*
Fluorescein-Dinatrium, *siehe Fluorescein-Natrium, Bd. 1*
Fluorescein-Natrium, *Bd. 1*
Fluoresceinum dinatricum, *siehe Fluorescein-Natrium, Bd. 1*
Fluoresceinum natricum, *siehe Fluorescein-Natrium, Bd. 1*
Foeniculi aetheroleum, *siehe Bitterfenchelöl, Bd. 2*
Foeniculi amari aetheroleum, *siehe Bitterfenchelöl, Bd. 2*
Foeniculi amari fructus aetheroleum, *siehe Bitterfenchelöl, Bd. 2*
Foeniculi amari fructus, *siehe Fenchel, Bitterer, Bd. 2*
Foeniculum-vulgare var. vulgare-Fruchtöl, *siehe Bitterfenchelöl, Bd. 2*
Foenugraeci semen, *siehe Bockshornsamen, Bd. 2*
Folia Betulae, *siehe Birkenblätter, Bd. 2*

Stichwortregister

Folia Boldo, *siehe Boldoblätter, Bd. 2*
Folia Crataegi cum floribus, *siehe Weißdornblätter mit Blüten, Bd. 2*
Folia Cynarae, *siehe Artischockenblätter, Bd. 2*
Folia Farfarae, *siehe Huflattichblätter, Bd. 2*
Folia Fragariae, *siehe Erdbeerblätter, Bd. 2*
Folia Fraxini, *siehe Eschenblätter, Bd. 2*
Folia Hederae, *siehe Efeublätter, Bd. 2*
Folia Hennae, *siehe Hennablätter, färbend und Hennablätter, nicht färbend, Bd. 2*
Folia Juglandis, *siehe Walnussblätter, Bd. 2*
Folia Malvae, *siehe Malvenblätter, Bd. 2*
Folia Melissae, *siehe Melissenblätter, Bd. 2*
Folia Menthae piperitae, *siehe Pfefferminzblätter, Bd. 2*
Folia Myrtilli, *siehe Heidelbeerblätter, Bd. 2*
Folia Oleae, *siehe Ölbaumblätter, Bd. 2*
Folia Orthosiphonis, *siehe Orthosiphonblätter, Bd. 2*
Folia Ribis nigri, *siehe Schwarze-Johannisbeere-Blätter, Bd. 2*
Folia Rosmarini, *siehe Rosmarinblätter, Bd. 2*
Folia Rubi fruticosi, *siehe Brombeerblätter, Bd. 2*
Folia Rubi idaei, *siehe Himbeerblätter, Bd. 2*
Folia Salviae, *siehe Salbeiblätter, Bd. 2*
Folia Sennae, *siehe Sennesblätter, Bd. 2*
Folia Trifolii fibrini, *siehe Bitterkleeblätter, Bd. 2*
Folia Urticae, *siehe Brennnesselblätter, Bd. 2*
Folia Uvae ursi, *siehe Bärentraubenblätter, Bd. 2*
Folia Verbenae odoratae, *siehe Zitronenverbenenblätter, Bd. 2*
Folium Salviae trilobae, *siehe Salbei, Dreilappiger, Bd. 2*
Folliculi Sennae, *siehe Sennesfrüchte, Bd. 2*
Folsäure, *Bd. 1*

Formaldehyd solutus, *siehe Formaldehyd-Lösung 35%, Bd. 1*
Formaldehydi solutio (35 per centum), *siehe Formaldehyd-Lösung 35%, Bd. 1*
Formaldehyd-Lösung 35%, *Bd. 1*
Formalin, *siehe Formaldehyd-Lösung 35%, Bd. 1*
Fragariae folium, *siehe Erdbeerblätter, Bd. 2*
Frangulae cortex, *siehe Faulbaumrinde, Bd. 2*
Franzbranntwein, *Bd. 1*
Franzbranntwein mit Campher, *Bd. 1*
Franzbranntwein mit Fichtennadelöl, *Bd. 1*
Frauenmantelkraut, *Bd. 2*
Fraxini folium, *siehe Eschenblätter, Bd. 2*
Fruchtzucker, *siehe Fructose, Bd. 1*
Fructose, *Bd. 1*
Fructosum, *siehe Fructose, Bd. 1*
Fructus Agni casti, *siehe Mönchspfefferfrüchte, Bd. 2*
Fructus Anisi stellati, *siehe Sternanis, Bd. 2*
Fructus Anisi, *siehe Anis, Bd. 2*
Fructus Cardamomi, *siehe Kardamomenfrüchte, Bd. 2*
Fructus Carvi, *siehe Kümmel, Bd. 2*
Fructus Coriandri, *siehe Koriander, Bd. 2*
Fructus Cynosbati sine semine, *siehe Hagebuttenschalen, Bd. 2*
Fructus Foeniculi amari, *siehe Fenchel, Bitterer, Bd. 2*
Fructus Juniperi, *siehe Wacholderbeeren, Bd. 2*
Fructus Myrtilli, *siehe Heidelbeeren, Getrocknete, Bd. 2*
Fructus Phaseoli sine semine, *siehe Bohnenhülsen, Bohnenschalen, Bd. 2*
Fructus Piperis albi, *siehe Pfeffer, Weißer, Bd. 2*
Fructus Piperis nigri, *siehe Pfeffer, Schwarzer, Bd. 2*
Fructus Silybi marianae, *siehe Mariendistelfrüchte, Bd. 2*
Fructus Vanillae, *siehe Vanille, Bd. 2*
Fuchsin N, *Bd. 1*
Fuchsinum N, *siehe Fuchsin N, Bd. 1*

Fucus vel Ascophyllum, *siehe Tang, Bd. 2*
Fumariae herba, *siehe Erdrauchkraut, Bd. 2*
Fumarsäure, *Bd. 1*

Gallusgerbsäure, *siehe Tannin, Bd. 1*
Gänsefingerkraut, *Bd. 2*
Gelatin, *siehe Gelatine, Bd. 1*
Gelatina, *siehe Gelatine, Bd. 1*
Gelatina alba, *siehe Gelatine, Bd. 1*
Gelatina animalis, *siehe Gelatine, Bd. 1*
Gelatine, *Bd. 1*
Gelatum basalis hydrophobicum, *siehe Basisgel, Hydrophobes, Bd. 1*
Gentamicini sulfas, *siehe Gentamicinsulfat, Bd. 1*
Gentamicinsulfat, *Bd. 1*
Gentianae radix, *siehe Enzianwurzel, Bd. 2*
Gerbsäure, *siehe Tannin, Bd. 1*
Gewürznelken, *Bd. 2*
Gewürznelkenöl, *siehe Nelkenöl, Bd. 2*
Ginseng radix, *siehe Ginsengwurzel, Bd. 2*
Ginsengwurzel, *Bd. 2*
Glaubersalz, *siehe Natriumsulfat-Decahydrat, Bd. 1*
Glechomae herba, *siehe Gundelrebenkraut, Bd. 2*
Globuli Sacchari, *siehe Streukügelchen, Bd. 1*
Glucose, *Bd. 1*
Glucose liquide, *siehe Glucose-Sirup, Bd. 1*
Glucose liquide spray-dried, *siehe Glucose-Sirup, Sprühgetrockneter, Bd. 1*
Glucose-Monohydrat, *Bd. 1*
Glucose-Sirup, *Bd. 1*
Glucose-Sirup, Sprühgetrockneter, *Bd. 1*
Glucose, Wasserfreie, *siehe Glucose, Bd. 1*
Glucosum anhydricum, *siehe Glucose, Bd. 1*
Glucosum liquidum, *siehe Glucose-Sirup, Bd. 1*
Glucosum liquidum dispersione desiccatum, *siehe Glucose-Sirup, Sprühgetrockneter, Bd. 1*
Glucosum monohydricum, *siehe Glucose-Monohydrat, Bd. 1*

Glutaminsäure, *Bd. 1*
Glycerin, *siehe Glycerol 85%, Bd. 1*
Glycerinum, *siehe Glycerol 85%, Bd. 1*
Glycerinum anhydricum, *siehe Glycerol, Bd. 1*
Glycerol, *Bd. 1*
Glycerol 85%, *Bd. 1*
Glycerolmonostearat „selbstemulgierend", *Bd. 1*
Glycerolum, *siehe Glycerol, Bd. 1*
Glycerolum 85 per centum, *siehe Glycerol 85%, Bd. 1*
Goldrutenkraut (Riesengoldrutenkraut), *Bd. 2*
Goldrutenkraut, Echtes, *Bd. 2*
Graminis flos, *siehe Heublumen, Bd. 2*
Graminis rhizoma, *siehe Queckenwurzelstock, Bd. 2*
Guaifenesin, *Bd. 1*
Guaifenesinum, *siehe Guaifenesin, Bd. 1*
Guar, *Bd. 2*
Gummi arabicum, *siehe Gummi, Arabisches, Bd. 2*
Gummi, Arabisches, *Bd. 2*
Gummi, Sprühgetrocknetes Arabisches, *Bd. 2*
Gundelrebenkraut, *Bd. 2*
Hagebutten, *Bd. 2*
Hagebuttenkerne, *Bd. 2*
Hagebuttenschalen, *Bd. 2*
Hamamelidis cortex, *siehe Hamamelisrinde, Bd. 2*
Hamamelisrinde, *Bd. 2*
Hamamelisrindenwasser, *Bd. 1*
Hanfblüten, *siehe Cannabisblüten, Bd. 2*
Harnstoff, *Bd. 1*
Harpagophyti radix, *siehe Teufelskrallenwurzel, Bd. 2*
Hartfett, *Bd. 1*
Hartparaffin, *Bd. 1*
Hauhechelwurzel, *Bd. 2*
HEC, *siehe Hydroxyethylcellulose, Bd. 1*
Hederae folium, *siehe Efeublätter, Bd. 2*
Hefe-Trockenextrakt, *Bd. 1*
Heidekraut, *Bd. 2*
Heidekrautblüten, *Bd. 2*
Heidelbeerblätter, *Bd. 2*
Heidelbeeren, Getrocknete, *Bd. 2*
Helianthi annui oleum raffinatum, *siehe Sonnenblumenöl, Raffiniertes, Bd. 1*

Helianthus-annuus-Fruchtöl, raffiniert, *siehe Sonnenblumenöl, Raffiniertes, Bd. 1*
Hennablätter, färbend und Hennablätter, nicht färbend, *Bd. 2*
Hennae folium, *siehe Hennablätter, färbend und Hennablätter, nicht färbend, Bd. 2*
Hepar sulfuris, *siehe Schwefelleber, Bd. 1*
Herba Absinthii, *siehe Wermutkraut, Bd. 2*
Herba Agrimoniae, *siehe Odermennigkraut, Bd. 2*
Herba Alchemillae, *siehe Frauenmantelkraut, Bd. 2*
Herba Allii ursini, *siehe Bärlauchkraut, Bd. 2*
Herba Anserinae, *siehe Gänsefingerkraut, Bd. 2*
Herba Artemisiae, *siehe Beifußkraut, Bd. 2*
Herba Basilici, *siehe Basilikumkraut, Bd. 2*
Herba Bursae pastoris, *siehe Hirtentäschelkraut, Bd. 2*
Herba Callunae, *siehe Heidekraut, Bd. 2*
Herba Cardui benedicti, *siehe Benediktenkraut, Bd. 2*
Herba Centaurii, *siehe Tausendgüldenkraut, Bd. 2*
Herba Chelidonii, *siehe Schöllkraut, Bd. 2*
Herba Chrysanthemi parthenii, *siehe Mutterkraut, Bd. 2*
Herba Cnici benedicti, *siehe Benediktenkraut, Bd. 2*
Herba Epilobii angustifolii, *siehe Weidenröschenkraut und Schmalblättriges Weidenröschenkraut, Bd. 2*
Herba Epilobii, *siehe Weidenröschenkraut und Schmalblättriges Weidenröschenkraut, Bd. 2*
Herba Ephedrae, *siehe Ephedrakraut, Bd. 2*
Herba Equiseti, *siehe Schachtelhalmkraut, Bd. 2*
Herba Ericae, *siehe Heidekraut, Bd. 2*
Herba Euphrasiae, *siehe Augentrostkraut, Bd. 2*
Herba Fagopyri, *siehe Buchweizenkraut, Bd. 2*

Herba Fumariae, *siehe Erdrauchkraut, Bd. 2*
Herba Glechomae hederaceae, *siehe Gundelrebenkraut, Bd. 2*
Herba Hederae terrestris, *siehe Gundelrebenkraut, Bd. 2*
Herba Herniariae, *siehe Bruchkraut, Bd. 2*
Herba Hyperici, *siehe Johanniskraut, Bd. 2*
Herba Majoranae, *siehe Majoran, Bd. 2*
Herba Marrubii, *siehe Andornkraut, Bd. 2*
Herba Meliloti, *siehe Steinkleekraut, Bd. 2*
Herba Millefolii, *siehe Schafgarbenkraut, Bd. 2*
Herba Origani, *siehe Dostenkraut, Bd. 2*
Herba Parthenii, *siehe Mutterkraut, Bd. 2*
Herba Passiflorae, *siehe Passionsblumenkraut, Bd. 2*
Herba Plantaginis lanceolatae, *siehe Spitzwegerichblätter, Bd. 2*
Herba Pulmonariae, *siehe Lungenkraut, Bd. 2*
Herba solidaginis giganteae, *siehe Goldrutenkraut, Bd. 2*
Herba Solidaginis virgaureae, *siehe Goldrutenkraut, Echtes, Bd. 2*
Herba Spiraeae, *siehe Mädesüßkraut, Bd. 2*
Herba Taraxaci cum radice, *siehe Löwenzahn, Bd. 2*
Herba Thymi, *siehe Thymian, Bd. 2*
Herba Urticae, *siehe Brennnesselkraut, Bd. 2*
Herba Verbenae, *siehe Eisenkraut, Bd. 2*
Herba Veronicae, *siehe Ehrenpreiskraut, Bd. 2*
Herba Violae, *siehe Stiefmütterchen mit Blüten, Wildes, Bd. 2*
Herba Virgaureae, *siehe Goldrutenkraut, Echtes, Bd. 2*
Herba Visci albi, *siehe Mistelkraut, Bd. 2*
Herniariae herba, *siehe Bruchkraut, Bd. 2*
Heublumen, *Bd. 2*
Hexachlorophen, *Bd. 1*

Stichwortregister

Hexachlorophenum, *siehe* Hexachlorophen, *Bd. 1*
Hexadecanol, *siehe* Cetylalkohol, *Bd. 1*
Hibisci flos, *siehe* Hibiscusblüten, *Bd. 2*
Hibiscusblüten, *Bd. 2*
Himbeerblätter, *Bd. 2*
Himbeersirup, *Bd. 1*
Hirschhornsalz, *siehe* Ammoniumcarbonat, *Bd. 1*
Hirtentäschelkraut, *Bd. 2*
Hirtentäscheltinktur „Rademacher", *Bd. 1*
Hirudo, *siehe* Blutegel, *Bd. 1*
Hirudo medicinalis, *siehe* Blutegel, *Bd. 1*
Hochdisperse Kieselsäure, *siehe* Siliciumdioxid, Hochdisperses, *Bd. 1*
Hoffmannstropfen, *siehe* Etherweingeist, *Bd. 1*
Höllenstein, *siehe* Silbernitrat, *Bd. 1*
Holunderblüten, *Bd. 2*
Holzteer, *Bd. 1*
Hopfenzapfen, *Bd. 2*
HPC, *siehe* Hydroxypropylcellulose, *Bd. 1*
HPMC, *siehe* Hypromellose, *Bd. 1*
Huflattichblätter, *Bd. 2*
Huflattichblüten, *Bd. 2*
Hydrargyri amidochloridi unguentum, *siehe* Quecksilberpräzipitatsalbe, *Bd. 1*
Hydrargyri oxycyanidum, *siehe* Quecksilberoxycyanid, *Bd. 1*
Hydrargyri sulfidum rubrum, *siehe* Quecksilbersulfid, Rotes, *Bd. 1*
Hydrargyrum oxycyanatum, *siehe* Quecksilberoxycyanid, *Bd. 1*
Hydrargyrum subcyanatum, *siehe* Quecksilberoxycyanid, *Bd. 1*
Hydrargyrum sulfuratum rubrum, *siehe* Quecksilbersulfid, Rotes, *Bd. 1*
Hydrochinon, *Bd. 1*
Hydrochinonum, *siehe* Hydrochinon, *Bd. 1*
Hydrocortison, *Bd. 1*
Hydrocortisonacetat, *Bd. 1*
Hydrocortisoni acetas, *siehe* Hydrocortisonacetat, *Bd. 1*
Hydrocortisonum, *siehe* Hydrocortison, *Bd. 1*

Hydrocortisonum aceticum, *siehe* Hydrocortisonacetat, *Bd. 1*
Hydrogenii peroxidum 3 per centum, *siehe* Wasserstoffperoxid-Lösung 3%, *Bd. 1*
Hydrogenii peroxidum 30 per centum, *siehe* Wasserstoffperoxid-Lösung 30%, *Bd. 1*
Hydrogenii peroxidum dilutum, *siehe* Wasserstoffperoxid-Lösung 3%, *Bd. 1*
Hydrogeniium peroxydatum solutum, *siehe* Wasserstoffperoxid-Lösung 3%, *Bd. 1*
Hydrogenium peroxydatum solutum concentratum, *siehe* Wasserstoffperoxid-Lösung 30%, *Bd. 1*
Hydrolyzed Keratin, *siehe* Keratinhydrolysat, *Bd. 1*
Hydrophobe Basiscreme, *Bd. 1*
p-Hydroxybenzoesäuremethylester, *siehe* Methyl-4-hydroxybenzoat, *Bd. 1*
p-Hydroxybenzoesäurepropylester, *siehe* Propyl-4-hydroxybenzoat, *Bd. 1*
Hydroxyethylcellulose, *Bd. 1*
Hydroxyethylcellulosum, *siehe* Hydroxyethylcellulose, *Bd. 1*
Hydroxypolyethoxydodecan, *siehe* Lauromacrogol 400, *Bd. 1*
Hydroxypropylcellulose, *Bd. 1*
Hydroxypropylcellulosum, *siehe* Hydroxypropylcellulose, *Bd. 1*
Hydroxypropylmethylcellulose, *siehe* Hypromellose, *Bd. 1*
Hyetollose, *siehe* Hydroxyethylcellulose, *Bd. 1*
Hyoscinhydrobromid, *siehe* Scopolaminhydrobromid, *Bd. 1*
Hyoscini hydrobromidum, *siehe* Scopolaminhydrobromid, *Bd. 1*
Hyperici herba, *siehe* Johanniskraut, *Bd. 2*
Hyperici oleum, *siehe* Johannisöl, *Bd. 1*
Hyprollose, *siehe* Hydroxypropylcellulose, *Bd. 1*
Hypromellose, *Bd. 1*
Hypromellosum, *siehe* Hypromellose, *Bd. 1*

Ichthammolum, *siehe* Ammoniumbituminosulfonat, *Bd. 1*
Ichthyol, *siehe* Ammoniumbituminosulfonat, *Bd. 1*

Iecoris aselli oleum, *siehe* Lebertran (Typ A oder B), *Bd. 1*
Ingwerwurzelstock, *Bd. 2*
Iod, *Bd. 1*
Iodi solutio, *siehe* Ethanolhaltige Iod-Lösung, *Bd. 1*
Iodi solutio ethanolica, *siehe* Ethanolhaltige Iod-Lösung, *Bd. 1*
Iod-Lösung, Ethanolhaltige, *Bd. 1*
Iodoform, *Bd. 1*
Iodoformium, *siehe* Iodoform, *Bd. 1*
Iodtinktur, *siehe* Ethanolhaltige Iod-Lösung, *Bd. 1*
Iodum, *siehe* Iod, *Bd. 1*
Ipecacuanhae radix, *siehe* Ipecacuanhawurzel, *Bd. 2*
Ipecacuanhae tinctura normata, *siehe* Eingestellte Ipecacuanhatinktur, *Bd. 1*
Ipecacuanhatinktur, Eingestellte, *Bd. 1*
Ipecacuanhawurzel, *Bd. 2*
Isländische Flechte, *siehe* Isländisches Moos, *Bd. 2*
Isländisches Moos, Isländische Flechte, *Bd. 2*
Isopropanol, *siehe* 2-Propanol, *Bd. 1*
Isopropanol 70% (V/V), *siehe* 2-Propanol 70% (V/V), *Bd. 1*
Isopropylalkohol, *siehe* 2-Propanol, *Bd. 1*
Isopropylalkohol 70% (V/V), *siehe* 2-Propanol 70% (V/V), *Bd. 1*
Iuniperi aetheroleum, *siehe* Wacholderöl, *Bd. 2*

Jod, *siehe* Iod, *Bd. 1*
Jodkalium, *siehe* Kaliumiodid, *Bd. 1*
Jodnatrium, *siehe* Natriumiodid, *Bd. 1*
Jodoform, *siehe* Iodoform, *Bd. 1*
Jodum, *siehe* Iod, *Bd. 1*
Johannisbeere-Blätter, Schwarze-, *Bd. 2*
Johanniskraut, *Bd. 2*
Johanniskrautöl, *siehe* Johannisöl, *Bd. 1*
Johanniskrauttinktur 1:5 (70%), *Bd. 1*
Johannisöl, *Bd. 1*

Stichwortregister

Jojoba Liquid Wax, *siehe Jojobawachs, Natives, Bd. 1*
Jojobaöl, *siehe Jojobawachs, Natives, Bd. 1*
Jojobawachs, Natives, *Bd. 1*
Jojobawachs, Raffiniertes, *Bd. 1*
Juglandis folium, *siehe Walnussblätter, Bd. 2*
Juniperi fructus, *siehe Wacholderbeeren, Bd. 2*
Juniperus virginiana-Holzöl, *siehe Cedernholzöl, Bd. 2*
Juniperus-communis-Beerenzapfenöl, *siehe Wacholderöl, Bd. 2*

Kakaobutter, *Bd. 1*
Kali causticum fusum, *siehe Kaliumhydroxid, Bd. 1*
Kalii bromidum, *siehe Kaliumbromid, Bd. 1*
Kalii carbonas, *siehe Kaliumcarbonat, Bd. 1*
Kalii chloridum, *siehe Kaliumchlorid, Bd. 1*
Kalii hydroxidum, *siehe Kaliumhydroxid, Bd. 1*
Kalii iodidum, *siehe Kaliumiodid, Bd. 1*
Kalii nitras, *siehe Kaliumnitrat, Bd. 1*
Kalii permanganas, *siehe Kaliumpermanganat, Bd. 1*
Kalii sulfas, *siehe Kaliumsulfat, Bd. 1*
Kalii sulfidum, *siehe Schwefelleber, Bd. 1*
Kalisalpeter, *siehe Kaliumnitrat, Bd. 1*
Kaliseife, *Bd. 1*
Kalium bromatum, *siehe Kaliumbromid, Bd. 1*
Kalium carbonicum, *siehe Kaliumcarbonat, Bd. 1*
Kalium chloratum, *siehe Kaliumchlorid, Bd. 1*
Kalium hydroxydatum, *siehe Kaliumhydroxid, Bd. 1*
Kalium jodatum, *siehe Kaliumiodid, Bd. 1*
Kalium muriaticum, *siehe Kaliumchlorid, Bd. 1*
Kalium nitricum, *siehe Kaliumnitrat, Bd. 1*
Kalium permanganicum, *siehe Kaliumpermanganat, Bd. 1*

Kalium sulfuratum, *siehe Schwefelleber, Bd. 1*
Kalium sulfuratum crudum, *siehe Schwefelleber, Bd. 1*
Kalium sulfuricum, *siehe Kaliumsulfat, Bd. 1*
Kaliumalaun, *siehe Aluminiumkaliumsulfat, Bd. 1*
Kaliumaluminiumsulfat, *siehe Aluminiumkaliumsulfat, Bd. 1*
Kaliumbromid, *Bd. 1*
Kaliumcarbonat, *Bd. 1*
Kaliumchlorid, *Bd. 1*
Kaliumhydroxid, *Bd. 1*
Kaliumiodid, *Bd. 1*
Kaliumjodid, *siehe Kaliumiodid, Bd. 1*
Kaliumnitrat, *Bd. 1*
Kaliumpermanganat, *Bd. 1*
Kaliumsulfat, *Bd. 1*
Kaliumsulfide, *siehe Schwefelleber, Bd. 1*
Kalmusöl, *Bd. 2*
Kalmuswurzelstock, *Bd. 2*
Kamillenblüten, *Bd. 2*
Kampfer, Racemischer, *siehe Campher, Racemischer, Bd. 1*
Kampferspiritus, *siehe Campherspiritus, Bd. 1*
Kaolinum ponderosum, *siehe Ton, Weißer, Bd. 1*
Kardamomenfrüchte, *Bd. 2*
Karlsbader Salz, Künstliches, *Bd. 1*
Karmelitergeist, *Bd. 1*
Kartoffelstärke, *Bd. 2*
Keratinhydrolysat, *Bd. 1*
Kerosin, *siehe Petroleum, Bd. 1*
Ketoconazol, *Bd. 1*
Ketoconazolum, *siehe Ketoconazol, Bd. 1*
Khellin, *Bd. 1*
Khellinum, *siehe Khellin, Bd. 1*
Kiefernnadelöl, *Bd. 2*
Kieselerde, Gereinigte, *Bd. 1*
Kieselgur, *siehe Kieselerde, Gereinigte, Bd. 1*
Kleesäure, *siehe Oxalsäure, Bd. 1*
Klettenwurzel, *Bd. 2*
Kochsalz, *siehe Natriumchlorid, Bd. 1*
Königskerzenblüten, Wollblumen, *Bd. 2*
Kohle, Medizinische, *Bd. 1*
Koriander, *Bd. 2*
Krauseminzwasser, *Bd. 1*

Kühlcreme, *Bd. 1*
Kühlsalbe, *siehe Kühlcreme, Bd. 1*
Kümmel, *Bd. 2*
Kümmelöl, *Bd. 2*
Kürbiskernöl, *Bd. 1*
Kürbissamen, *Bd. 2*
Kumarin, *siehe Cumarin, Bd. 1*
Kupfer(II)-sulfat, *siehe Kupfer(II)-sulfat-Pentahydrat, Bd. 1*
Kupfer(II)-sulfat-Pentahydrat, *Bd. 1*

Lachsöl vom Zuchtlachs, *Bd. 1*
Lactoflavin, *siehe Riboflavin, Bd. 1*
Lactoflavinum, *siehe Riboflavin, Bd. 1*
Lactose, Wasserfreie, *Bd. 1*
Lactose-Monohydrat, *Bd. 1*
Lactosum anhydricum, *siehe Lactose, Wasserfreie, Bd. 1*
Lactosum monohydricum, *siehe Lactose-Monohydrat, Bd. 1*
Laevulosum, *siehe Fructose, Bd. 1*
Lamii albi flos, *siehe Taubnesselblüten, Weiße, Bd. 2*
Lanae alcoholes, *siehe Wollwachsalkohole, Bd. 1*
Lanae alcoholum unguentum, *siehe Wollwachsalkoholsalbe, Bd. 1*
Lanae alcoholum unguentum aquaosum, *siehe Wollwachsalkoholcreme, Bd. 1*
Lanae cera, *siehe Wollwachs, Bd. 1*
Lanette N, *siehe Cetylstearylalkohol, Emulgierender, Bd. 1*
Lanolin, *Bd. 1*
Lanolinum, *siehe Lanolin, Bd. 1*
Laricin, *siehe Agaricinsäure-Sesquihydrat, Bd. 1*
Latschenkiefernöl, *Bd. 2*
Latschenöl, *siehe Latschenkiefernöl, Bd. 2*
Laureth-9, *siehe Lauromacrogol 400, Bd. 1*
Lauri Oleum, *siehe Lorbeeröl, Bd. 2*
Lauromacrogol 400, *Bd. 1*
Laurus nobilis, *siehe Lorbeeröl, Bd. 2*
Lavander Oil, *siehe Lavendelöl, Bd. 2*
Lavandula-angustifolia-Blüten(stand)öl, *siehe Lavendelöl, Bd. 2*

Stichwortregister

Lavandulae aetheroleum, *siehe Lavendelöl, Bd. 2*
Lavandulae flos Flores Lavandulae Lavandula angustifolia e floribus siccatis (HAB 2009), *siehe Lavendelblüten, Bd. 2*
Lavendelblüten, *Bd. 2*
Lavendelöl, *Bd. 2*
Lävulose, *siehe Fructose, Bd. 1*
Lebertran Typ A oder B, *Bd. 1*
Lecithinum e Sojae pulv. (ca. 97%), *siehe Sojalecithin, Bd. 1*
Leinöl, Natives, *Bd. 1*
Leinsamen, *Bd. 2*
Leuchtöl, *siehe Petroleum, Bd. 1*
Leuchtpetroleum, *siehe Petroleum, Bd. 1*
Levistici radix, *siehe Liebstöckelwurzel, Bd. 2*
Levomenthol, *siehe Menthol, Bd. 1*
Levomentholum, *siehe Menthol, Bd. 1*
Lichen islandicus, *siehe Isländisches Moos, Bd. 2*
Lidocain, *Bd. 1*
Lidocainum, *siehe Lidocain, Bd. 1*
Liebstöckelwurzel, *Bd. 2*
Lignum Santali rubri, *siehe Sandelholz, Rotes, Bd. 2*
Limonis aetheroleum, *siehe Citronenöl, Bd. 2*
Lindenblüten, *Bd. 2*
Lini oleum virginale, *siehe Natives Leinöl, Bd. 1*
Lini Semen, *siehe Leinsamen, Bd. 2*
Linium-usitatissimum-Samenöl, *siehe Leinöl, Natives, Bd. 1*
Linksdrehendes Menthol, *siehe Menthol, Bd. 1*
Linseed Oil, Virgin, *siehe Leinöl, Natives, Bd. 1*
Lipophile Cremegrundlage DAC, *siehe Basiscreme, Hydrophobe, Bd. 1*
Liquid Glucose, *siehe Glucose-Sirup, Bd. 1*
Liquiritiae radix, *siehe Süßholzwurzel, Bd. 2*
Liquiritiae radix sine cortice, *siehe Süßholzwurzel, Bd. 2*
Liquiritiae succi elixir, *siehe Brustelixier, Bd. 1*
Liquor Aluminii acetico-tartarici, *siehe Aluminiumacetattartrat-Lösung, Bd. 1*

Liquor Ammonii caustici, *siehe Ammoniak-Lösung 10%, Bd. 1*
Liquor Ammonii caustici triplex, *siehe Ammoniak-Lösung, Konzentrierte, Bd. 1*
Liquor Carbonis detergens, *siehe Steinkohlenteerlösung, Bd. 1*
Liquor Natrii hypochlorosi 1 per centum chlorum, *siehe Natriumhypochlorit-Lösung, 1% Chlor, Bd. 1*
Liquor Natrii hypochlorosi 12,5 per centum chlorum, *siehe Natriumhypoclorit-Lösung, 12,5% Chlor, Bd. 1*
Liquor Natrii silicici, *siehe Natronwasserglas-Lösung, Bd. 1*
Lithanthracis picis liquor, *siehe Steinkohlenteerlösung, Bd. 1*
Lithanthracis pix, *siehe Steinkohlenteer, Bd. 1*
Löwenzahn, *Bd. 2*
Lorbeeröl, *Bd. 2*
Lotio alba aquosa, *siehe Zinkoxidschüttelmixtur, Bd. 1*
Lotio Zinci, *siehe Zinkoxidschüttelmixtur, Bd. 1*
Luminal, *siehe Phenobarbital, Bd. 1*
Lungenkraut, *Bd. 2*
Lupuli strobulus, *siehe Hopfenzapfen, Bd. 2*
Lycopodium, *siehe Bärlappsporen, Bd. 2*

Macis, *siehe Muskatblüte, Bd. 2*
Macrogol 300, *Bd. 1*
Macrogol 400, *Bd. 1*
Macrogol 1500, *Bd. 1*
Macrogol 3350, *Bd. 1*
Macrogol 4000, *Bd. 1*
Macrogol 6000, *Bd. 1*
Macrogoli stearas, *siehe Macrogolstearate, Bd. 1*
Macrogolstearate, *Bd. 1*
Mädesüßkraut, *Bd. 2*
Magnesia usta, *siehe Magnesiumoxid, Leichtes, Bd. 1*
Magnesii oxidum leve, *siehe Magnesiumoxid, Leichtes, Bd. 1*
Magnesii peroxidum, *siehe Magnesiumperoxid, Bd. 1*
Magnesii subcarbonas levis, *siehe Magnesiumcarbonat, Leichtes basisches, Bd. 1*

Magnesii subcarbonas ponderosus, *siehe Magnesiumcarbonat, Schweres basisches, Bd. 1*
Magnesii sulfas heptahydricus, *siehe Magnesiumsulfat, Bd. 1*
Magnesii sulfas siccatus, *siehe Magnesiumsulfat, Getrocknetes, Bd. 1*
Magnesium carbonicum, *siehe Magnesiumcarbonat, Schweres basisches, Bd. 1*
Magnesium carbonicum hydroxydatum, *siehe Magnesiumcarbonat, Leichtes basisches, Bd. 1*
Magnesium peroxidatum, *siehe Magnesiumperoxid, Bd. 1*
Magnesium peroxidatum 25%, *siehe Magnesiumperoxid, Bd. 1*
Magnesium subcarbonicum leve, *siehe Magnesiumcarbonat, Leichtes basisches, Bd. 1*
Magnesium subcarbonicum ponderosum, *siehe Magnesiumcarbonat, Schweres basisches, Bd. 1*
Magnesium sulfuricum, *siehe Magnesiumsulfat, Bd. 1*
Magnesium sulfuricum siccatum, *siehe Magnesiumsulfat, Getrocknetes, Bd. 1*
Magnesiumcarbonat, Leichtes basisches, *Bd. 1*
Magnesiumcarbonat, Schweres basisches, *Bd. 1*
Magnesiumoxid, Leichtes, *Bd. 1*
Magnesiumperoxid, *Bd. 1*
Magnesiumsulfat, *Bd. 1*
Magnesiumsulfat, Getrocknetes, *Bd. 1*
Maisstärke, *Bd. 2*
Majoran, *Bd. 2*
Majoranae herba, *siehe Majoran, Bd. 2*
Majoranae unguentum, *siehe Majoransalbe, Bd. 1*
Majoranbutter, *siehe Majoransalbe, Bd. 1*
Majoransalbe, *Bd. 1*
Maltodextrin, *Bd. 1*
Maltodextrinum, *siehe Maltodextrin, Bd. 1*
Malvae folium, *siehe Malvenblätter, Bd. 2*
Malvae sylvestris flos, *siehe Malvenblüten, Bd. 2*
Malvenblätter, *Bd. 2*

Stichwortregister

Malvenblüten, *Bd. 2*
Mandelöl, Raffiniertes, *Bd. 1*
Mandelonitril, *siehe Benzaldehydcyanhydrin, Bd. 1*
Mandelsäurenitril, *siehe Benzaldehydcyanhydrin, Bd. 1*
Mannit, *siehe Mannitol, Bd. 1*
Mannitol, *Bd. 1*
β-Mannitol, *siehe Mannitol, Bd. 1*
Mannitol 35, *siehe Mannitol zur Füllmittelherstellung, Bd. 1*
Mannitol, Mikrofreines, *siehe Mannitol zur Füllmittelherstellung, Bd. 1*
Mannitol zur Füllmittelherstellung, *Bd. 1*
Mannitolum, *siehe Mannitol, Bd. 1*
Mariendistelfrüchte, *Bd. 2*
Marihuanablüten, *siehe Cannabisblüten, Bd. 2*
Marrubii herba, *siehe Andornkraut, Bd. 2*
Matricariae flos, *siehe Kamillenblüten, Bd. 2*
Maydis amylum, *siehe Maisstärke, Bd. 2*
MC, *siehe Methylcellulose, Bd. 1*
Medizinalbenzin, *siehe Benzin, Bd. 1*
Melaleucae aetheroleum, *siehe Teebaumöl, Bd. 2*
Melatonin, *Bd. 1*
Melatoninum, *siehe Melatonin, Bd. 1*
Meliloti herba, *siehe Steinkleekraut, Bd. 2*
Melissae folium, *siehe Melissenblätter, Bd. 2*
Melissae spiritus compositus, *siehe Karmelitergeist, Bd. 1*
Melissenblätter, *Bd. 2*
Melissengeist, *siehe Karmelitergeist, Bd. 1*
„Melissenöl", *Bd. 2*
Menthae crispae aqua, *siehe Krauseminzwasser, Bd. 1*
Menthae piperitae aetheroleum, *siehe Pfefferminzöl, Bd. 2*
Menthae piperitae aqua, *siehe Pfefferminzwasser, Bd. 1*
Menthae piperitae folium, *siehe Pfefferminzblätter, Bd. 2*
Menthae piperitae rotuli, *siehe Pfefferminzplätzchen, Bd. 1*
Mentha-piperita-Krautöl, *siehe Pfefferminzöl, Bd. 2*

(±)-Menthol, *siehe Menthol, Racemisches, Bd. 1*
D,L-Menthol, *siehe Menthol, Racemisches, Bd. 1*
Menthol (Levomenthol), *Bd. 1*
Menthol, Racemisches, *Bd. 1*
Mentholum, *siehe Menthol, Bd. 1*
Mentholum racemicum, *siehe Menthol, Racemisches, Bd. 1*
Menyanthidis folium, *siehe Bitterkleeblätter, Bd. 2*
Mercurothiolat, *siehe Thiomersal, Bd. 1*
mesocarpium, *siehe Bitterorangenschale, Bd. 2*
Metamizol-Natrium-Monohydrat, *Bd. 1*
Metamizolum natricum, *siehe Metamizol-Natrium-Monohydrat, Bd. 1*
Metamizolum natricum monohydricum, *siehe Metamizol-Natrium-Monohydrat, Bd. 1*
Methadonhydrochlorid, *Bd. 1*
Methadoni hydrochloricum, *siehe Methadonhydrochlorid, Bd. 1*
Methadoni hydrochloridum, *siehe Methadonhydrochlorid, Bd. 1*
Methadoniumchlorid, *siehe Methadonhydrochlorid, Bd. 1*
Methadonum hydrochloridum, *siehe Methadonhydrochlorid, Bd. 1*
Methanol, *Bd. 1*
Methanolum, *siehe Methanol, Bd. 1*
Methansäure, *siehe Ameisensäure 98%, Bd. 1*
Methoxsalen, *Bd. 1*
Methoxsalenum, *siehe Methoxsalen, Bd. 1*
6'-Methoxycinchonin, *siehe Chinin, Bd. 1*
8 S, 9 R) 6'-Methoxychinchonan-9-ol, *siehe Chinin, Bd. 1*
8-Methoxypsoralen, *siehe Methoxsalen, Bd. 1*
Methyl-4-hydroxybenzoat, *Bd. 1*
Methylalkohol mind. 99,5%, *siehe Methanol, Bd. 1*
Methylcellulose, *Bd. 1*
Methylcellulosum, *siehe Methylcellulose, Bd. 1*
Methylhydroxypropylcellulose, *siehe Hypromellose, Bd. 1*
Methylis nicotinas, *siehe Methylnicotinat, Bd. 1*

Methylis parahydroxybenzoas, *siehe Methyl-4-hydroxybenzoat, Bd. 1*
Methylis salicylas, *siehe Methylsalicyclat, Bd. 1*
Methylium nicotinicum, *siehe Methylnicotinat, Bd. 1*
Methylium para-oxybenzoicum, *siehe Methyl-4-hydroxybenzoat, Bd. 1*
Methylium salicylicum, *siehe Methylsalicyclat, Bd. 1*
Methylnicotinat, *Bd. 1*
Methylparaben, *siehe Methyl-4-hydroxybenzoat, Bd. 1*
Methylsalicyclat, *Bd. 1*
Metronidazol, *Bd. 1*
Metronidazolum, *siehe Metronidazol, Bd. 1*
Miconazoli nitras, *siehe Miconazolnitrat, Bd. 1*
Miconazolnitrat, *Bd. 1*
Midazolam, *Bd. 1*
Miglyol, *siehe Triglyceride, Mittelkettige, Bd. 1*
Milchsäure, *Bd. 1*
Milchsäure-Calciumsalz-3 Wasser, *siehe Calciumlactat-Trihydrat, Bd. 1*
Milchsäure-Calciumsalz-5 Wasser, *siehe Calciumlactat-Pentahydrat, Bd. 1*
Milchzucker, *siehe Lactose-Monohydrat, Bd. 1*
Millefolii herba, *siehe Schafgarbenkraut, Bd. 2*
Minoxidil, *Bd. 1*
Minoxidilum, *siehe Minoxidil, Bd. 1*
Mistelkraut, *Bd. 2*
Mometasonfuroat, *Bd. 1*
Mometasoni furoas, *siehe Mometasonfuroat, Bd. 1*
Mönchspfefferfrüchte, *Bd. 2*
8-MOP, *siehe Methoxsalen, Bd. 1*
Morphinhydrochlorid, *Bd. 1*
Morphini hydrochloridum, *siehe Morphinhydrochlorid, Bd. 1*
Morphinum hydrochloricum, *siehe Morphinhydrochlorid, Bd. 1*
Muskatblüte, *Bd. 2*
Mutterkraut, *Bd. 2*
Myristicae arillus, *siehe Muskatblüte, Bd. 2*
Myroxylon-balsamum var. pereirae-Balsam, *siehe Perubalsam, Bd. 2*

Stichwortregister

Myrrha, *siehe Myrrhe, Bd. 2*
Myrrhe, *Bd. 2*
Myrrhea tinctura, *siehe Myrrhentinktur, Bd. 1*
Myrrhentinktur, *Bd. 1*
Myrtilli folium, *siehe Heidelbeerblätter, Bd. 2*
Myrtilli fructus, *siehe Heidelbeeren, Getrocknete, Bd. 2*

Natrii alginas, *siehe Natriumalginat, Bd. 1*
Natrii bromidum, *siehe Natriumbromid, Bd. 1*
Natrii carbonas, *siehe Natriumcarbonat, Bd. 1*
Natrii carbonas decahydricus, *siehe Natriumcarbonat-Decahydrat, Bd. 1*
Natrii chloridum, *siehe Natriumchlorid, Bd. 1*
Natrii citras, *siehe Natriumcitrat, Bd. 1*
Natrii cyclamas, *siehe Natriumcitrat, Bd. 1*
Natrii fluoridum, *siehe Natriumfluorat, Bd. 1*
Natrii hydrogenocarbonas, *siehe Natriumhydrogencarbonat, Bd. 1*
Natrii hydroxidum, *siehe Natriumhydroxid, Bd. 1*
Natrii hypochloritis solutio, *siehe Natriumhypoclorit-Lösung, 12,5 % Chlor, Bd. 1*
Natrii hypochloritis solutio 1 per centum chlorum, *siehe Natriumhypochlorit-Lösung, 1 % Chlor, Bd. 1*
Natrii iodidum, *siehe Natriumiodid, Bd. 1*
Natrii phosphinas monohydricus, *siehe Natriumphosphinat-Monohydrat, Bd. 1*
Natrii phosphinatum, *siehe Natriumphosphinat-Monohydrat, Bd. 1*
Natrii silicatis solutio, *siehe Natronwasserglas-Lösung, Bd. 1*
Natrii sulfas anhydricus, *siehe Natriumsulfat, Wasserfreies, Bd. 1*
Natrii sulfas crudus siccatus, *siehe Natriumsulfat, Wasserfreies, rohes, Bd. 1*
Natrii sulfas decahydricus, *siehe Natriumsulfat-Decahydrat, Bd. 1*
Natrii sulfas venalis siccatus, *siehe Natriumsulfat, Wasserfreies, rohes, Bd. 1*
Natrii tetraboras, *siehe Natriumtetraborat, Bd. 1*
Natrii thiosulfas, *siehe Natriumthiosulfat, Bd. 1*
Natrium bicarbonicum, *siehe Natriumhydrogencarbonat, Bd. 1*
Natrium boricum, *siehe Natriumtetraborat, Bd. 1*
Natrium bromatum, *siehe Natriumbromid, Bd. 1*
Natrium carbonicum, *siehe Natriumcarbonat-Decahydrat, Bd. 1*
Natrium causticum fusum, *siehe Natriumhydroxid, Bd. 1*
Natrium chloratum, *siehe Natriumchlorid, Bd. 1*
Natrium citricum, *siehe Natriumcitrat, Bd. 1*
Natrium citricum neutrale, *siehe Natriumcitrat, Bd. 1*
Natrium cyclamicum, *siehe Natriumcyclamat, Bd. 1*
Natrium fluoratum, *siehe Natriumfluorid, Bd. 1*
Natrium fluoresceinum, *siehe Fluorescein-Natrium, Bd. 1*
Natrium hydrogencarbonicum, *siehe Natriumhydrogencarbonat, Bd. 1*
Natrium hydroxydatum, *siehe Natriumhydroxid, Bd. 1*
Natrium hypophosphorosum, *siehe Natriumphosphinat-Monohydrat, Bd. 1*
Natrium hyposulfurosum, *siehe Natriumthiosulfat, Bd. 1*
Natrium jodatum, *siehe Natriumiodid, Bd. 1*
Natrium muriaticum, *siehe Natriumchlorid, Bd. 1*
Natrium phenyl-dimethylpyrazolon-methylamino-methansulfonicum, *siehe Metamizol-Natrium-Monohydrat, Bd. 1*
Natrium sulfuricum, *siehe Natriumsulfat-Decahydrat, Bd. 1, siehe Natriumsulfat, Wasserfreies, Bd. 1*
Natrium sulfuricum cristallisatum, *siehe Natriumsulfat-Decahydrat, Bd. 1*
Natrium sulfuricum crudum calcinatum, *siehe Natriumsulfat, Wasserfreies, rohes, Bd. 1*
Natrium sulfuricum siccatum, *siehe Natriumsulfat, Wasserfreies, Bd. 1*
Natrium sulfuricum siccum ad usum veterinarium, *siehe Natriumsulfat, Wasserfreies, rohes, Bd. 1*
Natrium tetraboricum, *siehe Natriumtetraborat, Bd. 1*
Natrium thiosulfuricum, *siehe Natriumthiosulfat, Bd. 1*
Natrium-2-(ethyl-mercurithio)benzoat, *siehe Thiomersal, Bd. 1*
Natriumalginat, *Bd. 1*
Natriumbicarbonat, *siehe Natriumhydrogencarbonat, Bd. 1*
Natriumbromid, *Bd. 1*
Natriumcarbonat, *Bd. 1*
Natriumcarbonat-Decahydrat, *Bd. 1*
Natriumcarbonat, Wasserfreies, *siehe Natriumcarbonat, Bd. 1*
Natriumchlorid, *Bd. 1*
Natriumcitrat, *Bd. 1*
Natriumcyclamat, *Bd. 1*
Natriumfluorid, *Bd. 1*
Natriumhydrogencarbonat, *Bd. 1*
Natriumhydroxid, *Bd. 1*
Natriumhypochlorit-Lösung, 1 % Chlor, *Bd. 1*
Natriumhypochlorit-Lösung, 12,5 % Chlor, *Bd. 1*
Natriumhypophosphit, *siehe Natriumphosphinat-Monohydrat, Bd. 1*
Natriumiodid, *Bd. 1*
Natriumjodid, *siehe Natriumiodid, Bd. 1*
Natriumphosphinat-Monohydrat, *Bd. 1*
Natriumsulfat-Decahydrat, *Bd. 1*
Natriumsulfat, Wasserfreies, *Bd. 1*
Natriumsulfat, Wasserfreies, rohes, *Bd. 1*
Natriumtetraborat, *Bd. 1*
Natriumthiosulfat, *Bd. 1*
Natron, *siehe Natriumhydrogencarbonat, Bd. 1*

Natronseife, *siehe Seife, Medizinische, Bd. 1*
Natronwasserglas-Lösung, *Bd. 1*
Nelkenöl, *Bd. 2*
Neoeserinbromid, *siehe Neostigminbromid, Bd. 1*
Neostigminbromid, *Bd. 1*
Neostigmini bromidum, *siehe Neostigminbromid, Bd. 1*
Neostigminium bromatum, *siehe Neostigminbromid, Bd. 1*
Nicotinsäurebenzylester, *siehe Benzylnicotinat, Bd. 1*
Nicotinsäuremethylester, *siehe Methylnicotinat, Bd. 1*
Nigellae sativae oleum, *siehe Schwarzkümmelöl, Bd. 2*
Nigellae semen, *siehe Schwarzkümmel, Bd. 2*
Nipagin M, *siehe Methyl-4-hydroxybenzoat, Bd. 1*
Nipasol, *siehe Propyl-4-hydroxybenzoat, Bd. 1*
Noramidopyrinmethansulfonat-Natrium, *siehe Metamizol-Natrium-Monohydrat, Bd. 1*
Novalgin, *siehe Metamizol-Natrium-Monohydrat, Bd. 1*
Novaminsulfon, *siehe Metamizol-Natrium-Monohydrat, Bd. 1*
Nystatin, *Bd. 1*
Nystatinum, *siehe Nystatin, Bd. 1*

Octyldodecanol, *Bd. 1*
Octyldodecanolum, *siehe Octyldodecanol, Bd. 1*
Odermennigkraut, *Bd. 2*
Ölbaumblätter, *Bd. 2*
Öldistelblüten, *siehe Färberdistelblüten, Bd. 2*
Oil of Laurel, *siehe Lorbeeröl, Bd. 2*
Oleae folium, *siehe Ölbaumblätter, Bd. 2*
Olea-europaea-Fruchtöl, *siehe Olivenöl, Natives, Bd. 1, siehe Olivenöl, Raffiniertes, Bd. 1*
Oleum Amygdalarum raffinatum, *siehe Mandelöl, Raffiniertes, Bd. 1*
Oleum Anisi, *siehe Anisöl, Bd. 2*
Oleum Aurantii dulcis, *siehe Apfelsinenschalenöl, Bd. 2*
Oleum Aurantii fructus dulcis aetherum, *siehe Apfelsinenschalenöl, Bd. 2*

Oleum Avocado, *siehe Avocadoöl, Raffiniertes, Bd. 1*
Oleum Avocado raffinatum, *siehe Avocadoöl, Raffiniertes, Bd. 1*
Oleum Cacao, *siehe Kakaobutter, Bd. 1*
Oleum Calami, *siehe Kalmusöl, Bd. 2*
Oleum Calendulae infusum, *siehe Ringelblumenöl, Fettes, Bd. 1*
Oleum Carvi, *siehe Kümmelöl, Bd. 2*
Oleum Caryophylli, *siehe Nelkenöl, Bd. 2*
Oleum Cedri ligni aether, *siehe Cedernholzöl, Bd. 2*
Oleum Cinnamomi, *siehe Zimtöl, Bd. 2*
Oleum Citri, *siehe Citronenöl, Bd. 2*
Oleum Citronellae, *siehe Citronellöl, Bd. 2*
Oleum Citronellae javanicum, *siehe Citronellöl, Bd. 2*
Oleum Eucalypti, *siehe Eucalyptusöl, Bd. 2*
Oleum Foeniculi, *siehe Bitterfenchelöl, Bd. 2*
Oleum Helianthi annui raffinatum, *siehe Sonnenblumenöl, Raffiniertes, Bd. 1*
Oleum Hyperici, *siehe Johannisöl, Bd. 1*
Oleum Jecoris aselli, *siehe Lebertran Typ A oder Typ B, Bd. 1*
Oleum Juniperi, *siehe Wacholderöl, Bd. 2*
Oleum Lauri expressum, *siehe Lorbeeröl, Bd. 2*
Oleum Lauri Unguinosum, *siehe Lorbeeröl, Bd. 2*
Oleum Laurinum, *siehe Lorbeeröl, Bd. 2*
Oleum Lavandulae, *siehe Lavendelöl, Bd. 2*
Oleum Ligni Cedri, *siehe Cedernholzöl, Bd. 2*
Oleum Lini virginale, *siehe Leinöl, Natives, Bd. 1*
Oleum Melaleucae, *siehe Teebaumöl, Bd. 2*
Oleum „Melissae" citratum, *siehe Melissenöl, Bd. 2*
Oleum Melissae indicum, *siehe Citronellöl, Bd. 2*

Oleum „Melissae" rectific, *siehe Melissenöl, Bd. 2*
Oleum Menthae piperitae, *siehe Pfefferminzöl, Bd. 2*
Oleum neutrale, *siehe Triglyceride, Mittelkettige, Bd. 1*
Oleum Olivarum, *siehe Olivenöl, Natives, Bd. 1, siehe Olivenöl, Raffiniertes, Bd. 1*
Oleum Petrae, *siehe Petroleum, Bd. 1*
Oleum Pini pumilionis, *siehe Latschenkiefernöl, Bd. 2*
Oleum pini silvestris, *siehe Kiefernnadelöl, Bd. 2*
Oleum Pruni armeniacae oleum raffinatum, *siehe Aprikosenkernöl, Raffiniertes, Bd. 1*
Oleum Rapae, *siehe Rüböl, Bd. 1*
Oleum Ricini, *siehe Rizinusöl, Natives, Bd. 1*
Oleum Ricini raffinatum, *siehe Rizinusöl, Raffiniertes, Bd. 1*
Oleum Rosae, *siehe Rosenöl, Bd. 2*
Oleum Rosmarini, *siehe Rosmarinöl, Bd. 2*
Oleum Salviae, *siehe Salbeiöl, Bd. 2*
Oleum Sesami, *siehe Sesamöl, Raffiniertes, Bd. 1*
Oleum Sinapis, *siehe Allylsenföl, Bd. 2*
Oleum Terebinthinae rectificatum, *siehe Terpentinöl, Bd. 2*
Oleum Thymi, *siehe Thymianöl vom Thymol-Typ, Bd. 2*
Oleum Zinci, *siehe Zinkoxidöl, Bd. 1*
Oleyli oleas, *siehe Oleyloleat, Bd. 1*
Oleylium oleinicum, *siehe Oleyloleat, Bd. 1*
Oleyloleat, *Bd. 1*
Olivae oleum raffinatum, *siehe Olivenöl, Raffiniertes, Bd. 1*
Olivae oleum virginale, *siehe Olivenöl, Natives, Bd. 1*
Olivenöl, Natives, *Bd. 1*
Olivenöl, Raffiniertes, *Bd. 1*
Ölsäureoleylester, *siehe Oleyloleat, Bd. 1*
Ononidis radix, *siehe Hauhechelwurzel, Bd. 2*
Opii tinctura normata, *siehe Opiumtinktur, Eingestellte, Bd. 1*

Stichwortregister

Opiumtinktur, Eingestellte, *Bd. 1*
Orangen-Aroma, *Bd. 1*
Orangen-Trockenaroma, *Bd. 1*
Origani herba, *siehe Dostenkraut, Bd. 2*
Orthosiphonblätter, *Bd. 2*
Orthosiphonis folium, *siehe Orthosiphonblätter, Bd. 2*
Oryzae amylum, *siehe Reisstärke, Bd. 2*
Oxalsäure (Oxalsäure-Dihydrat), *Bd. 1*
Oxalsäure-Dihydrat, *siehe Oxalsäure, Bd. 1*
Oxeladinhydrogencitrat, *Bd. 1*
Oxytetracyclin-Dihydrat, *Bd. 1*
Oxytetracyclinum dihydricum, *siehe Oxytetracyclin-Dihydrat, Bd. 1*

Pancreatis pulvis, *siehe Pankreas-Pulver, Bd. 1*
Pancrelipase, *siehe Pankreas-Pulver, Bd. 1*
Pankreas-Pulver, *Bd. 1*
Pankreatin, *siehe Pankreas-Pulver, Bd. 1*
Papaverinhydrochlorid, *Bd. 1*
Papaverini chloridum, *siehe Papaverinhydrochlorid, Bd. 1*
Papverinum hydrochloricum, *siehe Papaverinhydrochlorid, Bd. 1*
Paracetamol, *Bd. 1*
Paracetamolum, *siehe Paracetamol, Bd. 1*
Paraffin, Dickflüssiges, *Bd. 1*
Paraffin, Dünnflüssiges, *Bd. 1*
Paraffinum durum, *siehe Hartparaffin, Bd. 1*
Paraffinum liquidum, *siehe Paraffin, Dickflüssiges, Bd. 1*
Paraffinum perliquidum, *siehe Paraffin, Dünnflüssiges, Bd. 1*
Paraffinum solidum, *siehe Hartparaffin, Bd. 1*
Paraffinum subliquidum, *siehe Paraffin, Dickflüssiges, Bd. 1*
PAS, *siehe p-Aminosalicylsäure, Bd. 1*
Passiflorae herba, *siehe Passionsblumenkraut, Bd. 2*
Passionsblumenkraut, *Bd. 2*
Pasta Zinci, *siehe Zinkpaste, Bd. 1*

Pasta Zinci mollis, *siehe Zinkpasta, Weiche, Bd. 1*
Pepsin, *Bd. 1*
Pepsini pulvis, *siehe Pepsin, Bd. 1*
Perhydrol, *siehe Wasserstoffperoxid-Lösung 30%, Bd. 1*
Pericarpium Aurantii, *siehe Bitterorangenschale, Bd. 2*
Pericarpium Phaseoli, *siehe Bohnenhülsen, Bohnenschalen, Bd. 2*
Persea-americana-Fruchtöl, *siehe Avocadoöl, Raffiniertes, Bd. 1*
Perubalsam, *Bd. 2*
Petroleum, *Bd. 1*
Petroleumbenzin, *siehe Benzin, Bd. 1*
Pfeffer, Schwarzer, *Bd. 2*
Pfeffer, Weißer, *Bd. 2*
Pfefferminzblätter, *Bd. 2*
Pfefferminzöl, *Bd. 2*
Pfefferminzplätzchen, *Bd. 1*
Pfefferminzwasser, *Bd. 1*
Phaseoli pericarpium, *siehe Bohnenhülsen, Bohnenschalen, Bd. 2*
Phenazon, *Bd. 1*
Phenobarbital, *Bd. 1*
Phenobarbitalum, *siehe Phenobarbital, Bd. 1*
Phenol, *Bd. 1*
Phenol, Verflüssigtes, *Bd. 1*
Phenolum, *siehe Phenol, Bd. 1*
Phenolum liquefactum, *siehe Phenol, Verflüssigtes, Bd. 1*
Phenazon, *Bd. 1*
Phenazonum, *siehe Phenazon, Bd. 1*
Phenylbutazon, *Bd. 1*
Phenyl butazonum, *siehe Phenylbutazon, Bd. 1*
Phenyldimethylpyrazolon, *siehe Phenazon, Bd. 1*
Phenyl-dimethyl-pyrazolonmethylamino-methansulfonsaures Natrium, *siehe Metamizol-Natrium-Monohydrat, Bd. 1*
Phenyldimethylpyrazolonum, *siehe Phenazon, Bd. 1*
Phenytoin, *Bd. 1*
Phenytoinum, *siehe Phenytoin, Bd. 1*
Philostigminbromid, *siehe Neostigminbromid, Bd. 1*
PHMB, *siehe Polihexanid-Lösung 20%, Bd. 1*

Pilocarpinhydrochlorid, *Bd. 1*
Pilocarpini hydrochloridum, *siehe Pilocarpinhydrochlorid, Bd. 1*
Pilocarpinum hyrochloricum, *siehe Pilocarpinhydrochlorid, Bd. 1*
Pimpinella-anisum-Fruchtöl, *siehe Anisöl, Bd. 2*
Pine sylvestris oil, *siehe Kiefernnadelöl, Bd. 2*
Pini pumilionis aetheroleum, *siehe Latschenkiefernöl, Bd. 2*
Pini sylvestris aetheroleum, *siehe Kiefernnadelöl, Bd. 2*
Pinus-Arten-Terpentinöl (gereinigt), *siehe Terpentinöl, Bd. 2*
Pinus-mugo ssp. pumilio-Nadelöl, *siehe Latschenkiefernöl, Bd. 2*
Pinus-silvestris-Nadelöl, *siehe Kiefernnadelöl, Bd. 2*
Pinus-sylvetris-larix-sibirica-Holzteer, *siehe Holzteer, Bd. 1*
Pionier PLW, *siehe Basisgel, Hydrophobes, Bd. 1*
Piperazin-Hexahydrat, *Bd. 1*
Piperazini hydras, *siehe Piperazin-Hexahydrat, Bd. 1*
Piperazinum hexahydricum, *siehe Piperazin-Hexahydrat, Bd. 1*
Piperazinum hydricum, *siehe Piperazin-Hexahydrat, Bd. 1*
Piperis fructus albus, *siehe Pfeffer, Weißer, Bd. 2*
Piperis nigri fructus, *siehe Pfeffer, Schwarzer, Bd. 2*
Pix liquida, *siehe Holzteer, Bd. 1*
PL von Heyden, *siehe Basisgel, Hydrophobes, Bd. 1*
Plantaginis lanceolatae folium, *siehe Spitzwegerichblätter, Bd. 2*
Plantaginis ovatae semen, *siehe Flohsamen, Indische, Bd. 2*
Plantaginis ovatae seminis tegumentum, *siehe Flohsamenschale, Indische, Bd. 2*
Plastibase, *siehe Basisgel, Hydrophobes, Bd. 1*
Polidocanol 600, *siehe Lauromacrogol 400, Bd. 1*
Polidocanol, *siehe Lauromacrogol 400, Bd. 1*
Polidocanolum 600, *siehe Lauromacrogol 400, Bd. 1*
Polihexanid-Lösung 20%, *Bd. 1*

Stichwortregister

Polihexanidi solutio 20 per centum, *siehe Polihexanid-Lösung 20%, Bd. 1*
Polyäthylenglykol 1500, *siehe Macrogol 1500, Bd. 1*
Polyäthylenglykol 300, *siehe Macrogol 300, Bd. 1*
Polyäthylenglykol 3500, *siehe Macrogol 3350, Bd. 1*
Polyäthylenglykol 400, *siehe Macrogol 400, Bd. 1*
Polyäthylenglykol 4000, *siehe Macrogol 4000, Bd. 1*
Polyäthylenoxid 4000, *siehe Macrogol 4000, Bd. 1*
Polyethylene glycol 3350, *siehe Macrogol 3350, Bd. 1*
Polyethylenglykol, *siehe Macrogol 300, Bd. 1*
Polyethylenglykol 1500, *siehe Macrogol 1500, Bd. 1*
Polyethylenglykol 3500, *siehe Macrogol 3350, Bd. 1*
Polyethylenglykol 400, *siehe Macrogol 400, Bd. 1*
Polyethylenglykol 4000, *siehe Macrogol 4000, Bd. 1*
Polyethylenglykol-Monododecylether, *siehe Polidocanol, Bd. 1*
Polyglykol 4000, *siehe Macrogol 4000, Bd. 1*
Polyhexamethylenbiguanid-Lösung, *siehe Polihexanid-Lösung 20%, Bd. 1*
Polysorbat 20, *Bd. 1*
Polysorbat 60, *Bd. 1*
Polysorbat 80, *Bd. 1*
Polysorbatum 20, *siehe Polysorbat 20, Bd. 1*
Polysorbatum 60, *siehe Polysorbat 60, Bd. 1*
Polysorbatum 80, *siehe Polysorbat 80, Bd. 1*
Polyvidon-Iod, *siehe Povidon-Iod, Bd. 1*
Pomeranzenblütenwasser, *Bd. 1*
Pomeranzenschale, *siehe Bitterorangenschale, Bd. 2*
Pomeranzentinktur, *Bd. 1*
Portugalöl, *siehe Apfelsinenschalenöl, Bd. 2*
Pottasche, *siehe Kaliumcarbonat, Bd. 1*
Povidon-Iod, *Bd. 1*
Povidonum iodinatum, *siehe Povidon-Iod, Bd. 1*

Prednicarbat, *Bd. 1*
Prednicarbatum, *siehe Prednicarbat, Bd. 1*
Prednisolon, *Bd. 1*
Prednisolonacetat, *Bd. 1*
Prednisoloni acetas, *siehe Prednisolonacetat, Bd. 1*
Prednisolonum, *siehe Prednisolon, Bd. 1*
Prednisolonum aceticum, *siehe Prednisolonacetat, Bd. 1*
Prednison, *Bd. 1*
Prednisonum, *siehe Prednison, Bd. 1*
Primelblüten, *siehe Schlüsselblumenblüten, Bd. 2*
Primelwurzel, *Bd. 2*
Primulae flos cum calyce, *siehe Schlüsselblumenblüten, Bd. 2*
Primulae radix, *siehe Primelwurzel, Bd. 2*
Progesteron, *Bd. 1*
Progesteronum, *siehe Progesteron, Bd. 1*
2-Propanol, *Bd. 1*
2-Propanol 70% (V/V), *Bd. 1*
Propan-2-ol, *siehe 2-Propanol, Bd. 1*
Propionyltestosteron, *siehe Testosteronpropionat, Bd. 1*
Propolis-Tinktur, *Bd. 1*
Propolis-Trockenextrakt, *Bd. 1*
Propylenglycolum, *siehe Propylenglykol, Bd. 1*
Propylenglykol, *Bd. 1*
Propyl-4-hydroxybenzoat, *Bd. 1*
Propylis parahydroxybenzoas, *siehe Propyl-4-hydroxybenzoat, Bd. 1*
Propylium para-oxybenzoicum, *siehe Propyl-4-hydroxybenzoat, Bd. 1*
Propylparaben, *siehe Propyl-4-hydroxybenzoat, Bd. 1*
Proteinhydrolysat, *siehe Keratinhydrolysat, Bd. 1*
Pruni armeniacae raffinatum, *siehe Aprikosenkernöl, Raffiniertes, Bd. 1*
Pruni spinosae flos, *siehe Schlehdornblüten, Bd. 2*
Prunus-dulcis var. amara-Samenöl var. dulcis-Samenöl, *siehe Mandelöl, Raffiniertes, Bd. 1*
Psyllii semen, *siehe Flohsamen, Bd. 2*

Pulmonariae herba, *siehe Lungenkraut, Bd. 2*
Pumpkin seed oil, *siehe Kürbiskernöl, Bd. 1*
Pyrazolonum phenyldimethylicum, *siehe Phenozon, Bd. 1*

Queckenwurzelstock, *Bd. 2*
Quecksilbercyanid, Basisches, *siehe Quecksilberoxycyanid, Bd. 1*
Quecksilber(II)-oxidzyanid, *siehe Quecksilberoxycyanid, Bd. 1*
Quecksilberoxycyanid, *Bd. 1*
Quecksilberpräzipitatsalbe, *Bd. 1*
Quecksilbersulfid, Rotes, *Bd. 1*
Quercus cortex, *siehe Eichenrinde, Bd. 2*

Rademachersche Mariendisteltinktur, *siehe Rademachersche Stechkörnertinktur, Bd. 1*
Rademachersche Stechkörnertinktur, *Bd. 1*
Radix Althaeae, *siehe Eibischwurzel, Bd. 2*
Radix Angelicae, *siehe Angelikawurzel, Bd. 2*
Radix Bardanae, *siehe Klettenwurzel, Bd. 2*
Radix Eleutherococci, *siehe Taigawurzel, Bd. 2*
Radix Gentianae, *siehe Enzianwurzel, Bd. 2*
Radix Ginseng, *siehe Ginsengwurzel, Bd. 2*
Radix Harpagophyti, *siehe Teufelskrallenwurzel, Bd. 2*
Radix Ipecacuanhae, *siehe Ipecacuanhawurzel, Bd. 2*
Radix Levistici, *siehe Liebstöckelwurzel, Bd. 2*
Radix Liquiritiae sine Cortice, *siehe Süßholzwurzel, Bd. 2*
Radix Liquiritiae, *siehe Süßholzwurzel, Bd. 2*
Radix Ononidis, *siehe Hauhechelwurzel, Bd. 2*
Radix Primulae, *siehe Primelwurzel, Bd. 2*
Radix Ratanhiae, *siehe Ratanhiawurzel, Bd. 2*
Radix Rhei, *siehe Rhabarberwurzel, Bd. 2*
Radix Taraxaci cum herba, *siehe Löwenzahn, Bd. 2*

Stichwortregister

Radix Urticae, *siehe Brennnesselwurzel*, Bd. 2
Radix Valerianae, *siehe Baldrianwurzel*, Bd. 2
Raffinose, *siehe Saccharose*, Bd. 1
Raisin seed oil, *siehe Traubenkernöl, Raffiniertes*, Bd. 1
Rapae oleum, *siehe Rüböl*, Bd. 1
Ratanhiae radix, *siehe Ratanhiawurzel*, Bd. 2
Ratanhiae tinctura, *siehe Ratanhiatinktur*, Bd. 1
Ratanhiatinktur, Bd. 1
Ratanhiawurzel, Bd. 2
Ratanhiawurzeltinktur, *siehe Ratanhiatinktur*, Bd. 1
Refined Arachis Oil, *siehe Erdnussöl, Raffiniertes*, Bd. 1
Reisstärke, Bd. 2
Resorcin, Bd. 1
Resorcinolum, *siehe Resorcin*, Bd. 1
Resorcinum, *siehe Resorcin*, Bd. 1
Rhabarberwurzel, Bd. 2
Rhamni purshianae cortex, *siehe Cascararinde*, Bd. 2
Rhei radix, *siehe Rhabarberwurzel*, Bd. 2
Rhizoma Calami, *siehe Kalmuswurzelstock*, Bd. 2
Rhizoma Cimicifugae racemosae, *siehe Cimicifugawurzelstock*, Bd. 2
Rhizoma Curcuma, *siehe Curcumawurzelstock*, Bd. 2
Rhizoma Graminis, *siehe Queckenwurzelstock*, Bd. 2
Rhizoma Rhei, *siehe Rhabarberwurzel*, Bd. 2
Rhizoma Tormentillae, *siehe Tormentillwurzelstock*, Bd. 2
Rhizoma Zedoariae, *siehe Zitwerwurzelstock*, Bd. 2
Rhizoma Zingiberis, *siehe Ingwerwurzelstock*, Bd. 2
Ribavirin, Bd. 1
Ribavirinum, *siehe Ribavirin*, Bd. 1
Ribis nigri folium, *siehe Schwarze-Johannisbeere-Blätter*, Bd. 2
Riboflavin, Bd. 1
Riboflavinum, *siehe Riboflavin*, Bd. 1
Ricini oleum raffinatum, *siehe Rizinusöl, Raffiniertes*, Bd. 1

Ricini oleum virginale, *siehe Rizinusöl, Natives*, Bd. 1
Ringelblumenblüten, Bd. 2
Ringelblumenöl, Fettes, Bd. 1
Ringelblumentinktur, Bd. 1
Rivanol, *siehe Ethacridinlactat-Monohydrat*, Bd. 1
Rizinusöl, Natives, Bd. 1
Rizinusöl, Raffiniertes, Bd. 1
Rohe Salpetersäure, 61 bis 65 %, *siehe Salpetersäure, Rohe*, Bd. 1
Rohrzucker, *siehe Saccharose*, Bd. 1
Römische Kamille, Bd. 2
Rosa-Arten-Kronblätteröl, *siehe Rosenöl*, Bd. 2
Rosae aetheroleum, *siehe Rosenöl*, Bd. 2
Rosae aqua, *siehe Rosenwasser*, Bd. 1
Rosae pseudofructus, *siehe Hagebuttenschalen*, Bd. 2
Rosenöl, Bd. 2
Rosenwasser, Bd. 1
Rosmarinblätter, Bd. 2
Rosmarini aetheroleum, *siehe Rosmarinöl*, Bd. 2
Rosmarini folium, *siehe Rosmarinblätter*, Bd. 2
Rosmarinöl, Bd. 2
Rosmarinus-officinalis-Blätteröl, *siehe Rosmarinöl*, Bd. 2
Rotuli Menthae piperitae, *siehe Pfefferminzplätzchen*, Bd. 1
Rotuli Sacchari, *siehe Zuckerplätzchen*, Bd. 1
Rubi fruticosi folium, *siehe Brombeerblätter*, Bd. 2
Rubi idaei folium, *siehe Himbeerblätter*, Bd. 2
Rubi idaei sirupus, *siehe Himbeersirup*, Bd. 1
Rüböl, Bd. 1
Ruhrkrautblüten, Bd. 2

Saccharin-Natrium, Bd. 1
Saccharinum natrium, *siehe Saccharin-Natrium*, Bd. 1
Saccharinum solubile, *siehe Saccharin-Natrium*, Bd. 1
Saccharose, Bd. 1
Saccharum, *siehe Saccharose*, Bd. 1
Saccharum lactis, *siehe Lactose-Monohydrat*, Bd. 1

Saflorblüten, *siehe Färberdistelblüten*, Bd. 2
Safran, Bd. 2
Safran, Falscher, *siehe Färberdistelblüten*, Bd. 2
Sal carolinum articiciale, *siehe Karlsbader Salz, Künstliches*, Bd. 1
Sal Carolinum factitium, *siehe Karlsbader Salz, Künstliches*, Bd. 1
Sal Ems artificale, *siehe Emser Salz, Künstliches*, Bd. 1
Sal Ems factitium, *siehe Emser Salz, Künstliches*, Bd. 1
Salbe, Hydrophile, Bd. 1
Salbe, Wasserhaltige hydrophile, *siehe Creme, Anionische hydrophile*, Bd. 1
Salbe, Weiche, Bd. 1
Salbei, Dreilappiger, Bd. 2
Salbeiblatt, Dreilappiges, *siehe Salbei, Dreilappiger*, Bd. 2
Salbeiblätter, Bd. 2
Salbeiblätter, Griechische, *siehe Salbei, Dreilappiger*, Bd. 2
Salbeiöl, Bd. 2
Salbutamol, Bd. 1
Salbulamolum, *siehe Salbutamol*, Bd. 1
Salicis cortex, *siehe Weidenrinde*, Bd. 2
Salicylamid, Bd. 1
Salicylamidum, *siehe Salicylamid*, Bd. 1
Salicylsäure/Vaselin 1:1, *siehe Salicylsäure-Verreibung 50 Prozent*, Bd. 1
Salicylsäure, Bd. 1
Salicylsäureamid, *siehe Salicylamid*, Bd. 1
Salicylsäuremethylester, *siehe Methylsalicyclat*, Bd. 1
Salicylsäure-Verreibung 50 Prozent, Bd. 1
Salicylsalbe 10 %, Bd. 1
Salmiakgeist, *siehe Ammoniak-Lösung 10 %*, Bd. 1, *siehe Ammoniak-Lösung, Konzentrierte*, Bd. 1
Salmon oil, *siehe Lachsöl*, Bd. 1
Salpetersäure, Bd. 1
Salpetersäure 25 %, Bd. 1
Salpetersäure, Rohe, Bd. 1
Salvia-triloba-Blätter, *siehe Salbei, Dreilappiger*, Bd. 2

Stichwortregister

Salviae aetheroleum, *siehe Salbeiöl, Bd. 2*
Salviae officinalis folium, *siehe Salbeiblätter, Bd. 2*
Salviae trilobae folium, *siehe Salbei, Dreilappiger, Bd. 2*
Salvia-officinalis-Blätteröl, *siehe Salbeiöl, Bd. 2*
Salvia-triloba-Blätter, *siehe Salbei, Dreilappiger, Bd. 2*
Salzsäure 10%, *Bd. 1*
Salzsäure 35 bis 39%, *siehe Salzsäure 36%, Bd. 1*
Salzsäure, 25% (m/V), *Bd. 1*
Salzsäure, 36%, *Bd. 1*
Salzsäure, Rohe, *Bd. 1*
Salzsäure, Verdünnte, *siehe Salzsäure 10%, Bd. 1*
Sambuci flos, *siehe Holunderblüten, Bd. 2*
Sandelholz, Rotes, *Bd. 2*
Santali rubri lignum, *siehe Sandelholz, Rotes, Bd. 2*
Sapo durus, *siehe Medizinische Seife, Bd. 1*
Sapo kalinus, *siehe Kaliseife, Bd. 1*
Sapo medicatus, *siehe Seife, Medizinische, Bd. 1*
Schachtelhalmkraut, *Bd. 2*
Schafgarbenkraut, *Bd. 2*
Scheidewasser (doppeltes), *siehe Salpetersäure, Rohe, Bd. 1*
Schlehdornblüten, *Bd. 2*
Schlehenblüten, *siehe Schlehdornblüten, Bd. 2*
Schlüsselblumenblüten, Primelblüten, *Bd. 2*
Schöllkraut, *Bd. 2*
Schwarze-Johannisbeere-Blätter, *Bd. 2*
Schwarzkümmel, *Bd. 2*
Schwarzkümmelöl, *Bd. 2*
Schwedisches Fichtennadelöl, *siehe Kiefernnadelöl, Bd. 2*
Schwefel, Feinverteilter, *Bd. 1*
Schwefel, Sublimierter, *Bd. 1*
Schwefel, *Bd. 1*
Schwefel zum äußerlichen Gebrauch, *Bd. 1*
Schwefelbänder auf Papier, *Bd. 1*
Schwefelblüte, *siehe Sublimierter Schwefel, Bd. 1*
Schwefelleber, *Bd. 1*
Schweineschmalz, *Bd. 1*
Scopolaminhydrobromid, *Bd. 1*

Scopolamini hydrobromidum, *siehe Scopolaminhydrobromid, Bd. 1*
Scopolaminum hydrobromicum, *siehe Scopolaminhydrobromid, Bd. 1*
Seife, Medizinische, *Bd. 1*
Seifenspiritus, *Bd. 1*
Semen Cucurbitae, *siehe Kürbissamen, Bd. 2*
Semen Cumini nigri, *siehe Schwarzkümmel, Bd. 2*
Semen Cyamopsidis pulvis, *siehe Guar, Bd. 2*
Semen Cynosbati, *siehe Hagebuttenkerne, Bd. 2*
Semen Erucae, *siehe Senfsamen, Weiße, Bd. 2*
Semen Foenugraeci, *siehe Bockshornsamen, Bd. 2*
Semen Lini, *siehe Leinsamen, Bd. 2*
Semen Nigellae, *siehe Schwarzkümmel, Bd. 2*
Semen Plantaginis ovatae, *siehe Flohsamen, Indische, Bd. 2*
Semen Psyllii, *siehe Flohsamen, Bd. 2*
Semen Pulicariae, *siehe Flohsamen, Bd. 2*
Semen Sinapis albae, *siehe Senfsamen, Weiße, Bd. 2*
Semen Sinapis, *siehe Senfsamen, Schwarze, Bd. 2*
Senföl, *siehe Allylsenföl, Bd. 2*
Senfsamen, Schwarze, *Bd. 2*
Senfsamen, Weiße, *Bd. 2*
Sennae folium, *siehe Sennesblätter, Bd. 2*
Sennae fructus acutifoliae, *siehe Sennesfrüchte, Bd. 2*
Sennae fructus angustifoliae, *siehe Sennesfrüchte, Bd. 2*
Sennesblätter, *Bd. 2*
Sennesfrüchte, *Bd. 2*
Sesami oleum raffinatum, *siehe Sesamöl, Raffiniertes, Bd. 1*
Sesamöl, Raffiniertes, *Bd. 1*
Sesamum-indicum-Samenöl, *siehe Sesamöl, Raffiniertes, Bd. 1*
Silbereiweiß, *Bd. 1*
Silbereiweiß-Acetyltannat, Boraxfreies, *Bd. 1*
Silbernitrat, *Bd. 1*

Silica colloidalis anhydrica, *siehe Siliciumdioxid, Hochdisperses, Bd. 1*
Siliciumdioxid, Hochdisperses, *Bd. 1*
Silikagel, *siehe Blaugel, Bd. 1*
Silybi mariani fructus, *siehe Mariendistelfrüchte, Bd. 2*
Simmondsiae cera liquida, *siehe Jojobawachs, Natives, Bd. 1*
Sinapis nigrae semen, *siehe Senfsamen, Schwarze, Bd. 2*
Sirupus Althaeae, *siehe Eibischsirup, Bd. 1*
Sirupus Rubi idaei, *siehe Himbeersirup, Bd. 1*
Soda, *siehe Natriumcarbonat-Decahydrat, Bd. 1*
Sodium alginate, *siehe Natriumalginat, Bd. 1*
Sodium hypochlorite solution, 12,5% chlorine, *siehe Natriumhypochlorit-Lösung, 12,5% Chlor, Bd. 1*
Sodium hypochlorite solution, 1% chlorine, *siehe Natriumhypochlorit-Lösung, 1% Chlor, Bd. 1*
Sojae lecithinum, *siehe Sojalecithin, Bd. 1*
Sojalecithin, *Bd. 1*
Solani amylum Amylum Solani, *siehe Kartoffelstärke, Bd. 2*
Solidaginis herba, *siehe Goldrutenkraut, Bd. 2*
Solidaginis virgaureae herba, *siehe Goldrutenkraut, Echtes, Bd. 2*
Solidago gigantea herba, *siehe Goldrutenkraut, Bd. 2*
Solutio Hydrogenii peroxydati, *siehe Wasserstoffperoxid-Lösung 3%, Bd. 1*
Solutio Hydrogenii peroxydati concentrata, *siehe Wasserstoffperoxid-Lösung 30%, Bd. 1*
Sonnenblumenöl, Raffiniertes, *Bd. 1*
Sorbit, *siehe Sorbitol, Bd. 1*
Sorbitani stearas, *siehe Sorbitanmonostearat, Bd. 1*
Sorbitanmonostearat, *Bd. 1*
Sorbitol, *Bd. 1*
Sorbitol, liquid (crystallising), *siehe Sorbit-Lösung 70% (kristallisierend), Bd. 1*

Stichwortregister

Sorbitol, liquid (non-crystallising), *siehe* Sorbitol-Lösung 70% (nicht kristallisierend), Bd. 1
Sorbitol-Lösung 70% (kristallisierend), Bd. 1
Sorbitol-Lösung 70% (nicht kristallisierend), Bd. 1
Sorbitolum, *siehe* Sorbitol, Bd. 1
Sorbitolum liquidum cristallisabile, *siehe* Sorbitol-Lösung 70% (kristallisierend), Bd. 1
Sorbitolum liquidum non cristallisabile, *siehe* Sorbitol-Lösung 70% (nicht kristallisierend), Bd. 1
Sorbitum, *siehe* Sorbitol, Bd. 1
Span 60, *siehe* Sorbitanmonostearat, Bd. 1
Spiraeae herba, *siehe* Mädesüßkraut, Bd. 2
Spiritus, *siehe* Ethanol 96%, Bd. 1
Spiritus aethereus, *siehe* Etherweingeist, Bd. 1
Spiritus camphoratus, *siehe* Campherspiritus, Bd. 1
Spiritus ethereus, *siehe* Etherweingeist, Bd. 1
Spiritus Formicarum, *siehe* Ameisenspiritus, Bd. 1
Spiritus Melissae compositus, *siehe* Karmelitergeist, Bd. 1
Spiritus saponatus, *siehe* Seifenspiritus, Bd. 1
Spiritus vini, *siehe* Ethanol 96%, Bd. 1
Spiritus Vini gallici cum Camphora, *siehe* Franzbranntwein mit Campher, Bd. 1
Spironolacton, Bd. 1
Spironolactonum, *siehe* Spironolacton, Bd. 1
Spitzwegerichblätter, Bd. 2
Stadimol, *siehe* Hartfett, Bd. 1
Steinkleekraut, Bd. 2
Steinkohlenteer, Bd. 1
Steinkohlenteer-Lösung, Bd. 1
Sternanis, Bd. 2
Sternanisöl, Bd. 2
Stiefmütterchen mit Blüten, Wildes, Bd. 2
Streukügelchen, Bd. 1
Strobuli Lupuli, *siehe* Hopfenzapfen, Bd. 2
Strong Silver Protein, *siehe* Silbereiweiß, Bd. 1

Strychnini nitras, *siehe* Strychninnitrat, Bd. 1
Strychninium nitriccum, *siehe* Strychninnitrat, Bd. 1
Strychninnitrat, Bd. 1
Sucrose, *siehe* Saccharose, Bd. 1
Sulfadiazin, Bd. 1
Sulfadiazinum, *siehe* Sulfadiazin, Bd. 1
Sulfur, *siehe* Schwefel, Bd. 1
Sulfur ad usum externm, *siehe* Schwefel zum äußerlichen Gebrauch, Bd. 1
Sulfur citricum-Band, *siehe* Schwefelbänder auf Papier, Bd. 1
Sulfur depuratum, *siehe* Schwefel, Bd. 1
Sulfur disperissimum, *siehe* Schwefel zum äußerlichen Gebrauch, Bd. 1
Sulfur in Bändern (auf Papier), *siehe* Schwefelbänder auf Papier, Bd. 1
Sulfur praecipitatum, *siehe* Schwefel zum äußerlichen Gebrauch, Bd. 1
Sulfur sublimatum, *siehe* Sublimierter Schwefel, Bd. 1
Süßes Orangenschalenöl, *siehe* Apfelsinenschalenöl, Bd. 2
Süßholzwurzel, Bd. 2
Syzygium aromaticum, *siehe* Gewürznelken, Bd. 2
Syzygium-aromaticum-Blütenknospenöl, *siehe* Nelkenöl, Bd. 2

Taigawurzel, Bd. 2
Talcum, *siehe* Talkum, Bd. 1
Talk, *siehe* Talkum, Bd. 1
Talkum, Bd. 1
Tanaceti parthenii herba, *siehe* Mutterkraut, Bd. 2
Tang, Bd. 2
Tannin, Bd. 1
Tanninum, *siehe* Tannin, Bd. 1
Taraxaci herba cum radice, *siehe* Löwenzahn, Bd. 2
Taraxaci radix cum herba, *siehe* Löwenzahn, Bd. 2
Targesin, *siehe* Silbereiweiß-Acetyltannat, Boraxfreies, Bd. 1
Taubnesselblüten, Weiße, Bd. 2
Tausendgüldenkraut, Bd. 2
Teebaumöl, Bd. 2

Tegumentum seminis Plantaginis ovatae, *siehe* Flohsamenschale, Indische, Bd. 2
Terebinthinae aetheroleum, *siehe* Terpentinöl, Bd. 2
Terebinthinae aetheroleum rectificatum, *siehe* Terpentinöl, Bd. 2
Terpentinöl, Bd. 2
Terpentinöl, Gereinigtes, *siehe* Terpentinöl, Bd. 2
Terpentinöl vom Strandkiefer-Typ, *siehe* Terpentinöl, Bd. 2
Terra silicea purificata, *siehe* Kieselerde, Gereinigte, Bd. 1
Testosteroni propianas, *siehe* Testosteronpropionat, Bd. 1
Testosteronpropionat, Bd. 1
Testosteronum propionicum, *siehe* Testosteronpropionat, Bd. 1
Testosteronum propionylatum, *siehe* Testosteronpropionat, Bd. 1
Tetracainhydrochlorid, Bd. 1
Tetracaini hydrochloridum, *siehe* Tetracainhydrochlorid, Bd. 1
Δ^9-Tetrahydrocannabinol, *siehe* Dronabinol, Bd. 1
Teufelskrallenwurzel, Bd. 2
Δ^9-TCH, *siehe* Dronabinol, Bd. 1
Theobroma-cacao-Samenfett, *siehe* Kakaobutter, Bd. 1
Theophyllin, Bd. 1
Theophyllinum, *siehe* Theophyllin, Bd. 1
Theriaca sine Opio, *siehe* Theriak, Bd. 1
Theriak, Bd. 1
Thiaminchloridhydrochlorid, Bd. 1
Thiaminhydrochlorid, *siehe* Thiaminchloridhydrochlorid, Bd. 1
Thiamini hydrochloridum, *siehe* Thiaminchloridhydrochlorid, Bd. 1
Thimerosal, *siehe* Thiomersal, Bd. 1
Thiomersal, Bd. 1
Thiomersalum, *siehe* Thiomersal, Bd. 1
Thyme Oil, *siehe* Thymianöl vom Thymol-Typ, Bd. 2
Thymi aetheroleum, *siehe* Thymianöl vom Thymol-Typ, Bd. 1
Thymi herba, *siehe* Thymian, Bd. 2

Stichwortregister

Thymi typo thymolo aetheroleum, *siehe Thymianöl vom Thymol-Typ, Bd. 2*
Thymian, *Bd. 2*
Thymianöl vom Thymol-Typ, *Bd. 2*
Thymol, *Bd. 1*
Thymolum, *siehe Thymol, Bd. 1*
Thymus vulgaris, *siehe Thymianöl vom Thymol-Typ, Bd. 1*
Thymus zygis-Blütenöl/-Blätteröl, *siehe Thymianöl vom Thymol-Typ, Bd. 2*
Tiliae flos, *siehe Lindenblüten, Bd. 2*
Tinctura amara, *siehe Tinktur, Bittere, Bd. 1*
Tinctura Arnicae, *siehe Arnikatinktur, Bd. 1*
Tinctura Aurantii, *siehe Pomeranzentinktur, Bd. 1*
Tinctura Bursae pastoris, *siehe Hirtentäscheltinktur „Rademacher", Bd. 1*
Tinctura Calendulae 1:5 (70%), *siehe Ringelblumenblütentinktur, Bd. 1*
Tinctura Cardui Mariae „Rademacher", *siehe Rademachersche Stechkörnertinktur, Bd. 1*
Tinctura Chinae composita, *siehe Chinatinktur, Zusammengesetzte, Bd. 1*
Tinctura Hyperici 1:5 (70%), *siehe Johanniskrauttinktur 1:5 (70%), Bd. 1*
Tinctura Iodi, *siehe Iod-Lösung, Ethanolhaltige, Bd. 1*
Tinctura Myrrhae, *siehe Myrrhentinktur, Bd. 1*
Tinctura Ratanhiae, *siehe Ratanhiatinktur, Bd. 1*
Tinctura Tormentillae, *siehe Tormentilltinktur, Bd. 1*
Tinctura Urticae e Foliis, *siehe Brennnesselkrauttinktur, Bd. 1*
Tinctura Urticae e Herba, *siehe Brennnesselkrauttinktur, Bd. 1*
Tinctura Valeriannae, *siehe Baldriantinktur, Bd. 1*
Tinktur, Bittere, *Bd. 1*
D-α-Tocopherol, *siehe RRR-α-Tocopherol, Bd. 1*
RRR-α-Tocopherol, *Bd. 1*
RRR-α-Tocopherolum, *siehe RRR-α-Tocopherol, Bd. 1*

Ton, Weißer, *Bd. 1*
Tormentillae rhizoma, *siehe Tormentillwurzelstock, Bd. 2*
Tormentillae Tinctura, *siehe Tormentilltinktur, Bd. 1*
Tormentilltinktur, *Bd. 1*
Tormentillwurzelstock, *Bd. 2*
Traubenkernöl, Raffiniertes, *Bd. 1*
Traubensilberkerzewurzelstock, *siehe Cimicifugawurzelstock, Bd. 2*
Tretinoin, *Bd. 1*
Tretinoinum, *siehe Tretinoin, Bd. 1*
Tri, *siehe Trichlorethylen, Bd. 1, siehe Trichlorethylen, technisch, Bd. 1*
Triamcinolonacetonid, *Bd. 1*
Triamcinolone acetonide, *siehe Triamcinolonacetonid, Bd. 1*
Triamcinoloni acetonidum, *siehe Triamcinolonacetonid, Bd. 1*
Trichloressigsäure, *Bd. 1*
2-Trichlorethandiol, *siehe Chloralhydrat, Bd. 1*
Trichlorethen, *siehe Trichlorethylen, Bd. 1*
1,1,2-Trichlorethylen, *siehe Trichlorethylen, Bd. 1*
Trichlorethylen, *Bd. 1*
Trichlorethylenum, *siehe Trichlorethylen, Bd. 1*
Trichlormethan, *siehe Chloroform, Bd. 1*
Trichloroethylen, *siehe Trichlorethylen, Bd. 1*
Triclosan, *Bd. 1*
Triclosanum, *siehe Triclosan, Bd. 1*
Trifolii fibrini folium, *siehe Bitterkleeblätter, Bd. 2*
Triglycerida saturata media, *siehe Triglyceride, Mittelkettige, Bd. 1*
Triglyceride, Mittelkettige, *Bd. 1*
Triglyceroldiisostearat, *Bd. 1*
Triglyceroli diisostearas, *siehe Triglyceroldiisostearat, Bd. 1*
Trigonellae foenugraeci semen, *siehe Bockshornsamen, Bd. 2*
Tritici aestivi oleum raffinatum, *siehe Weizenkeimöl, Raffiniertes, Bd. 1*
Tritici aestivi oleum virginale, *siehe Weizenkeimöl, Natives, Bd. 1*

Tritici amylum, *siehe Weizenstärke, Bd. 2*
Trockenstärkesirup, *siehe Glucose-Sirup, Sprühgetrockneter, Bd. 1*
Tween 20, *siehe Polysorbat 20, Bd. 1*
Tween 60, *siehe Polysorbat 60, Bd. 1*
Tween 80, *siehe Polysorbat 80, Bd. 1*
Tyrothricin, *Bd. 1*
Tyrothricinum, *siehe Tyrothricin, Bd. 1*

Unguentum Alcoholum Lanae, *siehe Wollwachsalkoholsalbe, Bd. 1*
Unguentum Alcoholum Lanae aquosum, *siehe Wollwachscreme, Bd. 1*
Unguentum emulsificans, *siehe Salbe, Hydrophile, Bd. 1*
Unguentum emulsificans aquosum, *siehe Creme, Anionische hydrophile, Bd. 1*
Unguentum hydrargyri album, *siehe Quecksilberoxycyanid, Bd. 1*
Unguentum leniens, *siehe Kühlcreme, Bd. 1*
Unguentum Majoranae, *siehe Majoransalbe, Bd. 1*
Unguentum molle, *siehe Salbe, Weiche, Bd. 1*
Unguentum salicyclicum 10%, *siehe Salicylsalbe, Bd. 1*
Unguentum Zinci, *siehe Zinksalbe, Bd. 1*
Uraningelb, *siehe Fluorescein-Natrium, Bd. 1*
Urea, *siehe Harnstoff, Bd. 1*
Urea pura, *siehe Harnstoff, Bd. 1*
Ureum, *siehe Harnstoff, Bd. 1*
Urticae folium, *siehe Brennnesselblätter, Bd. 2*
Urticae herba, *siehe Brennnesselkraut, Bd. 2*
Urticae radix, *siehe Brennnesselwurzel, Bd. 2*
Urticae tinctura e Herba, *siehe Brennnesselkrauttinktur, Bd. 1*
Uvae ursi folium, *siehe Bärentraubenblätter, Bd. 2*

Stichwortregister

Valerianae radix, *siehe* Baldrianwurzel, Bd. 2
Valerianae tinctura, *siehe* Baldriantinktur, Bd. 1
Vanillae fructus, *siehe* Vanille, Bd. 2
Vanille, Bd. 2
Vaselin für Augensalben, Bd. 1
Vaselin, Gelbes, Bd. 1
Vaselin, Weißes, Bd. 1
Vaselinum album, *siehe* Vaselin, Weißes, Bd. 1
Vaselinum album ophthalmicum, *siehe* Vaselin für Augensalben, Bd. 1
Vaselinum flavum, *siehe* Vaselin, Gelbes, Bd. 1
Verbasci flos, *siehe* Königskerzenblüten, Wollblumen, Bd. 2
Verbenae citriodoratae folium, *siehe* Zitronenverbenenblätter, Bd. 2
Verbenae herba, *siehe* Eisenkraut, Bd. 2
Veronal, *siehe* Barbital, Bd. 1
Veronicae herba, *siehe* Ehrenpreiskraut, Bd. 2
Vini gallici spiritus, *siehe* Franzbranntwein, Bd. 1
Vini gallici spiritus cum Camphora, *siehe* Franzbranntwein mit Campher, Bd. 1
Violae herba cum flore, *siehe* Stiefmütterchen mit Blüten, Wildes, Bd. 2
Visci albi herba, *siehe* Mistelkraut, Bd. 2
Vitamin B$_2$, *siehe* Riboflavin, Bd. 1
Vitamin B$_9$, *siehe* Folsäure, Bd. 1
Vitamin C, *siehe* Ascorbinsäure, Bd. 1
Vitamin E, *siehe* RRR-α-Tocopherol, Bd. 1
Vitamin G, *siehe* Riboflavin, Bd. 1
Vitamin M, *siehe* Folsäure, Bd. 1
Vitamin-B$_1$-chloridhydrochlorid, *siehe* Thiaminchloridhydrochlorid, Bd. 1

Wacholderbeeren, Bd. 2
Wacholderbeeröl, *siehe* Wacholderöl, Bd. 2
Wacholderöl, Bd. 2
Wachs, Gebleichtes, Bd. 1
Wachs, Gelbes, Bd. 1
Walnussblätter, Bd. 2
Walnussöl, Bd. 1
Walrat, Künstliches, *siehe* Cetylpalmitat, Bd. 1
Wasser für Injektionszwecke, Bd. 1
Wasser, Gereinigtes, Bd. 1
Wasserstoffperoxid-Lösung 3 %, Bd. 1
Wasserstoffperoxid-Lösung 30 %, Bd. 1
Weidenrinde, Bd. 2
Weidenröschenkraut und Schmalblättriges Weidenröschenkraut, Bd. 2
Weingeist, *siehe* Ethanol 96 %, Bd. 1
Weinsäure, Bd. 1
Weintraubenkernöl, *siehe* Traubenkernöl, Raffiniertes, Bd. 1
Weißdornblätter mit Blüten, Bd. 2
Weizenkeimöl, Natives, Bd. 1
Weizenkeimöl, Raffiniertes, Bd. 1
Weizenstärke, Bd. 2
Wermutkraut, Bd. 2
White Beeswax, *siehe* Wachs, Gebleichtes, Bd. 1
White soft Paraffin, *siehe* Vaselin, Weißes, Bd. 1
Wismutgallat, Basisches, *siehe* Bismutgallat, Basisches, Bd. 1
Wismutnitrat, Schweres basisches, *siehe* Bismutnitrat, Schweres basisches, Bd. 1
Wollblumen, *siehe* Königskerzenblüten, Bd. 2
Wollfett, *siehe* Wollwachs, Bd. 1
Wollwachs, Bd. 1
Wollwachs, Wasserhaltiges, Bd. 1
Wollwachsalkoholcreme, Bd. 1
Wollwachsalkohole, Bd. 1
Wollwachsalkoholsalbe, Bd. 1
Wollwachsalkoholsalbe, Wasserhaltige, *siehe* Wollwachsalkoholcreme, Bd. 1
Wundbenzin, *siehe* Benzin, Bd. 1

Xanthotoxin, *siehe* Methoxsalen, Bd. 1
Xylene, *siehe* Xylol, Bd. 1
Xylol, Bd. 1
Xylolum, *siehe* Xylol, Bd. 1
Xylometazolinhydrochlorid, Bd. 1
Xylometazolini hydrochloridum, *siehe* Xylometazolinhydrochlorid, Bd. 1

Yellow Beeswax, *siehe* Wachs, Gelbes, Bd. 1
Yellow soft Paraffin, *siehe* Vaselin, Gelbes, Bd. 1

Zedernholzöl, *siehe* Cedernholzöl, Bd. 2
Zedoariae rhizoma, *siehe* Zitwerwurzelstock, Bd. 2
Zimtöl, Bd. 2
Zimt(rinde), Bd. 2
Zinci oxidi lotio, *siehe* Zinkoxidschüttelmixtur, Bd. 1
Zinci oxidi oleum, *siehe* Zinkoxidöl, Bd. 1
Zinci oxidum, *siehe* Zinkoxid, Bd. 1
Zinci oxydum, *siehe* Zinkoxid, Bd. 1
Zinci pasta, *siehe* Zinkpaste, Bd. 1
Zinci pasta mollis, *siehe* Zinkpasta, Weiche, Bd. 1
Zinci sulfas heptahydricus, *siehe* Zinksulfat-Heptahydrat, Bd. 1
Zinci unguentum, *siehe* Zinksalbe, Bd. 1
Zincum ocydatum cum Talco 1+1, *siehe* Zinkoxid mit Talkum 1+1, Bd. 1
Zincum oxydatum, *siehe* Zinkoxid, Bd. 1
Zincum oxydatum crudum, *siehe* Zinkoxid, Rohes, Bd. 1
Zincum sulfuricum, *siehe* Zinksulfat-Heptahydrat, Bd. 1
Zingiberis rhizoma, *siehe* Ingwerwurzelstock, Bd. 2
Zinköl, *siehe* Zinkoxidöl, Bd. 1
Zinkoxid, Bd. 1
Zinkoxid mit Talkum 1+1, Zinkoxyd-Talkumpuder 50 % weiß, Bd. 1
Zinkoxid, Rohes, Bd. 1
Zinkoxidöl, Bd. 1
Zinkoxidschüttelmixtur, Bd. 1
Zinkpaste, Bd. 1
Zinkpaste, Weiche, Bd. 1
Zinksalbe, Bd. 1
Zinkschüttelmixtur, *siehe* Zinkoxidschüttelmixtur, Bd. 1
Zinksulfat 7 Wasser, *siehe* Zinksulfat-Heptahydrat, Bd. 1

Stichwortregister

Zinksulfat-Heptahydrat, *Bd. 1*
Zinkvitriol, *siehe Zinksulfat-Heptahydrat, Bd. 1*
Zinkweiß, *siehe Zinkoxid, Bd. 1*
Zinnober, *siehe Quecksilbersulfid, Rotes, Bd. 1*

Zinkoxyd-Talkumpuder 50%, weiß, *siehe Zinkoxid mit Talkum 1+1, Bd. 1*
Zintronellöl, *siehe Citronellöl, Bd. 2*

Zitronenverbenenblätter, *Bd. 2*
Zitwerwurzelstock, *Bd. 2*
Zuckerplätzchen, *Bd. 1*